CB003474

Ventilación Pulmonar Mecánica en Pediatria

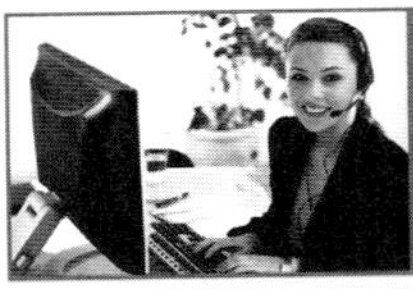
SAL
SERVIÇO DE ATENDIMENTO AO LEITOR
Tel.: 08000267753
www.atheneu.com.br
Facebook.com/editoraatheneu Twitter.com/editoraatheneu Youtube.com/atheneueditora

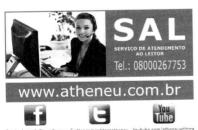

Ventilación Pulmonar Mecánica en Pediatria

Editores
Werther Brunow de Carvalho (Brasil)
Hassel Jimmy Jiménez (Paraguai)
Jorge S. Sásbon (Argentina)
Héctor Carrillo (México)

Coeditores
Roque Jorge (Chile)

Atheneu

Editora Atheneu

São Paulo —	*Rua Jesuíno Pascoal, 30* *Tels.: (11) 222-4199 • 220-9186* *Fax: (11) 223-5513* *E-mail: atheneu-sp@atheneu.com.br* *Home Page: www.atheneu.com.br*
Rio de Janeiro —	*Rua Bambina, 74* *Tel.: (21) 539-1295* *Fax: (21)538-1284* *E-mail: atheneu@atheneu.com.br* *Home Page: www.atheneu.com.br*
Belo Horizonte —	*Rua Domingos Vieira, 319 — Conj. 1.104*

PLANEJAMENTO GRÁFICO / CAPA: Equipe Atheneu

Dados Internacionais de Catalogação na Publicação (CIP)
(Câmara Brasileira do Livro, SP, Brasil)

Ventilación Pulmonar Mecánica en Pediatria - Editores: Werther Brunow de Carvalho (Brasil) – Hassel Jimmy Jiménes (Paraguai) – Jorge S. Sásbon (Argentina) – Héctor Carrilo (México). São Paulo : Editora Atheneu, 2012.

Coeditores: Roque Jorge (Chile).

1. Pneumologia 2. Ventilação Pulmonar I. Brunow de Carvalho, Werther II. Jiménes, Hassel Jimmy III. Sásbon, J. S., IV. Carrillo, Héctor.

CDD-618.00
12-05 NLM-WT 108

Índices para catálogo sistemático:

1. Ventilación Pulmonar Mecánica en Pediatria 618.00

BRUNOW DE CARVALHO, W., JIMÉNES, H. J.; SÁSBON, J. S.; CARRILO, H.

© Direitos reservados à EDITORA ATHENEU – São Paulo, Rio de Janeiro, Belo Horizonte, 2012

Presentación

Nuestro libro "Ventilación Pulmonar Mecánica" llega a su 2ª edición, totalmente renovado en su contenido y en relación a aquellos que contribuyeron escribiendo sus experiencias en los varios capítulos. En el intervalo entre la 1a y 2ª edición ocurrieron muchos avances en el área de ventilación pulmonar mecánica, tanto neonatal cuanto pediátrica, con el surgimiento de nuevas tecnologías, modos de ventilación pulmonar mecánica, protocolos de asistencia, mejores prácticas y cuidados profesionales.

Esta 2ª edición presenta una participación mayor de colegas latino-americanos, como ser la presencia de Héctor Carrillo (México) como editor y Roque Jorge (Chile) como coeditor, lo que permitió fundamentar y primorear los capítulos de este libro, con la participación de nuevos autores no latinos.

Este libro tiene como objetivo servir de herramienta de aprendizaje y consulta para los intensivistas neonatales y pediátricos y todos los profesionales de salud que deseen profundizar los conocimientos relacionados al soporte de ventilación invasivo y no invasivo.

Se presentan 39 capítulos, que abordan desde anatomía, fisiología, fisiopatología, monitoreo, ventilación no invasiva neonatal y pediátrica, nuevos modos de ventilación pulmonar mecánica, ventilación mecánica en enfermedades obstructivas, restrictivas, en la fistula bronquio-pleural, en el pos-operatorio de cirugía cardíaca, en el transporte del niño grave, en el desmame de la ventilación, complicaciones, soporte nutricional y metabólico, fisioterapia y endoscopia respiratoria.

Agradezco a todos los autores de reconocido conocimiento y líderes en el área de cuidados intensivos neonatales y pediátricos que participaron en este libro invistiendo un tempo importante en la elaboración de los capítulos. Sin la presencia de estos, esta obra no hubiera sido posible.

Werther Brunow de Carvalho

Sumário

BLOCO 2 - COORDENADOR: WERTHER BRUNOW DE CARVALHO

BLOCO 3 - COORDENADOR: WERTHER BRUNOW DE CARVALHO

BLOCO 4 - COORDENADOR: JORGE S. SÁSBON

Capítulo 1

Anatomía y Desarrollo del Sistema Respiratorio

Hassel Jimmy Jiménez
Wildo Manuel Pino
Gustavo Jiménez Brítez

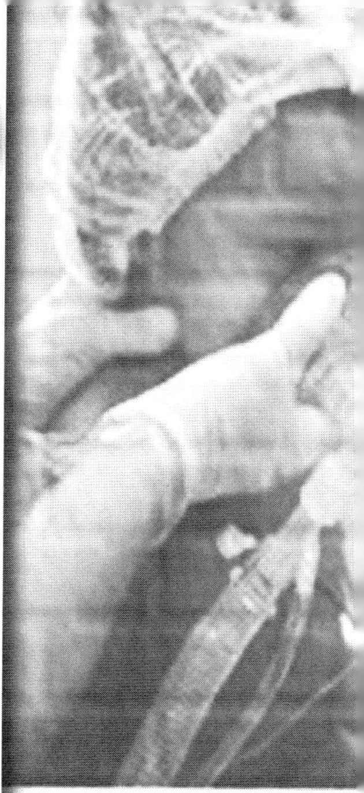

El sistema respiratorio de los niños difiere de los adultos en varios aspectos anatómicos y fisiológicos importantes, características especiales que influencian en la patología, el diagnóstico y el tratamiento, particularmente la asistencia respiratoria mecánica durante la infancia.

El desarrollo estructural y funcional del pulmón fetal en el útero es esencial para permitir una adaptación rápida y exitosa de los recién nacidos para el intercambio de gases extrauterina, si esta se retrasa o es anormal la insuficiencia respiratoria neonatal es muy probable.

La maduración de los pulmones se ha estudiado ampliamente debido a la importancia clínica evidente en el periodo neonatal, sin embargo, cada vez hay más pruebas que los acontecimientos en la vida fetal pueden tener efectos que se extienden en la edad adulta.

En este capítulo se revisan las diversas etapas del desarrollo pulmonar y las diferencias anatómicas y fisiológicas entre el paciente pediátrico y el adulto.

Etapas del crecimiento y desarrollo intrauterino del pulmón: Existen varias etapas en el crecimiento y desarrollo intrauterino del pulmón, las que se pueden dividir en las siguientes:

Etapa embrionaria: Se extiende durante las 7 primeras semanas posteriores a la ovulación. El brote pulmonar se origina a partir de células epiteliales del endodermo del intestino primitivo anterior alrededor de los días 24 a 26 de gestación. El epitelio de todo el árbol respiratorio, desde las vías aéreas centrales hasta los neumocitos que recubren los alvéolos, se derivan de este brote. El cartílago, músculo liso y el tejido conectivo derivan del mesénquima que rodea los brotes pulmonares y contiene células que originan los futuros capilares. Al día 33 empieza la división en las dos ramas principales, los bronquios lobares inician su formación alrededor el día 37 y al final de esta etapa pueden ser reconocidos los segmentos pulmonares.

Etapa pseudoglandular: Durante esta fase de desarrollo, de las 7 a 16 semanas de gestación, el árbol bronquial sufre repetidas ramificaciones dicotómicas resultando en dieciséis a veinticinco generaciones de vías respiratorias. El mesénquima sigue a las vías aéreas y formará el futuro cartílago, músculo, tejido conectivo, vasos linfáticos y pulmonares. El número definitivo de bronquiolos terminales se ha completado al final de esta etapa.

Etapa canalicular: Se presenta entre las 16 a 24 semanas y se caracteriza por la proliferación del mesénquima. Los capilares se acercan a la vía aérea, con un progresivo aplanamiento del epitelio respiratorio. Se inicia la especialización respiratoria con dilatación de las vías aéreas terminales y diferenciación de las células del epitelio como los neumocitos de tipo I relacionados al intercambio gaseoso y el tipo II que produce surfactante. Al final de este período, se hace posible la respiración.

Etapa de saco terminal: Ocurre entre las 24 y 36 semanas de gestación. En este periodo se transforman los bronquiolos terminales en bronquiolos respiratorios y aparecen los sáculos, que permiten el intercambio gaseoso. Se depositan fibras elásticas en los puntos donde surgirán los futuros septos secundarios. Las arterias que irrigan los ductos alveolares se desarrollan desde las 25 semanas. Los alvéolos comienzan a aparecer después de las 30 semanas y junto a ellos se van desarrollando los pequeños vasos sanguíneos.

Crecimiento post natal: Al nacer el pulmón es funcional, pero estructuralmente aún está en un estado inmaduro. El desarrollo importante del parénquima pulmonar ocurre en los primeros meses de vida, cuando existe una rápida formación de alvéolos por la maduración de ductos transicionales y de sáculos alveolares. Al nacer el área de hematosis es de 2,8 m2, a los 8 años de 32 m2 y en el adulto de 75 m2. Hasta los 3 años el aumento del tamaño pulmonar es debido básicamente a multiplicación celular, con poco cambio en el tamaño alveolar. Luego el alvéolo aumenta en tamaño y número hasta los 8 años. Posteriormente a esta edad el crecimiento es paralelo al resto del organismo.

Anomalías del desarrollo

En cualquiera de las etapas del desarrollo pulmonar, debido a factores maternofetales, genéticos o anomalías del desarrollo pueden ocurrir anormalidades.

En el periodo embrionario pueden presentarse agenesia pulmonar, laríngea o traqueal, estenosis laríngea o traqueal, traqueomalacia y broncomalacia, malformaciones bronquiales, pulmón en herradura, malformaciones arteriovenosas, quistes pulmonares congénitos y fístulas traqueoesofágicas

En el periodo pseudoglandular aparecen malformación adenomatoídea quística, hipoplasia pulmonar, quistes pulmonares, linfangectasia pulmonar congénita, hernia diafragmática congénita y secuestro pulmonar

En el canalicular hipoplasia pulmonar y displasia acinar y en el periodo Sacular-alveolar; hipoplasia pulmonar, displasia acinar y displasia alveolo-capilar.

Factores que influyen sobre el desarrollo pulmonar

Para que exista un normal desarrollo pulmonar, es fundamental la presencia de movimientos respiratorios fetales, espacio intratorácico adecuado, líquido amniótico intra y extrapulmonar en volumen suficiente y una adecuada irrigación.

Influyen sobre el desarrollo del feto la salud materna en aspectos como la nutrición, factores endocrinos, consumo de tabaco y patologías relacionadas con el embarazo como la diabetes gestacional y la hipertensión arterial, así como cuadros no relacionados con la gestación .

Muchas de las condiciones que afectan al crecimiento de pulmón se diagnostican fácilmente por ecografía prenatal.

Después del nacimiento la hipoplasia pulmonar se debe sospechar si el neonato requiere presiones altas durante la reanimación y posterior soporte ventilatorio en ausencia de enfermedad grave del parénquima en la radiografía de tórax. El tratamiento prenatal se ha dirigido a aliviar la compresión de pulmón, pero la eficacia de tales intervenciones no se ha probado en ensayos aleatorios.

Algunos trastornos asociados con el crecimiento pulmonar tienen una alta mortalidad perinatal. Los menos gravemente afectados sufren síntomas respiratorios con anomalías de la función pulmonar caracterizados por enfermedad respiratoria crónica durante la infancia.

Después del nacimiento, los factores más comúnmente asociado con la función pulmonar anormal son el tabaquismo pasivo y el parto prematuro.

Factores que afectan de modo adverso el desarrollo pulmonar

Por Reducción del espacio intratorácico se observan las alteraciones del diafragma como agenesia diafragmática, hernias diafragmáticas y ventraciones.

Malformaciones adenomatoídeas quísticas de diferentes tipos, secuestro pulmonar intralobar y extralobar,

Enfisema lobar congénito, derrame pleural por quilotórax y asociado con anomalías cromosómicas, a cardiopatía congénita y a hidrops inmunológico y no inmunólogico.

Desórdenes esqueléticos como Distrofia asfixiante torácica, Síndrome de Ellis and van Creveld, Síndrome de Saldino y Noonan, osteogénesis imperfecta y la acondrogénesis entre otros.

Disminución de los movimientos respiratorios fetales causados por Anomalías neurológicas como el Síndrome de Werdnig-Hoffmann, distrofias musculares congénitas, defectos de la pared abdominal anterior como onfaloceles y gastrosquisis.

Causados por drogas como el tabaco y por reducción del volumen de líquido amniótico como nefropatías, pérdida de líquido amniótico por rotura prematura de membranas o causados por procedimientos invasivos como la amniocentesis.

En el periodo Postnatal las principales causas son la prematurez el humo de tabaco ambiental y los corticoides

Diferencias anatómicas y fisiológicas del niño y el adulto y su implicancia

Las vías aéreas del lactante o el niño tienen un diámetro mucho menor y son más cortas que las del adulto.

La lengua del lactante es más grande en relación de la orofaringe que la lengua del adulto.

En los lactantes y niños, la laringe tiene una posición relativamente cefálica en comparación con la laringe de los adultos.

La epiglotis es larga, flexible, angosta y está angulada respecto del eje longitudinal de la tráquea.

Las cuerdas vocales tienen una inserción anterior más baja en el lactante y el niño, que en el adulto.

En los niños menores de 10 años, la zona de menor diámetro de la vía aérea se localiza por debajo de las cuerdas vocales, en el nivel del cartílago cricoides no distensible, y la laringe tiene forma de embudo.

En los adolescentes y adultos, la porción más angosta de la vía aérea es la entrada de la glotis y la laringe tiene forma cilíndrica.

Estas diferencias anatómicas tienen consecuencias clínicas importantes características del paciente pediátrico.

Un ligero edema u obstrucción de la vía aérea causa una disminución grande del diámetro de la vía aérea pediátrica, aumentando en forma importante la resistencia al flujo aéreo y el trabajo respiratorio.

El desplazamiento posterior de la lengua puede causar obstrucción grave de la vía aérea y durante la intubación traqueal a menudo hay menos espacio para comprimir la lengua hacia adelante, de manera que puede ser difícil controlar la posición de la lengua con la hoja del laringoscopio.

La posición alta de la laringe crea un ángulo más agudo entre la base de la lengua y la hendidura glótica, por ello los laringoscopios de hoja recta son más efectivos que los de hoja curva para crear un plano visual directo de la boca a la glotis.

Controlar la epiglotis con la hoja del laringoscopio es más difícil por lo que se utiliza laringoscopio de hoja recta elevando directamente la epiglotis para exponer las cuerdas vocales.

Es más difícil intubar a un niño que a un adulto porque el tubo endotraqueal ingresa fácilmente en el esófago o queda atrapado en la comisura anterior de las cuerdas vocales.

El tamaño del tubo endotraquel depende del tamaño del anillo cricoideo, más que del tamaño de la hendidura glótica.

En el lactante y el niño pequeño, la vía aérea subglótica es más pequeña y deformable, y el cartílago está menos desarrollado que en el adulto y tiende a colapsarse en la obstrucción de vías aéreas superiores.

Una reducción mínima del diámetro de las vía aéreas superiores del lactante provoca disminución significativa del área transversal de la misma causando aumento importante de la resistencia al flujo aéreo y del trabajo respiratorio.

El niño tiene alta demanda de oxígeno por kilogramo de peso por su alto metabolismo. En los lactantes, el consumo de oxígeno es de 6 a 8 ml/kg por minuto a diferencia de adultos en quienes es de 3-4 ml/kg por minuto. Por esta razón si se presenta apnea o ventilación inadecuada, el niño desarrolla hipoxemia más rápidamente que el adulto.

El reflejo de Hering-Breuer en Recién Nacidos y lactantes permite finalizar la espiración antes de que el volumen pulmonar disminuya pronunciadamente. Durante el año de vida se mantiene presente pero es mucho menor comparado a de los primeros meses de vida. Este reflejo es fundamental para evitar el colapso pulmonar.

La Distensibilidad de la pared torácica es mayor en niños menores de un año en relación con los preescolares y aumenta en forma significativa con la edad, siendo los valores de escolares 10 veces superior a los de los lactantes.

En cuanto a la Resistencia de la vía aérea, con el aumento del diámetro relativo de la vía aérea con el crecimiento, disminuye la Resistencia en los primeros años de la vida.

La reactividad bronquial del lactante es mayor en relación a la del adulto, por el menor diámetro relativo de la vía aérea, la importante presencia de músculo liso con capacidad contráctil bronquial, y la fuerza de retracción elástica menor opuesta a la contracción bronquial.

Referencias

1. Greenough A. Factors adversely affecting lung growth. Pediatr Respir Rev 2000; 1: 314-20
2. Kotecha S. Lung growth: implications for the newborn infant. Arch Dis Child Fetal Neonatal 2000; 82: 69-74.
3. Laudy JA, Wladimiroff JW. The fetal lung. 1: Developmental aspects. Ultrasound Obstet Gynecol. 2000; 16:284-90.
4. Post M, Copland I. Overview of lung development. Acta Pharmacol Sin, 2002; 4(23 Suppl): 4-7.
5. Iñiguez F. Sánchez I. Desarrollo pulmonar. Neumol Pediátr 2008;3:148-55.
6. Shi W, Bellusci S, Warburton D. Lung development and adult lung diseases Chest 2007; 132(2):651-6.
7. Hume R, Conner C, Gilmour M. Lung maturation. Proc Nutr Soc 1996; 55:529-42.

8. Vía aérea, ventilación y tratamiento de la dificultad y la insuficiencia respiratoria. En AVAP. Manual para proveedores. American Heart Association. Buenos Aires 2003, 81 -126.
9. Fiadjoe J, Stricker P. Pediatric difficult airway management: current devices and techniques. Anesthesiol Clin 2009; 27:185-95.
10. Adewale L. Anatomy and assessment of the pediatric airway. Paediatr Anaesth 2009;19 Suppl 1:1-8.
11. Santillanes G, Gausche-Hill M. Pediatric airway management. Emerg Med Clin North Am 2008;26(4):961-75.

Capítulo 2

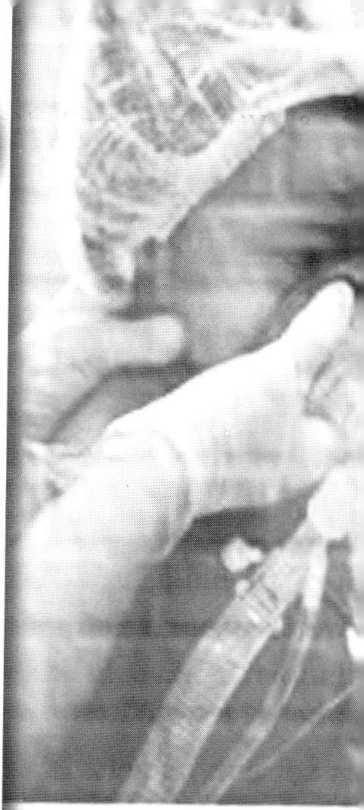

Control de la Respiración Durante la Ventilación Mecánica

Roberto Jabornisky
Alejandro Mansur

Introducción

El acto de respirar es un complejo proceso que ha evolucionado desde los comienzos de la vida para afrontar el desafío continuo de la supervivencia de los organismos en la naturaleza.[1]

Las demandas a las que se ve sometido el organismo varían considerablemente. En un atleta el consumo de oxígeno puede aumentar más de veinte veces desde el acto de dormir hasta realizar ejercicios violentos. Sin embargo, los niveles de oxígeno arterial varían muy poco debido a una serie de mecanismos de control que regulan la ventilación.

La estructura de control tiene un comando central ubicado en el Sistema Nervioso Central (SNC) que acepta los informes de receptores químicos y no químicos, ubicados a nivel central o periférico. Basado en esta información, el SNC envía información y activa las neuronas motoras espinales, quienes a su vez estimulan a las fibras de los músculos respiratorios que al contraerse generan una presión. La misma vence a la resistencia y a la distensibilidad del sistema respiratorio determinando el volumen y el tiempo de la respiración y así la ventilación. Dicho comando central está dividido en dos superestructuras, la corteza, que regula la respiración voluntaria y el tronco cerebral, sobre todo el bulbo raquídeo, que regula la respiración automática.[2]

Durante la ventilación mecánica se agrega a esta estructura perfeccionada por la naturaleza otra en vías de perfeccionamiento que es el respirador artificial. Dependiendo el modo ventilatorio, la segunda estructura puede ser la que comanda la ventilación o haber una interacción entre ambas estructuras.

El comando de esta segunda estructura depende en cierta medida de una tercera estructura, central y tan compleja como la del SNC del paciente; es el cerebro de quien opera los controles del respirador. Esta última funciona aceptando informes de receptores de naturaleza totalmente diferente a la mencionada más arriba y se maneja por reglas también totalmente distintas.

En algunas circunstancias la interrelación entre las mismas no es la apropiada produciéndose una competencia entre todas estas estructuras que, coloca al paciente en un estado de incomodidad y mayor dificultad para respirar. En otras palabras, muchas veces los resultados deseados al colocar los parámetros en el respirador no son alcanzados produciéndose a veces el efecto opuesto al pretendido.

El propósito de conocer los aspectos relacionados al control de la respiración está relacionado a la necesidad de utilizar todas estas estructuras en forma armónica para mayor comodidad del paciente y asimismo generar una mejor homeostasis respiratoria.

Si bien el estudio del control de la respiración lleva muchos años, los desafíos expuestos por la ventilación mecánica son más recientes. En los últimos 20 años han aparecido nuevas modalidades ventilatorias como la ventilación proporcional, así como también ha tomado preeminencia la problemática que significan los pacientes crónicamente ventilados o con dificultades en el destete del respirador. Todo ello ha despertado el interés por esta rama de la ciencia que se encuentra en su infancia como tal.

La mayoría de la información sobre el control de la respiración en pacientes ventilados artificialmente proviene de estudios en animales y/o en pacientes adultos existiendo muy poca información en Pediatría.

Este capitulo comprenderá primero aspectos fisiológicos del control de la respiración que permitan entender las alteraciones y sus consecuencias en el paciente en ventilación mecánica. Luego se desarrollarán los aspectos propios del control de la ventilación en el paciente ventilado. Por último se describirán aspectos clínicos inherentes a la aplicación de esos conceptos.

Aspectos fisiológicos

La función primaria de la respiración es abastecer de oxígeno y retirar el dióxido de carbono del pulmón. Debido a que las demandas metabólicas del organismo tienen una amplia variación en la salud y en la enfermedad, el acoplamiento de la ventilación a las mismas es esencial. Pero la ventilación también debe acomodarse a actividades de la conducta o voluntarias que van desde cambios posturales a actividades como el lenguaje y la risa. El control de la ventilación depende de un complejo e intrincado sistema que integra estos aspectos autonómicos y voluntarios de la ventilación.

El sistema puede entenderse como uno de retroalimentación que tiene tres mayores componentes: un control central, sensores centrales y periféricos y efectores periféricos.[3]

1 - Control Central

Acorde a estudios animales, el ritmo respiratorio es generado primariamente en el bulbo raquídeo, con algo de contribución de estructuras de la protuberancia.[4]

Dos modelos han sido postulados como los encargados de este control, uno es el de marcapasos y el otro es el de red. El modelo de marcapasos sugiere que el ritmo es generado por un grupo de neuronas intrínsicamente activas ubicadas en la región ventrolateral del bulbo raquídeo, por delante del complejo de Bötzinger, en el llamado complejo pre Bötzinger. El mismo es bilateral y se presume que hay una interconexión entre ambos marcapasos que actuaría como seguridad ante una lesión unilateral.[5, 6, 7]

El modelo de red es postulado al observarse que las lesiones sobre múltiples sectores del bulbo no eliminan, a veces, el ritmo respiratorio, y por lo tanto habría una red de neuronas encargadas del mismo. También ha sido propuesto un modelo híbrido que combina ambos.[8,9]

En la protuberancia se encuentran los centros neumotáxico y apnéustico. El primero actúa como fino modulador de la forma de respiración influyendo sobre la respuesta a estímulos aferentes como la hipoxia, la hipercapnia y la insuflación pulmonar. El segundo ejerce un control sobre la inspiración.

Cualquiera sea el modelo de comando central, el ciclo respiratorio tiene 4 fases, la inspiración, la finalización de la inspiración, la actividad pos inspiratoria (o fase espiratoria uno), y la fase espiratoria dos.

Las neuronas más activas durante la respiración se ubican en dos grupos, uno el grupo respiratorio dorsal (GRD) y el otro de grupo respiratorio ventral (GRV). Ambos se localizan en el bulbo, el GRD en el sector dorsomedial del bulbo y ventrolateral al núcleo del fascículo solitario (encargado de las motoneuronas espinales que inervan el nervio frénico), y el GRV en el bulbo ventrolateral, cercano al complejo de Bötzinger (inhibe al grupo inspiratorio ventral y dorsal y estimula al grupo espiratorio ventral), al núcleo ambiguo (encargado de las motoneuronas que inervan los músculos intercostales externos) y al núcleo retroambiguo (encargado de las motoneuronas que inervan los músculos intercostales internos y abdominales). Las neuronas del GRD tienen actividad inspiratoria, mientras que las del GRV tienen actividad inspiratoria y espiratoria.

La descarga de las neuronas del GRD tiene un patrón de rampa a medida que avanza la inspiración, generada por una relación de autoexcitación entre las neuronas del grupo. La actividad electromiográfica del nervio frénico es idéntica a esta descarga.[10]

Un periodo de inhibición progresiva (segunda fase) precede la terminación de dicha rampa inspiratoria. A pesar que el cambio de inspiración a espiración está determinada por mecanismos intrínsecos del tronco cerebral hay otros estímulos que también intervienen. Uno de ellos es el estímulo de los receptores de estiramiento pulmonar (REP). Estos últimos se activan ante un volumen pulmonar mayor provocando la terminación de la inspiración (reflejo de Hering-Breuer inhibitorio de la inspiración). Otro de los estímulos es la del centro neumotáxico.[11]

La tercer fase o actividad pos inspiratorio comienza como su nombre lo indica al terminar la inspiración.[12,13] Durante la misma hay una actividad inspiratoria residual que permite frenar activamente el flujo espiratorio durante la etapa temprana de la espiración. A esta le sigue la fase espiratoria 2 donde la inspiración es activamente inhibida por las neuronas del GRV. Al avanzar la espiración esta inhibición va cesando con lo que el estímulo necesario para iniciar una nueva inspiración es menor. Además de este complejo mecanismo, la espiración también está sujeta al estímulo de los REP, haciendo que volúmenes pulmonares mayores incrementen el tiempo espiratorio, cuestión esta muy importante que será analizada en mayor detalle más adelante.

También existe una relación entre la inspiración y la espiración debido a que aquello que prolonga o acorta el tiempo inspiratorio hace lo mismo con el tiempo espiratorio. Para diferenciarlos de los tiempos respiratorios (inspiratorio y espiratorio) del respirador (T_I r y T_E r) se llaman a estos tiempos generados en la estructura del paciente tiempo inspiratorio neural (T_In) y tiempo espiratorio neural (T_En). El primero es alrededor del 50 al 70% del tiempo espiratorio neural (T_En)[14]

A pesar de que existen indicios que las estructuras protuberanciales pueden tener una influencia importante en el ritmo respiratorio este se genera principalmente en el bulbo raquídeo.

También existe un control neural suprapontino de la respiración que puede tener profundos efectos sobre el control de la respiración.[15] En este sentido el control de la respiración es único ya que necesita control automático y voluntario. En el caso de este último se da en casos como el canto o la risa, pero también puede alterar la respuesta de otras estructuras del sistema en el paciente ventilado tal cual se verá más adelante.

Si bien las motoneuronas responsables de la ventilación están ampliamente distribuidas por la corteza, las fibras se agregan densamente a la altura de la cápsula interna. Existen haces córtico bulbares que unen la corteza con el bulbo raquídeo y haces córtico espinales que unen la corteza con las motoneuronas que inervan a los músculos respiratorios.

Para entender más la relación entre el control voluntario y el automático se puede mencionar al Mal de Online donde existe una lesión en el control autonómico quedando intacto el voluntario. Durante el sueño, cuando el control de la respiración es principalmente autonómico se produce la apnea del sueño.

Otras estructuras suprapontinas, además de la corteza, pueden tener influencia sobre la respiración. Así el hipotálamo puede modular una respuesta a la hipoxia y/o a la hipercapnia.[14]

Los quimiorreceptores (por ej. ante hipoxia e hipercapnia) también tienen su papel central al estimular los centros de comando de la respiración arriba ya mencionados. Otros, como los mecano receptores pueden inhibir el impulso central. Así, el ritmo de insuflación puede afectar la tasa de actividad inspiratoria en forma proporcional.

Todas estas interrelaciones se desarrollan principalmente en el bulbo raquídeo donde llegan fibras aferentes de los quimiorreceptores, de las fibras de estiramiento y de las vías altas y bajas respiratorias. De esta forma, esta estructura no sólo cumple funciones en la génesis del ritmo respiratorio sino en la integración de toda esta información. Las neuronas del GRD parecerían tener un rol fundamental en esta integración.[17,18]

Por último cabe mencionar que no existe uniformidad en todas las respiraciones de los seres humanos. El volumen corriente respiratorio, así como la frecuencia respiratoria,[19] o la relación frecuencia respiratoria / volumen corriente (f / V_T) varía entre adultos sanos.[20] Más aún, puede haber variaciones entre respiraciones del mismo sujeto.[21]

2 - Sensores

Los sensores son: los quimiorreceptores centrales y periféricos, los aferentes vagales pulmonares, los mecano - receptores de la pared, y los receptores de la vía aérea superior.

a - Quimiorreceptores centrales

La irrigación de la superficie ventral del bulbo raquídeo con líquido rico en CO_2 o de pH bajo provoca el incremento de la respiración. Ello demuestra que existen receptores químicos en la superficie ventrolateral del bulbo. [22] Aunque existe evidencia que los mismos también están distribuidos ampliamente en otros lugares del bulbo raquídeo.[23]

La estimulación de los mismos es responsable del 70% del aumento de la frecuencia respiratoria durante la hipercapnia. Durante la hipercapnia niveles elevados de CO_2 atraviesan la barrera hematoencefálica (BHE) y se transforman en COH_3 e H^+ que estimula los quimiorreceptores. Si bien el aumento de la presión parcial de dióxido de carbono (PCO_2) produce un aumento de los iones hidrógeno en el líquido cefalorraquídeo (LCR) en segundos, el pH cambia más lentamente debido a procesos de buffer aumentados. Asimismo la acidosis plasmática estimula más lentamente los receptores, debido a una menor penetración de la BHE. La hipercapnia crónica tiene menos efectos debido a que el bicarbonato difunde y neutraliza los iones hidrógenos estimuladores de los receptores.

A diferencia de lo que ocurre durante la hipercapnia, en la hipoxemia estos quimiorreceptores centrales no parecen jugar un rol principal dejando esto para los receptores periféricos. A pesar de esto la hipoxia tiene efectos sobre mecanismos mediados centralmente. A veces actúa como estimulante y a veces como depresor dependiendo cuales sean las neuronas que estimula o inhiba. En general, en aquellas situaciones donde el impulso está disminuido (anestesia, sueño, hipocapnia) actúa como depresor. En animales despiertos actúa como estimulante.[24]

Estudios recientes han llamado la atención sobre la importancia del Oxido Nítrico (ON) como quimiorreceptor, sobre todo en la respuesta ventilatoria a la hipoxia. De interés es su hallazgo en el tracto solitario. Ha sido demostrado que el ON es el encargado de la excitabilidad y la descarga espontánea de las neuronas de los centros respiratorios centrales. [25]

b - Quimiorreceptores periféricos

Se han descripto dos, los cuerpos carotídeos y los cuerpos aórticos, siendo los primeros por lejos los más importantes.[26] Son estimulados por la presión arterial de oxígeno (PaO_2), y la de dióxido de carbono ($PaCO_2$) y el pH, posiblemente a través de un proceso de acidificación intracelular.

Su contribución a la respiración es de sólo el 10 al 15% durante el reposo, aunque en situaciones de hipoxia es el principal mecanismo responsable del aumento de la ventilación. Su estimulación provoca una descarga del noveno par craneal que estimula a las neuronas del GVD.

Con disminuciones de la PaO_2 dentro de niveles normales (75 mmHg) la descarga de los cuerpos carotídeos es mínima. Sin embargo con niveles menores la descarga aumenta en una relación hiperbólica. Existe una amplia variabilidad de esta respuesta entre los sujetos, haciendo que la misma sea menor, por ej., en pacientes acostumbrados a vivir en la altura. Asimismo, la respuesta disminuye en pacientes con niveles de $PaCO_2$ de 5 a 10 mmHg menores a lo normal, cuestión que presupone que en sujetos hipocápnicos la estimulación de la hipoxia obedece a un efecto central.

También son estimulados por la hipercapnia y acidosis, siendo responsables del 30% de la actividad respiratoria durante estos estados. La relación es linear mientras la $PaCO_2$ se encuentre por arriba de los niveles de normalidad. Sin embargo esta sensibilidad disminuye en sujetos hipocápnicos. A su vez, en sujetos hipóxico esta sensibilidad aumenta más allá de una simple sumatoria de efectos (hipoxia más hipercapnia). Pero también sucede lo contrario, es decir disminuye la sensibilidad a la $PaCO_2$ durante la hiperoxia. Similar a la respuesta a la hipoxia, la respuesta a la hipercapnia se ve afectada por variaciones entre individuos.

El ON también desempeña un rol importante en los quimiorreceptores periféricos sobre todo en el cuerpo carotídeo.[24]

c - Aferentes vagales pulmonares

Dentro del pulmón hay cuatro tipos de receptores, los de estiramiento pulmonar (REP), los receptores rápidamente adaptables, los receptores J, y las fibras bronquiales C.

i - Los REP son fibras mielinizadas que se encuentran en el músculo liso de las vías aéreas sobre todo las proximales. Se activan con volúmenes pulmonares elevados sobre todo en situaciones estáticas. Son los llamados receptores de adaptación lenta. Responden primariamente a la presión trasmural más que al volumen pulmonar, pero pueden ser más sensitivos a los cambios de volúmenes pulmonares en situaciones donde la distensibilidad está aumentada. Su activación depende también del ritmo de insuflación, observándose esto sobre todo en pulmones con gran volumen. Su acción sobre el tiempo inspiratorio es compleja y depende del estado de conciencia y de la especie. Su estimulación es trasmitida al bulbo donde acorta el T_I n y prolonga el T_E n (reflejo de Hering Breuer). Sin embargo estos hallazgos no han sido corroborados en sujetos eupneicos.[28] Otros autores han hallado que el volumen pulmonar no tiene mucha influencia sobre la duración del tiempo inspiratorio a menos que el volumen esté muy por encima del normal.[29] Contrariamente a esto, otros autores encontraron prolongación del T_I n con la oclusión inspiratoria demostrando una actividad vagal fásica.[30] El aumento del volumen pulmonar parece aumentar el T_E n, menos durante el sueño.[31]

ii - Los receptores de adaptación rápida son receptores mielinizados. Se encuentran localizados en las vías aéreas proximales a nivel del epitelio y la submucosa. Son sensibles al flujo y son activados principalmente con volúmenes pulmonares bajos. Son los responsables de la respuesta ante la tos, la broncoconstricción y el aumento de secreciones.[32]

iii - Los receptores J o Y. Son fibras no mielinizadas y se encuentran yuxtacapilares en el intersticio pulmonar, de ahí su nombre. Son los responsables de la sensación de disnea en los estados de congestión intersticial. Su estimulación provoca taquipnea, bradicardia e hipotensión.[33]

iv- Fibras bronquiales C. También son desmileinizadas y están localizadas en los bronquios. Su estímulo provocado varios componentes, sobre todo los de la cascada inflamatoria, produce taquipnea, broncoconstricción e hipersecreción mucosa.[34]

d - Mecano - receptores de la pared torácica

Si bien se han descripto varios aferentes respiratorios musculares, dos de ellos se han estudiado más a fondo, aquellos de los haces musculares y de los tendones. Ambos están inervados por fibras mielinizadas y actúan como mecano – receptores. Los haces musculares, abundantes en los músculos intercostales y escasos e el diafragma, son sensibles al cambio de longitud y a la velocidad de acortamiento siendo los responsables de la contracción refleja en relación al estiramiento muscular. Cuando son activados no sólo estimulan las neuronas homónimos del mismo segmento espinal sino también segmentos adyacentes y el diafragma. A pesar de proyectarse sobre el GRD y la corteza cerebral sensorial, los haces musculares influyen mínimamente sobre neuronas bulbares.[35]

Los sensores de los tendones se encuentran en los músculos intercostales y en el diafragma. Funcionan como receptores de presión o de fuerza. Cuando son activados inhiben las motoneuronas homónimas del mismo segmento espinal y de las neuronas centrales inspiratorias. También hay cierta evidencia de que cumplen una función en la percepción de las cargas mecánicas a través de la proyección central de la corteza somatosensorial.

También hay receptores cuya función parece ser de metábolo - receptor, es decir, son activados por bioproductos de la contracción muscular, tales como ácido láctico. Otros existen en las uniones de las articulaciones y parecen tener una función en la regulación del tiempo inspiratorio.[2]

e - Receptores de la vía aérea superior

Durante la vigilia, la aplicación de presión negativa sobre la vía aérea superior produce activación de los músculos que actúan sobre la vía aérea superior, por ej, el geniogloso, produciendo la apertura de la misma. Este mecanismo es gatillado por sensores en este sector de la vía aérea y es inhibido durante el sueño, lo que podría explicar el colapso de la vía aérea superior en la apnea obstructiva del sueño.[36]

3 - Efectores

Los efectores de las señales generadas en los centros respiratorios son los haces espinales que llegan a las motoneuronas, los haces nerviosos que salen de estas últimas y los músculos respiratorios.

Los haces nerviosos descienden por la médula espinal principalmente por dos grupos de haces. El grupo laterodorsal lleva haces córtico espinales que actúan sobre el control voluntario de la respiración. El grupo ventrolateral contiene fibras bulbo espinales o reticulo espinales involucradas en el control autonómico de la respiración.

El principal efector muscular es el diafragma inervado por el nervio frénico que tiene su origen a nivel de C3 y C4. Accesoriamente a este músculo existen otros que actúan en la inspiración o en la espiración o en ambos.

Los músculos accesorios que intervienen en la inspiración son los escalenos, el esternocleidomastoideo, los paraesternales, y los intercostales. Los escalenos y los paraesternales son activos en la respiración tranquila elevando el esternón y las dos primeras costillas.

Los intercostales se dividen en dos, los externos, activos en la inspiración, y los internos, activos en la espiración. Nueva evidencia surgida en los últimos años han demostrado que ambos también tienen funciones en la otra fase. Así los intercostales externos bajos (T 8 - T 12) actúan también en la espiración, y los intercostales internos altos (T 2 – T 5) actúan en la inspiración.[37]

El esternocleidomastoideo no es activo normalmente durante la inspiración tranquila, sí cuando hay grandes requerimientos respiratorios. Los músculos espiratorios accesorios son los abdominales, más específicamente los oblicuos interno y externo, los rectos abdominales, y los trasversos abdominales. No actúan en la espiración durante el reposo, pero sí ante aumentos importantes de la demanda.

Los músculos que actúan sobre la vía aérea superior también son importantes en la respiración. Si bien su influencia no es tan notoria en el paciente con intubación endotraqueal, sí lo es en el paciente con ventilación no invasiva. Los mismos actúan estabilizando a la vía aérea superior no permitiendo que se colapse ante la gran presión negativa trasmural. También, al influir sobre la deglución y el agrandamiento de la vía aérea faríngea, intervienen sobre la ventilación.

La producción de fuerza en la contracción de los músculos respiratorios depende del nivel de activación neuronal así como del número de unidades musculares reclutadas. Pero también de aspectos intrínsecos de los músculos como ser la relación fuerza – longitud muscular y la fuerza – velocidad de contracción muscular. La primera se refiere a la longitud que se encuentra el músculo en el reposo. Su punto mayor es cercano al estado del diafragma a nivel de la capacidad residual funcional. A medida que se contrae disminuye la capacidad de generar más fuerza. El acortamiento producido desde el volumen residual hasta la capacidad pulmonar total reduce la fuerza en un 50%. Asimismo la fuerza de contracción es inversamente proporcional a la velocidad de acortamiento, siendo por lo tanto la mayor fuerza generada durante el periodo de contracción isovolumétrica.

La introducción de cargas a esta actividad, ya sean elásticas o de resistencia, producen cambios en la frecuencia respiratoria (FR) y el volumen corriente respiratorio (V_T) dependiendo si es un estado consciente o inconsciente.

En el estado inconsciente se produce primariamente una disminución de la FR y el V_T , explicado por una menor actividad de los REP y retraso del tiempo de finalización de la inspiración. Esta hipoventilación lleva a un incremento de la PCO_2 y disminución de la PO_2 los cuales actúan aumentando la FR y el V_T. En el estado consciente las cargas actúan de diferente manera. En el caso de las cargas de resistencia hay una disminución de la FR con aumento del V_T. Por el contrario el aumento de las cargas elásticas eleva la FR disminuyendo el V_T. Este mecanismo que no puede explicarse por los REP ni por factores químicos, tal vez tenga un origen en la percepción de la carga en pacientes conscientes.

Aspectos del Control de la ventilación en el paciente ventilado

Según lo referido más arriba, la activación de las motoneuronas estimula las fibras de los músculos respiratorios quienes se contraen y generan una presión muscular (P_{mus}). Esta P_{mus}, trata de vencer a la resistencia y las fuerzas elásticas del sistema respiratorio, siendo disipada en parte a medida que avanza en las vías aéreas. Esta secuencia de sucesos genera un perfil de volumen – tiempo que, dependiendo del tiempo de cada respiración, origina la ventilación.

En el paciente ventilado estos aspectos están dados por el perfil volumen - tiempo y el T_I r. Dependiendo de la modalidad utilizada los mismos pueden ser controlados totalmente por el respirador o haber una interrelación entre los esfuerzos del paciente y el funcionamiento del respirador.[1] En ambos casos el patrón de la respiración y la ventilación son alterados por cambios en los sistemas de retroalimentación que son la retroalimentación muscular (cambios en las relaciones fuerza – longitud muscular y en fuerza – velocidad de contracción), la retroalimentación química (cambios en los estímulos químicos), la retroalimentación refleja (a través de cambios en la actividad de varios receptores reflejos), retroalimentación conductual (a través de cambios en la repuesta evocada por sujetos despiertos). Como resultado de esto, la P_{mus} y los tiempos neurales de los pacientes pueden estar alterados e influir, o no, en la presión generada en la Vía Aérea (P_{VA}) del paciente ventilado así como también el tiempo del respirador. Por lo tanto, la entrega final del respirador es la expresión final de la interrelación entre los esfuerzos del paciente y la entrega de gas de la máquina. La respuesta del respirador a los esfuerzos del paciente y el esfuerzo del paciente por cada respiración entregada por la máquina son los dos principales componentes del control de la respiración en el paciente ventilado.[1]

1 - Respuesta del respirador a los esfuerzos del paciente

La modalidad y el tipo de respirador utilizados influyen en el tiempo inspiratorio y la cantidad de gas entregado por el ventilador. Así, el inicio de la respiración puede ser disparado por tiempo, flujo presión. En el primero, al ser entregado el gas en un tiempo fijo previamente definido, raramente hay una relación entre las respiraciones del paciente y las de la máquina. Sin embargo en los otros dos, la respiración se inicia ya sea cuando el flujo del paciente excede un nivel previamente indicado en el respirador (disparado por flujo) o desciende la P_{VA} por debajo de un nivel prefijado (disparado por presión). En estos dos últimos, es el paciente quien teóricamente inicia la respiración.

En el caso de la entrega de gas existen varias formas. La misma puede estar determinada por el flujo (controlada por volumen), por presión (presión control), o por volumen y flujo instantáneos (ventilación proporcional).

Durante la ventilación controlada por volumen (VCV), el perfil de volumen tiempo y la duración del flujo inspiratorio son previamente fijados. Así, los cambios en el T_In y en la P_{mus} no modifican lo entregado por el respirador. Es más, debido a que la presión total del sistema (P_{mus} + Presión media de la vía aérea – P_{mva}-) se mantiene constante, cualquier cambio en la P_{mus} actúa en sentido contrario a la P_{mva}. A su vez el tiempo en el cual finaliza el flujo inspiratorio es independiente del T_In. Por todo esto, la VCV actúa antagónicamente con los esfuerzos del paciente.

Durante la ventilación controlada por presión luego de iniciada la respiración se entrega el gas hasta llegar a un nivel previamente fijado, en el cual se mantiene hasta que la variable que determina que el ciclo se acaba se active. Debido a que la P_{mva} es constante el perfil volumen tiempo está bajo la influencia de la P_{mus}, haciendo que cada cambio en la intensidad del esfuerzo produzca un cambio en el flujo inspiratorio. Las variables que determinan la finalización son el tiempo y/o el flujo. Cuando el que determina la finalización es el tiempo, el T_In es ignorado y el volumen entregado es determinado por la forma de la curva de la P_{mus}. A su vez, cuando es el flujo quien determina este final, el mismo puede ser de dos formas, alcanzando un nivel de flujo prefijado o un porcentaje del flujo pico (25%). En esta modalidad, llamada ventilación de presión de soporte (PSV), teóricamente es el paciente quien determina el tiempo inspiratorio y el V_T, es más, cada cambio en la intensidad del esfuerzo es acompañado por cambios en la entrega del gas del respirador. Sin embargo, en situaciones de alta demanda la habilidad para modular el V_T es limitada sobre todo en aquellos con mecánica respiratoria anormal.

En la ventilación proporcional, la P_{mva} es proporcional al flujo instantáneo y al volumen y no está previamente fijado por ningún nivel de presión y/o flujo. Es por ello que la P_{mva} está estrechamente relacionada a la P_{mus}, a diferencia de la ventilación por volumen (relacionada en forma negativa) y a la ventilación por presión (actúa independientemente). El perfil volumen tiempo está muy relacionado a la curva de la P_{mus}.[1]

Las situaciones donde se producen altas resistencias espiratorias, tiempos espiratorios cortos y altas demandas ventilatorias, evitan que se llegue a un estado basal al final de la espiración. Por lo tanto la inspiración comienza cuando el sistema respiratorio aún presenta una presión positiva al final de la espiración y es la llamada Presión Positiva al Final de la Espiración Intrínseca o sus siglas en inglés $PEEP_i$. Este fenómeno, llamado hiperinsuflación dinámica es muy común de encontrar en los pacientes ventilados. En este caso los pacientes deben generar la suficiente P_{mus} para vencer dicha $PEEP_i$ antes que el disparo del respirador se produzca. En ocasiones la presión generada por los músculos respiratorios es menor que la suma de la $PEEP_i$ más el descenso de presión necesario para disparar el respirador. En este caso el esfuerzo se pierde o es inefectivo (esfuerzos perdidos o inefectivos) para disparar el respirador. Debido a que no se produce una respiración el volumen pulmonar desciende y por lo tanto la siguiente respiración encuentra al sistema en una mejor posición para generar la espiración y el subsiguiente disparo inspiratorio.

Otro fenómeno que ocurre es el de redisparo, donde en el mismo esfuerzo inspiratorio el paciente dispara varias veces al respirador. Este es dado porque los esfuerzos del paciente son vigorosos y más largos que el T_I del respirador.

En el caso de los esfuerzos perdidos o ineficaces, el respirador subestima la FR del paciente, por el contrario en el caso del redisparo el ventilador sobreestima dicha FR.

2 - Respuesta del paciente a las respiraciones entregadas por el respirador

Ante la carga entregada por el respirador se activan en el paciente estructuras que disparan sistemas de retroalimentación los cuales tratan de modular al sistema respiratorio.

Estos mecanismos de retroalimentación son los mecánicos, los químicos, los reflejos y los de conducta. Los mismos son disparados en tiempos diferentes existiendo por lo tanto una respuesta inmediata u otras subsecuentes al volumen entregado por el respirador.

Primero se describirán aspectos de los sistemas de retroalimentación y luego como actúan en el tiempo estos sistemas.

a - Sistemas de retroalimentación

i - Sistema mecánico de retroalimentación

El mismo abarca los efectos producidos por el alargamiento (volumen) y por la velocidad de acortamiento (flujo) de los músculos respiratorios además de factores geométrico que actúan sobre la P_{mus}.

Para un determinado nivel de estimulación muscular la P_{mus} disminuye con el incremento del flujo y el volumen pulmonar. Por lo tanto, ante una misma señal neurológica, la P_{mus} producida en la ventilación mecánica debería ser menor que en la espontánea si la presión provista por el respirador genera más flujo y volumen.

Los efectos de la retroalimentación mecánica durante la ventilación mecánica serán menores si el flujo y el volumen son más bajos que los niveles máximos. Debido a que en los pacientes con ventilación mecánica tanto el flujo como el volumen son menores a los picos máximos generados por el paciente el sistema de retroalimentación mecánica no es considerado el principal sistema de retroalimentación. Sin embargo, en pacientes alteraciones neuromusculares puede ser más importante su participación en el control de la respiración. Por ejemplo, en pacientes con hiperinsuflación dinámica, forzados a trabajar con altos volúmenes, la retroalimentación mecánica al disminuir la P_{mus} puede aumentar el número de esfuerzos respiratorios perdidos.

ii - Sistema de retroalimentación químico

Teóricamente, cuando la carga entregada por el respirador reemplaza al esfuerzo realizado por los músculos del paciente, el sistema respiratorio del mismo puede responder de tres formas, reacomodándose por medio de una retroalimentación a la ventilación inicial, no cambiando ante ningún estímulo o producirse una situación intermedia. Esta última parecería ser la que se produce en el caso de la retroalimentación química. Si bien esto se fue asociado a una retroalimentación refleja, no se ha podido comprobar la misma. Sin embargo existe una relación entre la regulación química y la ventilación.

La efectividad de la retroalimentación química para compensar los cambios producidos por la ventilación artificial en los estímulos químicos es compleja y depende del modo utilizado.

Durante el modo controlado tanto la FR como el V_T son controlados por el respirador, por lo tanto ni el aumento de la $PaCO_2$ ni la disminución de la PO_2 pueden establecer una respuesta del sistema. En el caso de los modos asistidos, esto cambia, ya que es el paciente el que teóricamente comanda la respiración y donde los estímulos químicos tienen importancia. Sin embargo, en el modo mandatario sincronizado (VMIS- Ventilación Mandataria Intermitente Sincronizada- o SIMV en inglés) los cambios en los estímulos químicos se traducen en un aumento del número de respiraciones y, a veces, de un V_T con características de ventilación espontánea, ya que el V_T mandatario es un valor fijo entregado por la máquina. En el caso del modo asistido controlado, los cambios también sólo afectan a la FR ya que el V_T sólo es el determinado por el respirador. En ambos casos, tanto en la VIMS como en el modo asistido controlado, los volúmenes mandatarios son independientes del esfuerzo del paciente.

En otras modalidades con respiraciones asistidas, como ser la PSV o la ventilación proporcional asistida, el V_T teóricamente entregado varía acorde al esfuerzo respiratorio producido como respuesta a los estímulos químicos, entre otros. Sin embargo, es muy común observar que en pacientes con estas modalidades y otras asistidas, con un impulso central intacto y con una mecánica respiratoria normal o casi normal, se desarrolle alcalosis o acidosis respiratoria como resultado de una asistencia inadecuada, cambios en las demandas metabólicas o cambios en las propiedades de intercambio gaseosos pulmonar. No obstante las diferencias que puedan haber entre la ventilación por presión o por volumen, la retroalimentación química debiera ser capaz de mantener una PCO_2 estable ya sea a través de cambios en la FR, la intensidad del esfuerzo respiratorio o ambos. La falla de este mecanismo, con los otros receptores intactos, puede mostrar una inadecuada capacidad de retroalimentación química.

Sujetos despiertos ventilados artificialmente con altos V_T tienden a desarrollar hipocapnia. Esto se debe a que continúan disparando las respiraciones del ventilador a pesar del alto V_T y la hipocapnia. La manipulación de la PCO_2 en amplios rangos no tiene mucho efecto sobre la FR. Asimismo, la intensidad del esfuerzo respiratorio se incrementa en función de la elevación de la PCO_2 aún en niveles de hipocapnia. Es decir, en pacientes mecánicamente ventilados y despiertos, la FR es insensible a los cambios de PCO_2 en amplios rangos, mientras que el esfuerzo respiratorio se incrementa con la PCO_2 aún a niveles de hipocapnia. Por lo tanto, la respuesta a las variaciones de la CO_2 en el paciente ventilado es a través de la modulación del esfuerzo respiratorio. Esto trae como consecuencia algunas consideraciones. Así, en los modos asistidos controlados y de PSV los pacientes pueden desarrollar alcalosis respiratoria, ya sea por altos niveles de asistencia, reducción en las tasas metabólicas o mejoras en las propiedades de intercambio gaseoso. Todo ello debido a que quien juega un rol predominante es la FR, que tal como se dijo es poco sensible a los cambios de CO_2 como sistema de retroalimentación. Hay que recordar que el V_T es fijo en el modo asistido controlado y de un mínimo valor en el modo de PSV. En esta última modalidad existe la posibilidad de que se module el V_T en repuesta al esfuerzo del paciente y por lo tanto producir una compensación de la CO_2. Sin embargo esta compensación es parcial debido a que el volumen entregado es mínimo y sobre todo a la escasa capacidad del esfuerzo respiratorio del paciente de modular dicho V_T, especialmente en aquellos con anormalidades de las propiedades mecánicas del sistema respiratorio.

Sucede algo parecido en cuanto a los niveles de PO_2 ya que sus alteraciones sobre todo afectan más al esfuerzo que a la FR.

Toda esta escena es completamente diferente en el paciente dormido. En él el mantenimiento del ritmo respiratorio depende de la retroalimentación química. La reducción de sólo unos milímetros de mercurio (mmHg) de $PaCO_2$ puede producir apneas. Durante la ventilación mecánica se producen cambios compensatorios del patrón respiratorio que provoca que la PCO_2 se mantenga alrededor de un "punto o umbral de CO_2". Por lo tanto si se produce una asistencia mayor a la necesaria para mantener eucápnico al paciente o tenerlo cercano a dicho "punto o umbral", se desarrolla una respiración irregular. A su vez se puede producir hipoxemia durante estos episodios. Sin embargo, ante una enfermedad pulmonar activa, otros mecanismos pueden evitar que la retroalimentación química controle la baja de CO_2 durante la anestesia o el paciente dormido.

En algunas enfermedades la capacidad de retroalimentación química puede estar alterada. Así, en pacientes con lesión cerebral o con apnea obstructiva del sueño, una caída breve en la PCO_2 puede provocar hipoxemia. Esto se atribuye a la alteración de un mecanismo central que promueve la estabilidad ventilatoria, llamado potenciación postestímulo de corto término.

La ventilación asistida proporcional establece un teórico avance a los otros modos al permitir un mejor control del esfuerzo en los pacientes despiertos y una mejor regulación de los gases respiración a respiración en los pacientes dormidos.

Resumiendo, la eficacia de la retroalimentación química para compensar los cambios en la ventilación dependerá del modo de ventilación y del estado sueño/vigilia.[41,42]

iii - Sistema de retroalimentación refleja

Tal cual lo señalado más arriba, los reflejos juegan un rol importante en controlar la respiración. Cada respiración influye sobre receptores que se encuentran en el tracto respiratorio, en los pulmones o en la pared torácica y que actúan acorde a los cambios en el flujo o el volumen pulmonar. Así, cambios estáticos y dinámicos en el volumen pulmonar acarrean estímulos vagales y de receptores de la pared. Más aún, la ventilación mecánica controlada genera una señal mediada por el V_T que inhibe los músculos inspiratorios. Asimismo el incremento del flujo inspiratorio trae aparejado un aumento del impulso central y de la FR y, si el flujo inspiratorio del respirador avanza sobre el T_En, una disminución del tiempo espiratorio. Debido a que el mismo no es afectado por la ruta de respiración (nasal o bucal), ni por la temperatura del gas entregado en la anestesia de las vías aéreas altas o bajas, los receptores estarían ubicados en la mucosa respiratoria más profunda.

Esto puede traer aparejado algunas cuestiones en el paciente ventilado. Primero, al aumentar la asistencia con la intención de disminuir el esfuerzo respiratorio se puede producir el efecto inverso al disparar el efecto estimulante del incremento del flujo. Segundo, altos flujos inspiratorios podría causar hiperventilación, alcalosis respiratorias y alteraciones hidroelectrolíticas concomitantes. Tercero, el flujo espiratorio deseado podría no alcanzarse. Cuarto, las consecuencias de los cambios del flujo están apareadas a los estados de sueño/vigilia.

iv - Sistema de retroalimentación por la conducta

La participación de aspectos de la conducta del paciente en el control de la respiración puede tener consecuencias impredecibles y es inherente a cada uno de ellos. Las estrategias para lograr una adecuada interacción con la máquina pueden fallar en pacientes ventilados despiertos con problemas de conducta. Así por ejemplo, el incremento o el descenso de flujos inspiratorios pueden producir sensación de disnea, pero también el incremento de la asistencia que lleva a incremento de la presión media de la vía aérea, puede llevar a la misma sensación displacentera. Más aún, valores de asistencia que pueden ser efectivos durante el sueño, momento de abolición de la retroalimentación por la conducta, pueden ser fuente de disconfort o malestar durante la vigilia.

Si bien no hay estudios que abarquen este tema en la población pediátrica no es desacertado pensar que este punto puede ser importante, en esta etapa de la vida, cuando el paciente compite con el respirador.

b - Cronología de la aparición de las respuestas

En fracciones de segundo e inmediatamente luego de la primera o segunda respiración mecánica se disparan los llamados mecanismos rápidos de respuesta. Los cambios iniciales, producidos en fracciones de segundos, son puramente mecánicos originados en alteraciones de la longitud que modulan la generación de presión por parte de los músculos (retroalimentación mecánica). Estos cambios se pueden observar con cambios repentinos de los parámetros del respirador.

Los llamados mecanismos posteriores (tardíos o lentos) están relacionados sobre todo a cambios en los gases sanguíneos y tardan unos segundos en responder.

i - Respuesta inmediata

Los efectos inmediatos en respuesta a los cambios en el respirador se observan en los tiempos respiratorios, la actividad muscular y la generación de presión

A - Efectos en los tiempos respiratorios.

Durante la VCV, y manteniendo un V_T estable, un aumento en el flujo respiratorio entregado por la máquina trae aparejado un incremento de la FR, y viceversa.

Esto es debido a cambios en el T_In, ya que el aumento de flujo lo disminuye y viceversa, mientras que T_En no sufre modificaciones.[43]

Inversamente, si el parámetro modificado es el V_T permaneciendo constante el flujo, el tiempo que varía es el T_En, ya que el T_In permanece sin alteraciones. De esta forma, si no se modifica el flujo, a mayor volumen hay mayor T_En y viceversa, no alterándose el T_In. Esto lleva a una disminución de la FR.

Si ambos parámetros (V_T y flujo) son modificados los cambios son casi imperceptibles. Pero si se prolonga el T_Ir, por ej aumentando la pausa inspiratoria o el plateau, esto afecta la T_En, prolongándolo y a su vez disminuyendo la FR.

Es decir, estos cambios se deben a la relación entre el tiempo de insuflación y los tiempos neurales del paciente. La disminución del tiempo de insuflación o T_Ir (por ej, aumentando el flujo a V_T constante o disminuyendo el V_T a flujo constante) disminuye el T_In manteniendo el T_En casi sin cambios o acortándolo en el caso de haber tenido un tiempo inspiratorio largo previamente y luego haberlo acortado. Asimismo, la extensión de la insuflación sobre el T_En (por ej, disminución el flujo a volumen corrientes constantes o aumentando el volumen a flujo constante) prolonga este último tiempo. La FR variará dependiendo de la relación entre estos dos puntos.

La combinación de cambios en el volumen corriente y del flujo en sentidos opuestos, manteniendo el T_Ir constante, producen respuestas mixtas. El efecto encontrado es el producto del balance entre estas relaciones opuestas. Así, en este caso, los cambios en la FR pueden ser bidireccionales pero serán menores que los cambios dados por las situaciones puras descriptas más arriba.

Aunque no está muy en claro el factor responsable de estos cambios, los mismo estarían regulados por los sistemas de retroalimentación refleja, sobre todo los reflejos inhibitorio de la inspiración y promotores de la espiración de Hering Breuer.

El reflejo promotor de la espiración se observó en lactantes durante las respiraciones entregadas mandatoriamente por el respirador y pero no en las espontáneas. Sin embargo, el reflejo inhibitorio de la inspiración no se encontró en dichos pacientes.[44]

El hecho, por ejemplo, que la variación de la respuesta al flujo o al V_T esté alterada durante el sueño, o que la intensidad de la respuesta a la prolongación de la espiración sea menor en los pacientes ventilados, hace sospechar de otros mecanismos involucrados.[45] Entre estos otros mecanismos están los reflejos controlados por la conciencia, los cuales no están muy claros aún.

Respecto a la regulación del tiempo durante la PSV, parece suceder lo mismo que con la VCV. Es decir, a mayor soporte de presión mayor T_En debido a la prolongación del tiempo de insuflación sobre el T_En del paciente. Los cambios en el T_In son menores aunque se observa el aumento del mismo con menores niveles de presión de soporte. Esto es producto de que en el modo asistido de presión de soporte el flujo es mayor en los primeros momentos inspiratorios. A tal punto que muchas veces el T_In termina abruptamente ni bien se produjo el disparo del respirador, mostrando el poder del flujo inspiratorio sobre el T_In. Por lo tanto, pretender reducir el T_In mediante un mayor nivel de presión de soporte es muy difícil. Las variaciones del T_In pueden ser logradas reduciendo al máximo el nivel de presión de soporte para evitar esa terminación abrupta del mismo.[46]

B - Efectos en la actividad muscular

Los cambios producidos en los tiempos respiratorios son trasmitidos a la actividad muscular inmediatamente, manifestándose esta última en una modalidad de rampa. Los cambios neurales provocarán cambios en dicha rampa y que a su vez modificará la actividad inspiratoria pico. Es decir, con el mismo T_In, un aumento del ritmo de incremento de la rampa traerá aparejado una elevación de la actividad muscular pico y viceversa, en cada respiración.

En sujetos normales se ha visto que el aumento del flujo inspiratorio, con una demora de 50 a 200 milisegundos, eleva el ritmo de incremento de la respuesta eléctrica diafragmática (E_{di}). Sin embargo, la información surgida en pacientes ventilados es contradictoria. Algunos estudios no encontraron diferencias en la E_{di} pico o en el T_In entre respiraciones mandatarias y espontáneas en pacientes ventilados con modo mandatario intermitente sincronizado, indicando que el ritmo de incremento del E_{di} no varió.[47] Esto llevó a postular la teoría de una activación pre programada antes del inicio de la respiración y que no pudiera ser cambiada por ninguna variación intrarrespiración. Los hallazgos mencionados más arriba sobre las variaciones producidas en la carga inspiratoria ante cambios en los parámetros del respirador han cuestionado esta teoría de la pre - programación de la activación. Todo ello no hace más que confirmar la escasez de información de esta parte del conocimiento.

En animales se ha observado que al retrasar el comienzo del flujo espiratorio, por ejemplo mediante una oclusión al final de la inspiración, se produce el reclutamiento de la actividad muscular. En estudios humanos esto no ha podido comprobarse.[41] Es decir, esto no solo indica que dicha respuesta no está presente en estos pacientes, sino que de haber alguna actividad espiratoria, se debería a otras circunstancias (retroalimentación de la conducta o la química).

C - Efectos en la generación de presión por parte de los músculos respiratorios.

Las variaciones producidas en la generación de presión muscular al cambiar los parámetros del respirador van de la mano de la de las alteraciones producidas en el tiempo y en la actividad eléctrica ya mencionados. Si los cambios de parámetros traen aparejado un cambio del volumen distribuido en el T_In la generación de presión en los músculos variará debido a que intervienen factores intrínsecos como ser la relación fuerza – longitud y fuerza – velocidad. Es decir, a una determinada actividad, la generación de presión muscular será menor si el volumen o el flujo son mayores.

D - Efectos de la demora del disparador del respirador en la respuesta inmediata.

Las respuestas inmediatas del paciente a las variaciones de los parámetros del respirador son ejercidas ante la carga inspiratoria que aparece luego de haberse disparado el ventilador. Cuando el paciente produce un esfuerzo respiratorio inmediatamente se disparan mecanismos en el respirador que permiten se genere la ventilación. Existe una demora entre ambos puntos (comienzo del esfuerzo y disparo de mecanismos del respirador), y es lo que se llama demora del disparador o trigger delay en inglés. Si esta demora abarca gran parte del T_In los efectos que los cambios en los parámetros producirán en el paciente (T_In, actividad de los músculos respiratorios y presión generada) pueden ser atenuados. En el otro extremo, si el disparo es al final del T_In los cambios de los parámetros no tienen efecto sobre alguna de estas variables inspiratorias. El efecto opuesto pasa con la espiración, si el disparo es prolongado o al final del T_In la insuflación avanzará sobre el T_En Esto provocará que el T_En sea más sensible a los cambios en los parámetros del respirador, sobre todo la prolongación del tiempo inspiratorio y del volumen corriente.

Recientemente fue medida esta demora en lactantes con bronquiolitis llegándose a casi el 30% del T_In. Los autores postularon esto como fuente de asincronía entre el respirador y el paciente. [41]

Existen otros eventos que también contribuyen a la demora en la generación de respuesta. Estos son la demora del sistema o del respirador (es decir el tiempo que pasa desde que se produce el disparo en el respirador y llega la presión positiva al tubo endotraqueal) y el llamado acoplamiento neuroventilatorio o sea el tiempo que se tarda entre la activación del diafragma y la generación de flujo inspiratorio.

En el sujeto normal estas demoras son mínimas, aunque en sujetos dependientes de respirador los mismos pueden tener consecuencias importantes.

ii - Respuesta tardía o lenta

Los cambios que ocurren con las respiraciones entregadas por el respirador, descriptos más arriba, no son los únicos que se producen. Luego de la respuesta inmediata se producen cambios mediados por mecanismos más lentos como ser aquellos de los receptores químicos.

Cuando se aumenta la carga respiratoria entregada por la máquina la ventilación aumentará resultando en una reducción de la PCO_2 y viceversa. Esto provocará cambios progresivos pero lentos en la carga respiratoria. En el caso del aumento de la ventilación la actividad muscular disminuirá, pero también existirá una disminución del ritmo respiratorio neural. El ritmo respiratorio neural tiene una relación no linear con la PCO_2 en respiraciones a V_T constante. Es decir, es casi plana en niveles bajos de PCO_2 y se incrementa progresivamente a medida que la PCO_2 aumenta.

Las respuestas inmediatas mediadas por los receptores mecánicos y reflejos pueden ser alteradas en el tiempo por los siguientes puntos:

A - Adaptación de los reflejos. Cuando los cambios en la PCO_2 se producen en el rango donde la misma no afectan al trabajo respiratorio (por ej, pacientes despiertos con hipocapnia), las variaciones establecidas por los mecanismos de respuesta inmediata luego de la modificación de los parámetros del respirador, se mantienen estables por un tiempo prolongado. Por lo tanto, la respuesta neural por sí misma difícilmente atenúe los cambios producidos inmediatamente.

B - Cambios subsecuentes del trabajo respiratorio. En la VCV el V_T no cambiará necesariamente luego de la primera o segunda respiración. Sin embargo en la PSV el V_T inicialmente elevado luego del aumento de la presión será con el tiempo atenuado por el sistema de retroalimentación química. Más aún, el V_T puede volver a los valores previos a los cambios. Esto hace que los cambios producidos por la regulación mecánica sean eliminados y aquellos producidos como respuesta a los cambios del T_I sean atenuados o eliminados.

Por el contario, el aumento de la presión de soporte pero con una carga respiratoria baja provoca que la insuflación sea extendida hasta el T_En, sobre todo en aquellos pacientes con constante de tiempo prolongado. De esta manera los efectos inmediatos de los reflejos neurales pueden ser aumentados. Así, la FR puede descender no sólo debido a haberse aliviado el malestar del paciente, sino, sobre todo, por la extensión de la insuflación sobre el T_En. Esto debe ser tenido en cuenta en las relaciones entre el paciente y el respirador en el modo de presión de soporte. Una disminución de la presión de soporte puede asimismo hacer que la FR aumente, pero sin malestar para el paciente, demostrando una mejor sincronía entre el tiempo de insuflación y el final del T_In.

C - Cambios en la demora del disparador

La reducción de la carga inspiratoria provocada por la retroalimentación química puede aumentar el tiempo de demora del disparador de las respiraciones. Esto atenúa o elimina las respuestas tempranas al extender el tiempo de insuflación sobre el T_En. Esto traerá aparejado una disminución en la FR. Asimismo, una disminución del tiempo de demora del disparador, provocado por la retroalimentación química provocará que los tiempos de insuflación no avancen sobre el T_En resultando en un aumento de la FR, independiente de que haya o no malestar.

Esta claro a esta altura que los cambios producidos en la carga respiratoria luego de modificaciones hechas al respirador son complejos y dependen de muchas variables (modo ventilatorio, respuesta a PCO_2, aparición de mecanismos de respuesta inmediata, etc.). La mayor parte de los conocimientos actuales surgen de estudios en pacientes con patologías en donde algunos de estos mecanismos pueden estar alterados. Ejemplo de esto son los pacientes con Enfermedad Pulmonar Obstructiva Crónica (EPOC) en quienes los reflejos neurales están atenuados.[50]

D - Rol del mecanismo de inhibición neuromecánico en la respuesta lenta.

Hasta ahora se ha mencionado a los mecanismos mecánicos y de reflejo neural como los responsables de la respuesta inmediata y a los químicos de la respuesta lenta. Se ha propuesto que a esta última se le agrega un mecanismo de respuesta a la ventilación mecánica que es neural, inhibitorio, lento y evolutivo. Existe todavía mucha controversia en su existencia, con trabajos que la niegan y otros que la afirman. Sería parte de la regulación negativa lenta que sigue al incremento de la asistencia mecánica.[51]

E - Impacto de la regulación de la presión

La regulación de la presión inspiratoria trae aparejado cambios en la interacción paciente respirador y en el patrón respiratorio. Los mismos dependerán del modo ventilatorio, de la constante de tiempo del sistema respiratorio y de la sensibilidad del disparador.

Tal cual lo expresado más arriba en ocasiones se producen los esfuerzos inefectivos o perdidos que hacen que el volumen pulmonar, alto al empezar el esfuerzo inefectivo, disminuya luego del mismo. La sumatoria de estos sucesos, volumen corriente aumentado (en función del T_Ir aumentado), y reducción de la FR del ventilador (por los esfuerzos inefectivos), provocan una alteración en el patrón respiratorio. Las respiraciones entregadas por el ventilador se transforman por lo tanto en más profundas y más lentas, acorde a lo observado en el respirador, aunque la FR del paciente en realidad cambie muy poco. El número y el patrón de las respiraciones ineficaces dependerán de la constante de tiempo del respirador y de la magnitud de la regulación. Los esfuerzos ineficaces intermitentes modulan la disminución del descenso de PCO_2, por lo tanto no se producen episodios de apnea central.

Con el modo de ventilación de soporte con constantes de tiempos cortos toda la insuflación se realiza en el T_In, y no se extiende al T_En. Así, el V_T máximo es entregado durante el T_In luego del cual el respirador puede ser disparado nuevamente entregando otra vez el máximo V_T para la presión de soporte que ha sido determinada. Si la presión de soporte es aumentada a un nivel donde la ventilación minuto respiratoria es suficiente para producir disminución de la PCO_2 debajo del umbral de apnea, se desarrollan episodios de apnea central hasta que la misma se eleve nuevamente por sobre dicho umbral. A esto le sigue algunas respiraciones que disparan el respirador haciendo que el nivel de PCO_2 vuelva a descender y así recurren las apneas centrales. Estos episodios de apneas recurrentes traducen una asistencia respiratoria exagerada, ya que los episodios de apnea central son producidos en escaso número de pacientes con patología del SNC. En el caso que la sensibilidad para disparar el respirador sea pobre se evitan las apneas centrales debido a que el disparo del respirador es parado antes que el esfuerzo respiratorio disminuya sustancialmente frenando el descenso de PCO_2. En estas circunstancias también se observa un patrón donde un número de respiraciones disparan al respirador mientras que otro número de respiraciones no lo disparan. Esto también puede ser indicativo de sobre asistencia de las respiraciones.

La regulación negativa del trabajo respiratorio producido por el sueño, la administración de sedantes, la corrección de la acidosis metabólica, etc, pueden traducirse en cambios iguales con presiones de soporte iguales. Es decir, luego de dormirse o recibir un sedante y aumentando la presión de soporte de 12 a 15 mmHg, el paciente puede pasar de un patrón de respiraciones rápidas y cortas a otro de respiraciones lentas y profundas. Aunque también puede desarrollar apneas centrales recurrentes. Por el contrario cualquier patrón de respiraciones profundas y cortas puede transformarse en uno de respiraciones rápidas y cortas despertando al paciente o ejerciendo cualquier maniobra que aumente el trabajo respiratorio (estimulación por la enfermera, etc.) dando la falsa sensación de aumento del malestar respiratorio. Por lo tanto, paradójicamente durante la ventilación por presión de soporte, el V_T puede disminuir pero con una aumento de la entrega respiratoria por parte del respirador.

En el caso de la VCV la regulación negativa producida por el aumento de la asistencia respiratoria no altera ni el V ni el T_I del respirador. Tampoco hay asincronías extremas entre las respiraciones del respirador y las del paciente, tal lo observado en la PSV. Sin embargo, se pueden producir esfuerzos inefectivos en forma intermitente si el V_T es tan alto que produce hiperinsuflación dinámica.

También pueden existir apneas centrales con este modo, aunque estas se encuentran enmascaradas por la respiración de reserva que produce un disparo automático de las respiraciones por parte del respirador. Si la FR del paciente es igual a la FR que dispara la respiración de reserva las apneas centrales puede pasar desapercibidas. La única forma de darse cuenta es al observar la desaparición de los esfuerzos del paciente. Por lo tanto dependiendo de la relación entre la respiración de reserva y la del paciente (cuando hace un esfuerzo que dispara el respirador) las apneas centrales se pueden mantener indefinidamente o alternar entre ambos siguiendo a las idas y venidas de las apneas centrales.

c - Variabilidad de los parámetros ventilatorios del paciente y su trascendencia en la interacción paciente respirador.

El ser humano, y más aún los niños, presentan una amplia variación de sus parámetros fisiológicos que son importantes a la hora de determinar el control de la respiración.

Se mencionarán primero los mismos y luego, en la sección de implicancias clínicas, se describirán estas últimas.

i – Variabilidad entre pacientes

Tanto el V_T corriente como la FR tienen un amplio margen de variación en sujetos adultos normales y más aún en los pacientes pediátricos. Acorde a estudios hechos en voluntarios adultos normales en reposo el V_T varía de 5 ml/kg a 17 ml/kg y la FR de 6 a 25mov/min.

ii - Variabilidad en el mismo paciente

Los pacientes con respiración asistida están sujetos a distintas variables que normalmente afectan las demandas ventilatorias. Ejemplos de esto incluyen al cambio en el estado de sueño/vigilia, la actividad muscular, los cambios de temperatura, la ansiedad, etc. Sin embargo aún no está bien aclarado cuanta de esta influencia se prolonga en el tiempo en aquellos dependiente de respirador, aunque la variabilidad de los parámetros (FR y V_T) existe aún entre las respiraciones de cada individuo. En otras palabras, el mismo paciente puede tener una demanda durante un tiempo y luego cambiarla, con lo cual se deberá cambiar la asistencia respiratoria para que esta no sea exagerada o insuficiente.

iii - Variabilidad de una respiración a otra

La variabilidad del V_T, el volumen minuto, el tiempo y el flujo de una respiración a otra es normal en todos los sujetos sanos. Su magnitud varía acorde a su estado vigilia, siendo menos en los sujetos dormidos y nulo durante la anestesia general, pero también es menor en aquellos con debilidad muscular y alteración en la mecánica respiratoria.

Implicancias clínicas

Lo manifestado más arriba respecto al control de la respiración tiene su correlato en el manejo clínico del paciente.

a - La variabilidad expresada más arriba provoca que el médico que comanda al respirador no sepa cual es exactamente el V_T o la FR propia del paciente. Así, generalmente se elije un V_T estándar de 10 ml /kg aunque en adultos el rango normal es de 4 a 15 ml/kg. Con la fórmula estándar algunos pacientes tendrán el V_T necesario y en otros será insuficiente. Si el médico decide darle el extremo superior del V_T, o sea 15 ml/kg, todos estarán cubierto pero asimismo algunos de ellos estarán expuestos innecesariamente al trauma ocasionado por la sobredistensión con cada respiración. Si el V_T que se elige es de 7 ml/kg se disminuirá este riesgo pero el paciente mostrará más frecuentemente signos de malestar al estar insuficientemente ventilado. Un paciente puede mostrarse agitado y ser signo de insuficiente V_T y generalmente ser sedado. Es decir, el riesgo de usar un V_T fijo es la posibilidad de producir innecesariamente ya sea una sobre distensión o exagerada sedación.

b - Si a un sujeto sano adulto se le miden parámetros tales como V_T, flujo inspiratorio y T_I, luego se promedian los mismos y se los coloca en VCV con dichos valores promedios, los mismos presentan malestar. Probablemente esto sea debido a la variabilidad respiración a respiración de cada sujeto. Más aún, existen estudios que asocian esta variabilidad a efectos potencialmente beneficiosos en el intercambio gaseoso.[52]

c - Si el respirador es programa durante un periodo de alta demanda (fiebre, agitación, etc.) cuando las mismas disminuyan se podrá producir una sobre asistencia respiratoria innecesaria. Por el contrario si es programado durante un periodo de baja demanda (sueño, sedación profunda, etc.) cuando las mismas aumenten el paciente tendrá malestar. Esto último provocará que se aumenten los parámetros pero al disminuir nuevamente las demandas, si esto no es cambiado, se corre el riesgo de alterar la PCO_2 y sobre todo el umbral de PCO_2.

d - En la VCV en ocasiones se aumenta el flujo inspiratorio manteniendo constante el V_T con la intención de disminuir el gasto de producción de presión de los músculos inspiratorios. A pesar de que con esta maniobra se intenta reducir la carga de presión inspiratoria al reducir el T_In y activar la retroalimentación mecánica a través de la relación fuerza – longitud, la reducción puede ser mitigada al producirse un aumento de la FR y posiblemente por un aumento en la tasa de incremento actividad inspiratoria. Todavía no se conoce el verdadero impacto de estos últimos dos mecanismos compensadores.

e - En la VCV en otras ocasiones también se incrementa el flujo inspiratorio para así disminuir el T_I del respirador. Esta maniobra tiene la intención de aumentar el T_E del mismo y así disminuir la hiperinsuflación dinámica. Debido a que con esta modificación aumenta la FR, la consecuente respuesta esperada, o sea el incremento del T_E, se ve atenuada y a veces disminuida. O sea, cuando se realiza este cambio es prudente comprobar que pasa con el T_E y no sólo asumir que los cambios se producen automáticamente.

f - En la VCV si se pretende aumentar el volumen minuto respiratorio se debe aumentar el V_T junto al flujo inspiratorio con la intención de mantener el mismo T_I y hasta hacerlo más corto. Si se aumenta el V_T sin aumentar el flujo se obtendrá un descenso de la FR, por lo expuesto de prolongación de la insuflación sobre el T_En. Esto último hará que no se alcance el pretendido aumento del volumen minuto respiratorio.

g - La extensión de la insuflación en el T_En tiende a prolongar la espiración atenuando los efectos de la hiperinsuflación dinámica producida por el acortamiento de la espiración. Sin embargo, a diferencia de lo que ocurre en sujetos sanos despiertos, en pacientes dependientes de respirador la respuesta es muy débil. Más aún, estos pacientes no pueden reclutar músculos respiratorios con el fin de acelerar el flujo espiratorio en un tiempo que está acortado. Por lo tanto, en pacientes con altas resistencias espiratorias de la vía aérea o del tubo endotraqueal, la intención de prolongar la inspiración sobre el T_En puede provocar más hiperinsuflación dinámica. El incremento de la hiperinsuflación dinámica, sumado a un enlentecimiento de la respiración, producen una disminución de la respiración y un aumento de la PCO_2.

Esto también ocurre en el modo de PSV en donde la hiperinsuflación dinámica tiende a disminuir el volumen corriente con la misma P_{mva}. En este modo también hay una tendencia alta a que en pacientes con alta resistencia al flujo espiratorio la insuflación se extienda en el T_En. Los músculos espiratorios pueden ser reclutados en el estado basal debido al incremento de la retroalimentación química, aunque este reclutamiento es a expensas de un aumento del esfuerzo respiratorio.

h - La entrega de un V_T mayor al que necesita el paciente no necesariamente disminuye la FR, dependiendo esto del T_Ir (aumento del V_T con igual T_I) tal cual lo expresado más arriba. En ocasiones esto provoca que la PCO_2 disminuya más y se altere el punto umbral de PCO_2. Esta disminución trae aparejado mayores demandas respiratorias, promueve la asincronía entre el paciente y el ventilador, y promueve la aparición de apneas recurrentes durante la PSV. Todo ello afecta un adecuado retiro del respirador.

i - Cuando se disminuye el nivel de asistencia respiratoria a veces se produce un aumento de las respiraciones entregadas por el ventilador. Esto no necesariamente refleja un malestar del paciente. Se necesita, por lo tanto, comprobar si este aumento de la FR producido por el respirador necesita es propio de una mejor sincronía entre el paciente y el respirador o a una disminución del número de esfuerzos ineficaces. Para ello basta mirar los trazados de la P_{mva} y del flujo tratando de detectar esfuerzos extras que no disparan al respirador. Esto ocurre tradicionalmente durante la fase espiratoria con los esfuerzos ineficaces o durante la fase inspiratoria cuando el respirador es disparado por esfuerzos tempranos. En caso de observarse esfuerzos extras se debería agregar los mismos a la frecuencia del respirador. Es decir, el aumento de la FR no refleja necesariamente malestar o asincronía entre el paciente y el respirador si no hay otros signos que lo acompañen. Más precisamente en la PSV al disminuir la asistencia se produce un aumento del esfuerzo respiratorio que promueve una mejor sincronía entre los tiempos del respirador y los del paciente. Así, la terminación del T_I del respirador termina dentro del T_In debido a que el flujo inspiratorio alto al inicio en la PSV produce una terminación temprana del T_I del respirador. El resultado es que el T_In a menudo termina rápidamente luego de haberse disparado el impulso. Debido a que la extensión de la insuflación sobre el T_En es anulada se disminuyen los riesgos de hiperinsuflación dinámica, pero además por una cuestión refleja es aumentada la FR independiente de signos de malestar.

j - Un aumento brusco de la FR con el mismo nivel de presión de soporte no significa necesariamente aumento del malestar, más aún si no se acompaña de otros signos. Puede ser determinado por un aumento normal del ciclado respiratorio del paciente dado por situaciones como el despertar, la necesidad de sedación, el aumento del gasto metabólico, etc.

k - Debido a que algunos pacientes elijen espontáneamente tener FR altas así como f / V_T elevadas, el encontrar estos parámetros elevados no significa necesariamente un fracaso en el intento de extubación.

l - La ocurrencia de apneas centrales significa sobre asistencia respiratoria con constantes de tiempo cortas. Las mismas ocurren más frecuentemente durante el sueño y puede producir fragmentación del mismo.[53] Este último evento trae aparejado efectos deletéreos como la menor respuesta a la hipoxia e hipercapnia, incremento de la actividad metabólica, disminución del fortalecimiento muscular. Más aún, la deprivación del sueño trae aparejado fenómenos inmunológicos.[54]

Conclusión

El estudio del control de la respiración en el paciente ventilado está recién comenzando. En los pacientes pediátricos falta por determinar aún su verdadera importancia. Su conocimiento es fundamental principalmente en la asistencia de pacientes dependientes de respirador.

Referencias

1. Georgopoulos D, Roussos C. Control of breathing in mechanically ventilated patients. Eur Respir J 1996;9:2151–60.
2. Smith L, Thier S. Control de la Respiración. En Smith L, Thier S editores. Pathophysiology. The biological principles of disease. W.B Saunders. Philadelphia (USA); 1983.

3. Corne S, Bshouty Z. Basic Principles of Control of Breathing. Respir Care Clin 2005;11:147–72.
4. Von Euler C. Brain stem mechanisms for generation and control of breathing pattern. En Cherniack NS, Widdicombe JG, editores. Handbook of physiology: the respiratory system, Volume 2. Bethesda (MD): American Physiological Society 1986. p. 1–67.
5. Smith JC, Ellenberger HH, Ballanyi K, y cols. Pre-Bötzinger complex: a brainstem region that may generate respiratory rhythm in mammals. Science 1991;254(5032):726–9.
6. Gromysz H, Karczewski WA. Phrenic motoneuron activity in split-brainstem cats and monkeys. Respir Physiol 1982;50(1):51–61.
7. St. John WM. Independent brainstem sites for ventilatory neurogenesis. J Appl Physiol 1983;55(2):433–9.
8. Ogilvie MD, Gottschalk A, Anders K, et al. A network model of respiratory rhythmogenesis. Am J Physiol 1992;263(4 Pt 2):R962–75
9. Smith JC, Butera RJ, Koshiya N, et al. Respiratory rhythm generation in neonatal and adult mammals: the hybrid pacemaker-network model. Respir Physiol 2000;122(2–3):131–47.
10. Berger AJ. Phrenic motoneurons in the cat: subpopulations and nature of respiratory drive potentials. J Neurophysiol 1979;42(1 Pt 1):76–90.
11. Younes MK, Remmers JE, Baker J. Characteristics of inspiratory inhibition by phasic volume feedback in cats. J Appl Physiol 1978;45(1):80–6.
12. Richter DW. Generation and maintenance of the respiratory rhythm. J Exp Biol 1982;100: 93–107.
13. Von Euler C, Trippenbach T. Excitability changes of the inspiratory "off-switch" mechanism tested by electrical stimulation in nucleus parabrachialis in the cat. Acta Physiol Scand 1976;97(2):175–88.
14. Cohen MI. Neurogenesis of respiratory rhythm in the mammal. Physiol Rev 1979; 59(4): 1105–73.
15. Horn EM,Waldrop TG. Suprapontine control of respiration. Respir Physiol 1998; 114(3) : 201–11.
16. Bartoli A, Cross BA, Guz A, et al. The effect of varying tidal volume on the associated phrenic motoneuron output: studies of vagal and chemical feedback. Respir Physiol 1975; 25(2):135–55.
17. Corne S, Webster K, Younes M. Effects of inspiratory flow on diaphragmatic motor output in normal subjects. J Appl Physiol 2000;89(2):481–92.
18. Jammes Y, Fornaris E, Fornaris M. Simultaneous measurement of the spontaneous eupneic pattern of breathing and pulmonary gas exchanges in normoxic and hypoxic subjects. Respiration (Herrlisheim) 1979;38(2):88–97.
19. Marantz S, Patrick W, Webster K, et al. Response of ventilator-dependent patients to different levels of proportional assist. J Appl Physiol 1996;80(2):397–403.
20. Priban IP. An analysis of some short-term patterns of breathing in man at rest. J Physiol 1963;166:425–34.
21. Bruce EN, Cherniak NS. Central chemoreceptors. J Appl Physiol 1987;62(2):389–402.
22. Nattie E. Multiple sites for central chemoreception: their roles in response sensitivity and in sleep and wakefulness. Respir Physiol 2000;122(2–3):223–35.
23. Daristotle L, Engwall MJ, Niu W, et al. Ventilatory effects and interactions with change in PaO_2 in awake goats. J Appl Physiol 1991;71(4):1254–60.
24. Reeves S, Simakajornboon N, Gozal D. The role of nitric oxide in the neural control of breathing. Respiratory Physiology & Neurobiology 164 (2008) 143–50.
25. Gonzalez C, Dinger BG, Fidone SJ. Mechanisms of carotid body chemoreception. En: Dempsey JA, Pack AI, editors. Regulation of breathing. 2nd edition. New York: Marcel Dekker; 1995. p. 391–471.

26. Guz A, Noble MI, Trenchard K, et al. Studies on the vagus nerves in man: their role in respiratory and circulatory control. Clin Sci 1964;27:293–304.
27. Clark FJ, von Euler C. On the regulation of depth and rate of breathing. J Physiol 1972; 222(2):267–95.
28. Polacheck J, Strong R, Arens J, et al. Phasic vagal influence on inspiratory motor output in anesthetized human subjects. J Appl Physiol 1980;49(4):609–19.
29. Hamilton RD, Winning AJ, Horner RL, et al. The effect of lung inflation on breathing in man during wakefulness and sleep. Respir Physiol 1988;73(2):145–54.
30. Pack AI, DeLaney RG. Response of pulmonary rapidly adapting receptors during lung inflation. J Appl Physiol 1983;55(3):955–63.
31. Paintal AS. The mechanism of excitation of type J receptors and the J reflex. En: Porter R, editor. Breathing: Hering-Breuer centenary symposium. London: Churchill; 1970;p. 59–71.
32. Coleridge JC, Coleridge HM. Afferent vagal C fibre innervation of the lungs and airways and its functional significance. Rev Physiol Biochem Pharmacol 1984;99:1–110.
33. Jammes Y, Speck DF. Respiratory control by diaphragmatic and respiratory muscle afferents. In: Dempsey JA, Pack AI, editors. Regulation of breathing. 2nd edition. New York: Marcel Dekker; 1995;p. 543–82.
34. Mathew OP. Upper airway negative-pressure effects on respiratory activity of upper airway muscles. J Appl Physiol 1984;56(2):500–5.
35. Le Bars P, Duron B. Are the external and internal intercostals muscles synergist or antagonist in the cat? Neurosci Lett 1984;51(3):383–6.
36. Marcy TW, Marini JJ. Respiratory distress in the ventilated patient. Clin Chest Med 1994; 15: 55–73.
37. Georgopoulos D, Mitrouska I, Markopoulou K, Patakas D, Anthonisen NR. Effects of breathing patterns on mechanically-ventilated patients with chronic obstructive pulmonary disease and dynamic hyperinflation. Intensive Care Med 1995; 21: 880-6.
38. Fernandez F, Mendez M, YounesM. Effect of ventilator flow-rate on respiratory timing in normal subjects. Am J Respir Crit Care Med 1999;159:710–9.
39. Beck J, Tucci M; Emeriaud G, Lacroix J; Sinderby C. Prolonged Neural Expiratory Time Induced by Mechanical Ventilation in Infants. Pediatr Res 2004;55: 747–54.
40. Younes M, Kun J, Webster K, Roberts D. Response of ventilator dependent patients to delayed opening of exhalation valve. Am J Respir Crit Care Med 2002;166:21–30
41. Kondili E, Prinianakis G, Anastasaki M, Georgopoulos D. Acute effects of ventilator settings on respiratory motor output in patients with acute lung injury. Intensive Care Med 2001;27:1147–57.
42. Imsand C, Feihl F, Perret C, FittingJW. Regulation of inspiratory neuromuscular output during synchronized intermittent mechanical ventilation. Anesthesiology 1994;80:13–22
43. Viale JP, Duperret S, Mahul P, et al. Time course evolution of ventilatory responses to inspiratory unloading in patients. Am J Respir Crit Care Med 1998;157:428–34
44. Dempsey JA, Skatrud JB. Apnea following mechanical ventilation may be caused by nonchemical neuromechanical influences. Am J Respir Crit Care Med 2001;163:1297–8.
45. Boker A, Graham MR, Walley KR, et al. Improved arterial oxygenation with biologically variable or fractal ventilation using low tidal volumes in a porcine model of acute respiratory distress syndrome. Am J Respir Crit Care Med 2002;165:456–62.
46. Parthasarathy S, Tobin MJ. Effect of ventilator mode on sleep quality in critically ill patients. Am J Respir Crit Care Med 2002;166:1423–9.
47. Benca RM, Quintans J. Sleep and host defences: a review. Sleep 1997;20:1027–37.

Capítulo 3

Función Muscular Respiratoria en el Paciente Crítico en Asistencia Mecánica Respiratoria

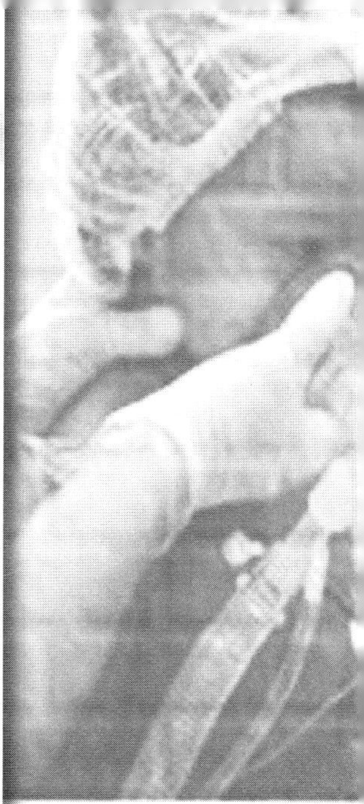

Ricardo Iramaín
Claudia Teme
Jesús López-Herce

Introducción

La capacidad ventilatoria del aparato respiratorio depende de la normalidad de la bomba formada por los músculos respiratorios, que constituyen la parte motora activa, y por las estructuras pasivas del tórax y abdomen, que constituyen el soporte mecánico para la acción muscular.

Desde el punto de vista funcional, el aparato respiratorio se considera formado por dos elementos fundamentales: 1) *el pulmón:* un intercambiador de gases, que permite la captación por la sangre del oxígeno atmosférico y la eliminación del anhídrido carbónico y 2) una *bomba muscular* que se encarga de renovar continuamente el aire contenido en el pulmón, para que mantenga una composición óptima y en todo momento la trasferencia de los gases se adecue a las necesidades del organismo. El mal funcionamiento de alguna de las partes puede provocar fracaso respiratorio. Aunque la mayoría de las veces se acaban involucrando ambos elementos, resulta útil en la práctica considerarlos por separado por su diferente repercusión sobre el intercambio gaseoso. La alteración de cualquiera de las partes que constituye la bomba muscular imposibilita la captación del oxígeno por la sangre (hipoxia) y la eliminación del anhídrido carbónico (hipercapnia) lo cual lleva al cuadro de insuficiencia respiratoria. En cambio el fracaso del pulmón, en sus etapas iniciales se acompaña de descenso del oxígeno con una CO_2 normal e incluso baja (hipoxia e hipocapnia). Por todo ello, el fallo agudo de la bomba representa siempre una amenaza para la vida demandando la toma de decisiones en forma inmediata.

La bomba muscular respiratoria exige el funcionamiento coordinado de diversos componentes, como el impulso central generado en los centros bulbares y trasmitido hasta las fibras musculares, así como la estabilidad de la caja torácica y la cavidad pleural además de la permeabilidad de las vías respiratorias superiores. Cuando falla cualquiera de ellos puede llevar al compromiso del intercambio gaseoso, presentando aspectos clínicos, así como aspectos diagnósticos y terapéuticos peculiares. Por estos motivos se da actualmente mayor importancia al *síndrome de insuficiencia muscular respiratoria* considerándolo como una entidad clínica bien diferenciada. Los músculos respiratorios, de hecho , son un órgano vital, al igual que el corazón, ya que su compromiso agudo produce la mayoría de las veces una situación de emergencia requiriendo tratamiento de inmediato. Los músculos respiratorios pueden verse afectados en situaciones muy diversas tales como cuadros respiratorios agudos o crónicos, desnutrición o alteraciones metabólicas, insuficiencia cardíaca, drogas de uso frecuente con esteroides, etc. Además constituyen determinantes fundamentales en el proceso de desconexión de la ventilación mecánica de los pacientes que han sufrido cualquier forma de fracaso respiratorio.

Cuando está comprometida la función de los músculos respiratorios, la expresividad clínica puede ser inespecífica y muy diversa, existiendo casos de diagnóstico obvio frente a otros que exigen buena dosis de sagacidad por parte de médico terapista.

La mayoría de las pruebas que intentan valorar la función de los músculos respiratorios son de difícil aplicación a la cabecera del enfermo o proporcionan resultados poco concluyentes. La mayor parte de la experiencia recogida en la literatura procede de modelos animales o estudios en individuos normales que es difícilmente extrapolable a la clínica humana.

Fisiología de la Bomba Muscular

La función principal de la bomba muscular respiratoria es la renovación del aire alveolar para que se mantenga constantemente la composición adecuada para el intercambio por difusión de los gases: oxígeno a una presión parcial alrededor de 100 mmHg y anhídrido carbónico a 40 mmHg aproximadamente, siendo necesario que la cantidad de aire alveolar renovado denominado *ventilación*, se adapte a las necesidades del organismo en cada momento. La contracción de los músculos crea un gradiente de presión entre la boca y los alveolos pulmonares que permite la entrada (*inspiración*) y posterior salida (*espiración*) de un volumen de aire denominado *volumen corriente o volumen tidal*. Este proceso se repite varias veces por minutos variando según la edad del individuo (*frecuencia respiratoria*) Figura 3.1.

Los *músculos inspiratorios* actúan aumentando el volumen de la caja torácica, con lo que disminuye proporcionalmente la presión que se hace inferior a la bucal (presión atmosférica), generando un flujo de aire hacia los alveolos. Durante la inspiración tranquila, en reposo, la mayor parte del volumen corriente es generado por

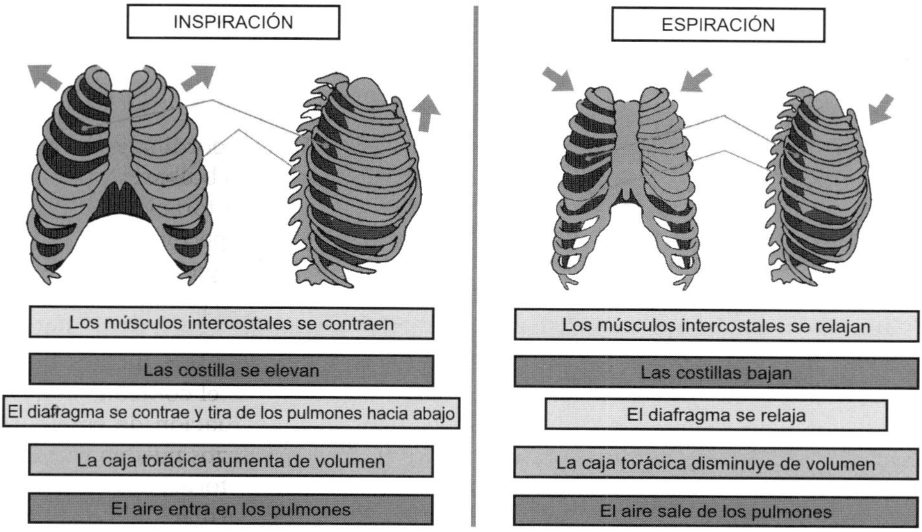

Figura 3.1. Fisiologia de la bomba muscular

el diafragma, principal músculo inspiratorio, ayudado por intercostales externos, escalenos y además por los llamados músculos de la vía aérea superior (constrictor faríngeo, geniogloso). Estos tres grupos musculares se activan en forma sincronizada: en primer lugar se contrae el diafragma, cuyo descenso aumenta la presión negativa intrapleural; siguen los músculos de la pared torácica que elevan ligeramente las costillas y expanden el tórax al mismo tiempo que estabilizan la pared para equilibrar el efecto de la presión negativa generada por el diafragma; en tercer lugar la activación de los músculos superiores mantiene abierta la vía aérea alta.

Cuando se necesita mayor esfuerzo inspiratorio, se reclutan los llamados *músculos accesorios de la respiración*: esternocleidomastoideo, subclavios, pectorales mayor y menor, serrato anterior, trapecio y dorsal ancho. Todos estos músculos que permanecen inactivos en la respiración tranquila en individuos normales, poseen un punto de inserción extra torácica que al contraerse estira la parrilla costal y aumenta el volumen de la caja torácica. La actividad de estos músculos se pone de manifiesto por algunos signos como depresión de la fosa supraesternal y supraclavicular inspiratoria (*tiraje*) lo cual tiene gran importancia como manifestación clínica de aumento del trabajo respiratorio.

La espiración se realiza en condiciones normales de reposo en forma pasiva, con escasa contracción muscular gracias a la energía potencial almacenada en todos los elementos elásticos que constituyen la bomba respiratoria que fueron separados de su posición de reposo durante la inspiración y tienden a volver a ella. Se produce una disminución del volumen de la caja torácica, con aumento de la presión por encima de la atmosférica, generándose así el flujo espiratorio. Cuando el retroceso elástico no es suficiente para el vaciamiento pulmonar, la ayuda más importante es proporcionada por los músculos de la pared abdominal que tienden a elevar el diafragma y compensar el descenso de la cúpula secundaria a la hiperinsuflación al aumentar la presión abdominal con su contracción.

La repetición continuada de la ventilación permite que se renueve el aire contenido en el espacio ocupado por los alveolos y mantenga una composición constante. Existe un complejo sistema de regulación que se inicia en un impulso respiratorio central, originado en una agrupación neuronal situada en el bulbo (*centro respiratorio*) cuyos axones constituyen vías descendentes que llegan a las motoneuronas del asta anterior de la médula espinal desde donde parten los nervios periféricos. Sobre dicho centro actúan otros estímulos procedentes de centros protuberanciales responsables de la ritmicidad de la ventilación y otros de la corteza cerebral. La intensidad y frecuencia de respuesta del impulso central se adapta a las demandas por un mecanismo de carácter humoral principalmente: quimiorreceptores (*células especializadas*) detectan elevación de CO_2, disminución de O_2 o descenso del pH, aumentando la frecuencia e intensidad de los impulsos con lo cual aumenta la fuerza de contracción muscular y el volumen de aire renovado.

Además de la renovación del aire alveolar, la bomba muscular respiratoria participa en otras funciones no ventilatorias como la *tos*: cuyo fin es proteger la vía aérea y mantener permeable su luz. Se inicia en un estímulo reflejo que provoca una inspiración máxima seguida del cierre de la glotis produciéndose a continuación una espiración forzada que provoca elevación de la presión intratorácica con lo cual se abre súbitamente la glotis con salida de aire a gran velocidad arrastrando secreciones o cuerpos extraños que puedan dificultar el paso o obstruir la vía aérea; la dificultad para lograr una tos eficaz puede ser una de las primeras manifestaciones de insuficiencia muscular. Otras funciones son: el *suspiro* que constituye una inspiración profunda y prolongada seguida inmediatamente de una espiración más corta y fuerte, al que se atribuye garantizar la ventilación de territorios pulmonares que quedan excluidos de la ventilación normal; el *estornudo* consecuencia de la contracción espasmódica de los músculos espiratorios tras una inspiración profunda con salida explosiva del aire por boca y nariz y otros como el bostezo, sollozo, riza y llanto.

Fisiopatología

La bomba muscular respiratoria tiene una serie de características que la convierten en órgano vital, de similar importancia a la bomba cardiaca. Sus músculos se diferencian del resto de los músculos esqueléticos en una serie de circunstancias: a) Deben funcionar 24 horas al día durante toda la vida, con un sistema de doble control (voluntario e involuntario) sin posibilidad de descanso. Su *contractilidad* debe estar garantizada permanentemente ya que de lo contrario se impide la renovación del aire alveolar y el trasporte de O_2 hacia las mitocondrias celulares. Está expuesta a diversas situaciones adversas como enfermedades específicas del tejido muscular, déficit en el riego sanguíneo, alteraciones hidroelectrolíticas, estados de catabolismo aumentado en que el organismo utiliza sus propios músculos como fuente de energía (sepsis, trauma) y situaciones de malnutrición.

En el funcionamiento del diafragma influye también la geometría del tórax y el volumen pulmonar, similar a lo que ocurre con la *precarga* de la bomba cardiaca. Su posición de reposo se corresponde con el volumen pulmonar antes de iniciarse la inspiración que corresponde a la *capacidad residual funcional* (CRF), es decir, que es el volumen que permanece dentro del pulmón al final de una espiración normal: cuando el volumen pulmonar aumenta de forma patológica (*hiperinsuflación*) las fibras diafragmáticas se acortan y disminuye la fuerza de contracción, pudiendo producirse de forma aguda como consecuencia de la obstrucción de la vía aérea distal (*asma*). En otras situaciones la CRF está disminuida (*edema pulmonar, SDRA*) y cualquier maniobra que logre aumentar el volumen (*por ej. CPAP*) tiene un efecto beneficioso sobre la contracción diafragmática (Figura 3.2).

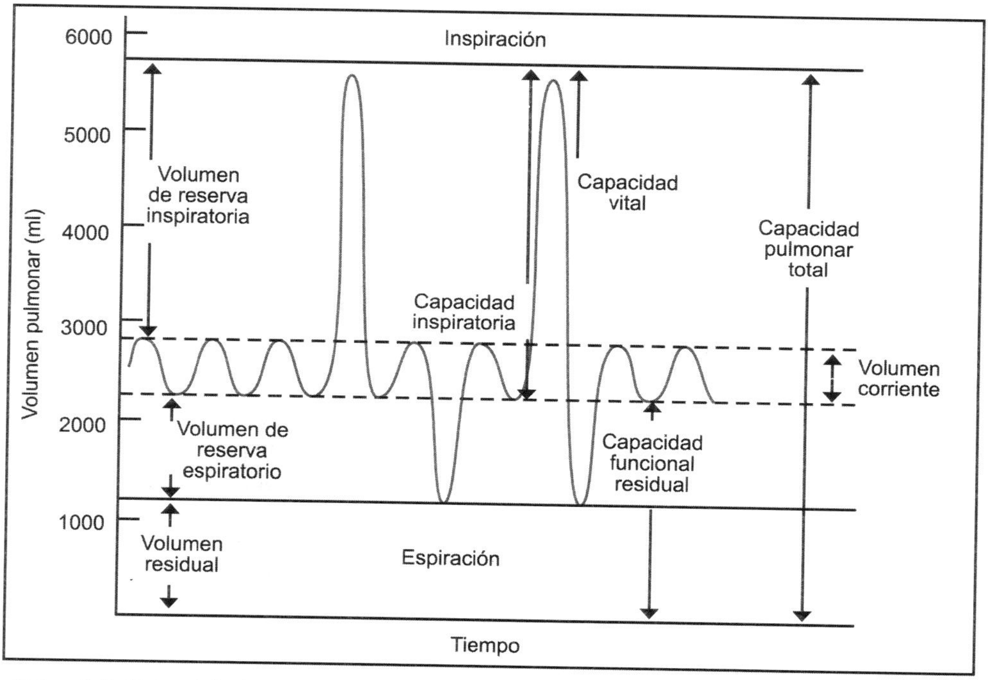

Figura 3.2. Fisiopatologia pulmonar: volumen residual funcional durante la inspiración e espiración

Se deben aprovechar además las especiales características anatomo-funcionales del tórax: en posición erecta o sentada, el diafragma es desplazado hacia abajo por acción de la gravedad. Al descender el diafragma, se produce un incremento de la CRF. Por lo tanto, cuando exista insuficiencia respiratoria con disminución de la CRF y si la hemodinamia general lo permite, los pacientes deben estar en posición semisentada. Por el contrario, se debe recordar que la posición horizontal disminuye la CRF y favorece además la producción de *atelectasias*.

Los músculos respiratorios, además de la inercia, deben vencer con su contracción otras fuerzas mecánicas. La *elastancia* pulmonar definida por la *compliance*, o presión necesaria para producir un determinado cambio de volumen; cuando al aplicar una presión de insuflación determinada el pulmón acepta mucho gas indica que el mismo tiene una compliance elevada y cuando por el contrario acepta poco, una compliance baja. Reconsideran dos tipos de complianza: la estática o en reposo en la que sólo influyen las características de la pared torácica y el pulmón y la dinámica, en la que también se valora el componente resistivo de las vías aéreas. Los músculos respiratorios deben vencer además la *resistencia* que la vía aérea ofrece al flujo gaseoso. En circunstancias normales la energía requerida para vencer esta oposición es muy pequeña (alrededor del 2% del consumo de oxígeno) aunque aumentan en patologías obstructivas como el asma, la bronquiolitis y la displasia broncopulmonar.

Cuando disminuye la elasticidad pulmonar (*edema pulmonar, neumonías, atelectasias,* etc.) es necesario generar mayor presión para expandir un pulmón rígido, con escasa compliance. Si se sobrepasa la capacidad de reserva de la bomba muscular, se produce insuficiencia respiratoria por fallo de bomba. Por el contrario; cuando aumenta la resistencia de la vía aérea por obstrucción al flujo (*asma, bronquiolitis,* etc.) la presión necesaria para impulsar dicho flujo a través de unas vías aéreas estrechas aumenta desproporcionalmente (en relación inversa a la cuarta potencia del radio, de acuerdo con la *ley de Poiseuilli*). Además del efecto del aumento de la carga que representa la mayor resistencia, se asocia *hiperinsuflación dinámica*, fenómeno en el que cuando el calibre de la vía aérea está reducido, el flujo espiratorio es lento y el vaciamiento pulmonar más difícil, por lo que puede ocurrir que la siguiente inspiración se inicie antes de haberse vaciado completamente el pulmón, lo que provoca dos efectos negativos: 1) parte del aire queda "atrapado" con lo que el volumen pulmonar no alcanza su valor normal de reposo y queda " hiperinsuflado" y la contracción muscular se realiza en condiciones desfavorables; 2) la presión alveolar permanece por encima de la presión atmosférica, lo que es responsable de la generación de auto-PEEP o PEEP intrínseca, cuya denominación se debe a la similitud con la presión positiva que se emplea en los respiradores mecánicos para aumentar el volumen pulmonar en pacientes que lo tienen disminuido para mejorar la hipoxia, es decir PEEP extrínseca. El efecto negativo de la auto-PEEP es doble: el aumento del volumen pulmonar coloca al diafragma en condiciones de desventaja mecánica para la contracción y por otro lado, representa una carga adicional para la bomba muscular, que debe superar su nivel antes de comenzar a introducir el flujo inspiratorio.

No toda la contracción desarrollada por el diafragma se invierte en disminuir la presión pleural para aumentar el volumen de la caja torácica. Una parte se dedica a desplazar el abdomen, lo cual puede aumentar significativamente en circunstancias que disminuyen la compliance abdominal como la ascitis, meteorismo, obesidad, etc.

Es muy común encontrar en la historia clínica de los pacientes críticos la justificación de la intubación endotraqueal y ventilación mecánica porque el paciente presenta clínicamente un gran trabajo respiratorio con riesgo de fatiga. El diafragma está preparado para soportar el trabajo de contraerse millones de veces a lo largo de una vida. Sin embargo, en patologías que producen una insuficiencia respiratoria hipoxémica o hipercápnica el diafragma puede fracasar por *fatiga* o por *debilidad*, y el proceso pueden terminar en parada cardiorespiratoria si no se suministra un soporte ventilatorio mecánico precoz.

El trabajo respiratorio representa el esfuerzo necesario para mover el pulmón y la caja torácica. Se mide como el producto de presión x volumen. Tiene dos fundamentos esenciales: superar las fuerzas elásticas del pulmón y de la caja torácica y vencer las resistencias viscosas (vía aérea y tejidos). En la práctica, se habla de trabajo para vencer las resistencias al flujo aéreo, *"trabajo resistivo"*, y del trabajo empleado en distender el pulmón, en desplazarlo del nivel CRF que es el *"trabajo elástico"*. En pacientes críticos que han requerido ser conectados a un respirador mecánico, la presión aplicada por éste, debe vencer un trabajo elástico y un trabajo resistivo que depende de un flujo y una resistencia y vencer la auto-PEEP. Se ha comprobado clínicamente que el trabajo elástico de los pacientes restrictivos es menor a frecuencias respiratorias altas, mientras que el trabajo resistivo disminuye a frecuencias bajas. Se debe tener en cuenta que la respiración rápida y superficial no es eficaz para ahorrar trabajo. El trabajo en pacientes en ventilación mecánica se divide entre el paciente y el respirador mecánico, cuya función es ayudar a soportar y compartir la tarea de respirar. Sin embargo, los respiradores mecánicos y la vía aérea artificial, con frecuencia crean o añaden un trabajo denominado *trabajo impuesto o adicional que* debe ser evitado. Se considera que una disminución de calibre de 1 mm en el tubo endotraqueal, aumenta el trabajo en un alto porcentaje. Diversas modalidades respiratorias como la presión de soporte, el volumen de soporte y la compensación del tubo endotraqueal se utilizan para reducir este trabajo impuesto; el paciente inicia el ciclo con lo cual se abre la válvula de demanda de la máquina, que suministra un flujo hasta que se alcanza una presión prefijada. A más presión soporte, menos trabajo del paciente y más trabajo del respirador compensando el trabajo impuesto por los circuitos y tubo traqueal.

Etiopatogenia de la Disfunción Muscular Respiratoria

La disfunción muscular puede adoptar dos formas: *"debilidad"* o *"fatiga"* muscular. La *"debilidad"* se define como la pérdida de la capacidad de un músculo en reposo para producir una fuerza; se presenta ya desde la primera contracción y no es reversible con el reposo. Las causas más frecuentes de debilidad muscular que pueden producir insuficiencia respiratoria se resumen en la tabla 3.1 (sugiero añadir una tabla con el listado las causas más frecuentes de debilidad).

Tabla 3.1. CAUSAS MAS FRECUENTES DE DEBILIDAD MUSCULAR	
Enfermedades de las fibras musculares	Polimiositis Distrofias musculares

Alteraciones secundarias de las fibras musculares	Sepsis
	Choque
	Alteraciones metabólicas
	  Hipofosfatemia
	  Hipomagnesemia
	  Hipocalsemia
	  Hipopotasemia grave
	  Acidosis
	Desnutrición
	Insuficiencia cardíaca congestiva
	Drogas
	  Bloqueantes neuromusculares
	  Aminoglucósidos
	    Neomicina
	    Amikacina
	    Gentamicina
	  Corticoides
	Ventilación Mecánica prolongada

Enfermedades que afectan a la fibra muscular como la polimiositis y las distrofias musculares, que constituyen una causa poco frecuente de fracaso respiratorio agudo. Además se observa debilidad muscular en pacientes críticos cuando existen alteraciones de las fibras musculares secundarias a sepsis, shock y alteraciones metabólicas que disminuyen la contractilidad de los músculos respiratorios como la hipofosfatemia y la hipomagnesemia la hipocalcemia, la hipokalemia grave, así como la acidosis y la desnutrición. La desnutrición está asociada con una significativa pérdida de la masa muscular y debilidad de músculos respiratorios. Los pacientes respiratorios críticos con hipercatabolismo asociado a traumatismos y sepsis, sufren frecuentemente un importante grado de desnutrición (esta frase está cambiada de sitio). La función muscular respiratoria depende de un adecuado aporte energético y un correcto aporte de oxígeno, por lo que el compromiso de sus determinantes como es el caso de la presencia de hipoxemia, de anemia, o una disminución del gasto cardíaco pueden comprometer la contractilidad muscular respiratoria. (esta frase está cambiada de sitio) En la insuficiencia cardíaca congestiva también se ha encontrado debilidad muscular respiratoria no relacionada con la malnutrición o alteraciones hidroelectrolíticas. Los corticoides de uso frecuente en pacientes respiratorios, pueden producir una miopatía generalizada que puede actuar como factor desencadenante del fracaso respiratorio. La atrofia muscular por desuso, secundaria a la ventilación mecánica prolongada constituye otra causa de debilidad muscular. En modelos animales se produce una atrofia de los músculos respiratorios similar a la rápida atrofia que sufren otros músculos esqueléticos al ser colocados en inactividad, lo cual permite atribuir a ésta buena parte de las disfunciones musculares que dificultan la separación del respirador. Los músculos de la respiración como son el diafragma y los intercostales, sometidos a periodos prolongados de ventilación mecánica generalmente se encuentran bajo movimientos pasivos, los cuales favorecen la atrofia y la disminución de la contracción, facilitando la aparición de acidosis respiratoria y el aumento del trabajo ventilatorio (esta última frase la he cambiado de sitio. Creo que es aquí donde mejor encaja)

Fármacos como los aminoglucósidos, especialmente la neomicina y con menor frecuencia la gentamicina y amikacina, pueden alterar la contractilidad del diafragma. Los *bloqueantes neuromusculares* que se utilizan en los pacientes críticos para facilitar la adaptación a la ventilación mecánica, pueden, sin embargo, producir miopatía por efecto tóxico de estos compuestos. Existen dos patrones de disfunción muscular; el primero por un bloqueo persistente de la unión neuromuscular aparentemente causado por la acumulación del fármaco o persistencia de metabolitos tóxicos, y el segundo por miopatía aguda.

Las patologías neurológicas y neuromusculares que comprometen la musculatura respiratoria son otra causa importante de atrofia muscular y debilidad de la musculatura respiratoria. Estas pueden aparecer antes o durante el ingreso del paciente en la UCI. Existen dos tipos básicos de alteraciones neuromusculares congénitas en la infancia: las enfermedades neuromusculares progresivas como la atrofia espinal o la distrofia muscular en las que el empeoramiento de la debilidad muscular lleva a una falla respiratoria crónica; y las enfermedades neuromusculares no progresivas, como la miopatía congénita. En ellas, aunque la debilidad muscular no progresa se puede producir empeoramiento respiratorio porque el músculo liso no puede aumentar al existiendo una demanda funcional para la normal respiración de un cuerpo que está creciendo. La alteración neuromuscular más importante que aparece durante el ingreso en la UCI es la polineuropatia del paciente crítico. A mayor tiempo de estancia en UCI, mayor es la probabilidad que el paciente desarrolle la polineuropatía del paciente crítico.

La *"fatiga" muscular respiratoria* se define como la incapacidad del músculo para continuar desarrollando la fuerza y velocidad de contracción sostenida o repetida demandadas por el paciente, que revierte con el reposo. Se divide en dos subtipos:

a) *fatiga central:* si la falla para generar la fuerza se debe una reducción de actividad de los centros motores que sería un mecanismo protector del SNC para evitar el daño de las fibras musculares.

b) *fatiga periférica:* si se produce a nivel de la unión neuromuscular o en el aparato contráctil, cuando las demandas superan los aportes de energía que recibe el músculo, por lo que éste agota sus reservas. Puede afectar a cualquier músculo aunque su estructura sea normal cuando es sometido a un esfuerzo excesivo y es potencialmente reversible con el descanso.

La susceptibilidad de los músculos respiratorios a la fatiga depende de la intensidad, duración y velocidad de su contracción: la *intensidad* está representada por la relación entre la presión necesaria para la inspiración y la presión máxima inspiratoria que es capaz de generar (*Ptidal/Pimax*), la *duración* se define por la relación entre el tiempo inspiratorio y el total (*Ti/Ttot*), y el producto de ambos se conoce como *índice presión-tiempo* (*PTI*). El centro respiratorio responde reduciendo el volumen tidal (Vt) y aumentando la frecuencia con el objeto de descender la *Ptidal* y prevenir la fatiga. Por esto, el signo más valioso para detectar su presencia desde el punto de vista clínico es la taquipnea progresiva. El aumento de la frecuencia respiratoria y descenso del Vt, aunque se mantenga el volumen minuto en límites normales, reduce la ventilación alveolar, ya que gran parte de ésta se pierde en espacio muerto, lo que provoca retención de CO_2.

La debilidad muscular ventilatoria tiene varias consecuencias fisiológicas: la debilidad muscular inspiratoria: impide la realización de inspiraciones profundas y facilita la aparición de atelectasias. La debilidad muscular espiratoria: resulta en una disminución en la remoción de las secreciones pulmonares y del material extraño de los pulmones, lo que aumenta la incidencia y severidad de la neumonías. Todo esto lo que puede llevar a un aumento de la mortalidad.

Diagnostico de Debilidad y Fatiga Muscular

La detección de la debilidad y fatiga muscular respiratoria se apoya fundamentalmente en datos clínicos ya que las pruebas funcionales son difíciles de aplicar en la cabecera del enfermo, sobre todo en el paciente pediátrico, y la urgencia con que se presentan no permite en la mayoría de los casos la oportunidad de confirmar el diagnóstico con medios complementarios. La observación cuidadosa y la sagacidad del médico de cuidados intensivos para detectar los signos clínicos de fallo de la bomba respiratoria son el apoyo principal para su diagnóstico.

Los elementos de la valoración clínica se resumen en la figura 3.3:

Disnea: traduce la percepción subjetiva de la necesidad de utilizar una parte importante de la *Pimax* para introducir el volumen corriente.

Taquipnea: traduce la respuesta del centro respiratorio para emplear menos trabajo en la ventilación, aún a expensas de reducir el volumen tidal.

Dilatación de las alas de la nariz: durante la inspiración y otros signos faciales como la expresión de ansiedad por el aumento del trabajo respiratorio, sudoración, etc.

Contracción de músculos inspiratorios del cuello; detectada por depresión de la fosa supraesternal y supraclavicular (tiraje) o palpación de la tensión muscular, como expresión del uso de los músculos accesorios ante la fatiga del diafragma.

Asincronía entre los movimientos del abdomen y la pared torácica (ventilación alternante).

Contracción diafragmática ineficaz que obliga a que la presión negativa se obtenga por la acción de los músculos accesorios, que protruyen el diafragma hacia la cavidad torácica e invierte el movimiento abdominal durante la inspiración *(inversión abdominal paradójica*).

Tos débil e ineficaz: consecuencia de la dificultad para realizar una inspiración profunda y debilidad de músculos espiratorios.

Cuando el cuadro desemboca en fracaso del intercambio gaseoso, se asocian cianosis y alteraciones mentales secundarias a la hipoxia.

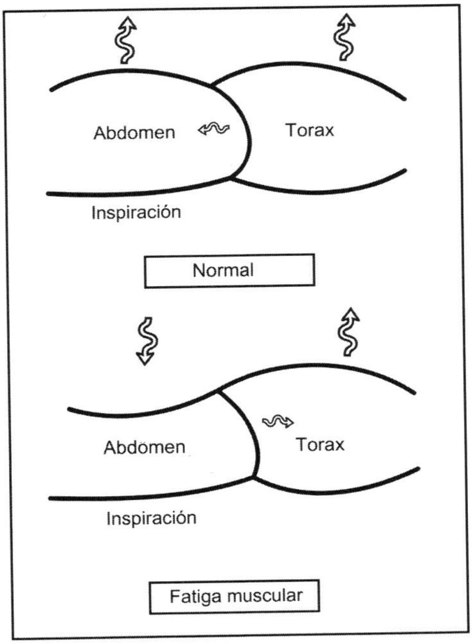

Figura 3.3. Elementos para valoración clínica

Para la exploración funcional de la bomba respiratoria se podría utilizar la espirometría en la que se puede reconocer un patrón restrictivo en la medición de los volúmenes pulmonares: disminución de la capacidad vital forzada y capacidad pulmonar total, manteniéndose normal la relación entre el volumen espiratorio forzado en el primer segundo (FEV_1) y la capacidad vital. Sin embargo, esta prueba no se puede realizar en el niño en estado crítico. El procedimiento que mejor detecta la fatiga es el análisis del espectro de frecuencias del electromiograma diafragmático, obtenido por electrodos esofágicos o de superficie, pero se trata de un procedimiento inaccesible a la práctica clínica.

El fallo de bomba respiratoria afecta a la renovación del aire alveolar (hipoventilación) y su repercusión sobre el intercambio gaseoso produce hipoxia e hipercapnia, con gradiente alveolo-arterial de oxígeno dentro de la normalidad. Esto le diferencia de las situaciones en que la afectación pulmonar es predominante (neumonía, edema pulmonar, atelectasia). En las fases iniciales, el trastorno afecta sobre todo a la captación de oxigeno y la alteración dominante es la hipoxia con gradiente alveolo arterial elevado. No existe una relación clara entre la alteración del intercambio gaseoso y el grado de insuficiencia muscular. Por esto, es posible encontrar una gasometría próxima a la normalidad en un paciente que está a punto de claudicar como consecuencia de la fatiga. Por tanto, no se debe esperar la presencia de grave hipoxia/hipercapnia para iniciar las medidas de tratamiento.

No obstante es bueno tener en cuenta algunos conceptos de las pruebas funcionales:

- La Presión Inspiratoria Máxima o negativa (PImáx) definida como "la máxima presión generada en un esfuerzo inspiratorio realizado desde el volumen residual". Valora la fuerza muscular inspiratoria, gracias a la oclusión de una válvula inspiratoria unidireccional obligando al paciente a ejercer un máximo esfuerzo inspiratorio, o a través de una válvula conectada al manómetro. Las tres causas más frecuentes de la disminución de la PImax son las enfermedades neuromusculares, las patologías pulmonares crónicas y la desnutrición que también compromete la función muscular respiratoria y por ende el valor de la PImax. En adultos, un valor $< -30\ cmH_20$ se asocia con extubación exitosa, y un valor $> -20\ cmH_20$ puede predecir el fracaso en la extubación. Sin embargo, esta prueba exige la colaboración voluntaria del paciente por lo que sólo se puede realizar en niños mayores. Por esta razón es muy poco utilizada en pediatría.

- La relación PI/Pimáx puede valorar la reserva muscular. En adultos un valor menor de 40% es predictivo de éxito en la retirada de la ventilación mecánica y mayor de 40% indica la presencia de fatiga muscular.

- Ante la necesidad de una variable que asocie la medida del estímulo respiratorio –demanda ventilatoria – y la medición de la reserva funcional muscular respiratoria, surge la relación P0,1/PImax. La P0,1 mide la presión generada espontáneamente por el paciente en los primeros 100 milisegundos de la inspiración. Tiene la ventaja para su apliccaión en niños de que no requiere la colaboración voluntaria del paciente. Sin embargo, pocos respiradores permiten su medición y pocosestudios han analizado su utilizadad en niños. En un estudio se encontró que no existía relación entre la P0,1 y la PImax, pero la P0,1/PImax incrementó la fiabilidad de la

P0,1 para determinar la necesidad de permanencia en ventilación mecánica. Un valor de P0,1/PImax de 0,14 medido después de 15 minutos de respiración espontánea tiene una sensibilidad y especificidad del 82%.

- Existe un nivel de evidencia A que reporta que gran parte de los predictores funcionales son de mínima ayuda tanto en el intento de respiración espontánea como en la retirada de la ventilación mecánica. Entre ellos, el índice de respiración rápida superficial (frecuencia respiratoria/volumen corriente) se considera ser el más útil. En adultos un valor mayor de 0,16 rpm/ml predice fracaso en la retirada de la ventilación mecánica. Sin embargo, este valor no ha sido validado en niños.

Además es necesario tener en cuenta otra serie de factores como las alteraciones en la radiografía de tórax, la presencia de hipercapnia, que conduce a alteración de la bomba ventilatoria y por tanto la debilidad de los músculos respiratorios y la fatiga muscular y los parámetros nutricionales.

Tratamiento

De similar manera en que se puede mejorar la función de la bomba cardíaca, se puede actuar para mejorar la función de la bomba muscular respiratoria actuando sobre:

1) *"precarga"*: se puede mejorar con medidas encaminadas a disminuir la hiperinsuflación pulmonar: eliminar secreciones o combatir el broncoespasmo con uso de broncodilatadores.

2) *"contractilidad"*: la oxigenoterapia, el tratamiento de la anemia, el mantenimiento del equilibrio hemodinámico y una adecuada nutrición mejoran la fuerza de contracción muscular respiratoria.

3) *"postcarga"*: se puede disminuir con los tratamientos que reducen la resistencia de la vía aérea (broncodilatadores, eliminación de secreciones, medidas para aumentar la eficacia de la tos) o mejorar la distensibilidad pulmonar (tratamiento del edema, inflamación pulmonar o atelectasia). Uno de los factores responsables del aumento de la postcarga es la auto-PEEP ya que ha de ser vencida por los músculos respiratorios antes de iniciar la inspiración.

4) Disminuir las necesidades ventilatorias: circunstancias que representan un aumento del consumo de oxigeno y producción de CO_2 (fiebre, agitación, ansiedad) pueden ser factores desencadenantes o mantenedores del fracaso respiratorio que deben ser corregidos.

5) Reposo de los músculos respiratorios: con modalidades de soporte parcial o soporte total, ya que si un músculo está cansado la primera medida debe ser dejarlo descansar. En los casos extremos de fracaso respiratorio, cuando se ha deteriorado el intercambio gaseoso y/o existen signos de grave fatiga muscular respiratoria, es necesario recurrir a la ventilación mecánica previa inserción de una vía aérea artificial. Con ello no sólo se sustituye la función de renovar el aire alveolar (corregir la hipoventilación) sino que se reduce hasta llegar a anular el trabajo de los músculos respiratorios, permitiendo el reposo necesario para la recuperación de la fatiga muscular. El reposo respiratorio debe adaptarse a la situación clínica del paciente, pasando en cuanto sea posible a modalidades asistidas o de soporte.

6) La fisioterapia es una medida esencial en el tratamiento de las alteraciones neuromusculares el niño crítico. Puede ser útil al disminuir la precarga y la post-carga y, mejorar la contractilidad. Existen maniobras específicas de reeducación muscular, de posicionamiento del paciente, fortalecimiento de los músculos abdominales y accesorios de la inspiración, así como del uso de estrategias de retroalimentación respiratoria gracias al mecanismo de biofeedback con la ayuda del ventilador, a través de un comando verbal, visual y táctil, que mejoran la función de los músculos respiratorios, favoreciendo su función ventilatoria y permiten al paciente realizar una ventilación más efectiva. Es por tanto necesario el desarrollo de programas de rehabilitación neuromuscular donde se logre mejorar la función ventilatoria con automatización de un adecuado patrón ventilatorio, optimizar la coordinación ventilatoria, disminuir la atrofia y debilidad muscular, y favorecer la conversión de fibras musculares tipo II a tipo I, para favorecer la resistencia muscular respiratoria.

7) Retirada planificada de la ventilación mecánica: los pacientes con enfermedades neuromusculares presentan una retirada de la ventilación mecánica muy complicada. En estos pacientes hay que realizar una retirada lenta progresiva de la ventilación mecánica con paso a ventilación no invasiva ó plantear, si ésta fracasa, la posibilidad de traqueostomía para favorecer el destete ventilatorio.

8) Ventilación mecánica crónica: los niños con debilidad muscular ventilatoria crónica son candidatos para ventilación mecánica a domicilio continuo o sólo nocturno. Los pacientes con hipercapnia crónica debido a debilidad muscular desarrollan a menudo una hipertensión pulmonar progresivamente. Si bien el oxígeno aliviará la hipoxemia no siempre debe ser el único tratamiento porque la hipoventilación se mantiene y sólo se corrige con ventilación mecánica

Referencias

1. Harik-Khan, RI, Wise, RA, Fozard, JL. Determinants of maximal inspiratory pressure. The Baltimore Longitudinal Study of Aging. Am J Respir Crit Care Med 1998; 158:1459–64.
2. Gaultier, C, Zinman, R. Maximal static pressures in healthy children. Respir Physiol 1983; 51:45–61
3. Leech, JA, Ghezzo, H, Stevens, D, Becklake, MR. Respiratory pressures and function in young adults. Am Rev Respir Dis 1983; 128:17–23.
4. Polkey, MI, Green, M, Moxham, J. Measurement of respiratory muscle strength. Thorax 1995; 50:1131-5.
5. Rochester, DF. Tests of respiratory muscle function. Clin Chest Med 1988; 9:249.
6. Orozco-Levi, M. Structure and function of the respiratory muscles in patients with COPD: impairment or adaptation?. Eur Respir J Suppl 2003; 46:41s–51s.
7. Nava, S, Crotti, P, Gurrieri, G, et al. Effect of a beta 2-agonist (broxaterol) on respiratory muscle strength and endurance in patients with COPD with irreversible airway obstruction. Chest 1992; 101:133.
8. Larson, JL, Covey, MK, Vitalo, CA, et al. Maximal inspiratory pressure. Learning effect and test-retest reliability in patients with chronic obstructive pulmonary disease. Chest 1993; 104:448-53.
9. Wohlgemuth, M, van der, Kooi EL, Hendriks, JC, et al. Face mask spirometry and respiratory pressures in normal subjects. Eur Respir J 2003; 22:1001-6.
10. American Thoracic Society. Pulmonary Function Laboratory Management and Procedure Manual, 2005 edition. Wanger, J, Crapo, RO, Irvin, CG, (Eds), 2005.

11. Koulouris, N, Mulvey, DA, Laroche, CM, et al. Comparison of two different mouthpieces for the measurement of Pimax and Pemax in normal and weak subjects. Eur Respir J 1988; 1:863.
12. Carpenter, MA, Tockman, MS, Hutchinson, RG, et al. Demographic and anthropometric correlates of maximal inspiratory pressure: the Atherosclerosis Risk in Communities Study. Am J Respir Crit Care Med 1999; 159:415-.22
13. López-Herce Cid J, Grupo Respiratorio de la SECIP. Ventilación mecánica. En López-Herce J, Calvo C, Lorente M eds. Manual de Cuidados Intensivos Pediátricos. Publimed. Madrid 2009;79:760-94.
14. López-Herce Cid J. Monitorización de la función respiratoria en el niño con ventilación mecánica II: complianza, resistencia, atropamiento aéreo, espacio muerto, trabajo respiratorio.Manual de ventilación mecánica en pediatría. Grupo de Respiratorio de la Sociedad Española de Cuidados Intensivos Pediátricos (eds). Ed Publimed, Madrid 2009; 10: 171-92
15. Marini JJ, Auto-positive end-expiratory pressure and flow limitation in adult respiratory distress syndrome-Intrinsically different? Crit Care Med 2002;30:2140-1.
16. American Thoracic Society/European Respiratory Society. ATS/ERS Statement on Respiratory muscle testing. 10. Assessment of respiratory muscle function in the intensive care unit. Am J Respir Crit Care Med 2002;166:610-23.
17. Manczur TI, Greenough A, Pryor D, Rafferty GF. Assessment of respiratory drive and muscle function in the pediatric intensive care unit and prediction of extubation failure. Pediatr Crit Care Med 2000;1:124-6.
18. Nuckton TJ, Alonso JA, Kallet RH, Daniel BM, Pittet JF, Eisner MD, Matthay MA. Pulmonary dead-space fraction as a risk factor for death in the acute respiratory distress syndrome. N Engl J Med 2002;346:1281-6.
19. N. Eskandar, M. Apostolakos. Weaning from Mechanical Ventilation. Crit Care Clin 2007, Volume 23, Issue 2, Pages 263-74
20. Sociedad Argentina de Terapia Intensiva. (2005). Ventilación Mecánica Libro del Comité de Neumología Crítica de la SATI. Panamericana. Buenos Aires Argentina.
21. Brochard L. Principios de fisiología respiratoria necesarios para la comprensión de la ventilación artificial. En Brochard L, Mancebo J eds. Ventilación artificial : principios y aplicaciones. Paris. Arnette Blackwell. 1996;1-20-*1*.
22. Morrison, NJ, Richardson, J, Dunn, L, Pardy, RL. Respiratory muscle performance in normal elderly subjects and patients with COPD. Chest 1989; 95:90-4.
23. Steier, J, Kaul, S, Seymour, J, et al. The value of multiple tests of respiratory muscle strength. Thorax 2007; 62:975-80.
24. Moxham, J. Lung function tests: physiological principles and clinical applications. In:Respiratory Muscles. Hughes, JB, Pride, NB, Saunders, WB, (Eds), London, 1999.
25. Celli, BR. Clinical and physiologic evaluation of respiratory muscle function. Clin Chest Med 1989; 10:199-214.
26. Polkey, MI, Lyall, RA, Green, M, et al. Expiratory muscle function in amyotrophic lateral Tests of respiratory muscle strength Am J Respir Crit Care Med 1998; 158:734- –41.
27. Teixeira, A, Cherin, P, Demoule, A, et al. Diaphragmatic dysfunction in patients with idiopathic inflammatory myopathies. Neuromuscul Disord 2005; 15:32-9.
28. Mier, A. Respiratory muscle weakness. Respir Med 1990; 84:351-9.
29. Rieder, P, Louis, M, Jolliet, P, Chevrolet, JC. The repeated measurement of vital capacity is a poor predictor of the need for mechanical ventilation in myasthenia gravis. Intensive Care Med 1995; 21:663-8.
30. Lechtzin, N, Wiener, CM, Shade, DM, et al. Spirometry in the supine position improves the detection of diaphragmatic weakness in patients with amyotrophic lateral sclerosis. Chest 2002; 121:436-42.

31. Lyall, RA, Donaldson, N, Polkey, MI, et al. Respiratory muscle strength and ventilator failure in amyotrophic lateral sclerosis. Brain 2001; 124:2000-13.
32. Blanch L, Bernabé F, Lucangelo U. Measurement of air trapping intrinsic positive end-expiratory pressure, and dynamic hyperinflation in mechanically ventilated patients. Respir Care 2005;50:110-23.
33. De Troyer A. Función de músculos respiratorios en: Shoemaker W, Ayes S, Grenvik A, Holbrook P.Tratado de Médicina Crítica y Terapia Intensiva, cuarta edición, editorial Médica Panamericana, Madrid-España; 2002. P: 1153-63.
34. Chiappero G, Villarejo F. Fisiología respiratoria aplicada a la ventilación mecánica en: Ventilación Mecánica. Libro del Comité de Neumología Crítica de la SATI, primera edición, editorial Médica Panamericana, Buenos Aires; 2005. P: 1-21.
35. Ruza Tarrio F. Fisiología pulmonar aplicada en: Ruza F. Tratado de Cuidados Intensivos Pediátricos Vol I, tercera edición, editorial Norma-Capitel, Madrid-España; 2005. P: 533-57.

Agradecimiento al Dr. John H. Arnold, Profesor del Boston Children's Hospital-Harvard University,Unidad de Cuidados Intensivos Pediátricos, por sus recomendaciones para este capítulo.

Capítulo 4

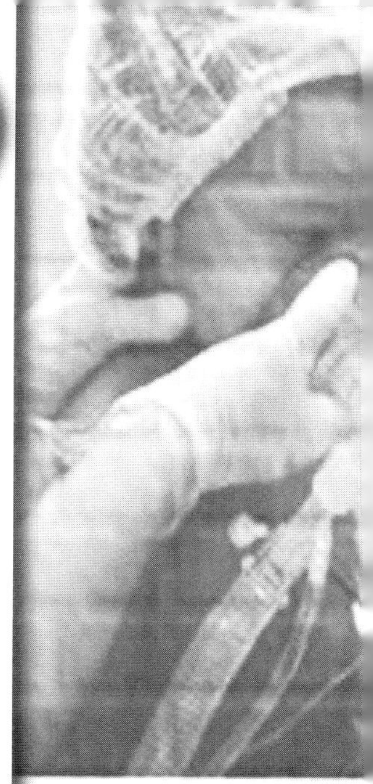

Alteraciones Respiratorias y del Equilibrio Acido-Básico

Oscar Doldán Pérez

El Estado Acido-Base: Fisiología

En condiciones normales, durante los procesos fisiológicos, que son fundamentalmente aeróbicos, el organismo produce 2 tipos de sustancias ácidas.

- Ácidos respiratorios: volátiles o débiles (ácido carbónico o H_2CO_3).

- Ácidos metabólicos: fuertes, son de mayor tamaño molecular y derivan normalmente del metabolismo intermedio de los aminoácidos cuyos productos terminales son urea e hidrogeniones, y de los lípidos e hidratos de carbono que tienen como elementos terminales CO_2 y agua. Los mismos son excretados por los riñones.

En condiciones anaerobias se produce el ácido láctico. El término "metabólico" es en realidad poco feliz ya que el dióxido de carbono es también un producto del metabolismo, sin embargo se ha considerado tradicionalmente que el ácido carbónico es un ácido "respiratorio", mientras que cualquier otro ácido endógeno o exógeno es "metabólico".

¿Que es el pH?

Es el logaritmo negativo de la concentración de hidrogeniones generados durante los procesos fisiológicos citados, por su calidad de cifra negativa se explica que el aumento de H^+ derive en una disminución del pH y viceversa, y como se trata de un número logarítmico es preciso advertir que pequeños desplazamientos de 0,3 puntos aumentan o disminuyen al doble o a la mitad la cifra inicial.

La cifra 7,40 es el resultado de la siguiente ecuación de Henderson-Hasselbalch:

pH= Pk + log . Base/Acido

El Pk es el pH de una sustancia en solución disociada al 50%.

Pk de la sangre=6,1

pH= 6,1 + log. Bicarbonato/ Acido Carbónico

pH= 6,1 + log. 25,4/ 1,27 (20/1)

pH= 6,1 + log.20

pH= 6,1 + 1,3 => 7,4

Sistemas tampones o amortiguadores

Para evitar los disturbios que se producen al alterarse el pH, el organismo dispone de los sistemas tampones, los cuales son elementos químicos que pueden encontrarse en:

✓ El líquido extracelular:

➢ El sistema bicarbonato-ácido carbónico:

• Es el principal protector del pH del compartimiento extracelular

• Amortigua dentro del eritrocito, el CO_2 producido por el metabolismo endógeno y contribuye al transporte de CO_2 de los tejidos a los pulmones

• Proporciona sustrato para la secreción de ácidos del riñón

• Según las necesidades fisiológicas este sistema actúa en uno u otro sentido: $CO_2 + H_2O \leftrightarrow H_2\ CO_2 \leftrightarrow H + H\ CO_3$

➢ Proteínas séricas que constituyen sistemas que actúan con rapidez para neutralizar los trastornos producidos por ácidos o bases fuertes

✓ Las células: proteínas intracelulares, fosfatos y hemoglobina, cuya función amortiguadora es mas lenta, requiriendo varias horas para cumplir su cometido

✓ A nivel celular también se realiza la amortiguación biológica: en la acidosis el exceso de H^+ en el líquido extracelular difunde pasivamente hacia el interior de las células. Para mantener el equilibrio de cargas a través de las membranas, las células liberan potasio hacia la sangre; por cada 0,1 que se reduce el pH, el potasio aumenta alrededor de 0,6 mEq/L. Este efecto es más prominente en acidosis no orgánicas que en acidosis orgánicas y respiratorias En la alcalosis, ocurre el fenómeno inverso.

Mecanismos compensadores

Si los sistemas tampones no son suficientes para mantener el equilibrio ácido-básico, se ponen en marcha los mecanismos compensadores respiratorios, renales o biológicos.

➢ La compensación respiratoria se inicia inmediatamente, gracias a una estimulación o inhibición directa del centro respiratorio ubicado en el tallo cerebral en respuesta a los niveles de pCO_2, en relación directamente proporcional.

➢ La compensación renal retarda más tiempo en su inicio de acción, y se implementa a nivel de las células tubulares, en donde se produce la síntesis de bicarbonato y la eliminación de hidrogeniones (H^+), activada por la enzima anhidrasa carbónica. La eliminación de H^+ puede registrarse en forma libre (pH urinario), ligada a fosfatos (acidez titulable) o ligada al amoniaco (amonio urinario).

Rangos normales en la gasometría según los diferentes sitios de extracción

Parámetro	Unidad	Arterial	Venoso	Capilar	Limites de Riesgo
pH	-	7,38-7,42	7,36-7,40	7,38-7,42	7,20 – 7,60
pO_2	mmHg	90-100	35-45	>80	
pCO_2	mmHg	35-45	40-50	40	25 – 75
Saturación O_2	%	95-97	55-70	95-97	
Bicarbonato estándar	Mmol/ l	21-29	24-30	21-29	15 - 35
Exceso de base	Mmol/ l	-2 / +2	-2 / +2	-2 / +2g	<15 - >12

Los valores de gravedad en los trastornos ácido básicos con los siguientes:

- pH: 7,20 – 7,60
- PCO_2: 25 – 75 mm Hg
- Bicarbonato: 15 – 35 mEq/L
- Exceso/déficit de base: -15 - +12 mEq/L

Concepto de brecha aniónica

El "hueco aniónico" o Anión gap mide la diferencia entre los cationes y aniones no mensurados.

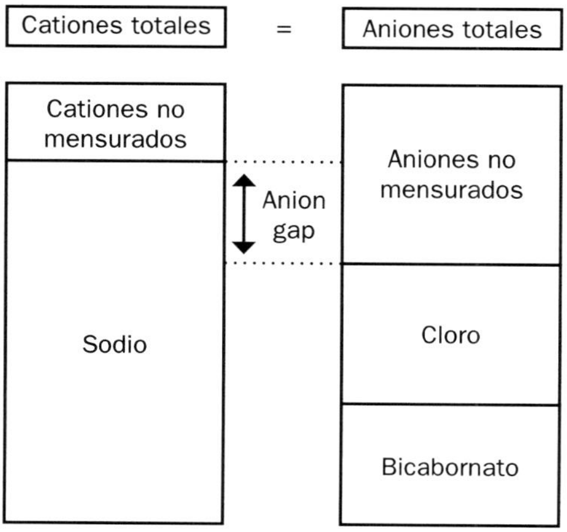

Se mide según la siguiente fórmula:

Sodio - (cloro + bicarbonato)

El valor normal es de 12 mEq/L±5., siendo fundamentalmente las proteínas de carga negativa y sobre todo la albúmina , la que contribuye en mayor medida a ésta cifra, ya que los demás iones se neutralizan entre si (Cationes: potasio, calcio, magnesio, etc. contra aniones: fosfato, sulfatos, ácidos orgánicos, etc.) en condiciones fisiológicas.

• Cuando la brecha aniónica es elevada, 14 mEq/L. o mas, sugiere la presencia de acidosis metabólica normoclorémica , debiéndose buscar aniones endógenos no registrados como lactatos, cetonas, etc., o ácidos exógenos como sucede en la intoxicación con etilenglicol , con sus correspondientes implicancias terapéuticas .La brecha aniónica puede elevarse también por reducción de las concentraciones séricas de potasio, calcio, magnesio o el aumento de las proteínas.

• Una acidosis metabólica con una brecha aniónica normal sugiere pérdida de bicarbonato o, ya sea por vía digestiva o renal.

• La reducción del hueco aniónico sugiere hipoalbuminemia, aumento de la concentración sérica de potasio, calcio, magnesio, intoxicación por bromuros o error de laboratorio.

Trastornos del Equilibrio Acido Básico

Acidosis Metabólica

Es el estado caracterizado por un exceso de ácidos o por una disminución de bases en el organismo.

Etiología

- Mayor producción o aporte exógeno de ácidos no volátiles
- Disminución de su excreción renal o
- Pérdida excesiva gastrointestinal o renal de HCO_3

Fisiopatología

A medida que se acumula ácido en el organismo, los tampones químicos del líquido extracelular y celulares se unen al exceso de hidrogeniones.

• Compensación respiratoria

El exceso de H^+ no captado por los tampones reduce el pH sanguíneo y estimula a los quimiorreceptores del tallo cerebral incrementando la frecuencia respiratoria, con lo que se reduce la concentración de CO_2, esto permite que se una al bicarbonato una mayor concentración de hidrogeniones. Este fenómeno aparece cuando el pH desciende por debajo de 7,20. La compensación respiratoria se produce en pocos minutos, pero si el trastorno de base subsiste, la misma no será suficiente. El paciente presenta hiperventilación, fatiga muscular y disnea

• Compensación renal

Los riñones sanos intentan compensar la acidosis secretando el exceso de H^+ hacia los túbulos renales. Estos hidrogeniones se eliminan aisladamente (pH urinario) o combinados con fosfatos (acidez titulable), o con amonio (amonio urinario). Se excretan así por la orina como ácidos débiles. Por cada H^+ secretado en el túbulo renal, un ion sodio y un ion bicarbonato son absorbidos de los túbulos y devuelto al torrente sanguíneo.

- Repercusión en el medio interno y manifestaciones clínicas

Como ya se mencionó, a través de la amortiguación biológica a nivel celular, se produce un intercambio entre H^+ y potasio con la consiguiente hiperkalemia. Además se altera el equilibrio normal de los demás iones, como el sodio y el calcio, alterándose la excitabilidad neuronal, produciendo depresión progresiva del sistema nervioso central, a la que se suma la debilidad muscular y arritmias cardiacas propias de la hiperkalemia. La acidosis deprime la contractilidad miocárdica, reduce en forma importante la respuesta vascular periférica a las catecolaminas exógenas, incrementa la resistencia vascular pulmonar, dilata los lechos vasculares arteriales sistémicos, con constricción venosa. A nivel bioquímico reduce la actividad de las vías de glicólisis y altera la síntesis de ATP. Las manifestaciones gastrointestinales, tales como nauseas y vómitos son comunes en ciertos tipos de acidosis metabólicas como la cetoacidosis diabética y la uremia. El aumento de la acidez gástrica inhibe el normal vaciamiento.

ALCALOSIS METABOLICA

Estado en el que hay un exceso de iones bicarbonato o una reducción de la concentración de iones H^+ como consecuencia de una pérdida importante de ácidos no volátiles.

Etiología

- Pérdidas de Na^+, Cl^-, H^+ y agua: perdidas de liquido gástrico, diuréticos.
- Depleción de potasio
- Administración de alcalis exógeno: bicarbonato, gluconato, lactato
- Actividad excesiva mineralocorticoidea

Fisiopatología

Al acumularse en el organismo los iones de bicarbonato, los tampones se unen al mismo para neutralizar la alcalemia.

- Compensación respiratoria

El exceso de bases eleva el pH sanguíneo deprimiendo los quimiorreceptores encefálicos, produciendo bradipnea que incrementan los niveles de dióxido de carbono en sangre, el mismo se combina con H_2O para formar ácido carbónico. La compensación respiratoria se ve limitada por la hipoxia.

- Compensación renal

Los riñones sanos eliminan por la orina el exceso de bicarbonato, mientras se retienen los iones H^+. Cuando la concentración de bicarbonato supera los 28 mEq/L, la capacidad de reabsorción de los túbulos se ve superada. Para mantener el equilibrio electroquímico se eliminan los iones de sodio y agua junto con el bicarbonato.

- Repercusión en el medio interno y manifestaciones clínicas

La disminución de los niveles de H^+ en sangre produce la difusión pasiva de los mismos hacia afuera de las células. Para conservar el equilibrio de cargas a través de la membrana celular (amortiguación biológica), hay un pasaje de iones potasio extracelulares hacia el interior de las células con la consiguiente hipokalemia (debilidad muscular, hipo-reflexia, arritmias cardiacas, distensión abdominal). Además se reduce la ionización del calcio, lo que permite que aumente la permeabilidad de las células nerviosas al ión sodio, las cuales al penetrar a las células estimulan la transmisión de impulsos nerviosos que se traduce por una hiperexcitabilidad del SNC y periférico (tetania, irritabilidad, confusión y convulsiones). En niños con enfermedad pulmonar crónica, tratados con oxigeno, diuréticos o drenaje nasogástrico, la alcalosis metabólica es peligrosa, porque la inhibición del centro respiratorio o la administración de oxigeno pueden agravar el cuadro.

ACIDOSIS RESPIRATORIA

Se establece cuando el sistema respiratorio es incapaz de eliminar a través de la ventilación alveolar el dióxido de carbono con la misma rapidez con que genera el metabolismo celular, como mecanismo compensador se produce la reabsorción renal de HCO_3-, mecanismo que no funciona a plena capacidad hasta 24 o 36 h después de iniciado el trastorno.

Etiología

La misma puede deberse a cualquier trastorno que dificulte la respiración

➢ Trastornos mecánicos del aparato respiratorio: deformaciones torácicas; estrechamiento del árbol bronquial, neumotórax.

➢ Afecciones del parénquima pulmonar, tales como: aspiración bronquial, edema pulmonar, neumonía, status asmático, fibrosis pulmonar.

➢ Trastornos del centro respiratorio: trauma craneoencefálico, medicamentos depresores del propio centro, edema cerebral.

➢ Causas periféricas, tales como: lesión neuromuscular (miastenia, síndrome de Guillain-Barré); distrofia muscular progresiva; hipopotasemia .

Fisiopatología

Al disminuir la ventilación pulmonar, el CO_2 retenido se combina con el H_2O para formar grandes cantidades de ácido carbónico, el mismo se disocia en hidrogeniones libres (H^+) y bicarbonato (HCO_3).

- Compensación por el tampón hemoglobina

La hemoglobina reducida que es fuertemente básica, capta H^+ y CO_2, eliminando de ésta manera parte de los H^+ libres y el exceso de CO_2. A medida que se reduce el pH, aumenta la concentración de 2-3 difosfoglicerato (2-3 DPG) en el interior de los hematíes y se desvía a la derecha la curva de disociación de la hemoglobina (efecto Bohr) lo que origina una menor afinidad, pero una mayor liberación de oxígeno hacia los tejidos.

• Compensación respiratoria

Al aumentar la PCO_2, la concentración de CO_2 aumenta en todos los tejidos y humores. El CO_2 reacciona con el H_2O para formar ácido carbónico ($H_2\ CO_3$) que se disocia en H^+ y HCO_3.El aumento de la PCO_2 y de H^+ estimula el centro respiratorio lo que eleva la frecuencia respiratoria, destinada a reducir la concentración de CO_2.

• Acción sobre el aparato circulatorio

La hipercapnia aguda produce vasodilatación periférica y estimulación de los quimiorreceptores por mensajes neurales hacia el bulbo raquídeo, lo que provoca estímulo de la actividad simpática y consiguiente aumento de la frecuencia y potencia de contracción cardiaca, y de la tensión arterial, eventuales arritmias cardíacas, Los efectos cardiovasculares varían de acuerdo al grado de hipoxemia y acidemia, y a la patología de base.

• Repercusión sobre el sistema nervioso central

El CO_2 y los H^+ dilatan los vasos sanguíneos encefálicos aumentando el aporte de sangre al sistema nervioso central, esto provoca edema cerebral con la consiguiente aparición de cefalea, letargia, nauseas, vómitos y bradicardia.

• Compensación renal

Al persistir la falla de los mecanismos respiratorios, el aumento de la PCO_2 estimula a los riñones a retener bicarbonato e iones sodio y a eliminar H^+, consecuentemente se dispone de mas bicarbonato de sodio para tamponar los hidrogeniones libres.

• Repercusión en el medio interno y sintomatología

Cuando la concentración de H^+ desborda los mecanismos compensadores, los mismos penetran en las células y los iones de potasio salen de ellas. Sin oxigeno suficiente, el metabolismo anaerobio produce ácido láctico. El desequilibrio electrolítico y la acidosis deprimen las funciones cardiaca y cerebral hasta niveles que pueden resultar críticos.

ALCALOSIS RESPIRATORIA

Se produce cuando el aparato respiratorio elimina una excesiva cantidad de dióxido de carbono, disminuyendo la PCO_2 en sangre.

Etiología

➢ Polipnea sin lesión orgánica: histeria, transparto, hiperventilación artificial (manual o mecánica), hiperventilación por ejercicio, aire enrarecido de 0_2.

➢ Polipnea originada por lesión orgánica o de otro tipo : traumatismos craneoencefálicos, edema cerebral, encefalitis, aumento del volumen espiratorio (AVE) de tipo transitorio, trombo embolismo graso, peritonitis, fases iniciales de la insuficiencia pulmonar progresiva (IPP).

Fisiopatología

Al producirse la hiperventilación se expulsa al exterior el exceso de CO_2, la hipocapnia resultante provoca una disminución del ácido carbónico, pérdida de H^+ y de iones bicarbonato, con lo que se incrementa el pH.

- Compensación del medio interno

Para contrarrestar el aumento del pH sérico, los H^+ son extraídos de las células y pasan a la sangre a cambio de iones de potasio. Los hidrogeniones se combinan con el bicarbonato disponible para formar ácido carbónico, lo que reducirá el pH.

- Acción respiratoria

La hipocapnia produce vasodilatación pulmonar al aumentar el pH, y vasoconstricción en el resto de los lechos vasculares. La hiperventilación desplaza la curva de disociación de la oxihemoglobina hacia la izquierda, lo que provoca una mayor afinidad, pero una menor liberación de oxigeno hacia los tejidos (efecto Haldane).

- Acción cardiovascular

La hipocapnia estimula los cuerpos carotideos y aorticos, lo que provoca un aumento de la frecuencia cardiaca, que puede agravarse aun más por efectos de la hipokalemia. No se altera la presión arterial.

- Acción sobre la vasculatura

Se produce una vasoconstricción en la mayoría de los lechos vasculares incluyendo los vasos arteriales cerebrales, lo que reduce el riego sanguíneo encefálico. Se hiperexcita el tallo cerebral y el sistema nervioso vegetativo, observándose sudoración, ansiedad, mareos, alternancia de disnea, hiperventilación y apneas.

- Compensación renal

Si la hipocapnia persiste el bicarbonato plasmático disminuye a través el aumento de la excreción renal y la reducción de la eliminación de los hidrogeniones.

- Repercusión en el medio interno y cuadro clínico

La alcalosis inhibe la ionización del calcio, aumentando la excitabilidad nerviosa y las contracciones musculares, se presentan: vértigo, confusión, parestesia en los miembros, hiperreflexia, tetania, arritmias, convulsiones y coma.

Correlación clínico-gasométrica

La gasometría consta de 2 partes bien diferenciadas: La oximetría y el estado del balance ácido-básico.

Oximetría:

Permite conocer el estado de oxigenación del paciente y actuar en consecuencia con oxigenoterapia si el caso lo requiere o reduciendo la concentración del mismo para minimizar su toxicidad.

La oximetría informa sobre las dos maneras en que se transporta el oxigeno: las fracciones disuelta y ligada.

- Presión arterial de oxigeno

Mide la fracción de oxigeno disuelto en el plasma, se expresa en mm de Hg o unidades Torr. Para conocer el contenido de O_2 disuelto se debe multiplicar la PaO_2 por la cifra 0,003.

- Saturación de oxigeno

Informa la concentración de oxigeno transportada por la hemoglobina, expresada en porcentaje. Podemos calcular el contenido de O_2 ligado, multiplicando la saturación por la cifra de Hgb. por 1,34.

- El contenido normal de oxigeno: Los valores normales son:

Hemoglobina=12 g., PaO_2=100 mm Hg, Sat.de O_2=0,98

- Disuelto: 100 x 0,003 = 0,30 ml.
- Ligado: 12 x 1,34 C 0,98 = 15,75 ml .

Oxigeno total en sangre = 16,05 ml.

Hipoxia sin anemia:

Hemoglobina= 12; PaO_2= 40; saturación de oxigeno= 0,75

- Disuelto: 40 x 0,003 = 0,12 ml.
- Ligado: 12 x 1,34 C 0,75 = 12,06 ml .

Total = 12,18 ml.

El transporte debe ir complementado por un gasto cardiaco eficiente

Anemia sin hipoxia:

Hemoglobina = 4; PaO_2= 100; saturación de oxigeno= 0,98

-Disuelto: 100 x 0,003= 0,30 ml.

-Ligado: 4 x 1,34 C 0,98= 5,25 ml.

Total = 5,55 ml.

Se puede advertir que una buena oxigenación con una anemia severa mejora muy poco el transporte de oxigeno.

El equilibrio ácido-básico:

Es evaluado a partir de 3 determinaciones, que son considerados en la siguiente secuencia:

1° paso: evaluar pH

Representa la concentración total de iones H^+ como logaritmo negativo Se evalúa si es normal: 7,40± 5, si esta por encima de 7,45:alcalemia, o si esta por debajo de 7,35:acidemia. Si existe alguna alteración, alcalemia o acidemia, a continuación se debe discernir si la causa es metabólica o respiratoria

2° paso: evaluar $PaCO_2$

Mide la tensión arterial de dióxido de carbono disuelta en el plasma, expresada en mm de Hg o unidades Torr. Es un reflejo fiel de lo que sucede con la fracción respiratoria del equilibrio ácido-básico. Su valor normal es 40 ± 2.Si el pH y la $PaCO_2$ siguen direcciones opuestas, el desequilibrio es *respiratorio*, ya sea en exceso o en defecto.

3° paso: evaluar HCO_3

La medición del nivel de bicarbonato no se realiza en forma directa sino es deducida a partir del los valores del pH y la $PaCO_2$ Su valor normal es 24 ± 2. mm de Hg. Si el pH y el bicarbonato aumentan o disminuyen en la misma dirección, el desequilibrio es *metabólico*, ya sea en exceso o en defecto.

4° paso: evaluar compensación.

Si existe un desequilibrio ácido-básico, el organismo pone en juego los mecanismos amortiguadores y compensadores, ya citados.

➢ *Totalmente compensado*: si a pesar de los valores alterados, el pH permanece normal

➢ *Parcialmente compensado*: con el pH está fuera de rango, se vuelven a valorar los siguientes parámetros:

• Si el pH alterado y la $PaCO_2$ anormal sigue la misma dirección del primero, significa que existe un problema metabólico que los pulmones tratan de compensar aumentado o disminuyendo la ventilación según la eventual necesidad.

• Si el pH alterado y bicarbonato anormal sigue la misma opuesta del primero, implica que existe un problema respiratorio que los riñones tratan de compensar generando o eliminando bicarbonato según el eventual requerimiento.

➢ *Descompensado o mixto*: Si coexisten alterados los 3 parámetros en las direcciones patológicas que orientan hacia la patología de base que el juicio clínico debe considerar.

5° paso: en presencia de acidosis metabólica, calcular el anión gap

El anión gap (intervalo ó brecha aniónica) como ya se mencionó es la diferencia entre las principales cargas positivas y negativas del plasma. Valor normal: 12 ± 5mEq/l. Orienta el diagnóstico diferencial en las acidosis metabólicas

➢ Si el anión gap es mayor a esta cifra implica la presencia de alguna sustancia osmóticamente activa no habitual en el plasma (etanol, cetonas, lactato, manitol, etilenoglicol, metanol).por un incremento de la producción o aporte de ácidos. En un paciente con anión gap aumentado debemos pensar, por frecuencia en la existencia de una cetoacidosis diabética y/o una acidosis láctica

➢ Los pacientes con acidosis metabólica con brecha aniónica aumentada deben ser corregidos con pequeñas dosis de bicarbonato y solamente cuando el pH es peligrosamente bajo (menor de 7,20) según la fórmula: brecha aniónica - 12 C kg. peso x 0,3, ya que el propio organismo genera bicarbonato por incremento de la excreción neta de ácido por el riñón

6° paso: exámenes auxiliares

• Medición de medio interno

✓ Sodio

✓ Cloro

✓ Kalemia

✓ Glucemia

✓ Urea y creatinina

✓ Fosfato

• Calcular la brecha aniónica

• Calcular el índice de oxigenación, la PaO_2/FiO_2 y el gradiente alveolo-arterial de oxigeno para valorar el estado de la oxigenación del paciente

• En la orina:

✓ Determinación del pH

✓ Cloro urinario: de importancia en las alcalosis metabólicas, cuyas causas más frecuentes cursan con cloro urinario bajo (<10 mEq/L) y constituyen l grupo sensible al cloro ; otras cursan con cloro urinario alto (>10mEq/L) y se denominan resistentes al cloro

Tratamiento

Acidosis metabólica

• Los pacientes con acidosis metabólica con brecha aniónica aumentada deben ser corregidos con pequeñas dosis de bicarbonato y solamente cuando el pH es peligrosamente bajo (menor de 7,20) según la fórmula: **brecha aniónica - 12 C kg. peso C 0,3,** ya que el propio organismo genera bicarbonato por incremento de la excreción neta de ácido por el riñón Se utiliza sólo si pH < 20 y con el objetivo de subirlo hasta esa cifra.

• Co frecuencia el tratamiento etiológico es suficiente para corregir la acidosis totalmente, el uso del bicarbonato debe ser restrictivo ante la posibilidad de desencadenar una alcalosis metabólica.

• Calculo del bicarbonato a administrar: déficit de base x 0,3 x peso corporal en Kg y de ello administrar solamente la mitad, volviéndolo entonces a calcular de nuevo y corregirlo. No debe corregirse mas de 10 puntos por vez. La corrección total rápida es riesgosa teniendo en cuenta que a la eventualidad de producir una alcalosis metabólica se suma el hecho de que la hiperventilación secundaria a la acidosis puede persistir unas horas después de la corrección de la misma y superponerse una alcalosis respiratoria

Alcalosis metabólica

• Se trata la causa subyacente, en general no se realiza tratamiento específico.

• Se restaura la depleción de volumen

• El Cl K, corrige la hipokalemia y aporta el ion cloro amortiguando la alcalosis

• Se debe suspender fuentes exógenas alcalinas (bicarbonato, citrato, lactato, acetato)

Acidosis respiratoria

• Tratar el factor desencadenante o la patología de base, la terapia debe estar dirigida a mejorar la ventilación alveolar, disminuir la pCO_2 y elevar la PO_2

• Ventilación mecánica invasiva o no, sobre todo en cuadros agudos en los que hay un aumento rápidamente progresivo de la $PaCO_2$ o manifestaciones clínicas de hipercapnia.

• En la acidosis respiratoria crónica (EPOC), la conducta es más conservadora, teniendo en cuenta la tolerancia orgánica por la compensación metabólica renal eficiente.

• Si la pCO_2 se corrige muy bruscamente, el paciente puede desarrollar alcalosis extracelular y del SNC.

Alcalosis respiratoria

• Se inicia tratamiento específico si el pH está por encima de 7,60, la $PaCO_2$ por debajo de 20 mmHg, o existen arritmias o manifestaciones graves de hipocapnia del sistema nervioso.

• Para lograr el objetivo de que el paciente retenga $C0_2$. existen dispositivos tales como la "cámara cefálica" y las máscaras de re-respiración, aunque si no se dispone de los mismos se puede hacer respirar al paciente en una bolsa de papel o nylon lo más herméticamente posible y se le suministra oxígeno, previa abertura de pequeños agujeros, esto provoca un aumento del espacio muerto, disminuye la ventilación alveolar y aumenta la $PaCO_2$.

• Utilización de ansiolíticos, apoyo emocional y cuando la alcalosis respiratoria sea marcada, puede valorarse la utilización de pequeñas cantidades de morfina.

• Administrar 0_2, si la hiperventilación es por hipoxia.

• Si existen manifestaciones clínicas graves o el cuadro se acompañe de hipoxemia severa, se debe ventilar el paciente con modalidad controlada, volumen corriente (*tidal*) de 3 a 6 ml/Kg. de peso y frecuencias respiratorias bajas, con FiO_2 necesaria para corregir la hipoxemia

• Si no se soluciona el disturbio en 3 h con las medidas mencionadas, se puede aumentar el espacio muerto mecánico colocando una tubuladura adicional entre el tubo endotraqueal y la "Y" del ventilador.

Referencias

1. Carrillo Álvarez A. Monitorización de la ventilación mecánica: gasometría y equilibrio ácido-básico. En Manual de Ventilación Mecánica en Pediatría. Publimed. 2ª edición. 2009: 141-158.
2. Doldán Pérez O Trastornos del equilibrio ácido-básico .En Pediatría, Órgano Oficial de la Sociedad Paraguaya de Pediatría Volumen 33 - Número 1 2006: 32-41
3. Adrogué H, Madias N. Management of life. Threatening acid-base disorders. N. England J. Med. 1998;338(1):26-34
4. Sladen A. Balance ácido-básico. En: Mcintyr e K, Lewis J, editores. Texto de Cuidados Avanzados de Resucitación. Dallas: American Heart Association, 1983:1-11.
5. Ruza F. Fisiología aplicada del medio interno (agua y electrolitos). En: Ruza F, editor. Tratado de Cuidados Intensivos Pediátrico. 3ra ed. Madrid: Ediciones Norma, 2003:1020-1033.
6. Saínz Menéndez B Alteraciones Del Equilibrio Acido Básico. Rev Cubana Cir 2006; 45(1)
7. Goodkin DA, Krishna GG, Narins RG. T he role of the anion gap in detecting and managing mixed metabolic acid-base disorders. Clin endocrinol Metab.1984; 13:333.
8. Aoki B, McCloskey B. Principles of stabilization. En: Aoki B, editor. Evaluation, stabilization, and transport of the critically Ill Child. St. Louis: Mosby Yearbook, 1992:1-16.

Capítulo 5

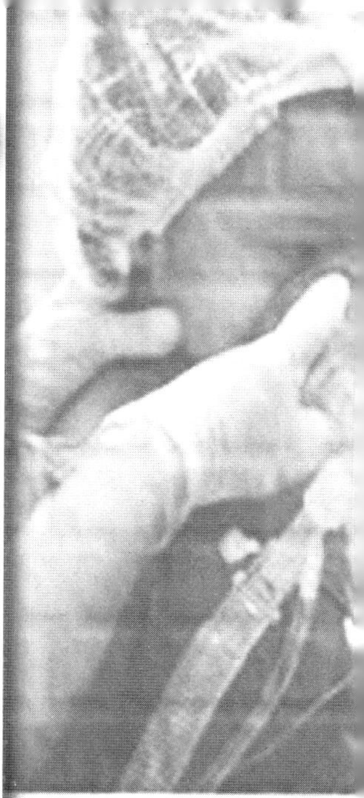

Indicaciones de Intubación y Ventilación Pulmonar Mecánica Niños y Recién nacidos

Hassel Jimmy Jiménez
Aida Galeano
Norma Bogado

Intubación endotraqueal

El personal de las Unidades de Cuidados Intensivos Pediátricos y Neonatales debe tener un conocimiento adecuado de la técnica para realizar la intubación endotraqueal.

Las diferencias anatómicas en relación al paciente adulto hacen que la intubación en el lactante se realice con un tubo endotraqueal adecuado para la edad y el peso, que la cabeza se mantenga en posición neutra, y que la hoja de laringoscopio recta sea el instrumental preferido para elevar la epiglotis. La hiperextensión del cuello del lactante hace girar la laringe y dificulta su observación, sin embargo en el niño mayor y el adolescente esta maniobra nivela los planos bucofaríngeo y traqueal.

Debe disponerse para el procedimiento una fuente de aspiración adecuada para eliminar secreciones, vómitos, sangre o restos alimentarios y permitir una correcta observación durante la laringoscopia. En la Tabla 5.1 se observan las indicaciones de intubación endotraqueal.

Se administrará oxigeno al 100% en forma previa para mantener una reserva adecuada durante 4 a 5 minutos antes de la relajación, la laringoscopia y la intubación, o mediante hiperventilación con oxigeno al 100% durante 1 minuto después de la sedación relajación y antes de la laringoscopia e intubación.

Con el laringoscopio con hoja recta se levanta la epiglotis y la base de lengua a fin de exponer la glotis, se coloca adecuadamente la punta de la hoja, se observa la glotis mientras el mango del laringoscopio se retrae hacia arriba.

Se utilizan tubos endotraqueales de calibre adecuado para cada edad, además de otros más anchos y mas angostos para pacientes con vías respiratorias de diámetro inusual.

En la Tabla 5.2 se muestran la selección del tamaño del laringoscopio, tubo endotraqueal y catéteres de aspiración con calibres apropiados para cada edad.

Tabla 5.1. Indicaciones de Intubación endotraqueal
Reanimación Cardiopulmonar (RCP)
Obstrucción de la vía aérea
• Anomalías congénitas
• Traumatismos
• Quemaduras
• Infecciones
• Neoplasias
• Anafilaxia
• Trastornos del Sistema Nervioso Central
Apnea o Insuficiencia Respiratoria
• Debilidad muscular
• Enfermedad del Sistema Nervioso Central
• Cardiopatías
• Enfermedades pulmonares
Riesgo de bronco aspiración

Tabla 5.2. Selección del Tamaño de Laringoscopio, Tubo Endotraqueal y Catéteres de Aspiración

Edad del Paciente	Laringoscopio	Calibre del Tubo Endotraqueal (mm)	Distancia (cm) de la Mitad de la Tráquea a Dientes / Encías	Catéter de Aspiración
Recién nacido prematuro	Miller 0	2,5 - 3,0	8	5 - 6
Recién nacido término	Miller 0-1 Wis-Hipple 1	3,0 - 3,5	9 - 10	6 - 8
6 meses	Robertshaw 0	3,5 - 4,0	10,5 - 12	8
1 año	Miller 1 Wis-Hipple 11/2 Robertshaw 1	4,0 - 4,5	12 - 13,5	8
2 años	Miller 2 Flagg Macintosh 2	4,0 - 4,5	13,5	8
4 años		4,5 - 5,5	15	10
6 años		5,0 - 5,5	16,5	10
8 años	Miller 2 Macintosh 2	6	18	10
10 años		6,5	19,5	12
12 años	Macintosh 3	7	21	12
Adolescentes	Macintosh 3 Miller 3	7,0 - 8,0	21	12

La tráquea aumenta de longitud con la edad y se utiliza el peso para estimar la distancia adecuada a que deben penetrar los tubos endotraqueales. En el Recién nacido la parte media de la tráquea se encuentra habitualmente a 7 cm del labio del neonato de 1 Kg, a 8 cm en el de 2 Kg y a 9 cm en el de 3 Kg.

El movimiento del paciente en dirección cefálica con extensión del cuello o lateral de la cabeza puede causar extubación accidental, si la punta del tubo se encuentra cerca de la carina la flexión del cuello puede provocar intubación endobronquial.

Es obligatorio confirmar la posición mediante la auscultación de los ruidos respiratorios y la radiografía torácica.

El uso de las guías o estiletes pueden causar traumatismo, pero es necesario utilizarla en caso de anormalidades anatómicas y en intubaciones de urgencia.

Técnica de la Intubación endotraqueal

Depende de la indicación de intubación y del estado clínico del niño; en el paciente en coma en general se puede lograr sin dificultad el procedimiento durante la reanimación, sin embargo en el marco del tratamiento de la obstrucción de la vías aéreas como las causadas por cuerpos extraños, epiglotitis, laringitis o traumatismo debe ser manejado por personal entrenado, experimentado. Es importante considerar antes de la laringoscopia y la intubación, el estado respiratorio, la oxigenación, el riesgo de regurgitación y broncoaspiración, y la exacerbación de las lesiones subyacentes y se requiere el planeamiento de la Secuencia Rápida de intubación. (Véase el Capítulo correspondiente)

Fármacos que facilitan la intubación

Bloqueadores Neuromusculares y sedantes

Suelen utilizarse fármacos que producen parálisis por bloqueo neuromuscular lo que permite la laringoscopia y la colocación del tubo endotraqueal sin que el paciente realice esfuerzos o muerda. La relajación permite el control eficaz de la ventilación.

Los relajantes están contraindicados cuando se prevé la imposibilidad de establecer la vía artificial y mantener la ventilación adecuada.

La succinilcolina es el bloqueador neuromuscular de acción y eliminación más rápidas de las disponibles, sin embargo está relacionado su uso con bradicardia y extrasístoles ventriculares, la atropina confiere cierta protección contra la bradicardia.

Loa agentes no despolarizantes son el Pancuronio (0,1 mg / kg IV), Rocuronio (1,0 a 1,2 mg / kg IV) y Vecuronio (0,15 mg / kg IV) y Mivacurio son los agentes más comúnmente usados . Actúan más lentamente y su acción es mucho más prolongada que la succinilcolina. El pancuronio tiene el inicio de acción más lento y la duración más larga de acción, de 60 a 90 minutos.

Cuando se utilizan estos bloqueadores neuromusculares de acción prolongada para intubación y relajación continuada, es preciso administrar sedantes y analgésicos para evitar el estado de relajación con el paciente despierto.

Intubación Electiva

Constituye el procedimiento preparado de carácter no urgente y en condiciones de realizarlo con todas las precauciones.

Se examina las vías respiratorias, se revisa el equipamiento, se aplica la oxigenación preliminar y se administran los medicamentos al paciente despierto y se siguen los pasos de la Secuencia de Intubación rápida.

Intubación Nasotraqueal

Se obtiene mediante laringoscopia, para observar la glotis y dirigir la punta del tubo con las pinzas para intubar. La intubación nasotraqueal presenta las siguientes ventajas:

- Protege el tubo de mordidas
- Permite fácil fijación a la nariz y al labio superior
- Se desplaza menos con la lengua que un tubo bucotraqueal
- Ejerce menos presión sobre la región posterior de la laringe
- Facilita la aspiración de la boca

Las dificultades relacionadas con el tubo nasotraqueal son:

- Epistaxis
- Traumatismo de adenoides
- Necrosis de las alas nasales por presión
- Traumatismo de la mucosa
- Disección posterior de la pared posterior de la faringe
- Obstrucción de la trompa de Eustaquio
- Otitis o sinusitis cuando se lo utiliza en forma prolongada

Las contraindicaciones para intubación nasotraqueal son:

- Fractura de la lámina cribiforme, con fuga de líquido cefalorraquídeo, por riesgo de infección del Sistema Nervioso Central o paso intracraneal de tubo.
- Trastornos hemorrágicos o durante el uso de anticoagulantes por riesgo de hemorragia aa que requiera taponamiento nasal.
- Deformidad de la nariz, que impediría el paso del tubo.

En el niño con adenoides hipertrófica, el tubo se introducirá con cuidado y suavidad por el riesgo de traumatismo y hemorragia.

Complicaciones de la Intubación Endotraqueal

Son variables y pueden aparecer en diferentes momentos.

Las complicaciones inmediatas durante la laringoscopia en recién nacidos y lactantes son: hipoxemia , apnea y arritmias , obstrucción del flujo nasal de aire, aumento de la presión arterial, bradicardia, tos, vómitos, broncoaspiración, traumatismo dental, lesión de labios o encías, de la pared faríngea, epiglotis, pliegues aritenoepiglóticos y aritenoideos.

Las complicaciones transitorias o persistentes incluyen laceraciones, hematomas, erosiones, granulomas, membranas o edema, que pueden ser causa de estenosis subglótica adquirida y laringotraqueobronquitis posextubación.

El tratamiento de la laringotraqueobronquitis postextubación consiste en adrenalina por nebulización y corticoides para mejorar los síntomas.

La complicación más frecuentemente registrada en la intubación prolongada es la obstrucción del tubo endotraqueal por acodadura, mordedura, cuerpo extraño, e inadecuada aspiración de secreciones.

Extubación

Se lleva a cabo cuando las indicaciones se han resuelto. Se suspenden los alimentos y la sedación, se aspira y se despeja las secreciones de la bucofaringre. Si se ha colocado un tubo traqueal con globito la desinfla, se administra oxigeno con mascarilla o halo después de la extubación y se continúa con fisioterapia respiratoria debido a que las actividad mucociliar puede ser ineficaz.

Indicaciones de La Ventilación Pulmonar Mecánica

La ventilación mecánica en la población pediátrica ha evolucionado en las últimas décadas y se ha ampliado el conocimiento de la lesión pulmonar causada por ella.

El uso de la ventilación no invasiva ha aumentado, y la necesidad de que cada paciente deba ser intubado para administración de ventilación mecánica con presión positiva no es siempre absolutamente necesaria.

La decisión de colocar a un paciente en ventilación mecánica con presión positiva es una combinación de juicio clínico, evaluación de los signos y síntomas y de las pruebas de laboratorio.

Las indicaciones de la ventilación pulmonar mecánica en el recién nacido y en el niño críticamente enfermo consiste en asegurar la función del sistema respiratorio, como el adecuado intercambio gaseoso entre la ventilación y la perfusión (V/Q) en distintas situaciones clínicas que pueden ser de causas pulmonares y extra pulmonares.

Los criterios de aplicación de presión positiva varían de acuerdo a situaciones clínicas de necesidad y capacidad respiratoria del paciente donde los beneficios puedan ser considerables.

La causa más frecuente de indicación de la ventilación mecánica es la insuficiencia respiratoria aguda, que es la incapacidad de mantener un aporte adecuado de oxígeno a los tejidos y la eliminación del bióxido de carbono.

En la insuficiencia respiratoria aguda el intercambio gaseoso es anormal, la oxigenación y la ventilación presentan alteraciones, que pueden ocurrir independientemente de situaciones que comprometan a la ventilación sin afectar a la oxigenación.

Este criterio permite clasificarla de acuerdo a la gasometría en dos tipos:

El Tipo 1 es el Trastorno en la oxigenación con $Pa0_2$ < de 60 mmHg con una $Fi0_2$ > de 0.5 y la $PaC0_2$ puede estar normal o disminuida. El Tipo 2 por Trastorno en la ventilación con $PaC0_2$ > de 50 mmHg con un pH < de 7.25 y la Pa O_2 está disminuida. Pueden ocurrir los dos tipos de insuficiencia respiratoria simultáneamente. En este caso la PaO_2 está disminuida y la Pa CO_2 y aumentada.

Las manifestaciones clínicas de la insuficiencia respiratoria aguda no presentan una descripción definida. Puede aparecer súbitamente o forma lenta y progresiva. Existe una falta de correlación clínica con los gases arteriales, por lo que para realizar una valoración adecuada es necesario estimar las manifestaciones clínicas y de laboratorio.

Las manifestaciones clínicas de la insuficiencia respiratoria dependen de los efectos de la hipoxemia, hipoxia e hipercapnia sobre los sistemas orgánicos más sensibles principalmente el sistema nervioso central pulmonar y cardiovascular.

La decisión de intubar e iniciar la ventilación mecánica se basará en la evaluación clínica y de laboratorio, principalmente de los gases arteriales. Sin embargo en situaciones de urgencia que amenazan la vida del niño el criterio clínico experimentado y rápido dará la oportunidad de instalar las medidas necesarias para monitorización y asistencia del paciente.

La aparición de nuevas técnicas de ventilación ha llevado a confusiones en las formas y alternativas de tratamiento del paciente crítico por lo que se impone el necesario conocimiento de las características del aparato de ventilación mecánica; las modalidades de ventilación y parámetros iniciales adaptados a distintas situaciones clínicas considerando que la misma debe mantenerse siempre cercanos a los fisiológicos.

Las Indicaciones de la ventilación mecánica en pediatría no se limitan a las enfermedades primarias del pulmón. Se utiliza a menudo en otras situaciones como el paro cardíaco con apnea, por trastornos metabólicos, arritmias, infecciones, hipotermia y la herniación cerebral.

La necesidad de su uso dependerá del equilibrio entre las necesidades y capacidad respiratoria del paciente Este concepto se aplica no sólo para indicar la ventilación mecánica, sino también para su retirada.

Indicaciones de la ventilación mecánica en pediatría

Causas Pulmonares

La principal indicación para el inicio de la ventilación mecánica es la insuficiencia respiratoria aguda, que condiciona situaciones fisiopatológicas muy distintas que precisan de terapia ventilatoria diferente.

El adecuado intercambio de gases alveolares ($PaC0_2/Pa0_2$) depende del equilibrio entre la ventilación y la perfusión = V/Q que sincronizadas generan concentraciones estables de gases en ambas funciones tanto alveolares como del lado arterial y venoso y la relación entre ambos se considera = 1, si la relación V/Q > 1 indica que parte del gas alveolar no entra en contacto con la sangre y se produce exceso ventilatorio y/o defecto del flujo sanguíneos alveolar; cuando la V/ Q < 1 hay exceso de perfusión por disminución de la ventilación alveolar o aumento de la propia perfusión y parte de la sangre capilar no logra ponerse en contacto con el gas alveolar, generando un "efecto shunt" (derecha — izquierda) intrapulmonar.

Inadecuada Ventilación Alveolar

El volumen minuto es insuficiente para suplir la demanda metabólica resultando en hipoxemia e hipercapnia que puede deberse a una serie de situaciones patológicas que causan depresión del sistema nervioso central o falla neuromuscular periférica y que puede cursar con parénquima pulmonar sano. Así tenemos la siguiente clasificación de las causas:

Con parénquima pulmonar sano

Sistema nervioso central

- Intoxicaciones con sedantes y narcóticos
- Sobredosis de drogas
- Anestesias
- Analgésicos
- Traumatismo craneoencefálico, tumores, hemorragias.
- Hernia del uncus
- Síndrome de casi ahogamiento

Enfermedades neuromusculares que causan insuficiencia respiratoria aguda

- Síndrome de hipoventilación central
- Trauma en médula espinal
- Síndrome de Guillain — Barré
- Poliomielitis
- Miastenia Gravis
- Tétanos
- Enfermedad de Werdnig - Hoffman
- Parálisis diafragmática unilateral
- Parálisis periódica familiar
- Botulismo
- Distrofia muscular
- Errores congénitos del metabolismo
- Intoxicación por antibióticos
- Uso de corticoides asociados a curare
- Agentes curarizantes
- Esclerosis múltiple

- Intoxicación por metales pesados y órganofosforados
- Crisis de porfiria

Con Compromiso Pulmonar

Las enfermedades pulmonares pueden ser obstructivas y restrictivas.

La restrictiva se caracteriza por una disminución del volumen pulmonar con reducción proporcional del flujo aéreo respiratorio, es el resultado de anormalidades en cualquier parte del tórax (obesidad, distensión abdominal), del pulmón (alveolares, fibrosis).

La obstructiva se caracteriza por una reducción del flujo aéreo en las pequeñas vías aéreas acompañada de reducción de la capacidad vital. A medida que la enfermedad progresa hay hiperinsuflación con aumento de la resistencia aérea causado por atrapamiento aéreo y aumento del volumen residual.

Causas Pulmonares

Obstrucción de las vías aéreas:

- Traqueomalasia
- Estenosis subglótica congénita
- Epiglotitis
- Aspiración de cuerpo extraño
- Parálisis de las cuerdas vocales

Enfermedades pulmonares obstructivas:

- Bronquiolitis
- Síndrome aspirativos
- Asma
- Fibrosis quística

Alteraciones parenquimatosas:

- Síndrome de Distres respiratorio tipo adulto
- Neumonías
- Edema pulmonar
- Embolia pulmonar
- Contusión pulmonar
- Inhalación de humo
- Casi ahogado
- Gran quemado

Alteración de la pared torácica:

- Cifoescoliosis
- Hernia diafragmática
- Tórax inestable en el post-operatorio de cirugía torácica

- Eventración diafragmática
- Neumotórax
- Hemotórax

Indicaciones extrapulmonares de asistencia respiratoria mecánica

El criterio de uso de soporte ventilatorio mecánico varía de acuerdo a las situaciones en la que el paciente se pueda beneficiar.

Insuficiencia circulatoria Aguda o Choque

La ventilación mecánica constituye uno de los pilares terapéuticos en el choque. Los niños con este cuadro presentan disfunción pulmonar secundaria con hipoxia y acidosis metabólica y/o respiratoria. Generalmente desarrollan edema pulmonar no cardiogénico, aumento de la presión intratorácica, disminución del retorno venoso y del gasto cardiaco, con aumento de la post-carga y deterioro de la función miocárdica.

La ventilación mecánica disminuye el flujo sanguíneo de los músculos respiratorios y la producción aumentada de ácido láctico, mejora la circulación de sangre hacia los órganos vitales y disminuye el consumo de oxígeno.

Patologías que Requieren Hiperoxia e Hipocapnia

Los cuadros neurológicos con síndrome de hipertensión intracraneana requieren de hiperventilación para disminuir la vasodilatación en la etapa aguda.

En la Hipertensión pulmonar persistente la ventilación mecánica mantiene la hiperoxia e hipocapnia con vasodilatación de la musculatura vascular pulmonar y mejoría de la hipertensión pulmonar.

Post-operatorio

Pacientes que requieren de ventilación mecánica en el post-operatorio generalmente con pulmones sanos, donde las modalidades de ventilación se ajustaran a la situación clínica del mismo. Son causadas por:

- Efecto residual de anestesia.
- Efecto de bloqueantes neuromusculares.
- Cirugías de cara, cráneo, tráquea, tumores, hipertensión intracraneana.
- Cirugías prolongadas mayores de 6 horas.

Enfermedades con Cardiopatía Congénita

Las más comunes son debidos a cardiopatías congénitas con cortocircuito de derecha-izquierda o de izquierda-derecha, cardiopatías con obstrucción de la vía de salida del ventrículo izquierdo y cardiopatía con cortocircuito bidireccional con aumento del flujo pulmonar.

En las cardiopatías que aumentan el espacio muerto fisiológico no debe ser indicada la ventilación pulmonar mecánica, salvo que exista una enfermedad pulmonar asociada.

En los pacientes con cardiopatía congénita cianótica la indicación de ventilación pulmonar en la crisis hipoxémica dependerá de la falta de respuesta al tratamiento clínico y la hipercapnia.

Objetivos de la ventilación mecánica

Fisiológicos

Soporte para el intercambio de gases pulmonares y adecuada ventilación alveolar y oxigenación arterial.

Aumento del volumen pulmonar.

Reducción del trabajo respiratorio para disminución de sobrecarga de los músculos.

Clínicos

Revertir la hipoxemia y la acidosis respiratoria aguda.

Alivio de la dificultad respiratoria.

Revertir las atelectasias.

Mejorar la fatiga muscular respiratoria.

Establecer la seguridad del paciente

Permitir sedación y bloqueo muscular

Reducir el consumo de oxígeno por el miocardio y sistémico

Disminución de la presión intracraneana

Estabilidad torácica.

Indicaciones de la ventilación mecánica en recién nacidos

La insuficiencia respiratoria aguda en el recién nacido es uno de los problemas más frecuentes en neonatología, asociada directa o indirectamente a la mortalidad neonatal.

Las distintas causas de insuficiencia respiratoria pueden sospecharse según la edad de inicio y su evolución. Así tenemos causas torácicas y extratorácicas. La mayoría de los recién nacidos ingresan a asistencia respiratoria por gases con aumento progresivo de la $PaC0_2$ y pH < 7.20 e hipoxemia, debido a alteración de la relación V/Q y apneas.

La insuficiencia respiratoria aguda que aparece dentro de las 72 horas de vida se denomina temprana y la que aparece luego de las 72 horas de vida o como complicación de los cuadros precoces se denomina prolongada o crónica.

Las causas de indicación de ventilación mecánica en Recién Nacidos son:

Causas Respiratorias

Obstrucción de la vía aérea:

- Atresia nasal
- Atresia de coanas

- Síndrome de Pierre Robin
- Laringomalacia
- Membrana laríngea
- Estenosis laríngea o traqueal congénita
- Linfangiomas
- Atresia de esófago con fístula traqueoesofágica
- Tumores
- Síndrome de anillos vasculares
- Quistes
- Estenosis bronquial congénita

Pulmonares:

- Taquipnea transitoria
- Enfermedad de membrana hialina
- Síndrome aspirativo de liquido amniótico meconial
- Neumonías
- Enfisema lobar congénito
- Quilotórax
- Derrame pleural
- Escapes aéreos: neumotorax, neumomediastino, enfisema intersticial
- Tumores
- Hipoplasia o aplasia pulmonar
- Hernia diafragmática
- Alteraciones pulmonares intersticiales y alveolares
- Alteraciones restrictivas del pulmón y la pared torácica
- Secuestros pulmonares
- Defectos de la pared
- Hipertensión pulmonar persistente del recién nacido

Causas Extrapulmonares

Cardiovasculares

- Cardiopatías congénitas complejas
- Taquicardia supraventricular
- Insuficiencia cardiaca
- Ductus arterioso permeable
- Isquemia transitoria del miocardio
- Miocarditis virales
- Edema agudo de pulmón
- Insuficiencia circulatoria aguada

- Choque

Hematológicas:

- Anemia severa
- Policitemia
- Hidrops

Metabólicas:

- Hipoglucemia
- Hipocalcemia
- Acidosis metabólica
- Hipotermia

Osteomusculares:

- Distrofia torácica asfixiante
- Displasias, osteogénesis imperfecta
- Alteraciones diafragmáticas: eventración, hernia, parálisis

Abdominales:

- Tumores
- Alteraciones congénitas: onfalocele, gastrosquisis, ascitis
- Distensión abdominal

Sistema nervioso Central:

- Parálisis del nervio frénico por lesión a nivel medular o traumatismo del parto.
- Hipoxia
- Apneas primarias y secundarias
- Hemorragia
- Metabólicas
- Medicamentosa
- Lesiones intracraneaneas congénitas
- Convulsiones
- Síndrome de Mikity-Wilson
- Encefalopatía metabólica

Alteraciones neuromusculares:

- Hipotonía central
- Enfermedad de Werdnig-Hoffman
- Neuropatía desmielinizante
- Disautonomia familiar
- Enfermedad de Jeune

Infecciones:

- Bacterianas o virales

Referencias

1. Heulitt MJ, Wolf GK, Arnold JH: Mechanical Ventilation, in Nichols DG (ed.), Rogers. Textbook of Pediatric Intensive Care, 4th Edition, Williams & Wilkins, Baltimore, 2008, 508-32.
2. 2005 American Heart Association (AHA) guidelines for cardiopulmonary resuscitation (CPR) and emergency cardiovascular care (ECC) of pediatric and neonatal patients: pediatric basic life support. American Heart Association. Pediatrics. 2006;117(5):989-1004.
3. Jiménez HJ, Caballero C, Galeano A : Indicaciones de intubación y ventilación pulmonar mecánica en Recién nacidos y niños, en de Carvallo WB, Jiménez HJ y Sasbón JS. Ventilación Pulmonar Mecánica en Pediatría. Editora Ateheneu Hispánica. Sao Paulo, 2001,1 -13.
4. Vía aérea, ventilación y tratamiento de la dificultad y la insuficiencia respiratoria .En AVAP. Manual para proveedores. American Heart Association. Buenos Aires. 2003, 81 -126.
5. de Carvalho WB. Ventilação pulmonar mecânica em pediatría. Jornal de Pediatria. 74, (1), 1998
6. Fiéis A, Piva J, Celiny PC, Amantea S. Ventilación mecánica. In: Piva J, Carvalho P, García PC (Eds). Terapia intensiva pediátrica. 4ta Ed. Medsi. Rio de Janeiro. 1997, 197-230,
7. Gili T, Sanches S, Pons M.; Principios de Ventilación mecánica. En Manual de Ventilación mecánica en pediatría. Sociedad Española de Cuidados Intensivos Pediátricos. Publimed, Madrid, 2009, 37-52.
8. Fariña D, Gregoy GA, Sola A. Asistencia respiratoria del recién nacido. En Sola A, Rogido M (Ed).Científica Interamericana. Buenos Aires. 2001, 1024-92.
9. Tobin M. J. Advances in Mechanical Ventilation.N. Engl. J. Med., 28, 2001; 344(26): 1986 - 96.
10. Claude N, Bancalari E. New modes of mechanical ventilation in the pre-term newborn: evidence of benefit. Arch Dis Child Fetal Neonatal 2007;92, 508-12
11. Grupo Respiratorio Neonatal de la Sociedad Española de Neonatología. Recomendaciones sobre ventiloterapia convencional neonatal. An Esp Pediatr 2001;55:244-50

Capítulo 6

Secuencia de Intubación Rápida en Pediatría

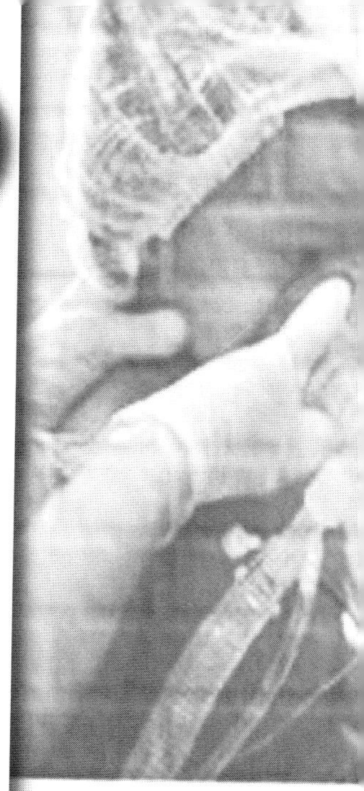

Hassel Jimmy Jiménez
Natalia Gómez Arriola
Lorena Delgadillo

La Secuencia de Intubación Rápida (SIR) es una habilidad de gran importancia para los médicos de los Departamentos de Medicina de Emergencia y Cuidados Intensivos Pediátricos porque la incapacidad de garantizar la permeabilidad de las vías respiratorias puede conducir rápidamente a la muerte o la discapacidad. Constituye actualmente un importante capítulo en la formación en Medicina de Emergencias, Medicina Crítica y de los Cursos de Reanimación Pediátrica.

El desarrollo de una sistemática para realizar la SIR permite un manejo adecuado de este evento.

La intubación endotraqueal utilizando la Secuencia de Intubación Rápida es la piedra angular de la gestión de emergencias de las vías respiratorias.

Debe diferenciarse de la inducción de secuencia rápida, clásico término utilizado para describir la inducción de la anestesia. La SIR utiliza agentes farmacológicos para facilitar la intubación traqueal de emergencia y disminuir los posibles efectos adversos tales como dolor, aumento de la Presión Arterial y de la Presión intracraneana (PIC), traumatismo de la vía aérea, regurgitación y aspiración del contenido gástrico, hipoxemia, arritmias, trauma psicológico y muerte.

Es el método preferido de la intubación endotraqueal en los Departamentos de Emergencias, ya que da lugar a una rápida pérdida del conocimiento (inducción) y el bloqueo neuromuscular (parálisis). Esto es importante en pacientes que no han ayunado y corren un riesgo mucho mayor de vómitos y aspiración.

Con este fin, su objetivo es la intubación de la tráquea sin tener que utilizar la Bolsa-Válvula-Mascarilla (BVM) para administrar ventilación con presión positiva hasta que el tubo endotraqueal se encuentre ubicada en la tráquea del paciente.

La SIR permite obtener mejores condiciones para lograr la intubación endotraqueal, facilita la visualización de la vía aérea mediante la relajación muscular, y limita la intensidad y la duración del manipuleo de la vía aérea.

Existe evidencia que el médico de Emergencias y Terapia Intensiva puede realizar la SIR con igual tasa de éxito y complicaciones que un anestesista a través de un programa formal de entrenamiento.

Historia del paciente

Al evaluar a un niño con dificultad respiratoria, es imprescindible comenzar por obtener una buena historia antes de intubación. La etiología del cuadro puede en gran medida modificar la medicación utilizada para iniciar una Secuencia de Intubación Rápida. Se utiliza un medio sistemático de historia para facilitar la obtención de datos importantes rápidamente.

La Historia Clínica se puede obtener por la regla mnemotécnica AMCHO (Alergias, Medicamentos, última Comida, Historia cínica y Origen de los eventos que condujeron a la necesidad de intubación).

Este sistema permite al médico obtener una rápida historia clínica y facilita la elección adecuada de la de medicamentos y otras decisiones de manejo de las vías respiratorias. Puntos específicos importantes son determinar los antecedentes familiares de distrofia muscular o hipertermia maligna, la historia de enfermedad renal y traumatismo cráneoencefálico.

Una buena regla general es considerar que todos los pacientes tienen estómago lleno y por lo tanto en riesgo de regurgitación y aspiración.

La SIR no está indicada en un paciente que está inconsciente y en apnea. Esta situación requiere ventilación con BVM e intubación endotraqueal inmediata sin tratamiento previo.

Preoxigenación

Cuando la necesidad de intubación es reconocida, se debe asegurar que el paciente esté preoxigenado con oxígeno al 100%. Esto reduce el riesgo de desaturación rápida de oxígeno durante el procedimiento.

La preoxigenación maximiza la saturación de oxígeno de la hemoglobina y el plasma, y crea un reservorio de oxígeno en los pulmones. Esto permite que un paciente sedado y con bloqueo neuromuscular, permanezca bien oxigenado y tolere el breve período de apnea que se produce durante la intubación y pospone la necesidad de ventilación con BVM. Si el paciente está respirando espontáneamente y ventilando de manera adecuada, se administra oxígeno al 100% a través de una mascarilla bien sellada a la cara, durante 3 a 5 minutos.

Equipo

Mientras el paciente está siendo preoxigenado, se debe preparar el equipo necesario para la SIR. Los elementos esenciales se ven en la Tabla 6.1.

El tamaño de los equipos varían de acuerdo a la edad y el peso, por ello se han desarrollado diversas maneras de predecir el adecuado.

El tamaño del TE puede ser estimado rápidamente por el siguiente cálculo:

(16 + Años de edad) / 4.

La mayoría de los expertos eligen tubos sin manguito en los niños menores de 8 años de edad, excepto en los casos de enfermedad pulmonar severa donde un tubo con manguito puede ser preferible, siempre que se preste atención a su tamaño, la posición y la presión de inflado que debe ser <20 cm H_2O.

El tamaño de las hojas del Laringoscopio se muestra en la Tabla 6.2.

Medicamentos

Una vez obtenido el equipo, la atención se dirige a la elección de los medicamentos para iniciar el procedimiento y la colocación adecuada del paciente.

Para visualizar directamente la glotis, los ejes de la boca, la faringe y la tráquea deben estar alineadas. Es característico que la alineación de la cabeza y el cuello sea la apropiada cuando la abertura del conducto auditivo externo se encuentra por arriba o en el mismo nivel del hombro al mirar al paciente desde el costado.

En niños mayores de 2 años sin traumatismo de la columna cervical, el desplazamiento anterior del cuello o la columna cervical y la extensión simultánea del cuello puede ser más fácil si se apoya la cabeza del niño sobre una almohada pequeña. Los lactantes y los niños menores de 2 años deben ser colocados sobre una superficie plana con el mentón elevado hasta la posición de olfateo para la intubación.

Se utiliza la estabilización cervical manual para mantener una posición neutra si sospecha lesión de la columna cervical.

Los medicamentos utilizados habitualmente en la SIR se pueden dividir agentes de inducción y los bloqueadores neuromusculares (BNM).

Los agentes de inducción sirven para sedar al paciente a intubar. Habitualmente son utilizados para la inducción las benzodiacepinas (midazolam, lorazepam y diazepam), el tiopental, la ketamina, el etomidato, y los narcóticos. Cada uno de ellos tiene sus ventajas y desventajas en determinadas situaciones clínicas.

Se administran después de que el paciente sea preoxigenado pero antes que los bloqueadores neuromusculares fueran administrados.

El pediatra debe estar familiarizado con las indicaciones y los efectos secundarios comunes de estos medicamentos y cuando la situación requiere un agente específico.

Situaciones clínicas a tener en cuenta son los pacientes hipotensos, con hipertensión intracraneal, y estado asmático.

Las benzodiacepinas son fármacos sedantes / hipnóticos utilizados en la práctica clínica para el control de la actividad convulsiva. Son eficientes como sedantes y agentes amnésicos, pero no proporcionar ningún tipo de control del dolor. Su velocidad de acción depende del agente, el Midazolam (0,1 a 0,2 mg / kg IV) tiene el inicio de acción más rápido y la duración más corta del grupo, es extremadamente versátil y puede ser administrada por vía intravenosa, intraósea, intramuscular, subcutánea e intranasal.

Los efectos secundarios más comunes de las benzodiazepinas son la depresión respiratoria e hipotensión, por esta razón deben utilizarse con precaución en pacientes con compromiso cardiovascular, tales como shock séptico o politraumatismo.

El Tiopental (3 a 5 mg / kg IV) es un barbitúrico que se ha utilizado como agente de inducción en la SIR. También puede causar hipotensión, pero es muy útil para proteger a los pacientes con hipertensión intracraneana . Es el fármaco de elección en pacientes normotensos con lesiones encefálicas o con elevada presión intracraneal (PIC) causadas por enfermedades infecciosas. Produce depresión cardiovascular significativa y debe evitarse en pacientes con hipovolemia o hipotensión.

La ketamina (1 a 2 mg / kg IV durante 1 a 2 minutos) es un agente amnésico disociativo, aumenta la liberación de catecolaminas, que ayuda a contrarrestar la habitual bradicardia vista comúnmente en pacientes pediátricos en el momento de la inserción del laringoscopio por estimulación vagal, también produce broncodilatación por activación de los receptores beta-2.

La ketamina es muy útil en pacientes con estado asmático, pero no debe utilizarse en pacientes con riesgo de aumento de la PIC, por tendencia a aumentarla en forma secundaria al efecto adrenérgico. También debe evitarse en pacientes con antecedentes de glaucoma, debido al riesgo de elevar la presión intraocular.

Los efectos adversos son aumento de la presión sistémica, intracraneana e intraocular; alucinaciones o reacciones disfóricas de emergencia; laringoespasmo; y aumento de las secreciones de la vía aérea. Debido a un mayor riesgo de laringoespasmo, la ketamina suele evitarse en los procedimientos de sedación en pacientes con trastornos en la vía aérea superior, sin embargo, cuando la ketamina se utiliza en la SIR con bloqueo neuromuscular el laringoespasmo es abolido.

Etomidato (0,2 a 0,3 mg / kg IV) de adición reciente al arsenal para la SIR, se clasifica como agente hipnótico derivado de imidazol. La ventaja de usar el etomidato es que no provoca hipotensión ni aumento de de la PIC . Esta característica lo vuelve un fármaco ideal para politraumatizados en con traumatismo craneal cerrado e hipotensión. Estos favorables beneficios hemodinámicos parecen extenderse incluso a los niños pequeños.

Se debe tener cuidado, sin embargo, al utilizarlo en pacientes con supresión suprarrenal debido a que puede causar supresión adrenal inhibiendo directamente la conversión de cortisol a partir de 11-desoxicortisol.

Narcóticos como el fentanilo (1 a 3 mg / kg IV lenta) y la morfina (0,05 a 0,1 mg / kg IV) se han utilizado en el pasado para la inducción, pero las dosis que se requieren son altas y pueden tener efectos sedantes significativos. A veces se combinan con benzodiacepinas y pueden causar disminución de la resistencia vascular sistémica y, por tanto, deben evitarse en pacientes con compromiso cardiovascular. Por esta razón, los otros agentes mencionados anteriormente son preferidos en el marco de la SIR.

Los Bloqueantes Neuromusculares (BNM) se dividen en despolarizantes y no despolarizantes.

La Succinilcolina (1,5 a 2 mg / kg IV) es el clásico agente despolarizante . Es el único con un comienzo de acción rápido y una duración de acción ultracorta y también único administrable por vía intramuscular. La ventaja ofrecida por su duración de acción ultracorta es que si la intubación no tiene éxito, el efecto del agente desaparece rápidamente y se puede reanudar la ventilación espontánea.

La succinilcolina tiene numerosas contraindicaciones y efectos colaterales potenciales, algunos de los cuales pueden ser severas como fasciculaciones musculares, dolor muscular, rabdomiólisis, mioglobinuria, hipercaliemia, hipertensión arterial, hipertensión endocraneana, hipertensión intraocular, hipertensión gástrica, hipertermia maligna y bradicardia con asistolia y por ello contraindicada en pacientes con hipertensión endocraneana, lesión ocular abierta, glaucoma, trastornos neuromusculares, antecedente propio o familiar de hipertermia maligna, antecedente de deficiencia de colinesterasa plasmática, lesiones por aplastamiento, traumatismos o quemaduras de más de 48 horas de evolución, hipercaliemia e insuficiencia renal

Se ha demostrado que induce un aumento de potasio de aproximadamente 0,5 a 1,0 mEq/L y provoca un ligero aumento de la PIC, así como aumenta ligeramente las secreciones respiratorias. Conviene utilizarlo con precaución en pacientes con riesgo de hiperpotasemia que puedan llevar a arritmias.

El aumento de la presión intracraneal por la succinilcolina puede ser mitigado por el tratamiento previo con lidocaína (1,5 mg / kg IV) 3 minutos antes de la administración de succinilcolina.

La lidocaína se debe considerar en el manejo de pacientes con riesgo de aumento de la PIC, aunque el mecanismo exacto por el que el medicamento atenúa el ascenso de la PIC no está bien establecido.

Los agentes anticolinérgicos atropina y el glucopirrolato minimizan las respuestas desfavorables (bradicardia y asistolia) a la estimulación vagal que puede provocar la laringoscopia, la hipoxia o la administración de succinilcolina.

La Atropina (0,02 mg / kg IV) se debe dar a todos los pacientes menores de 5 años antes de inducir el bloqueo neuromuscular para contrarrestar la bradicardia vagal. La atropina también disminuye las secreciones causadas por la succinilcolina y la ketamina. La dosis de glucopirrolato es de 0,005-0,01 mg/kg IV (máximo 0,2 mg).

Pancuronio (0,1 mg / kg IV), Rocuronio (1,0 a 1,2 mg / kg IV) y Vecuronio (0,15 mg / kg IV) son los agentes no despolarizantes comúnmente usados . Actúan más lentamente y su acción es mucho más prolongada que la succinilcolina. De estos medicamentos, Rocuronio tiene inicio de acción más rápida (60 a 90 segundos) con una duración de acción de aproximadamente 30 a 45 minutos. El pancuronio tiene el inicio de acción más lento y la duración más larga de acción, de 60 a 90 minutos.

El Mivacurio (0,15 a 0,25 mg / kg IV) es un fármaco que tiene un inicio de acción similar no depolarizante igual a las anteriormente citadas, su duración de acción es sólo dos veces más que la succinilcolina, causa liberación de histamina y puede llevar a hipotensión, pero este efecto parece ser atenuada cuando se lo administra lentamente en 30 segundos o más. No tiene riesgo de elevar los niveles de potasio ni la PIC, y sería ideal para pacientes con contraindicación de uso de succinilcolina. Debido a su larga duración de acción, sin embargo, es esencial tener un medio secundario de oxigenación y ventilación en caso de que el tubo endotraqueal no pueda ser colocado.

En los pacientes difíciles de ventilar con una Bolsa – válvula – máscara (BVM), la máscara laríngea (ML) puede ser útil para oxigenar y ventilar antes de repetir la laringoscopía.

De ser posible, se debe evitar la ventilación con presión positiva para disminuir la probabilidad de distensión gástrica, reflujo y aspiración ulteriores. Si el paciente requiere ventilación con BVM, debe realizarse la maniobra de Sellick.

En la SIR, es especialmente importante proteger las vías respiratorias antes del bloqueo neuromuscular.

Esta es realizada evitando la ventilación manual mientras el paciente está con respiración espontánea y mediante la aplicación de presión sobre el cartílago cricoides también llamada maniobra de Sellick. Es aplicado por un ayudante con su pulgar y el dedo índice sobre el cricoides, aplicando una ligera presión posterior continua y sostenida para obstruir el esófago y ayudar a prevenir la aspiración en el caso de vómitos.

La maniobra debe ser continuada durante todo el procedimiento de intubación y no liberado hasta que el tubo esté en su lugar. La presión sobre el Cricoides puede causar vómitos en pacientes conscientes, por lo que esta maniobra debe retrasarse hasta que el paciente esté sedado y antes de iniciar la ventilación manual.

Esta maniobra ocluye el esófago, lo que minimiza la entrada de aire en el estómago. También puede mejorar la visualización de las cuerdas vocales porque desplaza la laringe hacia atrás.

No elimina la posibilidad de regurgitación por lo que debe tenerse fácil acceso a fuente de vacío y catéter de aspiración de tamaño adecuado.

INSERCIÓN DEL TUBO ENDOTRAQUEAL

Cuando los medicamentos se han administrado y el paciente presenta apnea, se abre la boca con cuidado y se inserta el laringoscopio. El médico debe abstenerse de posicionar la hoja contra los dientes los labios.

El tubo se inserta a continuación, y observa pasar entre las cuerdas vocales. Cuando se utiliza una hoja de laringoscopio curva (MacIntosh), la punta se coloca en la cisura, mientras que la hoja recta (Miller) se utiliza para levantar la epiglotis.

La correcta colocación del tubo es verificada por la auscultación de la entrada de aire en ambos pulmones, observando si el tórax excursiona bien y la ausencia de ruidos respiratorios en el estómago.

La confirmación se realiza a través del capnómetro colorimétrico o capnografía.

Cuando se utiliza un capnómetro colorimétrico, el cambio del color púrpura a amarillo, y la persistencia del color amarillo después de 6 respiraciones indica la presencia de dióxido de carbono y la colocación adecuada. Posteriormente se debe confirmar la posición del tubo con una radiografía de tórax.

En el paro cardíaco la detección de dióxido de carbono con estos dispositivos puede ser alterada por la falta de suficiente flujo pulmonar sanguíneo y dar lugar a falsos negativos.

Otros dispositivos utilizados para la confirmación de la detección del esófago son la pera de goma autoinflables o la Jeringa Toomey que han demostrado ser altamente sensibles y muy específicas para la detección de la intubación esofágica en adultos.

Estos dispositivos aprovechan las diferencias anatómicas entre los anillos de la tráquea de cartílago rígido, que resisten al colapso cuando se realiza la evacuación del aire, a diferencia de las paredes esofágicas que colapsan al intentar la aspiración con el dispositivo, lo que impide llenar la jeringa o la pera de goma autoinsuflable.

El dispositivo esofágico es precisa cuando se utiliza para confirmar la colocación del tubo endotraqueal en los niños que tienen un ritmo de perfusión y tienen más de 20 kg de peso y existe poca evidencia sobre la sensibilidad o fiabilidad del dispositivo de en los niños en un paro cardíaco.

Si a la auscultación de los ruidos respiratorios están ausentes en el lado izquierdo, lo más probable es que el tubo se halle insertado muy profundamente dentro del bronquio derecho. Se corrige esta situación tirando el tubo 1 a 2 cm, dependiendo del tamaño del paciente.

La punta del tubo endotraqueal se debe ubicar justo por encima de la carina. La profundidad de inserción correcta puede ser estimada multiplicando el tamaño del tubo por 3 (por ejemplo, 15 cm de un tubo de 5,0).

Cuando el tubo está en posición adecuada y el paciente está siendo ventilado y oxigenando correctamente, se debe tener cuidado en realizar una buena fijación.

PROCEDIMIENTOS DE RESCATE

Si la SIR es inducida y el paciente está con bloqueo neuromuscular y el tubo endotraqueal no se puede colocar correctamente, la vía aérea debe ser establecida a través de otros medios.

La primera opción es ventilar al paciente mediante el uso de una BVM. La mayoría de los pacientes pueden ser ventilado hasta que la acción del BNM ha desaparecido, esta técnica puede servir para ventilar al paciente hasta que una vía aérea definitiva se establezca.

Otra técnica es la inserción de la Mascara Laríngea (ML). Estudios han demostrado que la ML puede ser utilizada con eficacia para ventilar a un paciente con vía aérea difícil cuando intubación falla.

Se compone de una pequeña máscara con un manguito inflable conectado a un tubo de plástico con un adaptador universal. Está diseñado para ser colocado en la orofaringe con la punta en la hipofaringe y la base de la máscara en la epiglotis. Cuando el manguito de la máscara se infla, crea un sello con el área supraglótica, permitiendo el flujo de aire entre el tubo y la tráquea.

La ML se puede utilizar con pacientes que respiran espontáneamente para mantener permeable la vía aérea o como guía para la inserción de otro dispositivo, como el Tubo endotraqueal o un broncoscopio flexible de fibra óptica. El uso en pacientes conscientes requiere sedación para reducir al mínimo los reflejos protectores de las vías respiratorias incluyendo laringoespasmo y broncoespasmo.

La facilidad de inserción y la tasa de complicaciones relativamente baja han hecho de la ML un componente importante en el manejo de los pacientes con vía aérea difícil y su colocación parece ser aprendida con mayor facilidad y habilidad global que la intubación endotraqueal.

Si todo esto falla, un procedimiento quirúrgico puede ser necesario para establecer las vías respiratorias de un paciente. En el niño mayor o el adolescente que no pueden ser intubados ni ventilados, el procedimiento de elección es la cricotirotomía.

La indicación más frecuente es para el paciente que no puede ser intubado ni ventilado y en quien no existe la posibilidad de recurrir a una opción menos invasora. También se puede seleccionar como modalidad primaria de estabilización de la vía aérea en pacientes con deformación anatómica grave de la cara y la boca en quienes existe alta probabilidad de fracaso de otras técnicas.

La intubación retrógrada consiste en la inserción de un alambre guía en la vía aérea a través la membrana cricotiroidea para luego utilizarlo como guía para la introducción de un tubo endotraqueal. La mayor utilidad de la intubación retrógrada es para el paciente despierto y sedado en quien se presume una vía aérea difícil. Se puede utilizar para estabilizar la vía aérea en pacientes en situación imposible de intubar y ventilar.

La intubación endotraqueal con un broncoscopio flexible de fibra óptica se ha convertido en un método importante para asegurar la vía aérea cuando la intubación endotraqueal es imposible. El broncoscopio puede insertarse a ciegas o en directa visualización. Los operadores han experimentado una tasa de éxito muy elevada.

CONCLUSIONES

Si bien el manejo de un niño que requiere la SIR puede ser técnicamente difícil y mentalmente desafiante, el conocimiento de técnicas adecuadas y alternativas puede facilitar el procedimiento. El pediatra debe tener un plan alternativo en mente en el caso que un tubo endotraqueal no pueda ser colocado en un paciente sedado, o con bloqueo neuromuscular para evitar un resultado desastroso.

Referencias

1. Bledsoe GH, Schexnayder SM. Pediatric rapid sequence intubation: a review. Pediatr Emerg Care. 2004;20(5):339-44.
2. Nagler J, Bachur RG. Advanced airway management. Curr Opin Pediatr. 2009;21(3):299-305.
3. Matsumoto T, de Carvalho WB. Tracheal intubation. J Pediatr (Rio J). 2007;83(2 Suppl):S83-90.
4. Jiménez H, Caballero C y Galeano A. Indicaciones de intubación y ventilación pulmonar mecánica en Recién nacidos y Niños. En de Carvalho WB, Jiménez H, Sasbón J. Ventilación pulmonar mecánica en pediatría. Atheneu.2001. Sao Paulo. pp 1-13
5. Secuencia de intubación rápida. En AVAP. Manual para proveedores. American Heart Association.2003. Buenos Aires. pp 359-77
6. de Caen A, Duff J, Coovadia A, Luten R, Thompson A and Hazinski M. Airway Management. In Rogers Textbook of Pediatric Intensive Care, fourth edition. Nichols D (ed.). Lippincott Williams & Wilkins. 2008 .
7. Intubación de emergencia. En APLS. Manual de Referencia para la emergencia y la urgencia pediátrica. 1ª Edición en español. American Academy of Pediatrics. American Collage of Emergency Physicians. Jones and Bartlett Publisherss. 2007.pp 700-10.
8. 2005 American Heart Association (AHA) guidelines for cardiopulmonary resuscitation (CPR) and emergency cardiovascular care (ECC) of pediatric and neonatal patients: pediatric basic life support. American Heart Association. Pediatrics. 2006;117(5):989-1004.

Capítulo 7

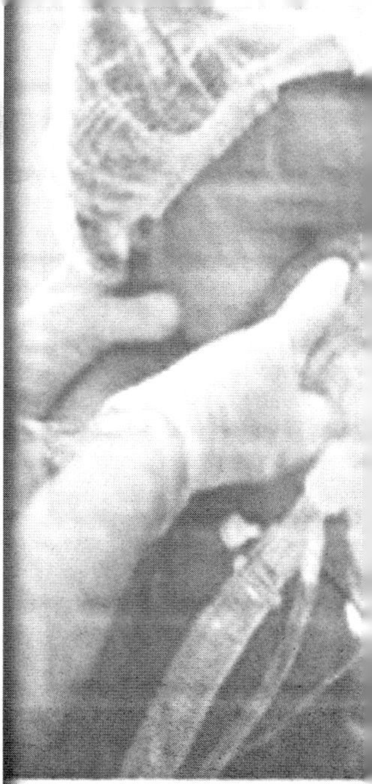

Monitorización de los Gases Sanguíneos durante la Ventilación Pulmonar Mecánica

Oscar Doldán Pérez
Norma Cristina Panizza

Introducción

La determinación de los gases sanguíneos continúa siendo el pilar fundamental para una correcta estrategia de un paciente en ventilación pulmonar mecánica. Idealmente se miden los gases arteriales, aunque también pueden interpretarse las determinaciones venosas, capilares y transcutáneos, correlacionándolos según el siguiente cuadro 7.1.

Cuadro 7.1

Parámetro	Unidad	Arterial	Venoso	Capilar
pH		7,38-7,42	7,36-7,40	7,38-7,42
pO_2	mmHg	90-100	35-45	>80
pCO_2	mmHg	35-45	40-50	40
Saturación O_2	%	95-97	55-70	95-97
Bicarbonato estándar	Mmol/ l	21-29	24-30	21-29
Exceso de base	Mmol/ l	-2 / +2	-2 / +2	-2 / +2g

La "gasometría" comprende dos análisis en uno: la oximetría, que es la determinación del contenido sanguíneo de oxigeno, y el estado acido básico que a partir del pH y la PCO_2, permite calcular los demás parámetros acido básicos.

Fisiología del transporte de gases

1. Oxígeno

El oxigeno se transporta en la sangre en 2 formas: el 3% esta disuelto en el plasma y el 97% se encuentra ligado a la hemoglobina. El contenido arterial de oxigeno es la suma de ambas fracciones, y el nivel de hemoglobina constituye un valor fundamental en el contenido total de oxigeno.

La PaO_2 mide la presión arterial de oxigeno disuelto en el plasma, se expresa en mmHg o unidades *torr*. Permite el diagnóstico de Hipoxemia (PaO_2 < 60 mmHg ambiental).

La cantidad de oxigeno que se transporta en forma disuelta es ínfima, y representa 0,003 ml de oxigeno por cada 100 ml de plasma. A pesar de ello constituye un parámetro de referencia para conocer el grado de oxigenación arterial.

Se calcula multiplicando la PaO_2 x 0,003.

La saturación de oxigeno (Sat a O_2) informa la concentración de oxigeno ligada a la hemoglobina expresada en porcentaje.

Se calcula multiplicando la saturación x Hb x 1,34.

Ejemplos de cálculo de contenido arterial de oxigeno (CaO_2):

1. Contenido normal: CaO_2= (Hb x 1.34 x Sat O_2)

Hemoglobina = 12 g/100 PaO_2 =100 mm Hg Saturación% = 0,98

Contenido disuelto (PaO_2 x 0.003)

=100 x 0,003

=0,30 ml/100

Contenido ligado:

=12 x 1,34 x 0,98

=15,75 ml/100

Contenido total en sangre CaO_2 (Hb x 1.34 x SatO_2) + (0,003 x PaO_2) =16,05 ml/100

La oferta de Oxigeno a los tejidos (TO_2 = CaO_2 x Debito Cardiaco x 10)

2. Hipoxemia:

Hemoglobina = 12 g/100 PaO_2 =40 mm Hg Saturación %=0,75

Contenido disuelto:

=40 x 0,003

=0,12 ml

Contenido ligado:

=12 x 1,34 x 0,75

=12,06 ml

Contenido total en sangre
= 12,18 ml

En este caso, a pesar de la hipoxia el contenido total de oxigeno no descendió en forma significativa gracias a la adecuada concentración de hemoglobina

3. Severa anemia:

Hemoglobina = 4 g/100 PaO_2 =100 mm hg Saturación% =0,98

Contenido disuelto:

= 100 x 0,003

= 0,30 ml

Contenido ligado:

= 4 x 1,34 x 0,98

= 5,25 ml

Contenido total en sangre

= 5,55ml

En este paciente, aun con una buena oxemia disuelta en plasma, la anemia severa determina un paupérrimo contenido total de oxigeno arterial

El Análisis de la curva de disociación de la Hb muestra las relaciones criticas de la oxigenación (PaO_2) y las patologías asociadas al desvio para la derecha o izquierda.

4. Severa anemia e hiperoxia:

Hemoglobina = 4 g/100 PaO_2 =400 mm Hg Saturación% =1

Contenido disuelto:

= 400 x 0,003

= 1,2 ml

Contenido ligado:

= 4 x 1,34 x 1

= 5,36ml

Contenido total en sangre

= 6,56ml

En este ejemplo, aun con una hiperoxia disuelta en la sangre, la anemia grave no contribuye a mejorar el contenido total de oxigeno arterial

La PaO_2 durante la ventilación mecánica :

Es directamente proporcional a la Fraccion Inspirada de Oxigeno (FiO_2) y a la Presión Media Vía Aérea (PMVA):

- Un aumento en la FiO_2 o en la PMVA incrementa la oxigenación.

- La PMVA : Representa la media de las presiones en vías aéreas durante el ciclo respiratorio. Es directamente proporcional a la Presion Espiratoria Final Positiva (PEEP), el tiempo inspiratorio (TI), la relación I:E y la Presion inspiratoria (PIP).

El incremento en estos parámetros aumentará la PMVA o Paw, mejorando la oxigenación.

El calculo del Indice de Oxigenacion, la relación PaO_2 /FiO_2 y el Índice de Oxigenación, nos brindan un valor predictivo de gravedad y mortalidad.

Son importantes en la evolución y secuencialmente en la determinación de otras terapéuticas actuales de ventilación no convencionales como la ventilación de alta frecuencia (VOAF) y /o la utilización de oxido nítrico inhalado (NOi).

2. Dióxido de Carbono

Se transporta según la siguiente distribución:

1. 5 %, disuelto en el plasma
2. 30% unido a la Hemoglobin
3. 45% en forma de bicarbonato.

Una vez que la sangre arterial llega a los tejidos, los gradientes de presión permiten la difusión de O_2 y CO_2 entre los capilares y las células.

La $PaCO_2$: indica la presión parcial de dióxido de carbono disuelto en sangre arterial

La $PaCO_2$ durante la ventilación mecánica:

La $PaCO_2$ permite la evaluación de la hipoventilacion alveolar, ventilación insuficiente para mantener Pa CO_2 < 45mmHg).

Es inversamente proporcional al volumen minuto por lo que la $PaCO_2$ aumenta o se reduce según la ventilación alveolar.

La ventilación alveolar (VA) esta dada por: la frecuencia respiratoria (FR) x (VC-espacio muerto EM)

El volumen minuto (VM) está dado por el producto= Volumen corriente (VC) x frecuencia respiratoria (FR), por lo tanto:

• Para reducir PCO_2: aumentamos PIM / volumen corriente (VC) y frecuencia respiratoria (FR)

• Para aumentar $PaCO_2$ disminuimos PIM / VC y FR.

Artificios en la medición de los gases en sangre

C correspondan al estado clínico del paciente. Existen situaciones que pueden hacer variar en forma incorrecta la exactitud de los análisis gasometricos:

• *Toma de la muestra:* se debe evitar una aspiración muy vigorosa que puede producir una microcavitación que causa un aumento del pH y una reducción de la paO_2 y la $paCO_2$. Es necesario evitar la entrada de burbujas que "contaminen" la cantidad de oxigeno sanguíneo. El aire ambiente tiene una pCO_2 de 0 y una pO_2 de 150 mmHg, al mezclarse con la sangre extraida producen una reducción de la $paCO_2$, un aumento del pH y una elevación de la paO_2 hasta 150 mmHg Utilizar anestésico local y/o sedación en caso de puncion directa.

• *Volumen de heparina:* si se halla en exceso en la jeringa, el material se diluye alterando la concentración que dará valores falsamente bajos de $PaCO_2$ y pH y puede alterar el valor de PaO_2, y la cifra de hemoglobina. Las jeringas precargadas con heparina liofilizada evitarían este error.

A) Medición:

• *Retraso:* una excesiva demora en el procesamiento de la muestra altera la fidelidad de los resultados Se debe enfriar la muestra hasta su lectura, ya que se trata de un tejido que sigue consumiendo oxigeno y eliminando anhidrido carbónico

• *Temperatura:* la medición se hace a 37° C y se corrige a la temperatura del paciente. La temperatura influye en la actividad metabólica de la sangre y en el consumo de O_2 y la producción de CO_2

• *Actualmente existen analizadores: I - stat pg8, para realización inmediate que evitan inconvenientes con el transporte del material*

B) Calibración: es necesario que el equipo este siempre bien calibra actividad metabólica do para asegurar su exactitud. Actualmente hay equipos de calibración automatizada

Medición arterial continúa

Se puede realizar una monitorización continua de los gases arteriales a través de un catéter especial con electrodos miniaturizados de pH, pO_2 y pCO_2, cuyas mediciones se registran en el monitor en forma numérica y en graficas. Se reserva para pacientes graves y el costo de dichos catéteres es muy elevado.

Medición de la Gasometria Venosa Central

Se debe realizar de sangre extraida de catéter venoso central localizado en vena cava, atrio derecho o arteria pulmonar. Los datos analizados son PvO_2, Sat vO_2, PvO_2 y contenido arterio- venoso de O_2. C(a-v) O_2. Para efectos de cálculos cuyas formulas esten relacionadas con la función respiratoria o cardiovascular, la sangre vevosa mixta obtenida atravez de catéter de pulmonar puede ser substituida por la extraida de los terrictorios citados.

Monitorización extra sanguínea de los gases sanguíneos

• Saturometría de pulso:

Se basa en la medición transcutanea de la concentración de oxigeno contenida en la hemoglobina a través del oxímetro de pulso o saturómetro. El funcionamiento se basa en un **espectrofotómetro** que mide en forma cuantitativa la absorción de luz de longitudes de onda específicas, al pasar por un lecho vascular arterial pulsátil, registrando en el monitor una curva **pletismográfica** y un valor numérico.

Limitaciones:

- La $StcO_2$ por debajo del 80%, disminuye su correlación con la SaO_2 debido a la forma de la curva de disociación de la hemoglobina: una disminución importante en la PaO_2 se traduce en una disminución leve en la lectura de la $StcO_2$, de igual manera en el otro extremo de la curva: grandes aumentos de la PaO_2 darán muy pequeños cambios en la $StcO_2$.

- En alteraciones hemodinámicas: la $StcO_2$ requiere de un flujo arterial pulsátil adecuado, por lo que situaciones como shock, hipotermia, aumento de la presión venosa, edema, enfermedad vascular periférica, disminuyen la perfusión digital y alteran las lecturas.

- Otros factores que alteran su interpretación son: la presencia de Hemoglobina fetal, anemia grave (menor de 5 g/dl), presencia de intralípidos, fototerapia y el uso de lámparas infrarrojas.

El sensor luminoso debe estar correctamente colocado y el paciente no debe realizar movimientos excesivos

• Capnografía:

Es la medición numérica y registro gráfico del dióxido de carbono inhalado y espirado (CO_2) en la vía aérea de un paciente durante su ciclo respiratorio. El método se basa en una **espectroscopía infrarroja** que mide la energía absorbida de una estrecha banda de longitud de onda de luz infrarroja al hacerla pasar a través de una muestra de gas.

Se denomina $PetCO_2$ y su valor esperado es de 5% inferior a la $PaCO_2$.

Cuando la Ventilación/Perfusión esta equilibrada la Presion alveolar de dióxido de carbono ($PACO_2$) es similar a la $PaCO_2$, y entonces los cambios en la $PaCO_2$ un reflejo casi exacto de la $PACO_2$.

Cuando la Ventilación/Perfusión es >1, se produce un alto grado de "espacio muerto", resultando la $PACO_2$ inferior a la $PaCO_2$ y consecuente disminución de la $PetCO_2$, esto se observa en los siguientes cuadros:

• Aumento del espacio muerto fisiológico: DBP, neumonías y atelectasias, en pacientes respirados permite evaluar la eficacia de la PEEP

• Hipoperfusión arterial pulmonar debida a hipovolemia y presión aumentada en la vía aérea

• Hipotermia

• Reducción de la perfusión pulmonar o sistémica

• Aumento de la frecuencia respiratoria y volumen tidal

• Aumento en el aporte en el aporte de grasas en la nutrición parenteral

Lo inverso sucede en la Ventilación/Perfusión > 1(broncoespasmo, atelectasias, neumonitis por aspiración, la intubación bronquial) resultando la $PACO_2$ superior a la $PaCO_2$, y consecuente aumento de la $PetCO_2$ esto se observa en los siguientes cuadros:

• Sepsis

• Fiebre

• Dolor

• Stress

• Convulsiones

• Aumento de la actividad muscular

• Reducción de la frecuencia respiratoria y volumen tidal

• Bicarbonato de sodio

• Hidratos de carbono en la nutrición parenteral

Algunas situaciones clínicas reducen la utilidad de la $PetCO_2$ al no tener una estrecha correlación con la tensión alveolar y por lo tanto con la $PaCO_2$. Pacientes con respiración superficial, flujos respiratorios de baja velocidad, o con vaciamiento asimétrico de diferentes segmentos pulmonares no envían gas alveolar puro a las vías respiratorias superiores y el valor medido de la $PetCO_2$ no refleja la tensión alveolar de éste.

Evaluación de la eficiencia de la oxigenación

- Índice de oxigenación:

PMVA X FiO_2X 100

PaO_2

Interpretación: > 15: severa dificultad respiratoria

30 a 35: falla de soporte respiratório

> 40: mortalidad mayor de 80%

- Gradiente Alveolo-Arterial (D A-aO_2)

El gradiente alveélo-arterial de oxígeno evalúa el intercambio gaseoso, informa de manera más completa las alteraciones del intercambio pulmonar de gases. Un mayor gradiente implica mayor patología en el mismo

Calculo: DA-aO_2=PAO_2-PaO_2,

PAO_2=Presión alveolar de O_2.

Siendo la PAO_2: = (Pb – Pv H_2O) x FIO_2 - $PaCO_2$ /CR]).

PAO_2; presión parcial de oxígeno en el alveolo.

FiO_2=Fración de O_2 inspirada (0,21)

$PaCO_2$=Presión arterial de carbónico

CR= Cociente respiratorio (0,8)

Pb : presión barométrica

PvH_2O: Presion de vapor de agua (47 mmHg a 37 grados) o bien la ecuación simplificada: PAO_2=FIO_2-$PaCO_2$/CR

Gradiente normal:

FiO_2:0.21 DA-aO_2= 5 –10 mmHg

> 250 insuficiencia respiratoria que requiere ventilación mecánica.

> 600 por mas de 8 hs. Mortalidad más del 80%.

- PAFI (PaO_2 / FiO_2)

Es la relación PaO_2/FiO_2, es de muy fácil cálculo ya que no se requiere resolver la ecuación del gas alveolar. Su desventaja estriba en que no incluye en su formula la $PaCO_2$, por lo que solo nos permite la comparación de valores del paciente si no se modifico la ventilación alveolar.

El valor ideal de la PAFI es de 500 e implica una correcta oxigenación, cuando este valor disminuye por debajo de 300 indica una alteración crítica del intercambio gaseoso que si continúa descendiendo, el trastorno es considerado más grave.

Ajuste de parámetros según alteraciones gasométricas:

• Hipoxemia sin hipercapnia: aumentar FiO_2, PIM, PEEP, TI o relación I:E.

• Hipoxemia e hipercapnia bruscas: es prioritario descartar si hay una falla del respirador o existe un agravamiento del niño. Se descarta esta situación con bolseo manual del paciente.

a) Si presenta murmullo vesicular reducido en forma bilateral: tubo endotraqueal obstruido, extubación accidental, neumotórax a tensión.

b) Si la disminución del murmullo vesicular es unilateral: tubo endotraqueal en el bronquio derecho, neumotórax unilateral.

• Hipoxemia mas hipercapnia gradual: Aumentar: PIM, relación I : E, PEEP, FR.

• Hipercapnia sin modificacion de PaO_2: Aumentar FR, PIM, relación I:E, reducir PEEP.

• Hipocapnia:: Disminuir PIM y FR o aumentar Ti, aumentar PEEP. La alcalosis respiratoria que puede causar disminución de flujo cerebral y del volumen cardíaco minuto.

Monitoreo de gases en el retiro del respirador:

En el destete respiratorio deberiamos alcanzar los siguientes objetivos en el monitoreo de los gases:

• $Fi0_2$ disminuida a 40% con mantención de $Pa0_2$ = 50-80 mmHg.

• Indice Oxigenación con a/A >0,40.

• A-a DO_2 gradiente < 250 mmHg.

• PAFI por encima de 300

El manejo de pacientes en ventilación mecánica requiere del operador una gran versatilidad, que debe asociar conocimientos teóricos, experiencia personal y ductilidad para planificar la mejor estrategia ventilatoria ante situaciones cambiantes. El monitoreo de los gases sanguíneos durante la ventilación mecánica constituye un apoyo indispensable para una terapéutica respiratoria eficaz.

Referencias

1. Ruza F, De La Oliva P: Monitorización: medición de gases. En Ruza F, Tratado de Cuidados Intensivos Pediátricos. 3ª edición, vol I. Norma Capitel. 2003: 558-74
2. Aoki B, McCloskey: Evaluation, stabilization, and transport of the critically ill child. Cap I Principles of Stabilization. Mosby Year Book 1992: 1-16
3. Chiappero G, Villarejo F: Monitoreo del paciente en asistencia ventilatoria mecánica. En *Ventilación Mecánica* Libro del Comité de Neumonología Critica de la SATI. Ed Panamericana. 2008:55-82
4. Galeano A, Bogado N, Jiménez H: Monitorización Durante la Ventilación Mecánica. En De Carvalho W, Jiménez J y Sasbón J *Ventilación Pulmonar Mecánica en Pediatría*. Atheneu Hispánica.2001: 37-49
5. Casado Flores J: Métodos de medida de la oxigenación. Gases. PxO_2. Capnografía. En *Urgencia y Tratamiento del Niño Grave* Casado F/Serrano A. Océano/Ergón 2008: 209-12.
6. Santamaría Herrero S. A. Gradiente alveolo-arterial de oxígeno en los enfermos con EPOC An. Med. Interna (Madrid) v.18 n.3 Madrid mar. 2001:5-6
7. Muñoz R Conceptos Fisiológicos de importancia en la Interacción Cardiopulmonar. En Cuidados Críticos en Cardiopatías Congénitas o Adquiridas. Muñoz R. Da Cruz E. Distribuna 2007.

Capítulo 8

Monitorización no Invasiva - Capnografía y Pulsioximetría

Lissa Samudio
Hassel Jimmy Jiménez

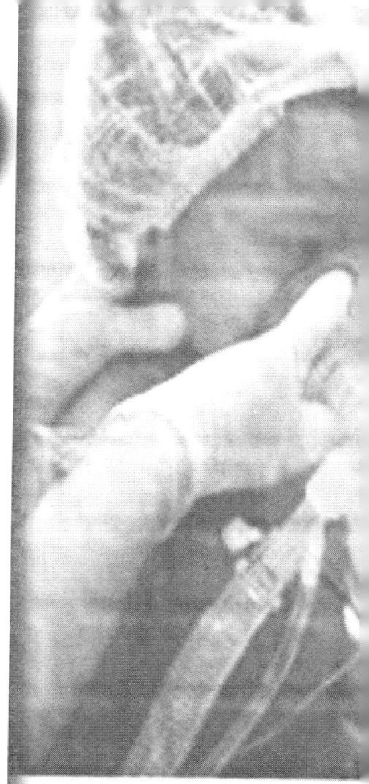

Los métodos no invasivos de monitorización son fundamentales en el manejo del paciente crítico pediátrico. Entre ellos se destacan la Capnografía y la Pulsioximetría.

Capnografía

Consiste en el registro y medición del anhídrido carbónico (CO_2) en el gas respirado. La capnometría mide las concentraciones y la capnografía muestra estas concentraciones en forma gráfica. En el año 1943, se inicia el desarrollo de esta técnica, a partir de la utilización de rayos infrarrojos.

El aire inspirado tiene concentraciones despreciables de CO_2 y numéricamente se la considera como de valor cero. Por el contrario, el aire espirado contiene cantidades variables según la circunstancia en la que el individuo se encuentre.

Fisiológicamente, el CO_2 se genera a nivel celular, como resultado de la acción metabólica de la célula bajo el influjo de varios factores o condiciones del individuo. Una vez producido se transporta a través de la sangre desde el tejido pulmonar, siendo este tránsito también dependiente del estado fisiológico. Su eliminación se realiza a nivel pulmonar.

Métodos de Medición de la CO_2

Existen dos métodos para la medición del gas, el de infrarrojos y el método de masas.

Método de Infrarrojos; por el mismo se identifica al CO_2 por su absorción, teniendo esta características especificas. Constituye un método sencillo y poco costoso, aplicable a la cabecera del paciente. Puede realizarse a través de medidores en línea o sobre el mismo circuito del Ventilador Mecánico. Consiste en una cámara medidora ubicada entre el Tubo T y el Tubo endotraqueal, los gases espirados pasan a través del mismo, donde son analizados.

Otro sistema es el medidor con toma lateral para el gas, analizan los gases tomándolos al mismo nivel del circuito respiratorio mediante una conexión en T. Tiene un sistema de aspiración continuo que extrae parte del volumen inspirado y espirado (Tidal), llevándolo hacia el analizador. Una desventaja para su uso en neonatos y lactantes pequeños es que cuando el flujo inspiratorio es alto lleva a interpretaciones erradas. La gran ventaja sin embargo, es que se la puede utilizar con mascarillas respiratorias o directamente con un tubo cuyo extremo se sitúe en la nariz o la faringe alta.

Método de Masas, con ella se identifica al gas por su relación carga/masa, permite además de la medición de la CO_2 la de los demás componentes del aire espirado. Constituye un método de difícil aplicación y de elevado costo por lo que se circunscribe a investigaciones.

Registro de Capnografia

En la inspiración la concentración de CO_2 es de cero y con el progreso de la espiración aumenta su contenido, existiendo tres compartimientos seriados: espacio muerto instrumental, espacio muerto anatómico y el gas alveolar. Habitualmente se divide el trazado de la capnografía en tres fases En la Figura 8.1 se esquematizan por los segmentos A-B, B-C, C-D y D-E:

Fase I (A-B). Indica el inicio de la espiración y representa el gas del espacio muerto anatómico, por lo que las concentraciones de CO_2 serán bajas.

Fase II (B-C). Se produce un aumento rápido en la curva que traduce el aumento en las concentraciones de CO_2 en el aire espirado al vaciarse los alvéolos.

Fase III (C-D). Constituye una meseta en el trazado, informa sobre el gas alveolar. El valor máximo de CO_2 en esta fase coincide con el final de la espiración y

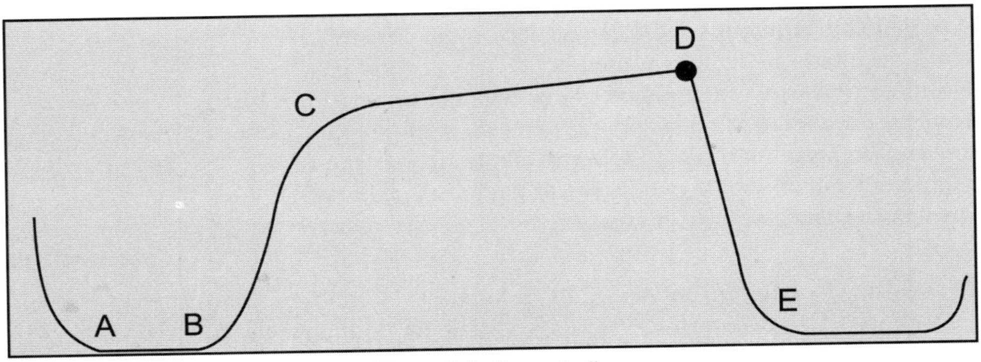

Figura 8.1. Capnografía

se denomina presión parcial de CO_2 corriente final o end tidal ($PetCO_2$) y refleja la PCO_2 arterial. Luego de la meseta existe un descenso brusco de CO_2 a la basal que corresponde a la inspiración (D-E).

Las enfermedades obstructivas muestran curva de espiración prolongada con una meseta poco definida, la curva se presenta plana, donde las fases II y III no se diferencian. Cuando esta patología se acompaña de Enfisema, la curva se corta a nivel bajo.

Las alteraciones restrictivas presentan una meseta mellada, altera la fase III, produciendo una meseta hendida en el grafico. Su principal característica es que la línea de base no llega a cero (re-brething).

Las oscilaciones cardiogénicas son pequeñas ondulaciones sobre la línea del capnograma, traducen los latidos cardiacos y de los grandes vasos intratorácicos.

La onda dicrota se ve en cuadros clínicos en donde la ventilación no es sincrónica, entre ambos pulmones o entre el paciente y el Ventilador Mecánico.

Datos Proporcionados por la Capnografía

Estimación de la $PaCO_2$ a partir de la $PetCO_2$

La $PaCO_2$ normal es de 40 mmHg y constituye el contenido de CO_2 de la sangre arterial. La presión de CO_2 alveolar ($PACO_2$) refleja la presión de todos los alvéolos en la ventilación. La presión parcial de CO_2 al final de la espiración ($PetCO_2$) refleja normalmente toda la $PACO_2$ y sus valores normales son de 37-38 mmHg.

La diferencia normal entre la $PaCO_2$ y la $PetCO_2$ ($D(a-A)CO_2$) es de 2-3 mmHg. En condiciones en las que existe una correcta perfusión y ventilación pulmonar la diferencia.

$D(a-A)CO_2$ es pequeña, por lo que la $PetCO_2$ puede utilizarse para monitorizar al paciente porque refleja la $PaCO_2$.

Al iniciar la capnografía se realiza determinación de gases en sangre arterial, correlacionando en forma simultánea ambos valores para calcular el gradiente, ello permite utilizar el CO_2 espirado para el seguimiento del niño.

En los pacientes con un parénquima pulmonar normal y una correcta perfusión, la $PetCO_2$ es un fiel reflejo de la $PaCO_2$.

Aplicación Clínica en UCIP

En Salas de Cuidados Intensivos tiene gran utilidad por tratarse de una técnica no invasiva y de registro continuo. Sin embargo, este método, puede ser influenciado por el aumento del metabolismo endógeno con mayor producción de CO_2 como ocurre durante episodios de hipertermia o convulsiones, por transporte alterado a los pulmones como en la Insuficiencia Cardiaca con Bajo Gasto, por trastornos en la eliminación pulmonar o por un aporte elevado de bicarbonato de sodio.

Su utilidad clínica se ha demostrado en la detección de la Intubación esofágica, en el embolismo pulmonar, en la patología pulmonar obstructiva, en el paro cardiorespiratorio y en la retirada de la asistencia respiratoria mecánica.

Oximetria de Pulso

Esta técnica se basa en las diferentes características de absorción de luz por la oxihemoglobina y la hemoglobina reducida.

El equipo consta de un microprocesador y un sensor con la fuente y el receptor para dos longitudes de onda. La absorción de la luz tiene un componente pulsátil que es el resultado de la variación sistólica / diastólica arterial entre la fuente y el detector.

Dos longitudes de onda, roja e infrarroja, son emitidas por la fuente de luz colocada en el extremo digital de la mano o del pie, lóbulo de la oreja, tabique nasal o la mejilla.

Un sensor en el lado opuesto de la superficie que captura la luz es parcialmente absorbida por la hemoglobina en el lecho arterial del sitio monitoreado.

La relación entre la luz transmitida / absorbida mide la saturación arterial de oxígeno ($Sa0_2$) y se grafica continuamente junto con los latidos del pulso arterial.

Los recién nacidos también pueden ser controlados en la palma y planta del pie. Cuando la saturación arterial está por arriba de 80 por ciento tiene una buena correlación con los datos que se obtienen por medición directa.

El sensor debe ser protegido, de modo que la luz ambiente no interfiera con la lectura.

La colocación inadecuada del sensor puede hacer que la luz llegue al detector sin pasar por los tejidos de manera satisfactoria y muestre una lectura no satisfactoria.

Es importante señalar que el oxímetro de pulso no funciona con amplitudes de pulso muy reducidas . La mayoría de dispositivos disponen de sistemas de alarma que reflejan el pulso arterial en niveles críticos debido a hipotensión, hipotermia o la utilización de vasoconstrictores.

La hiperpigmentación cutánea puede dar falsas lecturas, por lo que en niños de raza negra puede dificultarse su valoración.

Con los movimientos puede perderse la grafica o que ésta sea inexacta, así como cuando existen concentraciones elevadas de carboxihemoglobina porque refleja mediciones erróneamente altas al absorber ésta muy poca luz infrarroja

La Metahemoglobinemia, los colorantes como el azul de metileno, el verde de indocianina o el índigo carmín, la Iluminación cercana y el modelo de pulsioxímetro son factores que pueden afectar la fiabilidad y la determinación correcta del registro.

Ventajas del método

Permite variar las concentraciones de oxígeno según las necesidades del paciente disminuyendo el número de gasometrías arteriales. Además, es ideal para el seguimiento continuo del paciente crítico con posibilidad de responder con rapidez a las alteraciones de oxigenación surgidas. Estas ventajas han generalizado su uso en cuidados intensivos, emergencias y quirófanos.

Conclusión

La monitorización con oximetría de pulso y capnografía constituyen métodos no invasivos muy útiles en el diagnóstico y seguimiento de diversos eventos clínicos en pacientes pediátricos graves.

Es fundamental que los profesionales conozcan ambas técnicas , los resultados y su interpretación para obtener beneficios en la monitorización de la ventilación mecánica y disminuir el tiempo de permanencia en la salas de Cuidados intensivos, reduciendo los riesgos derivados de altas concentraciones de oxígeno y la necesidad de frecuentes tomas de muestras de gases en sangre. Finalmente recordemos que ningún método de monitorización propuesto puede sustituir a la observación directa responsable de médicos y enfermeras, sino complementarla.

Referencias

1. Bhende MS. Capnography in the pediatric emergency department. Pediatr Emerg Care 1999;15:64-9
2. Bhende MS, Thompson AE. Evaluation of an end-Tidal CO_2 detector during Pediatric Cardiopulmonary Resuscitation. Pediatrics 1995; 95:395-9.
3. Cambra F, Pons M. Pulsioximetría y capnografía. En Manual de Ventilación Mecánica. SECIP. Segunda Edición. 2009, 159-70.
4. Nadkarni UB, Shah AM, Deshmukh CT. Non-invasive respiratory monitoring in paediatric intensive care unit. J Postgrad Med. 2000;46:149-52.
5. do Amaral JL, Ferreira AC, de Carvalho WB. Respiratory monitoring: pulse oximetry and capnography in children during anesthesia and intensive care. Rev Paul Med. 1993; 111:320-34.
6. Pires Ferreira AC. Oximetria de Pulso e Capnografia em UTI Pediátrica. Em Ventilação pulmonar mecânica. Editora Lovise. São Paulo. 1995, 63-70.

Capítulo 9

Monitoreo de la Mecánica Respiratoria en Pacientes en ARM

María José Montes,
Patricia Beatriz Capocasa
Juan Carlos Vassallo

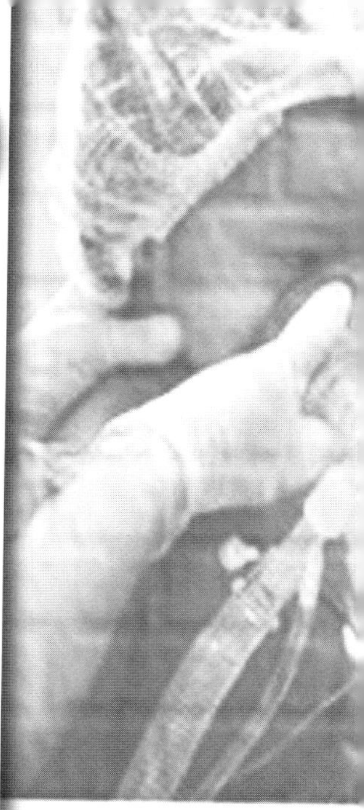

Introducción

Se entiende por monitoreo respiratorio de la ventilación mecánica a la evaluación de parámetros fisiológicos, ya sea en forma directa o diferida, continua o intermitente, a fin de evaluar conductas, precisar respuestas o identificar eventos de riesgo que impliquen intervenciones para resolver o prevenir los mismos.

Se han producido profundas modificaciones en la forma, las técnicas, los equipos y también las conductas que se toman a partir de los datos de monitoreo actual, a la luz de los nuevos desarrollos, y también las nuevas interacciones entre los pacientes y los respiradores . Los monitores de alta precisión, continuos y cercano al paciente permite la evaluación continua de parámetros complejos y ofrecen a los profesionales enorme cantidad de datos sobre las variables respiratorias mas simples o de la delicada sincronía respirador-paciente. Estos cambios han transformado el monitoreo ventilatorio de pacientes en ARM en un verdadero desafío para el medico, dado que de la profusa cantidad de datos a veces disponibles se deben distinguir aquellos que son relevantes, confiables y centinelas de las intervenciones, descifrar sus implicancias y facilitar a través de ellos el proceso de atención del paciente critico, mejorando los resultados. Sin embargo, ninguna tecnología reemplaza iniciar el monitoreo de la mecánica respiratoria con una reflexiva aproximación fisiopatológica, que se resumen en la Tabla N° 1, y una presencia muy cercana del médico al paciente critico que permita evaluar, a través de contacto directo, estas variables y sus cambios en el tiempo.

Tabla 9.1. Preguntas para responder al evaluar la ARM en un paciente
ASISTENCIA RESPIRATORIA MECANICA Preguntas antes de iniciar la ARM
• Existe obstrucción de la VA ?
• Está la bomba respiratoria indemne ?
• Hay fatiga muscular ?
• Están los pulmones enfermos ?
• El paciente requiere oxígeno extra ?
• La patología es simétrica ?
• Cuando se podrá iniciar el destete ?
Dr Juan C Vassallo, Hospital de Pediatria " J. P. Garrahan"

Mecánica pulmonar

La ARM es básicamente un dispositivo que genera un flujo de aire y oxígeno durante un tiempo determinado hasta llegar a un limite de volumen o presión. La presión positiva dentro del sistema respiratorio que es necesaria para vencer la resistencia de la vía aérea y distender los alvéolos pulmonares. Esta interacción entre el equipo y el sistema respiratorio surge el concepto de Mecánica Respiratoria, del cual resumimos didácticamente sus definiciones y interralciones en el Figura 9.1:

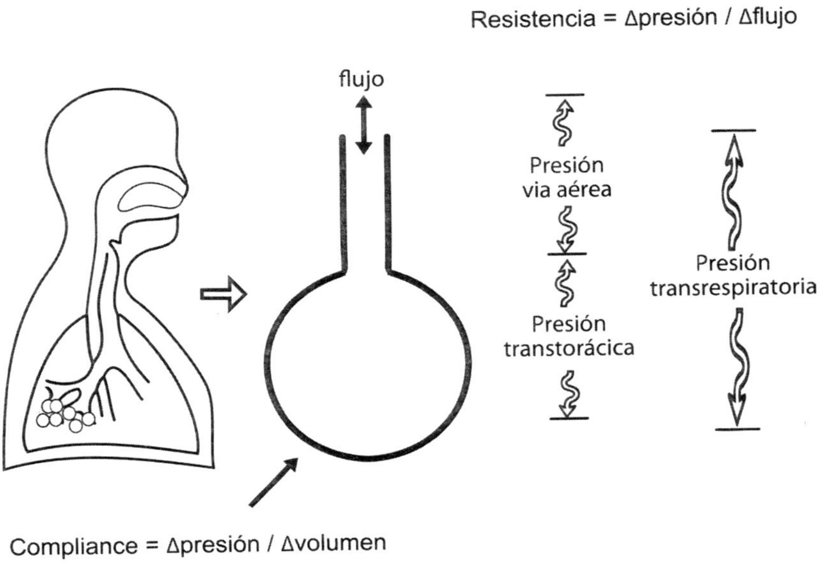

FIGURA 9.1. Mecanica Respiratoria

Presion en la Vía Aérea

En la medida que el respirador insufla aire a los pulmones, la presión en la vía aérea aumenta hasta un valor máximo. Este incremento de presión se mide habitualmente a través de los sensores del ventilador, proximal al tubo endotraquel o distal a la vía aérea del paciente, en el propio circuito del respirador. El registro gráfico de presión en el tiempo permite obtener una medida de monitoreo continuo simple y útil en la mayoría de los equipos actuales. Como una breve introducción, podemos observar en el Figura 9.2 las diferentes presiones en al vía aérea, Pico o PIM y Plateau o Meseta en la curva de presión – tiempo de una modo controlado por volumen, ciclado por tiempo, con un período de pausa inspiratoria con flujo inspiratorio cero en ese período::

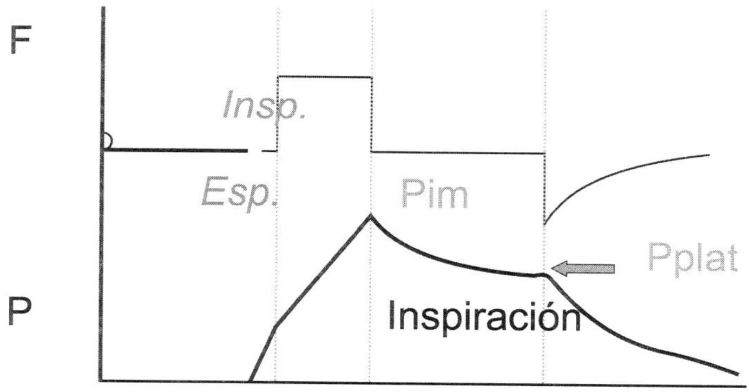

FIGURA 9.2. Mecánica respiratoria – Curvas de presión de la vía aérea en función del tiempo

Recordemos que en la ventilación espontanea, la presión en la vía aérea se registra sobre el tiempo sobre la línea basal, atmosférica si no hay presión proximal, y sobre la presión al final de expiración o CPAP, cuando se impone la misma Figura 9.3.

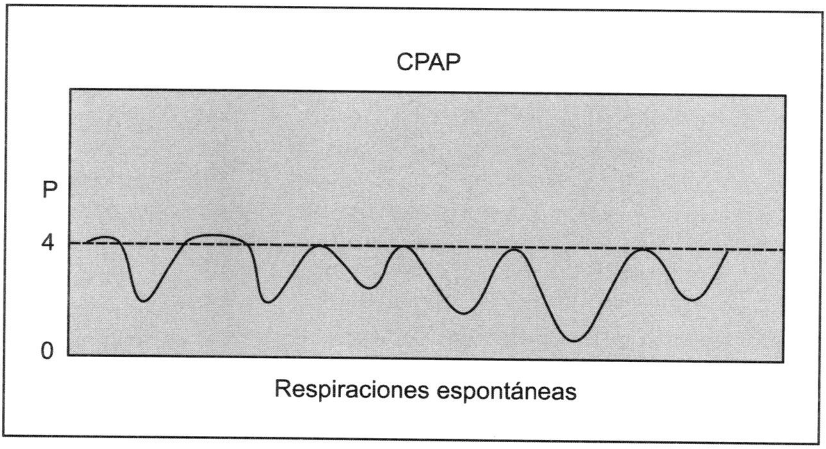

FIGURA 9.3. Grafico de presión de la vía aérea en función del tiempo con CPAP

Definiciones operativas

Presión Pico: es la máxima presión generada por un volumen corriente programado, durante la inspiración y refleja la impedancia total impuesta a la ventilación. Representa tanto la resistencia al flujo aéreo como la resistencia elástica del sistema respiratorio (o sea la presión requerida para distender el pulmón y la caja torácica). El aumento de la resistencia de la vía aérea por broncoespasmo, la oclusión del tubo endotraqueal por secreciones, los flujos inspiratorios, volúmenes corrientes altos y las alteraciones de la distensibilidad incrementa su valor; en cambio la presencia de fugas puede disminuirla.

Presión meseta o plateau: es la presión registrada en la vía aérea una vez finalizada la inspiración y con flujo cero. Representa la presión necesaria para superar el retroceso elástico pulmonar; su valor refleja la presión alveolar pico. Se mide al final de una pausa inspiratoria de unos 2-3 segundos de duración, durante la cual el flujo es cero. El primer punto de flujo 0 corresponde al punto de Pz o presión dinámico-estática, luego la presión decae hasta un valor de equilibrio (plateau) La velocidad con la que se alcanza este equilibrio depende de la homogeneidad del parénquima pulmonar. Su valor se modifica ante cambios de la distensibilidad o complianza pulmonar o torácica y de la capacidad residual funcional. Como la medición se realiza con flujo cero no se altera por la presencia de secreciones, bronco espasmo u otros cambios en las resistencias inspiratorias

Presión al final de la espiración o presión de base (Pex): es la presión registrada en el sistema respiratorio al final de la espiración y con la vía aérea ocluida. Expresa la suma de la presión aplicada al final de la espiración (PEEP extrínseca) más la presión remanente en el sistema por atrapamiento aéreo (autoPEEP.) Se cuantifica programando una pausa espiratoria (2-3 seg.) inmediatamente antes de que ocurra la inspiración siguiente. La medición exige que el paciente no interfiera con la respiración del aparato. Si la Pex es mayor que la PEEP externa aplicada implica la presencia de autoPEEP.

AutoPEEP o PEEP intrínseca: corresponde a la presión alveolar existente al final de la espiración que se pone de manifiesto en condiciones de flujo cero. La persistencia de flujo espiratorio en este momento indica que la presión alveolar (Pa) no ha llegado a 0 cm H_2O o al nivel de PEEP extrínseca prefijado debido a un corto tiempo espiratorio o al cierre precoz de la vía aérea (por fenómenos de colapso dinámico). Esto significa que el tiempo espiratorio es insuficiente para que la exhalación sea completa o que por desplazamiento del punto de igual presión existe atrapamiento de aire dentro del pulmón que puede conducir a hiperinsuflación dinámica (ej. Asma, EPOC).

Son causas también de autoPEEP: volumen corriente excesivo y tiempos espiratorios insuficientes, frecuencias respiratorias elevadas, relación I / E corta, impedancia del circuito muy elevada. El valor del autoPEEP no se relaciona en forma lineal con el grado de atrapamiento aéreo o hiperinsuflación pulmonar, pues este último depende del producto de la autoPEEP y la complianza (un paciente con altas fuerzas de retroceso elástico puede hallarse poco insuflado y tener el mismo valor de autoPEEP que uno con complianza aumentada y alto grado de hiperinsuflación).

Paw media (Presión media vía aérea): corresponde al promedio de todos los valores de presión que distienden los pulmones y el tórax durante un ciclo respiratorio.

Todas las maniobras que aumentan la Paw media optimizan la oxigenación, sin embargo, es importante recordar que se deben elegir estrategias que incrementen la Paw media sin provocar sobredistensión alveolar. (7)

Monitoreo de la función respiratoria: Curvas de Presión, Volumen y Flujo

La precisa medición de la presión desarrollada en la vía aérea, el flujo y el volumen son requisitos fundamentales para el adecuado control del paciente en asistencia ventilatoria mecánica. Estas variables también pueden supervisarse de manera cuidadosa para detectar fallas del ventilador, minimizar el riesgo de las complicaciones inducidas por la ventilación mecánica y alertar sobre cambios significativos en la condición del paciente. La determinación de los valores de presión, volumen y flujo también se utilizan para el cálculo de las propiedades fisiológicas básicas del aparato respiratorio (complianza, resistencia) así como del trabajo respiratorio.

Las curvas de función respiratoria son la representación gráfica de los cambios que presenta una variable determinada (volumen, presión o flujo) durante el ciclo respiratorio. Dichos cambios pueden representarse respecto al tiempo (volumen – tiempo, presión-tiempo y flujo tiempo) o bien representar los cambios de una variable respecto a otra (volumen-presión y flujo-volumen). (8)

Podemos considerar objetivos generales durante la monitorización gráfica:

1. Determinación rápida de patologías respiratorias mediante la medición de:

- Volumen tidal (VT)
- Presiones en la vía aérea (Paw)
- Complianza
- Resistencia en la vía aérea

2. Determinar la efectividad de intervenciones terapéuticas utilizadas en la asistencia al paciente:

- Determinación de la PEEP óptima
- Seleccionar el volumen tidal y la presión inspiratoria adecuada
- Establecer los principios de ventilación protectora

3. Evaluar, cuando están presentes los efectos adversos de la ventilación:

- Sobredistensión alveolar
- Hiperinsuflación dinámica (atrapamiento aéreo)
- Detección de fugas de aire
- Obstrucción en las vías aéreas

4. Evaluar el sincronismo del paciente-ventilador:

- Por ajuste inadecuado del trigger
- Por fugas aéreas
- Por esfuerzos ventilatorios del paciente mientras el ventilador libera el flujo

5. Determinar las tendencias y eventos de forma retrospectiva

Curva de Presión-Tiempo

Representa los cambios que se producen en la presión de la vía aérea durante el ciclo respiratorio la gráfica es significativamente distinta entre modalidades de volumen y presión.

En modos por volumen, con flujo inspiratorio constante la curva presenta tres puntos, punto 1, corresponde a la presión inspiratoria pico, punto2 corresponde a la presión meseta y punto cero corresponde al PEEP. **Figura 9.4**.

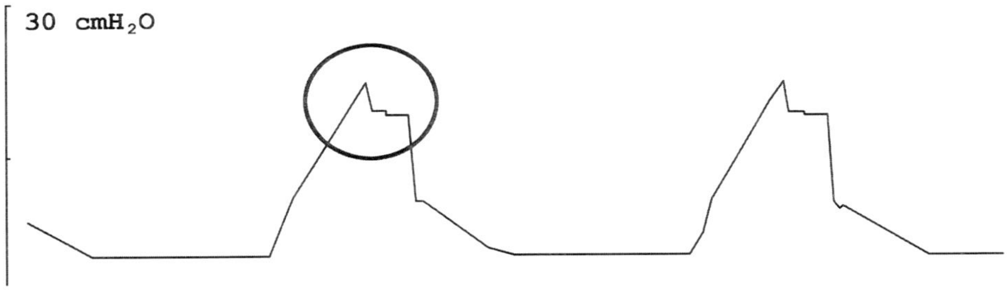

FIGURA 9.4. Curva Presión –Tiempo en modalidad control volumen

En modos por presión con flujo decreciente se mantiene la presión inspiratoria máxima durante toda la inspiración, así en esta curva la presión pico es igual a la presión meseta. **Figura 9.5**.

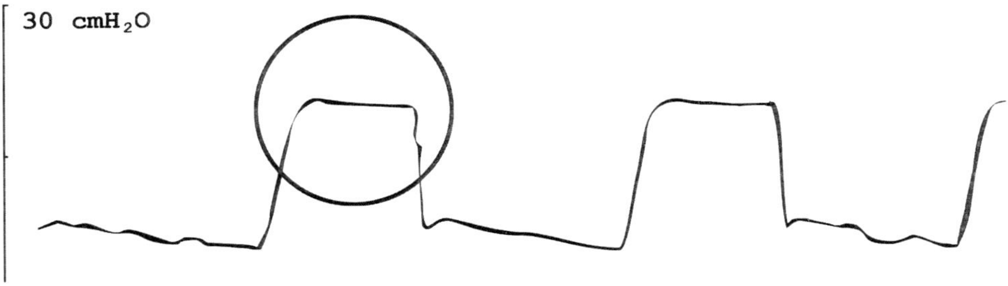

FIGURA 9.5. Curva Presión –Tiempo en modalidad control Presión

La presión meseta señalada en ambas curvas no es la empleada en el cálculo de complianza estática, ya que su verdadero valor se obtiene al realizar una pausa inspiratoria observándose una caída de la presión meseta hasta su verdadero valor.

Aplicaciones de la curva Presión-Tiempo:

- Permite distinguir la modalidad o tipo de respiración. En modalidades SIMV volumen con presión soporte es fácil distinguir las respiraciones realizadas por el respirador o por el paciente. **Figura 9.6 a.**

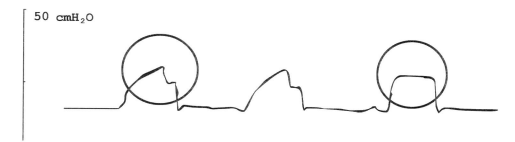

FIGURA 9.6A. Presión –Tiempo en modalidad SIMV con presión soporte

Se distinguen las respiraciones mandatorias de las espontáneas con presión soporte.

En estas situaciones también es posible distinguir el periodo de ventana durante el cual el respirador gatilla (trigger) la ventilación asistida, mientras que cuando se supera este periodo, se inicia la ventilación asistida en función de una frecuencia respiratoria predeterminada **Figura 9.6 b**

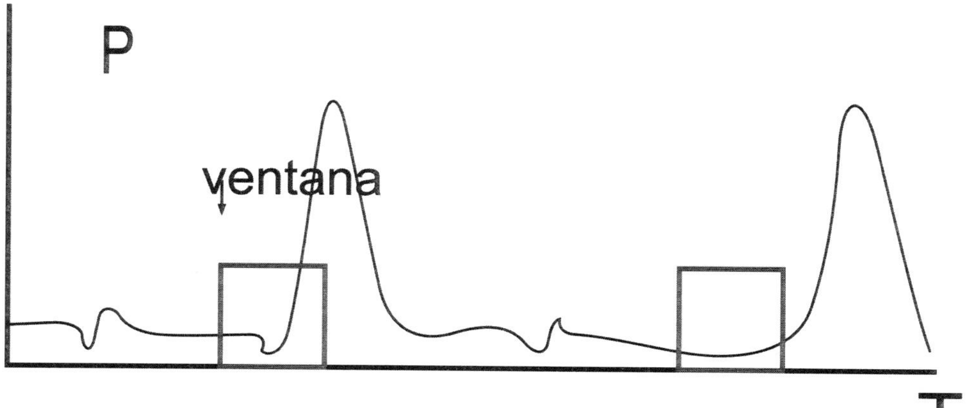

FIGURA 9.6B. Presión en función del tiempo con ventilaciones asistidas con trigger de presión o por tiempo

• Sospechar en los modos de volumen, la presencia de una resistencia aumentada de la vía aérea. Cuando mayor es la resistencia, mayor es la diferencia entre la presión pico y la meseta. **Figura 9.7**

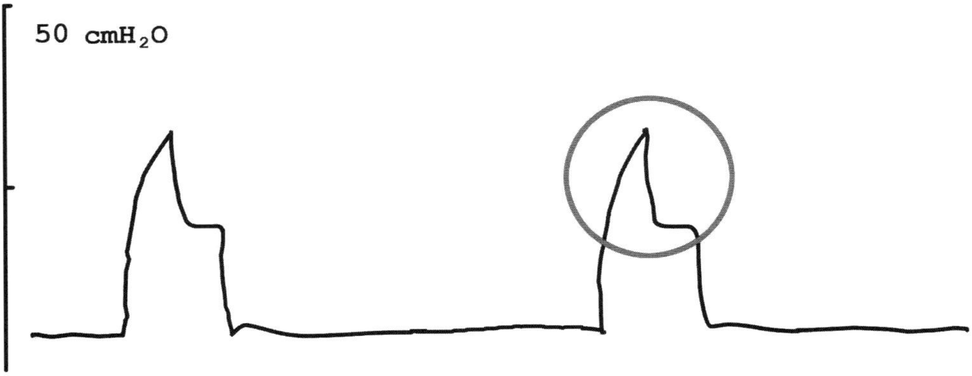

FIGURA 9.7. Curva Presión-Tiempo en modalidad control volumen. Aumento de la resistencia; se observa un incremento de la diferencia entre presión pico y plateau

• Confirmar la presencia de fuga, por la imposibilidad de alcanzar una presión pico mantenida o una meseta estable durante una pausa inspiratoria.

• Sospechar la presencia de autoPEEP, se traduce en un ascenso característico de la curva durante una pausa espiratoria.(9, 10)

Curva de Flujo-Tiempo

Representa los cambios que se producen en el flujo de la vía aérea durante el ciclo respiratorio. La gráfica de flujo tiempo es distinta en las modalidades por volumen (flujo inspiratorio constante) de las modalidades por presión (flujo decreciente). **Figura 9.8 (A y B)**

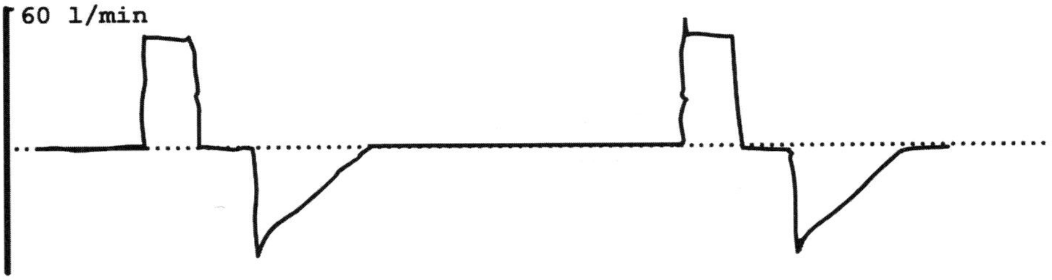

FIGURA 9.8A. Curva Flujo-Tiempo en modalidad control Volumen

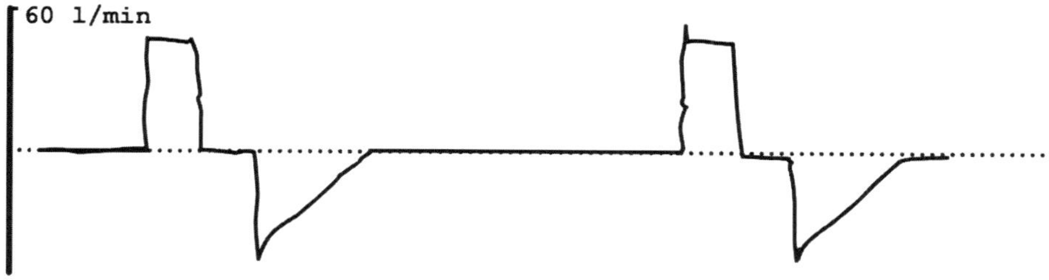

FIGURA 9.8B. Curva Flujo-Tiempo en modalidad control Presión

Sin embargo actualmente en la mayoría de los respiradores microprocesados, es posible elegir en modos por volumen la forma de onda de flujo inspiratorio (desacelerada, sinusoidal o con rampa ascendente). **Figura 9.9**

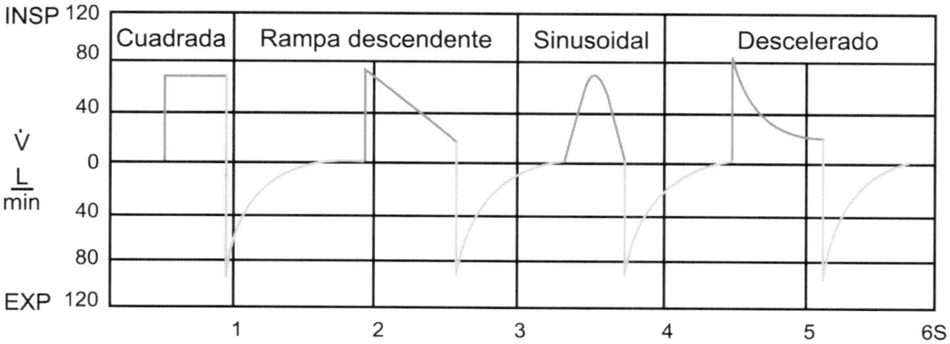

FIGURA 9.9. Curva Flujo-Tiempo con flujo inspiratorio constante, desacelerado, sinusoidal y descendente

La diferencia se limita a la parte inspiratoria de la curva ya que la espiración es un fenómeno pasivo y depende de las características del paciente.

Aplicaciones de la curva flujo-tiempo:

- Distinguir rápidamente la modalidad ventilatoria o tipo de respiración ya que tienen patrones muy diferentes.
- Detección de atrapamiento aéreo. Es la principal utilidad de la curva flujo tiempo. Se observa que el flujo espiratorio final no llega a cero antes de iniciarse el siguiente ciclo respiratorio. **(11)Figura 9.10.**

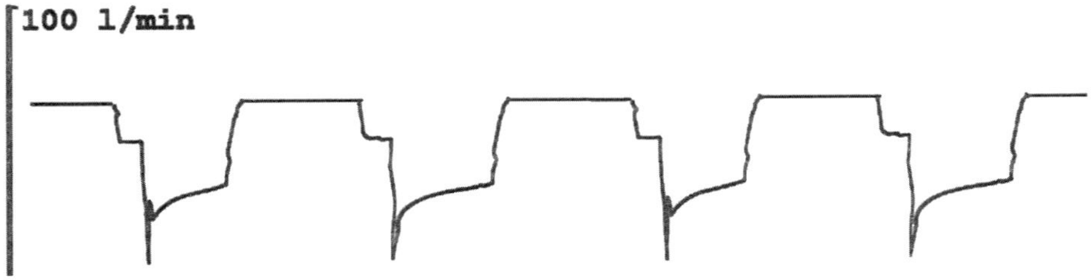

FIGURA 9.10. Curva Flujo-Tiempo en modalidad control volumen

Se observa atrapamiento aéreo, el flujo espiratorio no llega a cero.

Curva de Volumen-Tiempo

Representa los cambios que se producen en el volumen corriente durante el ciclo respiratorio.

La rama ascendente de la curva corresponde al volumen inspirado, el tramo horizontal corresponde a la pausa inspiratoria (si existe); ambas corresponden a la fase inspiratoria del ciclo respiratorio. La rama descendente corresponde al volumen espirado y con el tramo horizontal hasta el inicio de la siguiente respiración comprenden el periodo espiratorio. La morfología es similar en la modalidades control presión y volumen. **Figura 9.11.**

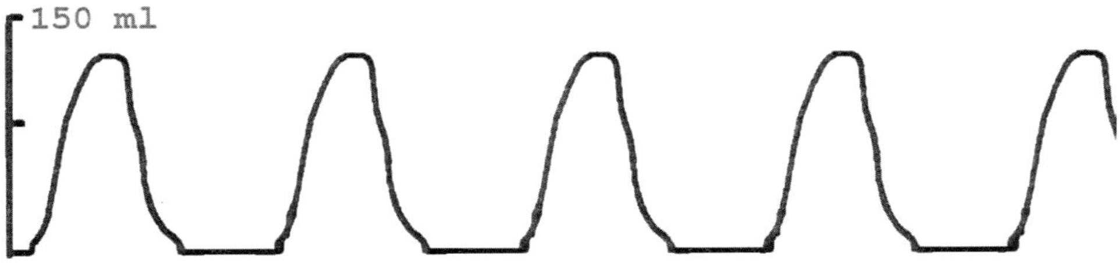

FIGURA 9.11. Curva Volumen – Tiempo en modalidad control Presión

Aplicaciones de la curva volumen-tiempo:

• Detectar presencia y grado de fuga: la rama descendente no llega a cero, se horizontaliza y se interrumpe al inicio de la siguiente inspiración. En base a la altura a la cuál se vuelve horizontal podemos estimar el grado de fuga. **Figura 9.12.**

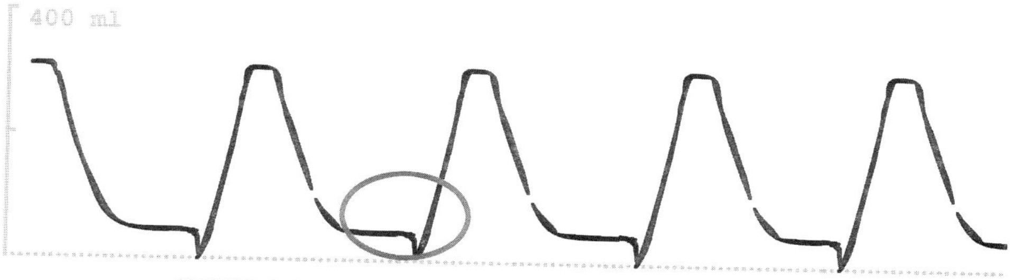

FIGURA 9.12. Curva Volumen- Tiempo, la rama descendente no llega a 0, evidenciándose presencia de fuga

- Valorar atrapamiento aéreo: la rama descendente tampoco llega a cero pero sin horizontalizarse
- Valorar modificaciones sobre el volumen corriente al modificar parámetros del respirador particularmente en modos de soporte
- Detectar aumentos del volumen espiratorio: la rama descendente se hace negativa (flujos adicionales, espiración forzada)

Gráficos con análisis simultáneos de dos o más variables (lazos o bucles)

En este tipo de gráficos se pueden representar las variables flujo (V), presión (P) y volumen (VT) unas en relación con otras.

Curvas de flujo-volumen

Muestran los cambios que se producen en el flujo en la vía aérea respecto a los cambios de volumen pulmonar durante el ciclo respiratorio **(Figura 9.13).**

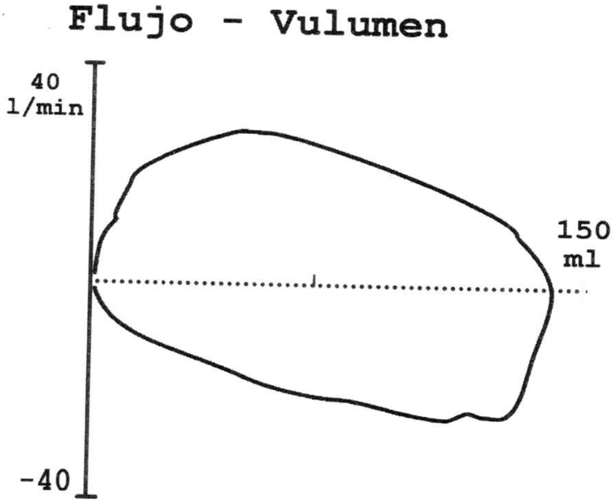

FIGURA 9.13. Curva Flujo - Volumen, en modo control presión

La curva es un bucle que se abre con la inspiración y se cierra con el final de la espiración, por tanto la representación gráfica es ciclo a ciclo, aunque algunos respiradores pueden almacenar en la memoria ciclos seleccionados para su posterior análisis.

Aplicaciones de la curva flujo / volumen:

- Observar limitaciones al flujo espiratorio. En estos casos vemos cambios en la morfología de esta parte de la curva, pudiendo pasar de una forma prácticamente recta a una morfología convexa hacia la línea de base, incluso en situaciones severas se produce un descenso brusco del flujo meso y telespiratorio. (**Figura 9.14**)

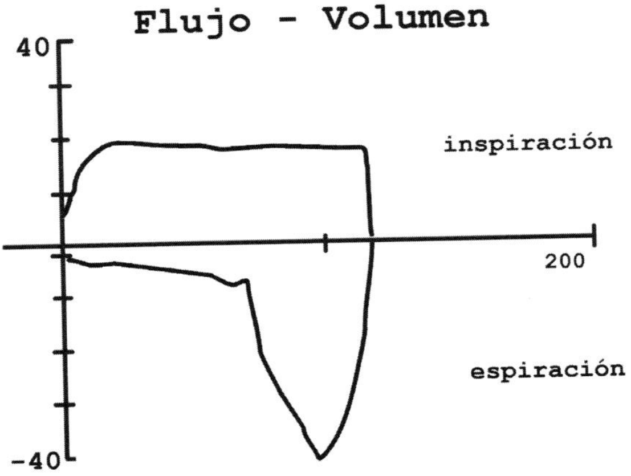

FIGURA 9.14. Curva Flujo - Volumen, en modalidad control volumen con existencia de obstrucción severa en el flujo espiratorio

- Detectar la presencia de atrapamiento aéreo, reflejando que el flujo espiratorio no llega a cero antes del siguiente ciclo. (**Figura 9.15**)

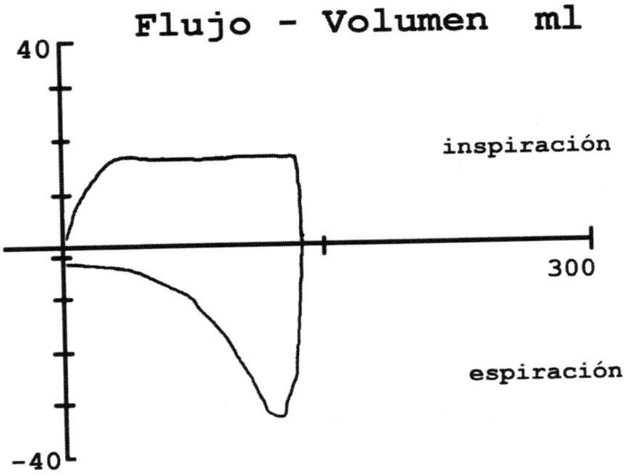

FIGURA 9.15. Curva Flujo - Volumen, en modalidad control volumen con existencia de atrapamiento aéreo, la rama espiratoria corta a la ordenada en un valor inferior a 0

- Detectar la presencia de fugas, cortando la rama espiratoria el eje de abscisas en un valor superior a cero. **Figura 9.16.**

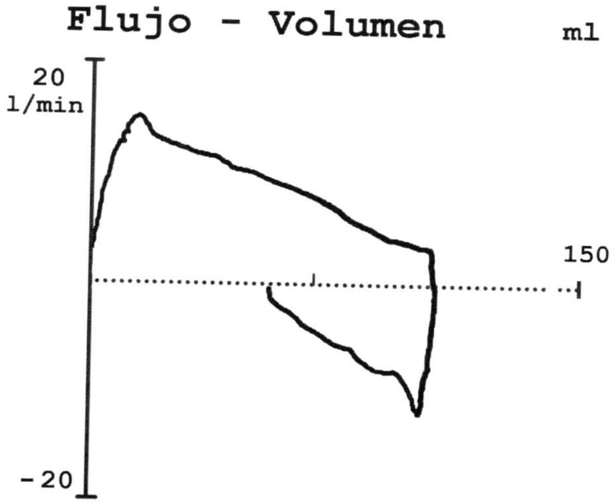

FIGURA 9.16. Curva Flujo - Volumen, en modalidad control volumen con presencia de fuga, la rama espiratoria corta a la abscisa en un valor superior a 0

- Identificar la presencia de espiración forzada o flujos espiratorios adicionales, alargándose la rama espiratoria más allá del eje de ordenadas
- Detectar la presencia de secreciones en la vía aérea o agua de las tubuladuras, observando irregularidades o melladuras tanto en el asa inspiratoria como espiratoria de la curva
- Detectar asincronía paciente respirador, que se traduce en irregularidades en la parte inspiratoria de la curva, pudiendo adaptar los cambios en el flujo a las necesidades del paciente
- Valorar la respuesta al tratamiento, como modificaciones en el patrón de flujo, tratamiento con broncodilatadores (cambios en la pendiente y morfología espiratoria), uso de PEEP, etc.(12)

Curvas de volumen-presión

Se representan los cambios en el volumen pulmonar respecto a los cambios de presión durante un ciclo respiratorio. El volumen se representa en el eje de ordenadas y la presión en el de abscisas. Se origina un bucle que se abre con la inspiración y se cierra con el final de la espiración. **Figura 9.17**

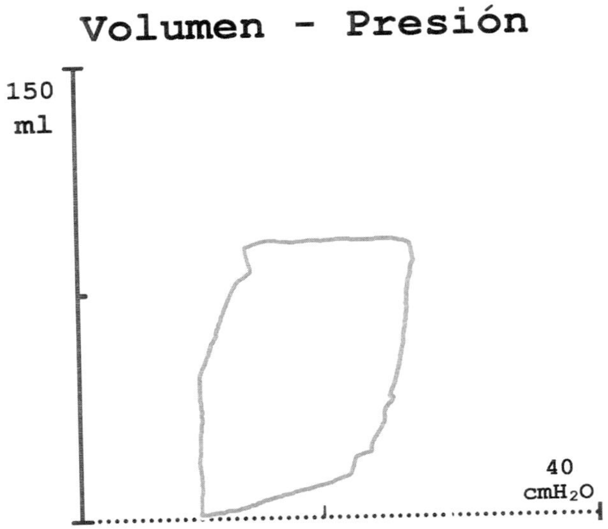

FIGURA 9.17. Curva Volumen-Presión en modalidad control presión

Se representa ciclo a ciclo; los nuevos respiradores pueden memorizar curvas para su análisis. La gráfica es distinta en las modalidades por presión a las de modalidad por volumen en lo que corresponde la rama inspiratoria, ya que la espiración es pasiva.

Compliance

Se entiende por compliance (C) la relación entre el cambio de volumen de gas intrapulmonar y el incremento de presión (ΔP) necesario para producir este cambio de volumen (ΔV):

C= ΔV / ΔP, se expresa en ml/cm H_2O

El sistema respiratorio está formado por dos estructuras colocadas en serie, el pulmón propiamente dicho y la caja torácica, las variaciones de uno u otro componente provocan cambios de la compliance total del sistema.

Las curvas de presión volumen pueden ser determinada de forma estática o dinámica. Para generar una curva de presión-volumen estática se utiliza el método de la super jeringa, mediante el cual el volumen tidal es liberado en las vías respiratorias del paciente y se realiza la medición de la presión en la vía aérea segundos después, cuando el flujo es cero, la presión determinada de esta forma representa la presión plateau o meseta. Si se calculan una serie de valores de complianza estática para progresivos incrementos de volumen, se genera una curva estática de presión-volumen. La mayor parte de esta curva es lineal, pero pueden apreciarse dos puntos donde la curva se aplana en su porción superior e inferior, debido a que pequeños cambios de volumen generan grandes cambios de presiones, estos sitios de transición de la parte lineal de la curva se denominan puntos de inflexión superior e inferior. (13) **Figura 9.18**

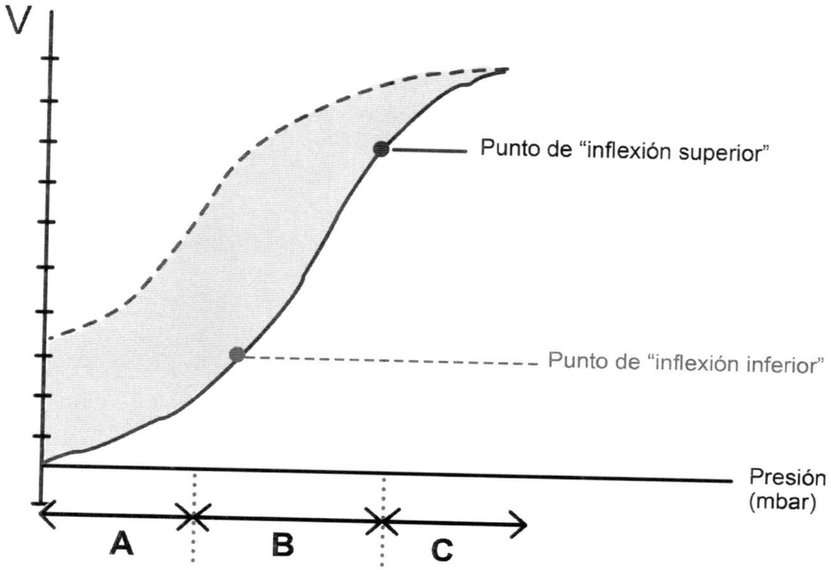

FIGURA 9.18. Curva Volumen-Presión . Véase puntos de inflexión superior e inferior

Aunque en las curvas de presión-volumen estáticas resultan más evidentes los puntos de inflexión; en la actualidad su uso está limitado a los ensayos experimentales, ya que la detención punto a punto de la ventilación (flujo cero) resulta incomoda para el paciente y la interrupción de la ventilación mecánica para obtener la serie requerida de presiones en mesetas resulta potencialmente peligrosa en pacientes inestables.

En la práctica clínica se utilizan cada vez más las curvas de presión-volumen dinámicas; para generar las mismas el cálculo de la presión inspiratoria en la vía aérea se realiza de forma dinámica sin interrumpir el flujo, esta determinación resulta más factible y menos riesgosa para el paciente, no obstante se agrega un margen de error a los cálculos, debido a que el flujo de aire genera gradientes de presiones adicionales producidos por la resistencia de la vía aérea mecánica (tubo endotraqueal, mangueras y trampas, etc) y del paciente. Este factor de error puede ser minimizado asumiendo que la caída en las presiones resultante de la resistencia inspiratoria puede ser uniforme cuando se emplea flujo constante, de esta forma se obtienen curvas que sólo se desplazan a la derecha o a la izquierda pero mantienen igual pendiente que la curva de presión-volumen estática. Por tal razón se puede asumir que la pendiente de la curva presión-volumen generada a un flujo constante refleja solamente la elastancia del pulmón y el tórax.

Resistencia

Es la relación entre diferencia de presión (presion pico – presión plateau) y un flujo (F) determinado:

R = Δ P/ F se expresa en cm de H_2O / L/ s

La resistencia (R) del sistema respiratorio es la suma de la resistencia de las vías aéreas y del tejido pulmonar. En la práctica se considera solo la R producida por los bronquios de mediano calibre ya que la del tejido pulmonar se mantiene constante y contribuye poco a la R total.

La R de las vías aéreas depende del volumen pulmonar (menor cuanto mayor sea el volumen pulmonar) y del tipo de flujo (laminar o turbulento); es directamente proporcional a la viscosidad del aire, a la longitud de la vía aérea, y a la velocidad del flujo de aire, e inversamente proporcional a la cuarta potencia del radio.

La R varía con relación a la fase del ciclo respiratorio, tiende a aumentar durante la espiración (en particular en pacientes con obstrucción al flujo aéreo y obstrucción dinámica de la vía aérea), con bajos volúmenes o cuando el flujo aumenta (mayor en los turbulentos que en los laminares).

La evaluación de la R es útil desde los puntos de vista diagnóstico y terapéutico como respuestas al tratamiento broncodilatador.

La R del aparato respiratorio se puede expresar gráficamente mediante la curva de presión –volumen. La amplitud del asa de dicha curva suele usarse como una estimación cuantitativa del comportamiento resistivo y cuando éste se divide por el flujo se obtiene la R.

Los ventiladores microprocesados pueden proporcionar patrones de flujo inspiratorio constante y pausas teleinspiratorias de flujo cero, lo que permite monitorizar de forma no invasiva toda la información sobre las propiedades resistivas del sistema respiratorio en los pacientes intubados y ventilados mecánicamente. Además, no es necesario desconectar al paciente del ventilador, lo que añade seguridad a la técnica.(14)

Los valores normales de la R de las vías aéreas en niños por encima del año de edad, se pueden calcular por la fórmula: R= 3.87 X 106 X altura.

Referencias

1. PerezM,MaceboJ.Monitorizacióndelamecánicaventilatoria.MedIntensiva.2006;30(9):440-8.
2. Casado Flores, J. Métodos de medida de la oxigenación. En: Casado Flores,J; Serrano, A; editores. Urgencias y tratamiento del niño grave. Madrid: Ergón, 2000; p. 139-42.
3. Casado Flores J, Martínez De Azagra A. Métodos de medida de los gases sanguíneos. En: Casado Flores J, Martínez De Azagra A, Serrano A. Ventilación Mecánica en recién nacidos, lactantes y niños.2006. p 145-51.
4. Monitoreo del paciente en asistencia ventilatoria. En Chiappero G, Villarejo F. Ventilación Mecánica. Libro del Comité de Neumonología Crítica de la SATI. (1ª ed). Buenos Aires: Médica Panamericana, 2004. p.55-82.

5. Jurban A. Pulse oximetry. Intensive Care Med 2004;30(11):2017–20.
6. Tobin Martín J. Principles and Practice of Intensive Care Monitoring. New York: MacGraw Hill;1998.
7. Célica Irrazábal y Jordi Mancebo. Monitorización de la ventilación Mecánica. En Terapia Intensiva. Sociedad Argentina de Terapia Intensiva.(4ª ed). Buenos Aires Médica Panamericana, 2007. p 227-36.
8. Vasileios Bekos,John; Marini,J. Monitoring the Mechanically Ventilated Patient. Crit Care Clin 23 (2007) 575–611.
9. Balcells, J. Monitorización de la función respiratoria: curvas de presión, volumen y flujo. An Pediatr. 2003;59:252-85.
10. González Arenas P, Suárez Sipmann F. Monitorización de la mecánica respiratoria en el paciente en ventilación mecánica. En: Casado Flores J, Martínez De Azagra A, Serrano A. Ventilación Mecánica en recién nacidos, lactantes y niños.2006. p 81-4.
11. Waugh JB, Deshpande VM, Harwood RJ. Rapid interpretation of ventilators waveforms. New Yersey: Prentice Hall; 1999.
12. Lucangelo U, Bernabe F, Blanch L. Lung mechanics at the bedside: make it simple. Curr Opin Crit Care 2007;13(1):64–72.
13. De la Oliva Senovilla P, Ruza Tarrío F. Mecánica respiratoria. En Ruza F, editor. Tratado de cuidados Intensivos Pediátricos (3ª ed). Madrid: Norma Capitel; 2003. p. 574-84.
14. MacIntyre, N. Nuevas aproximaciones para el monitoreo del apoyo ventilatorio mecánico. En: Arthur S, Slutsky; Laurent Brochard. Ventilación Mecánica. Colombia. Distribuna Editorial 2008; p. 193-209.

Capítulo 10

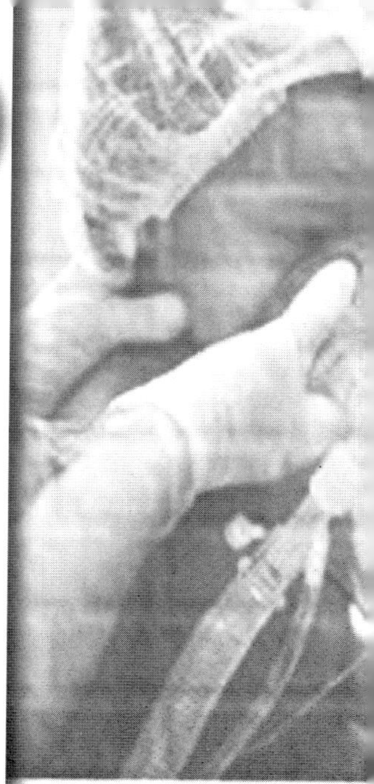

Efectos Fisiológicos de la Ventilación Mecánica

Marion Feddersen Welkner

INTRODUCCIÓN

En el cuidado de pacientes críticamente enfermos, mantener el equilibrio entre la entrega y el consumo de oxígeno de los tejidos es prioritario. La ventilación mecánica (VM) puede modificar el contenido de oxígeno (O_2), aumentando la presión arterial del oxígeno disuelto (PaO_2) y la saturación arterial de oxígeno ($SatO_2$), con lo cual mejora la entrega y al disminuir el trabajo respiratorio, disminuye el consumo de O_2. Pero simultáneamente la VM produce efectos sobre el sistema cardiovascular, pudiendo disminuir el débito cardíaco y alterar este equilibrio.

Para el médico intensivista es de vital importancia entender las múltiples interrelaciones, que se producen simultáneamente, entre los distintos órganos, manteniendo una mirada sistémica y monitorizando en forma continua los efectos de la VM.

De los sistemas más afectados por el uso de la VM con presión positiva están: el sistema respiratorio, el cual es tratado en otro capítulo; el cardiovascular por ser un sistema que funciona a base de presiones y encontrarse en la misma cavidad que el sistema respiratorio; el sistema nervioso central; el riñón; el intestino y el hígado.

Son múltiples los efectos producidos directamente por el uso de presión positiva, pero no hay que olvidar, los efectos sistémicos derivados de cambios en la oxigenación, el equilibrio ácido base, las terapias asociadas al uso de la VM, como la sedación y los efectos deletéreos de la liberación de citoquinas a nivel pulmonar, que potencian los efectos adversos de la patología subyacente, contribuyendo a la disfunción multiorgánica y al aumento de la mortalidad de los pacientes críticamente enfermos.

EFECTOS CARDIOVASCULARES

Para entender los efectos de la VM en el sistema cardiovascular, es importante revisar la fisiología normal del sistema circulatorio, del sistema respiratorio y las relaciones existentes entre ellos, que se denominan interacciones cardiopulmonares. Estas interacciones son complejas, varían respecto al lado derecho o izquierdo del corazón y se alteran en estados patológicos, por lo tanto, su comprensión constituye un desafío para el médico intensivista.

Interacciones cardiopulmonares en pacientes con respiración espontánea

La circulación podemos considerarla como un modelo de 3 compartimentos, el tórax, el abdomen y la periferia. Ver Figura 10.1

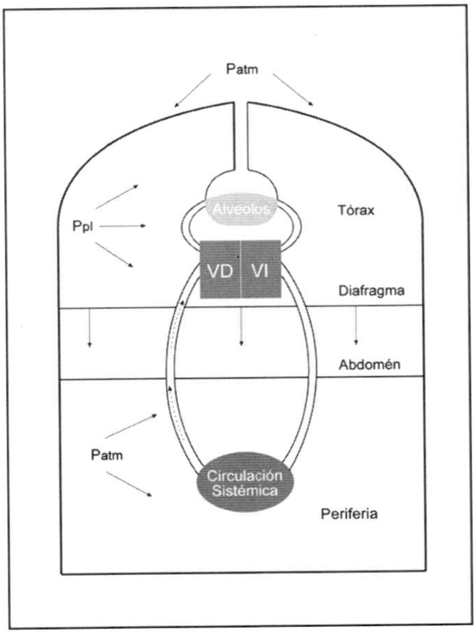

Figura 10.1. Modelo de la circulación

La presión de la aurícula derecha (AD) depende de la presión pleural (Ppl), la cual varía con el ciclo respiratorio. La presión intrabdominal aumenta en la inspiración con el descenso del diafragma y la presión venosa periférica se mantiene a nivel de la presión atmosférica (Patm). El drenaje venoso sistémico, determinante principal del débito cardíaco, depende de una gradiente de presión entre las grandes venas y la aurícula derecha. Este gradiente es máximo en la inspiración espontánea, cuando la presión de la AD disminuye y la presión intrabdominal aumenta.

El VD es una cámara de baja presión altamente distensible y eyecta la sangre a un sistema de baja presión, el lecho vascular pulmonar.

La circulación pulmonar y el corazón izquierdo se encuentran completamente dentro del tórax, sujetos a la constante variación de la presión pleural durante el ciclo respiratorio, lo que afecta la precarga y la poscarga del ventrículo izquierdo (VI).

Los cambios en el volumen pulmonar, independientemente de los cambios en la presión intratoráxica, influyen en el calibre de los vasos pulmonares y por lo tanto en la poscarga del VD. El tono vasomotor pulmonar puede alterarse y aumentar frente a diversos factores como la $\downarrow PaO_2$ o enfermedades pulmonares; teniendo también una gran capacidad de dilatarse en respuesta a un aumento agudo del flujo pulmonar.

El ventrículo izquierdo a diferencia del VD, soporta altas presiones sistémicas y la función sistólica depende de la contractibilidad, la frecuencia cardíaca y la poscarga.

Conceptos claves para entender los efectos de los cambios de presión en las cavidades cardíacas son: la interdependencia ventricular y el impacto del pericardio. El VD y el VI están compuestos de fibras musculares que se interconectan y además comparten el septum interventricular. Cambios en el volumen o presión del VD puede cambiar la posición del septum hacia la izquierda alterando la distensibilidad del VI, comprometiendo su función.

El pericardio es una membrana viscoelástica que rodea a ambas cavidades y limita los cambios agudos en el tamaño de los ventrículos.

Interacciones cardiopulmonares en pacientes con ventilación a presión positiva intermitente.

El lado derecho del corazón obtiene el flujo sanguíneo fuera del tórax y lo eyecta dentro de él. El tórax, al ser presurizado con la ventilación mecánica a presión positiva (VPP), aumenta la presión media intratoráxica y dificulta el retorno venoso sistémico desde la vena cava superior e inferior a la aurícula derecha. La precarga del VD y finalmente el débito cardíaco, dependen del retorno venoso. Este efecto no siempre es clínicamente significativo, por los mecanismos compensatorios que tiene el organismo, pero es muy notorio en pacientes hipovolémicos, en shock séptico, con disfunción del VD, etc. y también en los que presentan una patología respiratoria grave y que requieren presiones altas en el VM (PmVA y/o PEEP)

El efecto sobre la poscarga del VD es variable, dependiendo del volumen pulmonar y la resistencia vascular pulmonar (RVP). Con el aumento del volumen pulmonar, la poscarga del VD puede disminuir al lograr abrir vasos sanguíneos mayores en zonas de colapso pulmonar o puede aumentar al sobredistender los alvéolos junto con los vasos capilares. Lo óptimo es mantener un volumen pulmonar cercano a la capacidad residual funcional. En los casos en que se produce un aumento importante de la RVP, con un aumento de la poscarga del VD, este se dilata y puede incluso colapsar al VI e inducir un cor pulmonar agudo (Ej. status asmático).

También es importante considerar los efectos de la PaO_2, $PaCO_2$ y el pH sobre la vasculatura pulmonar. La hipoxia produce vasoconstricción y tiene un efecto fisiológico en zonas mal ventiladas para mantener el equilibrio entre la ventilación y la perfusión (V/Q). La alcalosis respiratoria ($\downarrow PaCO_2$) o metabólica produce una disminución de la RVP y el aumento de la $PaCO_2$, independientemente del pH, aumenta la RVP. Lo ideal es intentar de mantener la menor RVP posible.

El lado izquierdo del corazón obtiene el flujo sanguíneo del tórax y lo eyecta fuera de este, en consecuencia los efectos de la VPP son opuestos a los del VD. En una fase inicial, el aumento de la presión intratoráxica produce un aumento de la precarga del ventrículo izquierdo (VI), en otros casos la precarga es variable dependiendo del volumen intravascular y de lo que ocurra en el lado derecho del corazón. Lo que si es importante, es la disminución en la poscarga del VI producida por la VPP. Esto se debe a la disminución de la presión transmural (Pr Ao – P pl). Ver Figura 10.2.

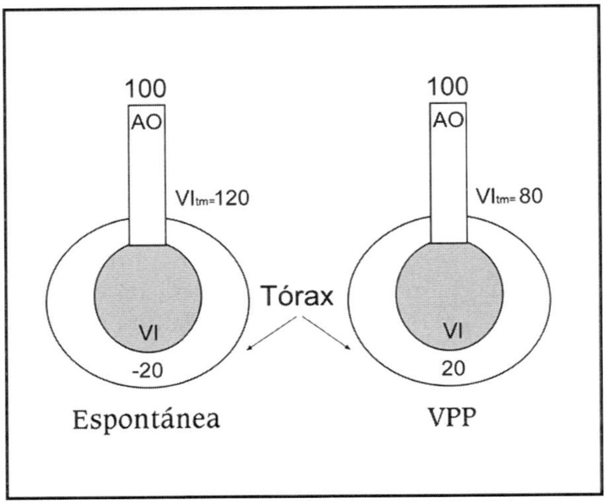

Figura 10.2. Diagrama de los efectos de la presión intratoráxica sobre la poscarga del ventrículo izquierdo, Ao: aorta, VI tm: presión transmural del VI

En un paciente con ventilación espontánea, en inspiración el VI debe generar una presión de -20 mmHg y llegar a 100 mmHg (100 – (-20) = 120). Con la VPP el VI debe generar una presión de 80 mmHg (100 – 20 = 80). Es decir, que la presión que tiene que realizar el VI para eyectar la sangre a una misma presión aórtica, es mayor cuando la presión intratoráxica es negativa y que la poscarga del VI disminuye con la presión positiva intratoráxica. Esto explica los beneficios de la VPP en pacientes con falla cardíaca y por que fracasa el retiro de la VM en algunos de estos pacientes.

La Figura 10.3 resume las interacciones cardiopulmonares que ocurren durante la VM.

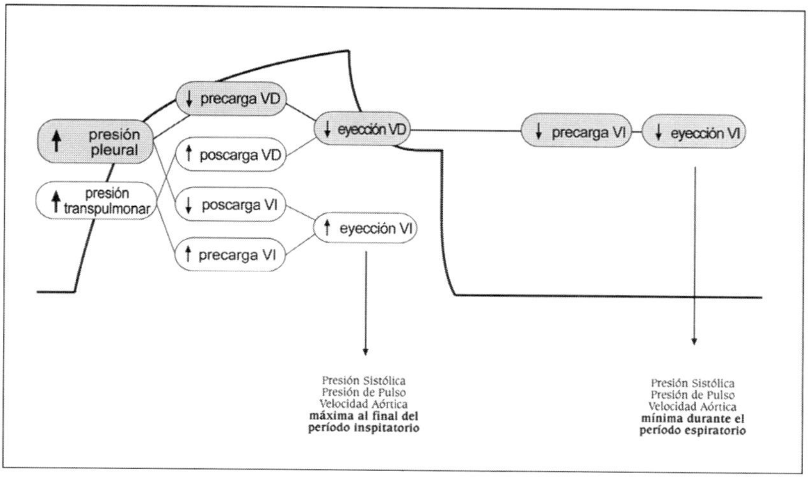

Figura 10.3. Resumen de los cambios hemodinámicos que ocurren durante un ciclo ventilatorio en un paciente con VPP

Interacciones cardiopulmonares en pacientes con cardiopatías congénitas

En los niños, una patología frecuente de encontrar son las cardiopatías congénitas y muchas de estas se manifiestan con síntomas respiratorios por cambios a nivel pulmonar (hiperflujo, hipoflujo, hipertensión pulmonar, compresión de bronquios por estructuras cardiovasculares, etc.)

Las interacciones cardiopulmonares que se producen en algunas cardiopatías son únicas y es necesario conocerlas para optimizar la función cardíaca, sobre todo en el período postoperatorio.

La VM es una herramienta terapéutica en la hemodinamia de cierto grupo de pacientes, en especial en los niños con una circulación funcionalmente univentricular y los operados del corazón derecho. En estos grupos, optimizar los parámetros ventilatorios, es a veces más útil que el uso de drogas vasoactivas, para mejorar la entrega sistémica de oxígeno.

En cardiopatías con shunt de izquierda a derecha, aumenta el flujo pulmonar y la presión de arteria pulmonar, disminuyendo la compliance pulmonar. Para evitar este aumento del flujo pulmonar en pacientes ventilados, se recomienda mantener un pH normal o una leve acidosis, FiO_2 para $SatO_2$ de 90% y el uso de PEEP.

En casos de fisiología de ventrículo único con la perfusión dependiente del ductus o de un shunt sistémico – pulmonar, el objetivo es lograr una relación de 1:1 entre la distribución del flujo pulmonar y el sistémico. Un mayor flujo al pulmón producirá un daño isquémico a nivel sistémico. En la VM se usa la hipercarbia con acidosis respiratoria (pH de 7.3), una hipoxia alveolar con FiO_2 de 0.21 y/o el uso de CO_2 al 3% para obtener $SatO_2$ de 80% o PaO_2 de 35 a 40 mmHg.

Los pacientes con obstrucción del ventrículo derecho y conexiones cavopulmonares, son un grupo donde las variaciones en la presión intratoráxica tienen gran impacto en el retorno venoso y el flujo pulmonar y por lo tanto, en la oxigenación y el débito cardíaco. La ventilación a presión positiva disminuye el flujo pulmonar y se recomienda usar modalidades ventilatorias que permitan la respiración espontánea del paciente, PEEP bajo (3-5 cmH_2O), minimizar las presiones de vía aérea y extubar precozmente.

En la falla cardíaca, ya sea aguda o crónica, secundaria a una cardiopatía congénita u otra patología, el apoyo con VM es de gran utilidad y puede ser entregada de modo no invasivo (CPAP – BiPAP).

Parámetros clínicos derivados de las interacciones cardiopulmonares

La VM con presión positiva intermitente induce cambios cíclicos en el débito cardíaco, máximos al final del periodo inspiratorio y mínimos durante el espiratorio (2 a 3 latidos terminado el periodo inspiratorio, por la latencia del tránsito de la sangre por el pulmón), que se relacionan principalmente con la disminución de la precarga del VI debida a la disminución del llene y eyección del VD. Ver Figura 10.3. La magnitud de estos cambios permite predecir una respuesta favorable (aumento > al 15% en el débito cardíaco), al aportar fluidos al paciente.

Múltiples estudios han demostrado que la presión venosa central (PVC) no diferencia ni predice la respuesta a fluidos en pacientes con falla circulatoria aguda. Los parámetros dinámicos utilizados actualmente, en el manejo de pacientes, son la variación de la presión sistólica (ΔPS), la variación en la presión de pulso (presión sistólica menos la diastólica, ΔPP) y la variación de la velocidad de flujo aórtico (ΔvAo). A mayor diferencia, entre inspiración y espiración de estos parámetros dinámicos, mayor es el aumento del débito cardíaco frente a la administración de fluidos. Los pacientes con una diferencia menor no se verán beneficiados del uso de fluidos y si de drogas inótropas o vasoactivas. Ver Figura 10.4.

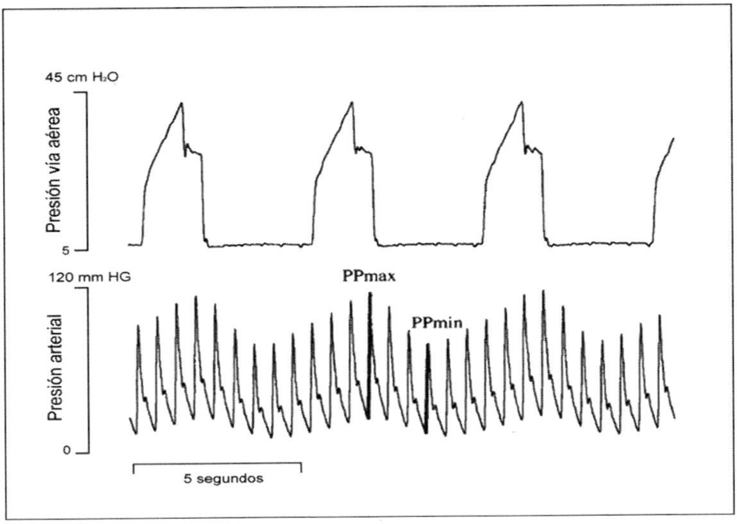

Figura 10.4. Gráfica de presión arterial y de vía aérea en un paciente con VPP.

En niños, estudios han mostrado que la velocidad del flujo aórtico medido con doppler pulsado transtorácico o esofágico, tiene mayor valor predictivo que los otros parámetros. Para que estos valores sean fiables es importante recordar que el paciente debe encontrarse con una VM controlada, sin esfuerzo respiratorio y con un ritmo sinusal regular.

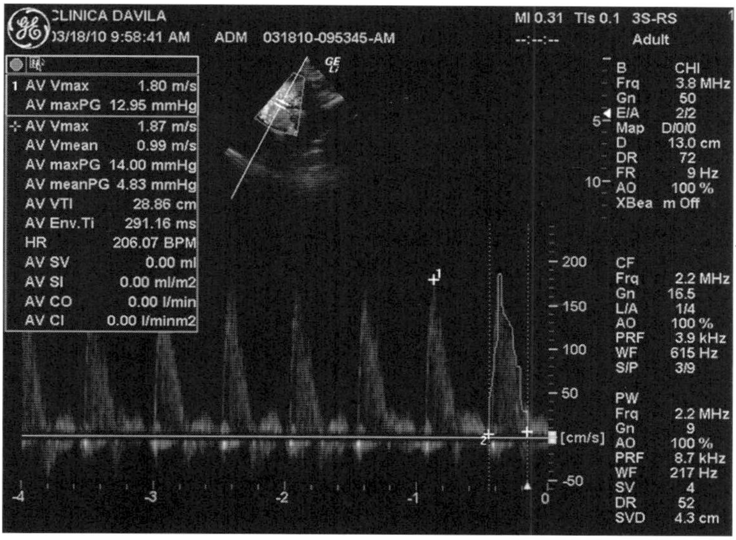

Figura 10.5. Ecografía doppler con medición de la velocidad del flujo aórtico, en un paciente con VM en inspiración

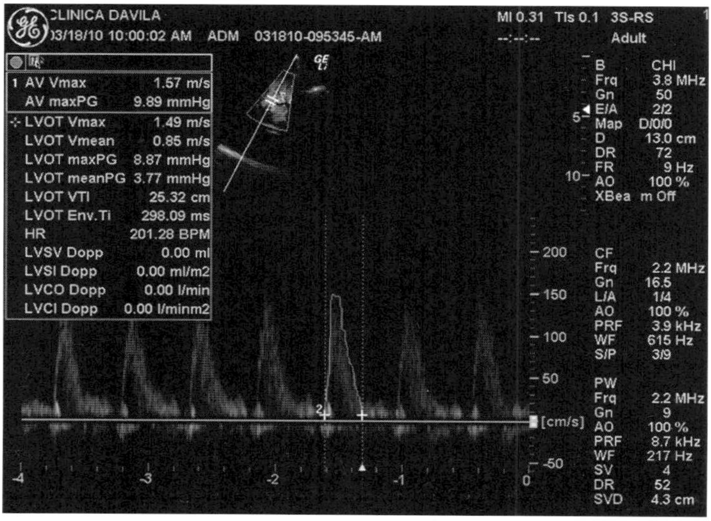

Figura 10.6. Ecografía doppler con medición de la velocidad del flujo aórtico, en un paciente en VM, en espiración

EFECTOS SOBRE EL SISTEMA NERVIOSO CENTRAL

Los efectos de la VM en la presión intracraneana (PIC) y la presión de perfusión cerebral son complejos. Influyen las modificaciones producidas en la presión intratoráxica y el débito cardíaco, así como los valores de PCO_2, equilibrio ácido base y contenido arterial de O_2.

El uso de PEEP aumenta directamente la PIC por la transmisión de la presión pleural a través de las venas vertebrales hacia la cabeza. Indirectamente el PEEP puede aumentar la PIC al aumentar la poscarga de ventrículo derecho y disminuir el retorno venoso, incluido el retorno venoso de la cabeza.

La VM, con PEEP alto disminuye el débito cardíaco y la presión arterial sistémica, lo cual lleva a una disminución de la presión de perfusión cerebral.

Los efectos de la $PaCO_2$ en el SNC son bien conocidos, la hipocarbia produce una vasoconstricción con una disminución de la perfusión cerebral, por lo cual hiperventilar a un paciente con un trastorno a nivel del SNC, sólo esta justificado en emergencias neurológicas como un aumento severo de la PIC, mientras se instauran otras terapias.

La hipercarbia produce vasodilatación en el territorio del SNC y por lo tanto un aumento de la PIC. La recomendación actual es mantener una normocarbia en pacientes con hipertensión endocraneana.

Es importante destacar que la VM protectora, con hipercarbia permisiva, no produce alteraciones en la perfusión cerebral en paciente con sus mecanismos compensatorios conservados.

EFECTOS SOBRE EL RIÑÓN

Durante la VM a presión positiva se produce una disminución del agua y sodio excretados. El aumento de la presión intratoráxica, asociado a la sedación e inmovilidad del paciente reduce el retorno venoso y el débito cardíaco, pudiendo disminuir la presión arterial media. Como resultado, disminuye la perfusión renal y se activa el sistema de renina – angiotensina. La angiotensina II estimula la producción de aldosterona, que aumenta la reabsorción de agua y de sodio. Una baja en la presión arterial sistémica aumenta la secreción de la hormona antidiurética, disminuyendo el débito urinario. El retorno venoso y la presión de aurícula derecha disminuidos resultan en una disminución del péptido auricular natriurético, lo cual disminuye aún más la diuresis. El manejo de estos efectos es disminuir la presión intratoráxica, en especial el PEEP, aportar volumen y el uso de diuréticos.

El riñón enfermo es susceptible a mediadores inflamatorios que pueden producirse cuando no se usa una estrategia de ventilación protectora, pudiendo llegar a algún grado de disfunción renal.

EFECTOS SOBRE EL INTESTINO Y EL HÍGADO

Múltiples estudios muestran que el compromiso del sistema gastrointestinal en los pacientes críticamente enfermos tiene un impacto a nivel sistémico. En muchos casos la mucosa desarrolla una isquemia relativa, con una disrupción de la barrera entérica. Como consecuencia puede haber translocación de microorganismos y endotoxinas a la circulación portal y linfática, lo cual promueve el desarrollo de una disfunción multiorgánica.

Los efectos de la presión positiva, en especial el PEEP, en el flujo sanguíneo esplácnico es dosis dependiente, siendo notorio sobre los 15 cm H_2O. Este efecto puede ser revertido con el aporte de volumen o apoyo con drogas vasoactivas. A pesar de la disminución del flujo sanguíneo, el consumo de oxígeno se mantiene aumentando la extracción de O_2.

La posición prona, además de producir inestabilidad circulatoria, puede aumentar la presión intrabdominal (PIA) y deteriorar la perfusión esplácnica, por lo cual este parámetro debe ser monitorizado.

El flujo sanguíneo al hígado resulta del balance entre el flujo de la arteria hepática y el de la circulación portal. Una disminución del débito cardíaco, con el uso de presión positiva puede reducir el flujo de la arteria hepática. Además en la VM con presión positiva aumenta la presión intrabdominal, que disminuye el flujo de la vena porta. Los pacientes en VM pueden presentar una alteración de la función hepática, secundaria a la presión positiva, asociada a la patología sistémica subyacente.

CONCLUSIONES

Durante el paso de la sangre a través de la cavidad toráxica, desde el lado venoso al arterial, se producen cambios hemodinámicos importantes.

El uso de estrategias de ventilación mecánica que optimicen el intercambio gaseoso y que a la vez produzcan el menor impacto posible en la perfusión de otros órganos, podría disminuir la incidencia de una disfunción multiorgánica en pacientes críticamente enfermos.

Las interacciones cardiopulmonares tienen múltiples aplicaciones clínicas, además de poder obtener de ellas parámetros dinámicos confiables para optimizar el manejo de los pacientes.

Algunas interacciones pulmonares son exclusivas de pacientes portadores de cardiopatías congénitas, en particular los que tienen una circulación funcionalmente univentricular y los operados del lado derecho del corazón.

Entender las múltiples relaciones y efectos de la VM en el organismo nos permitirá hacer un manejo racional de los pacientes pediátricos y en muchos casos usar la VM como un arma terapéutica, para optimizar la entrega sistémica de oxígeno.

Referencias

Bohn DJ. Cardiopulmonary Interactions in Pediatric Critical Care Medicine Basic Science and Clinical Evidence. 1st ed. Springer-Verlag, London: 622-43. 2007

Bohn D. Cardiopulmonary Interactions in Pediatric Cardiac Intensive Care. 1st ed. Williams and Wilkins, Maryland: 107-25. 1998

Bronicki RA, Anas NG. Cardiopulmonary interaction. Peditr Crit Care Med 2009; 10:313-22

Cheifetz IM. Mechanical Ventilation and Cardiovascular Support: The Heart-Lung Connection in Mechanical Ventilation: Trends in Adult and Pediatric Practice. Society of Critical Care Medicine. USA: 11-21. 2009

Cheiifetz IR, Martin LD, Melions JN, Wetzel RC. Respiratory Support for the Child With Critical Heart Disease in Critical Heart Disease in Infants and Children. 2nd ed. Mosby, Philadelphia: 307-32. 2006

Durand P, Chevret L, Essouri S, Haas V, Devictor D. Respiratory variations in aortic blood flow predict fluid responsiveness in ventilated children. Intensive Care Med 2008; 34: 888-94.

Feihl F, Broccard AF. Interactions between respiration and systemic hemodynamics. Part I: basic concepts. Intensive Care Med. 2009; 35:45-54.

Feihl F, Broccard AF. Interactions between respiration and systemic hemodynamics. Part II: practical implications in critical care. Intensive Care Med. 2009; 35:198-205.

Fessler HE. Heart-lung interactions: aplications in the critically ill. Eur Respir J 1997; 10:226-37

Kornecki A, Kavanagh BP. Mechanical Ventilation in Pediatric Critical Care Medicine. Basic Science and Clinical Evidence. 1st ed. Springer-Verlag, London: 412-21. 2007

Michard F, Teboul JL. Using heart-lung interactions to assess fluid responsiveness during mechanical ventilation. Critical Care 2000; 4:282-9.

Pinsky MR. Cardiovascular Issues in Respiratory Care. Chest 2005; 128:592S-7S

Putensen C, Wrigge H, Hering R. The effects of mechanical ventilation on the gut and abdomen. Current Opinion in Critical Care. 2006; 12:160-5

Shekerdemian L. Cardiopulmonary Interactions in Children With Heart Disease. Roger's Textbook of Pediatric Intensive Care. 4th ed. Lippincott Williams and Wilkins, Philadelphia: 1028-38. 2008

Shekerdemian L, Bohn D. Cardiovascular effects of mechanical ventilation. Arch Dis Child. 1999; 80:475-80

Capítulo 11

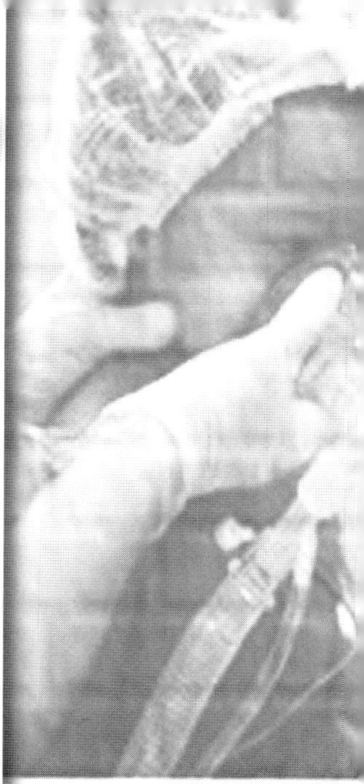

Efectos Hemodinámicos de la Ventilación Mecánica en el Niño Críticamente Enfermo

Adrián Chávez López

Introducción

La función principal del sistema cardio-pulmonar es proveer a los tejidos de la economía con sangre enriquecida con oxígeno y otros nutrientes, así como la de extraer desde los mismos CO_2. La parte medular de la medicina crítica es mantener la función cardio-pulmonar para satisfacer adecuadamente la demanda metabólica de oxígeno; para ello se utilizan recursos farmacológicos, cargas de líquidos y soporte artificial de órganos y sistemas, entre los cuales la ventilación mecánica es el recurso más frecuentemente utilizado. Paradójicamente, una intervención destinada a mejorar un sistema específico puede ocasionar efectos deletéreos en otro. La relación fisiológica que mantienen los aparatos cardiovascular y respiratorio es tan íntima que ante una alteración primaria de cualquiera de los dos, indefectiblemente el otro terminará por ser afectado (p.ej. asma, insuficiencia cardiaca, etc.). De igual manera, toda intervención terapéutica en un sentido u otro, mostrará una repercusión en la contraparte correspondiente.

El funcionamiento del sistema cardio-pulmonar, en condiciones normales, se lleva a cabo bajo la influencia de la presión atmosférica (Patm). En estas circunstancias, para generar el flujo de gas inspiratorio, es necesario que la presión pleural (Ppl), normalmente negativa, disminuya aún más para generar el gradiente de presiones necesario para general el flujo de gas. El trabajo necesario para ello es realizado por los músculos respiratorios. Por el contrario, en el niño ventilado mecánicamente, dicho gradiente de presiones se genera con base en un aumento de la Patm, por lo que la presión intrapleural se vuelve positiva. El trabajo en este caso lo realiza el sistema neumático del ventilador mecánico. En ambos casos, ventilación espontánea y mecánica, se producen cambios en la presión intratorácica y en el volumen pulmonar, los cuales afectan, de manera independiente, a los principales determinantes del funcionamiento cardiovascular: retorno venoso, precarga, poscarga y contractilidad miocárdica. Al conjunto de los efectos inducidos por la ventilación, espontánea o mecánica, sobre las variables citadas, es a lo que se denomina Interacciones Cardiopulmonares.[1] Las interacciones cardio-pulmonares están presentes en el estado de salud, y pueden estar acentuadas o ser anormales durante la enfermedad crítica. En este capítulo se efectúa una revisión amplia del tema, con énfasis en los aspectos fisiológicos y su repercusión clínica, haciendo hincapié en la singularidad de la respuesta del individuo.

Fisiología y Conceptos Básicos

La Circulación Normal

La sangre es bombeada desde el corazón a través de un sistema de resistencias arteriales, hacia un compartimiento muy distensible, que actúa como reservorio, y el cual representa la totalidad de la distensibilidad acumulable del sistema circulatorio (Figura 11.1). La presión de salida al final de dicho reservorio es denominada Presión Media Sistémica (Pmsist). La Pmsist es el determinante crucial del flujo sanguíneo sistémico en reposo y a su vez está determinado por las propiedades elásticas del lecho vascular sistémico y el volumen sanguíneo contenido en ellos. Esta presión resulta del promedio de las presiones de todo el sistema circulatorio con la contribución ponderada de cada lecho vascular en particular, de acuerdo a su contribución proporcional a la distensibilidad total del sistema circulatorio. Debido a que la mayor proporción de la distensibilidad es aportada por las venas de baja presión, la Pmsist se aproxima más en su valor a la presión venosa central (PVC) que a la presión arterial media (PAM).[2]

La generación del flujo sanguíneo desde el corazón hacia el reservorio requiere del trabajo de la bomba cardiaca. Por el contrario, el retorno venoso ocurre pasivamente, siguiendo el gradiente de presión existente entre la Pmsist y la presión de la aurícula derecha (PAD). Si la Pmsist se mantiene constante, el retorno venoso aumenta conforme la PAD disminuye. La relación entre el retorno venoso y el gradiente de presión que lo propulsa es la resistencia al retorno venoso. Sin embargo, una caída progresiva de la PAD, aún varios centímetros por debajo de la Patm, no permite un aumento indefinido del retorno venoso en respuesta. Dicha *"limitación al flujo"* es muy semejante a la observada en las vías aéreas y es gobernada por las características de *colapsabilidad* de los vasos conductores con tono.[3] Por lo tanto, ulteriores aumentos en el gasto cardíaco en respuesta a un aumento en el retorno venoso deben involucrar aumentos concomitantes en la Pmsist. Los cambios en la Pmsist pueden ocurrir en una de tres formas distintas:[4] porque el volumen conteni-

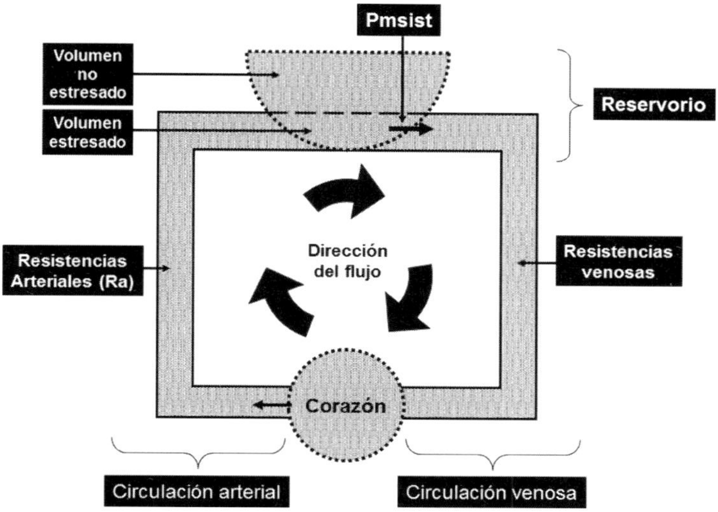

Figura 11.1. Modelo simplificado de la circulación normal
El corazón bombea la sangre en el sentido de las manecillas del reloj a través de un sistema de resistenciasarteriales (Ra). La presión de salida del reservorio es la presión media sistémica (Pmsist), la cual está determinadapor la distensibilidad de la cámara (el diámetro) y el volumen estresado. El volumen total resulta de la suma delvolumen estresado y el volumen no estresado. El retorno venoso ocurre pasivamente, propulsado por el gradientede presión existente entra la Pmsist y la presión de la aurícula derecha, a través de las resistencias venosas.

do en el reservorio cambie, porque el diámetro del reservorio aumente (aumento en la distensibilidad) o porque el volumen sea desplazado desde la parte *no estresada* a la parte *estresada* del reservorio. Cabe aclarar que el volumen venoso se divide en dos compartimientos: *estresado* y *no estresado*; la suma de los dos constituye el volumen total. La parte *no estresada* del reservorio se refiere a la parte del volumen sanguíneo que se encuentra contenido en regiones venocapilares que tienen una presión menor a la del flujo de salida del mismo –que corresponde a la del retorno venoso-, por lo que no participan en dicho retorno venoso. Por el contrario, la parte *estresada* es el volumen contenido en regiones con la misma presión del flujo de salida, por lo que es la proporción del contenido del reservorio que se incorpora y participa directamente en el retorno venoso (Figura 11.2).

La circulación pulmonar normal también es un circuito de resistencias vasculares bajas que es capaz de alojar el gasto cardíaco derecho total sobre una amplia gama de tasas de flujo, sin aumentar la presión. Desde luego esta característica depende del adecuado funcionamiento de ambos ventrículos derecho (VD) e izquierdo (VI), a los cuales conecta y relaciona fisiológicamente, así como de la presión en los alvéolos, íntimamente relacionada a los capilares pulmonares, como se verá más adelante. La circulación pulmonar funciona de manera idéntica a la sistémica. En este caso, el corazón derecho bombea el flujo sanguíneo hacia el reservorio pulmonar, a partir del cual este drena pasivamente a través de las resistencias vasculares pulmonares hacia el corazón izquierdo. En ambas circulaciones, sistémica y

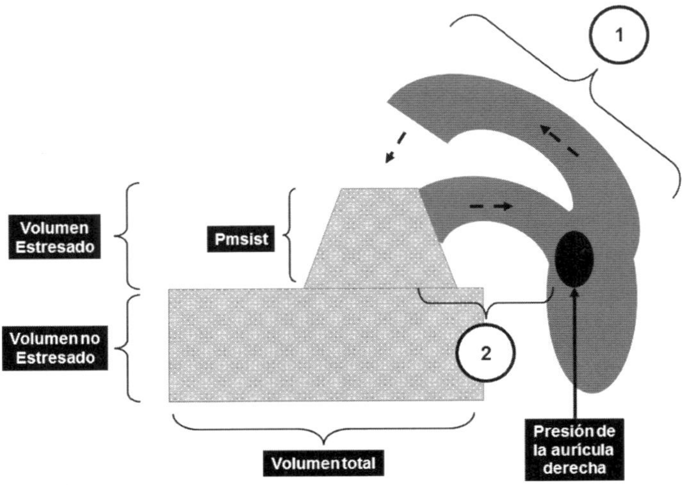

Figura 11.2. Interacciones entre el retorno venoso y la función cardiaca
El volumen venoso se divide en dos compartimientos: estresado y no estresado; la suma de los dos representa al volumen total. Solo el volumen estresado participa en el retorno venoso. Pmsist representa la presión conductora del sistema venoso, la presión de la aurícula derecha la presión de salida. El número1 representa a las resistencias arteriales y el 2 a las resistencias venosas. La pendiente de 2 representa la magnitud de la Pmsist, que es función de esta, la presión de la aurícula derecha y de las resistencias venosas.(Modificado de: Feihl F, Broccard A. Interactions between respiration and systemic hemodynamics. Part I: basic concepts. Intensive Care Med 2009; 35: 45-54).

pulmonar, las resistencias son tan bajas que el flujo es conducido por un gradiente de presión de solo 5 a 10 mmHg.[5] La Figura 11.3 muestra un esquema más complicado del modelo hemodinámico descrito. En éste, el corazón y los pulmones están rodeados por la presión pleural (Ppl) y el corazón está confinado por el pericardio. Distintas porciones de los vasos pulmonares, están sujetas a presiones diferenciadas. Así, los vasos extra-alveolares (aproximadamente 30% del total de la superficie de corte) están sujetos a la presión pleural, en tanto que los vasos alveolares (aproximadamente 70% de la superficie de corte), lo están a la presión alveolar (PAlv). Por su parte, la circulación sistémica se divide en el lecho abdominal, que está inmerso en la Presión Abdominal (Pabd) y el lecho vascular no abdominal, sujeto a la Patm.

En este modelo, la resistencia al retorno venoso es un promedio de la resistencia de ambos lechos vasculares ponderados por la distribución del flujo a través de ellas y su distensibilidad. La resistencia del sistema venoso puede ser alterada modificando el calibre de las venas o la distribución del flujo sanguíneo entre lechos paralelos.[3] Adicionado a este modelo también existe un sistema de reflejos neurales que tienen influencia sobre resistencias, distensibilidad y función de la bomba cardiaca. El modelo es bastante simplista ya que omite muchas características clave como las presiones de cierre que se cree que existen en todos los lechos vasculares; a pesar de todo, dicho modelo contiene los elementos esenciales para entender las interacciones cardiopulmonares.

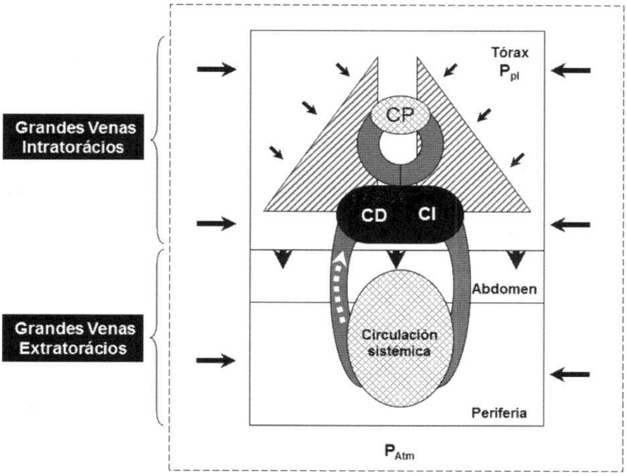

Figura 11.3. Modelo complejo de la circulación normal
Se muestran los factores que afectan al retorno venoso sistémico. El corazón Derecho (CD) y las grandes venas están sujetos a la presión pleural (Ppl), la cual varía a través del ciclo respiratorio y se aplica por igual a todas las superficies intratorácias (flechas sólidas delgadas). La presión abdominal (Pab) incrementa con el descenso inspiratorio del diafragma (flechas anchas) e iguala a la presión atmosférica (Patm, flechas largas) al final de la espiración. La presión venosa periférica no es afectada por la respiración y permanece igual a la Patm a través de todo el ciclo respiratorio. El retorno venoso sistémico (flecha punteada) depende del gradiente de presión existente entre las grandes venas extratorácicas (GVE) y la AD, el cual aumenta durante la inspiración por disminución de la Ppl y aumento de la Pab. Existen dos reservorios, el sistémico y el pulmonar (en cuadrícula gris). El sistémico se distribuye en dos compartimientos, periférico e intrabdominal.

Presión Transmural y Compartimientos Intra y Extratorácicos

La Presión Transmural (Ptm) es la presión generada por una cámara cardiaca (p.ej., el ventrículo izquierdo) menos la presión que rodea dicha cámara (i.e., presión pleural, Ppl).[6] Para un volumen latido determinado, la Ptm generada (trabajo o poscarga) es mayor cuando el sujeto respira espontáneamente (Ppl negativa) que cuando lo hace bajo ventilación mecánica (Ppl positiva).

La Figura 4 muestra con claridad que las estructuras anatómicas del aparato cardiopulmonar ocupan distintos compartimientos corporales. La circulación pulmonar, por ejemplo, es un sistema enteramente intratorácico. Entonces, los cambios en la presión intratorácica afectarán por igual a los componentes de dicho sistema (aurícula y ventrículo derechos, aurícula y ventrículo izquierdos, venas y arterias pulmonares), por lo que un aumento en la presión intratorácica no alterará la presión conductora a través del lecho pulmonar (arteria pulmonar – vena pulmonar). Sin embargo, un aumento en la presión intratorácica si afectará la presión de llenado de la aurícula derecha ya que ambas venas cavas tienen porciones extratorácicas. Un diferencial de presión debe existir para generar el flujo hacia la AD (Pmsist {extratorácica} – PAD {intratorácica}) Por tanto, un aumento en la presión intratorácica afecta solamente a la presión de salida (PAD), afectando el retorno venoso.

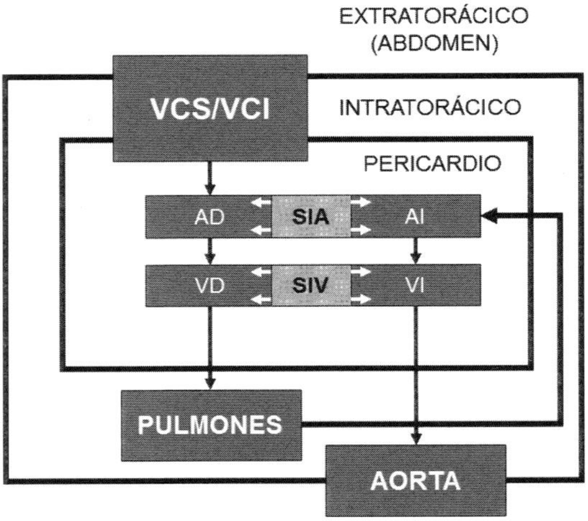

Figura 11.4. Esquema de los compartimientos del Aparato Cardiovascular
Los componentes del sistema cardiorrespiratorio ocupan diferentes compartimientos anatómicos y por ello están sometidos a diferentes fuerzas físicas. La víscera cardiaca se encuentra en el compartimiento intratorácico. El lecho pulmonar está situado por completo dentro del tórax. Las grandes venas (VCS/VCI) se encuentran en los compartimientos intra y extratorácico; la aorta también se extiende a lo largo de ambos compartimientos. Se esquematizan ambos septos intracamerales (SIA/SIV). Las flechas blancas señalan los rangos de movimiento durante los fenómenos de interdependencia.

Efectos Hemodinámicos del los Cambios en la Presión Intratorácica

Retorno Venoso y Funcionamiento Cardíaco

La respuesta fisiológica a una maniobra de Valsalva, es decir, el aumento sostenido de presión en la vía aérea contra la glotis cerrada, se caracteriza por un incremento de la presión arterial y una caída del gasto cardíaco. No obstante que no es una analogía perfecta de lo que ocurre con la ventilación con presión positiva, el efecto de la maniobra de Valsalva demuestra la importante influencia que ejerce un aumento en la presión intratorácica sobre el rendimiento del corazón derecho.[1] Consideremos a la circulación sistémica como el modelo descrito en la Figura 11.3: el tórax, el abdomen y la periferia son tres compartimientos distintos, donde la PAD es directamente afectada por el aumento de la Presión Intratorácica (Pitx), la (Pabd) es afectada por el descenso del diafragma y la presión venosa periférica (Pvp) está relacionada a la Patm. La PAD cae durante la inspiración en tanto que la Pabd aumenta por el descenso del diafragma, mientras la Pvp se mantiene constante a través del ciclo respiratorio. El retorno venoso sistémico, comúnmente el principal determinante del gasto cardíaco (GC o *CO* [siglas en inglés de *Cardiac Output*]), depende del gradiente entre la presión propulsora, Pvp, y la presión de salida, es decir, la PAD. La inspiración espontánea acentúa dicho gradiente y por tanto acelera el retorno venoso. Entonces, la precarga y volumen latido del VD aumentan con la inspiración espontánea. Por el contrario, un incremento de la PAD durante la maniobra de Valsalva o inspiración con presión positiva, producirán una desaceleración del retorno venoso, reduciendo la precarga del VD y por tanto, una disminución del GC, la cual será más acentuada conforme la Pitx sea más positiva.[7] Bajo ciertas circunstancias, como hipovolemia, choque séptico, atrapamiento aéreo y fugas de aire, así como lesiones obstructivas del corazón derecho con corto-circuitos veno-pulmonares, los efectos del aumento de la Pitx sobre el retorno venoso serán más acentuados. En esas circunstancias, el clínico debe compensar la caída del retorno venoso con cargas de volumen y uso de alfa-agonistas o inotrópicos, además de optimizar la estrategia respiratoria para mitigar los efectos de la presión intratorácica.

La poscarga del ventrículo derecho, definida como la tensión sistólica de la pared ventricular derecha, es función de dos factores, el volumen telediastólico y la presión sistólica del mismo ventrículo (Figura 11.5). La tensión de la pared del ventrículo derecho puede ser definida aproximadamente por la ecuación de LaPlace:

$$\textit{Tensión de la Pared} = Ptm \times r/2 \times h$$

donde Ptm es la presión transmural, r el radio de la cámara y h el espesor de la pared. Dado que tanto el VD como la AP están rodeados por la Pitx, la tensión sistólica del VD es de hecho la Ptm definida como la presión arterial pulmonar (PAP) menos la Pitx.[8] Un incremento en la presión transmural resultará en una disminución de la fracción de eyección del ventrículo derecho.[9] Consecuentemente,

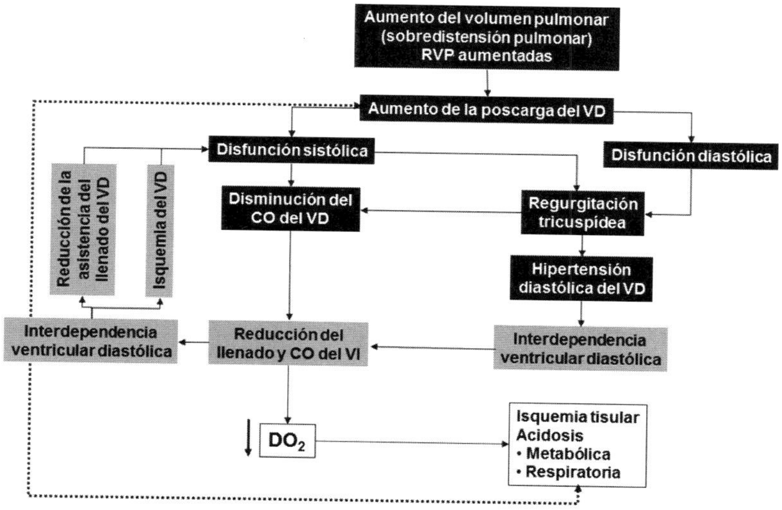

Figura 11.5. Flujograma de los efectos del aumento del volumenpulmonar sobre la postcarga del ventrículo derecho
En cuadros negros se representan los eventos del ventrículo derecho (VD), en gris los del ventrículo izquierdo (VI) y en blanco los efectos sistémicos. RVP: resistencias vasculares pulmonares. DO2: Disponibilidad de oxígeno. Al final, línea punteada, se produce un círculo vicioso donde los efectos sistémicos aumentan más la RVP, y éstas a su vez, los efectos sistémicos. Modificado de Bronicki R, Anas N. Cardiopulmonary interactions. Pediatr Crit Care Med 2009; 10: 313-322.

el volumen sistólico del VD aumentará y el volumen latido disminuirá si el VD no eyecta por completo, como cuando la Pitx aumenta por la efecto de la ventilación mecánica; además, bajo dichas circunstancias la Pitx se traduce en un aumento del volumen pulmonar, lo que contribuye al aumento de la poscarga del VD, como se analizará más adelante.

La Poscarga del Ventrículo Izquierdo

Se definió ya el concepto de presión transmural (Ptm), el cual resulta indispensable para comprender la compleja fisiología de los efectos de la Pitx sobre el rendimiento del VI. Cuando se mide la presión invasiva en una arteria periférica, se mide la presión intravascular con relación a la presión atmosférica. Sin embargo, el VI, estando dentro del tórax, está sujeto a los efectos de la Pitx más que a la atmosférica. La Ptm del VI es por lo tanto la diferencia entre el interior del ventrículo y la presión pleural (Ppl):

$$Ptm\ (VI) = Presión\ intraventricular - Ppl$$

Para ilustrar dicho concepto: durante la inspiración espontánea, tanto la Ppl como la presión intra-aórtica caen, pero el descenso en la Ppl es relativamente mayor, por lo tanto, la Ptm en realidad aumenta. Esto produce un aumento neto en la poscarga del VI y una disminución de su Volumen Latido (VL). Esta variación en el sujeto sano con funcionamiento cardíaco normal es despreciable, dado que en ellos el efecto predominante es sobre el ventrículo derecho.[10] Durante la ventilación con presión positiva la circunstancia es la contraria, la poscarga del VI disminuye durante la inspiración, dado que la Ptm disminuye.

Efectos Hemodinámicos de los Cambios en el Volumen Pulmonar

La Poscarga del Ventrículo Derecho

Las resistencias vasculares pulmonares (RVP), que son las principales determinantes de la poscarga del VD, son afectadas directamente por cambios en el volumen pulmonar.[11] Las RVP totales dependen del balance entre los dos componentes del tono vasomotor del lecho pulmonar: los vasos alveolares y los vasos extra-alveolares. Como ya se mencionó, dichos compartimientos vasculares están sujetos a diferentes presiones ambientales, aunque para fines prácticos y clínicos, en sujetos sanos en respiración espontánea, tal diferencia no es importante. Las RVP aumentan en ambos extremos del volumen pulmonar (Figura 11.6). Cuando el pulmón es insuflado por encima de la capacidad residual funcional (CRF), los vasos alveolares son comprimidos conforme los alveolos aumentan su volumen, en tanto que los vasos extra-alveolares se dilatan, sin embargo, dado que representan la mayor proporción de la superficie de corte del lecho, el efecto neto predominante es el de la compresión de los vasos alveolares.[12] Cuando el volumen pulmonar cae por debajo de la CRF pueden suceder dos cosas y ambas, de manera independiente, pueden aumentar las RVP. Primero, los vasos extra alveolares tienden al colapso y se tornan tortuosos aumentando su impedancia. Segundo, y quizás más importante, las vías aéreas terminales colapsan a volúmenes pulmonares menores a la CRF normal y ello produce hipoxia, que al alcanzar un valor de presión arterial de oxígeno (PaO_2) inferior a 60mmHg, provoca el reflejo de vasoconstricción hipóxica.[1] Cuando el sistema cardiopulmonar sano es ventilado con Presión Positiva Espiratoria Final (PPEF o *PEEP*, por las siglas en inglés de *Positive End Expiratory Pressure*) < 10 cmH_2O, dentro de la CRF normal, sin oscilaciones grandes en los volúmenes pulmonares, es raro observar cambios importantes en la poscarga del VD. Sin embargo, dicha situación puede ser muy diferente en pacientes que tienen hiperinsuflación pulmonar secundaria a asma u otra causa de obstrucción al flujo aéreo y en los niños con hipertensión arterial pulmonar pre-existente de cualquier etiología (Figura 11.5). Por las razones descritas, cambios aparentemente pequeños en el volumen pulmonar pueden comprometer considerablemente la estabilidad hemodinámica secundariamente a una elevación en las RVP en esos pacientes y debe prestarse especial cuidado para evitar mayor atrapamiento aéreo o grandes variaciones del volumen pulmonar durante la ventilación mecánica.[13]

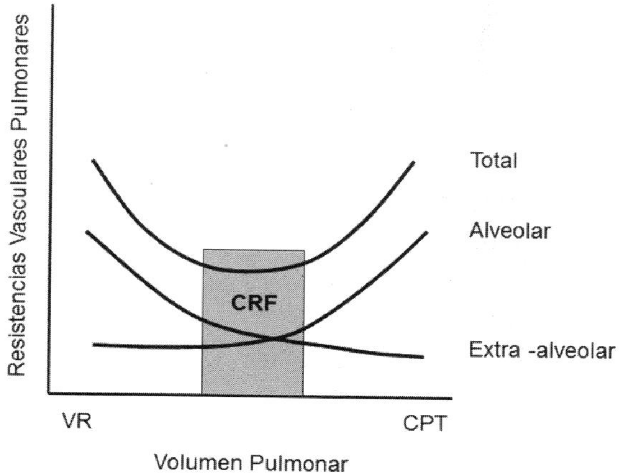

Figura 11.6. Efecto del Volumen Pulmonar sobre las Resistencias Vasculares Pulmonares
Las resistencias vasculares pulmonares se ven afectadas en ambos extremos del volumen pulmonar (volumen residual [VR] y la capacidad pulmonar total [CPT]). Este fenómeno es debido a que el lecho vascular se divide en dos compartimientos: alveolar y extra alveolar. La capacidad residual funcional (CRF) se representa aquí como un área rectangular dentro de la cual la curva promedio de ambos lechos [Total], alcanza el nadir de las resistencias vasculares pulmonares.

La Precarga del Ventrículo Izquierdo. Interdependencia Biventricular

La respiración altera la precarga del VI a través de sus efectos sobre la precarga y poscarga del VD y también porque afecta la Ptm diastólica del VI.[13] Como es una cámara de paredes musculares delgadas, el VD tiene menos reserva contráctil que el VI. Entonces, incrementos de las RVP secundarios a variaciones en ambos extremos del volumen pulmonar, podrían no ser tolerados, dado que el VD es mucho más sensible que el VI a aumentos en la poscarga.

La falla cardiaca derecha secundaria a hipertensión arterial pulmonar afecta el llenado del VI por tres mecanismos distintos (Figura 11.7). El primero es que hay una disminución del retorno venoso pulmonar; el segundo es que la hipertensión diastólica del VD disminuye el gradiente normal de presión trans-septal, lo que resulta en que el septo interventricular ocupa una posición más neutral entre ambas cámaras durante la diástole y conforme el gradiente de presión es revertido, el septo se arquea y protruye hacia el interior del VI lo cual disminuye el volumen telediastólico del VI; y el tercero es que el VI se encuentra *"constreñido"* por la desviación descrita del septo interventricular, por la hipertensión diastólica del VD, pero también anatómicamente su pared libre lo está por el pericardio,[14] lo cual de manera efectiva reduce la distensibilidad ventricular. Aún cuando las presiones de llenado se elevan, la presión intrapericárdica (Pipc) lo hace en un grado mayor, y el efecto neto es una Ptm diastólica disminuida, reducción del volumen del VI y aumento en su impedancia, lo cual altera el llenado ventricular.[15] Al efecto de este conjunto de eventos se lo conoce como fenómeno de *"Interdependencia Bi-Ventricular Diastólica"*.[13]

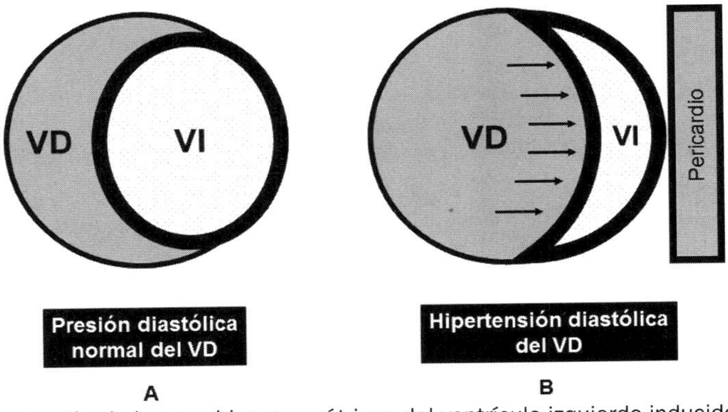

Figura 11.7. Ilustración de los cambios geométricos del ventrículo izquierdo inducidos por la sobrecarga de presión del ventrículo derecho
Bajo condiciones normales durante la diástole (A), el septum interventricular protruye hacia el ventrículo derecho. Bajo condiciones de hipertensión diastólica del VD (B), el septum se desplaza (flechas) hacia la izquierda, reduciendo tanto el volumen como el llenado del VI. La presencia del pericardio contribuye a disminuir la distensibilidad del VI. VI: ventrículo izquierdo. VD: ventrículo derecho.

Este fenómeno también se presenta en circunstancias normales pero en un grado mucho menor. Durante la ventilación espontánea, la disminución de la Pitx que ocurre con la inspiración, aumenta el retorno venoso y el llenado ventricular derecho, en tanto disminuye el llenado ventricular izquierdo. Este mecanismo es en parte responsable del pulso paradójico, es decir, la disminución de la presión arterial durante la inspiración. Finalmente, conforme el llenado ventricular izquierdo disminuye, también lo hace su capacidad para generar presión, lo cual conduce a un decremento en el apoyo de la fracción de eyección del VD, incremento en los volúmenes ventriculares derechos y mayor deterioro del llenado ventricular izquierdo. Este fenómeno es conocido como fenómeno de *"Interdependencia Bi-Ventricular Sistólica"*.[13] Finalmente, hay que recalcar que el grado de llenado del VI es función directa del retorno venoso pulmonar, de la Ptm diastólica del VI y de su distensibilidad.[16,17]

El Tono Autonómico

Las respuestas autonómicas a cambios en el volumen pulmonar durante la ventilación alteran el ritmo sinusal: la inspiración espontánea produce taquicardia sinusal por bloqueo del tono vagal y lo contrario sucede durante la espiración. En presencia de hiperinsuflación pulmonar o durante la ventilación con volúmenes corrientes excesivos (>10ml/Kg), la estimulación vagal resulta excesiva y ocasiona bradicardia, vasodilatación arterial refleja y caída de la presión media.[18] Los pacientes neonatos y lactantes menores, en quienes la frecuencia respiratoria y el tono simpático en reposo son altos, pueden ser particularmente sensibles a la sobre estimulación vagal, sobre todo en presencia de hipotensión arterial y/o hipovolemia al inicio de la ventilación con presión positiva,[1] debido a que en ellos el GC depende primordialmente de la frecuencia cardiaca.

Compresión Mecánica de la Fosa Cardiaca – Presión Pericárdica

Los cambios en la presión pleural se traducen en cambios en la presión pericárdica (Ppc) o yuxtacardiaca. Sin embargo, la presión puede trasmitirse de manera no uniforme a todas las superficies que rodean a la víscera cardiaca. Con la expansión de los pulmones algunas regiones del pericardio y corazón pueden ser directamente comprimidas y deformadas. Además, el movimiento del diafragma, en sentido céfalo-caudal, tracciona al pericardio y produce aún mayor deformación de las cámaras cardiacas.[19] Leithner et al evaluaron con imagen de resonancia magnética los cambios producidos en las dimensiones ventriculares durante la ventilación con *PEEP*.[20] Con la aplicación de 15 cmH_2O se observó que ambas cámaras disminuyeron sus volúmenes tele-diastólico y sistólico lo cual, como ya se explicó, aumenta considerablemente la Ptm correspondiente.[21] El efecto neto fue una reducción del volumen latido de ambas cámaras, lo cual fue asociado a una rotación anterior del ápex y pérdida del contacto del mismo con la pared costal. Es posible que la disminución en los volúmenes ventriculares también sea causada, al menos en parte, por la reducción en los flujos venosos sistémico y pulmonar ya descritos en secciones previas. En presencia de derrame pericárdico o cardiomegalia de cualquier etiología, la compresión de la víscera cardiaca será más ostensible para el rendimiento cardíaco.[10] En el extremo máximo de la insuflación pulmonar, pero sobre todo en aquellos pacientes con sobredistensión pulmonar, el llenado ventricular puede resultar tan comprometido, que dicha situación remede el cuadro clínico del taponamiento o tamponade cardíaco.[3] Estos efectos pueden evitarse utilizando volúmenes corrientes bajos durante la ventilación mecánica, con particular vigilancia de los pacientes con asma y otras causas de sobre distensión pulmonar.[1]

Aplicaciones Clínicas de las Interacciones Cardiopulmonares

En el paciente íntegro, los mecanismos discutidos en las secciones previas, se integran para producir efectos que pueden ser clasificados como transitorios o permanentes. Los efectos transitorios se refieren a aquellos que se presentan a través del ciclo respiratorio o a los efectos no permanentes de una maniobra respiratoria. Debido a lo extremadamente transitorio de su naturaleza, se consideran puramente mecánicos en su origen y generalmente se manifiestan como signo de enfermedad. De significado clínico mayor para el paciente son los efectos permanentes, ya que producen efectos sostenidos sobre el GC, o su distribución, inducidos a través de efectos mecánicos y sostenidos por los reflejos neuro-hormonales idóneos para su compensación.[3]

Efectos transitorios – Pulso paradójico, signo de Kussmaul y maniobras de Valsalva y Müller

Cuando el niño sano respira espontáneamente se produce una ligera caída de la presión sistólica (<10 mmHg) durante la inspiración. Se acepta que dicha caída se produce por una disminución del volumen latido del VI debida a la interdependencia ventricular diastólica. El pulso paradójico fue originalmente descrito por Kussmaul en el siglo XIX, como la desaparición del pulso radial en pacientes con pericarditis purulenta.[22] Actualmente se acepta que está presente cuando la caída de la presión sistólica es >10 mmHg. Este signo se encuentra con frecuencia en niños con tamponade cardíaco y asma aguda grave; sin embargo también puede ser observado en otras causas de obstrucción de la vía aérea, en hipovolemia[1] y ocasionalmente en derrame pleural masivo, hernia diafragmática y atresia tricuspídea. En el tamponade cardíaco el mecanismo del fenómeno implica una amplificación masiva de interdependencia diastólica biventricular, secundaria a un estrecho acoplamiento mecánico de ambas cámaras cardíacas, cuando son comprimidas dentro de un saco pericárdico a tensión.[23] Concordantemente, cuando existe tamponade asociado a defectos septales atriales, su expresión es mínima o puede estar ausente, debido a que en dicha situación los llenados de ambos ventrículos no compiten entre sí.[22] El mecanismo en asma aguda grave es un poco diferente. Jardin y cols. demostraron en estos pacientes que la hiperinsuflación presente en dichos casos provoca un aumento de tal magnitud de la poscarga del VD, que ello disminuye considerablemente el llenado del VI y por tanto de su volumen latido, siendo esto un claro ejemplo de interdependencia biventricular diastólica fásica o en serie, no en paralelo.[24]

El signo de Kussmaul es un aumento paradójico de la PAD durante la inspiración. Este signo se presenta en pacientes con pericarditis y en casos de insuficiencia cardiaca derecha grave de cualquier etiología.[25] El mecanismo fisiopatológico subyacente es un aumento considerable en la impedancia para el llenado del VD, que puede ser secundario a un ventrículo dilatado al límite de su máxima distensibilidad o a constricción pericárdica (donde el pericardio es el límite de la distensibilidad miocárdica), y la explicación clásica es que el VD rígido no puede alojar en su interior el aumento de flujo que le impone la inspiración. Sin embargo, si el retorno venoso aumenta por una disminución de la Pitx, la PAD medida en relación a la Patm nunca podría elevarse por encima de su valor al final de la espiración; en otras palabras, el retorno venoso debería caer, lo cual es una aparente contradicción de términos.[3] Takata et al encontraron la solución a la confusión expuesta: durante la inspiración, el diafragma excursiona hacia la cavidad abdominal lo cual aumenta la Pabd y con ello la Pmsist, aumentando también la PAD.[25]

Como ya fue definida, la maniobra de Valsalva implica una espiración forzada contra la glotis cerrada, lo cual aumenta la Ppl y las Pabd sin modificar el volumen pulmonar, que permanece constante. En consecuencia se produce una disminución del retorno venoso hacia la AD y a partir de ésta, en serie, disminuye el llenado de las otras tres cámaras cardíacas, lo cual produce una disminución neta del GC. La respuesta de la presión arterial a dicha maniobra se divide en cuatro fases:[3] 1) Al inicio de la tensión, aumento inicial de la presión arterial; 2) Caída de la presión arterial con taquicardia refleja; 3) Conforme se libera la tensión, vuelve a caer la presión, y 4) sobrecompensación de la presión arterial que lentamente regresa a valores basales.

La maniobra de Müller es un esfuerzo inspiratorio prolongado hecho con volumen pulmonar constante[3], sin embargo, no es mecanismo *"espejo"* de la maniobra de Valsalva. Debido a que la Pabd aumenta, por la contracción diafragmática, conforme la Ppl disminuye, los incrementos de la precarga del VD y la poscarga del VI son mayores que sus recíprocos durante la maniobra de Valsalva, para los mismos cambios en la Ppl, pero en sentido opuesto.

Efectos Continuos – Presión Positiva Espiratoria Final y Presión Positiva Continua en la Vía Aérea

En general se acepta que la presión positiva espiratoria final (PPEF o *PEEP* por las siglas en inglés de *positive end expiratory pressure*), disminuye el GC, aunque la causa de ello no está del todo clara. Se ha sugerido que puede alterar la contractilidad miocárdica, a través de un mecanismo humoral, sin embargo no ha sido demostrado de manera convincente.[26] Por tanto, resulta fácil concluir que el efecto más importante para el descenso del GC es que *PEEP* aumenta la PAD lo cual, a su vez, disminuye el retorno venoso. Este razonamiento implica que la PAD aumenta en relación a la presión propulsora del retorno venoso, la Pmsist. Sin embargo, varios autores han demostrado que *PEEP* origina un incremento en forma simultánea tanto en la Pmsist como en la PAD,[27] esto es, la presión conductora no es alterada. El incremento en la Pmsist resulta de la activación de reflejos neurovasculares, los cuales disminuyen la capacitancia y trasfieren volumen sanguíneo desde la circulación pulmonar hacia la sistémica, es decir, aumentan el volumen venoso estresado.[28,29] Si no existe cambio en la presión conductora del retorno venoso y el flujo cae, entonces *PEEP* debe incrementar las resistencias venosas. Se ha demostrado que la *PEEP* aumenta las resistencias venosas y la Pabd hasta un punto, justo por debajo del cual el retorno venoso es máximo, fenómeno secundario a la compresión focal de las grandes venas por la sobredistensión pulmonar y por la distribución del flujo sanguíneo hacia zonas que tienen drenaje sanguíneo más lento.[30] Algunos de estos efectos se encuentran alterados en el paciente grave. Por ejemplo, al aumentar con el *PEEP* la tensión sobre la superficie del VI, disminuye la poscarga de éste, lo cual podría explicar que en algunos pacientes con insuficiencia cardiaca, el *PEEP* se asocie a un aumento en el GC.[31] Sin embargo, la combinación de una presión arterial disminuida y un aumento en la tensión sobre la superficie de los ventrículos puede comprometer el flujo coronario, al disminuir el gradiente que lo propulsa, lo que podría inducir isquemia coronaria.[32]

Con frecuencia se utiliza *PEEP* en el manejo del Síndrome de Dificultad Respiratoria Aguda (SDRA), en el cual la distensibilidad pulmonar se encuentra notoriamente disminuida. Por esta característica de la mecánica pulmonar, se esperaría que los aumentos correspondientes en el volumen pulmonar y en la Ppl no fuesen tan ostensibles como en el pulmón sano. Sin embargo, se ha demostrado que los efectos del *PEEP* son similares tanto en SDRA como en pulmón sano. Se ha hipotetizado que la reducción de la transmisión de la presión espiratoria en el pulmón enfermo es contrabalanceado por la transmisión de la presión positiva inspiratoria elevada que habitualmente se utiliza en estos pacientes.[33] Desde luego, el volumen intravascular altera los efectos del *PEEP* (la hipovolemia los acentúa) y, de esta misma manera, los beta-bloqueadores acentuarán sus efectos al bloquear los mecanismos adrenérgicos compensatorios invocados por el *PEEP*.[34]

En sujetos con insuficiencia cardiaca ventilando espontáneamente en un sistema con presión positiva continua de la vía aérea o *CPAP* (por las siglas en inglés de *Continuous Positive Airways Pressure*) se ha demostrado que el GC y la fracción de expulsión del VI aumentan. Dados los rangos de presión positiva que habitualmente se utilizan en esta modalidad ventilatoria, es poco probable que la mejoría observada sea secundaria exclusivamente a la tensión sobre la superficie ventricular. Es posible que la disminución del trabajo respiratorio sea un factor contribuyente asociado. También se ha demostrado que CPAP produce vasodilatación refleja, lo que disminuye la poscarga, así como un aumento directo de la Ppl disminuye la precarga, y por tanto pareciera que esta mejoría es multifactorial.[35] Estas variables son tan consistentes, que esta herramienta ventilatoria constituye una terapia rápida y confiable para mejorar la precarga y poscarga en este grupo de pacientes.[36]

Aplicación de las Interacciones Cardiopulmonares en la Terapia Intensiva

Iniciando la Ventilación Mecánica: La Volemia del Paciente

Una reducción aguda del retorno venoso al inicio de la ventilación mecánica es frecuentemente observada en las unidades de cuidados críticos. De hecho, esta es la causa más común de colapso cardiovascular después de la intubación orotraqueal, y es producida por una reducción abrupta del retorno venoso.[1] En lactantes pequeños, la respuesta vagal ya descrita, de vasodilatación a la sobredistensión pulmonar, puede empeorar considerablemente la situación. Esto es particularmente grave en niños ya de por sí hipovolémicos o con resistencias vasculares sistémicas bajas (sepsis). En dichas circunstancias, resulta de gran utilidad práctica el contar con mediciones de la PVC y de la presión de aurícula izquierda (PAI), si esto fuese posible (p. ej. en pacientes cardiópatas posoperados), ya que con estos parámetros se puede anticipar el manejo si en la historia clínica del paciente existen datos compatibles con las situaciones descritas, ya que una carga de líquidos prevendría el colapso, sobre todo si se anticipa como necesaria la utilización de PEEP elevada como parte del manejo ventilatorio. También resulta útil la selección de sedantes que no causen vasodilatación durante la intubación. Inotrópicos, vasopresores y anticolinérgicos pueden ser de utilidad en pacientes con depresión miocárdica y vasodilatación, los últimos sobre todo en los lactantes.

Se pueden limitar los efectos de la ventilación con presión positiva sobre el retorno venoso aplicando las estrategias enunciadas en la Tabla 11.1. Además, si el estado del paciente lo permite, deben utilizarse modalidades ventilatorias que permitan el inicio de la inspiración por parte del paciente (p. ej. ventilación mandatoria intermitente sincrónica, etc.), lo cual resultará en una presión intratorácica menor en comparación a cuando el ciclo siempre es iniciado por el ventilador.[1]

Tabla 11.1. Estrategias útiles para minimizar los efectos de la ventilación con presión positiva sobre el retorno venoso
• Inmediatamente después de la intubación orotraqueal evite hiperventilar al paciente, sobre todo si está inestable hemodinámicamente
• Evite utilizar innecesariamente frecuencias respiratorias elevadas y tiempos inspiratorios prolongados
• Evite relaciones I:E invertidas
• Evite utilizar VC > 10ml/Kg o < 5 ml/Kg
• Evite presión de meseta (plateau) > 30 cmH_2O y presiones diferenciales > 20 cmH_2O (pPlat – PEEP)
• Reclute el pulmón y manténgalo abierto
• Evite en lo posible utilizar PEEP > 15 cmH_2O y ventilar sin PEEP
• Extube al paciente lo más pronto posible
• Utilice preferentemente modas ventilatorias que permitan que el paciente inicie el ciclo inspiratorio
• En pacientes con hipovolemia evidente, trate agresivamente el estado de choque
• Mantenga la presión oncótica y tonicidad del plasma en valores normales
• En pacientes con choque y/o vasoplejia, utilice vasopresores e inotrópicos para aumentar el volumen venoso estresado
• En lactantes pequeños, durante la intubación, los atropínicos pueden ser de utilidad para prevenir reflejos vagotónicos asociados a la distensión pulmonar
• Evite utilizar sedantes con efecto vasopléjico y relajantes musculares
I:E = inspiración:espiración; VC = volumen corriente (tidal); pPlat = presión de meseta (plateau); PEEP = presión positiva al final de la espiración

Disfunción Ventricular Izquierda

La falla ventricular izquierda y el consecuente edema pulmonar se asocian a un aumento en el volumen sanguíneo intratorácico. Al limitar el retorno venoso y disminuir la poscarga del VI, la ventilación con presión positiva, o el simple uso de *CPAP/PEEP*, mejoran la hemodinamia en este tipo de niños. Además, en este grupo de pacientes, que tienen riesgo elevado de atelectasias por efecto directo del edema, el *PEEP* ayuda a mantener el volumen alveolar –la CRF–, lo cual ayuda restaurar la oxigenación, lo que a su vez mejora la poscarga del VD. En los últimos años, el uso de ventilación no invasiva con presión positiva ha crecido considerablemente, como parte del soporte a los pacientes con inestabilidad hemodinámica y respiratoria. Si es tolerada, ya sea en la forma de CPAP o como presión positiva en la vía aérea bi-nivel (PPBi), reducen el trabajo respiratorio en tanto mejoran la función del VI, reduciendo la necesidad de intubación orotraqueal en un número sustancial de casos, y con ello la necesidad de sedación y el riesgo de neumonía asociada al ventilador.

Auto-PEEP

Los niños con limitación al flujo aéreo por aumento de las resistencias en la vía aérea (asma, bronquiolitis aguda) ó con elastancia pulmonar disminuida (enfisema intersticial) están en riesgo particular de desarrollar auto-*PEEP* (*PEEP* intrínseco). El GC resulta comprometido como resultado del aumento sostenido del volumen pulmonar, de las resistencias vasculares pulmonares y de la compresión de la fosa cardiaca. A este conjunto de fenómenos se le conoce como hiperinsuflación dinámica.[9] La asistencia ventilatoria debe ser cuidadosamente ajustada para evitar mayor atrapamiento aéreo, utilizando relaciones I:E prolongadas y tiempos inspiratorios cortos; es de hacer notar que aunque el auto-PEEP puede reducir el trabajo respiratorio, es más notorio su efecto sobre la hemodinámia, por lo que debe evitársele.[2] Tratamiento adyuvante debe ser dirigido para mejorar la mecánica pulmonar con una *toilette* bronquial efectiva, broncodilatadores beta-adrenérgicos y anti-colinérgicos, esteroides sistémicos y otros fármacos, según sea el caso.

Obstrucción Aguda de la Vía Aérea

El edema pulmonar por presión negativa ha sido descrito hasta en el 9% de los niños con obstrucción aguda de la vía aérea (*croup* infeccioso, post-extubación o cuerpo extraño).[1] Conforme la presión intratorácica cae por debajo de cero, lo cual resulta inevitable en dicha situación por aumento en el esfuerzo inspiratorio,[22] las grandes venas intratorácicas colapsan, por lo que cualquier efecto benéfico sobre la precarga del ventrículo derecho resulta transitorio. La poscarga del VI aumenta considerablemente por la Ppl excesivamente negativa a grado suficiente para causar edema pulmonar, lo cual es exacerbado por aumento de las resistencias vasculares pulmonares provocadas por el reflejo de vasoconstricción hipóxica. El tratamiento debe ser orientado a la corrección de la hipoxia y de la presión intratorácica con ventilación mecánica.

Hipertensión Arterial Pulmonar

El manejo ventilatorio de estos niños debe ser orientado a evitar factores asociados a la exacerbación de la vasoconstricción pulmonar: hipoxia, hipercapnea, acidosis, atelectasias y fluctuaciones excesivas en el volumen pulmonar. La ventilación de alta frecuencia oscilatoria, en conjunto con el empleo de óxido nítrico, puede ser de particular utilidad en los neonatos con hipertensión arterial pulmonar persistente. Esta modalidad ventilatoria permite oxigenar adecuadamente a los niños manteniendo volúmenes pulmonares cercanos a la CRF, evitando así las oscilaciones en el volumen pulmonar y sus efectos negativos sobre las RVP.[37] La utilización concomitante de óxido nítrico inhalado es de gran utilidad, pero solo en los neonatos con hipertensión reversible y algunos tipos de cardiopatías congénitas que cursan con hipertensión arterial pulmonar.[38,39]

Interacciones Cardiopulmonares en el Niño con Cardiopatía Congénita

En esta sección se revisarán los conceptos anteriormente expuestos, aplicados a los niños con cardiopatía congénita; no es nuestra intención revisar cada una de ellas, sino que se hará un intento por aislar los efectos individuales del total de los factores que las afectan, enfatizando que, en fisiología humana, es la suma de todos los factores lo que da el resultado final En la Figura 11.8 se muestra un resumen esquemático de los efectos de la ventilación mecánica sobre las cuatro cámaras cardíacas.

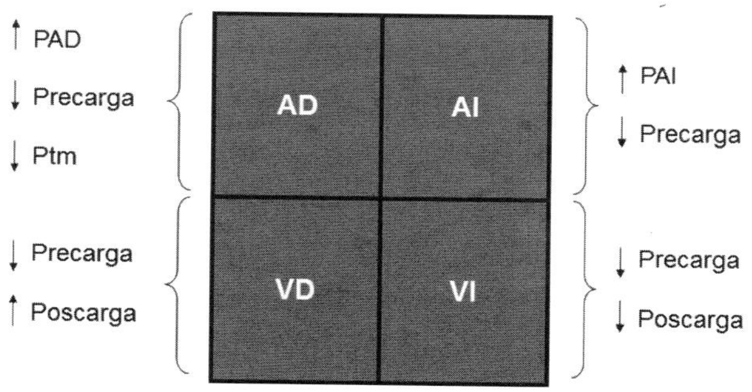

Figura 11.8. Resumen esquemático de los cambios inducidos por la ventilación mecánica sobre las cuatro cámaras cardíacas
Se ilustran los efectos netos sobre la aurícula derecha (AD), el ventrículo derecho (VD), la aurícula izquierda (AI) y el ventrículo izquierdo (VI). Estos cambios tienen una secuencia temporal de presentación. Para mayor explicación se refiere al lector al texto correspondiente.

Oxígeno Suplementario

La administración de oxígeno suplementario resulta en un incremento de la presión alveolar de oxígeno (PAO_2) y de la presión arterial de oxígeno (PaO_2). De acuerdo con la curva de disociación de la hemoglobina, también se presentará un aumento en la saturación arterial de oxígeno (SaO_2). El aumento en las presiones de oxígeno, principalmente de la PAO_2, resultará en una reducción de las resistencias vasculares pulmonares, disminuyendo así la poscarga del VD. Sin embargo, un aumento en la PaO_2 aumentará las resistencias vasculares sistémicas y por ende la poscarga del VI.[6] En un individuo sano, estos incrementos en la oxigenación aumentarán la entrega tisular de oxígeno. Por las razones anteriores, en los niños con cardiopatía y corto-circuito de izquierda a derecha (p. ej. comunicación intraventricular), la suplementación indiscriminada de oxígeno suplementario puede incrementar el flujo sanguíneo a través del corto-circuito, por lo que puede provocarse una disminución en la entrega tisular de oxígeno hasta en un 15%, por lo que los casos deben ser valorados individualmente y estrechamente monitoreados.[40]

En niños con hipertensión arterial secundaria a cardiopatía, la administración de oxígeno solo o en combinación con óxido nítrico, también permite seleccionar a los niños que tendrán buena respuesta a la cirugía de cardiopatías con cortocircuito de izquierda a derecha (CIV, CIA, PCA, defectos atrioventriculares), por lo que la presencia de vasorreactividad es un dato esencial de la valoración preoperatoria de dichos casos.[41] Finalmente, la ventilación con fracción inspirada de oxígeno subatmosférica (< 0.21) es útil en niños con síndrome corazón izquierdo hipoplásico para aumentar el flujo sistémico al aumentar las resistencias vasculares pulmonares; se debe tener en cuenta que esta terapia no está libre de efectos adversos graves como hipertensión pulmonar irreversible e isquemia intestinal.[6]

Bióxido de Carbono

Esta molécula ejerce sus efectos a través del pH. La hipercapnea produce acidosis respiratoria la cual aumenta la poscarga del VD y disminuye las del VI. Además, produce depresión miocárdica. Por el contrario, la hipocapnea produce alcalosis respiratoria y disminuye la poscarga del VD y aumenta las del VI, a la vez que también disminuye la contractilidad del miocardio al disminuir la disponibilidad de calcio iónico y disminuir el flujo coronario.[6] De manera interesante, el producir hipercapnea con una mezcla enriquecida con CO_2, ha sido utilizado para mejorar el flujo sistémico y disminuir el pulmonar en niños con síndrome de ventrículo izquierdo hipoplásico inmediatamente antes y después del procedimiento de Norwood.[42] Lo contrario, la hipocapnea y la consecuente alcalosis respiratoria fue durante muchos años la terapia de elección para la hipertensión arterial pulmonar primaria y secundaria porque disminuía considerablemente las resistencias vasculares pulmonares; el advenimiento de recursos farmacológicos (óxido nítrico, milrinona y prostaglandinas) más idóneos y con menos efectos indeseables graves (isquemia cerebral) ha hecho que este recurso no sea utilizado más en la clínica.[39]

Volumen Pulmonar

Ya se comentó que durante la ventilación mecánica, los extremos en los volúmenes pulmonares afectan a las resistencias vasculares pulmonares. En pacientes con falla posoperatoria del VD (p. ej. Tetralogía de Fallot, o con hipertensión arterial pulmonar posoperatoria), el volumen pulmonar se optimiza utilizando *PEEP* para mantener el volumen pulmonar dentro de la CRF, punto donde alcanzan su nadir las resistencias vasculares pulmonares, y se obtiene también la mejor relación ventilación perfusión (V/Q).[6] Además, el volumen corriente (VC, o *Vt*, del inglés *tidal volume*) entregado debe ser 8-10 ml/Kg para evitar sobredistensión pulmonar. La frecuencia respiratoria también debe ser moderada (lactantes 20-25/min y escolares 15-20/min, pues a mayor frecuencia mayores resistencias vasculares pulmonares.[6] Por el contrario, los niños con síndrome de ventrículo izquierdo hipoplásico deben ventilarse con *PEEP* baja y VC entre 6 y 8 ml/Kg a frecuencias bajas, para producir hipoventilación alveolar y acidosis discreta en un intento para mejorar la perfusión sistémica, al aumentarse las RVP y disminuir las RVS.[43] Algunos autores también han sugerido el utilizar PEEP muy elevado para producir sobredistensión pulmonar y lograr así el mismo efecto que la hipercapnea, sin embargo este abordaje puede condicionar lesión pulmonar inducida por el ventilador.[1]

Presión Intratorácica

En los neonatos y lactantes con cardiopatía congénita, los cambios en la presión intratorácica inducidos por la ventilación mecánica, tienen mayores efectos sobre la presión transmural que en adolescentes y adultos. Esto se debe a los valores de presiones vasculares habituales, menores a las de sus contrapartes de mayor edad.[6] Por obvias razones, los pacientes con disfunción ventricular derecha (posoperatorio de corrección de tetralogía de Fallot) o sin VD (atresia tricuspídea y posoperatorio de procedimiento de Fontan) son particularmente sensibles a los cambios en la presión intratorácica. Estos pacientes se beneficiarán de estrategias ventilatorias que minimicen la presión inspiratoria pico, *PEEP* y presión media en la vía aérea. Además, la presión intratorácica también puede ser limitada utilizando VC bajo, tiempos inspiratorios cortos y frecuencias bajas con relaciones I:E prolongadas, es decir, controlando todos los factores determinantes de la aparición del auto-*PEEP*.[44,45] De hecho, utilizando alta frecuencia tipo *jet*, se obtuvieron menores presiones medias en la vía aérea, resistencias vasculares pulmonares y mayor gasto cardíacos en niños posoperados de Fontan.[46] En neonatos posoperados de *switch* arterial, el prolongar el tiempo inspiratorio de 0.4 a 1.2", cuyo efecto neto es aumentar la presión intratorácica, produjo un aumento transitorio del llenado diastólico ventricular durante el primer periodo diastólico después de la inspiración, para caer durante y a partir del tercero y acompañarse de hipotensión arterial, lo cual traducía una caída del GC, sin que hubiese ningún otro dato de disfunción diastólica.[6]

Interacciones Cardiopulmonares durante el retiro de la Ventilación Mecánica

El cambio de la ventilación asistida mecánicamente a la ventilación espontánea impone una carga de trabajo al aparato cardiovascular. Esta carga activa al sistema simpático-adrenérgico con aumento de la frecuencia cardíaca y de la presión arterial. Secundario a la venoconstricción y a la reducción asociada de la distensibilidad del reservorio venoso, la Pmsist aumenta, al mismo tiempo que la Pitx disminuye, lo cual aumenta la poscarga del VI, a la cual un miocardio débil o deprimido por cualquier causa, resulta muy sensible. Además, conforme la Pitx cae y la Pmsist aumenta, el retorno venoso, y por ende, el llenado y el volumen diastólico de ambos ventrículos, aumentan. Esta cadena de eventos aumenta el consumo miocárdico de oxígeno. Por lo tanto, un prerrequisito para un destete exitoso, son un miocardio competente y la ausencia de factores inotrópicos negativos. Con una reserva miocárdica disminuida se puede presentar isquemia,[47] y la presión de llenado del VI puede aumentar desproporcionadamente.[48] Las consecuencias retro y anterógradas sobre el pulmón y la disponibilidad de oxígeno, respectivamente, provocan a su vez círculos viciosos, los cuales culminan con un fracaso cardiovascular florido y la necesidad de reiniciar la ventilación mecánica.[49] Tales consideraciones son de vital importancia cuando se evalúa a pacientes con dificultades para su extubación.[50]

Referencias

1. Shekerdemian L, Bhon D. Cardiovascular effects of mechanical ventilation. Arch Dis Child 1999;80:475-80.
2. Sylvester JT, Goldberg HS, Permutt S. The role of the vasculature in the regulation of cardiac output. Clin Chest Med 1983; 4:111–26.
3. Fessler HE. Heart-lung interactions: applications in the critically ill. Eur Respir J 1997; 10:226-37.
4. Brunner MJ, Shoukas AA, MacAnespie CL. The effect of the carotid sinus baroreceptor reflex on blood flow and volume redistribution in the total systemic vascular bed of the dog. Circ Res 1981; 48:274–85.
5. Greene AS, Shoukas AA. Changes in canine cardiac function and venous return curves by the carotid baroreflex. Am J Physiol 1986; 251:H288–H96.
6. Kocis KC, Meliones J. Cardiopulmonary interactions in children with congenital heart diseases: physiology and clinical correlates. Prog Pediatr Cardiol 2000; 11:203-10.
7. Pinsky MR. Determinants of pulmonary arterial flow variations during respiration. J Appl Physiol 1984; 56:1237-45.
8. Steingrub, J, Tidswell M, Hiiggins TL. Hemodynamic consequences of heart-lung interactions. J Intensive Care Med 2003; 18:92-9.
9. Feihl F, Broccard AF. Interactions between respiration and systemic hemodynamics. Part 1: basic concepts. Intensive Care Med 2009; 35:45-54.
10. Marini JJ, Culver BH, Butler J. Mechanical effect of lung distention with positive pressure on left ventricular performance. Am Rev Respir Dis 1981; 124:382-6.
11. Hakim TS, Michel RP & Chang H. Effect of lung inflation on pulmonary vascular resitance by venous and arterial oclusion. J Appl Physiol 1982; 53:1110-5.
12. Howell JBL, Permutt S, Proctor DF, Riley RL. Effect of inflation of the lung on different parts of pulmonary vascular bed. J Appl Physiol 1961; 16:71-6.
13. Bronicki RA, Anas NG. Cardiopulmonary interaction. Pediatr Crit Care Med, 2009; 10: 313-22.
14. Belenkie I, Sas R, Mitchell J, Smith ER, Tyberg JV. Opening the pericardium during pulmonary artery constriction improves cardiac function. J Appl Physiol 2004; 96:917-22.
15. Peters J, Kindred MK, Robotham JL. Transient analysis of cardiopulmonary interactions I. Diastolic events. J Appl Physiol 1988; 64:1506-17.
16. Buda AJ, Pinsky MR, Ingels NB Jr, Daughters GT 2nd, Stinson EB, Alderman EL. Effect of intrathoracic pressure of left ventricular performance. N Engl J Med 1979; 30: 453-9.
17. Peters J, Kindred MK, Robotham J. Transient analysis of cardiopulmonary interactions II. Systolic events. J Appl Physiol 1988; 64:1518-26.
18. Shepherd JT. The lungs as receptor sites for cardiovascular regulation. Circulation 1981; 63:1-10.
19. Granton, J. Cardiopulmonary interactions during positive pressure ventilation. Can Respir J 1996; 3:380-5.
20. Leithner C, Podolsky, A, Globits S, Frank H, Neuhold A, Pidlich J, et al. Magnetic resonance imaging of the heart during positive end-expiratory pressure ventilation in normal subjets. Crit Care Med 1994; 22:426-32.
21. Mitchell J, Whitelaw WA, Sas R, Smith ER, Tyberg JV, Belenkie I. RV filling modulates LV function by direct ventricular interaction during mechanical ventilation. Am J Physiol Heart Circ Physiol 2005; 289:H549-H57.
22. Feihl F, Broccard AF. Interactions between respiration and systemic hemodynamics. Part II: practical implications in critical care. Intensive Care Med 2009; 35:198-205.
23. Reddy PS, Curtiss EI. Cardiac tamponade. Cardiol Clin 1990; 8:627-37.

24. Jardin F, Farcot JC, Boisante L, Prost JF, Gueret P, Bourdarias JP. Mechanism of paradoxic pulse in bronchial asthma. Circulation 1982; 66:887-94.
25. Takata M, Beloucif S, Shimada M, Robotham JL. Superior and inferior vena caval flows during respiration: pathogenesis of Kussmaul's sign. Am J Physiol 1992; 262:H763-H70.
26. Fessler HE, Brower RG, Wise RA, Permutt S. Mechanism of reduced LV afterload by systolic and diastolic positive pleural pressure. J Appl Physiol 1988; 65:1244-50.
27. Nanas S, Magder S. Adaptations of the peripherial circulation to PEEP. Am Rev Resp Dis 1992; 146: 688-93.
28. Fessler H, Brower RG, Wise RA, Permutt S. Effects of positive end-expiratory pressure on the gradient for venous return. Am Rev Respir Dis 1991; 143:19-24.
29. Peters J, Hecker B, Neuser D, Schaden W. Regional blood volume distribution during positive and negative airway pressure breathing in supine humans. J Appl Physiol 1993; 75:1740-7.
30. Caldini P, Permutt S, Waddell JA, Riley RL. Effect of ephinefrine on pressure, flow, and volume relationships in the systemic circulation of dogs. Circ Res 1974; 34:606-23.
31. Mathru M, Rao TL, El-Etr AA, Pifarre R. Hemodynamic response to changes in ventilatory patterns in patients with normal and poor left ventricular reserve. Crit Care Med 1982; 10:423-6.
32. Tittley JG, Fremes SE, Weisel RD, Christakis GT, Evans PJ, Madonik MM, et al. Hemodynamic and myocardial metabolic consequences of PEEP. Chest 1985; 88:496-502.
33. Venus B, Cohen LE, Smith RA. Hemodynamics and intrathoracic pressure transmission during controlled mechanical ventilation and positive-end expiratory pressure in normal and low compliant lung. Crit Care Med 1988; 16:686-90.
34. Scharf SM, Ingram RH Jr. Influence of abdominal pressure and sympathetic vasoconstriction on cardiovascular response to positive end-expiratory pressure. Am Rev Respir Dis 1977; 116:661-70.
35. Bradley, TD, Holloway RM, McLaughlin PR, Ross BL, Walters J, Liu PP. Cardiac output response to continuous positive airway pressure in congestive heart failure. Am Rev Respir Dis 1992; 145:377-82.
36. Lin M Yang; Chiang H, Chiang BN, Cheitlin MD. Reappraisal of continuous positive airway pressure therapy in acute cardiogenic pulmonary edema. Short-term results and long-term follow-up. Chest 1995; 107:1379-86.
37. Kinsella JP, Troug WE, Walsh WF, Goldberg RN, Bancalari E, Mayock DE, et al. Randomized, multicenter trial of inhaled nitric oxide and high-frequency oscillatory ventilation in severe, persistent pulmonary hypertension of the newborn. J Pediatr 1997; 131:55-62.
38. Nelin LD, Hoffman GM. The use of inhaled nitric oxide in a wide variety of clinical problems. Pediatr Clin North Am 1998; 45:531-48.
39. Taylor MB, Laussen PC. Fundamentals of management of acute posoperative pulmonary hypertension. Pediatr Crit Care Med 2010; 11:S27-S9.
40. Lock JE, Einzig S, Bass JL, Moller JH. The pulmonary vascular response to oxygen and its influence on operative results in children with ventricular septal defect. Pediatr Cardiol 1982; 3:41-6.
41. Bando K, Turrentine MW, Sharp TG, Sekine Y, Aufiero TX, Sun K, et al. Pulmonary hypertension after operations for congenital heart disease: analysis of risk factors and management. J Thorac Cardiovasc Surg 1996; 112:1600-9.
42. Wessel D. Commentary: simple gases and complex single ventricles comment. J Thorac Cardiovasc Surg 1996 112:655-7.

43. Reddy V, Liddicoat JR, Fineman JR, McElhinney DB, Klein JR, Hanley FL. Fetal model of single ventricle physiology: hemodynamic effects of oxygen, nitric oxide, carbon dioxide, and hypoxia in early postnatal period. J Thorac Cardiovasc Surg 1996; 112:437-49.
44. Bengur AR, Meliones JN. Cardiogenic shock. New Horiz 1998; 6:139-49.
45. Cheifetz IM, Craig DM, Quick G, McGovern JJ, Cannon ML, Ungerleider RM, et al. Increasing tidal volumes and pulmonary overdistention adversely affect pulmonary vascular mechanics and cardiac output in a pediatric swine model. Crit Care Med 1998; 26:710-6.
46. Meliones JN, Bove EL, Dekeon MK, Custer JR, Moler FW, Callow LR, et al. High-frequency jet ventilation improves cardiac function after the Fontan procedure. Circulation 1991; 84: III364-III8.
47. Pinsky MR. Breathing as exercise: the cardiovascular response to weaning from mechanical ventilation. Intensive Care Med 2000; 26:1164-6.
48. Lemaire, F, Teboul JL, Cinotti L, Giotto G, Abrouk F, Steg G, et al. Acute left ventricular dysfunction during unsuccessful weaning from mechanical ventilation. Anesthesiology 1988; 69: 171-9.
49. Jubran A, Mathru M, Dries D, Tobin MJ. Continuous recordings of mixed venous oxygen saturation during weaning from mechanical ventilation and the ramifications theorof. Am J Respi Crit Care Med 1998; 158:1763-9.
50. Boles JM, Bion J, Connors A, Herridge M, Marsh B, Melot C, et al. Weaning from mechanical ventilation. Eur Respir J 2007; 29:1033-56.

Capítulo 12

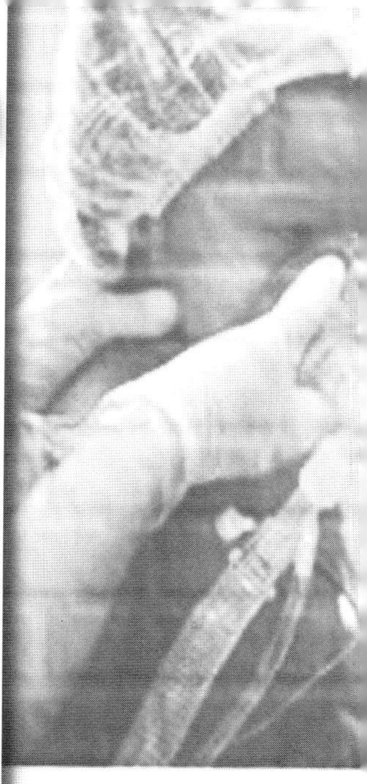

Asistencia Respiratoria Mecánica en el Recién Nacido

María Graciela Hernández Peláez
Sandra Carrera Muiños
Eucario Yllescas Medrano

Introducción – ¿Cuál es la estrategia de ventilación óptima en Recién Nacidos?

La ventilación mecánica, herramienta esencial en el cuidado de neonatos gravemente enfermos, es una técnica de soporte vital cuyo objetivo es mantener el intercambio gaseoso pulmonar. La disponibilidad de una variedad de dispositivos con una serie de modalidades y terminologías confusas representa un desafío en la práctica de la Medicina Crìtica Neonatal. Durante las últimas dos décadas, se ha presentado un gran avance tanto en el conocimiento de la patología pulmonar del recién nacido como en su manejo, hecho que se refleja en las numerosas publicaciones al respecto. Nuevas técnicas respiratorias aparecieron y están ahora disponibles para apoyar al recién nacido.[1-4] Sin embargo, muchas de estas modalidades no han sido adecuadamente evaluadas en recién nacidos y la información es escasa sobre las ventajas relativas de los modos que se han estudiado.[3] Así, muchos estudios incluyeron sólo a neonatos prematuros con síndrome de dificultad respiratoria aguda (SDR) por déficit de surfactante, sin tomar en cuenta que el neonato puede sufrir de varias enfermedades, cada una con una fisiopatología e impacto diferentes sobre la función pulmonar. Por ejemplo, un niño de término que tiene síndrome de aspiración meconial, puede tener pulmones sobredistendidos con alta resistencia de vías aéreas, mientras que los pulmones deficientes en surfactante de los niños nacidos prematuramente son atelectásicos y de baja distensibilidad. Así, la noción de que “en un mismo cajón caben todos”, no es apropiado, y los resultados de los estudios que examinan la eficacia de los modos de soporte respiratorio que han incluido solo un tipo de desorden pulmonar, no deben ser generalizados a otros.[5-7] Además, hoy en día, muchos de los neonatos que reciben ventilación mecánica son más pequeños e inmaduros que hace 10 años y frecuentemente requieren ventilación por periodos más largos, por razones no directamente relacionadas a problemas pulmonares. Por ello, los resultados de los ensayos clínicos realizados hace años, no son directamente aplicables a los niños más inmaduros que ahora constituyen la mayoría de los recién nacidos bajo ventilación mecánica.

Los avances tecnológicos en el diseño de los ventiladores y la mejor comprensión de los factores responsables del daño inducido por los mismos (*VILI*, siglas en inglés de *ventilation induced lung injury*), han logrado en los últimos decenios mejores resultados en el tratamiento y pronóstico de los recién nacidos de muy bajo peso. En la actualidad pocos de ellos mueren por falla respiratoria aguda; la mortalidad temprana es ahora principalmente por otras complicaciones asociadas a la prematurez extrema, como enterocolitis necrosante o hemorragia intracraneal.[5,7]

Lograr una mayor reducción en la mortalidad sigue siendo un objetivo importante, pero la elevada incidencia de enfermedad pulmonar crónica es claramente inaceptable. Aunque la ventilación de alta frecuencia es una gran promesa en este sentido, los peligros de la hiperventilación involuntaria han limitado su aceptación como tratamiento ventilatorio de inicio en los recién nacidos con SDR no complicado.[7-11] El daño inducido por el ventilador parece estar relacionado a la duración de la ventilación invasiva a través de cánula endotraqueal más que a la estrategia de ventilación. El uso de estrategias no invasivas, tales como el caso de la presión positiva continua de vías aéreas por vía nasal (*CPAPn,* por las siglas en inglés de *nasal Continuous Positive Airway Pressure*) y ventilación nasal mandatoria intermitente (VNMI) se han asociado a una disminución significativa en la incidencia de displasia broncopulmonar (DBP),[10] y también han sido aceptadas como las más efectivas en la reducción del *VILI*.[1,4] Aunque el concepto es atractivo y apoyado por una serie de estudios no controlados y de cohorte, hay que señalar que actualmente se carece de estudios clínicos aleatorizados definitivos que validen los presuntos beneficios de la aplicación de estas técnicas como primer modo de soporte ventilatorio.[12,13] El surfactante es usado en la mayoría de los casos sin la necesidad de ventilación mecánica de forma prolongada. De hecho, no están claros los beneficios de la breve intubación que se utiliza hoy en día para la administración de surfactante y en la actualidad la administración de surfactante nebulizado con el *CPAP* nasal es una alternativa potencialmente atractiva, que aún continua en investigación.[14-16] La VNMI puede ser capaz de mejorar el esfuerzo respiratorio de los recién nacidos de muy bajo peso, evitando las complicaciones asociadas a la intubación endotraqueal. Este enfoque puede ser de considerable beneficio en la reducción de la incidencia de neumonía asociada a la ventilación mecánica, evitando además la contribución posnatal de la respuesta inflamatoria causante de la DBP.

A pesar de la falta de datos aleatorizados, cambios sustanciales en la práctica clínica se han hecho evidentes, resultando en la reducción del número de recién nacidos que requieren ventilación mecánica. Así, la estrategia actual de ventilación en prematuros con SDR, puede iniciarse en la sala de partos con aplicación de *CPAP* para mejorar la capacidad residual funcional, seguida de aplicación de surfactante, extubación rápida y cambio a ventilación no invasiva, para reducir la incidencia de DBP y mejorar el pronóstico de vida y funcional. Algunos estudios mencionan que evitando la ventilación mecánica al aplicar *CPAP* en esta forma temprana, con o sin la aplicación de surfactante, puede ser la forma más eficaz para reducir el riesgo de lesión pulmonar.[12]

Los recién nacidos gravemente enfermos que requieren ventilación mecánica, cuentan con una nueva generación de ventiladores, ahora ampliamente disponibles, basados en microprocesadores con características tecnológicas avanzadas, capaces de otorgar ventilación sincronizada efectiva.[3,4] El llamado *volumen garantizado* ha sido estudiado extensivamente y ha conducido a la ventilación controlada por volumen, que permite un control eficaz de la entrega del volumen corriente (VC), con una reducción en la incidencia de hiperventilación inadvertida, reducción de la duración de la ventilación mecánica y de la producción de citocinas proinflamatorias. Queda por ver si los beneficios a corto plazo se traducen en una reducción significativa de la enfermedad pulmonar crónica. Para recién nacidos que requieren ventilación mecánica, la combinación de ventilación controlada por volumen con estrategias de apertura alveolar parece ofrecer el mejor cambio para reducir el riesgo de DBP.[17]

En este capítulo se examinan los cambios especiales de la ventilación asistida en recién nacidos, e intentaremos ofrecer un abordaje funcional simple de los modos ventilatorios y de los principales aspectos de los modos de ventilación iniciados por el paciente, enfatizando la importancia de las estrategias de apertura alveolar.[4,5] La literatura disponible sobre la ventilación limitada por volumen y las recomendaciones generales sobre sus aplicaciones clínicas es revisada en detalle.

Abordaje ventilatorio en la sala de partos

Los primeros minutos después del nacimiento representan un periodo de adaptación fisiológica de suma importancia que permitirá al neonato la transición de la vida fetal dependiente a la vida neonatal independiente**.** La inflación del pulmón con aire, la liberación del factor surfactante, el establecimiento de la capacidad funcional residual así como la reabsorción del líquido pulmonar, entre otros, son puntos clave para poder establecer una adecuada adaptación. Sin embargo, algunos recién nacidos, sobre todo los prematuros de bajo y muy bajo peso, pueden tener dificultades para completar el proceso de adaptación. La aplicación de presión continua de la vía aérea, uso de ventilación mecánica y tratamiento con surfactante pulmonar, son ejemplo de algunas de las intervenciones que se utilizan para lograr en estos pacientes una adecuada expansión pulmonar e intercambio gaseoso.[18, 19]

No existe en la actualidad un consenso definitivo sobre cuál es la saturación arterial de oxígeno (SaO_2) óptima que debe tener el recién nacido durante la estabilización en la sala de partos. Sin embargo, existe evidencia que la reanimación con FiO_2 de 1.0 (100%), en comparación con reanimación con aire ambiental, se asocia con un incremento en la mortalidad en el recién nacido de término y casi a término.[20.] La utilización de oxigeno al 100% también ha demostrado efectos deletéreos en los prematuros, asociándose con una disminución del 20% en el flujo cerebral a las dos horas de vida.[21] Existen sólo tres ensayos clínicos controlados que compararon la reanimación con FiO_2 al 0.21 vs FiO_2 al 1.0 en prematuros de menos de 32 semanas de gestación, en los que se demostró que la reanimación con aire ambiente no es suficiente para la estabilización de estos pacientes.[22] Se puede iniciar con una FiO_2 al 30%, con ajuste dosis-respuesta de acuerdo a la oximetría de pulso. La Academia Americana de Pediatría y la American Heart Association recomiendan la administración de oxígeno al 100% con ventilación con presión positiva, si la ventilación asistida es requerida.[23] El uso *rutinario* de FiO_2 al 100% no es apropiado, por lo que deben de estar disponibles en la salas de partos los dispositivos mezcladores (*blender*) para lograr la mezcla de gases más adecuada para cada caso. Se debe tener en consideración que, durante la fase de transición después del nacimiento, la saturación incrementa de forma gradual del 60 al 80% en los primeros 5 minutos, y alcanza el 85% o más alrededor de los 10 minutos después del nacimiento.[24]

Está demostrado que la utilización de volúmenes corrientes inadecuados, tanto elevados como bajos, condicionan mayor daño en el pulmón, en particular si éste es inmaduro. La bolsa de reanimación autoinflable es la técnica más común para dar presión positiva en la sala de partos. Es probable que esta no sea la forma más apropiada para ventilar a los recién nacidos prematuros, ya que por lo general no se cuantifica ni el volumen que se introduce ni la presión que se aplica, misma que puede ser hasta de 40 cm H_2O. Por ello, la tendencia es cambiar esta estrategia por la utilización de un dispositivo mecánico con pieza en T, que es controlado por flujo y limitado por presión, específicamente diseñado para facilitar la reanimación neonatal (*Neopuff® Infant Resuscitation*, Fisher and Paykel, Auckland, NZ). Este dispositivo permite entregar una presión positiva continua en la vía aérea con control de la presión inspiratoria pico, lo cual facilita una ventilación más segura durante la estabilización del paciente.[25] La utilización de *CPAP* en la sala de parto, ha demostrado que reduce la necesidad tanto de ventilación mecánica como de surfactante pulmonar.[24] La aplicación de una sola insuflación, previa a la colocación del *CPAP*, es mejor que la aplicación manual de varias insuflaciones en términos de reducir la necesidad de ventilación mecánica y el subsecuente daño pulmonar.[26]

Abordaje ventilatorio no invasivo

Presión positiva continua de la vía aérea por vía nasal (CPAPn)

El *CPAPn* fue introducido en la práctica neonatal por Gregory en 1971.[27] Consiste en la aplicación de una presión de distensión continua a lo largo de todo el ciclo respiratorio del neonato que respira en forma espontánea, lo que permite cierto grado de inflación alveolar durante la espiración. Esto previene el colapso alveolar. El uso de *CPAPn* como estrategia temprana para el tratamiento del SDR fue popularizado gracias a los estudios de Wung, el cual demostró una disminución significativa en la displasia broncopulmonar, en comparación con otros centros hospitalarios en los que la intubación endotraqueal era la estrategia inicial.[28] Hoy en día, está comprobado que su utilización temprana puede evitar el uso de ventilación mecánica. De acuerdo a Davis et al, el beneficio obtenido es elevado, con un número necesario a tratar (NNT) de seis pacientes.[29]

Los efectos descritos del *CPAPn* sobre la función pulmonar son múltiples. Los más relevantes en el recién nacido incluyen el incremento y preservación de la capacidad residual funcional y del volumen pulmonar, la reducción de la resistencia de la vía aérea superior y del colapso de la misma, lo que previene la ocurrencia de apneas, tanto obstructivas como centrales, la reducción de corto- circuitos de derecha a izquierda, lo que mejora la oxigenación, la preservación del surfactante pulmonar, y la estabilización de la pared torácica. El conjunto de estos efectos estimula el crecimiento pulmonar.

El *CPAPn* está indicado en todo neonato, tanto prematuro como de término, que presente alguno de los siguientes problemas: aumento de trabajo respiratorio evidenciado por uno o más de los siguientes datos: quejido, incremento de frecuencia respiratoria (> 80 respiraciones/minuto), tiraje intercostal, disociación toraco-abdominal y/o aumento de los requerimientos de FiO_2. Los ejemplos típicos son síndrome de dificultad respiratoria, taquipnea transitoria del recién nacido, neumonía, apneas del prematuro, atelectasias, apoyo ventilatorio posterior a la extubación, parálisis del nervio frénico entre otros.[2] El material necesario para su instalación se encuentra descrito en la Tabla 12.1.

Tabla 12.1. Equipo para la instalación de CPAPn
1. Puntas nasales de silicón (preferentemente curvas) adecuadas al peso del recién nacido.
2.Sonda orogástrica.
3.Tubos corrugados de inhalación y exhalación.
4. Mezclador de oxígeno (blender) y regulador de flujo.
5. Humidificador con termostato para vías aéreas con temperatura regulable de 36 a 40°C.
6. Manómetro (opcional).
7. Frasco graduado en centímetros con agua estéril. El cero de la escala debe quedar alineado con la superficie del agua, y el punto más bajo, que no debe ser mayor a 7 cm, en el fondo del frasco.
8. Material de fijación y sellado: gorro o bonete, cinta Velcro®, micropore o tegaderm, ligas, seguros, parche de duoderm fino.
Referencia 2

Se debe de tener especial precaución al momento de la colocación del *CPAPn*, ya que de lo contrario pueden producirse efectos adversos en lugar de los beneficios que se buscan. El circuito debe armarse como se muestra en la Figura 12.1.

Una vez conectado el circuito, se debe colocar al paciente en posición supina, con la cabeza y cuello en posición de "olfateo" (*Rossier*), con ayuda de un soporte (p. ej. un pequeño rollo de tela) debajo de los hombros, para evitar oclusión de la vía aérea. Se coloca el gorro o bonete, el cual sirve para ayudar a sostener en posición a los tubos corrugados de inhalación y exhalación; la cánula nasal se selecciona de acuerdo al peso del paciente, se conecta por sus extremos a los tubos corrugados, se coloca al paciente y se fija con ayuda de las cintas Velcro® o, en su defecto, con alguna cinta adhesiva, cuidando de proteger la piel del recién nacido (Figura 12.2).

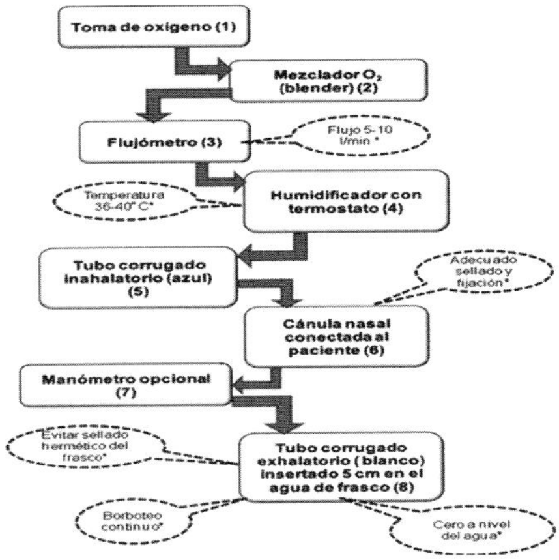

Figura 12.1. Armado e instalación del circuito de CPAPnSe deben seguir todos los pasos para asegurar la correcta instalación del CPAPn. (Referencia 2)

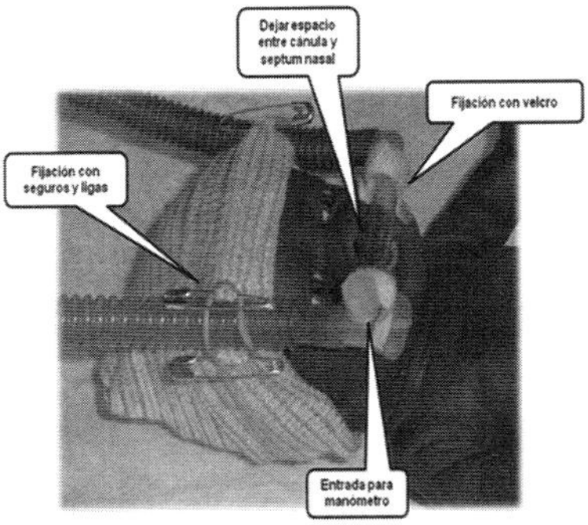

FIGURA 12.2. Fijación de cánula nasal del paciente con CPAPn (Referencia 2)

En la Tabla 12.2 se muestra el tamaño de las puntas nasales de acuerdo al peso. Debe verificarse que las puntas nasales no toquen directamente la columnela de la nariz para evitar quemaduras y lesiones por presión. Debe valorarse la presencia de fuga de la mezcla de gas administrada por las fosas nasales. Si esto fuese el caso, pueden utilizarse cojinetes o alguna cinta adhesiva suave para mejorar el sellado.

TABLA 12.2. Tamaño de puntas nasales de acuerdo al peso del paciente

Tamaño	Peso
0	< 700 g
1	~ 1000 g
2	~ 2000 g
3	~ 3000 g
4	~ 4000 g
Referencia 2	

El flujo de la mezcla se regula hasta obtener un borboteo continuo en el frasco. Es fundamental verificar la introducción y fijación del tubo corrugado exhalatorio a la profundidad deseada (en general 5 cm H_2O) a partir del nivel del agua (Figura 12.3).

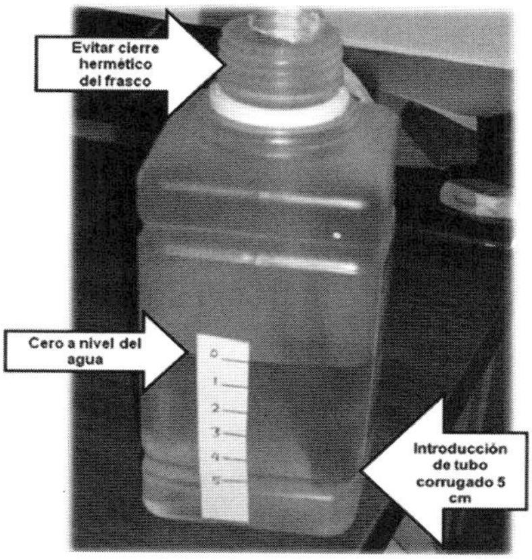

Figura 12.3. CPAPn de burbuja. Se debe de realizar una correcta colocación del tubo de exhalación, ya que de lo contrario podria administrarse una presión mayor a la requerida. (Referencia 2)

Una vez instalado y funcionando el sistema (Figura 12.4), se verifica que el borboteo del agua se ausculte adecuadamente en ambos campos pulmonares. De no ser audible, deben verificarse fugas en el sistema. Para evitar sobredistensión de la cámara gástrica, se coloca una sonda orogástrica a derivación, en general de pequeño calibre. Dentro de los siguientes 30 minutos, se obtiene una radiografía de tórax, que ayuda a evaluar los efectos del *CPAPn* sobre el volumen pulmonar y la lesión pulmonar.

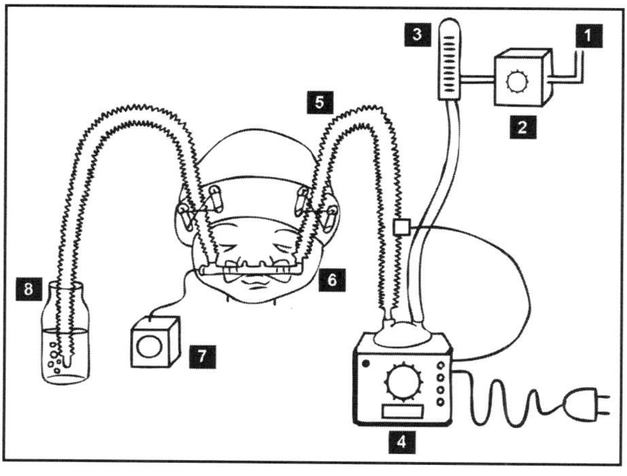

FIGURA 12.4. Sistema de CPAPn ya instalado. Fuente de oxígeno (1); mezclador o blender (2);regulador de flujo (3); humidificador/calefactor servo-controlado (4); tubo corrugado inhalatorio (5); puntas nasales (6); manómetro [opcional] (7); y tubo corrugado exhalatorio con extremo distal sumergido en agua al nivel deseado (8)

La vigilancia subsecuente del paciente y del funcionamiento adecuado del equipo debe ser estrecha y rigurosa. En la Tabla 12.3 se establecen los puntos clave para ello.[2]

Tabla 12.3. Vigilancia y mantenimiento del CPAPn
Monitorización continua de los signos vitales
Manipulación mínima necesaria.
Succión gentil de cavidades nasales, boca, faringe y estómago cada 4 h o por razón necesaria, con sonda de aspiración 8 Fr.
Vigilancia periódica del sistema: temperatura en el sistema, borboteo del agua, nivel del agua del frasco, nivel de introducción de tubo exhalatorio, condensación de agua dentro del circuito (se puede evitar con un humidificador térmico).
Cambios de posición periódicos (supina, prona) y comodidad del paciente.
Cambio de circuito de CPAP una vez por semana, o según políticas de la institución.
Vigilancia continua de integridad de piel de columnela, del septum nasal y de fosas nasales del paciente
Vigilancia de estado hemodinámico del paciente (presión arterial, diuresis, balance hídrico)
Evaluación gasométrica periódica de acuerdo a evolución clínica.
CPAPn = siglas en inglés de continuos positive airway pressure, es decir, presión positiva continua de la vía aérea (Referencia 2).

Por lo general, el *CPAPn* se inicia con 4 o 5 cm H_2O. La mejor forma de determinar el nivel apropiado de *CPAPn* es observar la clínica, observando cuidadosamente al recién nacido. Si después de unos minutos de iniciado este soporte persisten retracciones intercostales, taquipnea y/o quejido, se requiere presión más alta para reclutar alveolos y mejorar la capacidad residual funcional. Una radiografía de tórax es útil para valorar espacios intercostales, presencia o no de atelectasias o congestión pulmonar o. por el contrario, para observar datos de sobredistensión que requerirán reducir presión. Si el problema principal es la oxigenación, es indispensable evaluar el resultado con una gasometría. Si se produce retención de CO_2, esta puede ser secundaria a sobredistensión, por lo que se debe considerar descender la magnitud del CPAPn.[10,12,13]

Una vez que se utiliza el *CPAPn* como apoyo ventilatorio, es primordial considerar cuales son los criterios de retiro y los criterios de falla del *CPAPn* (Tabla 12.4). De hecho, no existe un límite de tiempo para uso de *CPAPn*, siempre que se tenga debido cuidado de la integridad anatómica de la nariz.

A pesar de que se considera que *CPAPn* es una adecuada estrategia ventilatoria, no todos los pacientes son candidatos para este tipo de ventilación. De hecho, está contraindicado cuando hay evidencia de inestabilidad hemodinámica (choque séptico, cardiogénico, hipovolémico), en atresia de coanas, en fístula traqueoesofágica, en labio y paladar hendido y en presencia de enterocolitis necrosante.

CPAP puede utilizarse en forma profiláctica, o como método de apoyo ya sea pre-extubación o post-extubación. El uso *profiláctico* implica la colocación de *CPAPn* inmediatamente después de nacer, sin importar la condición respiratoria, en recién nacidos de muy bajo peso. Los pacientes manejados con esta estrategia no

Tabla 12.4. Criterios para retiro y de fracaso del CPAPn
Criterios para retiro:
- No es necesario disminuir la presión del sistema para retirarlo, debe permanecer entre 4 y 5 cmH_2O - Reducción de FiO_2 hasta 0.21 (manteniendo SaO_2 (por oximetría de pulso) entre 88 y 92%. - Frecuencia respiratoria normal o aceptable: ≤ 60/min. - No presentación de episodios de apneas - Radiografía de tórax con 9 espacios intercostales
Criterios de fracaso:
- Necesidad de incrementar presión en el sistema más allá de 5 cmH_2O. - Hipoxemia no mejora a pesar de FiO_2 entre 0.6 y 0.8, habiéndose verificado la instalación adecuada del sistema de CPAPn y habiéndose realizado adecuada aspiración de secreciones - Acidosis respiratoria persistente que no mejora con CPAPn.
CPAPn = siglas en inglés de continuos positive airway pressure, es decir, presión positiva continua de la vía aérea (Referencia 2).

mostraron una diferencia favorable significativa, en comparación con aquellos que no recibieron la maniobra; de hecho, más pacientes que recibieron *CPAPn* como profilaxis requirieron posteriormente ventilación mecánica intermitente, y se encontró una tendencia a incrementar la frecuencia de DBP (OR 2.27; IC 95% 0.77 - 6.65), muerte (OR 3.63; IC 95% 0.42 - 31.08), y hemorragia intraventricular (OR 2.18; IC 95% 0.84 - 5.62).[30]

Una de los usos clásicos del *CPAP*, originalmente descrito por Gregory, es como un paso previo a la extubación. En este caso el CPAP, aplicado a través de una cánula orotraqueal, se alterna por periodos breves de tiempo, con ventilación mandatoria intermitente en frecuencias bajas. En la actualidad, esta estrategia es poco utilizada al contarse con métodos mejores de sincronía y presión de soporte en los ventiladores más modernos.

La utilización post-extubación de *CPAP* puede ser a través de puntas nasales o de cánula o sonda nasofaríngea. El objetivo es disminuir el fracaso de la extubación. Los pacientes extubados directamente a *CPAPn* (puntas nasales), en comparación con los que fueron extubados a casco cefálico, muestran una reducción en la necesidad de apoyo ventilatorio adicional (RR 0.62; IC 95% 0.51 - 0.76; NNT 6), así como en la frecuencia de DBP, con reducción en la necesidad de oxigeno a los 28 días de edad (RR 0.64; IC 95% 0.45 - 0.91), especialmente cuando la extubación se realizaba antes de catorce días.[29]

En cuanto al nivel de la presión positiva que se aplica a través de *CPAP*, diversos estudios han demostrado que con presiones entre 0 y 3 cm H_2O, el efecto terapéutico prácticamente no existe, mientras que con presiones entre 3 y 6 cm H_2O se obtienen los efectos más favorables. Presiones por arriba de 6 cm H_2O se relacionan con incremento en el riesgo de sobredistensión. No se encontró una diferencia significativa cuando se usaron puntas nasofaríngeas, en comparación con casco cefálico en cuanto al fracaso a la extubación. En los recién nacidos de menos de 1,500 g, el uso de *CPAPn* y de la ventilación nasofaríngea (VNF) post-extubación, son efectivos para prevenir el fracaso en la extubación y disminuir la necesidad de oxigeno suplementario a los 28 días de edad.[12,31]

Existen varios dispositivos nasales para otorgar *CPAPn*: mascarilla ajustada a la nariz, cánula unisal, cánulas binasales, cánulas cortas insertadas aproximadamente 1.0 cm dentro de las fosas nasales, tubos nasofaríngeos profundos dentro de la faringe con longitud de 4 cm, con diámetros de 2.0 a 4 mm, o bien las cánulas nasofaríngeas largas, las cuales generan mayor resistencia y por su diámetro tienen mayores posibilidades de obstruirse por secreciones. (Figura 12.5).

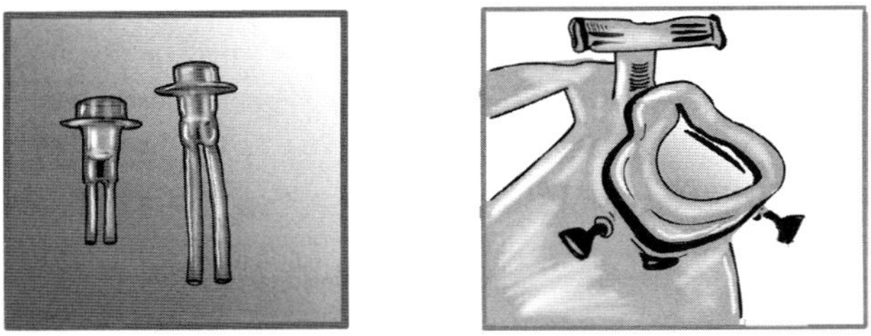

Figura 12.5. Dispositivos de entrega de CPAPn. A. Cánulas nasales cortas y cánulas nasofaríngeas. B. Mascarilla nasal. Las cánulas nasales cortas son diferentes de las puntas nasales tradicionales, las cuales no se muestran en la figura

En la tabla 12.5 se hace una descripción de los dispositivos y su impacto en la presión de la vía aérea de acuerdo a la variación en los flujos así como en la resistencia.[29]

Tabla 12.5. Dimensión de dispositivos de presión media de vías aéreas y presión ofrecida con varios flujos (cm H_2O)

Dispositivo	Tamaño	Longitud puntas (mm)	Diámetro interno (mm)	Diámetro externo (mm)	Flujo 4 l/min	Flujo 6 l/min	Flujo 8 l/min
Nasofaríngeo	2.5	40	1.4	2.5	9.7	21	38
	3.0	40	1.8	3.0	3.0	6.2	10.5
	3.5	40	2.5	3.5	1.1	2.3	3.9
Punta uninasal	2.5	50	2.5	3.8	2.2	4.4	7.3
	3.0	50	3.0	4.3	1.1	2.1	3.3
	3.5	50	3.5	4.9	0.6	1.2	1.9
Puntas Binasales Argyl®	x- pequeño	6	1.8	3.1	1.7	3.6	6.2
	Pequeño	8	2.3	4.0	0.9	1.9	3.2
	Grande	10	2.3	4.8	0.7	1.5	2.6
Puntas Binasales Hudson®	0	11	2.3	3.7	1.4	3.1	5.4
	1	11	2.6	3.9	0.8	1.8	3.3
	2	11	3.0	4.6	0.3	0.6	1.1
	3	12	3.5	4.9	0.2	0.4	0.6
	4	15	4.0	5.4	0.1	0.3	0.6
Sistema Infant Flow®	Pequeño	6	3.0	3.9	0.2	0.3	0.5
	Mediano	7	3.5	4.3	-0.1	-0.3	-0.5
	Grande	7	4.0	4.6	-0.2	-0.5	-0.9

Ventilación nasal con presión positiva intermitente (VNPPI)

VNPPI es una alternativa después de la extubación o si fracasa el *CPAPn*. Es una forma de ventilación nasal intermitente (VNI) que combina *CPAPn* con respiraciones con presión positiva. Por tanto, la presión positiva al final de la espiración (*PEEP*, por las siglas en inglés de *Positive End-Expiratory Pressure*), la presión inspiratoria pico (PIP), el tiempo inspiratorio (TI) y la frecuencia de ciclado, pueden ser manipulados en esta modalidad. La VNPPI puede aumentar la presión al final de la espiración reduciendo las apneas y disminuyendo el riesgo de fracaso de la extubación.[29]

Migliori en el 2005 estudió a 20 prematuros de menos de 31 semanas de gestación y demostró una mejoría significativa en las presiones transcutáneas de O_2 y CO_2, en la frecuencia respiratoria y en la SaO_2 durante la VNPPI, en comparación con *CPAPn*.[32] Estudios realizados por Aghai reportaron una disminución en el trabajo respiratorio en los prematuros bajo VNPPI, en comparación con el de los prematuros bajo *CPAPn*.[33]

El empleo de artefactos nasales conlleva dificultades técnicas así como riesgo de daño y complicaciones. El principal problema técnico es la pérdida de más del 30% de la presión aplicada por falta de hermetismo en el circuito, habitualmente por mal sellado de las puntas nasales en las narinas y/o desconexión inadvertida del dispositivo de VNPPI de la nariz.[31] Pueden producirse obstrucción nasal con secreciones, sobredistensión, aumento del volumen pulmonar total (visible como "tórax en tonel"), reducción del volumen corriente o de intercambio, y pueden favorecerse volutrauma, síndromes de fuga aérea, aumento de la resistencia vascular pulmonar con reducción del flujo sanguíneo pulmonar y disminución del gasto cardiaco con retención de CO_2. La distensión de aire en cámara gástrica no siempre se presenta, ya que se puede evitar si se coloca una sonda orogástrica abierta a gravedad, aspirando regularmente el aire residual. La preocupación por la distensión gástrica no es una razón para suspender la alimentación enteral, en particular si se minimiza el riesgo de broncoaspiración utilizando una sonda transpilórica. Los riesgos de irritación nasal, daño del tabique y la mucosa, irritación de la piel y necrosis o infección de la cara por los sistemas de fijación, son prevenibles con una buena supervisión por el equipo de enfermería, técnicos de terapia respiratoria y médicos.

Ventilación mecánica neonatal

La ventilación mecánica o asistida puede definirse como el movimiento de gas hacia adentro y hacia afuera de los pulmones, lo cual es originado por una fuente externa conectada directamente al paciente. Le proporciona soporte a la función pulmonar hasta que el paciente pueda respirar adecuadamente sin ayuda.[1,4] Los objetivos son proporcionar una adecuada oxigenación de la sangre, el facilitar la ventilación alveolar y por ende la remoción de CO_2, y disminuir el trabajo respiratorio.

La rápida evolución de la tecnología en la ventilación, con el incremento en la disponibilidad de una variedad de modos de soporte ventilatorio básicos y complejos, ha dado lugar a una gran confusión en la terminología y conceptos generales de la ventilación mecánica. Debido a que los diversos fabricantes utilizan nomenclatura diferente para describir los modos ventilatorios, la comunicación entre los usuarios de los distintos equipos se ha vuelto cada vez más complicada.[3,8]

Muchos de los ventiladores usados en los neonatos, están diseñados para abarcar todo el rango de las edades humanas, desde los recién nacidos prematuros hasta los adultos, y pueden tener una variedad de modos que nunca han sido evaluados en el recién nacido o en lactante. En esta sección se discutirá brevemente la base de la terminología de los modos ventilatorios más utilizados en los recién nacidos.

Los modos básicos de la ventilación mecánica son mejor comprendidas en base al análisis de los siguientes factores:[1,8] ¿Qué tipo de presión que se ejerce sobre la vía aérea?, ¿cómo se inició cada ventilación?, ¿cómo se controla el flujo de gas durante la ventilación?, y ¿cómo terminó la ventilación?

Según el tipo de presión que se ejerce sobre la vía aérea, los ventiladores pueden ser de presión positiva o de presión negativa. En la clínica actual del recién nacido grave, sólo los de presión positiva se utilizan. El inicio de las ventilaciones varía, desde modos controlados en donde cada ciclo respiratorio es comenzado por el ventilador, en forma independiente al paciente, hasta modos en donde el ventilador sólo dispara su ciclo en respuesta al inicio del esfuerzo inspiratorio del paciente, pasando por modos mixtos.

Cuando el ventilador comienza de manera automática cada ciclo respiratorio, los ventiladores neonatales clásicos funcionan con un modo ventilatorio limitado por presión, ciclado por tiempo y de flujo continuo. Se administra una respiración mecánica a un intervalo determinado, independiente si el recién nacido tiene o no esfuerzo respiratorio, es decir, es un modo asincrónico. Por lo tanto, en caso de existir respiraciones espontáneas, éstas estarán fuera de fase con las respiraciones dadas mecánicamente. Este modo se denomina Ventilación Mandatoria Intermitente (VMI). Cuando no existen respiraciones espontáneas y todas las respiraciones son dadas por el ventilador, se denomina Ventilación Mecánica Controlada (VMC).

La asincronía puede ocasionar alteraciones en el intercambio gaseoso, atrapamiento de aire, riesgo de síndrome de fuga aérea, aumento de la morbilidad pulmonar, así también como cambios en la curva de la presión arterial y en la velocidad del flujo sanguíneo cerebral de prematuros, con incremento del riesgo de hemorragia intraventricular, por lo que antaño, cuando este modo era prácticamente el único disponible, se solía mantener a los neonatos bajo sedación y relajación neuromuscular continuas.[1,4-6]

Hasta hace relativamente poco, la mayoría de los ventiladores de uso neonatal eran controlados exclusivamente por presión, es decir, la presión que se alcanza en la vía aérea es el parámetro al cual se subordinan todos los demás parámetros del funcionamiento del ventilador. Nunca se supera el límite fijado, pero el volumen corriente es variable, dependiendo de la distensibilidad pulmonar y de la resistencia de la vía aérea. Por el contrario, en la ventilación controlada por volumen, el ventilador controla y mide el volumen corriente generado. Se programa en el aparato el volumen deseado y el ventilador va calculando durante la insuflación del gas, la curva volumen/presión del paciente, hasta entregar todo el volumen programado. Los ventiladores también pueden ser controlados por flujo; en esta variante, la entrega de gas es limitada por el flujo, el cual sirve para estimar/medir el volumen, mediante un neumotacógrafo. Una vez alcanzado el volumen o el flujo programados, termina la inspiración. Por último, en los ventiladores controlados por tiempo, el equipo controla la duración del ciclo respiratorio, pero no el volumen o presión. La mayoría de los ventiladores de alta frecuencia son controlados de esta manera.[8]

En forma obvia, la fase inspiratoria del ciclo mecánico del ventilador debe ser terminada para dar paso a la exhalación. Con base al parámetro que determina el final del ciclo inspiratorio, el ventilador puede igualmente ciclar por presión, volumen, flujo o tiempo, es decir, la inspiración termina cuando se alcanza un nivel o límite crítico predeterminado de alguno de estos parámetros dando paso a la espiración. Para la presión, el volumen y el tiempo, el ciclado ocurre cuando se alcanza el límite máximo programado; en el caso del flujo, la inspiración termina cuando el flujo ha alcanzado un nivel bajo crítico, es decir, cuando el gas dentro del circuito del ventilador se mueve poco. En la actualidad, la mayoría de los equipos disponibles cuentan con ciclado mixto, es decir, dos o más mecanismos de ciclado independientes están presentes en el mismo ventilador.

Dificultades en la ventilación mecánica neonatal

Las diferencias anatómicas y fisiológicas de los recién nacidos, prematuros y de término, originan situaciones y circunstancias únicas, distintas a lo encontrado en los demás grupos de edad, y que deben tomarse en cuenta cuando se utiliza ventilación mecánica. En cuanto a la mecánica pulmonar, los recién nacidos prematuros tienen muy poca distensibilidad pulmonar por lo que tienen constantes de tiempo muy cortas, frecuencias respiratorias muy rápidas y una fuerza muscular limitada. Esta situación impone grandes retos tecnológicos sobre el diseño de los dispositivos de ventilación, especialmente en términos de la entrega de la mezcla de gases, terminación de la ventilación y la medición del VC. Estas son las razones por lo que la introducción de la ventilación sincronizada en la práctica clínica en recién nacidos apareció después que en adultos y en niños más grandes.[1,4,8]

En los recién nacidos tradicionalmente se utilizan tubos endotraqueales sin globo, con el objeto de evitar la necrosis causada por la presión a la mucosa traqueal en su sitio más estrecho (cartílago cricoides), además de que lo pequeño de la longitud y del diámetro de los tubos hace difícil incorporar globos de baja presión. Así, los recién nacidos tienen o pueden tener cierto grado de fuga alrededor del tubo, sobre todo en la fase tardía del curso de la ventilación, por la dilatación progresiva a que se somete la laringe y la tráquea, como resultado del estiramiento cíclico de estas estructuras inmaduras a una velocidad de cerca de 3,600 veces por hora o de más de 86,000 veces al día, asumiendo una frecuencia respiratoria de 60/min. Esta fuga es mayor en la inspiración que la espiración, porque el gradiente de presión que impulsa la fuga es mayor y porque las vías respiratorias, incluyendo la tráquea, tienen mayor diámetro con la presión inspiratoria. Por lo tanto, es importante medir tanto el volumen corriente en inspiración y espiración; este último se aproxima más al volumen de gas que ha entrado en los pulmones del paciente. Es fundamental tener en cuenta que la presencia de fuga varía de un momento a otro, esto es porque la cánula endotraqueal se inserta sólo a corta distancia después de la laringe; por lo tanto, la fuga va a cambiar con cualquier cambio de posición de la cabeza del bebé, incluso con una ligera tensión sobre la cánula. Esta fuga en torno del tubo también impone dificultades adicionales a la entrega del disparo y la terminación de la ventilación.[8,17]

La medición precisa del VC en cualquier tipo de ventilación controlada por presión o por volumen en recién nacidos, es muy importante. Esta importancia se acrecenta mientras menor es el peso, dado que los recién nacidos que pesan entre 400 y 1000 g requieren volúmenes en el rango de 2 a 5 ml/kg, es decir, los VC pueden ser tan bajos como de 0.8 a 2 ml.[17] Las mediciones de flujo y volumen por lo general se efectúan en la unión del circuito y el ventilador; esta ubicación es conveniente ya que evita añadir tubería que aportaría más espacio muerto y elimina cableado adicional. Sin embargo, en recién nacidos ésta ubicación resulta en una medición del VC que no es suficientemente precisa, ya que el valor obtenido no tiene en cuenta la compresión del gas en el circuito y el humidificador, ni tampoco la distensión o fugas del circuito alrededor de la cánula. Con volúmenes corrientes tan pequeños, estas diferencias, que se desprecian en niños mayores y en adultos, pueden ser cruciales en un recién nacido de bajo peso. Las pérdidas de volumen por la compresión del gas están en función de la distensibilidad del circuito del ventilador en relación con los pulmones del paciente. En los niños mayores y adultos, en los cuales se utilizan cánulas con globo, el volumen aplicado dentro del circuito correlaciona razonablemente bien con el VC que entra a los pulmones y el volumen perdido por la compresión del gas en el circuito puede ser fácilmente corregido por algoritmos disponibles. En los neonatos cuyos pulmones son pequeños y rígidos, en comparación con el volumen y la distensibilidad del circuito/humidificador, la pérdida de volumen del circuito no es fácil de corregir, especialmente cuando la fuga de la cánula es importante.

Modalidades ventilatorias: fundamentos y aplicación

Ventilación controlada por presión

La ventilación neonatal tradicional utiliza presión positiva intermitente, empleando ventiladores limitados por presión, ciclados por tiempo y de flujo continuo. Esta práctica es debida, en gran medida, a las dificultades técnicas para ventilar al recién nacido, ya descritas.[1,3,6] El diseño básico de estos ventiladores puede ser pensado como una pieza en forma de T conectada a un circuito de flujo continuo de gas, con una válvula que dirige el flujo de gas al paciente (en inspiración) o le permite seguir todo el circuito, durante la espiración. Una válvula de límite de presión controla la presión máxima en el circuito durante la inspiración y una segunda válvula mantiene un cierto nivel de presión positiva durante la fase de exhalación. En su forma básica, estos ventiladores requieren que el médico establezca los tiempos inspiratorio (TI) y espiratorio (TE) –que en conjunto determinan el ciclado por minuto– así como PIP, PEEP, flujo inspiratorio y FiO_2. Durante la inspiración, la válvula de espiración se cierra, el circuito es presurizado y el gas fluye hacia el paciente.[1] Una vez que la presión dentro del circuito del paciente alcanza la PIP, el gas adicional escapa a través de la válvula de límite de presión, y cuando ha transcurrido el TI, la válvula de espiración se abre, lo que permite la caída de presión del circuito rápidamente hasta el nivel de PEEP.[1,8] La válvula permanece abierta, con gas fresco que fluye en el circuito para permitir la respiración espontánea, hasta el final del TE, momento en el que la válvula se cierra de nuevo y el ciclo se repite. Los ventiladores limitados por presión superan las dificultades asociadas con ventilación convencional y son fáciles de usar. Sin embargo, su principal desventaja es que la entrega del VC no está directamente controlada, sino que más bien es variable dependiente que varía en función de la presión inspiratoria, de la distensibilidad pulmonar y de la resistencia de las vías aéreas.[1,4]

Modo asincrónico –Ventilación Mandatoria Intermitente (VMI)

El modo estándar de ventilación utilizado en los recién nacidos antes de la introducción de la ventilación sincronizada era conocido como VMI asincrónica (o IMV asincrónica, por las siglas de *Intermittent Mandatory Ventilation*). Este tipo de ventilación proporciona un determinado número de ventilaciones mecánicas de forma obligada o "mandatoria", a la vez que el paciente continúa respirando espontáneamente, usando el flujo de gas fresco disponible en el circuito del ventilador. Sin embargo, la ventilación irregular del recién nacido conduce a asincronía entre el niño y el ventilador.[3,6] Esta asincronía puede contribuir al atrapamiento de aire y a neumotórax. Perlman et al demostraron que los recién nacidos prematuros bajo ventilación mandatoria intermitente asincrónica, presentaban gran variabilidad e irregularidad tanto en la curva de presión arterial como en la velocidad del flujo sanguíneo cerebral, lo cual se asociaba con una mayor incidencia de hemorragia intraventricular.[34] La fluctuación en las presiones en la vía aérea, la mala oxigenación y los cambios en flujo cerebral, resultan cuando el ventilador envía una respiración justo cuando el recién nacido está en la fase de exhalación, por lo que la sedación a menudo se emplea para evitar que el paciente "luche contra el ventilador". Esto conlleva a una mayor dependencia a la asistencia respiratoria, falta de capacitación de los músculos respiratorios, edema generalizado e incapacidad para poder evaluar el estado neurológico. Los avances en la tecnología han permitido sincronizar el esfuerzo respiratorio espontáneo del bebé con el ciclo del ventilador, evitando la utilización de relajantes musculares, considerándose una estrategia ventilatoria más gentil y segura, sin embargo, las investigaciones con ensayos clínicos no han demostrado una clara superioridad con respecto a la displasia y daño pulmonar al compararse con la ventilación convencional.[1,3-5,7]

Modos de Ventilación Sincronizada

La introducción de la ventilación sincronizada en la atención neonatal, a diferencia de su uso en adultos, representó un desafío tecnológico. Avances en diseño y, sobre todo, el avance en la capacidad y rapidez de los microprocesadores, finalmente resolvieron los problemas para la detección y respuesta del ventilador al esfuerzo respiratorio espontáneo, aún en los prematuros más pequeños. Los modos de ventilación sincronizada se caracterizan por una administración de respiraciones mecánicas en respuesta al esfuerzo respiratorio espontáneo. Dentro de este tipo de ventilación se encuentran la ventilación asisto-controlada (A/C), la ventilación mandatoria intermitente sincronizada (SIMV), y la ventilación con presión de soporte (PSV). La ventaja de las modalidades sincrónicas radica en la administración de una respiración mecánica que responde a los esfuerzos o inicios de la respiración por parte del paciente, el cual es detectado a través de una señal o un sensor.

El sensor o dispositivo para la detección del esfuerzo respiratorio debe ser lo suficientemente sensible como para ser activado por el esfuerzo de un recién nacido prematuro, pero a la vez debe ser relativamente inmune al auto-disparo y suficientemente rápido para que el movimiento del gas en el circuito coincida con el corto TI y las frecuencias respiratorias rápidas de los recién nacidos en general, y en particular de los de pretérmino. A la fecha, se han utilizado sensores que detectan el inicio del esfuerzo respiratorio a través de la contracción diafragmática o movimientos abdominales, a través de cambios en la impedancia torácica, a través de cambios en la presión de la vía aérea, y por cambios en el flujo de la vía aérea.[8,35] Mientras más rápido es el tiempo de respuesta, es decir, el tiempo que transcurre desde que se detecta el esfuerzo respiratorio y se da el disparo del ventilador, mejor la posibilidad de una sincronía efectiva paciente-ventilador. Con ventilación sincronizada, se ha informado en forma reiterada de mejoría en la oxigenación, reducción hasta de un 25% en la FiO_2 dentro de las primeras dos horas de iniciada la ventilación sincrónica, así como mejora del VC y disminución del barotrauma.[1,4,5]

Ventilación Asisto-controlada (A/C)

Es un modo de ventilación limitado por presión, ciclado por tiempo y de flujo continuo, con la cual el clínico busca asegurar oxigenación y ventilación en un paciente grave, el cual cuenta con relativamente escasa capacidad para generar por sí mismo un esfuerzo respiratorio eficiente, o bien, por alguna otra situación, no se desea que lo haga. Cuando este modo se utiliza, en general el paciente va a estar bajo ventilación controlada. Sin embargo, si acaso el paciente presentase respiraciones espontáneas, éstos esfuerzos espontáneos pueden ser apoyados por el ventilador (ventilación asistida). Si el paciente deja de presentar este esfuerzo espontáneo (apnea), el ventilador administrará las respiraciones mecánicas de acuerdo al número prefijado de ciclos (ventilación controlada), entregando un VC más uniforme y con menor trabajo respiratorio. El médico puede establecer un número de ventilaciones obligatorias o de "respaldo" mínimo en caso de apnea. El objetivo es que el ventilador realice la mayor parte del trabajo, permitiendo a la vez que, si se presentan las condiciones adecuadas, el recién nacido pueda comenzar a participar. Si la frecuencia programada en el ventilador es superior a la espontánea del paciente, por lo general éste terminar por "dejarse llevar" y la ventilación A/C se convierte en únicamente ventilación controlada.[2,3,8]

Ventilación Mandatoria Intermitente Sincronizada (SIMV)

La ventilación mandataria intermitente sincronizada (o *SIMV*, siglas del inglés *synchronous intermittent mandatory ventilation*) es un modo de ventilación limitada por presión, ciclada por tiempo, y de flujo continuo o a demanda, que a diferencia de la A/C, sólo va a proporcionar el apoyo de los parámetros ventilatorios mecánicos a un cierto número de las respiraciones iniciadas por el paciente, de manera preajustada y sincronizadas con el esfuerzo respiratorio del paciente, siempre y cuando éste alcance el umbral de sensibilidad preestablecido. Como no todas las respiraciones del paciente reciben el apoyo mecánico sincronizado del ventilador, en esta modalidad se permite que el paciente pueda respirar espontáneamente y por su cuenta entre las respiraciones mecánicas, a partir del flujo que pasa por el circuito ventilatorio, ya sea continuo o a demanda. Esta modalidad se utiliza cuando el clínico aún espera que las respiraciones espontáneas del paciente no siempre serán efectivas, por lo que los VC pueden ser irregulares si se permite que todas las respiraciones sean espontáneas y sin apoyo mecánico, lo que puede alterar el intercambio gaseoso y aumentar el trabajo respiratorio. Por ello es necesario proporcionar un número determinado de ventilaciones mecánicas, con las cuales el clínico se asegura de que el volumen minuto se mantendrá, a la vez que se va permitiendo, en forma progresiva, que el paciente realice su propio esfuerzo. Se debe proporcionar un apoyo mecánico menor a la frecuencia respiratoria del paciente; por lo general se comienza con una proporción 2:1 (espontánea: mecánica). Esto es, el paciente puede tener 60 respiraciones por minuto, pero los ciclos del ventilador están prefijados en 30, por lo que solo apoyará 30 respiraciones de las 60 respiraciones que tiene el paciente. Dicho apoyo se disminuirá en forma gradual a una proporción 3:1, hasta que las respiraciones mecánicas se encuentren en 20 ciclos con FiO_2 0.3 a 0.4 y PIP entre 16 y 18 cm H_2O, o menor. Estos parámetros suelen ser adecuados para suspender esta modalidad.[2] Es importante mencionar que el clínico debe establecer mediante observación directa (ensayo-error), cuál es la sensibilidad adecuada para cada paciente. *SIMV* proporciona un apoyo ventilatorio parcial, porque el paciente puede respirar entre las ventilaciones mecánicas, por lo que a menudo se le utiliza como un modo adecuado para el destete del paciente, o bien como modo primario de manejo en problemas pulmonares no tan graves o cuando la indicación para la intubación y ventilación mecánica no fue primariamente respiratoria. El destete del ventilador a partir de *SIMV* no se logra únicamente mediante la reducción de la frecuencia de ciclado, ya que la mayoría de las respiraciones las inicia y sostiene el propio paciente. Debido a ello, el destete se logra mediante la reducción de la PIP, más que de la frecuencia; de esta manera, la cantidad de apoyo que se presta a cada respiración es progresivamente menor, lo que permite al niño asumir gradualmente el control del trabajo respiratorio. Pese a estas ventajas hipotéticas, no pocos neonatólogos se resisten a adoptar esta modalidad.[1,3,6]

Ventilación con presión soporte (PSV)

La ventilación con soporte de presión o presión-soporte, conocida también como *PSV* (siglas en inglés de *Pressure Support Ventilation*), es una moda ventilatoria de flujo constante, limitada por presión y ciclada por flujo. Se introdujo en 1981 por primera vez en los ventiladores Siemens 900C® y Engström Erica®, pero no recibió la atención clínica debida sino hasta 1986, al ser sugerida para reducir la carga de los músculos respiratorios.[36] Es un modo de apoyo ventilatorio parcial, diseñado para asistir mecánicamente todos los ciclos respiratorios de la ventilación espontánea. Durante la *PSV*, el ventilador asiste la inspiración del paciente aplicando una presión positiva constante en la vía aérea; esta cesa al inicio de la espiración, retornando a la presión basal (atmosférica o *PEEP*) y permitiendo la espiración pasiva. El nivel de asistencia depende del nivel del soporte de presión programado. El gradiente de presión que se produce entre el circuito [presión de soporte ajustada, (PS)] y la presión alveolar (PA) genera el flujo de asistencia inspiratoria, cuya magnitud depende del nivel de PS y de las características pulmonares. El nivel de PS se mantiene constante durante toda la inspiración; sin embargo, el flujo de gas a los pulmones decrece progresivamente al avanzar la inspiración, ya que disminuye el gradiente PS – PA debido al aumento paulatino de la PA por el aumento del volumen pulmonar. Por lo tanto, mientras la morfología de la curva de presión en vía aérea es cuadrada (presión constante en la vía aérea), la morfología de la onda de flujo es decreciente (desacelerada).[1,37]

El inicio de la ventilación, así como la duración y frecuencia, son controlados por el paciente, por lo que en la PSV el ciclado del ventilador suele ser variable. El ventilador apoya cada esfuerzo espontáneo, pero también termina cada respiración cuando el flujo inspiratorio cae por debajo de un umbral preestablecido.[35,37] Esta característica previene la sobredistensión pulmonar y proporciona una sincronía más óptima. A su vez, esto debería limitar las fluctuaciones de la presión intratorácica e intracraneal que se producen cuando un recién nacido exhala contra una alta presión positiva inspiratoria, como puede llegar a ocurrir en ventilación A/C o en *IMV* asincrónico. El final de la inspiración puede ser controlado por varios mecanismos. El principal es el ciclado por flujo: el nivel de presión de soporte es mantenido hasta que el flujo inspirado por el paciente cae por debajo de un valor umbral, denominado flujo de corte (en general entre el 15 y 25% del flujo inspiratorio inicial); en los ventiladores más modernos, este flujo de corte es ajustable.[37] Los equipos disponibles suelen tener varios mecanismos para finalizar la inspiración, para prevenir que se mantenga indefinidamente el nivel de presión de soporte en caso de que el flujo no decreciese (p. ej. por una fuga en el circuito). El más común es el ciclado por tiempo, en el que la PS cesa después de un cierto TI (fijo o ajustable). Finalmente, por seguridad, la PS debe cesar cuando la presión en la vía aérea supere un nivel preajustado (ciclado con límite de presión).[37]

En lo que respecta al volumen corriente, al ser una modalidad de asistencia por presión, el volumen corriente entregado dependerá del esfuerzo del paciente, a mayor esfuerzo, mejor gradiente PS – PA, y por ende mejor volumen corriente; sin embargo, este volumen variará de respiración en respiración.[37] El paciente determina su propia frecuencia respiratoria (FR), ya que la *PSV* sólo se activa por la demanda del paciente (no hay ciclos mandatorios). Sin embargo, no ajusta su relación I/E, puesto que el TI lo impone el respirador, según el flujo de corte ajustado. Por tanto, es posible que el paciente comience a espirar por impulso de su centro respiratorio, antes de finalizar la inspiración mecánica. La capacidad del paciente de ajustar su FR, permite una evaluación sencilla de la eficacia del nivel de PS ajustado. Cuanto mayor sea el nivel de PS, menor será el esfuerzo inspiratorio del paciente, es decir, menor trabajo respiratorio, menor consumo de oxígeno y mayor el VC. Esto conducirá a una reducción de la FR espontánea. Es bien sabido que el primer signo de fallo ventilatorio (de cualquier etiología) es la taquipnea, puesto que es la forma de aumentar el volumen minuto con el menor costo energético. Por lo tanto, el nivel de PS se ajusta para obtener una FR "normal" para la edad y condición del paciente. De hecho, se ha demostrado una relación inversa entre el nivel de PS y la FR.[36,37]

El funcionamiento de la *PSV* no es exactamente igual en todos los ventiladores, pero suelen identificarse cuatro fases: 1) Reconocimiento del inicio de la inspiración con apertura de la válvula de flujo; 2) Presurización de la vía aérea; 3) Reconocimiento del final de la inspiración y cierre de la válvula de flujo, que se presenta cuando el flujo inspiratorio decae hasta un 15 a 25% del flujo máximo; y 4) Espiración. Es fundamental la velocidad del flujo inicial, que determina la velocidad de ascenso hasta alcanzar el nivel de PS seleccionado. Si el flujo es lento, la PS ajustada sólo se alcanza al final de la inspiración, con lo que el volumen corriente es menor y por tanto, se disminuye la eficacia en la reducción del trabajo respiratorio. Adicionalmente, al no satisfacer la cantidad de flujo requerida por el paciente, genera sensación de disnea y mala tolerancia al soporte.[37] Pese a estos potenciales inconvenientes, la *PSV* presenta importantes ventajas teóricas para los pacientes. Al presurizarse la vía aérea por el ventilador, se atenúa la resistencia impuesta por la cánula endotraqueal, el circuito del ventilador y las válvulas, lo cual disminuye el trabajo respiratorio del paciente, previene atelectasias y favorece el mantenimiento de una ventilación espontánea adecuada. Puede utilizar tiempos inspiratorios más cortos o fisiológicos y, por tanto, proporciona una sincronía más adecuada. Todo ciclo espontáneo puede apoyarse con PSV, de ahí que se pueda utilizar con cualquier técnica que permita ciclos espontáneos, de modo que, cuando el paciente superpone su propio esfuerzo ventilatorio, los ciclos espontáneos pueden ser apoyados para aumentar el VC, disminuir el trabajo respiratorio y mejorar el confort. Una combinación ahora habitual es la de *SIMV* con PS, la cual se establece como una magnitud de presión sobre *PEEP*, en cm H_2O.[38] Así, mientras la *PSV* reduce el trabajo respiratorio, la *SIMV* garantiza una ventilación minuto mínima, y ambas reducen el trabajo respiratorio total. No obstante, existen sólo ensayos clínicos de un solo centro, con número limitado de pacientes y sin adecuada monitorización respiratoria, que favorecen la superioridad de esta combinación frente a la *SIMV* aislada.[37,38] De hecho, no hay información que favorezca de forma inequívoca a los modos sincronizados de ventilación en el recién nacido, por sobre la ventilación controlada convencional.[39]

Una ventaja muy importante de la *PSV* es la simplicidad de su utilización. El único ajuste verdaderamente específico es el nivel de PS. Inicialmente debe ajustarse un nivel de presión de soporte con el que se produzca un VC similar al de los ciclos de *CMV*, con el mismo nivel de *PEEP*. Este nivel varía según las condiciones pulmonares del paciente, y puede programarse desde 0 hasta 20 cm H_2O.[37] Después de observar el patrón respiratorio durante los dos-tres primeros minutos, se reajusta la PS de manera que se obtenga un VC de 4 – 7 ml/kg o una FR entre 40-60/minuto. Deben buscarse el máximo confort y la ausencia de dificultad respiratoria. Niveles de 20 o más cm H_2O con FR por encima de 65 ciclos por minuto, obligan a volver a la ventilación controlada, aunque esta decisión puede tomarse incluso con menos parámetros, si la tendencia del paciente no es la esperada. El nivel de PS ideal es aquel que permita realizar al paciente un trabajo respiratorio óptimo, definido en abstracto, por una actividad espontánea para no dejar a los músculos respiratorios en completo reposo, pero por debajo de un umbral que conduciría a la fatiga. Ajustada de esta manera, y monitorizando el trabajo y esfuerzo respiratorio, la PSV favorecerá la recuperación y resistencia de la musculatura respiratoria.[37,38] El retiro de la PS se hace en forma progresiva, con reducción paulatina de soporte, según la tolerancia del paciente. La tolerancia se valora a través de la FR, la impresión clínica sobre el confort y la estabilidad hemodinámica. Cuando hay buena tolerancia (FR < 60/min) con una PS de 5 - 8 cm H_2O, en pacientes sin patología pulmonar, puede extubarse directamente al paciente con bajo riesgo de fracaso. Este nivel de PS, en teoría, es el necesario para compensar el trabajo respiratorio impuesto por el circuito del ventilador y tubo endotraqueal. Sin embargo, esto no es necesariamente cierto en todos los pacientes, por lo que en la práctica no resulta sencillo estimar cuál es el nivel de soporte óptimo para eliminar dicho trabajo respiratorio.[24]

A pesar de la falta de pruebas estadísticas claramente concluyentes a favor de la PSV, en pocos años se ha generalizado su empleo como soporte parcial o incluso total, en cualquier tipo de pacientes con actividad conservada del centro respiratorio.[39] Es uno de los modos ventilatorios que mejor se adapta al retiro de la cánula endotraqueal, por su gran flexibilidad (desde asistencia total a ventilación no asistida) y sobre todo, por su facilidad de ajuste.[1,3, 37,38]

Ventilación con Volumen Garantizado (VG)

Este es un modo de ventilación sincronizada que mantiene el volumen corriente constante, es decir, es controlada por volumen, lo cual se logra con base en la medición de los volúmenes corrientes por medio de un sensor de flujo y un algoritmo electrónico llevado a cabo por el microprocesador del ventilador, el cual monitoriza los cambios en la mecánica pulmonar del paciente. En este modo se permite al operador seleccionar directamente la frecuencia y el VC y, por lo tanto, controlar el volumen minuto. El ventilador entrega el volumen indicado dentro del circuito, generando la presión necesaria, hasta un límite de seguridad prefijado. Una vez establecido el volumen corriente y la presión máxima, el ventilador de forma automática regula o produce cambios en la PIP (sin sobrepasar el límite) para asegurar el volumen corriente preestablecido.[40-42] También se establece un TI máximo como una medida de seguridad adicional, por lo que la inspiración termina cuando el VC fijado ha sido entregado o cuando el TI máximo ha transcurrido. Este último asegura que, con distensibilidad pulmonar disminuida, el ventilador no mantenga la inspiración por un período prolongado, tratando de entregar el VC fijado. La limitación máxima de los ventiladores controlados por volumen es que se controla el volumen entregado al circuito del ventilador y no el que realmente entra a los pulmones del paciente.[40-42]

Esta limitación se basa en el hecho de que, como se explica anteriormente, el VC medido no tiene en cuenta la compresión de gas en el circuito y el humidificador ni la distensibilidad de las mangueras del circuito. Más importante, la fuga variable en torno a la cánula sin globo que se utiliza en recién nacidos, hace que el control preciso del VC entregado sea muy difícil. Sinha et al demostraron la variabilidad del volumen corriente entregado.[40] En dicho estudio, el VC programado fue manualmente ajustado a intervalos frecuentes, a modo de que se lograse que el VC exhalado, medido por un sensor de flujo proximal a la entrada de la vía aérea, coincidiese con la cifra programada de VC la mayor parte del tiempo. Esta estrategia se ha incorporado a algunos ventiladores, que la ejecutan de manera automática. Por ejemplo, este modo de ventilación se encuentra en los ventiladores *Dräger Babylog 8000 plus®*, el cual puede llegar a necesitar de seis a ocho respiraciones, para garantizar el volumen corriente programado. El microprocesador monitoriza el esfuerzo inspiratorio espontáneo del paciente y compara el VC exhalado con el volumen corriente programado, a fin de entregar el más cercano a éste último. El volumen garantizado se puede utilizar en combinación con A/C, *SIMV* y PSV. El volumen se ajusta de 4 a 6 ml/kg. Si la respuesta clínica es favorable, el volumen corriente se reducirá gradualmente, y la presión irá disminuyendo de forma automática.[40-42]

Ventilación de Alta Frecuencia Oscilatoria (VAFO)

La ventilación de alta frecuencia oscilatoria ofrece pequeños volúmenes corrientes generados por un oscilador de diafragma o pistón a frecuencias rápidas, superimpuestas a una variable que es la presión media de la vía aérea.[43,44] La ventilación de alta frecuencia (VAF) fue desarrollada como una técnica para reducir el daño pulmonar y/o mejorar el intercambio gaseoso en pacientes críticamente enfermos. El volutrauma puede ser el factor de mayor riesgo para daño pulmonar en prematuros que reciben ventilación mecánica. Durante la ventilación mecánica convencional, la utilización de frecuencias de ciclado elevadas (60-100/min), pueden reducir en cierto grado el volutrauma, puesto que la ventilación minuto se mantiene con volúmenes corrientes pequeños, siempre y cuando se mantenga una relación I:E adecuada. Esta estrategia fue denominada "presión positiva de alta frecuencia".[43,44]

La ventilación de alta frecuencia en sus dos modalidades, oscilatoria (VAFO) o tipo *"jet"*, puede reducir el volutrauma ya que utiliza volúmenes corrientes aún menores a los que se producen durante la ventilación mecánica convencional con frecuencias elevadas. Aunque se han publicado numerosos artículos acerca de la ventilación de alta frecuencia en la etapa neonatal, no todos son comparables entre sí, debido a diversidad en el tipo de pacientes estudiados y en intervenciones terapéuticas asociadas, tales como el uso de esteroides prenatales, la aplicación de surfactante, la edad en el momento de inicio de VAFO, hipercapnia permisiva, y la estrategia seleccionada en ventilación de alta frecuencia oscilatoria, ya sea de bajo o alto volumen.[45-48] La ventilación de alta frecuencia es una alternativa terapéutica ventilatoria para mejorar el recambio de gases en neonatos enfermos en los que falla la ventilación convencional. En neonatos pretérmino la VAFO ha mostrado una tendencia hacia la reducción de la frecuencia de enfermedad pulmonar crónica,[48] en tanto que en neonatos de término puede llegar a reducir la necesidad de ECMO.[43,44,46]

Mecanismos de transporte de gas en la VAFO

¿Cómo se explica que la VAFO (y también la "jet") sean capaces de producir ventilación y oxigenación efectivas, si el volumen corriente que generan es mucho menor que el volumen de espacio muerto? Se han postulado diversos mecanismos, todos ellos actuando en forma simultánea o secuenciada, pero por lo general están todos presentes en la VAFO:[45]

1. Ventilación alveolar directa: La ventilación alveolar sucede directamente en las unidades alveolares situadas en la vía aérea proximal, aquellas con espacio

muerto mínimo, y que pueden por ello ser ventiladas con los pequeños volúmenes corrientes de la VAFO.

2. Fenómeno de Pendelluft. La distribución de gas está influenciada por la diferencia en las constantes de tiempo. El gas de las unidades rápidas (constantes de tiempo cortas), se vaciará dentro de las unidades lentas (constantes de tiempo largas), equilibrando la concentración de gas y facilitando el intercambio de gas en las unidades distales.

3. Perfil asimétrico de velocidad de flujo inspiratorio: Durante la alta frecuencia, se crea un perfil parabólico (en forma de bala) con movimiento molecular central más rápido que en la periferia., lo que facilita la difusión y dispersión de moléculas de gas fresco desde una mayor superficie que en un flujo convectivo convencional.

4. Perfil asimétrico de velocidad de flujo espiratorio: Durante la exhalación, el perfil de frente de onda inspiratorio es rechazado, lo que favorece el retorno de las moléculas de gas que proviene de los sacos alveolares .

5. Dispersión convectiva axial: Los perfiles de velocidad de gas en las vías respiratorias son asimétricos, acentuándose en las bifurcaciones bronquiales, presentando perfiles inspiratorios más alterados que los espiratorios. La presencia de turbulencias mejora la mezcla de gases.

6. Ley de Taylor o de la dispersión aumentada: La dispersión de un gas es la resultante de la interacción entre su perfil de velocidad axial y su difusión exterior. A frecuencias altas, se produce dentro de la columna de gases un flujo turbulento que mejora la mezcla de gas entre el flujo central y lateral.

7. Difusión molecular: El transporte de gas producido por la difusión de moléculas de O_2 y CO_2 a través de la membrana alveolo-capilar, depende de los diferentes gradientes de presión.

8. Mezcla cardiaca: El gasto cardiaco favorece la mezcla cardiaca en la periferia del pulmón.

Aspectos prácticos para utilizar la VAFO

Las indicaciones por diagnóstico y por criterios operativos específicos se muestran en la Tabla 12.6.[2,43] La VAFO puede estar contraindicada, casi siempre en forma relativa, esencialmente por dos grupos de problemas: falta de tolerancia hemodinámica a la presión intratorácica elevada, y riesgo de afectación al sistema nervioso central. El efecto deletéreo de la elevación de la presión intratorácica sobre la hemodinamia puede compensarse con optimización de la volemia y la precarga, y con algún medicamento inotrópico o inodilatador. El efecto sobre el sistema nervioso central es más difícil de prevenirse o compensarse, ya que las vibraciones del tórax y del resto del cuerpo, pueden originar una hemorragia ventricular en un recién nacido de pretérmino o asfixiado, y pueden contribuir a un estado epiléptico y a presión intracraneana elevada. Esta última, además, es favorecida por la elevación de la $PaCO_2$, en general transitoria, que suele producirse al inicio de la VAFO.[2,45] Desde el punto de vista respiratorio, una contraindicación relativa lo constituyen los problemas francamente obstructivos, como bronquiolitis asociada a virus sincicial

Tabla 12.6. Indicaciones de la ventilación de alta frecuencia oscilatoria
A. Entidades clínicas
1. Síndromes de fuga de aire: enfisema intersticial pulmonar, neumotórax, etc.
2. Ventilación mecánica de rescate en pacientes con hipertensión pulmonar que no mejora con ventilación convencional a pesar de alcanzar el CO_2 critico.
3. SDR grave que requiera un gradiente de presión elevado.
4. Síndrome de aspiración de meconio.
5. Neumonía neonatal.
6. Hernia Diafragmática

B. Criterios operativos específicos
1. Índice de oxigenación (IO) > 15 (pretérmino), > 20 a término (en gasometría arterial)
2. Diferencia alveolo-arterial de oxígeno (DA-aO_2) > 400
3. Todas las técnicas de ventilación convencional no consiguen mejorar oxigenación o lo hacen con presiones/volúmenes clínicamente excesivos.
Índice de oxigenación: IO= (100 x FiO_2)(PMVA/ PaO_2). No debe utilizarse gasometría capilar para calcular el IO. Diferencia alveolo-arterial de oxpigeno: DA-aO_2 = PAO_2 – PaO_2. FiO_2: fracción inspirada de oxígeno; PMVA: Presión media de las vías aéreas; PaO_2: presión arterial de oxígeno. PAO_2: Presión alveolar de oxígeno.

respiratorio y algunas etapas del síndrome de aspiración meconial. Esto es porque la elevada resistencia de las vías aéreas provoca una marcada disminución del flujo de gases hacia las regiones distales, por lo que la VAFO puede no lograr ventilar los alveólos de pulmones con problemas obstructivos graves.[43]

Se requiere de monitorización lo más completa posible, que debe incluir presión arterial invasiva, oximetría de pulso y, dado que no es posible utilizar capnografía durante la VAFO, si se dispone de monitor transcutáneo de PCO_2 ($PtcCO_2$) debe utilizársele. Justo antes de iniciar VAFO, se debe colocar la cánula endotraqueal de mayor calibre posible, de acuerdo al peso. Puede requerirse sedación para que el paciente tolere mejor la vibración continua del tórax.

Antes de conectar al paciente, debe efectuarse una concienzuda aspiración de secreciones, y en lo sucesivo deberán utilizarse estrictamente sistemas cerrados de aspiración. Las succiones deben ser breves, para minimizar la pérdida del reclutamiento alveolar. La VAFO constituye una técnica ventilatoria de "protección pulmonar", es decir, mantiene abiertos ("reclutados") a los alvéolos con un volumen casi constante, minimizando así el volutrauma y las fuerzas de cizallamiento ("*shear forces*"). Por ello, después de cualquier desconexión accidental, o intencional, se deberá evaluar la necesidad de realizar una maniobra de reclutamiento (presión media por lo menos 10 cm H_2O por arriba de la presión media en uso, durante 30-40 segundos, sin oscilaciones). El tiempo de desconexión de VAFO debe ser breve siempre.

Los parámetros iniciales de la VAFO deben, por supuesto, individualizarse de acuerdo a las condiciones y necesidades clínicas de cada paciente. No obstante, pueden darse algunas recomendaciones generales:[2,43,46] (Tabla 12.7). Algunos autores mencionan una "fase de reclutamiento" durante los primeros 10 a 30 minutos de conexión a la VAFO, durante los cuales la PMVA necesita incrementos hasta su valor óptimo. Después de esta fase, al conseguir saturación idónea, puede reajustarse de nuevo la PMVA a la baja, para mantener el volumen pulmonar ideal en 8 o 9 espacios intercostales en la RX de tórax y saturación de oxígeno adecuada. Entonces puede permitirse una disminución progresiva y rápida de la FiO_2 hasta un nivel más adecuado, alrededor de 0.4.

En teoría, es posible extubar directamente a un paciente desde la VAFO. Sin embargo, en la realidad clínica esto no ocurre, ya que la gran mayoría de pacientes, en quienes estuvo correctamente indicada la VAFO, aún tendrán necesidad de apoyo respiratorio después de que termine su necesidad de reclutar alveólos. En términos generales, si el paciente recibe una FiO_2 entre 0.6 y 0.4, requiere una PMVA de 10 a 12 cm H_2O, se mantiene en adecuada condición con un ΔP < 30 cmH_2O, y el problema inicial está en vías de solución, es un buen candida-

Tabla 12.7

Parámetros iniciales de la ventilación de alta frecuecia oscilatoria

1. FiO_2 1.0.

2. PMVA:
Inicio: 2 a 4 cm H_2O por arriba de la PMVA que se necesitaba en ventilación convencional para conseguir $SaO_2 \geq 90\%$.
- enfisema intersticial y volutrauma: 2 cm H_2O
- hipertensión pulmonar: 4 cm H_2O
Incrementos de 2 a 4 cm H_2O hasta conseguir SaO_2 y PaO_2 adecuadas, con óptimo volumen pulmonar (8-9 espacios intercostales en RX tórax)

3. Flujo: Puede ser necesario su ajuste si se precisa de una PMVA mayor. Flujo promedio inicial se encuentra en general entre 15 y 20 LPM.

4. Amplitud o delta de presión (ΔP).
Inicio: 10 cm H_2O por arriba que la PIP de la ventilación convencional.
Ajuste con base en movimientos torácicos: adecuada vibración del tórax, sin movimiento de abdomen ni de extremidades inferiores.
Incrementos de 2-5 cm H_2O para mejorar ventilación (remoción CO_2).

5. Tiempo inspiratorio: mantener en 33% (relación I:E = 1:2).

6. Frecuencia. Se comienza de acuerdo al peso del paciente y al tipo de ventilador, siendo los más usuales SensorMedics 3100A® y Babylog 8000®. (Anexos A y B).

Anexo A – SensorMedics 3100A		Anexo B – Babylog 8000	
< 1000 g	15 Hz	< 1000 g	9-10 Hz
1001 – 2000 g	13 – 14 Hz	1001 – 2000 g	7-9 Hz
– 3000 g	11 – 12 Hz	> 3000 g	5-7 Hz
> 3000 g	10 Hz		

FiO_2: fracción inspirada de oxígeno; PMVA: Presión media de las vías aéreas; PaO_2: presión arterial de oxígeno. SaO_2: saturación arterial de oxígeno. Relación I:E: relación inspiración:espiración; PIP: Presión inspiratoria pico o máxima. LPM: litros por minuto.

to para comenzar el retiro de la VAFO y regresar a la ventilación convencional. Algunos pacientes pueden requerir por algunos días los mismos parámetros, lo cual también puede ser un buen indicador para considerar el cambio a la ventilación convencional.[2] El retiro de la VAFO comienza por lo general, al igual que con la ventilación mecánica, con la disminución progresiva de la FiO_2, una vez que la SaO_2 es >90%. En general, al alcanzarse y mantenerse la FiO_2 por debajo de 60%, puede iniciarse el descenso de la PMVA en decrementos de 1-2 cm H_2O. Si la $PaCO_2$ es la adecuada, puede disminuirse la amplitud en decrementos de 3 a 5 cm H_2O. Si la retención de CO_2 causa problemas aún a amplitud máxima, se puede disminuir la frecuencia. Por lo general, como medida de seguridad, la ventilación mecánica se comienza con una FiO_2 10% más elevada que la que se tenía con la VAFO, manteniendo PMVA similar y una presión pico o volumen clínicamente adecuados para lograr una buena excursión/vibración torácica.

Si no se obtienen los beneficios esperados al manejar a un paciente con VAFO, también debe regresarse a la ventilación mecánica convencional. Debe considerarse que la VAFO fracasó como opción terapéutica, si la oxigenación no mejoró o no es posible disminuir la FiO_2 por lo menos un 10%, dentro de las primeras 24 horas de instituida esta modalidad, o bien si la VAFO resulta insuficiente para mejorar o mantener una ventilación clínicamente adecuada ($PaCO_2$ < 60 mm Hg con pH >7.25).[2,43,44] Si la falla es secundaria a inadecuada oxigenación, y se estima que, de regresar a ventilación convencional, los parámetros serían excesivos y con toda probabilidad favorecerán la ocurrencia de neuropatía crónica, debe mantenerse la VAFO y se debe considerar oxigenación extracorpórea (ECMO), si se cuenta con este recurso.[2,46]

Nuevas Técnicas de Asistencia de la Ventilación

Ventilación Proporcional Asistida (PAV)

La PAV (siglas en inglés de *Proportional Assist Ventilation*) es una técnica actualmente disponible en un solo modelo de ventiladores (Stephanie®, de Stephan Medizintechnik, Gmbh, Hamburgo, Alemania). Con esta modalidad se busca respetar el patrón respiratorio espontáneo del paciente, a la vez que se logra una reducción del trabajo ocasionado por las resistencias (vías respiratorias altas y aparejos de la ventilación invasiva: cánula endotraqueal y circuito del ventilador), y por una pobre distensibilidad pulmonar. La meta de la PAV es la detección y soporte selectivo del esfuerzo respiratorio del paciente. Así, el ventilador incrementa la presión de manera proporcional al volumen corriente respirado y/o al flujo generado. Por tanto, no es necesario programar en forma fija los tiempos de la ventilación, ni las presiones inspiratorias o el volumen corriente, sino que el ventilador se adapta a la regulación del propio paciente, es decir, para un nivel dado de esfuerzo respiratorio, el paciente puede lograr un mayor volumen-minuto. Esta modalidad incluye, por seguridad del paciente, un sofisticado sistema de respiración "de reserva" ("*back up ventilation*"), que utiliza SIMV convencional y que se activa si el volumen corriente respirado se torna muy bajo, o si cesa la respiración espontánea. Este sistema está programado para inactivarse lentamente después de que el paciente recupera su esfuerzo espontáneo, con lo que se minimiza el riesgo de desaturación.

El ventilador desarrolla la presión inspiratoria en proporción al esfuerzo del paciente, por lo que en esencia la PAV es un sistema de retroalimentación positiva. El concepto presupone en el paciente un mecanismo de control de la respiración maduro y un sistema cerrado de asistencia ventilatoria. Sin embargo, estos supuestos pudiesen no ser válidos en el recién nacido prematuro, en quien se utilizan tubos endotraqueales sin globo y en quien es frecuente la respiración periódica. Si bien la respiración "de reserva" ha minimizado el riesgo durante las apneas, existe aún el riesgo de hiperventilación si el paciente se encuentra agitado. Puesto que el sistema responde al flujo inspiratorio y al volumen, una gran fuga alrededor de la cánula puede interpretarse como una gran inspiración, por lo que el ventilador respondería con un incremento de la presión inspiratoria, lo que podría dar lugar a un VC mayor no deseado. Aunque los principios fisiológicos y técnicos de la PAV son atractivos, los datos clínicos disponibles en recién nacidos, en particular prematuros, son aún limitados.[1,3,49-51]

Asistencia ventilatoria ajustada neuralmente (NAVA)

Este enfoque, mejor conocido por su acrónimo NAVA (siglas en inglés de *Neurally Adjusted Ventilatory Assist*), es un enfoque prometedor en el cual el propio paciente es utilizado como la "unidad de control respiratorio" del ventilador, el cual proporciona la asistencia ventilatoria mecánica de acuerdo a la información fisiológica proveniente del propio paciente.[51,52] Así, durante NAVA, el tiempo y la magnitud de la presión entregada por el ventilador son controlados por la actividad eléctrica del diafragma del paciente, o *EAdi*, acrónimo en inglés de *electrical activity of the diaphragm*. Estudios recientes, tanto en adultos como en niños y neonatos, han demostrado que con NAVA se consigue mejor sincronía entre el binomio paciente/respirador, en comparación con la ventilación convencional con presión de soporte; además, para alcanzar el mismo nivel de ventilación y de disminución del trabajo respiratorio, NAVA entrega menor presión media de la vía aérea.[4] Para detectar la *EAdi*, el sistema utiliza electrodos bipolares montados sobre una sonda nasogástrica, que se colocan a nivel del diafragma y con los cuales, a través del esófago, se detecta la actividad diafragmática y se ajusta el nivel de apoyo en proporción al esfuerzo inspiratorio. El concepto es muy atractivo, no sólo por sus características de mejor sincronía y menor presión, sino porque el sistema no se ve afectado por la fuga a través del tubo endotraqueal. Sin embargo, al igual que la PSV, utiliza la retroalimentación positiva y el algoritmo asume que el centro de control respiratorio es maduro, lo cual no es una suposición válida en el recién nacido prematuro, por lo que deben incorporarse siempre alarmas bien programadas y respiración de reserva.[4] NAVA fue recientemente aprobado para su utilización en niños pequeños por las autoridades de salud de Canadá, y por la *FDA* (siglas de *Food and Drug Administration*), organismo gubernamental de los Estados Unidos que, entre otras funciones, regula el uso de dispositivos de apoyo vital, y se encuentra también disponible comercialmente en América Latina en el ventilador Servo-i (Maquet Critical Care, Solna, Suecia). No obstante, se requiere mayor experiencia en recién nacidos de término y, en particular, en recién nacidos prematuros.[1,4]

Conclusiones - La elección del modo ventilatorio

Ventilación sincronizada - ¿es realmente mejor?

A pesar de años de uso rutinario y a pesar de la aceptación casi universal de la ventilación mecánica sincronizada en cuidados intensivos del recién nacido, no existe un consenso con respecto a los méritos relativos de las dos modalidades más utilizadas de la ventilación sincronizada, que son la ventilación A/C y el modo SIMV. Hay una sorprendente escasez de información sobre el impacto de estas modalidades, ya que no existen grandes ensayos prospectivos con resultados clínicos importantes, que demuestren con claridad la superioridad de un modo sobre el otro, en términos tales como la incidencia de síndromes de fuga de aire, enfermedad pulmonar crónica o la duración de la ventilación. Ensayos clínicos a corto plazo han demostrado VC más pequeños y menos variables, menos taquipnea, retiro más rápido de la ventilación mecánica y fluctuaciones en la presión arterial de menor consideración en la ventilación A/C, en comparación con SIMV. Existen importantes consideraciones fisiológicas que sugieren que SIMV puede no proporcionar un apoyo óptimo en recién nacidos con prematurez extrema. Sin embargo, muchos médicos siguen prefiriendo SIMV, especialmente para el destete de la ventilación mecánica. Esto se basa en el supuesto, no respaldado por los estudios aleatorizados, que un menor número de respiraciones mecánicas son, *a priori*, menos perjudiciales, así como en la creencia de que la tasa de ventilación debe ser reducida antes de la extubación. Ahora se ha demostrado de manera inequívoca que la lesión pulmonar tiene relación más directa con un VC excesivo, con independencia de la presión necesaria para generar este VC. Una tasa de 60 respiraciones por minuto, en comparación con 20 a 40 por minuto, se ha asociado a una menor incidencia de fuga de aire en ausencia de sincronización (IMV), dando más apoyo a la supuesta ventaja de la ventilación A/C, con su menor VC y mayor frecuencia de ventilaciones mecánicas, sobre SIMV.[39] Asimismo, muchos médicos creen que la asistencia a cada respiración impide el entrenamiento de los músculos respiratorios. Esta preocupación también es infundada, y pone de relieve la limitada comprensión de la interacción paciente-ventilador durante la ventilación sincronizada. El VC con ventilación sincronizada es el resultado de la combinación del esfuerzo inspiratorio del paciente con su presión negativa intrapleural en la inspiración, y de la presión positiva generada por el ventilador. Este esfuerzo combinado (el bebé “tira” y el ventilador “empuja”) resulta en la presión transpulmonar, la que junto con la distensibilidad del sistema respiratorio, determinan el VC. Por lo tanto, como la presión inspiratoria se reduce durante el destete, el niño adquiere progresivamente una mayor proporción de capacidad de trabajo respiratorio y en el proceso consigue ejercitar y capacitar a los músculos respiratorios. En última instancia, la presión del ventilador se reduce sólo hasta el punto donde se supera el valor añadido de la resistencia de la cánula y del circuito del ventilador, momento en el que el niño debe ser extubado.[1,3,4,37] Este razonamiento es sumamente atractivo, pero debe quedar claro para el clínico que la información disponible a partir de ensayos aleatorizados, adolece de importantes limitaciones de diseño y validez, en parte debidas a que en ninguno de ellos se llevó a cabo monitoreo respiratorio complejo, por lo que no es posible concluir que los mecanismos asociados a los beneficios observados, sean debido a la sincronización de la ventilación.[39] Por tanto, la utilización de una forma sincrónica de ventilación en forma cotidiana, es una medida terapéutica "no del todo probada".[39] Por ello, las nuevas formas de sincronización, que buscan optimizar el disparo del ventilador, son sumamente atractivas.[51]

VILI y control racional del VC durante la ventilación mecánica

La ventilación limitada por presión es el modo de ventilación estándar en las unidades de cuidados intensivos neonatales, lo cual históricamente resultó de que los intentos tempranos de utilizar modos controlados por volumen, no fueron ni factibles ni prácticos en los recién nacidos prematuros pequeños. La ventilación limitada por presión sigue siendo el principal modo de ventilación en los recién nacidos, debido a su relativa simplicidad, la capacidad de ventilar de manera eficaz a pesar de grandes fugas alrededor de las cánulas endotraqueales, la mejora de la distribución del gas intrapulmonar debido a la desaceleración del patrón de flujo del gas, y el presunto beneficio de controlar directamente la PIP. Los cambios en el estado funcional de los pulmones pueden ocurrir muy rápidamente en el período postnatal inmediato, como resultado de la limpieza o aclaramiento del líquido pulmonar, el reclutamiento del volumen pulmonar y la terapia de reemplazo de surfactante. Las consecuencias de tales rápidas mejoras son la hiperventilación y la lesión pulmonar inadvertida por la entrega de volúmenes excesivamente grandes (volutrauma).[5,53,54] Tan sólo seis ventilaciones excesivamente grandes pueden causar efectos adversos sostenidos sobre la función pulmonar, lo que sugiere que puede ser imposible el responder con suficiente rapidez con un ajuste manual de la presión inspiratoria para prevenir la lesión pulmonar.[5,55]

La hiperventilación inadvertida hasta una $PaCO_2$ < 25 mm Hg ha sido descrita hasta en el 30% de los recién nacidos ventilados mecánicamente en el primer día de vida. Esto parece ser un problema común a pesar de la creciente toma de conciencia de sus peligros. El control directo de la PIP se considera por muchos como un importante beneficio de la ventilación limitada por presión. A pesar de las amplias pruebas de que es el volumen excesivo, y no la presión, el que juega el papel clave determinante de VILI, la idea errónea de que la presión es el principal factor asociado a causalidad en el VILI y la fuga de aire sigue siendo un fenómeno generalizado.[5,53-55] Desde hace más de una década, Dreyfuss demostró que la lesión pulmonar aguda grave se produjo en animales pequeños bajo ventilación mecánica con VC grandes, independientemente de que el volumen fuese generado por presión positiva o por presión negativa.[53,55] En contraste, en los animales expuestos a la misma presión inspiratoria alta, pero en los que el movimiento de la pared torácica y el diafragma fueron limitados de forma externa, se experimentó mucho menos daño pulmonar agudo. Este documento histórico y otros experimentos más recientes, demuestran claramente que el exceso de VC, no de presión por sí misma, es el principal responsable del daño pulmonar. El reconocimiento pleno de la importancia del volutrauma y de los peligros de hiperventilación involuntaria, dio lugar a un renovado interés por controlar directamente el VC durante la ventilación neonatal. Un VC insuficiente también causa problemas importantes: a cualquier nivel de presión inspiratoria, un VC insuficiente puede ser causa de disminución de la distensibilidad pulmonar, el aumento de resistencia de las vías respiratorias, y de obstrucción de las vías respiratorias, que atrapan el aire y favorecen la disminución del esfuerzo respiratorio espontáneo. Un VC inapropiadamente pequeño conduce a la hipercapnia, aumento del trabajo respiratorio, aumento del consumo de oxígeno, agitación, fatiga, atelectasias y posiblemente mayor riesgo de hemorragia intraventricular. El VC bajo también conduce a la ineficiencia del intercambio de gases debido al aumento de espacio muerto. Por tanto, debe resultar obvio que un estrecho control de la entrega de VC durante la ventilación mecánica en el neonato, es altamente deseable.[5,17,40-42] Por ello, el clínico debe preferir, hoy por hoy, modalidades ventilatorias que le permitan controlar este parámetro, en particular en las etapas más graves del problema respiratorio del neonato.

La ventilación mecánica ha logrado sin duda cambiar el pronóstico del paciente neonato, sobre todo del prematuro extremo, mejorando la sobrevida hasta en un 50%. Sin embargo, a pesar de los grandes beneficios que trae consigo, no debe pasarse por alto el hecho de que no es inocua y de que, a pesar de los avances en las estrategias de protección pulmonar, la incidencia de displasia pulmonar continúa siendo elevada.

Referencias

1. Sinha SK, Donn SM. Newer forms of conventional ventilation for preterm newborns. Acta Paediatr 2008; 97:1338-43.
2. Normas y Procedimientos en Neonatología. Instituto Nacional de Perinatología "Isidro Espinosa de los Reyes", Secretaría de Salud, México. Marketing y Publicidad de México. México, D.F. 2009:226-76.
3. Greenough A, Premkumar M, Patel D. Ventilatory strategies for the extremely premature infant. Paediatr Anaesth 2008; 18:371-7.
4. Hummler H, Schulze A. New and alternative modes of mechanical ventilation in neonates. Semin Fetal Neonatal Med 2009; 14:42-8.
5. Jobe AH, Ikegami M. Mechanisms initiating lung injury in the preterm. Early Hum Dev 1998;53:81-94.
6. Ramanathan R. Optimal ventilatory strategies and surfactant to protect the preterm lungs. Neonatology 2008;93:302-8.
7. Sweet D, Bevilacqua G, Carnielli V, Greisen G, Plavka R, Saugstad OD, et al. European consensus guidelines on the management of neonatal respiratory distress syndrome. J Perinat Med 2007;35:175-86.
8. Chatburn RL. Classification of ventilator modes: update and proposal for implementation. Respir Care 2007;52:301–23.
9. Sweet DG, Halliday HL. The use of surfactants in 2009. Arch Dis Child Educ Pract Ed 2009;94:78-83.
10. Sandri F, Plavka R, Simeoni U; CURPAP Advisory Board. The CURPAP study: an international randomized controlled trial to evaluate the efficacy of combining prophylactic surfactant and early nasal continuous positive airway pressure in very preterm infants. Neonatology 2008;94:60-2.
11. Wirbelauer J, Speer CP. The role of surfactant treatment in preterm infants and term newborns with acute respiratory distress syndrome. J Perinatol 2009;29:S18-S22.
12. Elgellab A, Riou Y, Abbazine A, Truffert P, Matran R, Lequien P, et al. Effects of nasal continuous positive airway pressure (NCPAP) on breathing pattern in spontaneously breathing premature newborn infants. Intensive Care Med 2001;27:1782-7.
13. Milan A, Freato F, Vanzo V, Chiandetti L, Zaramella P. Influence of ventilation mode on neonatal cerebral blood flow and volume. Early Hum Dev 2009;85:415-9.

14. Nowadzky T, Pantoja A, Britton JR. Bubble continuous positive airway pressure, a potentially better practice, reduces the use of mechanical ventilation among very low birth weight infants with respiratory distress syndrome. Pediatrics 2009; 123:1534-40.
15. Halliday HL. Recent clinical trials of surfactant treatment for neonates. Biol Neonate 2006; 89:323-9.
16. Engle WA, American Academy of Pediatrics Committee on Fetus and Newborn. Surfactantreplacement therapy for respiratory distress in the preterm and term neonate. Pediatrics 2008;121:419-32.
17. Lista G, Colnaghi M, Castoldi F, Condò V, Reali R, Compagnoni G, et al. Impact of targeted-volume ventilation on lung inflammatory response in preterm infants with respiratory distress syndrome (RDS). Pediatric Pulmonology 2004;37: 510-4.
18. Morley CJ, Davis PG. Nasal CPAP or intubation at birth for very preterm infants. N Engl J Med 2008; 358: 700-8.
19. Dunn S, Reilly C. Approaches to the initial respiratory management of preterm neonates. Paediatric Resp Rev 2003;4: 2-8.
20. Saugstad OD, Ramji S, Soll RF, Vento M. Resuscitation of newborn infants with 21 or 100% oxygen: an updated systematic review and meta-analysis. Neonatology 2008; 94:176-82.
21. Lundstrøm KE, Pryds O, Greisen G. Oxygen at birth and prolonged cerebral vasoconstriction in preterm infants. Arch Dis Child Fetal Neonatal Ed 1995; 73:F81-F 6.
22. Wang CL, Anderson C, Leone TA Rich W, Govindaswami B, Finer NN. Resuscitation of preterm neonates by using room air or 100% oxygen. Pediatrics 2008 121:1083-9.
23. American Heart Association, American Academy of Pediatrics. 2005 American Heart Association (AHA) Guidelines for Cardiopulmonary Resuscitation (CPR) and Emergency Cardiovascular Care (ECC) of Pediatric and Neonatal Patients: Neonatal Resuscitation Guidelines. Pediatrics 2006; 117:e1029-e38.
24. Sweet DG, Carnielli V, Greisen G, Hallman M, Ozek E, Plavka R, et al. European consensus guidelines on the management of neonatal respiratory distress syndrome in preterm infants - 2010 update. Neonatology 2010; 97: 402-17.
25. Bennett S, Finer NN, Rich W, Vaucher Y. A comparison of three neonatal resuscitation devices. Resuscitation 2005; 67:113-8.
26. te Pas AB, Walther FJ. A randomized, controlled trial of delivery-room respiratory management in very preterm infants. Pediatrics 2007; 120:322-9. Errata en: Pediatrics 2007;120:936.
27. Gregory GA, Kitterman JA, Phibbs RH, Tooley WH, Hamilton WK. Treatment of idiopathic respiratory-distress syndrome with continuous positive airway pressure. N Engl J Med 1971;284:1333-40.
28. Wung JT, Koons AH, Driscoll JM Jr, James LS. Changing incidence of bronchopulmonary dysplasia. J Pediatr 1979; 95:845-7.
29. Davis PG, Morley CJ, Owen LS. Non- invasive respiratory support of preterm neonates with respiratory distress: Continuous positive airway pressure and nasal intermittent positive pressure ventilation. Semin Fetal Neonatal Med 2009; 14:14-20.
30. Subramaniam P, Henderson-Smart DJ, Davis PG. Prophylactic nasal continuous positive airways pressure for preventing morbidity and mortality in very preterm infants. Cochrane Database Syst Rev. 2005 Jul 20;(3):CD001243.
31. Yllescas-Medrano E. Ventilación nasofaríngea como método de extubación en niños menores de 1500 g. Reprod Hum 2005;19:4-12.
32. Migliori C, Motta M, Angeli A, Chirico G. Nasal bilevel vs continuous positive airway pressure in preterm infants. Pediatr Pulmonol 2005; 40:426-30.
33. Aghai ZH, Saslow JG, Nakhla T, Milcarek B, Hart J, Lawrysh-Plunkett R, et al. Synchronized nasal intermittent positive pressure ventilation (SNIPPV) decreases work of breathing (WOB) in premature infants with respiratory distress syndrome (RDS) compared to nasal continuous 31 positive airway pressure (NCPAP). Pediatr Pulmonol 2006; 41: 875-81.

34. Perlman JM, Goodman S, Kreusser KL, Volpe JJ. Reduction in intraventricular hemorrhage by elimination of fluctuating cerebral blood-flow velocity in preterm infants with respiratory distress syndrome. N Engl J Med 1985; 312: 1353-7.
35. Dimitriou G, Greenough A, Laubscher B, Yamaguchi N. Comparison of airway pressure-triggered and airflow-triggered ventilation in very immature infants. Acta Paediatr 1998; 87:1256–60.
36. Brochard L, Harf A, Lorino H, Lemaire F. Inspiratory pressure support prevents diaphragmatic fatigue during weaning from mechanical ventilation. Am Rev Respir Dis 1989; 139: 513 -21.
37. Keszler M. Pressure support ventilation and other approaches to overcome imposed work of breathing. NeoReviews 2006; 7: e226-e33.
38. Patel DS, Rafferty GL, Lee S, Hannam S, Greenough A. Work of breathing during SIMV with and without pressure support. Arch Dis Child 2009; 94: 434- 6.
39. Greenough A, Dimitriou G, Prendergast M, Milner AD. Synchronized mechanical ventilation for respiratory support in newborn infants. Cochrane Database Syst Rev. 2008 Jan 23;(1):CD000456.
40. Sinha SK, Donn SM, Gavey J, McCarty M. Randomised trial of volume controlled versus time cycled, pressure limited ventilation in preterm infants with respiratory distress syndrome. Arch Dis Child Fetal Neonatal Ed 1997; 77:F202-5.
41. Keszler M. Volume-targeted ventilation. J Perinatol 2005; 25 Suppl 2:S19-S22.
42. Cheema IU, Sinha AK, Kempley ST, Ahluwalia JS. Impact of volume guarantee ventilation on arterial carbon dioxide tension in newborn infants: a randomised controlled trial. Early Hum Dev 2007; 83:183-9.
43. Thome UH, Carlo WA. High-frequency ventilation in neonates. Am J Perinatol 2000; 17:1-9.
44. Courtney SE, Durand DJ, Asselin JM, Hudak ML, Aschner JL, Shoemaker CT; Neonatal Ventilation Study Group. High-frequency oscillatory ventilation versus conventional mechanical ventilation for very-low-birth-weight infants. N Engl J Med 2002; 347:643-52.
45. Pillow JJ. High-frequency oscillatory ventilation: mechanisms of gas exchange and lung mechanics. Crit Care Med. 2005; 33: S135-41.
46. Lampland AL, Mammel MC. The role of high-frequency ventilation in neonates: evidence-based recommendations. Clin Perinatol 2007; 34:129-44.
47. The HIFI Study Group. High-frequency oscillatory ventilation compared with conventional mechanical ventilation in the treatment of respiratory failure in preterm infants. N Engl J Med 1989; 320:88-93.
48. Cools F, Henderson-Smart DJ, Offringa M, Askie LM. Elective high frequency oscillatory ventilation versus conventional ventilation for acute pulmonary dysfunction in preterm infants. Cochrane Database Syst Rev. 2009 Jul 8;(3):CD000104.
49. Grasso S, Marco Ranieri V. Proportional assist ventilation. Semin Respir Crit Care Med 2000;21:161-6.
50. Ambrosino N, Rossi A. Proportional assist ventilation (PAV): a significant advance or a futile struggle between logic and practice? Thorax 2002; 57: 272-6.
51. Sinderby C, Beck J. Proportional assist ventilation and neurally adjusted ventilatory assist—better approaches to patient ventilator synchrony? Clin Chest Med 2008; 29:329-42.
52. Suárez-Sipmann F, Pérez Márquez M, González Arenas P. New modes of ventilation: NAVA. Med Intensiva 2008;32:398-403.
53. Dreyfuss D, Saumon G. Ventilator-induced lung injury: lessons from experimental studies. Am J Respir Crit Care Med 1998; 157: 294- 323.
54. Attar MA, Donn SM. Mechanisms of ventilator-induced lung injury in premature infants. Semin Neonatol 2002; 7: 353- 60.
55. 33.34 Dreyfuss D, Saumon G. Role of tidal volume, FRC, and end-inspiratory volume in the development of pulmonary edema following mechanical ventilation. Am Rev Respir Dis 1993;148:1194–203.

Capítulo 13

Ventilación no Invasiva con Presión Positiva en la Insuficiencia Respiratoria Aguda

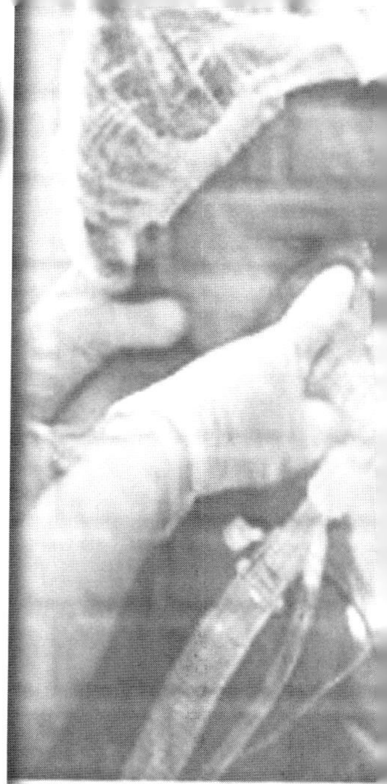

Shekhar T. Venkataraman

Introducción

La ventilación mecánica que se proporciona sin la utilización de una vía aérea artificial, es denominada Ventilación No Invasiva (VNI, o *NIV*, siglas en inglés de *Noninvasive ventilation*). La presión positiva en la VNI es proporcionada a través de una interfase que permite el incremento de la presión de la vía aérea proximal, en tanto que la VNI por presión negativa es proporcionada mediante la creación de una presión subatmosférica alrededor de la pared torácica. En ambas formas de VNI, el movimiento o flujo de aire en la vía aérea ocurre debido a que se produce un incremento de la presión transpulmonar. La primera publicación del empleo de un ventilador no invasivo de presión negativa fue en 1838 por John Dalziel, quien diseñó una caja operada a través de un fuelle, con un sello alrededor del cuello o de los hombros, para proporcionar respiración artificial a un marino semiahogado.[1] Eugéne Woillez, en 1876, construyó su "espiróforo", el primer ventilador realmente operativo para la aplicación externa de una presión negativa variable, operado manualmente.[2] Doe, en 1889, describió una caja para la resuscitación neonatal.[3] Drinker desarrolló en 1928 el primer ventilador "tipo tanque", dentro del cual se introducía el cuerpo del paciente, quedando sólo la cabeza fuera. Este respirador a presión negativa fue popularmente conocido como "pulmón de acero", y fue el primero, en su versión perfeccionada por la compañía JH Emerson, que se utilizó en pacientes con poliomielitis.[4] La ventilación por presión negativa fue introducida para el uso en neonatos en la década de 1960s.[5,6] Sin embargo, ya desde 1953, Lassen había reportado que la ventilación con presión positiva, entregada al paciente a través de un tubo endotraqueal o una traqueostomía, era más exitosa que la ventilación con presión negativa en el tratamiento de pacientes con poliomielitis.[7] Esto fue el comienzo de la reducción paulatina del empleo de la ventilación con presión negativa.

La ventilación mecánica invasiva a través de una cánula endotraqueal o traqueostomía es salvadora en pacientes con insuficiencia respiratoria. Pero, no sólo es antifisiológica e invasiva, sino que está asociada con complicaciones, como infecciones nosocomiales. Otros inconvenientes incluyen el potencial para lesión de la vía aérea y la necesidad de sedación con sus propios efectos colaterales y complicaciones. Como una solución para eliminar estos problemas, en fechas recientes ha habido un renovado interés en la VNI, ya que se evita la intubación endotraqueal o la traqueostomía.

La VNI con presión positiva mediante mascarilla facial, fue empleada por vez primera por Barach et al para el tratamiento de insuficiencia respiratoria hipoxémica secundaria a edema agudo pulmonar.[8] En la década de los 1970s, se demostró que la aplicación de una presión constante en la vía aérea, ya fuera mediante la utilización de presión positiva continua (CPAP, siglas en inglés de *Continuous Positive Airway Pressure*) por medio de puntas nasales o utilizando presión negativa aplicada con una coraza o corsé sobre el tórax y el abdomen, era efectiva para mejorar la oxigenación en neonatos con enfermedad por membranas hialinas.[9,10] Rideau et al y posteriormente Bach et al, fueron los primeros en utilizar VNI por mascarilla en padecimientos neuromusculares.[11,12] Este capítulo revisará las técnicas disponibles de ventilación no invasiva, los informes publicados acerca de su eficacia, sus ventajas y desventajas, y las expectativas para el futuro. A lo largo de este capítulo, las siglas VNI se utilizarán para referirse exclusivamente a la ventilación no invasiva con presión positiva. La ventilación con presión negativa se mencionará al final del capítulo.

Indicaciones

Las indicaciones para el uso de la VNI se muestran en la Tabla 13.1. VNI por períodos cortos está indicada cuando se requiere soporte con presión positiva en for-

Tabla 13.1. Indicaciones para la VNI*
A. VNI por períodos cortos Insuficiencia respiratoria hipoxémica aguda Enfermedad aguda de las vías respiratorias inferiores Evitar intubación Facilitar retiro gradual de la ventilación mecánica y la extubación
B. VNI a largo plazo Enfermedades restrictivas del tórax Alteraciones neurológicas lentamente progresivas Insuficiencia respiratoria crónica no progresiva
* VNI = Ventilación No Invasiva

ma aguda en el ambiente hospitalario, en áreas de Cuidados Agudos o de Cuidados Críticos, para condiciones que se espera sean reversibles en unos pocos días. VNI a largo plazo está indicada en aquellas condiciones en las que la insuficiencia respiratoria es probable que sea crónica o progresiva.

VNI por períodos cortos

Los lineamientos para indicar o seleccionar esta modalidad se muestran en la Tabla 13.2. El empleo de la VNI por plazos cortos debe ser planteada bajo las siguientes circunstancias:

Tabla 13.2. Lineamientos para seleccionar VNI* por períodos cortos
A. Condición potencialmente reversible
B. Necesidad de asistencia ventilatoria: a. Aumento moderado a grave en el trabajo respiratorio b. Taquipnea c. Retracciones y uso de músculos accesorios de la respiración d. Respiración paradójica e. Criterios de intercambio gaseoso: i. Fracaso ventilatorio ($PaCO_2$ >45 mmHg con pH < 7.35) ii. Fracaso en la oxigenación (PaO_2/FiO_2 < 200)
C. Contraindicaciones para utilizar VNI Paro cardíaco y/o respiratorio Inestabilidad hemodinámica (hipotensión, choque) Pobres reflejos de protección de la vía aérea Cirugía reciente de la vía aérea superior y/o del esófago Secreciones excesivas Paciente no cooperador Agitación psicomotriz Neumotórax no tratado Incapacidad para una buena adaptación a la mascarilla Enfermedad neuromuscular rápidamente progresiva (p. ej. Síndrome de Guilláin-Barré)
* VNI = Ventilación no invasiva

1. El paciente tiene una causa reversible de insuficiencia respiratoria.

2. El paciente necesita soporte de presión positiva para mantener el intercambio gaseoso.

3. El paciente no tiene contraindicaciones para el uso de la VNI.

4. El paciente no necesita ser intubado prontamente.

El que un paciente sea colocado únicamente en *CPAP* o en asistencia ventilatoria, depende de si los pacientes únicamente necesitan presión positiva en las vías aéreas para reclutar alvéolos para mejorar la oxigenación, o de si se requiere también de asistencia para la eliminación de CO_2, es decir, para mejorar la ventilación. Si la VNI es utilizada en situaciones agudas, debe establecerse dentro de las primeras una o dos horas si se ha conseguido alguna mejoría (Figura 13.1). Son indicadores de una buena respuesta a la VNI los siguientes: 1) reducción en la frecuencia respiratoria del paciente; 2) reducción del trabajo respiratorio; 3) reducción de la disnea; 4) mejoría del pH; 5) mejoría de la oxigenación; y 6) reducción de la $PaCO_2$. Además, pueden presentarse efectos benéficos sobre la hemodinamia, tales como la reducción de la frecuencia cardíaca y mejoría de las presiones sanguíneas y de la perfusión periférica. Se consideran signos de fracaso: 1) no cambio o un aumento del trabajo respiratorio; 2) no cambio o disminución del intercambio gaseoso; 3) Inestabilidad hemodinámica; 4) signos de fatiga respiratoria; y 5) agitación neuromotriz. Por lo general, para su utilización por plazos cortos, la VNI se emplea en forma continua hasta que el paciente mejora, o hasta que se establece en forma clara su fracaso. Las metas para la VNI por períodos cortos se muestran en la Tabla 13.3.

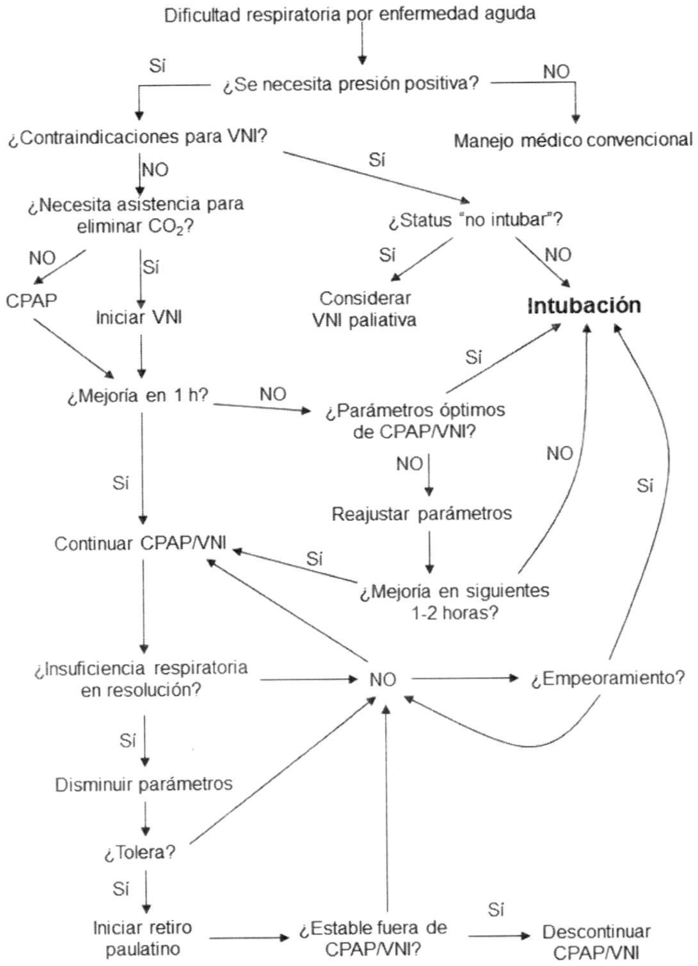

Figura 13.1. Algoritmo para iniciación y retiro de CPAP y VNI por períodos cortos
*Status "no intubar" : Voluntad expresada para no utilizar ventilación mecánica invasiva, de acuerdo a la legislación de cada país.

Tabla 13.3. Metas de la VNI*
VNI por períodos cortos Aliviar la dificultad respiratoria Disminuir el trabajo respiratorio Mejorar el intercambio gaseoso Evitar la intubación
VNI a largo plazo Atenuar síntomas Mejorar el intercambio gaseoso Mejorar la calidad de vida Mejorar la duración y calidad del sueño Mejorar la sobrevida
*VNI = Ventilación no invasiva

Estudios en adultos

Estudios diversos en población adulta, han demostrado que la VNI por períodos cortos puede ser de utilidad de diversas maneras. En resumen, los beneficios corroborados más importantes, son los siguientes:

1. Prevención de la intubación endotraqueal en insuficiencia respiratoria hipoxémica.[13-15]

2. Mejoría del intercambio gaseoso y reducción del trabajo respiratorio en edema agudo pulmonar.[8,16-18]

3. Mejora el pronóstico a corto y largo plazo de las exacerbaciones agudas de la enfermedad pulmonar obstructiva crónica (EPOC).[19-21]

4. Mejoría de los síntomas y signos en el estado asmático agudo.[22-24]

5. Disminuye la tasa de infecciones nosocomiales.[25-27]

6. Reducir la frecuencia de intubaciones en la insuficiencia respiratoria postquirúrgica.[28-30]

7. Facilitar el retiro progresivo del ventilador y la extubación.[31-35]

Estudios pediátricos y neonatales

Se ha demostrado que el CPAP nasal reduce o revierte la apnea obstructiva del sueño y los transtornos de la respiración asociados al sueño en niños.[36-43] En 1993, Akingbola et al publicaron un reporte de casos en el que describieron el tratamiento efectivo con ventilación con presión positiva vía nasal (VPPN) en dos pacientes en edad pediátrica con dificultad respiratoria aguda.[44] Desde entonces, la VNI se ha aplicado con éxito en pacientes pediátricos con una variedad de alteraciones respiratorias asociadas con insuficiencia respiratoria hipoxémica aguda, incluyendo neumonías, edema pulmonar, descompensación respiratoria postquirúrgica, en síndrome de apnea del sueño, estado asmático, atrofia muscular espinal, y en estadios terminales de fibrosis quística.[45-52] Se ha demostrado que la presión positiva de la vía aérea aplicada en dos niveles, o *Bi-PAP* (siglas en inglés de *Bi-level Positive Airway Pressure*), reduce la frecuencia de intubaciones en la insuficiencia respiratoria hipoxémica aguda.[47,50,53] Birnkrant et al reportaron su experiencia con *Bi-PAP* en seis pacientes con atrofia muscular espinal y en tres pacientes con otras causas de insuficiencia respiratoria.[51] Este estudio no controlado evidenció que, en estos pacientes, la ventilación con presión positiva no invasiva facilitó la extubación. Teague et al informaron que los pacientes "responsivos a VNI" tuvieron significativamente menor tiempo de estancia tanto en la terapia intensiva como en el hospital.[49] Sin embargo, los siete pacientes "no responsivos a VNI" requirieron intubación endotraqueal conforme la dificultad respiratoria progresó a pesar de la sedación. Estudios subsecuentes han demostrado que la VNI mejora el intercambio gaseoso en niños con obstrucción de las vías aéreas superiores,[54] reduce la tasa de intubación endotraqueal en insuficiencia respiratoria aguda,[55] disminuye el trabajo respiratorio en niños con enfermedades de la vía aérea inferior,[56] y previene la intubación endotraqueal en la insuficiencia respiratoria aguda en niños inmunocomprometidos.[57] VNI ha sido sugerida como una alternativa a la intubación endotraqueal para el manejo perioperatorio de la corrección de la escoliosis en pacientes con distrofia muscular.[58]

Interfases

Un aparejo facial que ajuste adecuadamente es esencial para la aplicación óptima de la VNI. En la actualidad se dispone de varios tipos de dispositivos: 1) mascarilla oral-nasal; 2) mascarilla nasal; 3) mascarilla facial total; 4) circuito de Adam; 5) caperuza o bonete cefálico; 6) puntas nasales; y 7) piezas bucales. Una interfase del tamaño correcto para cada paciente minimiza fugas, mejora la efectividad del manejo con presión positiva, y mejora la comodidad del paciente.

Mascarilla oral-nasal

Esta es la interfase más comúnmente utilizada para proporcionar VNI. La mascarilla ideal debe reunir las siguientes características: 1) ser de material transparente, para permitir en todo momento inspección visual; 2) adaptarse a los contornos de la cara del paciente; 3) ser fácilmente moldeable a partir de su forma de fábrica; 4) ser suave y no ejercer presión excesiva sobre la piel de la cara; y 5) mantener su "deformación" (para adaptarse a la cara del paciente) cuando sea removida de éste ("memoria" elastomérica). La mascarilla debe abarcar desde el puente nasal hasta justo por debajo del labio inferior. La mascarilla es asegurada utilizando un sistema de anclaje alrededor de la cabeza.

Mascarilla nasal

Este tipo de mascarilla se apoya entre el puente de la nariz y por arriba del labio superior. Como regla, mientras más pequeña la mascarilla, mejor se adapta. En aquellos pacientes que son incapaces de conservar cerrada la boca, pueden utilizarse tirantes o cintas hacia la mandíbula que ayudan a mantenerla cerrada.

Mascarilla facial total

Esta mascarilla cubre toda la cara, incluyendo los ojos. La ventaja de la mascarilla facial total es que no tiene que conformarse a la forma de la cara y por ello no tiene que ser amoldada para adaptarse a cada paciente. La desventaja es que tiene un mayor espacio muerto y, por tanto, puede haber dificultad en la eliminación del CO_2.

Circuito de Adam

Este dispositivo utiliza una almohadilla nasal la cual se conecta a un arnés que se coloca sobre la cabeza. Algunos pacientes prefieren esto en lugar de la mascarilla nasal. Estas almohadillas nasales están disponibles en varios tamaños.

Cubierta cefálica o "casco"

Este "casco" ha sido utilizado con éxito en algunas unidades de terapia intensiva del continente europeo, con poca experiencia en las Américas. Parece mejor adaptado para la aplicación de CPAP. El espacio muerto es una preocupación importante con este dispositivo, por lo que su uso está reservado para pacientes en unidades de terapia intensiva.

Equipo

La descripción detallada de los dispositivos disponibles para VNI está más allá del objetivo de este capítulo, por lo que se refiere al lector a excelentes revisiones recientes.[59,60] Los ventiladores que se utilizan para la VNI pueden clasificarse dentro de tres categorías: 1) ventiladores convencionales de áreas críticas, con un circuito de dos tramos, inspiratorio y espiratorio, sin compensación de fugas (Categoría 1); 2) dispositivos con circuito de un solo tramo con compensación de fugas (Categoría 2); y 3) dispositivos que combinan las dos categorías anteriores para incluir tanto compensación de fugas y un circuito de doble tramo (Categoría 3). Los dispositivos de Categoría 1 sólo pueden utilizarse dentro del hospital. Los dispositivos de las Categorías 2 y 3 pueden ser utilizados tanto en hospitales como en manejo domiciliario. El desempeño de estos ventiladores varía ampliamente en cuanto a la entrega de volumen corriente, compensación de fugas aéreas, respuesta al esfuerzo simulado, el disparo inspiratorio, el ciclado para la exhalación, respuesta a demandas ventilatorias elevadas, re-inhalación y sincronía paciente-ventilador.[61-63] Los ventiladores de bi-nivel no cuentan con un mezclador de los gases ("*blender*") y, por tanto, la fracción inspirada de oxígeno (FiO_2) entregada es impredecible, dependiendo de la velocidad del flujo de oxígeno, de los parámetros del ventilador, de la magnitud de la fuga, del sitio en donde se introduce el oxígeno al circuito, y del tipo del puerto de exhalación.[64]

Interacción paciente-ventilador

La interacción óptima entre el paciente y el ventilador requiere de que el equipo sea capaz de detectar el esfuerzo inspiratorio del paciente tan rápidamente como sea posible, así como de que se termine la inspiración (ciclado espiratorio) tan cercanamente como sea posible al inicio de la exhalación del paciente.

Los factores que afectan la función de "sensibilidad" o "disparo inspiratorio", incluyen los siguientes:[64-67] 1) la velocidad del "disparo" del ventilador, en respuesta al flujo inspiratorio; 2) auto-disparo inducido por las fugas de gas del circuito; 3) heterogeneidad presión-tiempo; y 4) heterogeneidad de la morfología de la curva presión-tiempo.

El ciclado hacia la espiración puede ser optimizado mediante la programación de un umbral apropiado para el tiempo inspiratorio y mediante el ajuste del umbral del flujo del ciclo o cambio hacia la espiración.[64] Una frecuencia de respaldo *("back-up")* ajustable es particularmente útil cuando se necesita emplear sedación para mejorar la tolerancia del paciente a la VNI. Es de esperarse cierta cantidad de fuga aérea alrededor de la interfase. La eliminación completa de la fuga aérea no es aconsejable, ya que esto sólo es posible a través de un ajuste muy apretado de la mascarilla, lo cual puede llevar a incomodidad del paciente y lesión o ruptura dérmica. La fuga alrededor de la interfase disminuye la efectividad de la VNI. Los ventiladores difieren en su capacidad para compensar las fugas. La humidificación es importante para prevenir la deshidratación de las mucosas y puede ser proporcionada a través de un humidificador con calefactor, un humidificador "de paso" ("borboteador"), o bien con un humidificador higroscópico, mejor conocido como filtro intercambiador de calor y humedad o HME (siglas en inglés de *"heat and moisture exchanger"*) o "nariz artificial".

Cómo seleccionar los parámetros del ventilador

Cuando se utiliza *CPAP*, el nivel de éste es seleccionado con base en las necesidades clínicas. Debe presentarse el alivio de los síntomas dentro de las primeras 1-2 horas de aplicación del *CPAP*. Con la VNI por períodos cortos, se han empleado dos estrategias. Uno de estos abordajes consiste en comenzar con una presión inspiratoria elevada (alrededor de 20-25 cm H_2O). El objetivo de este enfoque es el rápido alivio de la sintomatología del paciente. Si esto no es tolerado, se disminuye el nivel de la presión hasta que ésta resulte tolerable para el enfermo. El otro abordaje consiste en comenzar con una presión inspiratoria más baja (alrededor de 8 a 10 cm H_2O), que es gradualmente incrementada hasta conseguir el alivio de los síntomas. Por lo general, pueden requerirse ajustes subsecuentes dentro de las primeras 1-2 horas de la VNI, dependiendo de la respuesta del paciente. Durante la VNI por períodos cortos, se utiliza de rutina presión espiratoria. La máxima FiO_2 con los ventiladores de bi-nivel es por lo general alrededor del 45-50%. Si se requiere una mayor FiO_2, y no está indicada la intubación endotraqueal, debe utilizarse un ventilador tipo "cuidados críticos" o de Categoría 1.

Consideraciones importantes durante la VNI por períodos cortos

Siempre debe considerarse la posibilidad de lo siguiente: 1) aerofagia; 2) distensión gástrica; 3) regurgitación del contenido gástrico; 4) broncoaspiración; 5) escaras o úlceras de presión relacionadas con las mascarillas; y 6) reinhalación de CO_2. Por todo ello es indispensable la monitorización cercana del paciente y considerar el efectuar ciertas medidas. Por ejemplo, una sonda nasogástrica facilitará mantener vacía la cámara gástrica. Acolchonamiento con espuma amortiguadora o gel, puede prevenir o reducir las úlceras de presión. Los circuitos de un solo tramo que se emplean con los ventiladores bi-nivel pueden resultar en reinhalación significativa de CO_2, lo cual depende del nivel de *EPAP* (siglas del inglés *Expiratory Positive Airway Pressure*, presión espiratoria positiva de la vía aérea), así como de la localización y diseño del puerto de exhalación. En los diseños más recientes, este problema ha sido minimizado. Los circuitos de doble tramo eliminan el riesgo de reinhalación.

VNI por períodos prolongados

La VNI a largo plazo está indicada en pacientes quienes presentan insuficiencia respiratoria ya sea progresiva, o bien crónica no progresiva. La forma más común de VNI de uso prolongado es la VNI nocturna con períodos de descanso durante el día. Las metas para la VNI a largo plazo se presentan en la Tabla 13.3. Se ha documentado que la VNI intermitente, a largo plazo, consistentemente obtiene beneficios: 1) mejora el intercambio gaseoso durante el período diurno;[68,69] 2) aminora la hipoventilación, las apneas del sueño intermitentes, los transtornos respiratorios asociados al sueño, y mejora la calidad del sueño;[70-72] 3) disminuye la frecuencia de hospitalizaciones; 4) puede mantener o mejorar la calidad de vida;[73,74] y 5) incrementa la sobrevida en pacientes con distrofia muscular de Duchenne, cuando se le combina con dispositivos de asistencia mecánica a la tos.[75]

En forma semejante a la VNI por períodos cortos, los parámetros del ventilador deben ser suficientes para aliviar los síntomas del paciente. La VNI puede ser proporcionada tanto en forma intermitente como continua. Ha habido un incremento en el empleo continuo de la VNI, en especial en pacientes con alteraciones neuromusculares. Esto ha resultado en una prolongación de la sobrevida de estos pacientes. Una frecuencia respiratoria de respaldo (o *"back up"*) suficientemente alta para controlar la respiración durante la noche, puede descansar los músculos respiratorios y prevenir apnea, especialmente en pacientes con enfermedades neuromusculares.

Ventilación con Presión Negativa

Diseño y modos de los ventiladores de presión negativa

Todos los ventiladores de presión negativa tienen una cámara en la cual se genera presión subatmosférica, así como una bomba que genera dicha presión. Los respiradores de "tanque" tienen en una sola unidad la cámara y la bomba. En todos los otros casos, los dos componentes están separados. La cámara de presión negativa puede cubrir únicamente al tórax y al abdomen superior ("coraza" o "corsette"), o bien todas las porciones extracraneanas del cuerpo (respirador de "tanque", tipo incubadora, o traje de cuerpo entero). La "coraza" puede ser prefabricada o bien de diseño personalizado para adaptarse a los contornos del tórax de pacientes específicos. Las "corazas" con diseños personalizados son de particular utilidad en pacientes con deformidades esqueléticas o espinales. La mayoría de las bombas de presión negativa en uso hoy en día son cicladas por presión. En forma adicional, algunos ventiladores proporcionan un modo de asistencia inspiratoria.

Existen cuatro modos de ventilación con presión negativa:

1. Ventilación con presión negativa cíclica. Esto se refiere a un modo en donde el ventilador genera la presión subatmosférica programada durante la inspiración, en tanto que la espiración es pasiva.

2. Ventilación con presión negativa/positiva. Este es un modo el cual es una combinación de presión negativa durante la inspiración, con presión positiva durante la espiración.

3. Presión negativa extratorácica continua o *CNEP* (siglas en inglés de *continuous negative extrathoracic pressure*). Este es un modo en el cual se proporciona una presión subatmosférica constante a lo largo de todo el ciclo respiratorio, en tanto que el paciente respira espontáneamente.

4. Ventilación con presión negativa/*CNEP*. En este modo, los ciclos inspiratorios de presión negativa, se sobreponen a *CNEP*.

Aplicaciones clínicas

Las indicaciones, ventajas, desventajas, contraindicaciones, y los efectos clínicos colaterales de la ventilación con presión negativa se muestran en las Tablas 13.4, 13.5 y 13.6. Existen varios reportes del empleo de la ventilación con presión negativa en neonatos con insuficiencia respiratoria.[76-80] Durante la epidemia de poliomielitis en las décadas de 1930s y 1940s, los ventiladores de "tanque" de presión negativa redujeron la mortalidad en pacientes con poliomielitis espinal.[81-83] En adultos con xifoescoliosis y alteraciones neuromusculares asociadas a hipoventilación crónica, el uso intermitente de ventilación con presión negativa, principalmente su empleo nocturno, disminuyó o revirtió los síntomas de hipoventilación durante el día, así como las anormalidades del intercambio gaseoso.[84,85] Informes de casos en adultos han sido publicados acerca del uso de *CNEP* en adultos con síndrome de dificultad respiratoria aguda (SDRA, o *ARDS*, por la siglas en inglés de *Acute Respiratory Distress Syndrome*), así como en la deformidad persistente ocasionada por tórax inestable.[86-89] Se ha utilizado *CNEP* para asistir la ventilación en niños con daño alveolar difuso e insuficiencia respiratoria progresiva.[90-92] La ventilación con presión negativa también puede ser utilizada en niños para mejorar el gasto cardíaco después de cirugía cardiovascular, especialmente después de reparación de conexión cavopulmonar total, de tetralogía de Fallot y después de procedimientos tipo Fontan.[93-96] Tanto *CNEP* como ventilación con presión negativa intermitente, son también alternativas viables en lugar de la ventilación con presión positiva, en pacientes con parálisis del nervio frénico secundaria a cirugía cardiovascular pediátrica, al reducir la necesidad de plicatura diafragmática y facilitando el retiro de la ventilación con presión positiva.[97] Estos estudios demuestran que la ventilación con presión negativa es una técnica útil en pacientes seleccionados en el postoperatorio de cirugía cardiovascular, en casos en donde la ventilación con presión positiva no es deseable o resulta en efectos hemodinámicas no deseados.

Tabla 13.4. Ventilación con presión negativa - Indicaciones
1) Enfermedad del parénquima pulmonar Dificultad respiratoria del recién nacido por déficit de surfactante Neumonías intersticiales Síndrome de dificultad respiratoria aguda (SDRA) Edema agudo pulmonar
2) Insuficiencia de la bomba respiratoria Poliomielitis Enfermedades neuromusculares Deformidades y alteraciones músculo-esqueléticas Tórax inestable persistente
3) Alteraciones cardiovasculares Postoperatorio de procedimiento de Fontan y similares Postoperatorio de reparación de conexión cavo-pulmonar total Tetralogía de Fallot Parálisis del nervio frénico post-cirugía cardíaca pediátrica

Tabla 13.5. Ventilación con presión negativa – Ventajas y desventajas
Ventajas 1) Se evitan intubación o traqueostomía 2) Se preservan funciones fisiológicas tales como hablar, reflejo tusígeno, deglutir y alimentarse 3) Posibilidad de efectuar broncoscopía de fibra óptica sin desconectar del ventilador 4) Promueve el retorno venoso al crear una presión intratorácica negativa
Desventajas 1) Los equipos son ruidosos 2) El acceso al paciente es difícil 3) Los ventiladores de "tanque" producen secuestro abdominal de sangre, que puede resultar en hipotensión y choque de "tanque" ("tank-shock", en inglés). 4) La regulación de la relación inspiración-espiración es difícil.* 5) Difícil de esterilizar 6) Falta de protección de la vía aérea superior, en especial en pacientes inconscientes o en aquellos con disfunción bulbar 7) Obstrucción de la vía aérea superior** 8) Dificultad en alcanzar el sello adecuado 9) Incomodidad del paciente
* Ventiladores más modernos (p. ej. el Hayek® negative pressure ventilator) permiten la regulación de la relación inspiración-espiración y la aplicación de presión negativa al final de la espiración. ** Puede minimizarse con una vía aérea oral u orofaríngea (cánula de Guedell)

Tabla 13.6. Ventilación con presión negativa – Contraindicaciones y efectos colaterales clínicos
Contraindicaciones 1) Sangrado gastrointestinal 2) Fracturas costales 3) Cirugía abdominal reciente 4) Pacientes no cooperadores 5) Síndrome de apnea del sueño 6) Alteraciones neurológicas con síndrome bulbar (disautonomías)
Efectos colaterales clínicos 1) Sensación de fatiga 2) Dolor o sensación de opresión musculo-esquelética 3) Esofagitis 4) Fracturas costales y neumotórax 5) Disminución de la calidad del sueño 6) Mala aceptación por parte de los pacientes

Conclusión

La VNI es una alternativa viable a la ventilación mecánica invasiva en población pediátrica. La VNI puede ser utilizada por períodos relativamente cortos, en situaciones agudas, así como en el manejo de las necesidades a largo plazo de pacientes con insuficiencia respiratoria crónica. La adecuada selección de los pacientes es crucial para asegurar el éxito de la VNI.

Referencias

1. Dalziel J. On sleep and an apparatus for promoting artificial respiration. British Association for Advancement of Science 1838;2:127-34.
2. Woillez E. Du spirophore, appareil de sauvetage pour le traitment de l'asphyxie, et principalement de l'asphyxie des noyes et de nouveaunes. Bulletin Academie Medicine (Paris) 1876;2:611-9.
3. Doe OW. Apparatus for resuscitating asphyxiated children. Boston Medical Surgical Journal 1889;120:9-17.
4. Drinker P, Shaw LA. An apparatus for the prolonged administration of artificial respiration. I. A design for adults and children. J Clin Invest 1929;7:229-47.
5. Silverman WA, Sinclair JC, Gandy GM, Finster M, Bauman WA, Agate FJ Jr. A controlled trial of management of respiratory distress syndrome in a body-enclosing respirator. I. Evaluation of safety. Pediatrics 1967;39:740-8.
6. Fanaroff AA, Cha CC, Sosa R, Crumrine RS, Klaus MH. Controlled clinical trial of continuous negative external pressure in the treatment of severe respiratory distress syndrome. J Pediatr 1973;82:921-8.
7. Lassen HC. A preliminary report on the 1952 epidemic of poliomyelitis in Copenhagen with special reference to the treatment of acute respiratory insufficiency. Lancet 1953;i:37-41.
8. Barach AL, Martin J, Eckman M. Positive-pressure respiration and its application to the treatment of acute pulmonary edema and respiratory obstruction. Abstract en: Proceedings of the Twenty-Ninth Annual Meeting of the American Society for Clinical Investigation. J Clin Invest 1937;16:664.
9. Gregory GA, Kitterman JA, Phibbs RH, Tooley WH, Hamilton WK. Treatment of the idiopathic respiratory-distress syndrome with continuous positive airway pressure. N Engl J Med 1971;284:1333-40.

10. Vidyasagar D, Chernick V. Continuous positive transpulmonary pressure in hyaline membrane disease: a simple device. Pediatrics 1971;48:296-9.
11. Rideau Y, Jankowski LW, Grellet J. Respiratory function in the muscular dystrophies. Muscle Nerve1981;4:155-64.
12. Bach JR, Alba A, Mosher R, Delaubier A. Intermittent positive pressure ventilation via nasal access in the management of respiratory insufficiency. Chest 1987;92:168-70.
13. Ferrer M, Esquinas A, Arancibia F, Bauer TT, Gonzalez G, et al. Noninvasive ventilation during persistent weaning failure: a randomized controlled trial. Am J Respir Crit Care Med 2003;168:70-6.
14. Honrubia T, García López FJ, Franco N, Mas M, Guevara M, et al. Noninvasive vs conventional mechanical ventilation in acute respiratory failure: a multicenter, randomized controlled trial. Chest 2005;128:3916-24.
15. Antonelli M, Conti G, Moro ML, Esquinas A, Gonzalez-Diaz G, et al. Predictors of failure of noninvasive positive pressure ventilation in patients with acute hypoxemic respiratory failure: a multi-center study. Intensive Care Med 2001;27:1718-28.
16. Räsänen J, Heikkilä J, Downs J, Nikki P, Väisänen I, et al. Continuous positive airway pressure by face mask in acute cardiogenic pulmonary edema. Am J Cardiol 1985;55:296-300.
17. Lin M, Chiang HT. The efficacy of early continuous positive airway pressure therapy in patients with acute cardiogenic pulmonary edema. J Formos Med Assoc 1991;90:736-43.
18. Nava S, Carbone G, DiBattista N, Bellone A, Baiardi P, et al. Noninvasive ventilation in cardiogenic pulmonary edema: a multicenter randomized trial. Am J Respir Crit Care Med 2003;168:1432-7.
19. Bott J, Carroll MP, Conway JH, Keilty SE, Ward EM, et al. Randomised controlled trial of nasal ventilation in acute ventilatory failure due to chronic obstructive airways disease. Lancet 1993;341:1555-7.
20. Kramer N, Meyer TJ, Meharg J, Cece RD, Hill NS. Randomized, prospective trial of noninvasive positive pressure ventilation in acute respiratory failure. Am J Respir Crit Care Med 1995;151:1799-806.
21. Vitacca M, Clini E, Rubini F, Nava S, Foglio K, et al. Non-invasive mechanical ventilation in severe chronic obstructive lung disease and acute respiratory failure: short- and long-term prognosis. Intensive Care Med 1996;22:94-100.
22. Meduri GU, Cook TR, Turner RE, Cohen M, Leeper KV. Noninvasive positive pressure ventilation in status asthmaticus. Chest 1996;110:767-74.
23. Fernández MM, Villagrá A, Blanch L, Fernández R. Non-invasive mechanical ventilation in status asthmaticus. Intensive Care Med 2001;27:486-92.
24. Soroksky A, Stav D, Shpirer I. A pilot prospective, randomized, placebo-controlled trial of bilevel positive airway pressure in acute asthmatic attack. Chest 2003;123:1018-25.
25. Conti G, Marino P, Cogliati A, Dell'Utri D, Lappa A, et al. Noninvasive ventilation for the treatment of acute respiratory failure in patients with hematologic malignancies: a pilot study. Intensive Care Med 1998;24:1283-8.
26. Antonelli M, Conti G, Bufi M, Costa MG, Lappa A, et al. Noninvasive ventilation for treatment of acute respiratory failure in patients undergoing solid organ transplantation: a randomized trial. JAMA 2000;283:235-41.
27. Hilbert G, Gruson D, Vargas F, Valentino R, Gbikpi-Benissan G, et al. Noninvasive ventilation in immunosuppressed patients with pulmonary infiltrates, fever, and acute respiratory failure. N Engl J Med 2001;344:481-7.
28. Matte P, Jacquet L, Van Dyck M, Goenen M. Effects of conventional physiotherapy, continuous positive airway pressure and non-invasive ventilatory support with bilevel positive airway pressure after coronary artery bypass grafting. Acta Anaesthesiol Scand 2000;44:75-81.

29. Joris JL, Sottiaux TM, Chiche JD, Desaive CJ, Lamy ML. Effect of bi-level positive airway pressure (BiPAP) nasal ventilation on the postoperative pulmonary restrictive syndrome in obese patients undergoing gastroplasty. Chest 1997;111:665-70.
30. Auriant I, Jallot A, Hervé P, Cerrina J, Le Roy Ladurie F, et al. Noninvasive ventilation reduces mortality in acute respiratory failure following lung resection. Am J Respir Crit Care Med 2001;164:1231-5.
31. Udwadia ZF, Santis GK, Steven MH, Simonds AK. Nasal ventilation to facilitate weaning in patients with chronic respiratory insufficiency. Thorax 1992;47:715-8.
32. Nava S, Ambrosino N, Clini E, Prato M, Orlando G, Nava S, Ambrosino N, Clini E, Prato M, Orlando G, et al. Noninvasive mechanical ventilation in the weaning of patients with respiratory failure due to chronic obstructive pulmonary disease. A randomized, controlled trial. Ann Intern Med 1998;128:721-8.
33. Girault C, Daudenthun I, Chevron V, Tamion F, Leroy J, et al. Noninvasive ventilation as a systematic extubation and weaning technique in acute-on-chronic respiratory failure: a prospective, randomized controlled study. Am J Respir Crit Care Med 1999;160:86-92.
34. Ferrer M, Esquinas A, Leon M, Gonzalez G, Alarcon A, et al. Noninvasive ventilation in severe hypoxemic respiratory failure: a randomized clinical trial. Am J Respir Crit Care Med 2003;168:1438-44.
35. Esteban A, Frutos-Vivar F, Ferguson ND, Arabi Y, Apezteguía C, et al. Noninvasive positive-pressure ventilation for respiratory failure after extubation. N Engl J Med. 2004;350:2452-60.
36. Sullivan CE, Issa FG, Berthon-Jones M, Eves L. Reversal of obstructive sleep apnoea by continuous positive airway pressure applied through the nares. Lancet 1981;i:862-5.
37. Guilleminault C, Nino-Murcia G, Heldt G, Baldwin R, Hutchinson D. Alternative treatment to tracheostomy in obstructive sleep apnea syndrome: nasal continuous positive airway pressure in young children. Pediatrics 1986;78:797-802.
38. Waters KA, Everett FM, Bruderer JW, Sullivan CE. Obstructive sleep apnea: the use of nasal CPAP in 80 children. Am J Respir Crit Care Med 1995;152:780-5.
39. Berry RB, Block AJ. Positive nasal airway pressure eliminates snoring as well as obstructive sleep apnea. Chest 1984;85:15-20.
40. Brooks LJ. Treatment of otherwise normal children with obstructive sleep apnea. Ear Nose Throat J 1993;72:77-9.
41. Rains JC. Treatment of obstructive sleep apnea in pediatric patients. Behavioral intervention for compliance with nasal continuous positive airway pressure. Clin Pediatr (Phila) 1995;34:535-41.
42. Zwacka G, Scholle S. Experiences with therapy of pediatric sleep apnea syndrome and obstructive nasopharyngeal respiratory pattern with nasal BIPAP and CPAP therapy. Pneumologie 1995;49:152-4.
43. Guilleminault C, Pelayo R, Clerk A, Leger D, Bocian RC. Home nasal continuous positive airway pressure in infants with sleep-disordered breathing. J Pediatr 1995;127:905-12.
44. Akingbola OA, Servant GM, Custer JR, Palmisano JM. Noninvasive bi-level positive pressure ventilation: management of two pediatric patients. Respir Care 1993;38:1092–8.
45. Akingbola O, Palmisano J, Servant G, Custer J, Moler F. Bi-PAP mask ventilation in pediatric patients with acute respiratory failure. Crit Care Med 1994;22:A144 [abstract].
46. Marino P, Rosa G, Conti G, Cogliati AA. Treatment of acute respiratory failure by prolonged non-invasive ventilation in a child. Can J Anesth 1997;44:727–31.
47. Fortenberry JD, Del Toro J, Jefferson LS, Evey L, Haase D. Management of pediatric acute hypoxemic respiratory insufficiency with bilevel positive pressure (BiPAP) nasal mask ventilation. Chest 1995;108:1059–64.

48. Rosen GM, Muckle RP, Mahowald MW, Goding GS, Ullevig C. Postoperative respiratory compromise in children with obstructive sleep apnea syndrome: can it be anticipated? Pediatrics 1994;93:784–8.
49. Teague WG, Lowe E, Dominick J, Lang D. Noninvasive positive pressure ventilation (NIPPV) in critically ill children with status asthmaticus. Am J Respir Crit Care Med 1998;157:A542.
50. Padman R, Lawless ST, Kettrick RG. Noninvasive ventilation via bilevel positive airway pressure support in pediatric practice. Crit Care Med 1998;26:169–73.
51. Birnkrant DJ, Pope JF, Eiben RM. Pediatric noninvasive nasal ventilation. J Child Neurol 1997;12:231–6.
52. Padmaii R, Nadkarni VM, Von Nessen S, Goodill J. Noninvasive positive pressure ventilation in end-stage cystic fibrosis: a report of seven cases. Respir Care 1994;39:736–9.
53. Padman R, Lawless S, Von Nessen S. Use of BiPAP by nasal mask in the treatment of respiratory insufficiency in pediatric patients: preliminary investigation. Pediatr Pulmonol 1994;17:119-23.
54. Essouri S, Nicot F, Clément A, Garabedian EN, Roger G, et al. Noninvasive positive pressure ventilation in infants with upper airway obstruction: comparison of continuous and bilevel positive pressure. Intensive Care Med 2005;31:574-80.
55. Yañez LJ, Yunge M, Emilfork M, Lapadula M, Alcántara A, et al. A prospective, randomized, controlled trial of noninvasive ventilation in pediatric acute respiratory failure. Pediatr Crit Care Med 2008;9:484-9.
56. Thill PJ, McGuire JK, Baden HP, Green TP, Checchia PA. Noninvasive positive-pressure ventilation in children with lower airway obstruction. Pediatr Crit Care Med 2004;5:337-42.
57. Pancera CF, Hayashi M, Fregnani JH, Negri EM, Deheinzelin D, et al. Noninvasive ventilation in immunocompromised pediatric patients: eight years of experience in a pediatric oncology intensive care unit. J Pediatr Hematol Oncol 2008;30:533-8.
58. Bach JR, Sabharwal S. High pulmonary risk scoliosis surgery: role of noninvasive ventilation and related techniques. J Spinal Disord Tech 2005;18:527-30.
59. Scala R, Naldi M. Ventilators for noninvasive ventilation to treat acute respiratory failure. Respir Care 2008;53:1054-80.
60. White GC. Equipment Theory for Respiratory Care, 4th ed. Thomson Delmar Learning, New York, USA. 2005:583-660.
61. Smith IE, Shneerson JM. A laboratory comparison of four positive pressure ventilators used in the home. Eur Respir J 1996;9:2410-5.
62. Highcock MP, Shneerson JM, Smith IE. Functional differences in bi-level pressure preset ventilators. Eur Respir J 2001;17:268-73.
63. Lofaso F, Brochard L, Hang T, Lorino H, Harf A, et al. Home versus intensive care pressure support devices. Experimental and clinical comparison. Am J Respir Crit Care Med 1996;153:1591-9.
64. Kacmarek RM, Hill NS. Ventilators for noninvasive positive pressure ventilation: technical aspects. Eur Respir Mon 2001;16:76–105.
65. Chatmongkolchart S, Williams P, Hess DR, Kacmarek RM. Evaluation of inspiratory rise time and inspiration termination criteria in new-generation mechanical ventilators: a lung model study. Respir Care 2001;46:666-77.
66. Vignaux L, Tassaux D, Jolliet P. Performance of noninvasive ventilation modes on ICU ventilators during pressure support: a bench model study. Intensive Care Med 2007;33:1444-51.
67. Lofaso F, Brochard L, Hang T, Lorino H, Harf A, et al. Home versus intensive care pressure support devices. Experimental and clinical comparison. Am J Respir Crit Care Med 1996;153:1591-9.

68. Leger P, Jennequin J, Gerard M, Lassonnery S, Robert D. Home positive pressure ventilation via nasal mask for patients with neuromusculoskeletal disorders. Eur Respir J Suppl 1989;7:640s-4s.
69. Perrin C, D'Ambrosio C, White A, Hill NS. Sleep in restrictive and neuromuscular respiratory disorders. Semin Respir Crit Care Med 2005;26:117-30.
70. Hill NS, Redline S, Carskadon MA, Curran FJ, Millman RP. Sleep-disordered breathing in patients with Duchenne muscular dystrophy using negative pressure ventilators. Chest 1992;102:1656-62.
71. Masa Jiménez JF, Sánchez de Cos Escuin J, Disdier Vicente C, Hernández Valle M, Fuentes Otero F. Nasal intermittent positive pressure ventilation. Analysis of its withdrawal. Chest 1995; 107:382-8.
72. Young HK, Lowe A, Fitzgerald DA, Seton C, Waters KA, et al. Outcome of noninvasive ventilation in children with neuromuscular disease. Neurology 2007;68:198-201.
73. Nauffal D, Doménech R, Martínez García MA, Compte L, Macián V, et al. Noninvasive positive pressure home ventilation in restrictive disorders: outcome and impact on healthrelated quality of life. Respir Med 2002;96:777-83.
74. Petrone A, Pavone M, Testa MB, Petreschi F, Bertini E, et al. Noninvasive ventilation in children with spinal muscular atrophy types 1 and 2. Am J Phys Med Rehabil 2007;86:216-21.
75. Gomez-Merino E, Bach JR. Duchenne muscular dystrophy: prolongation of life by noninvasive ventilation and mechanically assisted coughing. Am J Phys Med Rehabil 2002;81:411-5.
76. Stahlman MT, Young WC, Gray J, Shepard FM. The management of respiratory failure in the idiopathic respiratory distress syndrome of prematurity. Ann N Y Acad Sci 1965;121:930-41.
77. Bancalari E, Gerhardt T, Monkus E. Simple device for producing continuous negative pressure in infants with IRDS. Pediatrics 1973;52:128-31.
78. Outerbridge EW, Roloff DW, Stern L. Continuous negative pressure in the management of severe respiratory distress syndrome. J Pediatr 1972;81:384-91.
79. Alexander G, Gerhardt T, Bancalari E. Hyaline membrane disease. Comparison of continuous negative pressure and nasal positive airway pressure in its treatment. Am J Dis Child 1979;133:1156-9.
80. Samuels MP, Raine J, Wright T, Alexander JA, Lockyer K, et al. Continuous negative extrathoracic pressure in neonatal respiratory failure. Pediatrics 1996;98:1154-60.
81. Brahdy MB, Lenarsky M. Respiratory failure in acute epidemic poliomyelitis: Late results and complications. J Pediatr 1936;8:420-33.
82. Crone NL. The treatment of acute poliomyelitis with the respirator. N Engl J Med 1934;210:621-3.
83. Wilson JL. Acute anterior poliomyelitis. N Engl J Med 1932;206:887-93.
84. Splaingard ML, Frates RC Jr, Jefferson LS, Rosen CL, Harrison GM. Home negative pressure ventilation: report of 20 years of experience in patients with neuromuscular disease. Arch Phys Med Rehabil 1985;66:239-42.
85. Goldstein RS, Stradling JR. An artifact induced by negative pressure ventilation. Chest 1992;101:563-5.
86. Sanyal SK, Bernal R, Hughes WT, Feldman S. Continuous negative chest-wall pressure. Successful use for severe respiratory distress in an adult. JAMA 1976;236:1727-8.
87. Sawicka EH, Spencer GT, Branthwaite MA. Management of respiratory failure complicating pregnancy in severe kyphoscoliosis: a new use for an old technique? Br J Dis Chest 1986;80:191-6.
88. Morris AH, Elliott CG. Adult respiratory distress syndrome: successful support with continuous negative extrathoracic pressure. Crit Care Med. 1985;13:989-90.

89. Hartke RH Jr, Block AJ. External stabilization of flail chest using continuous negative extrathoracic pressure. Chest 1992;102:1283-15.
90. Sanyal SK, MacGaw D, Hughes WT. Continuous negative chest-wall pressure as therapy for severe respiratory distress in an older child: preliminary observations. J Pediatr. 1974;85:230-2.
91. Sanyal SK, Mitchell C, Hughes WT, Feldman S, Caces J. Continuous negative chest-wall pressure as therapy for severe respiratory distress in older children. Chest 1975;68:143-8.
92. Sanyal SK, Avery TL, Thapar MK, Hughes WT, Harris KS. Continuous negative chest-wall pressure therapy for assisting ventilation in older children with progressive respiratory insufficiency. Acta Paediatr Scand1977;66:451-6.
93. Raine J, Redington AN, Benatar A, Samuels MP, Southall DP. Continuous negative extrathoracic pressure and cardiac output--a pilot study. Eur J Pediatr 1993;152:595-8.
94. Shapiro SH, Ernst P, Gray-Donald K, Martin JG, Wood-Dauphinee S, et al. Effect of negative pressure ventilation in severe chronic obstructive pulmonary disease. Lancet 1992;340:1425-19.
95. Shekerdemian LS, Bush A, Shore DF, Lincoln C, Redington AN. Cardiopulmonary interactions after Fontan operations: augmentation of cardiac output using negative pressure ventilation. Circulation 1997;96:3934-42.
96. Shekerdemian LS, Bush A, Lincoln C, Shore DF, Petros AJ, et al. Cardiopulmonary interactions in healthy children and children after simple cardiac surgery: the effects of positive and negative pressure ventilation. Heart 1997;78:587-93.
97. Raine J, Samuels MP, Mok Q, Shinebourne EA, Southall DP. Negative extrathoracic pressure ventilation for phrenic nerve palsy after paediatric cardiac surgery. Br Heart J 1992;67:308-11.

Capítulo 14

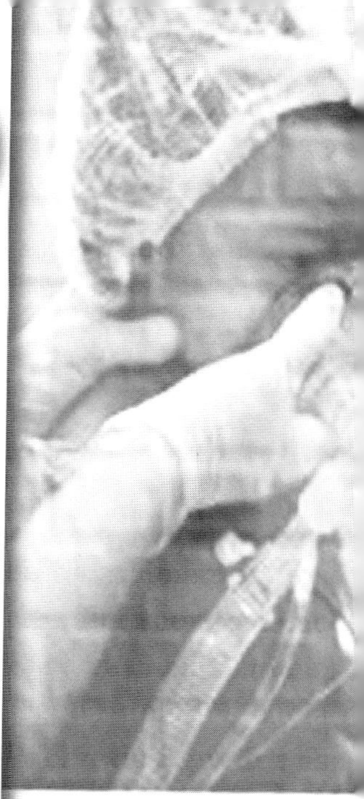

Nuevo Modo de Ventilación Pulmonar Mecánica: Ventilación Asistida Ajustada Neuronalmente

Werther Brunow de Carvalho
Marcelo Cunio Machado Fonseca

Introducción

Histórico y Principios de Funcionamiento

El sistema ventilación asistida ajustada neuronalmente (NAVA) es un nuevo modo de VPM asistida que utiliza la actividad eléctrica del diafragma (EAdi), para controlar el aparato de VMP, tanto el ciclo inspiratorio (trigg*er*) y espiratorio, como la magnitud y el perfil de la asistencia inspiratoria mecánica. Necesita de un catéter esofágico para medir una señal eléctrica, y este es parecido a un tubo nasogástrico patrón en lo que se refiere a su diámetro y longitud, pero posee varios electrodos en serie de forma concéntrica en la pared del tubo. La mínima señal EAdi es registrada y la sensitividad esta relacionada al aumento de la señal, arriba de un valor de referencia. El ciclo del sistema NAVA ocurre cuando el EAdi cae aproximadamente 70% de su valor de pico. Durante el NAVA los disparos de presión y flujo permanecen como sistemas redundantes, que se activan si el catéter no hubiera sido colocado de manera adecuada o si el *trigger* de la vía aérea fuese sensibilizado en primer lugar[2]. Esto es lo que hace que este sistema sea diferente de cualquier otro modo de ventilación, ya que el paciente pasa a controlar de modo más directo (acoplamiento neuroventilatório) la asistencia ventilatoria mecánica.

El ciclo respiratorio se origina en el centro respiratorio que es regulado por una interacción de diferentes vías aferentes neurales, químicas y mecánicas. El impulso eferente respiratorio es conducido por las neuronas motoras del nervio frénico, que inicia la EAdi, dando origen a su contracción mecánica. La utilización de la señal EAdi para el control del aparato de VPM, proporciona un modo "neuronal" de disparo y permite que el centro respiratorio module la asistencia ventilatoria mecánica de un modo más directo (Figura 14.1).

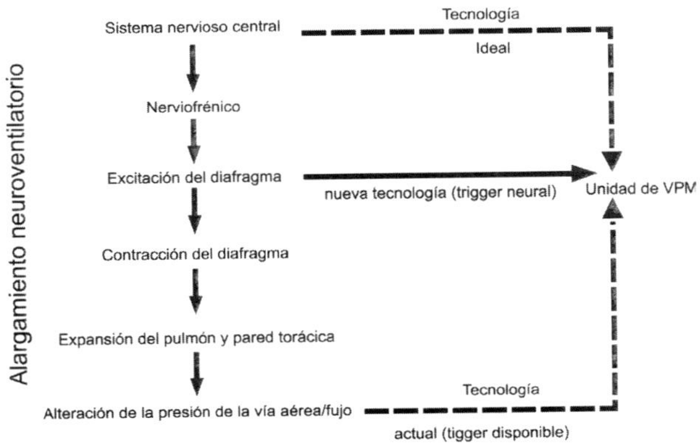

Figura 14.1. Secuencia necesaria para transformar la conducción respiratoria central en una inspiración (acoplamiento para controlar el aparato de VPM)
Adaptado de Sinderby C et al, 1999.

El sistema NAVA necesita de la existencia de un impulso respiratorio adecuado, su transmisión eferente y de la EAdi. Para el registro de la EAdi el sistema utiliza una configuración de 10 electrodos esofágicos, colocados en serie en la parte distal de un tubo nasogástrico (Figura 14.2).

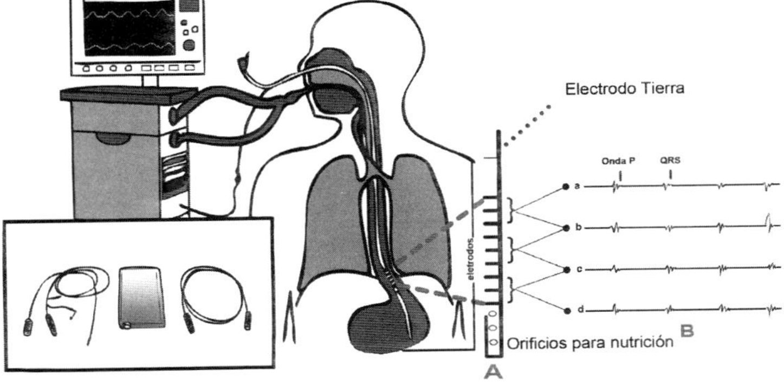

Figura 14.2. Demostración del material y representación esquemática del posicionamiento del tubo gástrico en el esófago. Observar que los sensores del tubo están localizados al nivel del diafragma crural y que los orificios para alimentación se localizan en un nivel inferior en el estómago.

El catéter puede ser pasado por vía nasal o oral y esta conectado al aparato de VPM
A - Catéter de estimulación eléctrica diafragmática acoplado a 10 electrodos en serie incluidos de forma concéntrica en la pared de la sonda.
B - Registro electrocardiográfico esofágico donde se puede comprobar el posicionamiento correcto; las derivaciones superiores A e B registran la actividad de los electrodos proximales, cerca de la región cardiaca y la onda P es mas prominente; en las derivaciones inferiores (C y D) se registran la actividad eléctrica distal que demuestra una disminución progresiva de la onda P. El aparato de ventilación mecánica dispone de una herramienta para posicionar el catéter que demuestra el registro electrocardiográfico y facilita el procedimiento durante el posicionamiento.
Adaptado Suares-Sipmann F et al, 2008 e Moerer O et al, 2008.

Un paso esencial para iniciar la aplicación del sistema NAVA es el posicionamiento correcto de los electrodos al nivel de los diafragmas, utilizando como referencia la señal electrocardiográfica esofágica, que es registrada por los propios electrodos que existen en el tubo. En la posición adecuada, se obtiene el registro de la actividad eléctrica de la parte crural del diafragma, que es demostrada por su activación general y homogénea. Pesquisas clínicas y experimentales demuestran una buena correlación entre la EAdi y la presión transdiafragmática (Pdi).

La EAdi permite al aparato de VPM medir directamente el tiempo inspiratorio (TI) y espiratorio (TE) neural, diferentemente de los modos convencionales de VPM en que estos tiempos solamente pueden ser estimados de modo indirecto, a través del registro de las variaciones de presión y de flujo en la vía aérea. El TI neural se inicia con el aumento de la EAdi arriba del valor espiratorio y termina cuando alcanza su valor máximo, el pico inspiratório, en este momento, comienza el TE neural (Figura 14.3).

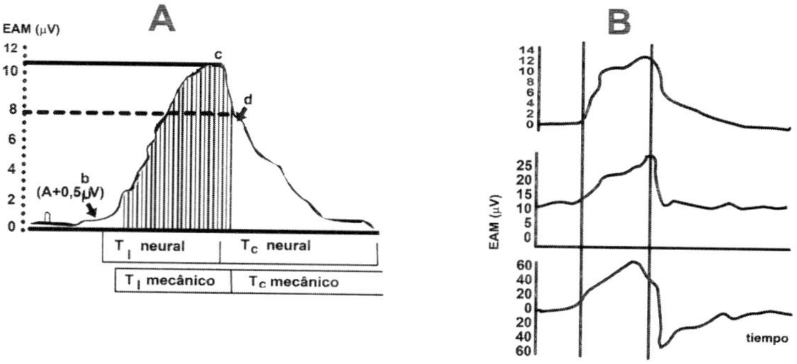

Figura 14.3. Señal eléctrica diafragmática
A-Registro de la actividad eléctrica diafragmática (EAdi). a) EAdi mínima (espiratoria o tónica); b) inicio de la fase espiratoria a nivel neural (tiempo espiratorio neural) hasta alcanzar el limite de sensibilidad prefijado para el disparo, en este caso 0,5 > que la EAdi mínima; c) EAdi máxima (final del tiempo espiratorio neural); d) ciclo espiratorio, disminución de la EAdi a un valor limite de 70% de la EAdi máxima.
B-Registro simultaneo de la EAdi, presión en la vía aérea y flujo. El estimulo central y la respuesta mecánica ocurren de forma sincronizada como demostrado por el inicio del flujo inspiratorio, inmediatamente después del aumento de la EAdi (1ra línea vertical de puntos) y el mínimo atraso entre la disminución de la EAdi y el ciclo espiratorio mecánico (2ª y 3ª línea de puntos). Observar que el perfil de la presión en la vía aérea sigue la morfología de la EAdi.
Adaptado Suarez-Sipmann F et al, 2008.

Uno de los problemas mas sensibles durante la VPM, es mantener un nivel de conforto adecuado, cuando el paciente esta con una sobrecarga muscular menor, mas todavía consigue realizar esfuerzos respiratorios. La hiperventilación y la sedación son factores importantes que tienen influencia em la conducción respiratoria, especialmente cuando asociadas. La disminución de la conducción respiratoria (sedación) disminuye el esfuerzo para desencadenar el "gatillo", determinando tentativas inefectivas y, caso se altere la sensibilidad del "gatillo", puede ocurrir un auto ciclo. Durante la ventilación con presión de soporte (PSV) el auto ciclo podrá ofrecer respiraciones y el volumen corriente irá depender del nivel de la PSV. De este modo, el sistema de PSV puede hiperventilar al paciente y determinar la ocurrencia de apnea (Figura 14.4).

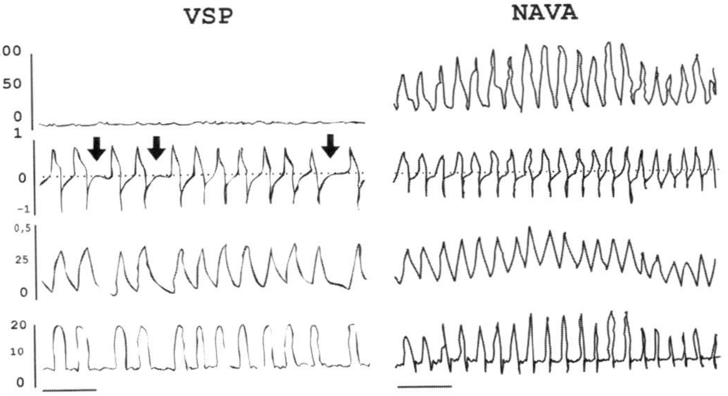

Figura 14.4. Comparación de la ventilación con presión de soporte (PSV) y ventilación asistida con ajuste neuronal en un paciente con insuficiencia respiratoria
Adaptado de Sinderby C et al, 2007.

Aplicaciones clínicas

Varios estudios clínicos analizan la respuesta fisiológica al aumento del nivel do NAVA, tanto en animales [12] como en humanos[13]. Sin embargo, la titulación del nivel do NAVA para que se obtenga en la práctica clínica una sobrecarga menor de los músculos, todavía no esta bien evaluado. A pesar de las ventajas teóricas, varios aspectos necesitan ser mejor comprendidos antes de adoptarse en el uso clínico del NAVA, particularmente, en lo que se refiere a aspectos de la calidad y estabilidad de la señal EAdi en la ventilación pulmonar prolongada. También permanece como dato a ser establecido si la sincronía paciente/aparato de VPM determinará una ventaja clínica substancial.

Las principales ventajas clínicas potenciales de la utilización del sistema NAVA se encuentran abajo en la lista de la tabla 14.1.

Estudios en animales y en humanos

En la tabla a seguir presentamos un resumen de los estudios realizados en animales y humanos. No hay muchos estudios clínicos desarrollados con seres humanos y NAVA. Hicimos una búsqueda a través del sistema Medline, en marzo de 2010 y conseguimos obtener los estudios de la tabla 14.2.

Tabla 14.1. Ventajas clínicas potenciales del sistema NAVA
• Mejoría del paciente-aparato de VPM
• Mayor eficiencia del trigger ventilatorio
• Menor tiempo de respuesta
• Independencia en relación al componente neumático
• No se altera por extravasamiento de gas
• Ajuste del nivel de asistencia en el ciclo respiratorio y entre los ciclos
• Proporcional a la activación diafragmática
• Regulado por la respuesta central
• Descarga muscular diafragmática mais efectiva
• Facilita la ventilación espontánea del niño
• Utilización de la actividad eléctrica diafragmática como parámetro de seguimiento
• Ventajas en relación a la ventilación de recién nacidos
Adaptado Suarez-Sipmann F et al, 2008[3]

Tabla 14.2.Estudios em animales y seres humanos empleando NAVA

Objetivo	Populación	Diseño	Conclusión	Referencia
Evaluar la influencia de NAVA y presión espiratoria final positiva (PEEP) sobre el control de la respiración en conejos con lesión pulmonar aguda	Conejos machos blancos New Zealand (n=18) con y sin LPA.	Estudio animal experimental prospectivo	La administración de PEEP facilita la activación fásica del diafragma, permitiendo descarga eficiente de los músculos respiratorios con NAVA, manteniendo Vt bajo. Cuatro horas después de NAVA después de LPA las variables ventilatórias fueron restauradas a niveles semejantes a las observadas antes de la LPA	Allo JC et al, 2006[14]
Evaluar si NAVA puede ofrecer asistencia con sincronía y proporcionalmente a la EAdi después de la extubación, con una interfase para ventilación no invasiva con fuga de gas.	Conejos blancos New Zealand (n=10) con LPA inducida por la instilación de ácido clorhídrico	Estudio animal experimental prospectivo controlado	Mismo con un exceso de escape en la interfase, NAVA puede ser eficaz para ofrecer ventilación no invasiva manteniendo la sincronía con la demanda del sujeto y con el desempeño cardíaco. NAVA también puede disminuir la carga de los músculos respiratorios. Ventilación no invasiva con NAVA puede ser una alternativa a la intubación oro traqueal en la insfuciencia respiratoria hipoxemica.	Beck J et al, 2008[15]

Seguido...

Tabla 14.2. Continuación

Objetivo	Populación	Diseño	Conclusión	Referencia
Evaluar la respuesta al aumento de los niveles de PSV y NAVA en la sincronía, y en el gasto de energía eléctrica y mecánica del diafragma en conejos con lesión pulmonar aguda	Conejos machos adultos blancos New Zealand (n=12) con lesión pulmonar aguda	Estudio animal experimental prospectivo	Con NAVA, solamente pequeños aumentos son necesarios en la presión de las vías aéreas para disminuir la carga del diafragma, en cuanto PSV accionada neumaticamente puede no conseguir disminuir la carga del diafragma debido al desperdicio de esfuerzos respiratorios, y puede también ofrecer un exceso de presión transpulmonar. Sincronía con el ventilador es un determinante importante para disminuir la carga diafragmática.	Beck J et al, 2007[9]
Determinar si NAVA protege los pulmones lesados agudamente (LPA) y los otros órganos, como ventilación a volumen controlado (VC), con volumen corriente (Vt) bajo y presión espiratoria final positiva (PEEP) alta.	Conejos blancos machos New Zealand (n=27) con LPA inducida por ácido clorhídrico	Estudio animal, laboratorial randomizado prospectivo	NAVA es por lo menos tan eficaz en la prevención de varias manifestaciones de LPIV (grande inflamación sistémica y de órganos) y en la prevención de la función cardíaca y renal en comparación con la ventilación convencional a volumen controlado usando un Vt de 6-ml/kg en modelo experimental de SDRA precoz	Brander L et al, 2009[16]
Evaluar la viabilidad de la aplicación de NAVA en especies muy pequeñas y comparar con la PSV, en términos de eficiencia ventilatória y patrón de respiración, y evaluar el impacto del espacio muerto instrumental en el patrón respiratorio en ambos modos.	Ratones machos adultos Sprague-Dawley (n=9)	Estudio animal, laboratorial prospectivo	NAVA puede ofrecer asistencia en especies muy pequeñas con una eficiencia superior a la PSV en términos de eliminación de CO_2 para una dada ventilación minuto	Campoccia Jalde F, et al, 2010[17]

Seguido...

Tabla 14.2. Continuación				
Objetivo	Populación	Diseño	Conclusión	Referencia
Determinar en conejos respirando contra una resistencia, si existe un punto de interrupción entre el aumento del nivel do NAVA y Paw, que pueda ser detectado durante un aumento continuo del nivel do NAVA. Además de eso, determinar si el punto de interrupción del nivel de la relación Paw-NAVA, si detectable ocurre cuando los niveles de reducción de la carga llegaron a un punto donde los esfuerzos neurales y los esfuerzos inspiratorios mecánicos corresponden a aquellos que podrían ser considerados "normales". El tercer objetivo de este estudio fue determinar si la hipercapnia inducida por carga era reducida por disminución de la carga causada por el NAVA	Conejos blancos New Zealand (n=14)	Estudio animal, experimental prospectivo	Observar la tendencia de la Paw durante una rampa de aumento del nivel do NAVA permite determinar un nivel en el cual el esfuerzo inspiratório coincide con el estado de "sin carga". El estudio también demuestra que la hipercapnia inducida por sobrecarga puede ser reducida por la disminución de la carga alcanzada con el sistema NAVA	Lecomte F et al, 2009[12]
Evaluar la eficacia del sistema NAVA en pacientes entubados sin sedación en recuperación de insuficiencia respiratoria aguda. El objetivo fue comparar el efecto de niveles crecientes de asistencia con EAdi disparado y ciclado por NAVA vs PSV sobre el patrón respiratorio, activación del diafragma, generación de presión, atraso en el desencadenamiento y en el ciclo además de los intercambios de gases	Pacientes adultos entubados en UCI y en ventilación mecánica por insuficiencia respiratoria aguda, considerados prontos para extubación por el medico asistente y que tenían los criterios establecidos de retirada de la VPM (n=21)	Estudio crossover prospectivo, comparativo	NAVA mejoró la sincronía paciente-ventilador, reduciendo el atraso en el desencadenamiento y en el ciclo y aboliendo el desperdicio de los esfuerzos, especialmente en niveles más elevados de asistencia ventilatoria. La sincronía paciente-ventilador y patrones respiratorios fueron mantenidos cuando el nivel de NAVA aumenta. NAVA también es capaz de disminuir la carga sobre el diafragma y al mismo tiempo mantener el equilibrio acido básico de forma tan eficaz como PSV	Spahija J, et al, 2010[18]

Seguido...

Tabla 14.2. Continuación				
Objetivo	Populación	Diseño	Conclusión	Referencia
El posicionamiento confiable del catéter de EAdi es obligatorio para rastrear la señal representativa de EAdi durante o NAVA. Este estudio tubo como objetivo determinar si una formula basada en la medida de la nariz hasta el lóbulo de la oreja al apéndice xifoide del esternón (distancia NEX) modificados para colocación del catéter de EAdi (NEXmod) es suficiente para predecir la posición exacta del catéter.	Pacientes adultos entubados en UCI (n=26)	Estudio observacional prospectivo	La localización del catéter de EAdi con base en la formula NEXmod permite la ejecución de NAVA en cerca de dos tercios de los pacientes. Las herramientas adicionales son eficientes y facilitan la posición correcta del catéter de EAdi para asistencia ventilatória neurologicamente ajustada.	Barwing J et al, 2009[7]
Observar el efecto de la asistencia ventilatoria neurologicamente ajustada (NAVA) en la asincronía paciente-ventilador en pacientes con SDRA	Pacientes adultos entubados en UCI con SDRA (n=18)	Estudio comparativo prospectivo, crossover	Comparado con la PSV, el ciclo de ventilación y la magnitud do NAVA correspondió al patrón respiratorio del paciente. NAVA mejoró la sincronía paciente-ventilador en pacientes con SDRA.	Wu XY, et al, 2009[19]
Examinar en que medida o NAVA puede disminuir la sobrecarga de la musculatura inspiratoria, y si esta disminución es sustentada cuando un nivel de NAVA identificado como adecuado (NAVAad) es implementado durante un procedimiento de titulación	Fueron estudiados quince pacientes adultos graves ventilados de forma invasiva con insfuciencia respiratoria hipoxemica, estables en términos cardiopulmonares y capaces de disparar pneumaticamente el ventilador, independiente del nivel de asistencia usado durante la ventilación convencional (n=15)	Estudio prospectivo con intervención	Sistemáticamente el aumento de los niveles de NAVA reduce el "drive" respiratorio, ayuda la musculatura respiratoria y ofrece un método para determinar un nivel de asistencia que resulta en sustentación de la descarga, bajo VT y función cardiopulmonar estable cuando implementada por tres horas.	Brander L, et al, 2009[20]

Seguido...

Tabla 14.2. Continuación				
Objetivo	Población	Diseño	Conclusión	Referencia
Evaluar la respuesta fisiológica a los diferentes niveles de NAVA y PSV	Pacientes adultos entubados y ventilados mecánicamente (n=14)	Estudio crossover prospectivo, randomizado controlado	Comparado a la PSV, o NAVA evitó el riesgo de híper asistencia, evito también asincronía paciente-ventilador y mejoro la interacción paciente-ventilador. Las diferencias en el drive respiratorio y en la cantidad de tiempo de asistencia ventilatoria, en el patrón fueron notables apenas en niveles más altos de asistencia.	Colombo D et al, 2008[13]
Comparar la variabilidad y complejidad respiratoria durante la PSV y NAVA	Pacientes adultos en los cuales el medico asistente decidió usar NAVA durante la retirada gradual de la VPM de acuerdo con la practica clínica vigente en la UCI (n=12)	Estudio prospectivo observacional	Comparado con PSV, o NAVA aumenta la variabilidad del patrón respiratorio y la complejidad del flujo, en cuanto la complejidad del EAdi se mantuvo. O NAVA puede mimetizar de forma más próxima la ventilación natural y por tanto mejorar el soporte respiratorio.	Schmidt M, et al, 2010[21]
Evaluar si NAVA podría disminuir la carga de los músculos respiratorios durante el esfuerzo inspiratório Máximo, y si um nivel elevado de NAVA suprimiría la EAdi sin aumentar la presiones de distensión pulmonares	Adultos despiertos y saludables (n = 9) em posición sentada respirando em reposo a través de uma conexión bucal al ventilador	Estudio prospectivo observacional	O NAVA puede disminuir la carga de forma eficiente de los músculos respiratorios en todos los volúmenes pulmonares. La actividad eléctrica del diafragma es regulada negativamente con el aumento do NAVA, limitando la distensión del pulmón durante inspiraciones máximas de individuos saludables. A pesar de la máxima disminución de la carga del diagrama con altos niveles do NAVA, la EAdi todavía esta presente y es capaz de controlar el ventilador	Sinderby C, et al, 2007[11]

Seguido...

Tabla 14.2. Continuación				
Objetivo	Populación	Diseño	Conclusión	Referencia
Evaluar la interacción paciente ventilador con NAVA en bebes de muy bajo peso al nacer, entubados y no entubados con escape de gas extremo. Ambas situaciones en comparación utilizada como referencia	Prematuros (≤ 36 sem) en recuperación de enfermedad respiratoria y considerados prontos para extubación electiva (n=7)	Estudio prospectivo controlado	Entubado o NAVA ofreció ventilación adecuada y sincronizada. La sincronía con NAVA puede ser mantenida, tanto em términos de tiempo cuanto de proporcionalidad, mismo después de la extubación en pacientes con interfase NAVA con escape excesivo. O sistema NAVA puede mejorar la interacción paciente-aparato de VPM, mismo cuando hay escapes grandes	Beck J et al, 2009[22]
Evaluar la seguridad del paciente y evaluar la aceptación del operador a la tecnología NAVA.	Pacientes con 37 sem de edad gestacional estables en términos hemodinámicos y respiratorios, en VPM (n=21) sin perjuicio conocido o sospechado, de la conexión neuromuscular al diafragma.	Estudio crossover intrapaciente	O NAVA seria fácil de usar, seguro para dar asistencia al paciente, bien tolerado y, potencialmente, un método eficaz para ventilar lactantes y niños.	Bengtsson JA, et al, 2010[23]
Comparar o sistema NAVA con ventilación por presión de soporte	Pacientes de UCI neonatal o pediátrica con mas de 37 sem de edad posconcepcional estables en términos hemodinámicos y respiratorio, con vía neuromuscular para el diafragma intacta (n=16)	Estudio comparativo prospectivo crossover	O NAVA fue asociada con mejor sincronía paciente-ventilador y menor presión de pico en las vías aéreas en comparación con presión de soporte con gatillo neumático.	Breatnach C, et al, 2010[24]
Comparar la seguridad hemodinámica, oxigenación y los efectos en los intercambios de gases en lactantes ventilados con PSV y NAVA	Lactantes sometidos a cirugía cardiaca abierta (n=21)	Estudio prospectivo randomizado	O NAVA demostró los mismos efectos hemodinámicos que PSV. La PIP para la manutención del mismo nivel de $PaCO_2$ en NAVA es significativamente menor que en la PSV	Zhu LM, et al, 2009[25]

Los estudios en animales tuvieron el objetivo de demostrar la influencia del sistema NAVA en la sincronía y en la disminución de la sobrecarga diafragmática. Estos objetivos iniciales fueron alcanzados y a seguir se demostró que niveles secuencialmente mayores de soporte NAVA conseguían aliviar la sobrecarga diafragmática, pudiendo inclusive detectarse un punto en el cual el esfuerzo diafragmático era el mismo de un diafragma sin sobrecarga. Los estudios en animales también mostraron la influencia del NAVA en la ventilación y si este modo de ventilación era tan protector cuanto las estrategias ventilatorias protectoras.

En pacientes adultos el NAVA redujo el atraso en el desencadenamiento y en el ciclo, casi eliminando los esfuerzos desperdiciados, evito asincronía paciente-ventilador, mismo en pacientes con síndrome de desconforto respiratorio agudo (SDRA) y, de hecho, mejoro la interacción paciente ventilador mimetizando de forma mas natural la ventilación. En los adultos, también fue posible demostrar que aumentando sistemáticamente el nivel de NAVA se reduce el "drive" respiratorio y la sobrecarga de los músculos respiratorios, presentando un método capaz de establecer un nivel de asistencia que ofrece disminución sustentada de la carga de los músculos respiratorios manteniendo el equilibrio acido básico. También en pacientes adultos, hubo la preocupación de demostrarse como se posiciona confiablemente el catéter EAdi, lo que es de extrema importancia para tener una señal de EAdi representativo durante o NAVA.

Pesquisas Clínicas en Neonatología y Pediatría

Pudimos recuperar, cuatro ensayos clínicos con niños. Todos ellos, comparan o sistema NAVA con la PSV, pero presentan una enorme variación en la edad de los pacientes y en tipo de enfermedades, aunque la mayoría de los pacientes hayan sido sometidos a cirugía cardíaca abierta, debido a cardiopatías congénitas.Apenas uno de ellos relato que el catéter para la asistencia ventilatoria neurologicamente ajustada fue fácilmente colocado. Ninguno de los estudios relato cualquier evento adverso o efectos del aparato. El método y el dispositivo fueron considerados seguros, hasta ahora.

Tres ensayos demostraron que durante la asistencia ventilatoria neurologicamente ajustada, las presiones de pico de las vías aéreas disminuyeron en comparación con el modo de presión de soporte y hubo tendencia reducción de la presión media de vías aéreas.

En todos los estudios la hemodinámica del paciente y los intercambios de gases permanecieron estables durante o sistema NAVA.

También en comparación a la PSV la asistencia ventilatoria neurologicamente ajustada fue asociada con mejor sincronía paciente-aparato de VPM. Importante notar que el seguimiento de la señal EAdi después de la extubación puede ser usado como uma herramienta de diagnostico para determinar la integridad de la conexión del centro respiratorio al diafragma y puede mostrar el riesgo de re-entubación o de intervención con la ventilación mecánica no invasiva una vez que la señal del EAdi después de la extubación fue mayor en niños que necesitaron de re-entubación o de intervención con ventilación mecánica invasiva.

Conclusiones

La interacción paciente aparato de VPM es una cuestión compleja y fundamental, donde la interacción entre el esfuerzo del paciente y los niveles de sensibilidad asistida por el *trigger* desempeña un papel importante. La asincronía paciente-aparato de VPM prolonga la duración de la VPM y puede existir una interacción directa relacionada con el manejo de la sedación/analgesia del niño. El sistema NAVA es una forma de soporte ventilatorio parcial concebido para amplificar la posibilidad y la interacción del niño con el aparato de VPM, utilizando un aparato que determina una respuesta mas fisiológica a la VPM. Ofrece un concepto nuevo en VPM por introducir ventajas en el control y modo de soporte ventilatorio asistido, con un potencial de ofrecer soluciones para dificultades clínicas, al lado de la cama del paciente. Finalmente, parece no existir duda de que el sistema NAVA parece superior a los modos convencionales de VPM, ofreciendo una ventilación asistida sincronizada con los esfuerzos del niño/RN.

Referências

1. Sinderby C, Navalesi P, Beck J, et al. Neural control of mechanical ventilation in respiratory failure. Nat Med 1999;91(1):106-19.
2. Branson RD, Johannigman JA. Innovationnin mechanical ventilation. Respir Care 2009;54(7):933-47.
3. Suarez-Sipmann F, Márquez MP, Arenas PG. Nuevos modos de ventilación: NAVA. Med Intensiva 2008;32(8)398-403.
4. Moerer O, Barwing J, Quintel M. Neurally adjusted ventilatory assist (NAVA). Anaesthesist 2008;57(10):998-1005.
5. Beck J, Sinderby C, Lindstrom L, et al. Crural diaphragm activation during dynamic contractions at various inspiratory flow rates. J Appl Physiol 1998;85:451-8.
6. Beck J, Sinderby C, Lindstrom L, et al. Effects of lung volume on diaphragm EMG signal strength during voluntary contractions. J Appl Physiol 1998;85:1123-34.
7. Barwing J, Ambold M, Linden N, et al. Evaluation of the catheter positioning for neurally adjusted ventilatory assist. Intensive Care Med 2009; 35(10):1809-14.
8. Beck J, Gottfried SB, Navalesi P, et al. Electrical activity of the diaphragm during pressure support ventilation in acute respiratory failure. Am J Respir Crit Care 2001;164:419-24.
9. Beck J, Campoccia F, Allo JC, et al. Improved synchrony and respiratory unloading by neurally adjusted ventilatory assist (NAVA) in lung-injured rabbits. Pediatr Res 2007;61:289-94.
10. Parthasarathy S, Jubran A, Tobin MJ. Assessment of neural inspiratory time in ventilator-supported patients. Am J Respir Crit Care Med 2000;162:546-52.
11. Sinderby C, Beck J, Spahija J, et al. Inspiratory muscle unloading by neurally adjusted ventilatory assist during maximal inspiratory efforts in health subjects. CHEST 2007;131:711-7.
12. Lecomte F, Brander L, Jalde F, et al. Physiological response to increasing levels of neurally adjusted ventilatory assist (NAVA). Respiratory Physiology & Neurology 2009;166:117-24.
13. Colombo D, Cammarota G, Bergamaschi V, et al. Physiologic response to varying levels of pressure support and neurally adjusted ventilatory assist in patients with acute respiratory failure. Intensive Care Med 2008;34(11):2010-8.
14. Allo JC, Beck JC, Brander L, et al. Influence of neurally adjusted ventilatory assist and positive end-expiratory pressure on breathing pattern in rabbits. Crit Care Med 2006;34:2997-3004.
15. Beck J, Brander L, Slutsky AS, et al. Non-invasive neurally adjusted ventilatory assist in

rabbits with acute lung injury. Intensive Care Med 2008;34:316-23.
16. Brander L, Sinderby C, Lecomte F, et al. Neurally adjusted ventilatory assist decreases ventilator-induced lung injury and non-pulmonary organ dysfunction in rabbits with acute lung injury. Intensive Care Medicine 2009; 35(11):1979-89.
17. Campoccia Jalde F, Almadhoob AR, Beck J, et al. Neurally adjusted ventilatory assist and pressure support ventilation in small species and the impact of instrumental dead space. Neonatology. 2010;97(3):279-85.
18. Spahija J, de Marchie M, Albert M, et al. Patient-ventilator interaction during pressure support ventilation and neurally adjusted ventilatory assist. Crit Care Med. 2010;38(2):518-26.
19. Wu XY, Huang YZ, Yang Y, et al. Effects of neurally adjusted ventilatory assist on patient-ventilator synchrony in patients with acute respiratory distress syndrome. Zhonghua Jie He He Hu Xi Za Zhi. 2009;32(7):508-12.
20. Brander L, Leong-Poi H, Beck J, et al. Titration and implementation of neurally adjusted ventilatory assist in critically ill patients. Chest 2009;135:695-703.
21. Schmidt M, Demoule A, Cracco C, et al. Neurally adjusted ventilatory assist increases respiratory variability and complexity in acute respiratory failure. Anesthesiology. 2010;112(3):670-81.
22. Beck J, Reilly M, Grasselli G, et al. Patient-ventilator interaction during neurally adjusted ventilatory assist in low birth weight infants. Pediatr Res 2009;65(6):663-8.
23. Bengtsson JA, Edberg KE. Neurally adjusted ventilatory assist in children: an observational study. Pediatr Crit Care Med. 2010;11(2):253-7.
24. Breatnach C, Conlon NP, Stack M, et al. A prospective crossover comparison of neurally adjusted ventilatory assist and pressure-support ventilation in a pediatric and neonatal intensive care unit population. Pediatr Crit Care Med. 2010;11(1):7-11.
25. Zhu LM, Shi ZY, Ji G, et al. Application of neurally adjusted ventilatory assist in infants who underwent cardiac surgery for congenital heart disease. Zhongguo Dang Dai Er Ke Za Zhi 2009;11(6):433-6.
26. Sinderby C, Beck J. Proportional assist ventilation and neurally adjusted ventilatory assist – better approaches to patient ventilator synchrony? Clin Chest Med 2008;29:329-42.
27. Sinderby C, Spahija J, Beck J, et al. Diaphragm activation during exercise in chronic obstructive pulmonary disease. Am J Respir Crit Care Med 2001;163:1637-41.
28. Sinderby C, Beck J, Spahija, et al. Voluntary activation of the human diaphragm in health and disease. J Appl Physiol 1998;85:2146-58.

Capítulo 15

Interacciones Paciente - Ventilador Pulmonar Mecánico

Toshio Matsumoto
Marta Galli Mataloun

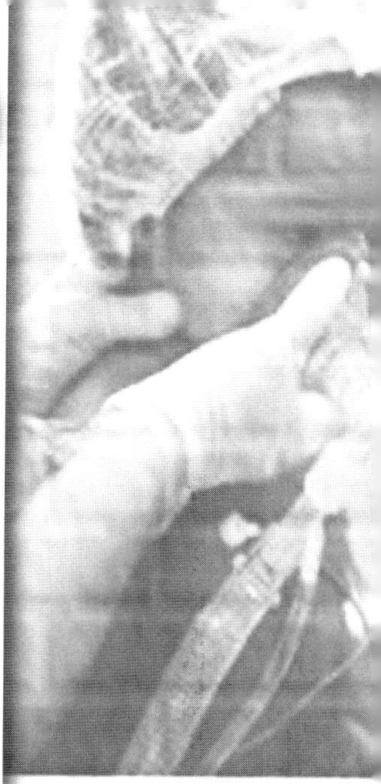

Introducción

En pediatría cuidamos de pacientes desde la edad de recién-nacidos hasta la de adolescentes, lo que impide conducta uniforme en las varias situaciones clínicas. El uso de ventilación pulmonar mecánica (VPM) es rutina tanto en la unidad de terapia intensiva (UTI) pediátrica como neonatal, y las diferencias en el tipo de atendimiento dependen del desarrollo fisiológico inherente a cada faja de edad. En neonatología nuevos enfoques como el advenimiento del surfactante exógeno, el uso de corticoide ante-natal, un soporte nutricional mas agresivo, uso de catéter percutáneo y trabajo conjunto del equipo multidisciplinar posibilitaron una sobrevida mayor para os RN prematuros, que desarrollan insuficiencia respiratoria en los primeros días de vida.

Por otro lado, la inmaturidad pulmonar y de los órganos y sistemas de los recién-nacidos (RN) aumentan el riesgo de complicaciones, y particularmente, la VPM y el uso de oxígeno, entre otros, aumentan la incidencia de displasia broncopulmonar[1,2], en esta población. Por lo tanto, al mismo tiempo que se procura mejorar el enfoque de la ventilación también se han buscado técnicas que produzcan menos lesión en un órgano todavía inmaduro, en desarrollo como es el pulmón de estos RN. Entre estas técnicas, el desarrollo de aparatos de VPM que permiten una sincronización mejor del ventilador con el paciente, con los objetivos de mejorar la ventilación y reducir las complicaciones asociadas a la VPM, están siendo más utilizados.

Con la utilización más frecuente de estos nuevos enfoques ventilatorios, la comprensión de la interacción paciente-ventilador pulmonar mecánico se torna un desafío, pues factores que interfieren en esta interacción pueden ayudar o aumentar el trabajo respiratorio impuesto a este sistema. Este desafío persiste también en la faja etárea pediátrica.

Los primeros aparatos de VPM utilizados en grande escala fueron los llamados pulmones de acero, durante la epidemia de poliomielitis en los años 40-50. Este dispositivo utilizaba una cámara cilíndrica en la cual el paciente era colocado, manteniendo apenas el segmento cefálico para afuera. La respiración del paciente era promovida por la creación de una presión negativa en el interior de la cámara. El pulmón de acero a pesar de haber salvado innúmeros pacientes mostró ser poco práctico, pues los cuidados ofrecidos al paciente eran bastante perjudicados, sean ellos relativos a la monitorización, examen clínico, instalación de dispositivos o mismo de higiene.

El desarrollo de aparatos de VPM que utilizaban presión positiva fue una cuestión de tiempo. Los primeros aparatos con presión positiva fueron desarrollados para adultos y permitían una interacción mínima entre paciente-ventilador. Los primeros modos de ventilación y todavía utilizados, el controlado y el asistido, no presentaban ninguna o muy poca interacción paciente-ventilador. El modo controlado libera apenas ventilaciones obligatorias, o sea, no reconoce ningún esfuerzo respiratorio espontáneo del paciente. El modo asistido/controlado, todavía presenta la posibilidad de que el propio aparato detecte el esfuerzo respiratorio del paciente y libere una respiración obligatoria asistida, o sea aquella que es iniciada por el paciente, pero lo restante de la ventilación es controlada por el aparato.

La VPM en pediatría surgió después, pero mismo así tiene más de 40 años. Los primeros aparatos de VPM de uso pediátrico se basaron en el principio del flujo continuo de gas a través del circuito respiratório[3]. Una válvula espiratoria controlada electrónicamente (después por microprocesador) ocluía el flujo de gas por un tiempo determinado (inspiratorio) en una frecuencia establecida por el operador (frecuencia respiratoria obligatoria). Estos aparatos de VPM son utilizados hasta hoy, principalmente en neonatología, pero ofrecen poca interacción paciente-ventilador.

Las nuevas generaciones de aparatos de VPM son más "inteligentes", pues incorporaron la tecnología utilizada en las computadoras. Esta tecnología permite el uso del mismo equipamiento en pacientes de todas las fajas etáreas, a través de una configuración adecuada realizada por el operador.

Los diversos modelos disponibles en el mercado difieren entre si en muchas características, pero los más "inteligentes" son aquellos que utilizan el sistema de retroalimentación y posibilitan una interacción paciente-aparato de VPM más eficaz.

Objetivos

1. Entender los mecanismos de Interacción paciente-aparato de VPM
2. Conocer los factores envueltos en la falta de sincronía paciente-aparato de VPM
3. Diagnosticar la falta de sincronía paciente-aparato de VPM

4. Conocer los efectos perjudiciales de la falta de sincronía paciente-aparato de VPM
5. Como minimizar la falta de sincronía paciente-aparato de VPM

Interacción paciente-ventilador mecánico

Enfoques ventilatorios asistidos, con el objetivo de ofrecer un conforto mayor al paciente y causar menos daño al pulmón han sido utilizados en pediatría y actualmente también en el período neonatal. La comprensión de la interacción entre la maquina y el paciente envuelven principalmente el conocimiento de las características del pulmón y la mecánica del sistema respiratorio, del control de la ventilación, características de la maquina y las fugas de aire que ocurren en el sistema.

Los principales objetivos de la VPM son disminuir el trabajo respiratorio del paciente y restablecer el intercambio de los gases[4]. A pesar de ser desconocido el nivel ideal de reducción de carga de la musculatura respiratoria[5], el mejor acoplamiento entre el paciente y el aparato de VPM puede implicar en menos tiempo de VPM, menos complicaciones y menos costos[5,6,7]. Infelizmente los estudios sobre interacción paciente-ventilador mecánico en pediatría y neonatología son bastante escasos, y con frecuencia el enfoque que nosotros pediatras realizamos es basado en datos de estudios en adultos.

Interacción significa una acción recíproca, y en este caso, entre el paciente y el ventilador pulmonar mecánico. Idealmente, el aparato de VPM debería tener capacidad de detectar todo esfuerzo respiratorio del paciente y sincronizar la entrega de las respiraciones de acuerdo con la demanda respiratoria del paciente[8]. El volumen liberado por el ventilador pulmonar mecánico para el paciente tiene dos componentes: uno relacionado al perfil volumen-tiempo y el otro por el ajustamiento de tiempo del aparato de VPM [8]. El perfil volumen-tiempo refleja la alteración del volumen en relación al tiempo y es consecuente de la interacción de la presión inspiratoria (aparato de VPM + musculatura del paciente) con las propiedades mecánicas del sistema respiratorio (resistencia y complacencia), expresa por la ecuación del movimiento (ecuación 1)[9,10]. El producto de la resistencia y la complacencia resulta en la constante de tiempo de ese sistema, que traduce la rapidez con que el sistema se acomoda a las variaciones de presión o flujo.

Ecuación 1 – Ecuación del movimiento

$P_{musc} + P_{vm}$= (Flujo x Resistencia) + (Volumen x Elastancia)

P_{musc}: Presión generada por los músculos respiratorios

P_{VM}: Presión generada por el aparato de VPM

Flujo: Flujo inspiratorio

Resistencia: Resistencia del sistema respiratorio

Volumen: Volumen del sistema respiratorio arriba de la capacidad residual funcional.

Elastancia:Elastancia del sistema respiratorio (Elastancia = 1/Complacencia)

Dependiendo del modo de ventilación, perfil volumen-tiempo y ajustamiento del tiempo del aparato de VPM, las respiraciones pueden ser totalmente controladas por el aparato de VPM o pueden ser determinadas por la interacción entre el esfuerzo respiratorio del paciente y la función del aparato de VPM[8]. En otras palabras, la presión resultante entre la presión generada por el aparato VPM y por los músculos respiratorios produce un flujo que es administrado al paciente. Cuando no hay esfuerzo respiratorio del paciente, el aparato de VPM genera todo el trabajo para administrar este flujo. Por otro lado, cuando el paciente respira espontáneamente sin auxilio del aparato de VPM, todo el trabajo respiratorio es generado por el paciente. Entre estos dos extremos, existe una variedad de combinaciones (modos), en las cuales el paciente y el aparato de VPM interactúan para producir una respiración efectiva, siendo denominadas de soporte ventilatorio parcial[9].

La figura 15.1 describe la interacción paciente-ventilador pulmonar mecánico y sus posibles variables.

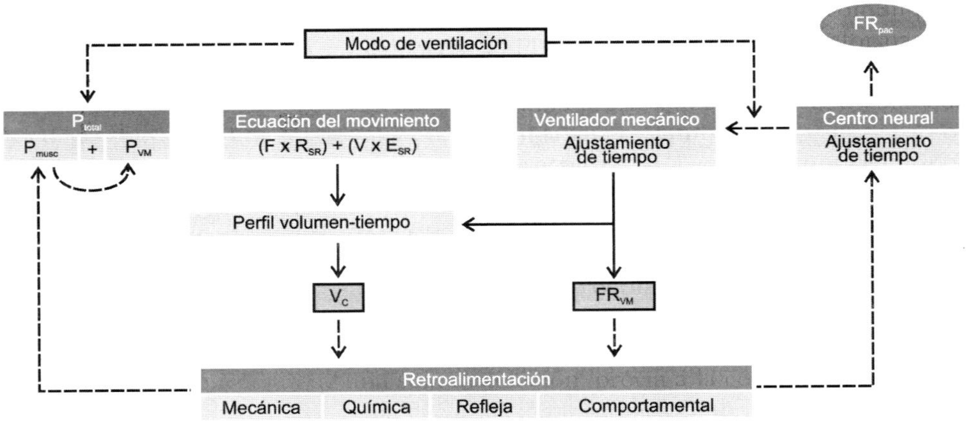

Figura 15.1. Representación esquemática de la interacción paciente-ventilador pulmonar mecánico

Cuando el flujo de gas liberado por el aparato de VPM no se adecua a la necesidad del flujo del paciente está caracterizada una falta de sincronía entre paciente-ventilador pulmonar mecánico.

Fases de la respiración

Para comprender mejor la falta de sincronía entre paciente-ventilador es importante definir las cuatro fases de la respiración[9], sea espontánea o obligatoria. La respiración es cíclica y puede ser dividida de la siguiente forma: 1) inicio de la inspiración; 2) inspiración; 3) término de la inspiración e 4) espiración (figura 15.2). La falta de sincronía paciente-ventilador puede ocurrir en cualquier una de esas fases y no necesariamente en apenas una.

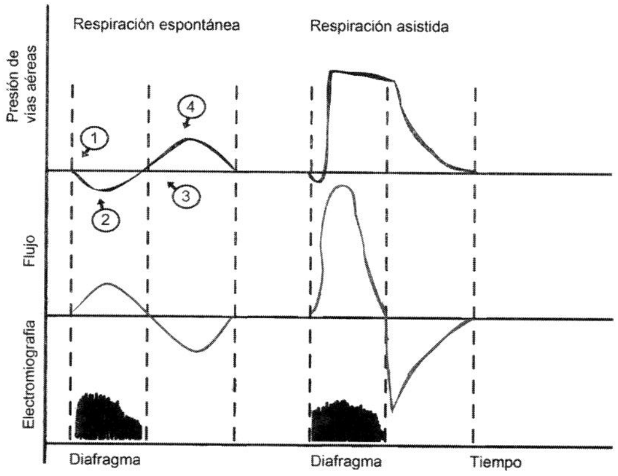

Figura 15.2. Representación gráfica: fases de la respiración
En el lado izquierdo está representada una respiración espontánea y en el lado derecho una respiración asistida (espontánea con soporte - PSV). En el diseño inferior esta representada la actividad diafragmática en la inspiración
Note que existe un retardo en la subida de la presión de las vías aéreas durante la respiración asistida. Este retardo traduce el tiempo que lleva para que el aparato de VPM detecte el esfuerzo respiratorio del paciente y libere el flujo de gas para las vías aéreas del paciente.

Modos de Ventilación

En VPM definimos cuatro tipos de respiración: obligatoria, obligatoria asistida, espontánea y espontánea con soporte (tabla 15.1). Las respiraciones que mantienen una interacción entre el paciente y el aparato de VPM son aquellas asistidas (obligatoria asistida y la respiración con presión soporte).

Tabla 15.1. Tipos de respiración

Tipo de respiración/fase	Disparo	Limite	Ciclo
Obligatoria	M	M	M
Obligatoria asistida	P	M	M
Espontánea	P	P	P
Espontánea con soporte	P	M	P

M: Máquina o aparato de VPM
P: Paciente
Las respiraciones obligatorias son disparadas por el aparato de VPM, sin participación del paciente. La respiración obligatoria asistida es disparada por el paciente y el aparato después realiza toda la fase inspiratoria (limite) y termina la inspiración. La respiración espontánea es toda realizada por el paciente, el comienza, limita y cicla la respiración. En la respiración espontánea con soporte, el paciente comienza y termina la respiración, condición fundamental para definir una respiración espontánea, solamente que el aparato de VPM ofrece un soporte durante la inspiración. Chatburn R[9]

El disparo (*trigger*) determina cual variable (presión, flujo, volumen o tiempo) establecida iniciará la inspiración; limite es aquella variable controlada durante la inspiración y dura hasta que esta se termine; ciclo es la variable que determina el final de la fase inspiratoria y línea de base es la variable controlada durante la espiración [9].

La falta de sincronía paciente-ventilador esta íntimamente relacionada al modo de ventilación[8] y a los parámetros establecidos para el paciente. El modo de ventilación define los tipos de respiración permitidos y como el aparato VPM gerencia la entrega de flujo de gas para el paciente. La figura 15.3 muestra los modos principales utilizados en pediatría. Como el modo de ventilación puede ofrecer de 0 a 100% del trabajo respiratorio del paciente, la interacción puede ocurrir solamente en los modos en que exista la participación del paciente y del aparato de VPM (ventilación asistida).

Controle de VC de acuerdo Con la impedancia/ Drive del paciente

Modos de ventilación	Parámetros controlados por el paciente
CMV	(-)
A/C	FR (Espontánea)
(S) IMV	V_C (Espontáneo) T_I (Espontáneo)
PSV	FR Patrón de flujo V_C T_I
Espontáneo	FR V_C T_I

Grados de libertad

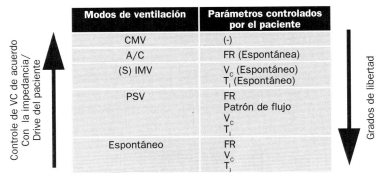

Figura 15.3. Modos de ventilación comúnmente usados en pediatría
En el modo espontáneo todo el trabajo respiratorio es liberado por el propio paciente, o sea, tiene la libertad para respirar y el aparato no posee ningún control sobre el volumen corriente generado. En los modos mostrados arriba del espontáneo, el paciente pierde gradualmente la libertad de respirar sin soporte del aparato de VPM. En el modo controlado (CMV) solamente el aparato de VPM libera las respiraciones para el paciente.

En neonatología todavía es común el uso de aparatos de VPM denominados de flujo continuo, ciclados a tiempo y limitados a presión. Estos aparatos a pesar de efectivos permiten poca interacción paciente-aparato de VPM. La interacción está presente en el modo ventilación obligatoria intermitente sincronizado (SIMV) y en el modo asistido controlado (A/C). En el modo SIMV, algunas de las respiraciones obligatorias se pueden tornar obligatorias asistidas desque que el aparato de VPM detecte el esfuerzo respiratorio espontáneo del paciente. Este modo libera un número pre-determinado de respiraciones obligatorias. Cuando ocurren respiraciones obligatorias asistidas, el total de respiraciones obligatorias por minuto no se altera como en el modo asistido/controlado. Entre estas respiraciones, el RN continua respirando espontáneamente, utilizando el gas fresco disponible en el circuito del aparato de VPM [11,12,13]. Algunos autores describen que esta modalidad resulta en volúmenes corrientes no uniformes y mayor trabajo respiratorio, durante el desmame, principalmente con tubos traqueales de estrechos calibres[11].Debido al espacio muerto del instrumental ser fijo, pequeñas respiraciones, utilizaran el gas del espacio muerto y contribuirán muy poco para el intercambio efectivo de gases. En el modo A/C el aparato de VPM también es programado para disparar un número pre establecido de respiraciones obligatorias como en el modo SIMV. La diferencia ocurre cuando se detecta un esfuerzo inspiratorio del paciente. Diferentemente del modo SIMV todo esfuerzo detectado dispara una respiración obligatoria asistida, aumentando el número total de respiraciones mandatarias por minuto.

En pediatría y también en neonatología esta mas común el uso de aparatos de VPM de nuevas generaciones que presentan una mejoría de gerenciamiento de los modos de ventilación así como ofrecen modos que exigen uma interacción paciente-ventilador de VPM mas completa, como es el modo de ventilación con presión soporte.

La falta de sincronía paciente-ventilador puede estar relacionada con factores relacionados al paciente y al aparato de VPM (Tabla 15.2).

Tabla 15.2. Factores relacionados con la falta de sincronía entre paciente-aparato de VPM

Factores relacionados al paciente	Factores relacionados al ventilador
Nivel de sedación	Variables de disparo/presión, flujo, señal neural
Uso de curare	Sensibilidad
Esfuerzo/drive respiratorio	Curva de presurización/liberación de flujo
Enfermedad del sistema respiratorio/ abdomen	Diseño del sistema de liberación de flujo
Secreciones en vías aéreas	Modo de ventilación/parámetros
Auto PEEP	Patrón de flujo seleccionado
Tamaño y calibre de la cánula traqueal Presencia de fugas	Diseño de la válvula espiratoria Como la PEEP es generada por el software Otros flujos (nebulización/suplemento de oxigeno, etc).

Adaptado de Nilsestuen & Hargett[20]
En la tabla de la izquierda están los factores relacionados al paciente y en la de la derecha los relacionados con el aparato de VPM. Para mas detalles lea el texto.

Factores relacionados al paciente

Existen factores propios del paciente que perjudican la interacción paciente-ventilador. La conducción respiratoria (drive) es dependiente del control voluntario y autonomico[14]. El control voluntario (corteza cerebral y tálamo) promueve alteraciones como inspiración o espiración forzada y sustenta la apnea. El control autonómico (protuberancia y medula) estimula o inhibe tanto la inspiración como la espiración de acuerdo con los impulsos recibidos por el centro inspiratorio y espiratorio de la medula. El ritmo de la respiración es promovido por la protuberancia.

Es de rutina el uso de sedativos en pacientes sometidos a VPM, y no es fuera de lo común que el nivel de sedación sea demasiado profundo, comprometiendo el drive respiratorio. Como consecuencia, el esfuerzo de una respiración espontánea puede ser insuficiente o ausente para ser detectado por el aparato de VPM. El uso de curare además de abolir la actividad muscular esquelética puede colaborar con lesión del diafragma. La falta de sincronía ocurre cuando el aparato de VPM termina precozmente o atrasa la inspiración en relación a la respiración del paciente (falta de sincronía de fase). Enfermedades del sistema respiratorio o del abdomen que alteran el ritmo respiratorio normal promueven este tipo de falta de sincronía. La presencia de secreciones o cánulas de entubación de calibres pequeños, aumentan la resistencia de las vías aéreas, y hacen con que el trabajo respiratorio sea mayor para el paciente perjudicando así el intercambio de gases. El aumento de la resistencia de las vías respiratorias altas conduce a una híper insuflación dinámica del pulmón y a una auto presión espiratoria final positiva (auto PEEP). Esta auto PEEP perjudica el disparo del aparato de VPM pues el paciente precisa generar una presión intra pleural mas negativa, mayor que la presión de la auto PEEP. La demora en generar tal presión resulta en disparos perdidos o tardíos. Fugas de aire comprometen los señales de flujo y presión para el ventilador pulmonar mecánico, el cual puede procesar de modo erróneo el patrón respiratorio del paciente, conduciendo a disparos perdidos, auto disparo y falta de sincronía de fase.

Los niños, principalmente los recién-nacidos presentan una frecuencia respiratoria espontánea más alta que la del adulto. Un adulto que respira 15 veces por minuto, presenta en media una respiración a cada 4 segundos. Si fuera considerada una relación I:E de 1:2, la inspiración dura cerca de 1,3 segundos y la espiración 2,7 segundos. Un RN puede tener una frecuencia mas alta que 40 respiraciones por minuto, o sea, un ciclo respiratorio igual o menor que 1,5 segundo. Nuevamente, si fuera considerada una relación I:E de 1:2, la inspiración dura 0,5 segundo o menos. Eso significa que para haber una sincronía paciente-ventilador, el aparato de VPM debe tener un tiempo de respuesta de disparo (detectar el esfuerzo y liberar el flujo) muy rápido, si posible abajo de 0,1 segundo.

Algunas Peculiaridades del Sistema Respiratorio en el Período Neonatal (Tabla 15.3)

Desarrollo y Mecánica Pulmonares

1) El RN prematuro, por nacer con un pulmón todavía en desarrollo, presenta características particulares, que deben ser consideradas durante el enfoque de la VPM. Estas características interfieren en la interacción del paciente con el aparato de VPM, además de propiciar un riesgo mayor para el desarrollo de complicaciones a corto y a largo plazo.

En el pulmón en desarrollo, se observan estructuras de intercambio gaseoso todavía inmaduras, con tejido de sustentación, fibras elásticas y colágenas también inmaduras[15], existe una fase activa de secreción pulmonar, que acarrea una cantidad mayor de liquido pulmonar[16], deficiencia de surfactante[17], una caja torácica muy cartilaginosa[18], una musculatura diafragmática y de músculos accesorios respiratorios poco desarrollados y con menos porcentaje de fibras rojas (oxidativas)[18], además de la propia inmaturidad del centro respiratório[18].

El RN prematuro presenta una complacencia pulmonar reducida em relación al RN de término, debido a mayor cantidad de secreción de líquido pulmonar, deficiencia de surfactante y tejido elástico inmaduro. También, el RN de término presenta una reducción de la complacencia pulmonar, en relación al lactante, debido a la presencia de secreción pulmonar, principalmente, luego después del nacimiento.

Por otro lado, la complacencia de la caja torácica es alta debido a su composición muy cartilaginosa, ofreciendo poca resistencia a las fuerzas elásticas[18].

Además de eso, en el período neonatal, se observan frecuencias respiratorias mas altas y constantes de tiempo disminuidas (Constante de tiempo es el producto de la complacencia y de la resistencia)[11,18].

2) Control de la ventilación durante la respiración espontánea

En el RN, el control de la ventilación envuelve mecanismos neurológicos y químicos. Estos mecanismos se caracterizan por una inmaturidad anatómica y bioquímica, relacionadas con la fase de desarrollo en que se encuentran; presencia de un sistema de quimiorreceptores centrales y periféricos bien desarrollados, además de receptores de estiramiento con influencia importantes sobre la ventilación en esta faja de edad.

También en el periodo neonatal, la fase del sueño, ejerce una influencia importante sobre el centro respiratorio. En la fase de sueño REM (movimientos rápidos de los ojos) hay um íntimo control del centro respiratorio. Durante esta fase del sueño, el tonos normal de la musculatura intercostal, crucial para la estabilización de la caja torácica durante la inspiración y para facilitar el recogimiento elástico, durante la espiración, esta inhibido. Esta inhibición resulta en movimientos de tipo balancín, con retracciones más intensas y ventilación inadecuada. El diafragma, a través de un mecanismo compensatorio aumenta su fuerza de contractilidad empeorando la distorsión de la caja torácica, aumentando el trabajo respiratorio y el consumo de oxigeno. Estos mecanismos facilitan el desarrollo de la fatiga muscular y de apneas.

El sistema nervioso central, el cual determinara la velocidad de la transmisión del impulso y el tiempo de respuesta para activar la ventilación, esta todavía en proceso de mielinización y formación del árbol dendrítico.

En el periodo neonatal existen varios reflejos envueltos con la ventilación. Entre ellos tenemos:

- El reflejo de Hering-Breuer: la duración de la ventilación es limitada en respuesta a la insuflación pulmonar. Esta insuflación es percibida por los receptores de estiramiento, localizados en las vías aéreas principales. Este reflejo es muy activo durante el sueño que no es REM en el RN, y ausente o muy débil en el sueño REM.
- Reflejo de Head – el esfuerzo inspiratório aumenta en respuesta a la rápida insuflación pulmonar.
- Reflejo intercostal- frenico – la inspiración es inhibida por los receptores propio-receptores (sensores de posición), presentes en los músculos intercostales, los cuales responden a distorsiones de las costillas inferiores de la caja torácica, principalmente durante el sueño REM
- Reflejo cutáneo – trigeminal – en resposta al estimulo facial, aumenta el volumen corriente y disminuye la frecuencia respiratoria.
- Reflejo de cerramiento de la glotis: durante la espiración, el reflejo de contracción de los músculos aductores de la laringe, producen estrechamiento de la glotis, terminando la espiración y produciendo el ruido espiratorio.
- Los mecanismos que posibilitan las respuestas de estos reflejos, responsables por mantener estabilidad de la caja torácica y movimientos respiratorios adecua-

dos, pueden ser alterados por el estado de sueño, depresión del sistema nervioso central debido a sedación, cuadro infeccioso, y disturbios metabólicos como hipoglicemia y convulsiones. También los quimiorreceptores (localizados en los cuerpos carotideos y aorticos) ejercen un papel importante en el control de la ventilación. La hipoxemia aumenta la profundidad de la respiración, y si ocurrir hipoxia prolongada, hay depresión del estimulo respiratorio, reduciendo la profundidad de la respiración, la frecuencia respiratoria, y finalmente, puede evoluir con apnea e/o respiraciones periódicas. Por otro lado, la hiperoxia también produce depresión de los centros respiratorios. La hipercarbia, mediada por quimiorreceptores localizados en la medula, aumenta la ventilación. La sedación y el estado de sueño alteran las respuestas de los quimiorreceptores a la hipercarbia[18]

Tabla 15.3. Características del sistema respiratorio del RN que pueden interferir en la interacción paciente-aparato de VPM
Características del sistema respiratorio del recién-nacido
1- Inmaturidad de las estructuras de intercambio gaseoso (futuros alvéolos)
2- Grande cantidad de liquido pulmonar (secreción pulmonar)
3- Deficiencia de surfactante
4- Caja torácica cartilaginosa
5- Complacencia pulmonar disminuida
6- Constantes de tiempo menores
7- Frecuencias respiratorias elevadas
8- Complacencia torácica aumentada
9- Musculatura diafragmática/accesoria poco desarrollada
10- Proporción menor de fibras musculares oxidativas
11- Inmaturidad del centro ventilatorio (anatómico y bioquímico) – Puede ser afectado por – hipoxemia/hiperoxia – hipocarbia/hipercarbia – Estado de sueño – Sedación – Infección – Disturbios metabólicos – Convulsiones
Keszler M et al, 2009; Bourbon J et al, 2005; Alvaro RE et al, 2005; Jobe AH et al, 2006; Harris TR et al, 1996

Factores Relacionados al Aparato de VPM

El aparato de VPM es simplemente una maquina, desarrollada para liberar un flujo de acuerdo con su mecanismo de gerenciamiento. Este mecanismo idealmente debe ser sensible y responder inmediatamente al esfuerzo respiratorio[14] además de liberar la demanda de flujo de la respiración del paciente.

Algunos factores inherentes al aparato de VPM y otros por configuración inadecuada del parámetro o modo de ventilación, colaboran con la falta de sincronía paciente-ventilador. El mecanismo de detección (variables de disparo) de la respiración espontánea influencia en el tiempo de respuesta del disparo del aparato de VPM. Como regla el disparo a presión tiende a ser mas demorado en algunos aparatos de VPM. El uso de disparo a flujo puede tornar esta fase mas rápida, pero el esfuerzo respiratorio del paciente en la fase pos disparo no fue alterada[5]. El nivel de sensibilidad cuantifica la variable de disparo, y cual el umbral (presión, flujo, bio-impedancia, neural) que debe ser alcanzado para que el aparato de VMP detecte el esfuerzo inspiratorio del paciente. El disparo a presión es el más utilizado en pediatría/neonatología, justificado por la utilización de cánulas sin balón. Esas cánulas permiten fugas de aire alrededor de la cánula y en esta condición el disparo a presión es más consistente que el disparo a flujo. La presencia de fugas variables puede ser interpretada como esfuerzo un respiratorio por el aparato de VPM. Sin embargo, es importante que el operador conozca el diseño del sistema de liberación de flujo del aparato, pues el mismo nivel de sensibilidad puede detectar o no la respiración del paciente de acuerdo con la configuración establecida. Por ejemplo, un ajuste de -1cmH_2O de sensibilidad (disparo a pressão) indica que el paciente debe realizar un esfuerzo para que la línea de base de presión tenga una deflexión negativa de -1cmH_2O. Pero, la amplitud de la deflexión varía inversamente con el flujo corriente en el circuito respiratorio. Cuanto menor el flujo mayor la amplitud, y mas rápida la detección del esfuerzo. El ajuste de este flujo (denomidao de *bias flow* por algunos fabricantes) varía de acordo con el modelo del aparato de VPM, y puede ser automático o manual. El nivel de sensibilidad, la variable de disparo y la curva de presurización/liberación de flujo son determinantes para que ocurra el tiempo de respuesta de disparo del aparato de VPM.

El diseño de la válvula espiratoria y la generación de PEEP pueden perjudicar el flujo espiratorio del paciente y colaborar con la híper insuflación dinámica y la auto PEEP. Flujos suplementares pueden comprometer la lectura de flujo del aparato y perjudicar la sincronía paciente-aparato de VPM.

En términos prácticos, podemos relacionar los problemas más comunes de falta de sincronía con las fases de la respiración (Tabla 15.4).

Tabla 15.4. Problemas de falta de sincronía entre paciente-aparato de VPM relacionados con las fases de la respiración. Los problemas de falta de sincronía pueden ocurrir en cada fase de la respiración

Fases	Problemas
Fase 1-Falta de sincronía del disparo inspiratoria	Esfuerzo inefectivo Falla para realizar el disparo Disparo duplo Auto disparo
Fase 2-Falta de sincronía de flujo	La demanda inspiratoria del paciente no es la que el flujo del ventilador le está ofreciendo
Fase 3-Falta de sincronía al final de la inspiración Fase 4-Falta de sincronía espiratoria	Finalización prematura Finalización tardía Auto PEEP
Nilsestuen & Hargett[20]	

Fase 1 – Disparo Inspiratório

El disparo inspiratorio depende de la detección del esfuerzo del paciente y de la liberación de flujo por el aparato de VPM. Cuando el esfuerzo es inefectivo, o sea insuficiente para llegar al nivel de sensibilidad, o el nivel de sensibilidad fue ajustado muy distante de aquel que el esfuerzo del paciente puede promover, ocurre una falla de disparo. La falla para disparar (disparo perdido) puede también ocurrir cuando existe una finalización prematura o tardía de la respiración asistida (figuras 15.4 e 15.5). Caso el nivel de sensibilidad sea ajustado de modo muy sensible o exista oscilaciones de presión (ruidos) por la presencia de líquidos en el circuito respiratorio ocurre un auto-disparo. La presencia de auto PEEP también promueve disparos perdidos[5,7,19], mismo con esfuerzos respiratorios visibles del paciente, pues el trabajo respiratorio debe vencer inicialmente la auto PEEP antes de alcanzar el umbral de sensibilidad (presión y flujo). En adultos, la falta de sincronía por disparos perdidos es mas frecuente cuando el soporte ofrecido por el aparato de VPM es mayor que 60% da asistencia total[6]

Fase 2 – Inspiración

Una vez detectado el esfuerzo respiratorio del paciente el aparato de VPM debe liberar inmediatamente el flujo de gas para satisfacer esta respiración. Ocurre falta de sincronía cuando el flujo de gas no satisface la demanda inspiratoria del paciente.

Fase 3 – Término de la inspiración (disparo espiratorio/ciclo)

La falta de sincronía en esta fase es bastante común, una vez que difícilmente habrá sincronía perfecta entre el final de la inspiración neural y el establecido en el aparato de VPM[14]. Si el criterio del termino de la respiración obligatoria asistida o con presión soporte resulta en una duración inspiratoria menor que la del paciente (centro neural), ocurre un termino prematuro, lo que puede promover un disparo duplo (figura 15.4). Por otro lado, si la respiración asistida prosigue mas allá que la del paciente puede haber una tentativa de espiración forzada por los músculos espiratorios, lo que dificulta la sincronía paciente aparato de VPM (figura 15.5)

Esta fase y la fase 1 son los principales contribuyentes de la falta de sincronía entre paciente- aparato de VPM [14].

Fase 4 - Espiración

En condiciones normales, la fase espiratoria debe tener un tiempo suficiente para que el flujo espiratorio promueva el vaciamiento pulmonar hasta la capacidad residual funcional pulmonar. Enfermedades pulmonares, principalmente obstructivas, además de una configuración inadecuada de modo o de los parámetros de la ventilación, puede aumentar el recogimiento elástico pulmonar y promover actividad de la musculatura espiratoria. [4,5,] resultando en híper insuflación dinámica y auto PEEP. La auto PEEP por su vez perjudica el disparo inspiratorio, aumenta la carga de trabajo muscular respiratorio del paciente y puede traer problemas hemodinamicos como el pulso paradoxal.

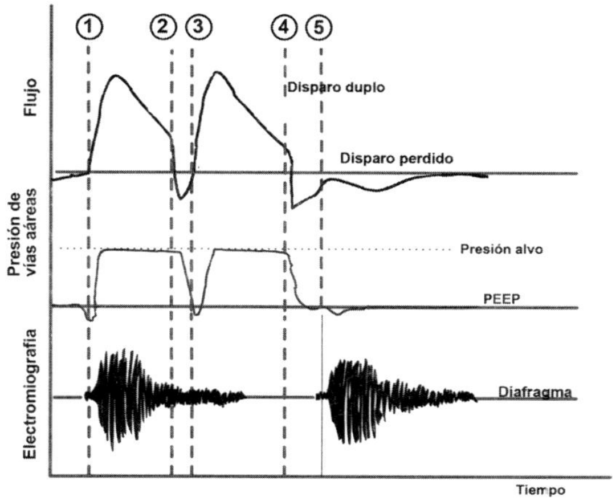

Figura 15.4. Representación esquemática de un ciclo prematuro con disparo duplo y disparo perdido
Inicio de una respiración obligatoria asistida
Finalización de la respiración obligatoria, pero la función neural (representada por la actividad diafragmática) aún persiste.
La manutención de la inspiración neural promueve nuevo disparo del aparato de VPM (disparo duplo)
Esta nueva inspiración obligatoria termina casi al inicio del nuevo esfuerzo inspiratorio del paciente
El nuevo esfuerzo inspiratorio del paciente ocurre cuando el flujo espiratorio todavía esta en curso, impidiendo que haya el disparo del ventilador aparato de VPM (disparo perdido).

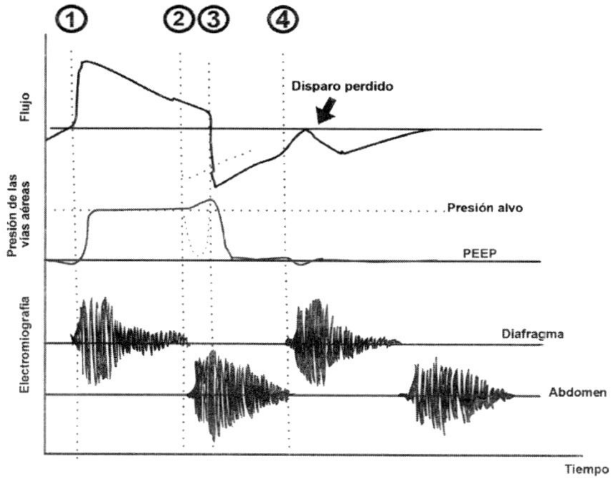

Figura 15.5. Ciclo tardío o atrasado con disparo perdido
Inicio de la respiración obligatoria
Finalización de la inspiración neural (representada por la actividad diafragmática) pero la inspiración obligatoria aún persiste
Finalización de la inspiración obligatoria. Notar que existe actividad de la musculatura espiratoria (actividad electromiografía del músculo abdominal) que promueve un sobresalto de presión al final de la inspiración obligatoria
Nueva inspiración neural (demarcada por un circulo) durante la fase de flujo espiratorio de la respiración obligatoria. Como no es promovida una seña suficiente para detectar esta inspiración (en este caso una deflexión negativa en la curva de presión) el aparato de VPM deja de disparar una nueva inspiración obligatoria asistida (disparo perdido).

Un ejemplo que ilustra las posibles falta de sincronía paciente-ventilador en las diversas fases de una respiración esta mostrada esquemáticamente en la figura 15.6. La ventilación con presión de soporte es definida como una respiración espontánea, o sea iniciada y finalizada por el paciente. El aparato ofrece el soporte durante la fase inspiratoria. Este tipo de respiración exige una perfecta sincronía entre el aparato de VPM y el paciente.

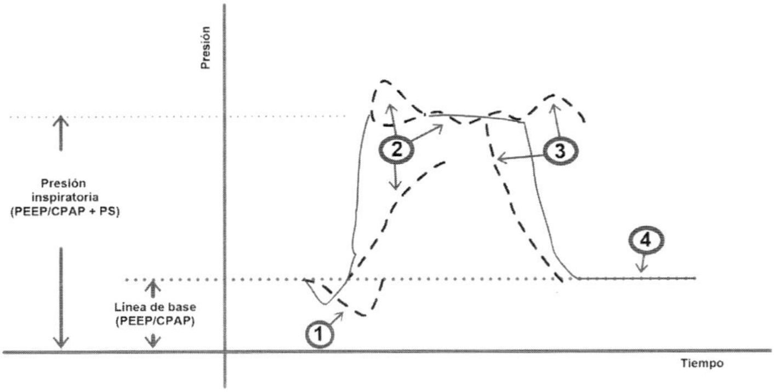

Figura 15.6. Interacción paciente-aparato de VPM-Falta de sincronía en las diversas fases de la respiración en una respiración con presión soporte
Problemas potenciales de la respiración con presión soporte.
Fase 2 - (Inspiración) - Cuando el aparato de VPM detecta el esfuerzo respiratorio, libera un flujo para llegar al nivel de soporte (presión inspiratoria de pico equivale a la línea de base-soporte de presión). Si el flujo aumenta la presión de forma rápida, esta puede ultrapasar la presión deseada (overthoot) provocando el termino precoz de la respiración (Criterio de presión para término de soporte). En contrapartida si el flujo liberado fuera muy bajo, la presurización será muy lenta, perjudicando el nivel de soporte. La manutención de la meseta de presión, durante la inspiración del paciente es reflejo directo de los mecanismos servo controlados del aparato de VPM. El aparato de VPM debe liberar el flujo, monitorear la presión alvo,corregir el flujo de acuerdo. La presencia de fluctuaciones de presión en la meseta, indica un mecanismo poco preciso del aparato de VPM.
Fase 3 - (disparo espiratorio) Es un punto clave de la respiración con presión soporte, pues es un momento en que el aparato de VPM define como termino de la respiración espontánea del paciente. Si el paciente termina de respirar y el aparato de VPM esta todavía liberando flujo, ocurrirá un sobresalto presorico indicando que el paciente esta exhalando activamente. En este caso el flujo dejará de ser liberado por el criterio de presión o tiempo. Caso el aparato de VPM termine precozmente el soporte y pare la liberación del flujo el paciente continuara con el esfuerzo inspiratorio, resultando en trabajo respiratorio mayor.
Fase 4 - (Espiración) Un tiempo espiratorio insuficiente para la espiración decurrente de la inadecuación de los parámetros del VPM puede generar PEEP intrínseco.

Diagnóstico y Efectos Perjudiciales de la falta de sincronía Paciente-ventilador pulmonar mecánico

Muchos de los pacientes internados en la UTI pediátrica necesitan del soporte de la VMP. Mucho de estos presentan falta de sincronía paciente-ventilador en algún momento.

Cuando la falta de sincronía es sutil podemos no percibirla clínicamente y será evidenciada solamente con el uso de recursos como el monitoreo de la presión esofagiana/gástrica y electromiografía [20].

El operador puede diagnosticar fácilmente la falta de sincronía paciente-aparato de VPM cuando esta es muy evidente a través de las señales clínicas observadas (tabela 5). Sin embargo, estas señales clínicas pueden confundirse con aquellas de la enfermedad de base del paciente, cabiendo al operador discernir entre esas dos condiciones. La incidencia de falta de sincronía paciente-aparato de VPM es desconocida.[6]

Tabla 15.5. Señales clínicos de la falta de sincronía paciente-aparato de VPM

Señales clínicos	**Monitorización grafica**
Disnea	Ondas presión-flujo
Taquicardia	Presión del esófago
Disminución de la de saturación de oxigeno	Electromiografía del diafragma
Agitación	
Sudor	
Palidez	
Batimiento de aletas nasales	
Retracciones costales	
Uso de musculatura accesoria	
Tos	
Esfuerzo inspiratorio sin disparar el ventilador	
Los señales clínicos ayudan en el diagnostico de la falta de sincronía paciente-aparato de VPM. La monitorización grafica ayuda en el diagnostico de falta de sincronía sutil, no percibida por los que cuidan del paciente Nilsestuen & Hargett[20]	

Los costos del paciente internado en UTI pueden ser duplicados caso necesite de VPM[7]. La falta de sincronía paciente-ventilador es una de las causas de internacion más prolongada y está asociada a pacientes más graves y a un pronóstico peor. Para algunos es más importante imponer una sedación exagerada para tratar la falta de sincronía, pues el paciente sedado no tiene falta de sincronía. Pero la inactividad muscular y la mayor duración de VPM conducen rápidamente a la atrofia muscular. [7]

Existen varios efectos perjudiciales de la falta de sincronía entre paciente-aparato de ventilación pulmonar mecánica (Tabla 15.6) además de mayor tiempo de internación y mayores costos, y deben siempre ser sospechadas y aliviadas para no comprometer todavía mas el pronostico del paciente.

En los RNs mantenidos en el modo obligatorio intermitente, el aparato de VPM puede administrar respiraciones simultáneamente durante la fase espiratoria del paciente, produciendo presiones elevadas de las vías aéreas, reducciones en la oxigenación y en la saturación de oxigeno y grandes fluctuaciones en la oxigenación y en la presión craneana, aumentando los riesgos de hemorragia cerebral [11].

Tabla 15.6. Efectos perjudiciales asociados a la falta de sincronía paciente- aparato de VPM
Efectos perjudiciales de la falta de sincronía paciente- Ventilador
Paciente "pelea" con el ventilador
Necesidad de aumento del grado de sedación
Aumento del trabajo respiratorio
Lesión del músculo del diafragma
Híper insuflación dinámica
Desmame tardío o prolongado
Tiempo mayor de hospitalización
Costos mayores
Los efectos perjudiciales de la falta de sincronía comprometen el cuidado ofrecido al paciente y resultan en mayor permanencia de hospitalización y peor pronóstico Nilsestuen & Hargett[20]

Durante el desmame en el modo A/C, la reducción de la frecuencia respiratoria del aparato de VPM no es un enfoque efectivo, una vez que el paciente respira espontáneamente y aumenta la frecuencia respiratoria establecida por el aparato de VPM. En este caso, mejores resultados para el desmame serán obtenidos reduciéndose el pico de presión [11,12,13] .

Minimizando la falta de sincronía

El aparato de VPM debe reducir la carga de los músculos respiratorios. La efectividad de esta reducción depende de la sincronía entre el paciente (estimulo respiratorio neural) y el aparato de VPM (mecanismos de disparo y ciclo)[5].

Ajuste de disparo

El paciente puede presentar un drive respiratorio no efectivo causado por una sedación exagerada. Como la propia falta de sincronía es uno de los motivos para indicar la sedación[7], el operador debe estar siempre atento, pues más sincronía significa menos sedación. El ajuste adecuado de la sensibilidad del aparato de VPM permite una detección más rápida del esfuerzo inspiratorio del paciente y evita auto disparos. Deber ser observado que la frecuencia respiratoria del paciente puede estar aumentada por auto disparos. El disparo también puede ser perjudicado por la presencia de auto PEEP. El ajuste de los parámetros ventilatorios de forma a permitir un tiempo espiratorio mayor (relação I:E menor), minimiza la híper insuflación dinámica. Es bastante discutido el uso de PEEP en los procesos pulmonares con auto PEEP. En pacientes con auto PEEP muy alta puede ser benéfico el uso de PEEP externo (siempre abajo del nivel de auto PEEP) para facilitar el disparo inspiratorio y reducir el trabajo respiratorio.

Existen actualmente otros modos de ventilación, todavía con pocos estudios en pediatría/neonatología, pero que son prometedores para que haya una interacción mejor entre paciente-ventilador, la ventilación asistida proporcional y la asistencia ventilatoria ajustada neuralmente (NAVA)[11]. La ventilación asistida proporcional es basada en las propiedades elásticas y de resistencia del sistema respiratorio[21]. El aparato de VPM desarrolla una presión inspiratória proporcional al esfuerzo del paciente. Este sistema puede ser un problema para los RNs, debido a la inmaturidad del control de la ventilación, haciendo con que no consiga comandar la respiración y presentar apneas. Por otro lado, la utilización de cánulas traqueales sin balón, la cual permite fugas de aire alrededor de la misma, no producen el sistema cerrado necesario para el perfecto funcionamiento de ese sistema.

La asistencia ventilatoria ajustada neuralmente (NAVA) es otro enfoque prometedor para el período neonatal y pediátrico. Este tipo de asistencia utiliza el control ventilatorio del paciente para mover el aparato de VPM. El sistema monitorea la actividad eléctrica del diafragma, a través de un sensor propio colocado como si fuera una sonda oro gástrica, y posicionado al nivel del diafragma. En esta modalidad, el aparato de VPM ajusta de forma automática el nivel de soporte ventilatorio necesario, de acuerdo con el esfuerzo respiratorio del paciente, medido por la actividad diafragmática. El sistema no es afectado por la fuga de aire alrededor de la cánula traqueal. Sin embargo, necesita de un control respiratorio maduro [22,23].

Minimizando la falta de sincronía de Disparo en Neonatología

La utilización de ventilación sincronizada en el período neonatal enfrenta algunos desafíos, debido a factores que interfieren en la interacción paciente-ventilador. Los factores principales envuelven el desarrollo de um centro de control respiratorio maduro; características de la mecánica pulmonar en el período neonatal que presenta complacencia torácica elevada y complacencia pulmonar reducida, lo que predispone a distorsiones torácicas; frecuencias respiratorias altas y constantes de tiempo cortas que irán dificultar la sincronización; musculatura respiratoria inmadura, con fuerza muscular disminuida y pequeña proporción de fibras rojas oxidativas, que facilitan el agotamiento y reducen el esfuerzo inspiratorio para disparar el aparato de VPM; uso de cánula oro traqueal con o sin balón, que aumentan la resistencia de las vías aéreas.

El sistema ideal de detección del esfuerzo inspiratorio del paciente debería ser tan sensible que pudiera percibir mismo el esfuerzo del RN prematuro, pero por otro lado, también evitar falsos disparos por artefactos, como por ejemplo, por fuga de aire alrededor de la cánula, por movimientos torácicos o por presencia de agua en el circuito respiratorio. Este sistema también debería tener una respuesta rápida de disparo, esto es, el tiempo que decurre para detectar la inspiración, y liberar el flujo para el paciente. Si esta demora inherente al sistema es muy prolongada, el flujo inspiratorio liberado puede llegar al paciente cuando este ya esté espirando.

Existen muchas barreras entre el sistema de detección del esfuerzo respiratorio y el centro del control ventilatorio del paciente. Algunos aspectos de la interacción paciente-ventilador necesitan ser considerados: el tipo de sensor del aparato de VPM utilizado para detección del esfuerzo respiratorio, el parámetro responsable por el ciclo, el trabajo impuesto durante la espiración y las respiraciones de tipo back-up del aparato de VPM, esto es, frecuencia respiratoria minima, establecida en el caso del paciente no presentar esfuerzo respiratorio para iniciar la VPM[24].

Algunos de los sistemas de detección del esfuerzo respiratorio del paciente utilizados en neonatología son descritos abajo:

- Impedancia: el sensor es colocado en el tórax del RN y este hace la lectura del movimiento torácico. Cuando ocurre la inspiración caracterizada por la movimentación torácica, el sensor envía una seña eléctrica para el aparato de VPM. Este sistema tiene la ventaja de no ser invasivo y no aumentar espacio muerto al circuito respiratorio. Sin embargo, tiene una baja sensibilidad, y puede haber disparos por otros artefactos.

- Presión – el paciente debe generar un esfuerzo inspiratorio que promueva una presión inspiratoria negativa, que alcance el umbral de sensibilidad del sensor. Tiene la ventaja de no ser activado por el gas extravasado alrededor de la cánula intra-traqueal y de no adicionar espacio muerto al circuito respiratorio. Como desventaja, puede aumentar el trabajo respiratorio del paciente durante el esfuerzo respiratorio para llegar al umbral de sensibilidad, y el disparo puede tener un tiempo de respuesta demorado.

- Flujo o volumen- Este sistema realiza lectura de pequeñas variaciones de flujo en el circuito respiratorio las cuales son producidas por los movimientos inspiratorios del paciente. La sensibilidad es buena y el tiempo de respuesta rápido. Sin embargo, como en pediatría, el uso de cánulas sin balón hace con que el escape de gas alrededor de la cánula sea interpretado como un esfuerzo respiratorio, puede resultar en auto disparos.

- Electromiografía del diafragma – Es una tecnología disponible para pocos, siendo más compleja exige mayores cuidados. Requiere un posicionamiento cuidadoso del sensor a la altura del diafragma y de un sistema de control de la ventilación del paciente que sea maduro. Su sensibilidad es excelente, el tiempo de respuesta es rápido y tolera fugas de aire alrededor de la cánula.

- Varias estrategias han sido utilizadas para mejorar la sincronía del paciente-ventilador. En relación al sensor, se ha procurado um dispositivo que tenga sensibilidad suficiente para percibir el esfuerzo inspiratorio del recién-nacido prematuro, y con tiempo de respuesta rápida lo suficiente para acompañar la corta duración de su constante de tiempo. Entre estos sensores, en neonatología, algunos estudios sugieren que el sensor de flujo es el mejor dispositivo disponible en el momento. [11,25,26]. Sin embargo, todavía no es el ideal, pues fugas en el sistema, causan auto-ciclo. Algunos ventiladores consiguen calcular esta perdida y disminuir el auto-ciclo. Con el sentido de obtenerse un sensor que cause menos falta de sincronía, estudios con el sensor que evalúa la movimentación del diafragma se han mostrado prometedores [11].

El trabajo impuesto durante la espiración puede ser otra causa de falta de sincronía. El tubo traqueal aumenta la resistencia durante la espiración, estimulando la contracción de los músculos espiratorios. Cuando la presión espiratoria final esta elevada, se puede criar un esfuerzo respiratorio mayor durante la espiración.

Normalmente se utiliza una frecuencia respiratoria mínima de back-up para garantizar una frecuencia mínima si el paciente estuviera en apnea. Sin embargo, si la frecuencia es ajustada de forma inadecuada puede ocurrir falta de sincronía durante el esfuerzo respiratorio[24].

Resumiendo, en el período neonatal, podemos tener causas de falta de sincronía asociadas a (Tabla 15.7):

- 1. RN
- a) inmaturidad del sistema de control de la respiración, presentando dificultades para iniciar la respiración. Puede ser afectado por sedación, depresión del sistema nervioso central por cuadro infeccioso, metabólico, asfixia al nacimiento, como también por hipo/hipercarbia/hipoxemia y hiperoxemia.
- b) mecánica pulmonar: constante de tiempo cortas con frecuencias respiratorias altas, dificultando la sincronía entre los movimientos inspiratorios del paciente y el tiempo de respuesta del aparato de VPM. 2. Sistema cánula traqueal-ventilador pulmonar mecánico:
- a) escapes de aire alrededor de la cánula sin balón
- b) posicionamiento inadecuado de la cánula traqueal

Tabla 15.7. Causas de falta de sincronía paciente-aparato de VPM en el periodo neonatal
Asociadas al recién-nacido
1-Inmaturidad del SNC (afectado por sedación, infección, disturbios metabólicos, hipoxemia, hiperoxia, hipocarbia, hipercarbia), dificultad para realizar el disparo
2-Dinámica muscular
Sistema cánula endotraqueal-ventilador
-Cánula sin balón: fugas alrededor de la cánula (auto disparos)
-Posicionamiento inadecuado de la cánula
-Sensibilidad inadecuada del sensor
-Tiempo de respuesta de disparo demorada
-Agua en el circuito
-Parámetros del ventilador que no atienden al paciente en ese momento
Keszler M, 2009; MacIntyre NR, 1998; de Carvalho WB, 2003

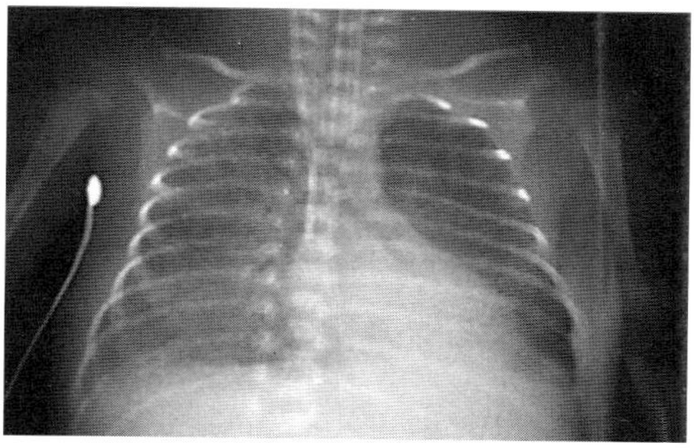

Figura 15.7. Síndrome de dificultad respiratoria (Enfermedad de las membranas hialinas) Archivo personal de la Dra. Marta Mataloun.

- c) sensibilidades del sensor
- d) tiempo de respuesta del aparato de VPM
- e) escapes de aire, agua condensada en el circuito respiratorio proveniente de la humidificación.
- f) parámetros inadecuados para las necesidades del paciente, seleccionados por el médico clínico [27]

La observación clínica rigurosa nos mostrara un RN “peleando” con el aparato de VPM. En esta situación, evaluar la posición de la cánula, fugas de aire del sistema, parámetros seleccionados, sensibilidad del sensor pre establecida. Utilizar sedación después de evaluar y descartar los factores descritos. Sin embargo, es importante considerar que la sedación deprime el centro respiratorio y prolonga la duración de la VPM. La evaluación de curvas de flujo, monitoreo de la complacencia y de la resistencia pueden auxiliar la evaluación clínica. [27]

Ajuste de ciclo

Dependiendo del modo de ventilación (figura 15.3) el grado de interacción paciente-aparato de VPM varía. Solamente en los modos que permiten una respiración asistida esta interacción esta presente y puede traer problemas (falta de sincronía).

Una respiración asistida puede ser terminada (ciclada) primariamente por tiempo, presión o volumen cuando obligatoria y por flujo cuando espontánea con soporte. Durante las respiraciones obligatorias el ciclo es determinado por el aparato de VPM y con frecuencia no esta sincronizado con el ciclo respiratorio neural. Cuando el término es prematuro, la presencia de disparos duplos es la evidencia de que existe este problema (figura 15.4). Cuando el término es tardío el paciente presenta una espiración forzada y disparos perdidos (figura 15.5). El ajuste mas adecuado del tiempo inspiratorio minimiza estos dos problemas. En la respiración espontánea con soporte (presión soporte), el termino es definido por el paciente. El aparato de VPM utiliza un algoritmo, basado en la curva de flujo inspiratorio liberado para el paciente para establecer el fin de la inspiración. En algunos aparatos de VPM el criterio de corte de flujo para terminar la inspiración es fijo en 25% del peak flow inspiratorio, o sea, la inspiración termina cuando el flujo cae y llega al valor de 25% del peak flow. Hoy en día muchos aparatos de VPM disponen de criterios de corte de flujo variables para ajuste manual o automático. Los problemas que ocurren en la presión soporte son los mismos de la respiración obligatoria (termino precoz o tardío). La presencia de fuga en el circuito o alrededor de la cánula traqueal también altera la interpretación del flujo liberado por el aparato de VPM, lo que puede perjudicar la presurización del circuito respiratorio o promover ciclos precoces o tardíos. El ajuste del nivel de presión soporte debe ser aquel que auxilie al paciente a vencer la resistencia impuesta por las vías aéreas y cánula traqueal. Niveles elevados de presión soporte implican en mayor volumen corriente y están asociados a disparos perdidos y pH arterial mas elevado[6]. La titulación de presión soporte es importante para beneficiar la sincronía paciente-ventilador pulmonar mecánico.

Conclusión

La falta de sincronía paciente-ventilador pulmonar mecánico es una condición que resulta en mayor duración de la VPM, mayor costo y falta de sincronía paciente-ventilador, además de peor pronóstico. Conocer los factores relacionados con la falta de sincronía y sus señales diagnósticos es importante para enfocar esa condición. La sedación exagerada no significa que exista una sincronía mejor, y puede ser perjudicial. Minimizar la falta de sincronía implica en monitorear continuamente al paciente y tener siempre en mente la sospecha de que si el paciente esta "peleándose" con el aparato de VPM, no es siempre una falta de sedación.

La nueva generación de aparatos de VPM con válvulas de demanda de flujo más responsivas y rápidas, algoritmos mas avanzados y nuevos modos de ventilación pueden minimizar la falta de sincronía, pero la interfase entre el paciente y el aparato de VPM continua siendo del operador. Por tanto, la interpretación clínica o gráfica de la falta de sincronía es operador dependiente.

En pediatría y neonatología, a pesar escasos datos de la literatura, la falta de sincronía paciente aparato de VPM también esta presente, y minimizar la falta de sincronía debe ser una tarea de todos los miembros que dan atención al paciente.

Referências

1. Bancalari, E; Gonzalez A. Clinical course and lung function abnormalities during development of neonatal crhonic lung disease. In: Bland RD; Coalson JJ. Chronic Lung Disease in Early Infancy. Marcel Dexxer, Inc, New York, 2000.P41-64.
2. Mataloun, MMGB; Rebello CM; Mascaretti RS; Dolhnikoff M; Leone CR. Pulmonary responses to nutritional restriction and hyperoxia in preterm rabbits. JPediatr (Rio J) 2006; 82(3): 179 – 85.
3. Matsumoto T, Carvalho WB. Ventilação pulmonar mecânica convencional em pediatria e neonatologia. In: Carvalho WB, Hirschheimer WB, Matsumoto T, editores. Terapia Intensiva Pediátrica. 3ª ed. São Paulo: Editora Atheneu; 2006. P. 487-517.
4. Cabello B, Mancebo J.Work of breathing. Intens Care Med 2006; 32: 1311-4.
5. Tobin MJ, Jubran A, Laghi F. Patient-ventilator interaction. Am J Respir Crit *Care Med 2001; 163: 1059-63.*
6. Thille AW, Brochard L. Promoting patient-ventilator synchrony. Clin Pulm Med 2007;14:350-9.
7. Unroe M, MacIntyre N. Evolving approaches to assessing and monitoring patient-ventilator interactions. Curr Opin Crit Care 2010; 16:261-8.
8. Georgopoulos D, Roussos C. Control of breathing in mechanically ventilated patients. Eur Respir J 1996; 9: 2151-60.
9. Chatburn,R. Classification of Mechanical Ventilators. In: Tobin MJ – Principles & Practice of Mechanical Ventilation. Second Ed., 2006. Editor Tobin MJ , McGraw –Hill, New York – p 37- 52.
10. Jolliet P, Tassaux D. Clinical review: patient-ventilator interaction in chronic obstrutive pulmonary disease. Critical Care 2006; 10: 236-41.
11. Kezler M. State of art in conventional mechanical ventilation. Journal of Perinatology, 2009; 29: 262-75.
12. Donn SM; Sinha SK. Assist/ control ventilation. In: Sinha SK; Donn SM. Manual of Neonatal Respiratory Care, Futura Publishing Company, Inc, New York.2000 147 –9.

13. Mancebo J. Assist-control ventilation. In: Tobin MJ – Principles & Practice of Mechanical Ventilation. Second Ed., 2006. Editor Tobin MJ , McGraw –Hill, New York – 183-97.
14. Mellott KG, Grap MJ, Munro CL, Sessler AC, Wetzel PA. Patient-ventilator dyssynchrony clinical significance and implications for practice. Crit Care Nurse 2009;29(6): 41-55
15. Bourboun J; Boucherat O; Chaileey – Heu B; Delacourt C. Control mechanisms of lung alveolar development and their disorders in bronchopulmonary dysplasia. Pediatr Res 2005; 57: 38R- 46R.
16. Alvaro RE, Rigatto E. Cardiorespiratory adjustments at birth. In: Avery's Neonatology – Ed. MacDonald, MG; Seshia, MMK; Mullet, MD. 6ª ed, 2005. Lippincott Williams & Wilkins, Philadephia.p 285 - 303
17. Jobe AH; Ikegami M. Pathophysiology of Respiratory Distress Syndrome and Surfactant Metabolism.. In: Fetal and Neonatal Physiology. Polin R; Fox WW; Abman SH. Saunders, Philadelphia, 2006,p 1056 –68.
18. Harris TR; Wood BR. Physiologic Principles. In : Goldsmith JP; Karotkin EH. Assisted Ventilation of the Neonate. Third Edition. WB Saunders Company.Philadelphia.1996. p 21-65.
19. Kondili E, Prinianakis G, Georgopoulos D. Patient-ventilator interaction. Br J Anaesth 2003; 91: 106-19
20. Nilsestuen JO, Hargett KD. Using ventilator graphics to identify patient-ventilator asyncrony. Respir Care 2005; 50(2): 202-32
21. Schulze A; Rieger-Fackeldery E; Gerhardt T; Claure N; Everett R; Bancalari E. Randomized crossover comparison of proportional assist ventilation and patient-triggered ventilation in extremely low birthweight infants with evoluing chronic lung disease. Neonatology 2007;92(1):1-7.
22. Sinderby C; Beck J. Neurally adjusted ventilatory assist (NAVA): na update and summary of experience. North J Crit Care 2007; 11:243-52.
23. Beck J; Brander L; Slutsky AS, Reilly MC; Dunn MS; Sinderby C. Non-invasive neurally adjusted ventilatory assist in rabbits with acute lung injury. Intensive Care Med 2008; 34(2): 316–23.
24. MacIntyre NR. Patient – ventilator interactions. Dyssynchrony and imposed loads. In: Marini JJ; Slutsky AS. Physiological basis of ventilatory support. Ed. Marcel Dekker, inc. New York, 1998. p 375 – 92.
25. Dimitrou G; Greenough A; Lauscher B; Yamaguchi N. Comparison of airway pressure-triggered and airflow-triggered ventilation in very immature infants. Acta Paed 1998; 87: 1245 – 60.
26. Dimitrou G; Greenough A; Charian S. Comparison of airway pressure and airflow triggering systems using a single type of neonatal ventilator. Acta Paed 2001;90: 445 – 7.
27. De Carvalho, WB. Interações paciente–aparelho de ventilação mecânica pulmonar. Programa de Atualização em Medicina Intensiva (PROAMI)/ organizado Associação de Medicina Intensiva Brasileira – Porto Alegre: Artmed/ Panamericana Editora, 2003. Ciclo 1, módulo 1, p 125 – 50.
28. Amato MBP, Barbas CSV. Princípios da Ventilação Mecânica. Barcelona: Permanyer Publications; 1998.

Capítulo 16

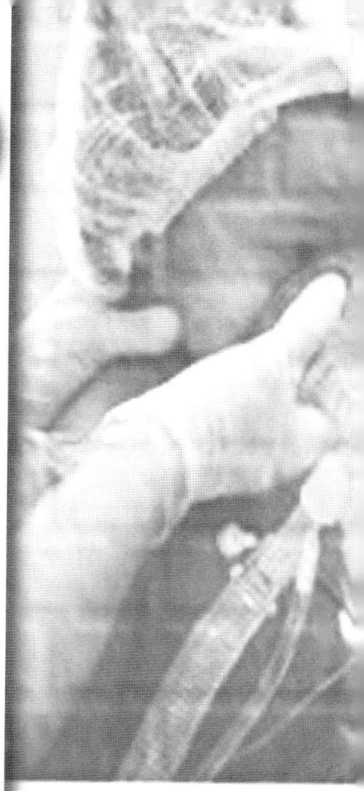

Presión Espiratoria Final Positiva/Híper-insuflación Dinámica y Auto-presión Espiratoria Final Positiva

Werther Brunow de Carvalho

Introducción

La auto-presión espiratoria final positiva (auto-PEEP o PEEP intrínseca) fue descrita primeramente por Bergman, en 1972, y sus implicaciones clínicas y técnicas de medición, durante el empleo de la ventilación pulmonar mecánica (VPM), fue descrita por Pepe y Marini en 1982.

Varios trabajos han sido publicados, en los últimos años, abordando el impacto de la VPM sobre los gases arteriales, en recién-nacidos, lactantes y niños mayores. Algunas pesquisas midieron el efecto del pico de presión y de meseta inspiratoria, del volumen corriente, presión espiratoria y frecuencia respiratoria sobre la mecánica respiratoria. Sin embargo, pocos son los relatos que describen la relación entre la ocurrencia de auto-PEEP y sus efectos sobre los gases arteriales y la mecánica respiratoria en pediatría/neonatología. Ocurre en pacientes sometidos a VMP, por causa que el aparato de VPM inicia la fase inspiratoria con presión positiva, antes que el tempo espiratorio haya sido suficiente para que ocurra la exhalación completa del volumen inspirado anteriormente. El resultado de este fenómeno es un aumento progresivo del volumen pulmonar y de la presión pleural a cada respiración, aumentando la presión de retracción de los tejidos a un nivel critico, capaz de determinar un aumento del flujo espiratorio suficiente para abrir la vía aérea y disminuir la resistencia al flujo.

En el punto que corresponde al nivel critico, el volumen pulmonar se estabiliza, de modo que todo el volumen corriente pasa a ser expirado a costas de un aumento de la presión pleural. Esto puede distender mucho los alvéolos, predisponiendo al barotrauma, así como disminuir la complacencia pulmonar y la ventilación alveolar debido al aumento del espacio muerto, comprometer el flujo sanguíneo bronquial y aumentar la permeabilidad capilar alveolar. Aumenta, también, la presión intracraneana y la función renal también puede ser comprometida. De la misma forma que la PEEP aplicada, la auto-PEEP puede provocar efectos hemodinámicos adversos, conduciendo a lecturas falsas de las presiones de las cámaras cardíacas y de los vasos pulmonares. A veces la auto-PEEP y la híper-insuflación pulmonar dinámica son utilizadas como sinónimos, pero una no implica necesariamente en la otra. La auto- PEEP puede ser observada en pacientes sin híper-insuflación dinámica, debido a ajustes del aparato de VPM que aumentan de manera excesiva el volumen minuto, como presiones inspiratorias, frecuencias respiratorias, volúmenes corrientes y presiones de distensión (PEEP o CPAP aplicadas) altas, tiempos inspiratorios largos o tiempos espiratorios cortos. Ocurre, también, debido a la grande resistencia al flujo aéreo ofrecida por la cánula intratraqueal y por los componentes del aparato de VPM (circuito y válvula espiratoria), que aumentan las constantes de tiempo. La auto-PEEP no es evidente, a menos que sea pesquisada con técnicas adecuadas, pudiendo alterar agudamente la dinámica alveolar y constituir un riesgo reconocido en situaciones que alteran el flujo durante a espiración, conduciendo a un aumento desnecesario del trabajo mecánico del sistema respiratorio.

Que es la auto-PEEP?

La auto-PEEP es un fenómeno observado con frecuencia en pacientes sometidos a asistencia ventilatória parcial o total. La auto-PEEP es conceptuada como la persistencia de una presión alveolar positiva, al final de la espiración, no intencional, debido a la presencia de un volumen pulmonar espiratorio final, mayor que la capacidad residual funcional prevista. Es definida también como una presión en el alvéolo al final de la exhalación, mayor que la presión atmosférica. Habitualmente, durante la exhalación pasiva, los pulmones se quedan vacíos por causa del proceso elástico y, al final de la exhalación, la presión alveolar se iguala a la atmosférica. La presión espiratoria final positiva puede ser aplicada cuando el paciente la necesita, pero cuando aumenta de manera inadvertida, se llama de auto-PEEP, PEEP oculto o PEEP intrínseco. En un sistema respiratorio pasivo, las causas mecánicas de auto-PEEP son:

- Aumento de resistencia a la espiración, por ejemplo: en el niño con asma, bronquiolitis aguda, aspiración de meconio;
- Ofrecimiento de un volumen grande de aire por minuto a través de la VPM;
- Tiempo espiratorio corto;
- Una combinación de los factores citados.

Quien evoluciona con auto-PEEP?

En 1998, Ferreira ACP et al, hicieron una pesquisa con el objetivo de estudiar la incidencia y la magnitud de la auto-PEEP y la relación entre su reducción y las alteraciones ocurridas en la mecánica respiratoria y en los cambios gaseosos, en recién nacidos y lactantes internados en unidad de cuidados intensivos (UCI) y sometidos a VPM. La incidencia de la auto-PEEP fue de 76 %. La magnitud de la auto-PEEP fue elevada en el grupo de estudio y su reducción fue asociada con mejoría de la mecánica respiratoria y de los gases arteriales. El conocimiento del valor exacto de la auto-PEEP permitió corregir los valores de complacencia, de las constantes de tiempo respiratorio y de los índices de la mecánica respiratoria.

La auto-PEEP y la híper-insuflación dinámica pueden también ocurrir sin cualquier limitación intrínseca del flujo respiratorio, no siendo raro verificar su presencia en niños con sepsis, debilidad de los músculos respiratorios, membrana hialina, neumonía, síndrome del desconforto respiratorio agudo y después de cirugías de cardiopatías congénitas.

Los tres tipos de Auto-PEEP

Los tres posibles tipos de auto-PEEP pueden ocurrir en el paciente que se encuentra en VPM debido a causas y con consecuencias diferentes (Tabla 16.1).

Tabla 16.1. Mecanismos fisiológicos de la auto-presión espiratoria final positiva
Híper-insuflación dinámica asociada con limitación del flujo espiratorio intrínseco
Enfermedad pulmonar obstructiva crónica
Híper-insuflación dinámica sin limitación del flujo espiratorio intrínseco
Padrón respiratorio y parámetros del aparato de VPM
Respiraciones rápidas
Volumen corriente alto
Inspiración mayor que la espiración
Pausa al final da inspiración
Resistencia adicional al flujo
Tubo intratraqueal estrecho
Sistema y circuitos del aparato de VPM
Sin híper-insuflación dinámica
Reclutamiento de los músculos espiratorios

Híper-insuflación Dinámica con Limitación del Flujo Espiratorio Intrínseco

Es la causa principal de la auto-PEEP en los pacientes con obstrucción espiratoria de las vías aéreas, en la cual existe limitación del flujo espiratorio. Durante la exhalación, cuando la presión pleural es positiva, estas vías aéreas pueden ser comprimidas y colapsadas. El flujo de aire durante la espiración se torna limitado y no puede sufrir aumento por el esfuerzo del paciente, resultando en híper-insuflación dinámica y auto-PEEP (Figura 16.1).

Esta condición puede ser objeto de una intervención externa (aplicación de PEEP externa) (Figura 16.2).

Cuando se emplea una PEEP extrínseca (PEEPe) y hay presente una presión de distensión intrínseca, obligatoriamente se debe diferenciar de la PEEP total, de acuerdo con la enfermedad de base que el niño presenta: Patología restrictiva: auto-PEEP y PEEPe tienen un efecto aditivo:

$$\text{PEEP total} = \text{auto-PEEP} + \text{PEEPe}$$

• Patología obstructiva: las dos PEEPs no tienen efecto aditivo. La PEEPe determina un aumento de la PEEP total:

$$\text{PEEP total} < \text{auto-PEEP} + \text{PEEPe}$$

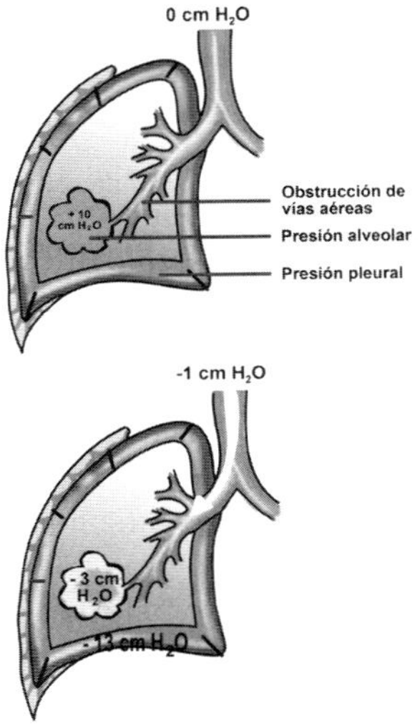

Aprisionamiento de aire en la auto-PEEP
El alveolo permanece insuflado al final de la espiración debido a la obstrucción, de tal manera que la presión alveolar es mayor que la atmosférica. En la ausencia de esfuerzo respiratorio la presión intrapleural es igual a la presión alveolar
0 cm H_2O
+ 10 cm H_2O
Obstrucción de vías aéreas
Presión alveolar
Presión pleural
La auto-PEEP aumenta el trabajo respiratorio
Para superponer la presión positiva en el alveolo durante la inspiración, el diafragma debe generar presión negativa suficiente que exceda la auto-PEEP y transmitir esta presión negativa para las vías aéreas centrales permitiendo la generación de flujo de aire
-1 cm H_2O
- 3 cm H_2O
- 13 cm H_2O

Figura 16.1. La auto-PEEP es común en pacientes con insuficiencia respiratoria causada por enfermedades obstructivas pulmonares que necesitan de utilización de soporte ventilatorio no invasivo o no invasivo Adaptado de Mughal MM et al, 2005

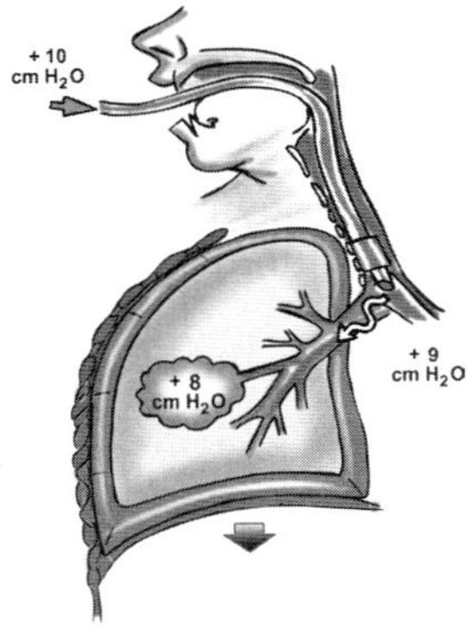

La aplicación de PEEP externa para tratar la auto-PEEP
La PEEP externa alivia la cantidad de trabajo del diafragma, permitiendo una pequeña deflexión negativa en la presión intrapleural, que es sentida por el aparato deVPM cuando el paciente tenta desencadenar una respiración
+ 10 cm H_2O
+ 8 cm H_2O
+ 9 cm H_2O

Figura 16.2. PEEP externa para tratar la auto-PEEP
Adaptado de Mughal MM et al, 2005

Híper-insuflación Dinámica sin Limitación del Flujo Espiratorio

La auto-PEEP puede ocurrir durante la ausencia de reducción del calibre de las vías aéreas, sin limitación del flujo espiratorio intrínseco. Esta situación es una consecuencia de una selección inadecuada de los parámetros ventilatorios del aparato de VPM o está asociada al patrón ventilatorio del paciente (patrón respiratorio). Los ejemplos mas frecuentes son:

Frecuencia respiratoria elevada determinando un tiempo espiratorio insuficiente para permitir la exhalación para la capacidad residual funcional → volumen elevado de aire ofrecido por minuto;

• Exhalación alterada por bloqueo externo para el paciente, por ex.: obstrucción del tubo intratraqueal, válvula de exhalación o válvula de PEEP.

La utilización de ventilación manual rápida sin un tiempo de exhalación adecuado durante la parada cardiorrespiratoria puede ocasionar una híper-insuflación de los pulmones y determinar aumento de la presión espiratoria final (auto-PEEP), resultando como consecuencia un retorno venoso atrasado, debito cardiaco disminuido y mismo parada cardiaca en paciente con enfermedad obstructiva de las vías aéreas. La fisiología de la auto-PEEP grave es semejante a la del taponamiento pericárdico, donde la circulación puede apenas ser restaurada con la remoción del obstáculo que impide el debito cardiaco adecuado. La auto-PEEP es causa posible de actividad eléctrica sin pulso, y, por tanto, la ventilación rápida durante la parada cardiorrespiratoria debe ser evitada. Algunos autores recomiendan la interrupción de la ventilación durante 10 a 30 segundos, en presencia de actividad eléctrica sin pulso, para permitir el retorno venoso. Este atraso del retorno de la circulación espontánea después de la resucitación cardiorrespiratoria, es descrito como fenómeno Lazarus.

En estas circunstancias, la aplicación de PEEP externa puede no ser benéfica, pues puede determinar una presión contra el flujo de aire espirado, determinando un aumento paralelo en el volumen pulmonar y en las presiones de la vía aérea, alveolar y torácica.

Actividad Espiratoria Exagerada con Híper-insuflación Dinámica

La híper-insuflación dinámica es el aumento anormal del volumen pulmonar al final de la espiración, con consecuencia del retorno de la capacidad residual funcional a su valor basal. Aunque la auto-PEEP y la híper-insuflación dinámica sean habitualmente utilizadas como sinónimo, la auto -PEEP no implica necesariamente en una híper-insuflación dinámica. La auto-PEEP puede ocurrir en ausencia de híper-inflación dinámica cuando el paciente produce una actividad muscular espiratoria importante que genera una presión alveolar, frecuentemente con volúmenes pulmonares normales o bajos. Si el flujo persiste al final de la espiración, podrá haber un gradiente tele-espiratorio entre la presión alveolar y la presión central en la vía aérea, originando un efecto de auto-PEEP sin distensión pulmonar. Esta auto-PEEP es debida a un colapso dinámico de las vías aéreas como consecuencia de una actividad espiratoria exagerada.

Consecuencias de la auto-PEEP

Efectos Hemodinámicos Adversos

Las consecuencias hemodinámicas de la auto-PEEP en un niño con obstrucción del flujo de aire pueden ser iguales o peores que los efectos de un grado semejante de PEEP aplicada para un paciente con pulmones normales. El aumento de la presión intratorácica disminuye la pre-carga del ventrículo derecho e izquierdo, disminuye la complacencia del ventrículo izquierdo y puede aumentar la post-carga del ventrículo derecho con aumento de la resistencia vascular pulmonar (Figura 16.3).

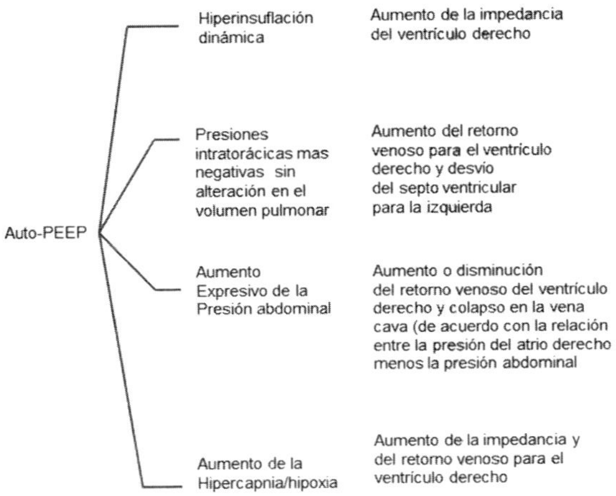

Figura 16.3. Efectos teóricos de la auto-PEEP en la interacción cardiorrespiratoria durante el desmame de la VM en pacientes con enfermedad obstructiva crónica
Adaptado de Raniere VM et al, 1996

El papel de la auto-PEEP puede ser grave ocasionando una alteración profunda de la interacción cardiorrespiratoria a través de sus efectos potenciales en la híper-insuflación dinámica, variaciones inspiratórias negativas de la presión intratorácica, variaciones positivas de la presión abdominal y alteraciones del intercambio de gases.

Marini JJ et al, 1981, utilizando modelo animal, observaron que la híper-insuflación selectiva de los lóbulos inferiores (particularmente del lóbulo inferior derecho) o cualquier distensión del tejido pulmonar adyacente al lado derecho del corazón estaba asociada con disminución del volumen sistólico. Como comentado anteriormente, la auto-PEEP debe ser considerada como una posible causa de actividad eléctrica en la ausencia de pulso. Lapinsky SE et al, 1996, relatan que la auto-PEEP puede tener un papel en hasta 38% de los pacientes con disociación electromecánica. Se debe observar que, en pacientes con obstrucción grave del flujo de aire, la medida de la presión capilar pulmonar debe ser realizada después de una breve interrupción de la VPM, o realizar la misma maniobra para diferenciar la auto-PEEP grave de otras causas de hipotensión grave.

Aumento del Trabajo Respiratorio

La auto-PEEP ocasiona aumento considerable del trabajo resistivo y elástico, lo cual interfiere en las tentativas de desmame de la VPM. La falla de la bomba muscular respiratoria es probablemente una de las causas mas comunes de falla del desmame en pacientes sometidos a VPM. En los pacientes con enfermedad pulmonar obstructiva crónica, con mecánica respiratoria alterada que fallan en el teste de respiración espontánea, existe la presencia de auto-PEEP, resistencia inspiratória y una disminución de la complacencia pulmonar dinámica. Recordar también que los componentes del circulito del aparato de VPM, incluyendo el tubo intratraqueal, pueden aumentar la resistencia al flujo de aire y el componente resistivo del trabajo respiratorio durante el teste de respiración espontánea. Además, los componentes del circuito del aparato de VPM pueden adicionar mas espacio muerto.

La auto-PEEP ocasiona un desconforto significante al paciente y altera la interacción del paciente con el aparato de VPM, pudiendo determinar asincronía. Las curvas de presión y flujo en el monitor pueden indicar para el intensivista si el esfuerzo inspiratorio del niño es insuficiente para desencadenar el "gatillo" cuando en ventilación asistida. Este hecho es particularmente importante en situaciones en las cuales existe la necesidad de utilización de altos niveles de asistencia ventilatoria.

Alteraciones en el intercambio de gases

En 1993, Brandolese R et al, compararon el impacto de los intercambios de gases de pacientes sometidos a VPM, com auto-PEEP versus aplicación de PEEP externa. La presión arterial de oxigeno fue menor en los pacientes con auto-PEEP, comparativamente a los que aplicaron PEEP externa. Los autores atribuyeron esta diferencia a la distribución menos homogénea de la auto-PEEP en las unidades pulmonares.

Tratamiento Inadecuado por Falla en el Reconocimiento de la auto-PEEP

La ausencia de identificación y ajuste de la auto-PEEP puede causar tratamientos inapropiados en varias situaciones:

• En la interpretación de las medidas de presión venosa central y presión obtenida a través de catéter en arteria pulmonar, desde que la auto-PEEP por aumento de la presión intratorácica determina un falso aumento en la presión de oclusión de los capilares pulmonares y del atrio derecho, los cuales pueden determinar errores en el manejo hemodinámico del paciente, con prescripción inadecuada de aminas vaso activas y de terapia con fluidos;

• Cálculo errado de la complacencia respiratoria estática con poca estimación de su valor en la presencia de auto-PEEP.

Identificación y Medida de la auto-PEEP

Existen tres métodos prácticos que pueden sugerir el diagnostico de la auto-PEEP:

1) Continuación de la exhalación hasta el inicio de la próxima respiración, conforme observado en el examen físico del niño o en el monitor gráfico de flujo versus tiempo en un paciente sometido a VPM (Figura 16.4).

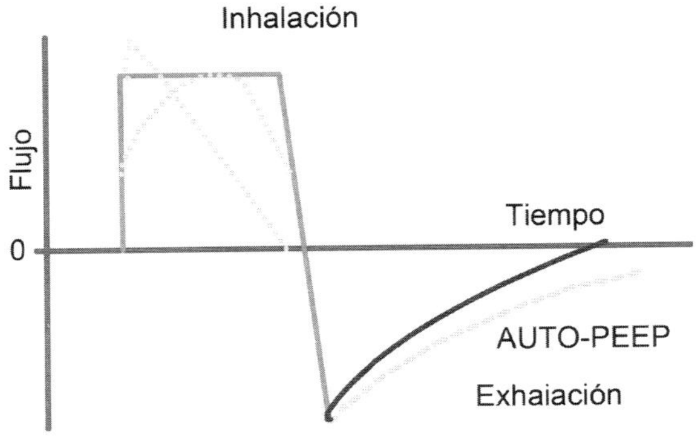

Figura 16.4. Curvas de flujo en el aire y la identificación de auto-PEEP

2) En pacientes utilizando relajantes musculares o con sedación profunda, por la disminución de la presión de meseta después de un período de espiración prolongado de exhalación;

3) Por el atraso entre el inicio del esfuerzo respiratorio y la disminución de la presión en la vía aérea o inicio del flujo ofertado por el aparato de VPM en un paciente con una pre-selección de ciclos respiratorios por demanda;

La auto-PEEP estática puede ser medida de manera adecuada apenas en pacientes sin esfuerzo respiratorio activo. Es determinada de rutina por la oclusión de la vía aérea al final de la espiración, siendo mayor que la auto-PEEP medida por el trazado simultaneo de la presión de vía aérea y flujo de vía aérea al final de la espiración, la cual es llamada de auto-PEEP dinámica. Durante la VPM controláda, la medida adecuada de la auto-PEEP necesita de una maniobra de pausa al final de la espiración, con término del flujo espiratorio y equilibrio de la presión alveolar con la presión de la vía aérea (Figura 16.5).

El valor medido es resultante de las presiones de vías aéreas, y representa la media total de PEEP.

No existe actualmente un método que sea bien aceptado para medir la auto-PEEP en niños respirando espontáneamente. Sin embargo, se puede utilizar un catéter con balón esofágico para hacer esta medida. Para obtener medidas validas, los músculos inspiratorios y espiratorios necesitan estar relajados al final de la espiración.

Es también fundamental que la oclusión de la vía aérea sea mantenida por varios segundos, para evitar un dado poco estimado de la media de las presiones alveolares al final de la espiración. Algunas unidades pulmonares puede no comunicarse con la vía aérea proximal, así como las vías aéreas periféricas pueden estar bloqueadas por hipersecreción de muco o por edema de la pared y la presión alveolar de esas unidades no comunicantes, podrá contribuir directamente para la presión medida durante la oclusión de la vía aérea (Figura 16.6).

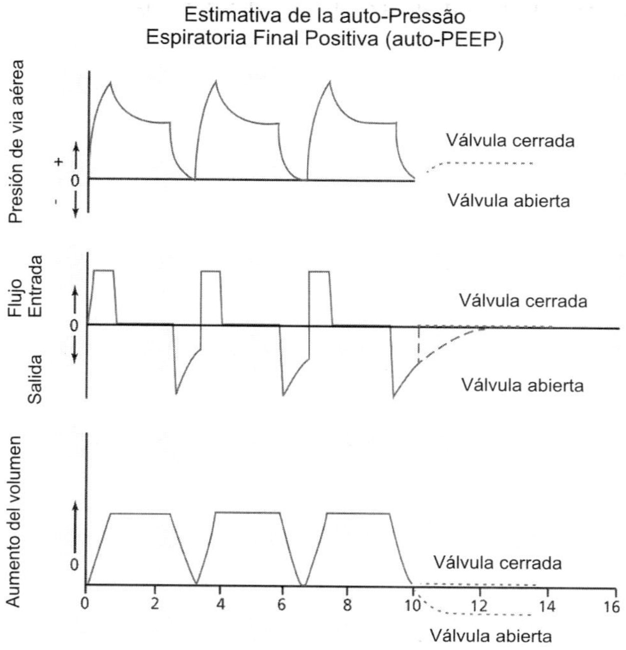

Figura 16.5. Estimativa de la medida de la auto-PEEP utilizando técnicas de oclusión de la espiración. La válvula espiratoria es cerrada durante una pausa espiratoria al final del tiempo espiratorio pré-seleccionado. Cuando el flujo se iguala a cero, la presión en la vía aérea aumenta para el nivel del auto-PEEP
Adaptado de Macintyre NR, 1991

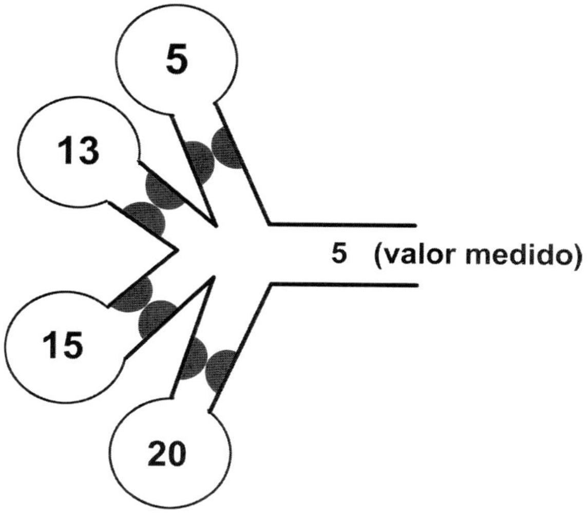

Figura 16.6. Modelo hipotético mostrando una auto-PEEP baja a pesar de una presión alveolar media alta, al final de la inspiración, como consecuencia de cerramiento heterogéneo de la via aérea
Adaptado de Leatherman JW et al, 1996

Como Tratar y Disminuir la auto-PEEP

En los niños sometidos a VPM la disminución de la híper-insuflación dinámica y auto-PEEP pueden tener un grande impacto, especialmente en los que presentan asma y enfermedad pulmonar obstructiva crónica. Deben ser realizados esfuerzos para realizar el diagnostico de los factores que causaron la auto-PEEP, así como también para minimizar su presencia (Tabla 16.2).

Tabla 16.2. Tratamiento de la auto-presión espiratoria final positiva
• Alteración de los parámetros del VPM Aumento del tiempo espiratorio Disminución de la frecuencia respiratoria Disminución del volumen corriente
• Disminución de la demanda ventilatória Disminución de la ansiedad, dolor, fiebre, temblores Disminución del espacio muerto Utilización de sedativos y relajantes musculares
• Disminución de la resistencia al flujo Utilización de tubos intratraqueales con mayor diámetro interno Aspiración frecuente Utilización de dilatadores bronquiales
• Contrabalancear la limitación del flujo espiratorio Utilización de presión espiratoria final positiva externa

Cuando la alteración de parámetros del aparato de VPM, disminución de la demanda ventilatoria o disminución de la resistencia al flujo, podemos observar en la curva flujo-tiempo una corrección de la auto-PEEP (Figura 16.7).

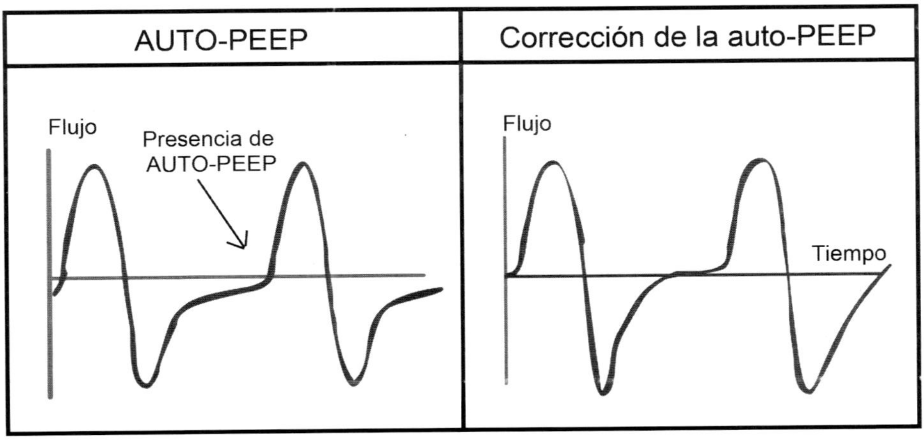

Figura 16.7. Detección y corrección de la auto-PEEP

La aplicación de PEEP externa no debe ser realizada para todos los pacientes con obstrucción del flujo de aire que están en VMP, debiendo ser aplicada solamente en aquellos con auto-PEEP con limitación del flujo y compresión dinámica de la vía aérea. En 1993, Ranieri VM, et al, sugirieron la aplicación de una PEEP externa menor que 85% del valor de la auto-PEEP medida con presión espiratoria final cero, para que no hubiera alteración en el volumen pulmonar y en la hemodinámica de pacientes con enfermedad pulmonar obstructiva crónica.

Un método practico para determinar se un paciente respirando activamente se puede beneficiar de la aplicación de PEEP externa puede ser visto por la observación de la respuesta a las presiones de los ciclos del aparato de VPM a pequeños aumentos de la PEEP externa (Figura 16.8).

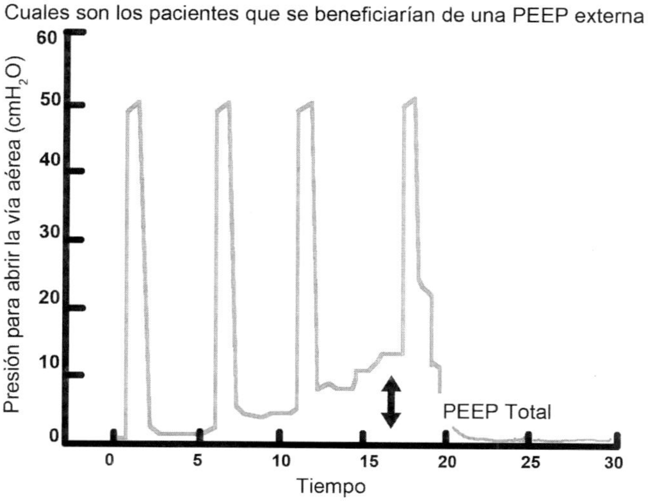

Figura 16.8. Método práctico para determinar si un paciente respirando activamente se beneficiaría de la PEEP externa, observándose la respuesta de la presión del ciclo del aparato a pequeños aumentos de la PEEP externa. Si es que el pico de la presión estática y dinámica del ciclo se alteran muy poco, la PEEP externa puede ser útil
Adaptado de Rossi A et al, 1995

Conclusiones

La auto-PEEP es una situación común en niños sometidos a soporte respiratorio invasivo y no invasivo, bien como en aquellos que están en proceso de retirada gradual de la VPM, siendo su frecuencia mayor de lo que se previa anteriormente. La auto-PEEP y la híper-insuflación dinámica pueden determinar desconforto importante y asincronía del paciente con el respirador, aumentando el trabajo respiratorio y como consecuencia, interfiriendo de forma negativa en los intercambios de gases además de disminuir el debito cardíaco. Los neonatologistas/pediatras/fisioterapeutas que actúan en terapia intensiva, deben estar atentos para esta posibilidad y realizar medidas de intervención para su disminución, desde que la presencia de la auto-PEEP puede determinar grandes efectos adversos.

Referências

1. Bergman NA. Intrapulmonary gas trapping during mechanical ventilation at rapid frequencies. Anesthesiology. 1972;37(6):626-33.
2. Pepe PE, Marini JJ. Occult positive end-expiratory pressure in mechanically ventilated patients with airflow obstruction: the auto-PEEP effect. Am Rev Respir Dis 1982;126(1):166-70.
3. Ferreira ACP, Kopelman BI, Carvalho WB, et al. Importância da auto-PEEP sobre a mecânica respiratória e gases arteriais em pacientes submetidos a ventilação pulmonar mecânica. J Pediatr (Rio J) 1998; 74(4):275-83.
4. Mughal MM, Minai OA, Culver DA, et al. Auto-positive end-expiratory pressure: mechanisms and treatment. Clev Clin J Med 2005;72(9):801-9.
5. Adhiyaman V, Adhiyaman S, Sundaram R. The Lazarus phenomenon. J R Soc Med 2007;100(12):552-7.
6. Ranieri VM, Brienza DN. Intrinsic PEEP and cardiopulmonary interaction in patients with COPD and acute ventilatory failure. Eur Respir J 1996;9:1283-92.
7. Marini JJ, Culver BH, Butler J. Mechanical effect of lung distention with positive pressure on cardiac function. Am Rev Respir Dis 1981;124(4):382-6.
8. Lapinsky SE, Leung RS. Auto-PEEP and electromechanical dissociation. N Engl J Med 1996;335(9):674.
9. Brandolese R, Broseghini C, Polese G, et al. Effects of intrinsic PEEP on pulmonary gas exchange in mechanically-ventilated patients. Eur Respir J 1993;6(3):358-63.
10. MacIntyre NR. Patient ventilator interactions: Dyssynchrony and imposed loads. Prob Respir Care 1991; 4:36-43.
11. Leatherman JW, Ravenscraft SA. Low measured auto-positive end-expiratory pressure during mechanical ventilation of patients with severe asthma: hidden auto-positive end-expiratory pressure. Crit Care Med 1996;24(3):541-6.
12. Ranieri VM, Giuliani R, Cinnella G, et al. Physiologic effects of positive end-expiratory pressure in patients with chronic obstructive pulmonary disease during acute ventilatory failure and controlled mechanical ventilation. Am Rev Respir Dis. 1993;147(1):5-13.
13. Rossi A, Polese G, Brandi G, et al. Intrinsic positive end-expiratory pressure (PEEPi). Intensive Care Med. 1995;21(6):522-36.

Capítulo 17

Conceptos Actuales en el Manejo Ventilatorio del Síndrome de Dificultad Respiratoria Aguda

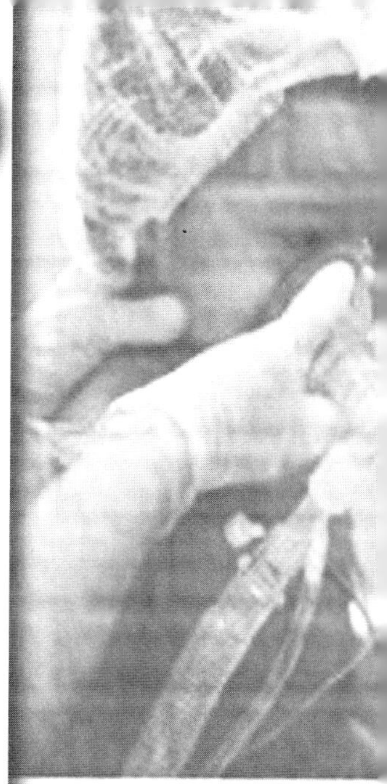

Alik Kornecki
Gavin Morrison
Brian P. Kavanagh

Introducción

El Síndrome de Dificultad Respiratoria Aguda (SDRA, o *ARDS*, por las siglas en inglés de *Acute Respiratory Distress Syndrome*) es una enfermedad pulmonar inflamatoria progresiva y es la forma más grave de Lesión Pulmonar Aguda (LPA, o *ALI*, siglas en inglés de *Acute Lung Injury*). El SDRA presenta tres etapas diferenciadas. La primera, la etapa exudativa aguda, está caracterizada por el inicio agudo de edema pulmonar no cardiogénico, el cual afecta la función y producción del factor surfactante. Está asociada con hipoxemia debida a la formación de corto-circuitos intrapulmonares (capacidad residual funcional disminuida), así como a la reducción de la distensibilidad ("complacencia" o *compliance,* en inglés). Esta etapa tiene características histológicas y hallazgos broncoalveolares e imagenológicos (RX y tomografía computada [TC] de tórax), muy bien caracterizados y descritos.[1] Las radiografías simples de tórax con frecuencia sugieren la afectación homogénea del parénquima pulmonar. Sin embargo, las imágenes pulmonares obtenidas por TC revelan una marcada heterogeneidad de la afectación pulmonar, con la coexistencia de lesiones graves en las regiones dependientes del parénquima, junto con regiones menos lesionadas e incluso sanas dentro del mismo pulmón. Gattinoni *et al* introdujeron el término "Pulmón de bebé" (*Baby Lung*) para describir el pequeño volumen pulmonar susceptible de ser ventilado.[2] La enfermedad puede resolverse en esta etapa aguda; sin embargo, numerosos pacientes progresan hacia la segunda etapa.

La segunda etapa está caracterizada por la resolución parcial o completa del edema pulmonar y por el desarrollo de fibrosis. La tercera etapa, la de recuperación, ocurre entre los días 10 y 14, con la mejoría gradual de la distensibilidad pulmonar y de la oxigenación. No se ha esclarecido si la función pulmonar retorna a la normalidad y, si este fuese el caso, cuánto tiempo le toma a los pulmones su recuperación total. Gattinoni *et al* también observaron un comportamiento distinto entre los pacientes con SDRA, dependiendo de si el mecanismo de la lesión fue *directo* (*pulmonar*, propiamente dicho) o *indirecto* (*extrapulmonar*).[3] El complejo LPA/SDRA *pulmonar* resulta de la lesión directa al parénquima pulmonar (p. ej. aspiración), en tanto que LPA/SDRA *extrapulmonar* ocurre cuando la lesión pulmonar es el resultado de una respuesta sistémica inflamatoria (p. ej. sepsis). Las dos formas difieren en hallazgos histopatológicos y en el tipo de anormalidades encontradas en la mecánica respiratoria. Estas diferencias son de relevancia ya que tienen implicaciones terapéuticas. El daño capilar y el edema intersticial son menos acentuados, en tanto que el daño celular a los neumocitos tipo I y tipo II es más pronunciado en LPA/SDRA pulmonar. La distensibilidad de la pared torácica está disminuida en LPA/SDRA extrapulmonar o indirecto, en tanto que es la distensibilidad pulmonar la que está significativamente alterada en LPA/SDRA pulmonar. Hasta hace cerca de una década, el pronóstico de los pacientes que desarrollan LPA/SDRA parecía haber estado mejorando de manera considerable tanto en adultos[4,5] como en población pediátrica.[6] La mortalidad en niños se ha reducido del 60 al 7 al 21%.

Daño Pulmonar Asociado al Ventilador y Estrategia de Ventilación de Protección Pulmonar

Los hallazgos de investigaciones diversas así como la evidencia clínica, son indicativos de que el empleo no juicioso de la ventilación mecánica puede exacerbar la lesión pulmonar y contribuir a la elevada mortalidad asociada con LPA/SDRA. Estudios en modelos animales han demostrado que la ventilación mecánica, a través de la disrupción física del alveólo (barotrauma), de la sobredistensión pulmonar (volutrauma), del reclutamiento y desreclutamiento de alveólos colapsados (atelectotrauma) y de la activación del proceso inflamatorio (biotrauma), es capaz de inducir daño pulmonar con fuga aérea y aumento de la permeabilidad de los capilares alveolares.[7] El daño pulmonar asociado al ventilador o VALI (de las siglas en inglés de *Ventilator-associated lung injury*) puede ser inducido tanto en pulmones sanos como previamente lesionados. En el pulmón sano, produce cambios indistinguibles de aquellos vistos en la LPA y puede afectar adversamente la duración de la ventilación y la sobrevida del paciente. El entendimiento de la patogénesis del VALI condujo al concepto de *estrategia de ventilación de protección pulmonar*. Este enfoque busca asegurar que el intercambio gaseoso es suficiente para mantener la integridad del paciente, a la vez que desestima la meta de conseguir valores "normales" de los gases sanguíneos o el evitar acidemia respiratoria, si la ventilación requerida para alcanzar dicha "normalidad" es tan intensa que probablemente lesione al pulmón. Por consiguiente, en comparación con lo acostumbrado hace dos décadas, ahora se utiliza un menor volumen corriente (VC) (o volumen tidal, del inglés *tidal volume*, V_T), una menor presión inspiratoria, niveles más altos de PEEP (siglas en inglés de *Positive End.Expiratory Pressure*, presión positiva al final de la exhalación), y menor FiO_2. Las metas fisiológicas también han cambiado. Ahora se toleran saturaciones de oxígeno más bajas (hipoxia permisiva) y $PaCO_2$ más elevadas (hipercapnia permisiva). A la fecha, este enfoque de protección pulmonar parece justificado en virtud de la mejoría en la mortalidad por SDRA.

Diferencias a considerar entre niños y adultos

Las propiedades mecánicas de los pulmones en lactantes y niños son diferentes de las de los adultos; estas diferencias disminuyen con la edad y dejan de ser clínicamente relevantes después de los ocho años. Estas diferencias pueden originar que las recomendaciones derivadas de experiencias en población adulta, deban utilizarse con la debida cautela para guiar la ventilación mecánica en niños. Las diferencias específicas que pueden requerir particular consideración en el tratamiento, son: 1) La distensibilidad de la pared torácica está inversamente relacionada con la edad, lo cual puede incrementar el riesgo de VALI en niños; 2) La baja elastancia o retracción elástica de los pulmones de los lactantes puede ser protectora en contra del colapso pulmonar, lo cual puede sugerir que se requieren niveles más bajos de PEEP; y 3) La relación entre el volumen pulmonar y el peso corporal no es constante y varía con el desarrollo. En humanos, esta proporción se incrementa significativamente con la edad en los primeros dos años de vida; por lo tanto, cuando el VC es corregido para el peso corporal (calculado según el peso corporal), una fracción más pequeña del volumen pulmonar es inflado en niños pequeños (lactantes) en comparación con niños mayores (preescolares en delante). Tan sólo con base en esta diferencia, los lineamientos del adulto para ventilación de protección pulmonar, es poco probable que sean aplicables antes de los dos años de edad.[4] En añadidura, la colágena y la elastina, los principales componentes de la matriz pulmonar, experimentan cambios significativos durante los primeros años de vida, y estos cambios pueden afectar la distribución y susceptibilidad a las lesiones pulmonares por estiramiento y sobredistensión.[8]

Curva de Presión - Volumen

La curva de presión/volumen (P/V) pulmonar estática presenta las propiedades mecánicas del sistema respiratorio como un solo compartimiento. El despliegue gráfico y racional de la ventilación mecánica, particularmente en el pulmón enfermo, ha sido predicado con base en la creencia de que existe una relación entre las características de la curva P/V y las propiedades fisiológicas del sistema respiratorio. La curva se obtiene a partir del volumen pulmonar al final de la espiración y clásicamente consistía únicamente de la curva de inflación; la curva de deflación fue añadida posteriormente.[9] La curva de inflación (o inspiratoria) consiste de tres segmentos. El primero muestra pulmones pobremente distensibles, en el cual incrementos sucesivos en la presión de la vía aérea tienen un efecto mínimo en el volumen pulmonar. La terminación del primer segmento y el comienzo del segundo segmento de la curva –el cual muestra distensibilidad pulmonar adecuada– es identificado por el abrupto cambio de dirección de la curva hacia arriba, el cual es conocido como "punto de inflexión bajo" (PIB, o bien LIP, de las siglas en inglés de *lower inflection point*). Conforme el volumen pulmonar se incrementa, un segundo punto de transición es identificable, el llamado "punto de inflexión alto" (PIA, o bien UIP, de las siglas en inglés de *upper inflection point*), el cual anuncia la disminución de la distensibilidad pulmonar, evidenciada por un tercer segmento aplanado de la curva P/V. La curva de deflación o espiratoria, inicialmente muestra que la inflación pulmonar permanece relativamente constante a pesar de la caída de la presión de distensión. Sin embargo, conforme la presión continúa descendiendo, un punto específico es alcanzado ("punto de máxima curvatura", PMC), en el cual hay una rápida pérdida de volumen pulmonar con los decrementos de la presión de distensión.[10] Anteriormente, el LIP fue considerado ser la presión a la cual los alveolos colapsados se abren, es decir, se reclutan, en tanto que el UIP indica la presión más allá de la cual ocurre sobredistensión alveolar. Por lo tanto, la región de la curva de inflación entre LIP y UIP definía los parámetros de presión para mantener el reclutamiento pulmonar. La implicación era que el reclutamiento pulmonar se aseguraba mediante la aplicación continua de una presión de distensión mayor que la presión correspondiente al LIP. Sin embargo, estudios que involucraron imágenes por tomografía computada de los pulmones, indicaron que el reclutamiento alveolar continuaba a lo largo de toda la curva de inflación, y que el UIP indica la finalización del reclutamiento y no sobredistensión.[11] El PMC sobre la curva de deflación más confiablemente se corresponde con la presión de cierre alveolar. Si bien la curva estática de P/V ha sido empleada para dilucidar la fisiología del SDRA y el desarrollo de la estrategia de ventilación de protección pulmonar, su aplicabilidad en la actividad dinámica del ciclo respiratorio, ha sido cuestionada.[12,13]

Metas de la ventilación en SDRA

La meta terapéutica de la ventilación mecánica es el alcanzar un adecuado intercambio gaseoso, a la vez que se minimizan los daños colaterales, tanto pulmonares como sistémicos. No es aconsejable adherirse a la meta de conseguir valores gasométricos normales, sin tomar en cuenta las magnitudes de VC, FiO_2 y de las presiones de inflación a las que se somete al paciente. En la actualidad es imprescindible utilizar la ventilación mecánica haciendo una estimación del riesgo/beneficio para cada paciente, de manera individualizada. Los riesgos de la ventilación mecánica incluyen barotrauma, volutrauma y toxicidad por oxígeno, todos los cuales pueden exacerbar la lesión pulmonar preexistente. Si el alcanzar valores normales de pH, $PaCO_2$ and PaO_2 requiere de estrategias de apoyo respiratorio que pueden lesionar a los pulmones, entonces podría hacerse necesario tolerar pH y PaO_2 más bajos y $PaCO_2$ más elevada.

A pesar de la falta de datos en humanos sobre al efecto de la hipoxia relativa en los sistemas orgánicos en general, y sobre el cerebro en desarrollo del niño pequeño en particular, el mantener $SaO_2 > 90\%$ (PaO_2 60-80 mm Hg) utilizando la menor concentración de oxígeno posible, es considerado seguro por la mayoría de los clínicos y es visto como una meta terapéutica apropiada en ventilación mecánica. Debido a que la probabilidad de lesión pulmonar es mayor si las presiones de la vía aérea, el VC y las concentraciones de oxígeno inspiradas son elevadas, muchos centros incluso reducen la meta de SaO_2 hasta el 82-88% si existe probabilidad de lesión pulmonar debido a que se requieran parámetros ventilatorios elevados para alcanzar los valores mínimos "normales".

Pese a las recomendaciones actuales para limitar la exposición del paciente a la transfusión de hemoderivados y una tendencia a una mayor tolerancia a los bajos niveles de hemoglobina en los niños críticamente enfermos, las consecuencias de una SaO_2 inferior al 88%, con respecto a la entrega sistémica de oxígeno, pueden ser compensadas mediante la optimización de la capacidad de transporte de oxígeno de la sangre mediante la transfusión de eritrocitos.

Así como la hipoxia relativa es ahora tolerada, la elevación de la $PaCO_2$ ya no se contrarresta con ajustes de la ventilación si el hacerlo conlleva incrementar la probabilidad de lesión pulmonar. La hipercapnia permisiva ($PaCO_2$ 60-80 mm Hg a nivel del mar) con un pH mayor a 7.20, parece ser bien tolerada por la población pediátrica (aunque debe evitarse en la presencia de hipertensión intracraneana o hipertensión pulmonar). Además, estudios en modelos animales sugieren que la hipercapnea *per se* puede disminuir el riesgo de VALI, pero estos datos son experimentales y requerirán confirmación en estudios clínicos.

Programación del volumen corriente y de la presión de la vía aérea

La mortalidad asociada con LPA/SDRA ha disminuido de manera constante desde hace unos 10 años. Si bien es probable que las razones de la mejor supervivencia de los pacientes sean multifactoriales, la limitación del VC y de la presión de la vía aérea a las que se somete a los pacientes son las únicas intervenciones cuya utilidad para mejorar el pronóstico ha sido demostrada en ensayos clínicos controlados (ECT). En concreto, los estudios efectuados por Amato[14] y la *ARDS Network*[15], que compararon una estrategia de ventilación de protección (VC < 6 ml/Kg de peso ideal, presión de meseta [o presión *plateau*, P_{PLAT}] < 30-35 cm H_2O) vs ventilación con VC elevado (12 ml/Kg), demostraron mejoría en la evolución de los pacientes. Este beneficio en el pronóstico no fue encontrado en estudios en los cuales se emplearon niveles intermedios de VC.[16,17] Aunque la aplicación clínica del protocolo de la *ARDS Network* ha demostrado ser eficaz y ha resultado en una reducción de la mortalidad entre pacientes adultos con SDRA,[18] existe aún mucha controversia sobre el grado en el cual el VC y las presiones de la vía aérea deben ser limitadas, y sobre si un bajo VC, una baja P_{PLT}, o ambos, son necesarios para conseguir mejorar el pronóstico de los pacientes.[19]

Las presiones de la vía aérea de trascendencia en la ventilación mecánica son la presión inspiratoria pico (PIP), la presión de meseta o plateau (P_{PLAT}), y la presión transpulmonar (P_{PLAT} – presión pleural). La presión transpulmonar, que es la verdadera presión de distensión actuando sobre el pulmón, no el fácil de medir, por lo que la P_{PLAT}, fácilmente disponible, se usa como su substituto. Sin embargo, el clínico debe tomar en consideración que P_{PLAT} comparables, generarán un menor incremento en el volumen pulmonar al final de la inspiración y en la presión transpulmonar en pacientes con distensibilidad baja de la pared torácica (LPA/SDRA extrapulmonar), en comparación con pacientes con distensibilidad alta de la pared torácica, como es el caso de los niños menores de ocho años y del LPA/SDRA pulmonar. Por lo tanto, en teoría, los pacientes con baja distensibilidad de la pared torácica tolerarán P_{PLAT} más elevadas. Varios investigadores han sugerido que $P_{PLAT} < 30\text{-}35$ cmH_2O es un límite seguro, con base en que los pulmones normales en el adulto alcanzan capacidad pulmonar total aproximadamente a los 35 cm H_2O.[20,21] En añadidura, análisis de ensayos clínicos previos, comparando niveles de VC y mortalidad, revelaron que la evolución fue peor cuando los VC elevados estuvieron asociados con P_{PLAT} superior a 32 cmH_2O. En contraste, estudios en modelos animales han demostrado que también puede ocurrir lesión pulmonar cuando la P_{PLAT} es menor a 30 cmH_2O[22], y análisis secundario de los datos del *ARDS Network* sugieren que el reducir el VC independientemente de la P_{PLAT} y por debajo de P_{PLAT} de 30 cmH_2O, puede contribuir a mejorar la evolución de los pacientes.

La utilización de VC bajos tiene algunos inconvenientes. La ventilación con VC bajos puede promover la formación de atelectasias, aumentar los corto-circuitos intrapulmonares y favorecer VALI. Resulta también en hipercapnia, la cual predispone a la elevación de la presión intracraneana, a hipertensión pulmonar y a disminución de la contractilidad miocárdica. Además, la hipercapnia puede incrementar el trabajo respiratorio de los pacientes, y promover la disincronía paciente-ventilador.

El papel del VC y de limitar la presión en niños no ha sido establecido a través de ensayos clínicos. Un estudio retrospectivo en niños sugiere que un VC bajo está asociado con mejor pronóstico.[23] Un ECT que evaluó el efecto de la posición prona en niños pero incluyendo un diseño de tratamiento que incorporaba la mayoría de las recomendaciones hechas por el *ARDS Network*, reportó una mortalidad de pacientes del 8%, la más baja informada jamás en niños;[24] sin embargo, la gravedad de la enfermedad era muy modesta, ilustrando los peligros de utilizar a los ensayos clínicos como indicadores de la mortalidad esperada en SDRA.

Estudios epidemiológicos recientes en niños, han informado que los valores promedio de VC y PIP son de 8 a 10 ml/kg y 28-30 cmH_2O, respectivamente. A partir de la literatura disponible, no es posible el identificar los VC y P_{PLAT} óptimos para ser administrados en adultos o niños con LPA/SDRA, pero especulamos que un VC de 6 a 8 ml/Kg y una P_{PLAT} menor de 28 a 30 cmH_2O son seguras, y a menos que la P_{PLAT} sea mayor a 35 cmH_2O, el VC no debe reducirse por debajo de 6 ml/Kg de peso corporal ideal.[25]

Sin embargo, dificultad considerable puede surgir en la medición precisa del VC entregado, y esto es en particular el caso de los niños pequeños. Idealmente, el flujo del circuito (y por tanto el volumen, el cual es estimado como la integral del flujo), debe ser medido tan cerca como sea posible de la apertura de la vía aérea. En muchos ventiladores el VC es determinado a partir del flujo de gas medido en la válvula de exhalación, es decir, en el ventilador. La medición del VC en el ventilador es imprecisa (hasta 90% de error de medición en lactantes pequeños). La magnitud del error varía entre los distintos tipos y modelos de ventiladores, y es también afectada por la distensibilidad del sistema respiratorio, la modalidad de ventilación empleada y el tipo del circuito. Están disponibles monitores respiratorios independientes del ventilador que pueden medir con precisión el VC.

Programación de la Presión Positiva al Final de la Espiración (PEEP)

La producción alterada y el aumento de la inactivación del factor surfactante que se observa en LPA/SDRA conduce al colapso de los bronquiolos respiratorios y alveólos al final de la espiración. Con la aplicación de una presión positiva al final de la espiración (PEEP), se busca el prevenir el colapso de estas unidades pulmonares en la fase espiratoria final del ciclo respiratorio, preservar la capacidad residual funcional (CRF), mejorar la distensibilidad pulmonar y reducir los corto-circuitos intrapulmonares, lo que resulta en una mejoría de la oxigenación. Al evitar la repetición continua de la reapertura de las unidades alveolares colapsadas, el PEEP evita la imposición cíclica de las fuerzas de "cizallamiento" (las llamadas *"shear forces"*)* sobre las regiones pulmonares enfermas. Más aún, el PEEP disminuye el riesgo de toxicidad por oxígeno al reducir los requerimientos de este gas. No obstante, la aplicación de niveles excesivos de PEEP puede tener efectos adversos en la función tanto cardíaca como pulmonar. Niveles elevados de PEEP pueden reducir el retorno venoso e incrementar la resistencia vascular pulmonar, cada uno de los cuales puede reducir el gasto cardíaco y la entrega sistémica de oxígeno. Además, PEEP excesivo puede originar sobredistensión pulmonar, lo que a su vez resulta en reducción de la distensibilidad pulmonar, aumento de la ventilación de espacio muerto e incremento del riesgo de lesión pulmonar a través de altas presiones de inflación. Se ha demostrado en estudios en animales que la administración de PEEP mejora el pronóstico de animales depletados de surfactante que son ventilados mecánicamente. En humanos, se han obtenido resultados controversiales en pacientes no seleccionados con LPA/SDRA en quienes la utilización de PEEP elevado o no elevado no tuvo efecto en la evolución.[26] En contraste, en grupos seleccionados de pacientes con enfermedad más grave, utilizar PEEP elevado estuvo asociado con mejoría en la evolución.[27]

A pesar de la intensa investigación, no existe consenso sobre cómo identificar el "óptimo" nivel de PEEP en cualquier situación clínica dada. En esencia, existen dos principales abordajes para buscarlo. El primero utiliza la curva P/V estática obtenida a la cabecera del paciente; el segundo utiliza la respuesta clínica a diferentes niveles de PEEP (evaluación dosis-respuesta). Varios estudios sugieren utilizar al punto de inflexión bajo (PIB o *LIP*) del asa inspiratoria de la curva P/V como el PEEP-objetivo, ya que dicho punto correlaciona mejor con el reclutamiento del pulmón. Otros han demostrado con tomografía computada que el reclutamiento pulmonar continúa a través de toda la inspiración y que no termina en el punto de inflexión. Pudiera ser que el punto de inflexión sobre el asa espiratoria o de deflación, o el punto de máxima curvatura (PMC) que correlaciona con el volumen de cierre, proporcionen un valor más bajo de PEEP con mejor distensibilidad pulmonar.[28-30] Más allá de las controversias con respecto a la relevancia fisiológica e interpretación de las curvas P/V en pacientes con LPA/SDRA, existen dificultades mayores en efectuarla a la cabecera del enfermo. En la actualidad los clínicos tienden a determinar el PEEP mediante pruebas de ensayo-error, de acuerdo a la respuesta clínica. Algunos optan establecer los niveles de PEEP de acuerdo a una combinación FiO_2 – PEEP preestablecida.[15] Otros prefieren ajustar el nivel de PEEP de acuerdo a otros parámetros. Sólo la unidad pulmonar reclutable se beneficiará del PEEP más alto, por lo que los pacientes con unidades pulmonares potencialmente reclutables responden con mejoría de la oxigenación y/o de la distensibilidad pulmonar, después de una maniobra de reclutamiento o del incremento del PEEP. Así mismo, la presencia de crépitos inspiratorios sobre las áreas dependientes del pulmón, principalmente al final de la inspiración, pueden sugerir que está ocurriendo reclutamiento y desreclutamiento con cada respiración, lo que puede indicar que se necesitan niveles más altos de PEEP. La magnitud promedio de PEEP administrado en una prominente serie de casos de niños con LPA/SDRA fue de 5.3±2.6 cmH_2O,[6] lo cual es más bajo que el promedio de 8.1±3.6 cmH_2O de PEEP reportado en adultos.[31]

Nosotros pensamos que el establecer el PEEP mediante prueba de ensayo-error es apropiado, cuando esta prueba proporciona substancialmente mejor oxigenación (y/o mantenimiento del reclutamiento pulmonar) en el contexto de un caso con hipoxemia grave, y sospechamos que en el futuro una mejor capacidad para medir las respuestas de la mecánica pulmonar al ensayo-error con PEEP, identificará a aquellos pacientes que realmente se beneficiarán de recibir PEEPs elevados, a la vez que excluirá a aquellos que pudiesen ser dañados por esta intervención.

Maniobra de Reclutamiento

Una maniobra de reclutamiento (MR) es una inflación única y sostenida de los pulmones, empleando volúmenes y presiones de la vía aérea en exceso de aquellos requeridos para alcanzar un volumen corriente adecuado. El objetivo de tal intervención es la apertura (reclutamiento) de vías aéreas pequeñas y alveólos previamente colapsados por hipoventilación o por el padecimiento mismo. Una vez que el pulmón es reclutado, puede mantenérsele abierto siempre y cuando suficiente PEEP sea aplicado, con el objeto de prevenir el colapso de alveólos y pequeñas vías aéreas inestables. No existe un método estandarizado para llevar a cabo la maniobra y varias técnicas han sido propuestas. En nuestra institución favorecemos aplicar una presión de la vía aérea de 30 a 40 cmH_2O por 40 segundos. Esto lo efectuamos programando la PIP en 40 cmH_2O y manteniendo un período de pausa inspiratoria de la duración requerida o ajustando el ventilador en CPAP. El mismo efecto puede ser conseguido con ventilación manual, favoreciéndose este método cuando se ha efectuado aspiración de la vía aérea. El reclutamiento pulmonar exitoso será indicado por un incremento en la distensibilidad del sistema respiratorio y en la oxigenación. Las MR parecen ser más efectivas cuando se aplican en forma temprana al pulmón enfermo, en particular en pacientes con SDRA secundario (indirecto), que presentan hipoxemia grave y distensibilidad anormal de la pared torácica.[32] La MR es segura, fuera de que en forma transitoria se afecte la hemodinamia o se produzca desaturación de oxígeno. La presión arterial, la frecuencia cardíaca y la SaO_2 deben ser monitorizadas continuamente durante la maniobra, y está contraindicada en pacientes con fuga aérea, como neumotórax o neumoediastino.

Sincronización Paciente-ventilador

La interacción subóptima entre el paciente y el ventilador (disincronía) puede adversamente afectar el confort, el trabajo respiratorio y el intercambio gaseoso del paciente ventilado y, si es pronunciada, puede exacerbar la lesión pulmonar. Aunque la disincronía con el ventilador es un problema común en adultos, su prevalencia en la práctica pediátrica se desconoce. Cuando está en disincronía, el paciente puede manifestar taquipnea, taquicardia, diaforesis y retracciones intercostales o supraesternal. La interacción paciente-ventilador está determinada por el éxito del médico en conciliar el impulso por respirar y la mecánica pulmonar del paciente bajo ventilación mecánica con las limitaciones de diseño del ventilador. La capacidad para modificar la fisiología del pulmón enfermo es limitada. Por tanto, si por alguna razón debe limitarse el empleo de altas dosis de sedantes (con potencial de añadir morbilidad), la sincronía exitosa depende principalmente de la utilización del ventilador por el clínico. Dos buenas revisiones sobre cómo optimizar la interacción del paciente con el ventilador se encuentran disponibles.[33,34]

Dos áreas son de particular importancia. La primera es la capacidad del paciente para iniciar el apoyo desde el ventilador, o sea, cómo el paciente logra "disparar" el ventilador. La segunda, es la capacidad del paciente para señalar que el soporte debe ser terminado, de modo que pueda ocurrir la espiración, o sea, el ciclado del ventilador. Además, el apoyo o soporte ofrecido por el ventilador, debe ser a la medida de las demandas ventilatorias del paciente. La evolución de los ventiladores ha visto el surgimiento de modos de soporte que utilizan las modificaciones en el flujo de gas en el circuito para indicar el estado del ciclo respiratorio en el paciente y, mediante el esfuerzo de éste, determinar el nivel de apoyo ventilatorio que debe ser aplicado durante la inspiración.

Los impedimentos más comunes para la sincronización paciente-ventilador son la falla del esfuerzo inspiratorio del paciente para disparar el soporte de parte del ventilador y el desarrollo del llamado PEEP intrínseco (PEEPi) debido al uso de patrones de ventilación caracterizados por frecuencias respiratorias altas y/o tiempos espiratorios inapropiadamente cortos. El empleo de los cambios en el flujo de gas dentro del circuito para indicar un esfuerzo inspiratorio de parte del paciente (es decir, *disparo por flujo*, *'flow by')* ha reemplazado casi por completo al tradicional *disparo por presión* en la mayoría de los ventiladores.

PEEPi puede ser detectado con la maniobra de oclusión de la vía aérea al final de la espiración (pausa espiratoria en ciertos ventiladores), pero para ello se requiere de pacientes que cooperen o bien que se encuentren bajo relajación muscular. También puede ser detectado mediante análisis de la curva flujo-tiempo, aunque el método más simple es por auscultación sobre la tráquea en busca de sonidos respiratorios que persisten y no se detienen por un corto periodo de tiempo, antes de la siguiente inspiración.

Ventilación con presión positiiva no invasiva

La ventilación con presión positiva no invasiva (VPPNI, o simplemente VNI) se refiere a la entrega al paciente de presión positiva en su vía aérea, a través de un conducto que no sea endotraqueal, como lo son las mascarillas facial o nasal. La intubación endotraqueal prolongada conlleva riesgos significativos y complicaciones que pueden ser minimizados mediante la utilización de VNI.[35] Se ha venido utilizando en forma creciente en adultos como una alternativa a la intubación, en pacientes con enfermedad pulmonar obstructiva crónica (EPOC) o con edema pulmonar cardiogénico. La experiencia en población pediátrica está limitada casi por completo a niños con insuficiencia respiratoria crónica, y aunque los datos son escasos en lo que se refiere a su empleo en situaciones agudas, varias series de casos han demostrado que la VNI puede ser administrada con seguridad en niños con LPA/SDRA, consiguiéndose mejoría de la oxigenación.[36]

La VNI puede aplicarse como un CPAP (siglas en inglés de *continuous positive pressure airway pressure,* presión positiva continua de la vía aérea) o bien mediante la combinación de CPAP con ventilación con presión de soporte (VPS). La aplicación de CPAP ha sido demostrada que incrementa la CRF, mejora la mecánica pulmonar e incrementa la oxigenación arterial en pacientes con LPA.[37] La VNI en la fase temprana de LPA puede revertir el proceso de la enfermedad y prevenir la intubación endotraqueal en pacientes seleccionados. Sin embargo, la utilización de la VNI está limitada por las dificultades en aplicar con efectividad presiones elevadas, en controlar las secreciones de la vía aérea y en evitar el disconfort del paciente cuando se le utiliza por períodos prolongados. En niños, la VNI puede ser proporcionada mediante una mascarilla facial completa (mascarilla nasal-oral) o por mascarilla nasal. En las situaciones agudas, la mascarilla nasal-oral tiene una clara ventaja en evitar las fugas de gas y la disipación de la presión positiva aplicada; sin embargo, puede incrementar el riesgo de dilatación gástrica y bronco-aspiración.

Ventilación con alta frecuencia oscilatoria (VAFO)

En las últimas tres décadas, varios tipos de ventilador de alta frecuencia han sido desarrollados. El modo que fue adoptado por la mayoría de las unidades de terapia intensiva pediátricas, neonatales y de adultos, es la ventilación de alta frecuencia oscilatoria (VAFO). Este singular modo de ventilación es una intervención terapéutica aceptada en enfermedades pulmonares neonatales y pediátricas, y fue hasta fecha más reciente que ha sido introducido en la terapia intensiva del adulto. La VAFO tiene capacidad de proporcionar un intercambio gaseoso efectivo a la vez que evita los ciclos de inflación/deflación característicos de la ventilación convencional. VAFO genera bajos VC (2 a 4 ml/Kg), lo que se acompaña de pequeñas variaciones en la presión de la vía aérea en la vía aérea distal y en los alveólos. Los volúmenes pulmonares (y por ende la oxigenación) se mantienen por la aplicación de una elevada presión media de la vía aérea. La eliminación del CO_2 se logra con un pequeño volumen corriente a frecuencias respiratorias de 150-900 ciclos por minuto (5 a 15 Hz), lo que resulta en grandes volúmenes minuto. Debido a que se evitan tanto la aplicación cíclica de presiones positivas en la vía aérea (barotrauma) como la entrega asociada de un volumen corriente (volutrauma), en teoría la VAFO debe representar un medio óptimo de protección pulmonar.

Los mecanismos propuestos para explicar el intercambio gaseoso durante la VAFO van más allá de la convección y difusión típicos de la ventilación convencional. Dado de que el VC en la VAFO es menor que el espacio muerto anatómico, el flujo convencional de gas no puede ser el único mecanismo de intercambio gaseoso, existiendo diversos mecanismos para ello.[38]

En modelos animales, se ha demostrado que la VAFO proporciona un intercambio gaseoso comparable o superior al de la ventilación convencional pero con menor lesión pulmonar.[39] Sin embargo, sólo un ensayo clínico controlado existe en niños, el cual comparó la ventilación convencional con la VAFO.[40] Dicho estudio demostró una mejoría sostenida en la oxigenación con la alta frecuencia, pero no se encontraron diferencias en duración de la ventilación ni en mortalidad. No existen criterios establecidos para su uso, por lo que diferentes instituciones utilizan diferentes criterios. No obstante, en general se considera el utilizar VAFO cuando la ventilación mecánica convencional no está siendo suficiente para lograr las metas clínicas, o bien lo logra con parámetros muy altos de ventilación, es decir, con PIP alta en el rango de 30-35 cmH_2O, .pese a lo que persiste hipercapnia significativa y/o se requiere una FiO_2 elevada. Se ha utilizado VAFO con éxito en diferentes condiciones clínicas, pero la presencia de fuga aérea (p. ej. Neumotórax, fístula broncopleural, etc.) puede ser una indicación específica para usar VAFO, siempre y cuando la fuga de aire cuente con un buen drenaje. Se recomienda precaución en pacientes con enfermedad pulmonar obstructiva (p. ej. asma), quienes se encuentran en riesgo de sobredistensión pulmonar.

Al momento de comenzar la VAFO, se requiere que el clínico programe los controles del ventilador con los cuales se alcanzarán las adecuadas oxigenación (FiO_2 y presión media de la vía aérea [PMVA]) y ventilación (porcentaje del tiempo inspiratorio, presión de impulso [ΔP] o amplitud, y la frecuencia). El flujo constante de gas a través del circuito (*bias flow*) es establecido de acuerdo con la PMVA requerida. Cuando se comienza el tratamiento con VAFO en un paciente que está siendo transferido de la ventilación convencional, la PMVA del oscilador es programada 5 cmH_2O por arriba de la PMVA que se estaba empleando en el ventilador convencional. Los parámetros de frecuencia y ΔP son determinados por la edad o tamaño del paciente. La frecuencia de oscilación que se utiliza está inversamente relacionada con la edad; siendo 12,9 y 7 Hz adecuados para neonatos, lactantes y adolescentes, respectivamente. Los adolescentes de gran tamaño y los adultos con frecuencia requieren una frecuencia de oscilación de 4 a 5 Hz. La elección inicial de la presión de impulso (amplitud) se establece en un nivel que asegure la vibración adecuada de la pared torácica. En general, 40-50 cmH_2O son adecuados para la mayoría de la población pediátrica. La PMVA debe ser manipulada para alcanzar el reclutamiento del pulmón atelectásico, y por tanto la PMVA inicial debe ser alta, hasta alcanzar cifras satisfactorias de SaO_2 con $FiO_2 < 0.6$. Una vez que esto se logra, la PMVA puede ser descendida de manera gradual, en decrementos de 1 o 2 cmH_2O, asegurándose de que se mantiene una adecuada oxigenación (p. ej. $SaO_2 > 88\%$). El VC entregado y la eliminación de CO_2 están inversamente relacionados con la frecuencia de la oscilación.

El empleo de la VAFO no es sin inconvenientes. Es difícil mantener una humidificación efectiva durante la alta frecuencia, lo cual puede causar el espesamiento de las secreciones de la vía aérea, lo cual puede profundamente afectar la eliminación de CO_2 u ocluir el tubo endotraqueal. Debido a que la tubería que compone el circuito del ventilador es rígido o semi-rígido, es difícil movilizar y posicionar al paciente. Además, algunos clínicos han encontrado que los pacientes bajo VAFO requieren más sedación y relajación muscular en comparación con la ventilación convencional. Uno puede considerar el regresar al paciente a ventilación convencional cuando la PMVA se ha disminuído a 8-12 cmH_2O y el paciente tolera una frecuencia de 15 Hz.

Terminación de la ventilación

Aunque la ventilación mecánica es con frecuencia una intervención que salva la vida, está asociada con morbilidad significativa y debe por tanto ser descontinuada tan pronto como las condiciones clínicas del paciente lo permitan. La terminación prematura de la intubación endotraqueal y de la ventilación mecánica pueden resultar en la reintubación del paciente y en un segundo período de ventilación mecánica, a menudo asociado con deterioro clínico y mayor morbi-mortalidad. No existe una estrategia única establecida para una exitosa terminación de la ventilación mecánica, aunque se ha demostrado que se pueden lograr retiros del ventilador más rápidos y exitosos con la implantación de protocolos de extubación y retiro del ventilador diseñados para ofrecer parámetros clínicos objetivos que se han asociado con extubaciones exitosas y que complementan el juicio clínico.

Aunque no existen mediciones objetivas para asegurar el éxito de la extubación y del término del apoyo ventilatorio, los pacientes deben ser evaluados en forma diaria para determinar si aún requieren de ventilación mecánica. El clínico debe considerar lo siguiente antes de proceder a la extubación y retiro del ventilador: evidencia de que la causa o motivo de la insuficiencia respiratoria está resuelta o controlada, mínimos requirimientos de oxígeno ($FiO_2 < 0.4$) y de presión (PEEP < 6 cm H_2O), ausencia de acidosis/acidemia signiicativas (p. ej. pH > 7.25), estabilidad hemodinámica, buen esfuerzo y capacidad para proteger la vía aérea. Aunque no existen mediciones objetivas que permitan asegurar el éxito de la extubación y terminación del apoyo ventilatorio, los pacientes deben evaluarse diariamente para determinar si la ventilación mecánica es aún requerida. El clínico debe considerar lo siguiente antes de extubar y retirar la ventilación: evidencia de control o mejoría de la causa de la insuficiencia respiratoria, requerimientos menores de oxígeno o PEEP (p. ej. $FiO_2 < 0.4$, PEEP < 6 cmH_2O), ausencia de acidosis/acidemia significativas (p. ej. pH >7.25), estabilidad hemodinámica, buen esfuerzo respiratorio y capacidad para proteger la vía aérea.

Terapias Adyuvantes

La posición prona y la administración de surfactante exógeno y de óxido nítrico, han sido todos utilizados como terapias adyuvantes en pacientes ventilados con LPA/SDRA. A la fecha, ninguna de estas intervenciones ha demostrado su capacidad para mejorar el pronóstico de los pacientes cuando se han empleado como parte del manejo de rutina. La mayoría de los clínicos, claro está, no emplean estos adyuvantes "de rutina" en todos los pacientes.

La posición prona es segura y se ha reportado que produce una mejoría rápida y sostenida de la oxigenación arterial en el 90% de los niños con LPA/SDRA. Esta proporción de respuesta fue superior a lo informado en población adulta. Sin embargo, esta mejoría en la oxigenación no se traduce en reducción ni de los días de ventilación mecánica ni de la mortalidad,[24] lo cual pudo haberse debido a que los niños no presentaban demasiada gravedad y por lo tanto la posibilidad de que falleciesen era muy baja, con o sin ventilación en posición prona. Los autores reservan la posición prona para aquellos pacientes con hipoxemia refractaria persistente, es decir, cuando no es posible lograr una oxigenación aceptable dentro de los parámetros de una estrategia ventilatoria de protección pulmonar. Si no se logra la mejoría de la oxigenación, la posición prona es descontinuada.

En forma similar, se ha demostrado que el óxido nítrico inhalado (iNO), un potente vasodilatador selectivo de vida media corta, tiene un efecto a corto plazo sobre la oxigenación de pacientes seleccionados con LPA/SDRA, pero no tiene un impacto substancial sobre la duración del apoyo ventilatorio ni sobre la mortalidad, cuando se le utiliza en forma rutinaria.[41] Los autores reservan el uso del iNO para pacientes con hipoxemia refractaria con FiO_2 >0.6 y corto-circuitos intrapulmonares significativos, en quienes una prueba terapéutica con iNO demostró mejoría en la oxigenación. En los casos en que se utiliza, nosotros llevamos a cabo una prueba diaria para asegurar que se está utilizando la dosis óptima, ya que se ha demostrado que la dosis-respuesta del iNO puede cambiar (por lo general desciende) durante el curso de la enfermedad.[42]

El papel de la administración de surfactante en el paciente con LPA/SDRA no ha sido establecido. Diversos estudios han sido llevados a cabo tanto en adultos como en niños con resultados contradictorios. Se ha demostrado que el surfactante tiene un mayor efecto en los casos de LPA/SDRA primario, en comparación con el secundario. Un estudio de publicación reciente demostró que el surfactante puede mejorar el pronóstico en un grupo seleccionado de pacientes pediátricos con LPA.[43] El papel definitivo del surfactante en LPA/SDRA requiere de mayor inventigación.

Conclusión

El complejo LPA/SDRA es común y es diferente en niños, en comparación con los adultos. Existen claros mecanismos de hipoxia, cuya comprensión el clínico necesita aplicar cuando maneje la ventilación mecánica y cuando considere el uso de terapias adyuvantes en pacientes individuales con esta enfermedad heterogénea.

Referencias

1. Ware LB. Pathophysiology of acute lung injury and the acute respiratory distress syndrome. Semin Respir Crit Care Med 2006; 27:337-49.
2. Gattinoni L, Mascheroni D, Basilico E, et al. Volume/pressure curve of total respiratory system in paralysed patients: artefacts and correction factors. Intensive Care Med 1987; 13:19-25.
3. Gattinoni L, Pelosi P, Suter PM, et al: Acute respiratory distress syndrome caused by pulmonary and extrapulmonary disease. Different syndromes? Am J Respir Crit Care Med 1998; 158:3-11.
4. Milberg JA, Davis DR, Steinberg KP, Hudson LD. Improved survival of patients with acute respiratory distress syndrome (ARDS): 1983-1993. JAMA 1995; 273:306-9.
5. Jardin F, Fellahi JL, Beauchet A, et al. Improved prognosis of acute respiratory distress syndrome 15 years on. Intensive Care Med 1999; 25:936-41.
6. Flori HR, Glidden DV, Rutherford GW, Matthay MA. Pediatric acute lung injury: prospective evaluation of risk factors associated with mortality. Am J Respir Crit Care Med 2005;171:995-1001.
7. Dreyfuss D, Saumon G. Ventilator-induced lung injury: lessons from experimental studies. Am J Respir Crit Care Med 1998; 157:294-323.

8. Kornecki A, Engelberts D, McNamara P, et al. Vascular remodeling protects against ventilator-induced lung injury in the in vivo rat. Anesthesiology 2008; 108:1047-54.
9. Brochard L: What is a pressure-volume curve? Crit Care 2006; 10:156-8.
10. Maggiore SM, Richard JC, Brochard L. What has been learnt from P/V curves in patients with acute lung injury/acute respiratory distress syndrome. Eur Respir J Suppl 2003;42:22s-6s.
11. Gattinoni L, Caironi P, Valenza F, Carlesso E. The role of CT-scan studies for the diagnosis and therapy of acute respiratory distress syndrome. Clin Chest Med 2006; 27:559-70; abstract vii.
12. Dreyfuss D, Saumon G. Pressure-volume curves: searching for the grail or laying patients with adult respiratory distress syndrome on procrustes' bed? Am J Respir Crit Care Med 2001; 163:2-3.
13. Martin-Lefevre L, Ricard JD, Roupie E, et al. Significance of the changes in the respiratory system pressure-volume curve during acute lung injury in rats. Am J Respir Crit Care Med 2001; 164:627-32.
14. Amato MB, Barbas CS, Medeiros DM, et al. Effect of a protective-ventilation strategy on mortality in the acute respiratory distress syndrome. N Engl J Med 1998; 338:347-354.
15. The Acute Respiratory Distress Syndrome Network. Ventilation with lower tidal volumes as compared with traditional tidal volumes for acute lung injury and the acute respiratory distress syndrome. N Engl J Med 2000; 342:1301-8.
16. Brower RG, Shanholtz CB, Fessler HE, et al. Prospective, randomized, controlled clinical trial comparing traditional versus reduced tidal volume ventilation in acute respiratory distress syndrome patients. Crit Care Med 1999; 27:1492-8.
17. Brochard L, Roudot-Thoraval F, Roupie E, et al. Tidal volume reduction for prevention of ventilator-induced lung injury in acute respiratory distress syndrome. The Multicenter Trial Group on Tidal Volume reduction in ARDS. Am J Respir Crit Care Med 1998;158:1831-8.
18. Kallet RH, Jasmer RM, Pittet JF, et al. Clinical implementation of the ARDS network protocol is associated with reduced hospital mortality compared with historical controls. Crit Care Med 2005; 33:925-9.
19. Petrucci N, Iacovelli W. Lung protective ventilation strategy for the acute respiratory distress syndrome. Cochrane Database Syst Rev 2007:CD003844.
20. Tobin MJ. Advances in mechanical ventilation. N Engl J Med 2001; 344:1986-96.
21. Ricard JD. Are we really reducing tidal volume--and should we? Am J Respir Crit Care Med 2003; 167:1297-8.
22. Tsuno K, Prato P, Kolobow T. Acute lung injury from mechanical ventilation at moderately high airway pressures. J Appl Physiol 1990; 69:956-61.
23. Albuali WH, Singh RN, Fraser DD, et al. Have changes in ventilation practice improved outcome in children with acute lung injury? Pediatr Crit Care Med 2007; 8:324-30.
24. Curley MA, Hibberd PL, Fineman LD, et al. Effect of prone positioning on clinical outcomes in children with acute lung injury: a randomized controlled trial. JAMA 2005;294:229-37.
25. Eichacker PQ, Gerstenberger EP, Banks SM, et al. Meta-analysis of acute lung injury and acute respiratory distress syndrome trials testing low tidal volumes. Am J Respir Crit Care Med 2002; 166:1510-4.
26. Brower RG, Lanken PN, MacIntyre N, et al. Higher versus lower positive end-expiratory pressures in patients with the acute respiratory distress syndrome. N Engl J Med 2004;351:327-36.
27. Villar J, Kacmarek RM, Perez-Mendez L, Aguirre-Jaime A. A high positive end-expiratory pressure, low tidal volume ventilatory strategy improves outcome in persistent 5 acute respiratory distress syndrome: a randomized, controlled trial. Crit Care Med 2006;34:1311-8.

28. Albaiceta GM, Luyando LH, Parra D, et al. Inspiratory vs. expiratory pressure-volume curves to set end-expiratory pressure in acute lung injury. Intensive Care Med 2005;31:1370-8.
29. Hickling KG. Best compliance during a decremental, but not incremental, positive end-expiratory pressure trial is related to open-lung positive end-expiratory pressure: a mathematical model of acute respiratory distress syndrome lungs. Am J Respir Crit Care Med 2001; 163:69-78.
30. Rimensberger PC, Cox PN, Frndova H, Bryan AC. The open lung during small tidal volume ventilation: concepts of recruitment and "optimal" positive end-expiratory pressure. Crit Care Med 1999; 27:1946-52.
31. Young MP, Manning HL, Wilson DL, et al. Ventilation of patients with acute lung injury and acute respiratory distress syndrome: has new evidence changed clinical practice? Crit Care Med 2004; 32:1260-5.
32. Grasso S, Mascia L, Del Turco M, et al. Effects of recruiting maneuvers in patients with acute respiratory distress syndrome ventilated with protective ventilatory strategy. Anesthesiology 2002; 96:795-802.
33. Epstein SK. Optimizing patient-ventilator synchrony. Semin Respir Crit Care Med 2001;22:137-52.
34. Tobin MJ, Jubran A, Laghi F. Patient-ventilator interaction. Am J Respir Crit Care Med 2001; 163:1059-63.
35. Mehta S, Hill NS. Noninvasive ventilation. Am J Respir Crit Care Med 2001; 163:540-77.
36. Essouri S, Chevret L, Durand P, et al. Noninvasive positive pressure ventilation: five years of experience in a pediatric intensive care unit. Pediatr Crit Care Med 2006; 7:329-34.
37. L'Her E, Deye N, Lellouche F, et al. Physiologic effects of noninvasive ventilation during acute lung injury. Am J Respir Crit Care Med 2005; 172:1112-8.
38. Chang HK: Mechanisms of gas transport during ventilation by high-frequency oscillation. J Appl Physiol 1984; 56:553-63.
39. Kolton M, Cattran CB, Kent G, et al. Oxygenation during high-frequency ventilation compared with conventional mechanical ventilation in two models of lung injury. Anesth Analg 1982; 61:323-32.
40. Arnold JH, Hanson JH, Toro-Figuero LO, et al. Prospective, randomized comparison of high-frequency oscillatory ventilation and conventional mechanical ventilation in pediatric respiratory failure. Crit Care Med 1994; 22:1530-9.
41. Adhikari NK, Burns KE, Friedrich JO, et al. Effect of nitric oxide on oxygenation and mortality in acute lung injury: systematic review and meta-analysis. BMJ 2007; 334:779-86.
42. Gerlach H, Keh D, Semmerow A, et al. Dose-response characteristics during long-term inhalation of nitric oxide in patients with severe acute respiratory distress syndrome: a prospective, randomized, controlled study. Am J Respir Crit Care Med 2003; 167:1008-15.
43. Willson DF, Thomas NJ, Markovitz BP, et al. Effect of exogenous surfactant (calfactant) in pediatric acute lung injury: a randomized controlled trial. JAMA 2005; 293:470-6.

Capítulo 18

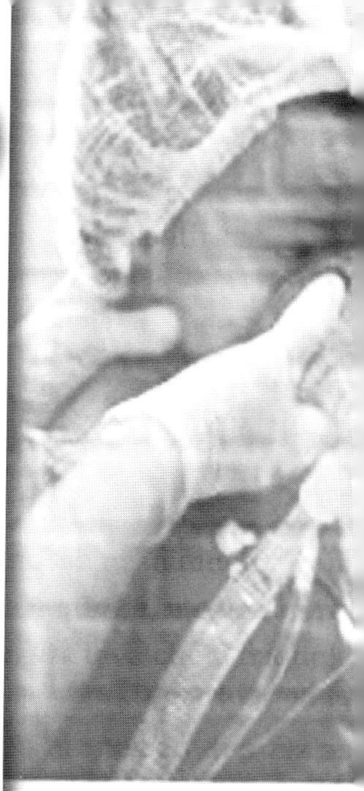

Ventilación Pulmonar Mecánica en las Enfermedades Obstructivas

José Oliva Proença Filho
Paulo Ramos Davi João

Introducción

Existen varias enfermedades que pueden ocasionar un cuadro obstructivo de las vías aéreas. El asma bronquial es la enfermedad pulmonar obstructiva más común y también la enfermedad crónica más frecuente en la infancia. Las otras enfermedades obstructivas pueden ser de origen infeccioso, inflamatorio, congénito y por aspiración. Como ejemplos, podemos citar la bronquiolitis viral aguda, bronquiolitis obliterante, enfisema lobar, fibrosis cística, displasia broncopulmonar, aspiración de meconio o de contenido gástrico.

Fisiopatología

En las enfermedades pulmonares obstructivas la principal alteración que ocurre es un aumento de la resistencia al flujo de aire, principalmente en la espiración y de manera menos intensa, también en la inspiración. Esto conduce a un acumulo de aire dentro de los alvéolos, aumentando así la capacidad residual funcional. Ocurre una captura de aire dentro de los pulmones, ocasionando aumento de la presión espiratoria final positiva (PEEP) intrínseca (Figura 18.1). Dependiendo de la enfermedad de base, la resistencia puede ocurrir debido a la contracción de la musculatura lisa de los bronquios, como en el asma, o por edema de la mucosa bronquial y secreción dentro de la luz de los bronquios, como ocurre en la bronquiolitis, traqueobronquitis, fibrosis cística y en otras enfermedades. En los niños con menos de dos años de edad que poseen un aumento fisiológico de la resistencia de las vías aéreas por causa del calibre menor de sus bronquios, el cuadro clínico es más grave.

Los pulmones están hiperinsuflados, lo que se puede observar en el examen físico y en la radiografía de tórax. Es importante que nos recordemos que esta hiperinsuflación no es homogénea. Existen también áreas que permanecen normales y áreas con atelectasia, por obstrucción total de los bronquios. El tiempo espiratorio es más prolongado debido a la dificultad en exhalar el aire que sale de los pulmones. Esta heterogeneidad fisiopatológica que ocurre en las enfermedades obstructivas es importante cuando vamos a ventilar un paciente para que no le causemos lesiones en las áreas sanas de los pulmones.

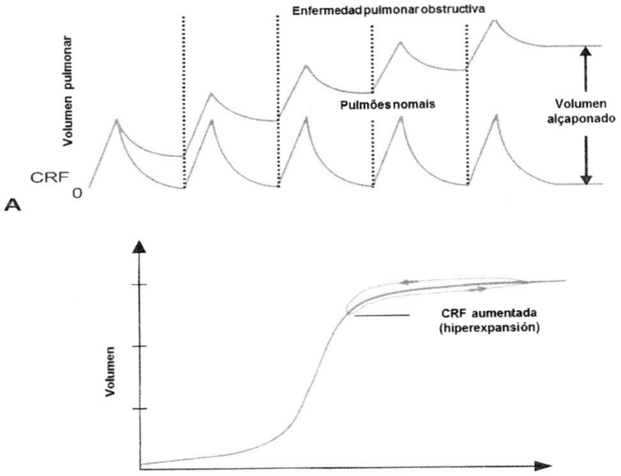

Figura 18.1. Desarrollo de PEEP intrínseco y aumento de la capacidad residual funcional (CRF) en la enfermedad pulmonar obstructiva de la vía aérea inferior

Las alteraciones gasométricas en las enfermedades obstructivas son debidas a alteraciones observadas en la relación ventilación/perfusión (V/Q), incluyendo "shunt" intrapulmonar (atelectasia) y aumento del espacio muerto (aprisionamiento de aire) resultante de la obstrucción de las pequeñas vías aéreas por secreción, edema y constricción bronquial. Las alteraciones gasométricas iniciales son hipoxemia e hipercapnia (debido a taquipnea compensatoria). La atelectasia causa áreas con disminución de la ventilación, pero la perfusión se mantiene adecuada, lo que causa hipoxemia. La obstrucción de la vía aérea final causa hiperdistensión alveolar y aumento del espacio muerto y a pesar de que este aumento altere la relación del volumen corriente (Vd/Vt), la hipocapnia persiste porque el volumen minuto (frecuencia respiratoria x volumen corriente) aumenta. Para compensar este proceso existe aumento del trabajo de los músculos respiratorios (intercostal y diafragmático) que en la evolución del cuadro pueden entrar en fatiga. A partir de este momento, aunque el volumen minuto aumente, no se consigue una compensación y ocurre hipercapnia con acidosis respiratoria. Debido a la hipoxemia ocurre acidosis metabólica láctica. Finalmente la acidosis pasa a ser mixta y se desarrolla la insuficiencia pulmonar franca. (Figura 18.2).

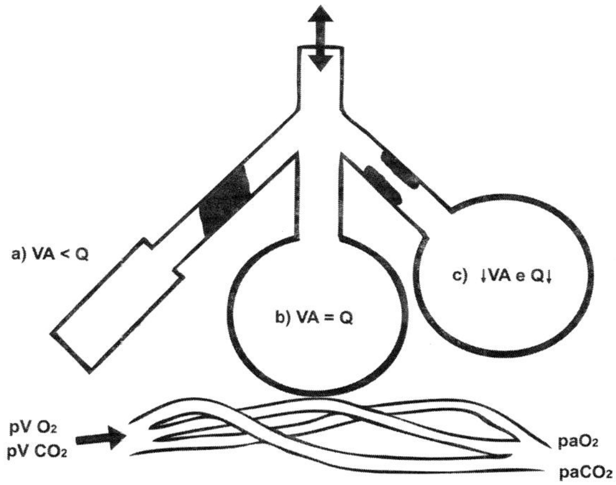

Figura 18.2. Heterogeneidad fisiopatológica en las enfermedades obstructivas. Algunas áreas del pulmón presentan desequilibrio de la relación ventilación/perfusión. VA: ventilación alveolar, Q: perfusión, pvO_2: presión venosa de oxigeno, paO_2: presión arterial de oxigeno, $pvCO_2$: presión venosa de dióxido de carbono y $paCO_2$: presión arterial de dióxido de carbono.

La hiperinsuflación dinámica puede causar graves consecuencias cardiorrespiratorias en las enfermedades obstructivas. Primero grandes volúmenes pulmonares comprimen la vasculatura pulmonar y aumentan la post-carga del ventrículo derecho, que puede comprometer su función. Las fluctuaciones en la presión pleural producen efectos en los vasos intratoráxicos y en el retorno venoso para el atrio derecho. Por la gran presión negativa intratoráxica observada durante la inspiración, la post-carga del ventrículo izquierdo aumenta y la presión sistólica disminuye. Una variación exagerada en la presión sistólica asociada con una variación de la presión intratoráxica durante la inspiración es denominada pulso paradoxal. Cuando la presión sistólica en la inspiración disminuye más que 10 a 15 mmHg, hay disminución importante de la función respiratoria en los niños con enfermedades obstructivas.

El conocimiento de la fisiopatología de las enfermedades pulmonares obstructivas es de fundamental importancia para que se haga una adecuada estrategia ventilatoria cuando sea indicado. A causa del largo tiempo espiratorio y de la gran resistencia, concluimos que: el tiempo inspiratorio y el espiratorio deben ser mayores.

Ventilación Pulmonar Mecánica con Presión Positiva

Ocasionalmente, la obstrucción bronquial no es aliviada con el tratamiento a base de medicamentos convencionales y los pacientes evolucionan para la disfunción respiratoria con desarrollo de hipoxemia e hipercapnia. En estas situaciones que amenazan la vida y que son refractarias a la intervención farmacológica, la indicación de ventilación pulmonar mecánica con presión positiva debe ser evaluada. No existen marcadores claros definidos que indiquen la necesidad de ventilación mecánica y la decisión es usualmente basada en el juzgamiento clínico del aumento de la fatiga muscular. Estudios han demostrado resultados favorables con el uso de ventilación mecánica no invasiva para el tratamiento de la insuficiencia respiratoria aguda, principalmente para evitar la entubación y la ventilación pulmonar mecánica invasiva – que están asociadas con tasas elevadas de morbidez y mortalidad en el paciente con enfermedad pulmonar obstructiva grave.

Ventilación Pulmonar Mecánica No Invasiva (VNI)

El término "ventilación no invasiva" se refiere a varios métodos de soporte respiratorio sin la necesidad del uso de una prótesis dentro de la tráquea. Ventilación no invasiva ha sido usada en el asma y en la bronquilitis con resultados favorables. *Beers y Col* en una revisión retrospectiva de 73 pacientes pediátricos con asma aguda grave, tratados con uso de Bipap, relataron que 77% de estos pacientes mostraron mejora de la frecuencia respiratoria y en 88% fue evidenciado mejora en la saturación de oxigeno y hubo menor necesidad de admisión en unidades de terapia intensiva. (UTI).

Las ventajas principales de la VNI con presión positiva, cuando es comparada con la ventilación pulmonar mecánica invasiva convencional, incluyen: mejora del confort del paciente, disminución de la necesidad de sedación, manutención de las defensas de las vías aéreas y disminución de la necesidad de entubación y ventilación mecánica invasiva. Por tanto, evita las complicaciones relacionadas con la entubación y con la ventilación pulmonar mecánica invasiva. Las limitaciones de su uso en pediátrico, incluyen: necesidad de cooperación y uso de interfaces (mascaras y "prong" nasal) y equipamiento adecuado principalmente para niños menores de cuatro años de edad. Los niños con más de cuatro años de edad, con insuficiencia respiratoria aguda asociada al asma aguda grave, son los que presentan resultados más promisorios con el uso de la VNI. La reducción del trabajo inspiratorio de la respiración espontánea, la prevención de la atelectasia, la mejoría de la limpieza de las secreciones de las vías aéreas y aún, con un medio de ofrecimiento de bronco dilatadores por vía inhalatoria son los beneficios probables del uso de la VMNI con presión positiva en niños asmáticos.

Los mecanismos responsables por los efectos benéficos de la VNI con presión positiva no son totalmente claros. Se sabe que reduce el trabajo respiratorio y facilita el reposo y la recuperación de los músculos respiratorios y del miocardio. La VNI con presión positiva debe ser contra-indicada en pacientes hemodinamicante inestables, con arritmias cardíacas o con alto riesgo de aspiración.

La VNI con presión positiva se ofrece al paciente pediátrico a través de una interface (inicialmente hemos dado preferencia a la máscara facial) y de un aparato que ofrezca ventilaciones mecánicas con presión positiva. Lo ideal es que las ventilaciones con presión positiva sean sincronizadas con el esfuerzo inspiratorio del paciente. La presión de soporte generalmente es el modo más utilizado. Se debe iniciar la VNI con presiones relativamente bajas que deben ser incremetandas gradualmente (2 cmH_2O de cada vez), conforme sea necesario. Este inicio gradual es importante para que los pacientes toleren de forma más fácil la ventilación no invasiva y se sientan más confortables (IPAP de 6 a 8 cmH_2O y EPAP de 2 a 4 cmH_2O, con diferencial mínimo de 2 a 4 cmH_2O). En las enfermedades obstructivas de las vías aéreas inferiores, el IPAP (presión aérea positiva inspiratoria) varia generalmente, conforme la necesidad, de 8 a 25 cmH_2O y el EPAP (presión aérea positiva espiratoria) de 2 a 6 cmH_2O. Usualmente la mejora de la insuficiencia respiratoria, en los pacientes que se benefician de la VNI, ocurre en promedio en dos horas; cuando eso no ocurre, la entubación traqueal y la ventilación mecánica invasiva pueden ser necesarias.

Ventilación Pulmonar Mecánica Invasiva

La entubación y la ventilación pulmonar mecánica invasiva pueden ser necesarias en los pacientes con enfermedad obstructiva de la vía aérea inferior grave que no responden al tratamiento con medicamentos y a la VNI con presión positiva. No existen indicadores claros definidos para recomendar la necesidad de esta intervención y la decisión es generalmente fundamentada en el juicio clínico de un desmejoramiento de la insuficiencia respiratoria. La ventilación pulmonar mecánica invasiva en pacientes con obstrucción de las vías aéreas puede estar asociada con elevadas tasas de morbidez y mortalidad.

Indicaciones

La evaluación clínica es fundamental porque muchos de los pacientes que se presentan con hipercapnia no requieren entubación traqueal y ventilación pulmonar mecánica, entonces, la decisión de entubar no debe ser basada solamente en los cambios gaseosos, debiendo ser fundamentada principalmente en la evaluación clínica.

Indicadores de deterioro incluyen:

Aumento de los niveles de dióxido de carbono (o su normalización en pacientes con hipocapnia previa)

Molestia respiratoria progresiva y señales de fatiga.

Depresión del nivel de consciencia.

Inestabilidad hemodinámica.

Hipoxemia refractaria.

Paro respiratorio o paro cardiorrespiratorio.

Se debe monitorear el deterioro clínico a través del examen físico, saturación de oxigeno y gasometría arterial. El momento exacto para entubación traqueal es primordialmente una decisión clínica. Este procedimiento puede agravar el espasmo bronquial y la ventilación con presión positiva aumenta el riesgo de depresión circulatoria y de barotrauma. La principales complicaciones, inherentes al procedimiento, más frecuentemente observadas son: hipotensión, desaturación de oxigeno, neumotórax, enfisema subcutáneo y parada cardíaca.

Entubación

La entubación de un paciente con enfermedad obstructiva de la vía aérea inferior es un desafío significativo para el médico intensivista. La secuencia rápida de entubación es el método escogido. El niño debe ser pre-oxigenado con oxigeno a 100%, la orofaringe debe ser aspirada para retirar las secreciones y el estomago descomprimido a través de una sonda nasogástrica. Debe también ser pre-medicado con un sedativo y, en seguida, recibir un relajante muscular de acción rápida y duración corta. A cetamina, 1 a 2 mg/kg, IV, por causa de su acción bronco dilatadora, es el agente de inducción preferido en pacientes con asma aguda grave. La succionilcolina, que es un relajante muscular despolarizante, es el preferido, si no existen contraindicaciones, en la dosis de 2 mg/kg si el peso fuera < 20 kg e 1 mg/kg si el peso fuera > 20 kg, a causa de su rápida inicio acción inicial y su corta duración. El rocuronio, en la dosis de 0,6 a 1,2 mg/kg, por su rápida acción inicial (30 a 60 segundos) y ausencia de efectos hemodinámicas, es el relajante muscular preferido en los casos en que la succinilcolina está contraindicada. El vecurónio, en la dosis de 0,08 a 0,1 mg/kg, IV, puede ser usado en lugar del rocurónio, por ser mas barato y no necesitar de refrigeración, a pesar de su mayor duración. Una cánula endotraqueal con mayor diámetro posible o con *"cuff"* es recomendada para minimizar el escape de aire debido al uso probable de altas presiones inspiratorias. La entubación oro traqueal es la más indicada, pues posibilita la introducción de una cánula con mayor diámetro posible. El procedimiento debe ser realizado por un médico con experiencia, ya que es de alto riesgo.

El flujo de aire espiratorio gravemente obstruido en el niño con grave obstrucción de la vía aérea necesita de un tiempo espiratorio extremamente largo. Por tanto después de la entubación se debe tener cuidado de no hiperventilar manualmente, procedimiento común después de muchas entubaciones de emergencia. La disminución de la saturación después de la colocación de la cánula intratraqueal puede ser causada por la disminución del debito cardiaco, debido a la retención de gas y altas presiones generadas en el interior del tórax, en lugar de deberse a una ventilación inadecuada.

La hipotensión acentuada no es poco común que ocurra después del procedimiento de entubación en niños asmáticos y frecuentemente, es el resultado de la hiperinsuflación que causa disminución del retorno venoso para el corazón; además de eso, los sedativos y relajantes musculares pueden intensificar la hipotensión, por causa de sus efectos vasodilatadores y depresores de miocardio. La hipotensión, cuando se presente, debe mejorar con administración de volumen y disminución de la frecuencia respiratoria del aparato de ventilación pulmonar mecánica. La contribución de la hiperinsuflación en la hipotensión puede ser evaluada observándose la respuesta de la presión arterial a una reducción repentina de la frecuencia respiratoria o a un período de apnea.

En algunos pacientes la presión manual sobre la cajá torácica durante la espiración puede ser necesaria para evitarse la hiperinsuflación intensa. Si la hipotensión y/o la hipoxemia no responden rápidamente a la infusión de líquidos y la alteración en los parámetros de la ventilación mecánica, se debe considerar la presencia de un neumotórax hipertensivo.

Estrategia Protectora

El objetivo de la ventilación pulmonar mecánica protectora en las enfermedades obstructivas de la vía aérea inferior es duplo: garantizar un intercambio gaseoso hasta que la obstrucción de la vía aérea sea revertida y minimizar las complicaciones asociadas con soporte o soporte ventilatório. Para escoger de forma correcta las variables de la ventilación pulmonar mecánica se debe tomar en cuenta las alteraciones fisiopatologías que ocurren en el interior del pulmón. Un acentuado aumento en la resistencia de las vías aéreas y en la constante de tiempo son aspectos característicos de la mecánica respiratoria en las enfermedades obstructivas.

La constante de tiempo es el producto de la complacencia estática y de la resistencia de la vía aérea y refleja el tiempo necesario para que ocurra el equilibrio entre las presiones de la vía aérea proximal y del alvéolo. La enfermedad obstructiva de la vía aérea inferior es caracterizada por una constante de tiempo aumentada, por lo tanto es necesario un tiempo tanto inspiratorio como espiratorio, relativamente largo durante la ventilación pulmonar mecánica, para que las presiones de la vía aérea proximal y de los alvéolos se aproximen durante la inspiración y la espiración. El aumento de la constante de tiempo espiratoria es mucho más acentuado en relación a la constante de tiempo inspiratoria, a cusa de la mayor obstrucción al flujo aéreo en la espiración.

Al contrario de los disturbios que comprometen la complacencia estática, con constantantes de tiempo reducidas, tales como el síndrome del desconforto respiratorio agudo, que pueden ser manejadas con frecuencias respiratorias relativamente altas, los disturbios que afectan la resistencia de las vías aéreas, como por ejemplo, el asma, requieren frecuencias bajas para que haya una ventilación adecuada. Tiempo respiratorio insuficiente acarreará disminución en el volumen corriente; por tanto si no hay tiempo suficiente para expirar el aire inspirado, ocurrirá un vaciamiento alveolar incompleto, llamado hiperinsuflación dinámica. La retención de este aire en el pulmón genera una presión positiva al final de la espiración, denominada de auto-PEEP. La complacencia dinámica es grandemente influenciada por las propiedades resistivas del pulmón al flujo de aire. En enfermedades con aumento de la resistencia de la vía aérea, la complacencia dinámica puede ser reducida agudamente con el uso de frecuencias respiratorias elevadas. Las estrategias de ventilación pulmonar mecánica para pacientes con enfermedad obstructiva de la vía aérea inferior deben incluir frecuencias respiratorias relativamente bajas con tiempos espiratorios largos.

La institución de la ventilación con presión positiva en el niño con enfermedad de la vía aérea inferior altera dramáticamente la dinámica cardiocirculatoria y respiratoria. Las presiones en el interior del tórax cambián de predominantemente negativas a positivas, pudiendo acarrear diminución del retorno venoso e hipotensión. La ventilación con presión positiva especialmente si el objetivo es restaurar la normocapnia, puede aumentar la hiperinsuflación dinámica pulmonar, mucho más de la capacidad pulmonar total. Como el grado de hiperinsuflación dinámica se correlaciona directamente con el riesgo de barotrauma e hipotensión, la ventilación pulmonar mecánica puede ser responsable por la mayoría de la morbidez observada, por ejemplo, en el asma aguda grave.

Una vez que la ventilación por presión positiva es instituida, el grado de hiperinsuflación dinámica se correlaciona con el volumen corriente y el tiempo espiratorio generados y el grado de obstrucción al flujo de aire. La tentativa de conseguir llegar a una $PaCO_2$ normal resultará probablemente en una presión de meseta (pico de presión obtenido al final de 0,5 segundos de pausa al final de la inspiración) inaceptablemente alta, aumentando el riesgo de barotrauma e hipotensión. *Darioli y Perret* introdujeron el concepto de hipoventilación controlada para pacientes adultos con asma, usando frecuencias respiratorias y volúmenes corrientes más bajos que el utilizado en la ventilación tradicional y hallaron una disminución dramática en la frecuencia de barotrauma y muerte cuando compararon con controles históricos. Ellos usaron un volumen corriente menor que 8 a 12 ml/kg, con la idea de limitar el pico de presión inspiratoria abajo de 50 cmH_2O. Si este límite era sobrepasado, ellos reducían todavía mas el volumen corriente y permitían el aumento de la $PaCO_2$. No hubo muertos en esta serie a pesar de la hipercapnia y acidosis. Este concepto con el pasar del tiempo ha sido ampliamente aceptado y mejorado el pronóstico de pacientes asmáticos. La hipoventilación controlada (hipercapnia permisiva) también ha sido relatada en niños con asma con buenos resultados.

Modo Ventilatório

La estrategia ideal para el niño con enfermedad obstructiva no se ha establecido todavía. La ventilación controlada por volumen continúa siendo la conducta tradicional, pero la ventilación controlada por presión puede teóricamente ser más ventajosa por permitir una ventilación mas uniforme. En la ventilación controlada por presión, una presión aérea predeterminada es mantenida durante todo el tiempo inspiratorio El volumen corriente ofrecido dependerá de la resistencia de la vía aérea y de la complacencia dinámica.

En la ventilación controlada por volumen, un volumen corriente predeterminado es ofrecido durante la fase inspiratoria. El pico de presión resultante es una variable que depende de la resistencia de la vía aérea y de la complacencia dinámica. El volumen corriente es ofrecido con flujo constante en la ventilación tradicional controlada por volumen, por tanto, las vías aéreas relativamente menos obstruidas, con contantes de tiempo menor, recibirán más volumen durante toda la fase inspiratoria de la ventilación pulmonar mecánica cuando son comparadas con las vías aéras mas obstruidas con constantes de tiempo incrementadas. Esto resultará en una ventilación desigual, un pico de presión inspiratoria más alto y una disminución de la complacencia dinámica.

Ha sido sugerido que los modos controlados por presión son los más adecuados para la ventilación mecánica el el asma y en la bronquiliolitis

En los modos controlados por presión, a causa de una presión de insuflación constante, unidades pulmonares relativamente menos obstruidas con constantes de tiempo más reducidas alcanzan la presión de equilibrio de forma más precoz durante la inspiración cuando son comparadas con las aeras mas obstruidas. Por lo tanto unidades pulmonares con constantes de tiempo más reducidas alcanzan sus volúmenes finales de forma más precoz en la inspiración, en cuanto aquellas con constantes de tiempo mayores continúan recibiendo un volumen adicional en la fase final de la inspiración. Esto acarrea una distribución más homogénea del gas inspirado, ofreciendo un volumen corriente mayor para la misma presión de insuflación y mejoría de la complacencia dinámica en relación a la ventilación controlada por volumen. La desventaja de la ventilación controlada por presión es que la provisión del volumen corriente sufrirá variación dependiendo de la resistencia del sistema respiratorio. Como en las enfermedades obstructivas podemos tener alteraciones potencialmente rápidas en la resistencia de la vía aérea, el volumen corriente recibido por el paciente puede variar dramáticamente para el mismo nivel de presión de insuflación. Por consiguiente, alteraciones frecuentes en el nivel de presión de la ventilación pulmonar mecánica, para acomodar las alteraciones en la resistencia de las vías aéreas, pueden ser necesarias. La ventilación regulada a presión y controlada por volumen (PRVC) puede ser más ventajosa que la ventilación controlada por presión pues garantiza un volumen corriente, regulando la presión de insuflación de acuerdo con las alteraciones de la complacencia dinámica.

Parámetros Ventilatórios Iníciales

Los parámetros ventilaroios iniciales utilizados para ventilar pacientes pediátricos con enfermedad pulmonar obstructiva de la vía aérea inferior todavía son un punto de discordancia en la literatura. Aunque el uso de términos como hipoventilación controlada y picos de presión limitados sean una constante en los artículos de la literatura, sus valores todavía difieren mucho de un autor a otro.

Modo de Ventilación – Con la disminución del énfasis sobre la normalización de los niveles de la $PaCO_2$, la mayoría de los médicos ha preferido las formas de ventilación limitadas por presión como el modo de iniciar ventilación La **presión de soporte (PS), presión controlada (PC) y presión regulada, y PRVC** son los modos de ventilación mas utilizados en los niños.

Volumen corriente- cuando examinamos la literatura, observamos que la mayoría de las veces, existe la orientación de ofrecer un volumen corriente bajo en la ventilación de pacientes con enfermedad pulmonar obstructiva**. La utilización de la hipoventilación controlada actualmente posibilita el uso de volumen corriente baj**o (**5 a 8 ml/kg**), tolerándose niveles mas altos de dióxido de carbono (hipercapnia permisiva), disminuyendo así la ocurrencia de hiperunsuflación y el riesgo de barotrauma.Cuando se utiliza ventilación limitada a volumen, una de las ventajas es la posibilidad de monitorear la presión de meseta la que debe ser mantenida por debajo de 30 cmH_2O.

Presión inspiratoria – Cuando discutimos la presión inspiratoria, sería mejor la utilización de la presión de meseta como parámetro, en lugar de la presión de pico, una vez que esa refleja la presión en las vías aéreas al final de la inspiración bajo la condición de ningún flujo de gas (una medida que estima la presión alveolar), su valor debe ser menor que 30 cmH_2O durante la ventilación pulmonar mecánica para evitar la hiperdistensión alveolar. Sin embargo debido a la dificultad y hasta la imposibilidad de medirse la presión de meseta en pacientes con enfermedad obstructiva en la mayoría de las UTIs pediátricas en el Brasil, nosotros discutiremos los límites de presión de pico más utilizados en literatura.

La mayoría de los artículos define los límites de **presión de pico en torno de 30 a 40 cm H_2O**, como un nivel suficientemente alto para generar el volumen corriente deseado, pero todavía tolerable en términos de riesgo de un barotrauma. *Ashok P SamaiK et al* , en una revisión retrospectiva, utilizaron presiones de pico de 25 a 30 cmH_2O para pacientes pediátricos, de uno a cinco años de edad y valores de 30 a 35 cm H_2O para niños arriba de cinco años de edad. En pacientes en los cuales la obstrucción es más intensa, será difícil alcanzar el volumen corriente recomendado, con esos niveles de presión. Muchos autores continúan realizando la opción de los modos controlados por volumen para ventilar al paciente asmático, en esta situación, se debe monitorear la presión de meseta, y valores menores que 30 cm H_2O son los más deseables.

Frecuencia respiratoria (tiempo inspiratorio y espiratorio) – Existe una aceptación general de frecuencias respiratorias bajas alrededor de 12 a 16 respiraciones/minuto para pacientes con edad menor de cinco años y 10 a 12 respiraciones/minuto en pacientes arriba de cinco años. Una frecuencia respiratoria inicial, alrededor de 12, parecer ser el consenso entre la mayoría de los autores, pudiendo ser alterada para arriba o para abajo, dependiendo de la gravedad del cuadro obstructivo y de la necesidad de tiempo espiratorio mayor o menor para determinar la exhalación completa del aire. Permitirse un tiempo espiratorio adecuado (supra fisiológico de 4 a 9 segundos) es primordial para evitar la retención de gas. La determinación de la frecuencia respiratoria está íntimamente relacionada al grado de obstrucción, pudiendo ser bastante dinámica. Cuanto más grave sea la obstrucción, más prolongado debe ser el tiempo espiratorio y menor la frecuencia respiratoria. Cuando respetamos la relación inspiración - espiración (I:E) recomendada alrededor de 1:3 a 1:4 y trabajamos con tiempo inspiratorio normal para la edad y hasta un poco mayor alrededor de 0,75 a 1,5 segundos de la faja etaria, para ayudar a generar el volumen corriente ideal, ciertamente precisaremos trabajar con frecuencia baja para permitir esa conjunción.

Se puede evaluar si el tiempo espiratorio es adecuado y por consiguiente, ajustar la frecuencia respiratoria del ventilador: auscultándose el final de la sibilancia antes de la próxima inspiración (aunque en pacientes con asma aguda grave, la sibilancia puede durar 10 segundos o mas), por la observación en la fase espiratoria del retorno a la línea de base de la curva flujo-tiempo (Figuras 18.3 e 18.4) o por la aparición de la meseta en forma de onda en la capnografia (figuras 18.5A e B). Cuando la obstrucción al flujo de aire mejora, el trazado de las curvas de flujo –tiempo y de la capnografia tiende a normalizarse, así como, la disminución en las presiones inspiratorias de pico y de meseta indica mejora en la dinámica respiratoria.

Presión espiratoria positiva (PEEP) – Uno de los puntos de mayor discordancia entre los especialistas, en lo que se refiere a la ventilación de pacientes pe-

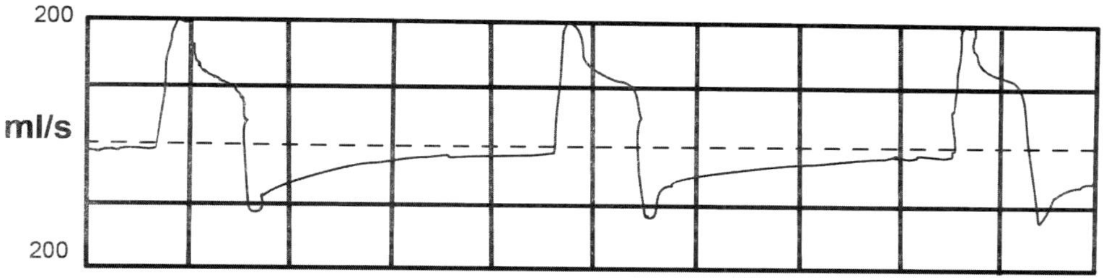

Figura 18.3. Cuando monitoreamos la curva Flujo x Tiempo, podemos ajustar parámetros ventilatorios y, progresivamente, aumentar la frecuencia del ventilador mecánico, en cuanto la curva mantenga una configuración normal con la parte espiratoria de la misma retornando a cero (línea de base).

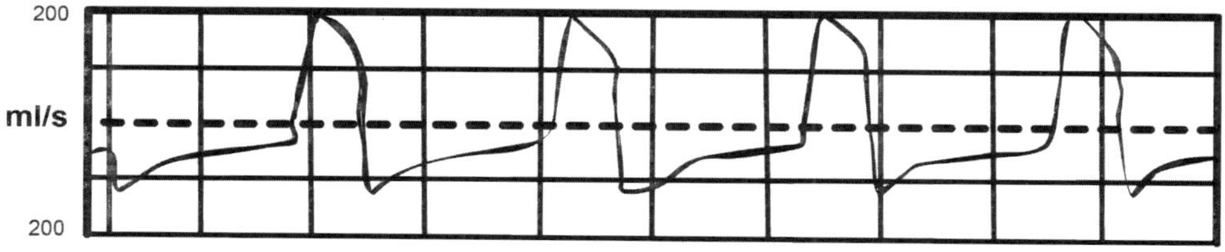

Figura 18.4. La fase espiratoria de la curva Flujo x Tiempo no llega a cero (línea de base) antes de la próxima ventilación pulmonar mecánica, indicando aprisionamiento de aire (auto-PEEP). En este caso, se debe disminuir a la frecuencia respiratoria del aparato de ventilación pulmonar mecánica para permitir la exhalación completa y el retorno a la línea de base de fase espiratoria antes de la próxima ventilación pulmonar mecánica.

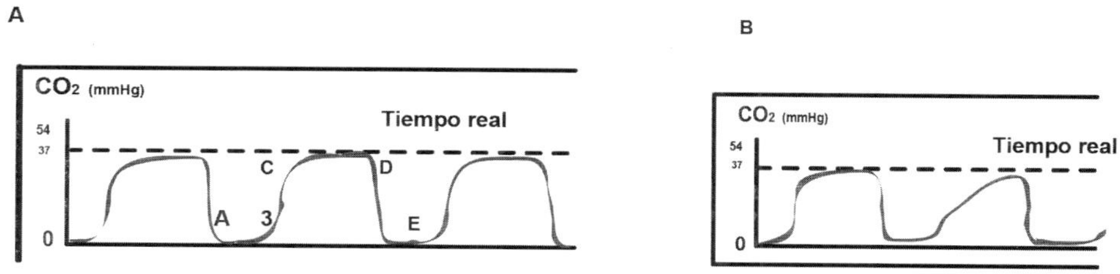

Figura 18.5 A e B. A capnografia, nos pacientes sem alterações ventilatórias, mostra um formato de um quadrado, apresentando um platô durante a expiração (**Figura 5A**). No paciente com doença obstrutiva de via aérea inferior, quando o tempo expiratório não é suficiente para exalar todo o volume corrente, a capnografia mostra um aumento constante do CO_2 expirado não atingindo um platô (**Figura 5B**).

diátricos, es la utilización de PEEP extrínseco. Por tratarse de una patología donde existe una gran resistencia a la exhalación del aire, parece clara la **recomendación de iniciar la ventilación con bajos niveles de PEEP, alrededor de 4 a 5 cmH_2O.** Sin embargo, más recientemente, han surgido en la literatura relatos de utilización de valores de PEEP arriba de lo fisiológico, que paradójicamente están asociados con mejoría de la hiperinsuflación y reducción de la presión media de las vías aéreas. Debido a la gran resistencia presente en las vías aéreas de pacientes con enfermedad pulmonar obstructiva, existe una dificultad en exhalar todo el volumen corriente inspirado. Normalmente, los pacientes necesitan de tiempo espiratorio mayor de dos veces del valor normal para permitir que el flujo de arire pare por completo, durante la espiración. Es de común acuerdo, la realización de medidas que faciliten esa salida de aire de los pulmones, y una de estas medidas es la utilización de PEEP abajo del fisiológico. Paralelamente a ese consenso, está aumentando el número de trabajos mostrando que la administración de PEEP en valores superiores al fisiológico, pero abajo del valor del auto-PEEP, son capaces de mejorar la sincronía del paciente con el ventilador, reducir el esfuerzo respiratorio y la presión del aire.

La mejora de la sincronía del paciente con el aparato de ventilación pulmonar mecánica, se debe al hecho de que para el paciente, disparar un ciclo de presión asistida o de soporte, él tiene que generar una presión negativa en relación al PEEP de base. Cuando el paciente tiene auto-PEEP, el PEEP a l que él está sometido es mayor que el PEEP de base programado, luego él tiene mayor dificultad para generar la presión negativa que dispare la presión de soporte / asistida. Si colocamos el PEEP programado más próximo al PEEP real (auto-PEEP), en torno de 2/3 o 50% a 80% del valor del auto-PEEP, el paciente tendrá que hacer menos esfuerzo para disparar un ciclo soporte/ asistido. Ha sido preconizado utilizar PEEP (50 a 80% del valor do auto-PEEP), apenas en los pacientes en desmame, con respiración espontánea, en uso de los modos SIMV/PS para que haya una mejora de la sincronía del paciente con el respirador.

La mejora del aprisionamiento del aire es más controversial, y teóricamente, viene de la capacidad que un PEEP mayor tendría que mantener la vía aérea terminal abierta por más tiempo durante la espiración, evitando así, la oclusión precoz y el aprisionamiento del aire. El PEEP extrínseco puede prevenir el colapso de la vía aérea, por mantenerla abierta. En este caso, el PEEP extrínseco podría ser más útil para la obstrucción más grave, incluyendo pacientes que no respiran espontáneamente.

Hipercapnia permisiva - Estrategia ventiladora, con reducción del volumen minuto a través de las disminución del volumen corriente, frecuencia respiratoria, y/o presión en el ventilador, permitiendo elevación del dióxido de carbono (CO_2) hasta dos veces más que lo normal ($PACO_2 \geq 90$) está siendo recomendado en pacientes con obstrucción de las vías aéreas inferiores ventilados mecánicamente. Pese a esta acentuada hipercapnia es usualmente bien tolerada por el niño en la ausencia de una presión craniana elevada siempre que el **pH sea > 7,10** y la oxigenación adecuada (**SaO_2 > 90% e $FiO_2 \leq$ 0,6**). La intención de esta estrategia ventiladora es disminuir la hiperinsuflación pulmonar y minimizar el volutrauma y la depresión circulatoria.

Sedación

El niño que está en ventilación mecánica necesita de sedación para evitarse la taquipnea y la falta de sincronía con el aparato de ventilación pulmonar mecánica. La cetamina, un agente anestésico disociativo, es el medicamento elegido en pacientes con enfermedad pulmonar obstructiva de lavia aérea inferior debido a su actividad broncodilatadora, utilizada en *"bolus"* de (2 mg/kg), usualmente seguido de infusión continua de (0,5 a 2 mg/kg/hora), asociada o nó al midazolam (1 a 6 µg/kg/minuto). El fentanil (1 a 2 µg/kg/hora) asociado al midazolam es otro esquema que puede ser usado en niños sin riesgo de hipotensión.

Bloqueadores Neuromusculares

La utilización de bloqueadores neuromusculares debe ser reservada para aquellos pacientes cuya ventilación no puede ser alcanzada con niveles aceptables de presión inspiratoria. La incidencia de complicaciones neurológicas vistas en pacientes asmáticos en uso de ventilación mecánica puede posiblemente ser disminuida, evitándose el uso de bloqueadores musculares. La falta de fuerza muscular grave y prolongada (polineuromiopatia del enfermo grave) ha sido observada en adultos y niños recibiendo ventilación mecánica, corticosteróides y bloqueadores neuromusculares. Aunque los bloqueadores neuromusculares hayan sido fuertemente implicados, la etiología exacta para este disturbio todavía no es conocida. Por eso, es deseable limitar la duración y la profundidad del bloqueo neuromuscular en pacientes con enfermedad pulmonar obstructiva y que estén en uso de corticoides

Descontinuación de la ventilación pulmonar mecánica

La descontinuación de la ventilación pulmonar mecánica invasiva debe ser iniciado luego que el niño presente mejoría del cuadro respiratorio. Esta mejoría puede ser notada a través de datos clínicos como la escucha pulmonar, dados gasométricos o de monitoreo de la mecánica pulmonar. Cuando ocurre mejora del espasmo bronquial y el pico de presión inspiratorio esté < 30 cmH_2O, la sedación debe ser descontinuada y la retirada gradual debe ser hecha, preferencialmente con presión de soporte, debe ser acelerado, con el fin de procederse a la extubaicón del paciente precozmente. Pocos pacientes necesitan de una descontinuación prolongada.

Conclusión

La mayoría de los niños con enfermedad pulmonar obstructiva responde muy bien al tratamiento farmacológico patrón. En el niño que no responde a este esquema terapéutico inicial, se puede intentar evitar la entubación con el uso de la VNI, que está asociada resultados buenos y pocas complicaciones.

La entubación y la ventilación pulmonar mecánica están asociadas con morbidez y mortalidad significativas y deben ser retardadas si es posible. La implementación de principios basados en la fisiopatología de la enfermedad pulmonar obstructiva de la vía aérea inferior, en el manejo de la ventilación mecánica., tiene resultado influencia para disminuir la mortalidad y morbidez.

Referencias

1. Bigham NT,Brilli RJ. Status Asthmaticus in Roger´s Textbook of Pediatric Intensive Care 4th Ed. Nichols DG Editor. Philadelphia 2008:686-96
2. Carvalho WB, Johnston C, Fonseca MC. Bronchiolotis and Pneumonia in Roger´s Textbook of Pediatric Intensive Care 4th Ed. Nichols DG editor. Philadelphia 2008:686-96
3. Kearney SE, Graham DR, Atherton ST. Acute severe asthma treated by mechanical ventilation: A comparison of the changing characteristics over a 17yr period. *Respir Med* 1998; 92: 716-21.
4. Manfreda J, Sears MR, Becklake MR, Chan-yeung M, Dimich-Ward H, Siersted HC, Ernst P, Sweet L, Van-Til L, Bowie DM, et al. Geographic and gender variability in the prevalence of bronchial responsivness in Canada. *CHEST* 2004; 125: 1657-64.
5. Pendergrafit TB, Stanford RH, Beasley R, Stempel DA, Roberts C, Mc Laughling T. Rates and characteristics of intensive care unit admission and intubations among asthma – related hospilatization. *Ann Allergy Asthma Imunol*. 2004; 93: 29-35.
6. Mc Cormick MC, Kass B, Elixhauser A, et al. Annual reports on access to and utilization of health care for children and youth in the United States – 1999. *Pediatrics* 2000; 105: 219-30.
7. Roberts JS, Bratton SL, Brogen TV: Acute severe asthma: Differences in therapies and outcomes among pediatric intensive care units. *Crit Care Med* 2002; 30: 581-5.
8. *Pratical Guide for the diagnosis and management of asthma*. Nº 97 – 4063 – 1997. Bethesda, MD: National Institute of Health. US Department of Health and Human Services.
9. *Pocket Guide for Asthma Management and Prevention in Children*. Global iniciativer for asthma. National Institute of Health, 2003 p. 30. Avaliable on-line at www.ginasthma.com (accessed October 9, 2004)
10. *Centers for Disease Control and Prevention*: Morbidity and Mortality Weekly Reports. MMWR SS (7): 185 – 2006.
11. Lora JS; Stewart LJ. Pediatric Asthma Primary Care: *Clinics in Office Pratice* 2008;35.
12. Ashok P, Kshama M, Kathleen L, Mary W, Sabrina M. Pressure – Controlled ventilation in children with severe status asthmaticus. *Pediatric Crit Care Med 2004;* 5.
13. Stather DR, Stewart TE. Clinical Review: Mechanical ventilaton in severe asthma. *Crit Care* 2005; 9 (6): 581-7.
14. National Heart, Lung and Blood Institute Guideliness for the Diagnosis and Management of Asthma, *Expert Panel Report 2. Publication nº* 97 – 4051. Bethesda: National Institute of Helth; 1997.
15. Montain RD, Sahn S, Clinical features and outcomes in patients with acute asthma presenting hypercapnia. *Am Rev Respir* 1988; 138: 535-9.
16. Mc Fadden ER, Jr. Acute severe asthma. *Am J. Respir Crit Care* Med 2003; 168 (7): 740-59.
17. Marini JJ. Partitioning the work–sparing effects of partial ventilatory support in airflow obstruction. *Crit Care* 2004; 8(2): 101-2.
18. Darioli R, Perret C. Mechanical controlled hypoventilation in status asthmaticus. *Am. Rev Respir Dis* 1984; 129-3: 385-7.
19. Hickling KG; Henderson SJ, Jackson R. Low mortality associated with low volume pressure limited ventilation with permissive hypercapenia in severe adult respiratory distress syndrome. *Intensive Care Med* 1990; 16: 372-7.
20. Bellomo R; Mc Laughlin P; Tai E; et al: Asthma requiring mechanical ventilation: A low morbilidity approach. *CHEST* 1994; 105: 891-6.
21. Williams TJ; Tuxen DV, Scheinkestel CD, et al: Risck factors for morbidity in mechanically ventilated patients with acute severe asthma. *Am. Rev Respir Dis* 1992; 146: 607-15.
22. Malmstrom K; Kaila M; Korhoner K; et al: Mechanichal ventilation in children with severe asthma. *Pediatr Pulmonol* 2001; 31: 405-11.

23. Shugg AW; Kerr S; But WW: Mechanical ventilation of paediatric patients with asthma: Short and long – term outcome. *J. Pediatr Child Health* 1990: 26: 343-6.
24. Cox RG, Barker GA, Bohn DJ: Efficacy, results, and complications of mechanical ventilation in children with status asthmaticus. *Pediatr Pulmonol* 1991; 11: 120-6.
25. Stein R, Canny GJ, Bohn DJ, et al: Severe acute asthma in a pediatric intensive care unit: Six years experience. Pediatrics 1989; 83: 1023-8.
26. Braman SS, Kaemmerlen JT: Intensive care of status asthmaticus: A 10 – year experience. *JAMA* 1990; 264: 366-8.
27. Luksza AR, Smith P, Coakley J, et al: Acute severe asthma treated by mechanical ventilation: 10 years experience from a district general hospital. *Thorax* 1986; 41: 459-63.
28. Higgins B, Greenining AP, Crompton GK: Assisted ventilation in severe acute asthma. *Thorax* 1986; 41: 464-7.
29. Leatherman JW, Fluegel WL, Davies SF, Iber C. Muscle weakness in mechanically ventilated patients with severe asthma. *Am. J Respir Crit Car Med* 1996; 153: 1686-90.
30. Behbehani NA, Al-Mane F, D'Yachkova Y, Pare P, Fitz Gerald JM. Miopathy following mechanical ventilation for acute severe asthma: The Role of muscle relaxants and corticosteroids. *CHEST* 1999; 115: 1627-31.
31. Papiris S, Kotanidou A, Malagari K, Roussos C. Clinical review: Severe asthma. *Crit Care* 2002; 6:30-44.
32. Gentile, MA. The Role of Inhaled Nitric Oxide and Heliox in the Management of Acute Respiratory Failure. *Respir Care Clin of North Am* (2006); 12: 489–500.
33. Conrad SA. Near-fatal pediatric asthma managed with pumpless arteriovenous carbon dioxide removal - *Critical Care Medicine* – Nov-2007;35(11) : 2654-9
34. Abd – Allah SA; Rogers MS; Terry M; Gross M; Perkin RM. Helium-oxygen therapy for pediatric acute severe asthma requiring mechanical ventilation. *Ped Critl Care Medicine* 2003;4(3):353-7.
35. Werner HA. Status Asthmaticus in Children. A Review. *CHEST* 2001; 119(6): 1913-29
36. Cohen NH. Status Asthmaticus. *Critical Care Clinics* 1997; 13(3):459-76.
37. Spanolo SV. Status Asthmaticus and Hospital Management of Asthma. *Immunology and Allergy Clinics of North America* 2001; 21(3): 503-33.
38. Gupta VK. Heliox administration in the pediatric intensive care unit: An evidence-based review. *Pediatric Critical Care Medicine* 2005; 6(2):204-11.
39. Kissoon N, Rimensberg P, Bohn D. Ventilation Strategies and Adjunctive Therapy in Severe Lung Disease. *Pediatr Clin N Am* 2008;55:709-33.
40. Santanilla JI MD, Daniel B, Yeow M-E. Mechanical Ventilation. *Emerg Med Clin N Am* 2008 (26): 849-62.
41. Krishan V, Diette GB, Rand CS, et al. Mortality in patients hospitalized for Asthima exacerbations in United States. *Am. J Respir Crit Care Med* 2006;174 (6): 633-8.
42. Peterson GW, Baier H. Incidence of Pulmonary barotrauma in a Medical ICU. *Crit Care Med* 1983; 146(2):517- 9.
43. Ackeman VL; Eigen H.; Lower airway disease in *Pedriatic Critical Care. Second Edition*, 1998, pp 472-6.
44. Mutlu GM, Factor P, Schwartz DE, et al: Severe status asthimaticus: Management with permissive hypercapnia and inhalation anesthesia. *Crit Care Medical* 2002; 30:477-80.
45. Lopez – Herce J, Gari M, Bustinza A, et al: To the editor: On pressure – controlled ventilation in severe asthma. *Pedriatc Pulmonol* 1996; 21:401-3.
46. Rotta AT, Steinhorn DM. Conventional mechanichal ventilation in pediatrics. *J Pediatr* 2007; 83 (2) 100 – 8.
47. Sabato K, Hanson J. Mechanical Ventilation for Children with Status Asthmaticus. *Resp Care Clin North Am* 2000: 6

48. Jain S, Hanania N, Guntupalli K. Ventilation of Patients with Asthima and Obstructive Lung Disease. *Critical Care Clinics*. 1998: 14.
49. Tuxen DV, Lane S. The Effects of Ventilatory Pattern on hyperinflation airway pressures, and circulation in mechanical ventilation of patients with severe air-flow obstruction. *Am Rev Respir Dis* 1987; 136: 872-9.
50. Nicolai T. The physiological basis of respiratory support. *Paediatr Resp Rev* 2006; 7(2):97-102.
51. Phipps P. The Pulmonary physician in Critical Care. 12: Acute severe asthima in Intensive Care unit. *Thorax* 2003; 58 (1); 81-8.
52. Crain E, Gershel J. Emergency Care of Asthima. *Resp Care of North Am* 2000: 6, Issue 1
53. Caramez MP, Amato M, Borges JB; Tucci MR, et al. Paradoxical responses to positive end-expiratory pressure in patients with airway obstruction during controlled ventilation.*Crit Care Med* 2005; 33:1519-28.
54. Stewart TE, Slutsky AS. Occult, occult auto-PEEP in status asthmaticus. *Crit Care Med* 1996; 24:379-830 Full Text .
55. MacIntyre N, Branson R. Ventilator patient management with pulmonary mechanics monitoring. Irvine, CA: *Bicore Monitoring Systems*, 1993; III-6-III-7.
56. Leatherman JW; Mc Artthur C; Shapiro RS. Effect of prolongation of expiratory time on dynamic hyperinsuflation in mechanically ventilated patients with severe asthma. *Crit Care Med* 2004; 32(7):1542-5.
57. *Mason: Murray & Nadel's Textbook of Respiratory Medicine*, 4th ed. - 2005 - Saunders, An Imprint of Elsevier
58. Taussig: *Pediatric Respiratory Medicine, 2nd ed.* - 2008 - Mosby, An Imprint of Elsevier
59. Rogers: Textbook of Pediatric Intensive Care, 3rd Ed. – 1996- William and Wilkins
60. Hasan RA et al. Pressure-Controlled Ventilation. *Pediatr Crit Care Med* 2004 5(5):501.
61. Marunvanda S;Rotta AT. Mechanical ventilation Strategies in Children .*Pediatric Health* 2008; 2(3): 301-14.
62. Nasser AB; Faisal AL-Mane; D'yachknova Y; Parê P; Fitz Gerald M. Miopathy Following Mechanical Ventilation for Acute Severe Asthma. *Chest* 1999; 115(6): 1627-31.
63. Barbas CS; Pinheiro BV. Ventilação Mecânica na Crise de Asma Aguda.III Consenso Brasileiro de Ventilação Mecânica. *J Bras Pneumol* 33(suplem2): 2007: 106-10.
64. Larrar S, Essouri S, Durand P, et al. The effects of nasal continuous positive airway pressure ventilation in infants with severe acute bronchiolitis. *Arch Pediatr* 2006; 13: 1397-403.
65. Beers SL, Abramo TJ, Bracken A, et al. Bi-level positive airway pressure in the treatment of status asthmaticus in pediatrics. Am J Emerg Med 2007; 25(1):69.
66. Thill PJ, Macguire JK, Baden HP, et al. Noninvasive positive-pressure ventilation in children with low airway obstruction. *Pediatr Crit Care Med* 2004; 5: 337-42.
67. Hilbert G, Gruson D, Vargas F, et al. Noninvasive ventilation in immuno-suppressed patients with pulmonary infiltrates, fever, and acute respiratory failure. *N Engl J Med* 2001; 344: 481-7.
68. Mehta S, Nava S. Mask ventilation and cardiogenic pulmonary edema: "another brick in the wall". *Intensive Care Med* 2005; 31: 757-9.
69. Carvalho WB; Hirschheimer MR; Proença Filho JO; Freddi NA; Troster EJ. *Ventilação Pulmonar Mecânica em Pediatria e Neonatologia - segunda edição.*
70. Desmond B; Kisson NT. *Acute Asthma. Pediatric Crit Care Med*. 2001.
71. Bratton SL; Odetola FO; Mc Collegan J, et al. Regional Variation in ICU Care for Pediatric Patients with Asthma. *Journal of Pediatrics*, 2005.
72. Koh Y. Ventilatory Management in Patients with Chronic Airflow Obstruction. Crit Care Clin 2007; (23) 169-81.
73. Koh Y. Indications for Noninvasive Positive-pressure Ventilation. *Int Anesthesiol Clin* 2005; 43 (4): 109-11.

Capítulo 19

Ventilación Pulmonar Mecánica en el Postoperatorio de Cirugía Cardiaca

Eduardo Mekitarian Filho

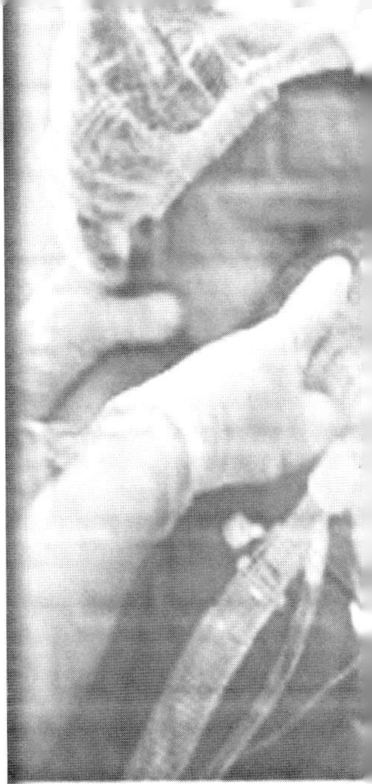

En los últimos años, se observa un aumento creciente de la complejidad de los procedimientos quirúrgicos en las cardiopatías congénitas, bien como en la asistencia multiprofesional al paciente en el periodo postoperatorio. Las complicaciones que estos pacientes pueden presentar en ese periodo son múltiples y graves, por lo tanto deben ser reconocidas y manejadas rápidamente. Entre los aspectos fundamentales para el suceso de la terapia postoperatoria, la ventilación pulmonar mecánica desempeña papel crucial, así como el conocimiento de las técnicas ventilatorias para las diferentes enfermedades. El objetivo de este capítulo es recordar los principios fisiológicos de las interacciones entre corazón y pulmón y describir los métodos ventilatorios preferenciales en los diversos escenarios de las enfermedades cardiológicas.

Interacción Cardiopulmonar

Diversos artículos mostraron y resaltaron en los últimos años la importancia de analizar las interacciones entre los sistemas cardiocirculatorio y pulmonar. Se sabe que ambos están íntimamente relacionados de tal modo que el comprometimiento de uno ocasiona efectos perjudiciales en el otro, como por ejemplo, la disfunción cardiovascular puede comprometer el ofrecimiento de oxígeno a los órganos y causar una disfunción.

El gradiente de presión entre el sistema venoso extra-torácico y el atrio izquierdo, es el que determina el retorno venoso y el debito cardiaco. A medida que la presión en el atrio derecho (PAD) aumenta, debido al aumento del retorno venoso, ocurre un aumento compensatorio de la presión arterial media (PAM), para que el retorno venoso no disminuya (a cada 1 mmHg de aumento de la presión atrial, disminuye 14% el retorno venoso). Este aumento compensador de la PAM se debe a la estimulación adrenérgica de los vasos de capacitancia que sufren vasoconstricción, disminuyendo su complacencia y movilizando así sangre de la circulación periférica para el tórax. Esta respuesta es complementada por la acción de la vasopresina y del sistema renina angiotensina-aldosterona.

Alteraciones de la capacitancia venosa son observadas en la práctica clínica en situaciones frecuentes. El uso de diurético y vasodilatadores, por ejemplo aumentan la capacitancia y disminuyen el retorno venoso. En caso de choque séptico, la paresia y el aumento de la permeabilidad vascular alteran la PAM.

Efectos Fisiológicos de la Respiración Normal

Durante la inspiración, la disminución de la presión intrapleural aumenta la presión transmural para el atrio derecho. En virtud de su complacencia, este se alarga, disminuyendo su presión y aumentando el retorno venoso. Con la contracción del diafragma, la presión intra-abdominal aumenta y esto conduce a una disminución de la capacitancia de los vasos intra-abdominales. Como resultado, ocurre disminución de sus complacencias, aumento de sus presiones y también aumento del gradiente de presión para el retorno venoso por la vena cava inferior.

El gradiente negativo de la presión intra-torácica producido durante la inspiración es transmitido al atrio derecho y a las venas torácicas, proceso limitado hasta el colapso de las venas torácicas durante la inspiración máxima.

Por diversos mecanismos como ser: alteraciones de pH, de tensión alveolar de oxígeno y de volúmenes pulmonares, la respiración afecta la resistencia vascular pulmonar (RVP). Por ejemplo, alcalosis respiratoria o metabólica promueven vasodilatación pulmonar. La hipoxia alveolar causa constricción de las arteriolas pulmonares re-direccionando el flujo sanguíneo para unidades adecuadamente ventiladas, mecanismo este mediado por la inhibición de la producción de óxido nítrico por las células endoteliales pulmonares. Este mecanismo de vasoconstricción pulmonar también es desencadenado durante la espiración, momento en el cual ocurre reducción de los volúmenes pulmonares abajo de la capacidad residual funcional. Siendo así, ocurre como efecto final aumento de la RVP en situaciones de bajos volúmenes pulmonares.

Los extremos de variación en los volúmenes pulmonares y el consecuente aumento de la RVP, además de la post-carga de los ventrículos, afecta el ventrículo derecho en proporción mayor cuando comparado con el izquierdo, por causa de que este tiene paredes más finas y con menor reserva contráctil.

Efectos Fisiológicos de la Ventilación con Presión Positiva

La ventilación con presión positiva (VPP) disminuye la presión intra-torácica transmural, y aumenta la presión del atrio derecho, lo que resulta en gradiente de presión para el retorno venoso. El aumento que ocurre en la PAD resulta del aumento de la presión intra-torácica y de la disminución del volumen del atrio derecho. En esta situación, para que ocurra aumento del retorno venoso, la PAM debe aumentar a valores superiores al aumento de la PAD. Una disfunción ventricular durante la ventilación mecánica puede retardar el desmame en pacientes entubados por falla respiratoria.

Con la aplicación de la VPP ocurre aumento de la presión intersticial. Los efectos finales de la VPP en la RVP dependen de factores como el grado de unidades alveolares reclutadas, el grado de activación del sistema de vasoconstricción pulmonar por hipoxia y la resistencia de vasos extra-alveolares. En individuos sin disfunción sistólica del ventrículo derecho, el débito cardíaco tiende a disminuir progresivamente con la aplicación de niveles crecientes de presión espiratoria final positiva, gracias al aumento progresivo de la circulación pulmonar. Consecuentemente, se observa aumento del volumen diastólico final del ventrículo derecho. Gracias al mecanismo de interdependencia ventricular, la movimentación del septo interventricular izquierdo perjudica que este se llene adecuadamente, causando como efecto final disminución del débito cardiaco como un todo. Este mecanismo puede contribuir todavía más para la disminución del débito cardiaco durante la VPP que la propia reducción del retorno venoso gracias a valores aumentados de la PAD, conforme discutido anteriormente.

Son tres los mecanismos que justifican la interdependencia ventricular y la falencia ventricular izquierda secundaria al corazón derecho: disminución del retorno venoso, reversión del gradiente de presión interventricular con abaulamiento del septo interventricular para el ventrículo izquierdo (y consecuente reducción del volumen cavitário del ventrículo izquierdo con perjuicio de su función) y perjuicio en la asistencia del ventrículo izquierdo para que ocurra eyección del ventrículo derecho cuando el primero tiene disminuida su capacidad de repleción. Este último mecanismo, fisiológico, es el responsable por el llamado pulso paradoxal, que consiste en la reducción de la presión arterial observada durante la inspiración.

Estas alteraciones hemodinámicas producidas por la VPP son objetos de innúmeros estudios recientes que tientan ofrecer respuestas más objetivas a una de las grandes dudas de la medicina intensiva, que es el estado volemico del paciente grave. Las alteraciones en las ondas de pulso arterial son buenos predictores de respuesta a pruebas de volumen; a pesar de no mostrar la información del funcionamiento cardiaco, parecen ser los parámetros más fidedignos con sensibilidad de 89% y especificidad de 88% para variaciones en la presión de pulso, conforme revisión sistemática realizada por Marik y colaboradores.

Cuando la presión intra-torácica es positiva, ocurre reducción de la presión transmural para los vasos arteriales intra-torácicos, disminuyendo su complacencia y volumen y aumentando el direccionamiento del flujo sanguíneo para el compartimiento vascular extra-torácico. El efecto final de este fenómeno es la reducción de la presión sistólica del ventrículo izquierdo, hecho que hace con que el mismo eyecte sangre para un sistema arterial torácico empobrecido.

La VPP produce efectos importantes en la dinámica circulatoria, conforme se puede ver en los ítems abajo:

a) Reducción del consumo miocárdico de oxigeno por disminución del volumen diastólico final del ventrículo izquierdo, los dos mayores determinantes del estrés de la pared ventricular.

b) Disminución del trabajo respiratorio determinando redistribución de flujo para otros órganos y disminución del consumo muscular y cardiaco de oxígeno.

En situaciones convencionales, el diafragma consume menos de 3% del oxígeno circulante y recibe menos de 5% del débito cardiaco. Con el aumento del trabajo respiratorio, este consumo puede llegar hasta 50%.

Ventilación No-Invasiva con Presión Positiva

Existen pocos trabajos que atestan la eficacia de la VNIPP en el período postoperatorio de corrección de cardiopatías. Entretanto, es un modo ventilatorio seguro y puede servir de opción principalmente en casos de atelectasias postoperatorias y de edema agudo pulmonar. En niños con comprometimiento pulmonar grave antes de la cirugía decurrente de la propia cardiopatía, este modo ventilatorio se debe utilizar con cautela, recordando que en este grupo de pacientes los riesgos de falla son mayores.

Ódena y colaboradores estudiaron de manera retrospectiva características clínicas de pacientes sometidos a VNIPP durante el período postoperatorio de cirugías cardíacas. En niños con atelectasias post-extubación la eficacia de la VNIPP fue de 100%; en aquellas con edema agudo pulmonar, 68%; con atelectasias y edema agudo 80%; con parálisis diafragmática 50%. En los casos de niños con síndrome de bajo débito y grave comprometimiento pulmonar previo, no hubo casos de VNIPP bien sucedidas.

Estrategias ventilatorias en el postoperatorio de cirugía cardíaca

Dependiendo del tipo de enfermedad del corazón subyacente y del estado clínico del paciente, principalmente en lo que se refiere al comprometimiento pulmonar previo a la cirugía, podemos lanzar mano de estrategias ventilatorias diferentes para mejorar la función del corazón y con eso, disminuir el daño al paciente, permitiendo una recuperación más rápida.

Algunos ítems, deben ser observados antes de la instalación de la ventilación mecánica.

a) preparo pre-entubación y uso de secuencia rápida de entubación-luego después del uso de sedativos en el preparo para la entubación, particularmente aquellos que tienen efecto inotrópico negativo (como benzodiazepinicos), puede ocurrir reducción del debito cardiaco y colapso cardiovascular, siendo estas alteraciones mas frecuentes en individuos ventilados.

b) Iniciando la ventilación mecánica – cuando altos niveles de PEEP son aplicados, ocurre una reducción importante del retorno venoso conforme descrito anteriormente. La aplicación de un modo ventilatório que permita al paciente iniciar el ciclo respiratorio puede reducir la presión intra-torácica y, así, contribuir para un efecto cardiopulmonar menor.

Manejo Ventilatorio en Pacientes en Postoperatorio de Cirugía Cardíaca

La ventilación pulmonar mecánica puede inducir lesión pulmonar de diversas maneras. El uso de altas presiones, asociada a las lesiones bioquímicas inducidas por la circulación extracorpórea, están entre los desencadenantes principales, conforme se puede observar en la figura 19.1 abajo.

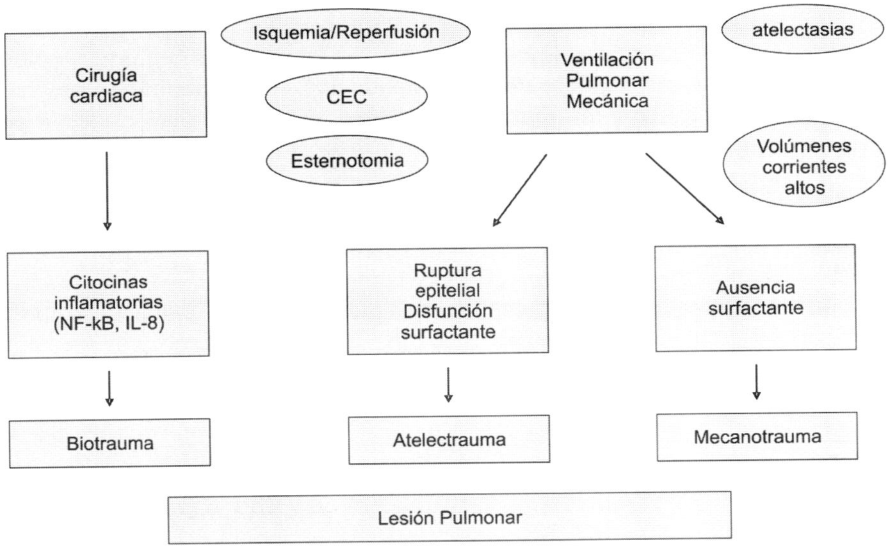

Figura 19.1. Mecanismos de lesión pulmonar después de la cirugía cardíaca (adaptado de Miranda DR et al. *J Cardiothorac Vasc Anesth* 2007;21:279-84). Leyenda: CEC – circulación extracorpórea; NF-kB – factor de necrosis tumoral kappa-beta; IL-8 – interleucina 8).

En recién-nacidos y lactantes jóvenes portadores de enfermedades cardíacas, las alteraciones de la presión intra-torácica pueden afectar directamente el desempeño ventricular por los siguientes motivos:

- Inmaturidad y baja complacencia miocárdica
- Necesidad frecuente de incisiones miocárdicas y reparos intra-cardiacos
- Necesidad de utilización de prótesis intracardiacas con alteración de la arquitectura cardíaca normal, lo que puede originar edema miocárdico

En seguida serán descritas técnicas ventilatorias en diferentes enfermedades congénitas, con objetivo de mejorar la performance miocárdica e y reducir la tasa de complicaciones.

Cardiopatías Dependientes del Canal Arterial

En las cardiopatías congénitas fuertemente dependientes del canal arterial (ejemplos – síndrome del ventrículo izquierdo hipoplásico, estenosis aórtica grave, coarctação de la aorta pre-ductal) se debe evitar reducción importante de la resistencia vascular pulmonar, manteniendo la circulación pulmonar con alto régimen de presión. Para eso, se puede tolerar leve acidosis respiratoria y bajas fracciones inspiradas de oxigeno (entre 0,21 e 0,30).

Cardiopatías con Shunt Izquierdo-derecho

En este grupo de enfermedades, están incluidos los defectos de septo (comunicación interatrial e interventricular, defecto total del septo atrio ventricular). La alta resistencia vascular pulmonar característica del período neonatal protege el lecho vascular pulmonar del flujo excesivo; siendo así, existen neonatos con grandes defectos de septo que son asintomáticos durante determinado período. Después de cuatro a seis semanas, la reducción importante de esta resistencia puede aumentar el flujo pulmonar y resultar en señales de insuficiencia cardíaca congestiva. De este modo, se debe evitar el excesivo flujo pulmonar, evitándose la hiperventilación y la administración excesiva de oxigeno. Acidosis respiratoria leve y saturaciones de pulso en torno de 90% son bien toleradas en la mayoría de los pacientes.

De otra manera, en pacientes con enfermedades caracterizadas por hipo flujo pulmonar, deben ser empleadas altas concentraciones de oxigeno y de frecuencias respiratorias, bien como disminución de la presión media de las vías aéreas.

Pacientes Post-circulación Extracorpórea

La utilización de sistemas de circulación extracorpórea (CEC) resulta en una reacción inflamatoria sistémica generalizada, caracterizada por la activación de neutrófilos, endotelio, plaquetas, complemento y cascada de coagulación; ocurriendo de esta forma una lesión endotelial difusa con aumento de la permeabilidad vascular y diversos grados de lesión pulmonar y miocárdica. Aunque no siempre es clínicamente aparente, el edema alveolar, intersticial y e de la pared torácica, puede reducir la complacencia pulmonar, necesitándose de mayores presiones intratorácicas y PEEP para liberar adecuados volúmenes corrientes. Estas estrategias ventilatorias deben ser aplicadas con cuidado porque una inestabilidad cardiovascular puede ser fácilmente precipitada en el post-CEC inmediato y *bolus* de fluido compensatorios pueden ser poco tolerados en pacientes con función miocárdica limítrofe y con alta resistencia vascular pulmonar.

Pacientes Post-cirugía de Fontan

Desde su introducción, la cirugía de Fontan y sus variantes han sido ampliamente utilizadas para una variedad de cardiopatías complejas, que tienen en común una cámara subpulmonar inadecuada del punto de vista funcional. Se trata de la construcción quirúrgica de una conexión atrio-pulmonar o, en las variantes, cavopulmonar. Los pacientes con este tipo de circulación presentan una fisiología cardiopulmonar única: en la ausencia de un flujo pulmonar oriundo del VD, el mayor determinante del débito cardíaco será el fenómeno diastólico pasivo, que es muy sensible a mudanzas de la presión intra-torácica. Como la presión pleural se torna mas negativa durante la inspiración espontánea, la estrategia ventilatoria para estos pacientes debería ser lo más conservadora posible, con tiempos inspiratorios cortos, baja presión inspiratoria, PEEP mínimo y extubación precoces siempre que sea posible. Pacientes con circulación tipo Fontan son típicamente resistentes a las maniobras convencionales para mejorar el DC. Ventilación con presión negativa puede ser una opción en este tipo de paciente, cuando están termodinámicamente inestables y, debido a su condición de bajo debito, no pueden ser extubados precozmente. La ventilación con presión negativa conduce a un aumento leve del DC cuando comparada con la VPP en niños saludables y a un aumento un poco mayor luego después de la cirugía con CEC.

Hipertensión Pulmonar

La hipertensión pulmonar, muchas veces grave y de difícil manejo, es una condición clínica importante que puede tanto estar presente en el periodo pre-operatorio como ser secundaria al procedimiento quirúrgico. Algunas situaciones son de mayor predisposición para su ocurrencia, como comunicaciones interventriculares amplias, defecto total del septo atrio ventricular, canales arteriales amplios, *truncus arteriosus*, transposición de los grandes vasos de la base y drenaje anormal total de venas pulmonares.

Varios estímulos pueden causar aumento súbito de la RVP con consecuente disminución de la tensión alveolar de oxigeno y, con eso, alto riesgo para hipoxemia grave y parada cardiorrespiratoria (PCR). Entre estos, están incluidos la agitación, aspiraciones frecuentes, dolor, hipotermia, acidosis, hipoxemia y hipercapnea. La RVP alta disminuye la saturación venosa de oxigeno, conduciendo a vasoconstricción pulmonar hipóxica y aumento del shunt derecho-izquierdo, con hipoxemia y hipercapnea; estos últimos eventos pueden llevar a una PCR si es que no son manejados a tiempo.

De este modo, deben ser fuertemente encorajadas las siguientes conductas en el manejo de la hipertensión pulmonar:

Investigación anatómica amplia, con detallada descripción de la enfermedad cardiaca subyacente, bien como de detalles anatómicos vasculares, con el fin de obtener planeamiento quirúrgico adicional adecuado.

Sedación, analgesia y bloqueo neuromuscular – en pacientes de difícil sedación, la agitación puede ser extremamente deletérea y llevar a crisis de hipoxemia de difícil reversión.

Hiperventilación e alcalosis respiratoria moderadas, bien como altas fracciones inspiradas de oxigeno, con el fin de reducir la resistencia vascular pulmonar

Soporte inotrópico y hematocrito adecuados, con el objetivo de optimizar el contenido arterial de oxigeno y su distribución a los tejidos.

Destete de la Ventilación Pulmonar Mecánica en el Postoperatorio

Para iniciar el proceso de desmame de forma segura, se deben obtener los siguientes parámetros: $FiO_2 < 0,6$; frecuencia respiratoria < 30 mpm, PEEP menor o igual a 6 cmH_2O, presión de suporte entre 10 a 15 cmH_2O para un volumen corriente entre 4 a 6 mL/kg.

Varios mecanismos cardiovasculares pueden estar comprometidos en la falla de extubación, a saber:

Disfunción sistólica – debido a isquemia miocárdica, insuficiencia valvar o acidemia

Disfunción diastólica – debido a isquemia miocárdica o a poco tiempo para que se llene el ventrículo (como ocurre durante taquicardia intensa)

Aumento de la pre-carga – por disminución del retorno venoso secundario al aumento de presión intra-torácica y vasoconstricción (por acción de catecolaminas)

Sobrecarga de fluidos

Discinesia de septo – por dilatación del ventrículo derecho secundaria al aumento de la pre-carga del mismo y aumento de la post-carga por la hipertensión pulmonar.

Aumento de la post-carga – por aumento de la presión arterial sistémica secundaria a la acción de catecolaminas y por reducción de la presión intra-torácica.

Suominen y colaboradores estudiaron complicaciones post-extubación en 83 niños en el periodo postoperatorio de cirugía cardiaca, siendo las mas frecuentes la obstrucción inspiratoria y espiratoria 922%), hipoxemia (13%) y tos prolongada (8%).

La falla en la extubación traqueal normalmente resulta de una combinación entre factores respiratorios y cardiovasculares, debiendo ser llevado en cuenta, además de los factores cardiacos arriba mencionados, la presencia de disfunción diafragmática, flaqueza muscular y apnea de la prematuridad, entro otros factores de riesgo.

Conclusiones

Pacientes en período postoperatorio de cirugía cardíaca pueden tener su cuadro drásticamente afectado se fuesen ventilados de manera inadecuada. Para que esto no ocurra, es fundamental un conocimiento apropiado de la dinámica e interacción entre corazón y pulmón y las particularidades de cada cardiopatía congénita especifica.

Referencias

1. Miranda DR, Gommers D, Papadakos PJ et al. Mechanical ventilation affects pulmonary inflammation in cardiac surgery patients: the role of the open-lung concept. *J Cardiothorac Vasc Anesth* 2007;21:279-84.
2. Fernandes VR, Carvalho WB. Alterações cardiocirculatórias. In: Carvalho WB, Hirschheimer MR, Proença Filho JO, Troster EJ. Ventilação Pulmonar Mecânica em Pediatria e Neonatologia. 2ª ed. São Paulo, Atheneu, 2005, p. 109-14.
3. Suominen PK, Tuominen NA, Salminen JT et al. The air-leak test is not a good predictor of postextubation adverse events in children undergoing cardiac surgery. *J Cardiothorac Vasc Anesth* 2007;21:197-202.
4. Wratney AT, Cheifetz IM. Extubation criteria in infants and children. *Respir Care Clin N Am* 2006;12:359-69.

5. Ódena MP, Marimbaldo IP, Matute SS et al. Aplicación de ventilación no invasiva en pacientes postoperados cardíacos. Estudo retrospectivo. *An Pediatr (Barc)* 2009;71:13-9.
6. Chin K, Takahashi K, Ohmori K et al. Noninvasive ventilation for pediatric patients under 1 year of age after cardiac surgery. *J Thorac Cardiovasc Surg* 2007;134:260-1.
7. Pinsky MR. The effects of mechanical ventilation on the cardiovascular system. *Crit Care Clin* 1990;6(3):663-78.
8. Shekerdemian L, Bohn D. Cardiovascular effects of mechanical ventilation. *Arch Dis Child* 1999;80(5):475-80.
9. Shekerdemian LS, Bush A, Lincoln C, Shore DF, Petros AJ, Redington AN. Cardiopulmonary interaction in healthy children and children after simple cardiac surgery: the effects of positive and negative pressure ventilation. *Heart* 1997;78(6): 578- 93.
10. Venus B, Cohen LE, Smith, RA Hemodynamics and intrathoracic pressure transmission during controlled mechanical ventilation and positive end-expiratory pressure in normal and low compliant lungs. *Crit Care Med* 1988;16(7): 686-90.
11. Kiiski R, Takala J, Kari A, Milic-Emili J. Effect of tidal volume on gas exchange and oxygen transport in the adult respiratory distress syndrome. *Am Rev Respir Dis* 1992;146:1131-5.
12. Shekerdemian L, Bush A, Redington A. Cardiopulmonary interactions after Fontan operations. *Circulation* 1999;13:100(2):211-2.
13. Bronicki RA, Anas NG. Cardiopulmonary interaction. *Pediatr Crit Care Med* 2009;10:313-22.
14. Marik PE, Cavallazzi R, Vasu T et al. Dynamic changes in arterial waveform derived variables and fluid responsiveness in mechanically ventilated patients: a systematic review of the literature. *Crit Care Med* 2009;37:2642-7.

Capítulo 20

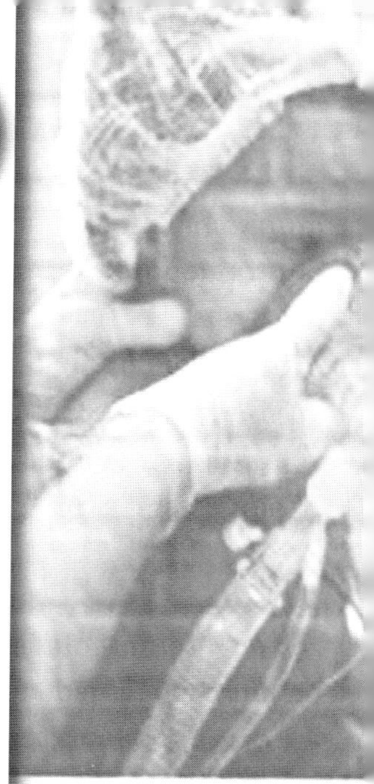

Ventilación Pulmonar Mecánica en la Enfermedad Neuromuscular y Deformidades de la Pared Torácica

Nelson Horigoshi
Mario Roberto Hirschheimer
Norberto Antonio Freddi

Introducción

La medicina intensiva pediátrica surgió, en gran parte, por la necesidad de desarrollar un soporte ventilatorio para pacientes con enfermedades neuromusculares (ENM), particularmente poliomielitis. Los avances en los cuidados respiratorios y en la ventilación mecánica, tal como la conocemos hoy, disminuyo drásticamente la mortalidad en pacientes con ENM. En los últimos años, la aplicación de los conceptos de cuidados críticos y la accesibilidad a unidades de terapia intensiva (UTI) han mejorado la morbidez de estos pacientes.[1]

Todo médico que cuida de pacientes con ENM debe estar familiarizado con las alteraciones fisiopatológicas asociadas a estas enfermedades (Tabla 20.1).

Cuadro Clínico

Pacientes con debilidad muscular respiratoria tienen un patrón restrictivo en los testes de función pulmonar, basados en índices de volúmenes pulmonares estáticos y dinámicos. La capacidad vital (CV), capacidad pulmonar total, capacidad residual funcional tienden a ser menores

Tabla 20.1. ENM que ocurren en unidades de cuidados intensivos	
Enfermedades neuromusculares primarias	Enfermedades neuromusculares secundarias
Musculares	
Miopatias congénitas Miopatias mitocondriales Miopatias inflamatorias Distrofias musculares Distrofia muscular de Duchenne Alteraciones canaliculares Alteraciones de las uniones neuromusculares Miastenia gravis Síndrome de Lambert-Eaton Síndromes miastenicas congénitas Alteraciones de nervios, raíces, plexos y autonómicas Síndrome de Guillain-Barré Miopatias hereditarias: Duchenne, distrofia miotonica, glicogenosis tipos III (Pompe), V (McArdle), VII, X e XI, miopatias mitocondriales, parálisis periódica Polineuropatías inflamatorias crónicas desmielinizantes Porfiria Disautonomia primaria	Miopatias agudas necrotizantes Para-neoplásica Sarcoidosis Disturbios tóxicos con rabdomiólisis y sepsis Miopatia séptica o por corticoides Hipertermia maligna Alteraciones de las uniones neuromusculares Botulismo Mordedura de animales venenosos (cobras, arañas, escorpiones, etc.) Enfermedades metabólicas (disturbios hidro-electrolíticos, diabetes, uremia, hepática, por corticosteroides)
Cuerno anterior de la medula espinal	
Enfermedades de la neurona motora Enfermedades desmielinizantes Atrofia muscular espinal y síndrome de Werdnig-Hoffman (forma mas grave da amiotrofia espinal) Polineuropatías agudas y poliomielitis Enfermedad desmielinizante de la medula espinal	Enfermedades afectando nervios, raíces nerviosas y plexos y también el sistema nervoso autononomico Polineuropatías inflamatorias crónicas desmielinizantes Para-neoplásica Neuropatías vasculares Por toxinas, trauma, compresión, infarto o infección (mielitis transversa)

que el valor previsto, en cuanto que el volumen residual y la relación entre el volumen espiratorio forzado en un segundo y la capacidad vital forzada (VEF_1/CVF) son normales. La capacidad de difusión en pacientes con ENM esta preservada, lo que ayuda a distinguirlos de los pacientes con disturbios restrictivos relacionados a enfermedades del parénquima pulmonar.

Es esperada una significativa perdida de la fuerza muscular como principal causa de la reducción de la CV, basada en la curva presión/volumen normal del sistema respiratorio. Sin embargo, la CV frecuentemente esta disminuida debido a la concomitante reducción de la conformación del aparato de ventilación pulmonar mecánica (VPM).

Esta reducción de la complacencia estática del pulmón, en torno de 30%, t que mejora con la inspiración profunda, se debe al aumento de la tensión superficial alveolar como resultado de la respiración con volúmenes pulmonares bajos. El mecanismo exacto es desconocido, pero probablemente es multifactorial. La pared torácica y la elasticidad del pulmón son alteradas. Bajo estiramiento del tejido elástico, debido a la disminución crónica del volumen corriente, y colapso alveolar están envueltos en este proceso. Atelectasia y microatelectasia tienen su papel en la patogénesis, sin evidencias de un colapso total o parcial. Además de eso, la tomografía computadorizada de tórax no muestra una asociación entre microatelectasia y complacencia pulmonar disminuida en pacientes con ENM generalizada o tetraplegia traumática. Aunque el uso diario de ventilación con presión positiva intermitente (IPPV) sea un método eficaz para mejoría de la complacencia pulmonar y para prevenir la formación de atelectasias, una verdadera relación de causa y efecto todavía no ha sido establecida.

La fuerza muscular puede ser indirectamente mediada por (Tabla 20.2):

- Presión inspiratoria máxima (PIM), que refleja la fuerza muscular inspiratoria y del diafragma;
- Presión espiratoria máxima (PEM), que mide la fuerza muscular espiratoria;
- Capacidad vital forzada (CVF).

El monitoreo de estos parámetros ayuda a identificar pacientes con insuficiencia respiratoria eminente. En adultos, la incapacidad de toser y depurar secreciones ocurre cuando la PEM es inferior a 40 cmH_2O y la CVF es inferior a 30 mL/Kg, en cuanto que, en la insuficiencia ventilatoria, la PIM es inferior a 20 cmH_2O y la CVF inferior a 10 mL/Kg. La PIM se correlaciona con fatiga diafragmática y tiene el mayor volumen predictivo para iniciar la retirada de la VPM. Otros parámetros de la función diafragmática están disminuidos en la fase aguda y de recuperación de la ENM primaria, como síndrome de Guillain-Barré y miastenia gravis. Aunque esas variables mejoren durante la recuperación, ellas continúan anormalmente bajas por mucho tiempo.

Tabla 20.2. Variables de la fisiología respiratoria útiles en el tratamiento de la ventilación de pacientes adultos con ENM

Variable	Valor Normal	Considere ventilación no invasiva	Considere entubación y ventilación asistida	Considere descontinuación de la ventilación
Capacidad vital forzada	50 a 70 ml/kg	25 a 30 ml/kg	10 a 15 ml/Kg	> 15 ml/Kg.
Presión inspiratória máxima	> 60 cm H_2O	30 a 40 cm H_2O	< 20 cm H_2O	> 25 cm H_2O
Presión espiratoria máxima	> 100 cm H_2O	< 50 cm H_2O	< 40 cm H_2O	> 40 cm H_2O

Anormalidades en el patrón de la respiración torácico-abdominal incluyen la disminución de la contribución de los compartimientos torácico-abdominales para el volumen corriente, debido a movimientos paradójicos de la caja torácica en relación a los abdominales. La atrofia muscular espinal (AME), una enfermedad de la neurona motora, envuelve principalmente la parálisis de los músculos intercostales evitando la afección del diafragma, en cuanto que en las miopatias el diafragma esta parcialmente paralizado, y los músculos intercostales no son afectados. Así, en las miopatias los músculos intercostales contribuyen principalmente para el movimiento de la caja torácica durante la inspiración, conduciendo al movimiento paradójico con asincronía entre el movimiento torácico y el abdominal. Por otro lado, la enfermedad de la neurona motora, comprometiendo los músculos intercostales dificulta la expansión de la caja torácica durante la inspiración, llevando a menor contribución del tórax para la CV cuando comparado con las miopatias. Esos patrones anormales de respiración mejoran con la institución de la IPPV, particularmente en enfermos con AME, y reaparecen después de su interrupción. Observar un patrón paradójico torácico-abdominal, que es más acentuado en la posición supina, o medir la CVF en supino y sentado debe alertar el examinador para la disfunción diafragmática.

Otros hallazgos en pacientes con ENM, incluyen la incapacidad de eliminar secreciones y la ausencia de suspiros y bostezos. Los dos últimos son importantes para distribuir uniformemente el surfactante, y por tanto prevenir el colapso alveolar. Además de eso, el aumento de las cargas resistivas y elásticas de los músculos respiratorios en las ENM conduce a un aumento del trabajo respiratorio. Ese último no puede ser realizado adecuadamente por el aparato de VPM debilitado, causando fatiga y, en secuencia, insuficiencia respiratoria. En ENM con comprometimiento muscular por afección del bulbo cerebral, la detección de anormalidades en testes de función pulmonar, particularmente el contorno anormal de la curva (*loop*) flujo/volumen, puede aparecer antes de cualquier evidencia clínica de debilidad muscular. Eso puede significar el comprometimiento de la musculatura de las vías aéreas superiores y sugieren un riesgo aumentando para complicaciones respiratorias relacionadas a ellas. Se debe considerar, todavía, que en pacientes con ENM frecuentemente hay respuestas disminuidas al dióxido de carbono, a la hipoxia, en grados variables. Esta es responsable por la mayor incidencia de disturbios del sueño.

Un resumen de comprometimiento de la función respiratoria y mecánica en pacientes NMD está descrito en la Tabla 20.3.

Tabla 20.3. Alteraciones respiratorias en las ENM
Alteraciones fisiológicas
↓ complacencia de la pared torácica
↓ volúmenes pulmonares estático y dinámico
↓ suspiros e bostezos
↓ capacidad de depurar secreciones
↓ estiramiento muscular abajo de 30% del valor predicho causando hipercapnia
Consecuencias clínicas
• Atelectasias y microatelectasias
• Neumonía por aspiración
• Dificultad para descontinuar la ventilación mecánica
• Alteración del patrón respiratorio tóracico-abdominal
• Apnea obstructiva del sueño
• Híper-soñolencia

Enfoque en los Disturbios Neuromusculares

Debilidad de la musculatura respiratoria en pacientes con ENM los torna mas vulnerables al comprometimiento respiratorio que puede evolucionar para insuficiencia. Aquellos con participación del bulbo cerebral tienen mayor riesgo para obstrucción de las vías aéreas superiores, en cuanto que aquellos con debilidad muscular generalizada son más propensos a desarrollar atelectasias y colapso del pulmón debido a la incapacidad de proteger las vías aéreas superiores por medio de tos y suspiros. Ellos requieren una pronta institución de fisioterapia respiratoria y aspiración de las narinas y traqueal. Una vez hecha la evaluación clínica, la capacidad para mantener la ventilación adecuada debe ser determinada y acompañada de cerca. Parámetros del patrón respiratorio, incluyendo CVF y PIM, son baratos y de fácil ejecución y son hechos al lado de la cama del paciente además de esto se correlacionan bien con los disturbios respiratorios descritos anteriormente.

Evaluación y conducta frente a otras anormalidades sistémicas son primordiales para disminución de la morbidez y mortalidad en pacientes con ENM. Por ejemplo, desequilibrio hídrico y de electrolitos puede provocar debilidad muscular y traer consecuencias devastadoras en los pacientes con enfermedad muscular primaria o de la unión neuromuscular. Infecciones locales o sistémicas pueden causar neuropatías, necrosis muscular y debilidad. Enfermedades concomitantes como embolia pulmonar, disfunción de la tireoide, necrosis muscular. Disfunción renal e hipovolemia pueden precipitar una descompensación aguda. En los disturbios que afectan el sistema nervioso autónomo, el monitoreo del corazón y de la hemodinámica debe ser instituido luego que se inicie cualquier señal de disfunción o inestabilidad, pues las fluctuaciones de la presión arterial y las arritmias pueden ser fatales. Profilaxia contra úlceras gastrointestinales de estrese, reflujo gastroesofágico y enfermedad tromboembólica venosa debe ser introducida al comienzo de la enfermedad en todos los pacientes con estado grave. El soporte nutricional, de preferencia enteral, debe ser iniciado lo más pronto posible para prevenir la caquexia y su consecuente debilidad muscular secundaria. Además de eso, se debe evitar el uso de medicamentos conocidos como inductores de miopatias

Enfoque de las alteraciones ventilatorias en las ENM Agudas

La insuficiencia respiratoria en las ENM es la indicación principal para que el paciente sea admitido en la UTI. Trastornos con un inicio agudo pueden tener un curso imprevisible. Muchos pacientes que parecen estables pueden evolucionar para insuficiencia respiratoria en pocas horas y pacientes que reciben alta precoz de la UTI son readmitidos con insuficiencia ventilatoria con mucha frecuencia. El objetivo principal es prevenir, detectar y controlar la insuficiencia respiratoria por medio de acompañamiento de índices respiratorios simples, instituyendo soporte ventilatorio electivo orientado por la clínica. Se debe decidir cuando admitir un paciente en la UTI, cuando establecer una vía aérea artificial, cuando instituir VPM y cuando comenzar la retirada gradual y descontinuar el soporte ventilatorio.

La manutención de la permeabilidad de las vías aéreas es la tarea inicial más importante en cualquier escenario clínico. La sospecha de comprometimiento de las vías aéreas superiores debe ocurrir si hubiera exceso de salivación, dificultad de tragar secreciones orales, uso de musculatura accesoria o estridor. En casos menos graves, mudanzas sutiles en la curva (loop), flujo volumen durante la espirometría puede sugerir comprometimiento de las vías aéreas. Así, una vía aérea artificial debe ser establecida, independiente de la existencia de anormalidades en el intercambio gaseoso, con cualquier señal de comprometimiento de las vías aéreas superiores.

Pacientes con DMD aguda o crónica que presentan enfermedad de las vías aéreas superiores, mismo sin presentar una insuficiencia ventilatoria obvia, necesitan de medidas frecuentes y repetidas de los parámetros respiratorios (CVF, PIM e PEM) para orientar el tratamiento. El primer paso es evitar comprometer todavía más la función pulmonar e iniciar inmediatamente la fisioterapia respiratoria, acompañada de aspiración nasal y traqueal y RPPI. El control de la enfermedad de base, cuando posible, es imperativo, iniciando inmediatamente la terapéutica para detener el proceso de esta enfermedad, así como tratar el deterioro de la función respiratoria. Igualmente importante es la corrección agresiva de otros parámetros que pueden comprometer la función neuromuscular, como el desequilibrio hídrico y de electrolitos, fiebre e infección. Medicamentos con cualquier efecto potencialmente tóxico sobre los nervios, músculos y uniones neuromusculares deben ser revisados. Mantener los pacientes parcialmente sentados (en un ángulo de 30 grados) puede ayudar a optimizar la posición del diafragma y, por tanto, su función.

Existen varios criterios sugeridos para admisión en la UTI:

• Señales clínicamente amenazadores como el comprometimiento del bulbo cerebral, estridor, uso de musculatura accesoria, patrón respiratorio paradójico, diaforesis e inestabilidad autonómica.;

• Síntomas de insuficiencia respiratoria aguda o debilidad de músculos proximales;

• Reducción de medidas fisiológicas, como las de la Tabla 20.2.

La indicación de entubación traqueal debe ser precoz, principalmente en pacientes con aumento de secreción traqueal, lo que puede evitar la formación de atelectasias, neumonía o ambos.

La VPM en pacientes con una (distrofia muscular de Duchenne) ENM aguda debe ser iniciada antes del desarrollo de insuficiencia respiratoria con hipercapnia, que es una manifestación tardía de debilidad de los músculos respiratorios.

El modo ideal de ventilación es el que ofrece presión y volumen suficiente para impedir y revertir el colapso alveolar y permite que el paciente utilice sus músculos respiratorios sin fatiga, con el mínimo trabajo respiratorio.

No hay estudios controlados comparando los resultados de los diferentes modos de VPM en este ajuste. Así, el modo de VPM utilizado depende principalmente de la preferencia del médico, de su experiencia y de la disponibilidad de equipamientos. La técnica mas común es el uso de la ventilación asistida-controlada, en la cual el aparato de VPM ofrece una presión positiva con volumen corriente y con frecuencia respiratoria anteriormente establecida. Si un esfuerzo inspiratorio voluntario es detectado por el aparato de VPM, el debe ofrecer una ventilación semejante, auxiliando el paciente en su esfuerzo. Ventilación mandatoria intermitente sincronizada en combinación con presión de soporte también es frecuentemente utilizada. En este modo, el aparato de VPM ofrece un volumen corriente anteriormente definido, permitiendo que el paciente respire espontáneamente entre los ciclos del aparato. Si la presión de soporte es adicionada, la presión de las vías aéreas sube para un nivel determinado anteriormente auxiliando el esfuerzo espontáneo del paciente. El volumen corriente de 8 a 10 mL/Kg/inspiración, y la frecuencia respiratoria son ajustados para corresponder a las necesidades de la ventilación minuto del paciente. Suspiros y pausas pueden ser adicionados, juntamente con la presión espiratoria final positiva (PEEP) entre 5 y 15 cm H_2O, para ayudar a revertir atelectasias y mantener el pico de presión de las vías aéreas y de meseta normales.

La descontinuación gradual comienza así que la fuerza muscular y las comorbidades y los desequilibrios fisiológicos hayan sido controlados. Si el paciente esta despierto lo suficiente para proteger sus vías aéreas, con necesidad de $FiO_2 < 45\%$ y tiene una buena capacidad vital forzada, la retirada gradual puede ser iniciada (ver Tabla 20.2). Varios métodos de descontinuación de la VPM han sido utilizados, como por ejemplo el uso diario de presión positiva continua en las vías aéreas (CPAP) con presión de soporte, evaluando cuidadosamente señales de insuficiencia, como taquicardia, taquipnea, agitación y sudoresis. Inicialmente, el reposo nocturno en ventilación asistida es mantenido. Si el paciente tolera bien el CPAP con presión de soporte mínimo (< 5 cm H_2O), con CVF, PIM, PEM e intercambios gaseosos adecuados, la descontinuación de la ventilación puede ser continuada. Antes de retirar el tubo traqueal es conveniente mantener al paciente en ventilación espontánea con un tubo en T. Los pacientes con ENM que no consiguen ser retirados con suceso de la VPM en siete a 10 días, probablemente van a necesitar de apoyo ventilatorio prolongado y de traqueotomía. Las ventajas de la traqueotomía incluyen el acceso fácil para aspirar secreciones, disminución del espacio muerto, reducción de la lesión laríngeo traqueal y, en cierta medida, el conforto del paciente.

Enfoque de las Alteraciones Ventilatorias en Las ENM Crónicas

Insuficiencia respiratoria crónica es una ocurrencia común en pacientes con ENM avanzadas, como la DMD o esclerose lateral amiotrófica (ELA). Cuando estos disturbios son irreversibles, los pacientes van a necesitar de VPM prolongada. Con los avances de las técnicas no invasivas de ventilación asistida, muchos enfermos crónicos están sobreviviendo más, con mejoría de la calidad de vida. En los Estados Unidos, casi todos los pacientes con DMD y 50% de aquellos con poliomielitis y ELA son crónicamente ventilados mecánicamente. La mayoría de esos pacientes pueden ser asistidos en su domicilio, inicialmente solo con ventilación nocturna invasiva. Con el evolucionar de la enfermedad, la depuración de secreciones se va tornando mas difícil y la necesidad de soporte ventilatorio se torna cada vez mas prolongada hasta se tornar continua para poder mantener la vida.

El uso de la ventilación no invasiva es tan antiguo como la epidemia de poliomielitis. Todo comenzó con los aparatos de VPM con presión negativa, utilizando el pulmón de acero, que mas tarde evolucionó para dispositivos de desplazamiento abdominal, como el neumobelt, y la cama que se balanceaba. Esta última usa la gravedad para desplazar las vísceras abdominales, alterando el ángulo de la cama entre

10 y 30 grados varias veces por minuto para ayudar en la movilidad diafragmática en pacientes con tetraplegia y parálisis diafragmática bilateral. El Neumobelt® es un dispositivo colocado en el abdomen con inflación y deflación automáticas y cíclicas ofrecidas por una fuente de presión positiva, lo que también ayuda en el movimiento del diafragma. Ventilación con presión positiva negativa usando un escudo (dispositivo que envuelve todo el cuerpo) puede ser aceptable en algunos pacientes que no tengan tolerancia a la mascara usada en la ventilación por presión positiva. Sin embargo, esta es contraindicada en pacientes con debilidad muscular de origen central debido a la predisposición potencial para obstrucción de las vías aéreas superiores.

Ventilación no invasiva ha sido el modo mas escogido para pacientes con ENM debido a su eficacia, portabilidad y facilidad de uso. Puede ser limitado a volumen o a presión y aplicada a través de una mascara nasal, facial o oral bien adaptada (sin escapes). Las desventajas principales son: pobre tolerancia, escape de aire debajo de las órbitas, congestión nasal, laceraciones en la piel en los locales de fijación de la mascara y sinusitis. El cuadro clínico determina cual método debe ser escogido, entre ventilación asistida limitada a volumen o a presión. Los pacientes en tratamiento domiciliar ambulatorial con complacencia pulmonar relativamente estable y que necesitan de soporte ventilatorio nocturno tienden a beneficiarse de los dispositivos limitados a presión. Aparatos de VPM con presión positiva de las vías aéreas en dos niveles (BiPAP) son los más utilizados. Pacientes con enfermedades progresivas y complacencia pulmonar inestable tienden a beneficiarse más con aparatos de VPM limitados a volumen. En los pacientes con debilidad muscular de las vías aéreas superiores, el uso de presión positiva continua, en las vías aéreas (CPAP) ayuda a evitar el colapso de las vías aéreas superiores, conduciendo a una disminución de eventos como la apnea obstructiva del sueño. Los dispositivos de CPAP también aumentan la capacidad residual funcional del paciente disminuyendo así la incidencia de atelectasias.

Estimulación diafragmática ha sido revisada con creciente interés y pesquisas sobres sus aplicaciones en pacientes con lesión medular y con ENM están siendo realizadas. Obstáculos para su utilización incluyen la disponibilidad de atendimiento en caso de avería y la necesidad de entrenamiento del paciente, su familia y los que cuidan del paciente, caso esto ocurra.

Ejercicios de fortalecimiento muscular inspiratorio y de la musculatura de las vías aéreas superiores son un pilar de tratamiento. Aunque solo producen un beneficio mínimo, la necesidad de soporte ventilatorio puede ser postergada. Tratamiento para eliminación de condiciones que empeoren la condición respiratoria, como corrección de deformidades esqueléticas torácicas, también pueden ayudar a aumentar los volúmenes pulmonares. Finalmente sobreviene la necesidad de soporte ventilatorio. Lo más común es comenzar con horas de ventilación no invasiva nocturna, lo que mejora la calidad de vida en pacientes con ENM progresiva. Conforme la enfermedad avance es necesario aumentar la duración del tiempo necesario de ventilación asistida.

En este punto, la discusión con el paciente y su familia a respecto de los objetivos a largo plazo y de la traqueotomía electiva es aconsejable. Escoger el modo continuo de ventilación asistida y la traqueotomía generalmente es hecho de forma individual. Existen varios factores éticos y económicos que pueden facilitar la tomada de decisiones. En este escenario, la traqueotomía con VPM continua es trabajosa y debe ser discutida con la familia del paciente, considerando sus valores morales, sociales, culturales y religiosos, utilizando siempre en estas discusiones el equipo multiprofesional. El concepto de la *madurez del menor* postula que algunos menores de edad son capaces de entender la naturaleza y las consecuencias del tratamiento ofrecido. En este caso, el debe participar de la tomada de decisiones. Es importante que el paciente y su familia estén envueltos en todas las etapas de decisiones relativas a los cuidados en general. Discutir objetivos inmediatos y de largo plazo, teniendo en cuenta la naturaleza progresiva e irreversible de la enfermedad y su impacto sobre el paciente y la calidad de vida tanto de él como de su familia, es de suma importancia. El suceso del atendimiento depende de la empatía entre el equipo constituido por profesionales de salud (médicos, enfermeros, sicólogos, fisioterapeutas y asistentes sociales) y el conjunto constituido por el paciente y su familia. Hacer coincidir expectativas es uno de los objetivos de este proceso y, para tanto, el intercambio de informaciones entre las partes envueltas es fundamental. Prestar asistencia domiciliar adecuada puede tornarse difícil para la familia y los cuidadores. La necesidad de cuidado institucional, hospitalario o en *home care*, por ejemplo, puede ser necesario e instalaciones con profesionales de salud familiarizados y bien entrenados en el cuidado de los pacientes con ENM deben ser considerados[2].

El análisis de ensayos randomizados controlados realizados hasta agosto de 2007 permite concluir que la VPM alivia los síntomas relacionados a la hipoventilación crónica y prolonga la sobrevida, sin embargo, la calidad de los estudios todavía son un problema y los beneficios a largo plazo deben ser confirmados por otros ensayos complementares.

Los estudios hasta entonces realizados no permiten concluir si hay mejoría en los siguientes parámetros: internación no planeada, inversión de la hipercapnia diurna, mejoría de la función pulmonar y de los disturbios respiratorios del sueño.

Hubo una considerable y significativa heterogeneidad entre los ensayos posiblemente relacionada a las diferencias entre las poblaciones estudiadas. La mayoría de los efectos secundarios no fue evaluada en los que fueron elegibles y hasta entonces realizados. Datos de dos ensayos sugieren que no hay cualquier evidencia de diferencia cuando se usa aparatos de VPM ciclados a volumen o a presión y no hay datos que comparen los resultados entre la VPM no invasiva e invasiva, así como cuando se usa aparatos de VPM con presión positiva intermitente y con presión negativa.

Cuanto al uso de la VPM exclusivamente nocturna, esta contribuye para una sobrevida mas prolongada en los portadores de enfermedad de la neurona motora, pero ensayos clínicos randomizados son necesarios para confirmar sus efectos benéficos en la calidad de vida a largo plazo, morbidez y mortalidad y poder evaluar su relación costo-beneficio en enfermedades neuromusculares y de la pared torácica, así como para comparar los diferentes tipos e modos de VPM[3].

La ventilación no invasiva mejoro significativamente la sobrevida y la calidad de vida de los portadores de esclerosis lateral amiotrófica en el subgrupo con disfunción bulbar pobre, así como la mejoría de los síntomas de apnea del sueño[4].

Pruebas para evaluar la disfunción muscular respiratoria deben ser rotineramente realizadas, incluyendo evaluación de la fuerza muscular respiratoria, bien como de los disturbios respiratorios del sueño. Depuración de la vía aérea adecuada y corrección de la ventilación perjudicada por la disminución de la fuerza muscular son los principales componentes del tratamiento de los disturbios respiratorios de este grupo de pacientes, con énfasis especial en la limpieza de las vías aéreas superiores. El inicio precoz de la asistencia ventilatoria resulta en una esperanza mayor de vida[5].

Hipoventilación del sueño es una consecuencia inevitable en las enfermedades neuromusculares, generalmente precediendo la insuficiencia respiratoria diurna. Es deseable que se haga una programación adecuada de polisonografia para indicar la introducción de la ventilación no invasiva durante el sueño. Hukins e Hillman sugirieron, en 2000, parámetros de función pulmonar diurna asociada con hipoventilación del sueño en pacientes con DMD, escogiendo una comparación prospectiva de la función respiratoria de vigilia con los resultados de la polisonografia, con el paciente respirando aire ambiental. Correlacionaron el volumen espiratorio forzado (FEV), la $PaCO_2$ y el base excess con la oxigenación durante el sueño (proporción del tiempo de sueño total con una $SatO_2 < 90\%$). FEV < 40% del valor previsto fue un indicador sensible pero no especifico de hipoventilación durante el sueño; $PaCO_2 > 45$ mmHg fue igualmente sensible y especifico, en cuanto el base-excess > 4 mmol/L fue muy específico, pero poco sensible. Después de la introducción de la ventilación no invasiva durante el sueño, hubo una reducción significativa de la $PaCO_2$ de vigilia, a pesar de un declínio en el VEF[6]. De esa forma concluyeron que:

• en pacientes con DMD, la gasometría arterial debe ser realizada una vez que el FEV haya caído abajo de 40% del valor previsto;

• la polisonografia debe ser considerada cuando la $PaCO_2$ fuera > 45 mmHg, particularmente si el base excess fuera > 4 mmol/L;

• La disminución de la $PaCO_2$ de vigilia después de la ventilación no invasiva ministrada durante el sueño implica hipoventilación durante el sueño en la patogénesis de la insuficiencia respiratoria y el drive respiratorio dañado es un posible mecanismo de la insuficiencia respiratoria, a medida que no impide que haya continuo deterioro de la función respiratoria muscular

Envolvimiento de los músculos respiratorios es una característica casi constante de las enfermedades neuromusculares, conduciendo a insuficiencia respiratoria. Un acompañamiento cuidadoso adaptado a la evolución natural de cada enfermedad es por tanto obligatorio. Como primer paso, una evaluación clínica sistemática es esencial para detectar los síntomas y señales sutiles relacionados a la falla de los músculos respiratorios. Dispnea y ortopnéa muchas veces, son hallados tardíos en la mayoría de los pacientes con deficiencia funcional grave debido a debilidad muscular. Eventos respiratorios nocturnos (como síndrome de la apnea obstructiva del sueño y hipoventilación) son fuertemente sugeridos por soñolencia diurna excesiva y dolor de cabeza matinal frecuente. Evaluación física es esencial para detectar el reclutamiento de la musculatura accesoria, respiración abdominal supina paradójica y comprometimiento de las vías aéreas superiores o inferiores. La CV es la más clásica prueba de función pulmonar. La principal limitación de la espirometría es su baja sensibilidad para detectar una debilidad moderada de la musculatura inspiratoria. La CV supina puede mejorar la detección de envolvimiento diafragmático. Pico de flujo espiratorio durante la tos (PFE-tos) ofrece una evaluación global de la eficiencia de la tos-valores sugieren mala depuración de las secreciones en las vías aéreas. La gasometría arterial es realizada en casos de señales clínicos de deterioro significativo de la función pulmonar, o desaturaciónes durante el sueño. Hipercapnia esta francamente relacionada a los resultados de la función pulmonar en pacientes con comprometimiento bulbar cerebral. La evaluación específica de la fuerza muscular respiratoria es obligatoria, una vez que estos testes son altamente sensibles y tienen valor pronostico. Posibles discrepancias (particularmente en enfermos con disfunción bulbar) entre la PIM y presión inspiratoria nasal (SNIP) justifican ejecutar ambas medidas y escoger la más alta. La PEM abajo de 45 cmH_2O puede indicar un comprometimiento de la eficiencia de la tos, pero la correlación con PFE-tos puede ser pobre. La oximetria nocturna es útil para detectar la apnea del sueño y la hipoventilación. Criterios que definen desaturaciones significativas subsisten, pero son controversiales. Sospecha de síndrome de apnea nocturna obstructiva del sueño, por razones clínicas o de oximetria debe siempre ser confirmada por una polisonografia convencional[7].

Referencias

1. Zaidat OO, Suarez JI, Hejal RB. Chapter 21 – Critical and Respiratory Care in Neuromuscular Diseases. In: Katirji B, Kaminski HJ., Preston DC., Ruff RL., Shapiro BE. (Eds): Neuromuscular Disorders in Clinical Practice, 1st ed. Elsevier Health Sciences. ISBN-13: 9780750671699. Acesso por meio de: http://www.mdconsult.com/book/player/book.do?method=display&type=bookPage&decorator=header&eid=4-u1.0-B0-7506-7169-6..50025-8&uniq=173512260&isbn=0-7506-7169-6&sid=922677484#lpState=open&lpTab=contentsTab&content=4-u1.0-B0-7506-7169-6..50025-8--cesec1%3Bfrom%3Dcontent%3Bisbn%3D0-7506-7169-6%3Btype%3DbookPage, em 25/11/09.
2. Barbosa SMM, Hirschheimer MR. Cuidados paliativos à criança e ao adolescente. In: Constantino CF, Barros JCR, Hirschheimer MR (Eds). Cuidando de crianças e adolescentes sob o olhar da ética e da Bioética. São Paulo, Atheneu 2009;113-9.
3. Annane D, Orlikowski D, Chevret S, Chevrolet JC, Raphaël JC. Nocturnal mechanical ventilation for chronic hypoventilation in patients with neuromuscular and chest wall disorders. *Cochrane Database of Systematic Reviews* 2007, Issue 4. Art. No.: CD001941. DOI: 10.1002/14651858.CD001941.pub2.
4. Radunovic A, Annane D, Jewitt K, Mustfa N. Mechanical ventilation for amyotrophic lateral sclerosis/motor neuron disease. *Cochrane Database of Systematic Reviews* 2009, Issue 4. Art. No.: CD004427. DOI: 10.1002/14651858.CD004427.pub2.
5. Kalra M, Amin RS. Pulmonary management of the patient with muscular dystrophy. Pediatr Ann. 2005;34(7):539-45.
6. Hukins CA, Hillman DR. Daytime predictors of sleep hypoventilation in Duchenne muscular dystrophy. Am J Respir Crit Care Med. 2000;161(1):166-70.
7. Perez T. [Neuromuscular disorders - assessment of the respiratory muscles] [Artigo em Francês] Rev Neurol (Paris). 2006;162(4):437-44.

Capítulo 21

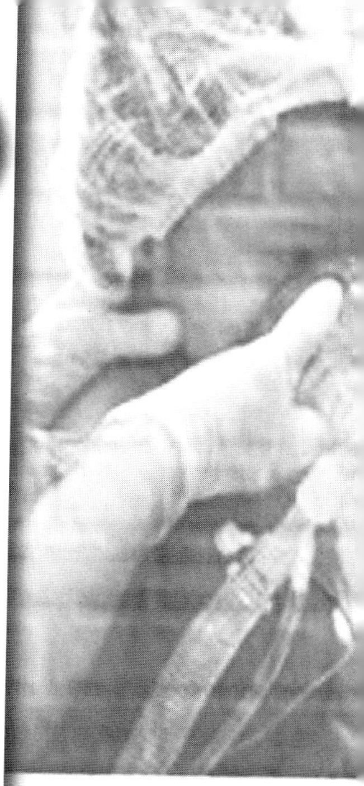

Ventilación Pulmonar Mecánica en La Fistula Broncopleural y Lesión por Inhalación

Karina Nascimento Costa
Nilzete Liberato Bresolin
Francisca Ligia Cirilo Carvalho

Introducción

La fístula broncopleural (FBP) es una complicación relativamente rara de muchas enfermedades pulmonares, que presenta como consecuencia una elevada morbi-mortalidad y esta asociada con permanencia hospitalaria prolongada. Las evidencias científicas para el tratamiento de la FBP son escasas, con muchas opciones de tratamiento que van desde el tratamiento conservador hasta procedimientos quirúrgicos agresivos[1]. La mayoría de estas intervenciones son descritas en una serie de casos aislados o experiencias personales, o todavía más en estudios retrospectivos, pero hasta el momento no se han establecido *guidelines* o consensos [2].

El surgimiento de FBP en pacientes que se encuentran en ventilación mecánica pulmonar (VMP) puede causar neumotórax de resolución difícil, dificultad de expansión del pulmón debido al escape de aire, alteración de la relación ventilación perfusión, extensión de la infección de las vías aéreas para el espacio pleural, inhabilidad para mantener la presión espiratoria final positiva (PEEP) y dificultad para mantener una ventilación alveolar adecuada debido a la pérdida de cantidad substancial de volumen corriente, lo que causa acidosis respiratoria.

Etiología

Fístula Broncopleural es uma comunicación entre el espacio pleural y el árbol bronquial.

Tres tipos de procesos pueden producir ruptura alveolar o de los bronquios, causando FBP:

Traumatismo cerrado o penetrante; punción accidental del pulmón o laceración después de una toracocentesis, inserción de dreno torácico o inserción de catéter venoso central; ruptura alveolar durante respiración espontánea o resultante de la VMP especialmente en situaciones clínicas de insuficiencia respiratoria aguda (IRA). Otras causas significativas de FBP son las complicaciones del post-operatorio de cirugía de resección pulmonar y las infecciones pulmonares en especial por *Staphylococus aureus*.

El mecanismo que causa neumotórax durante la VMP y como consecuencia una FBP se inicia con la ruptura de los alvéolos por híper distensión. El aire va hacia la vaina vascular pulmonar[3]. La ruptura forma enfisema intersticial pulmonar (aire en la vaina vascular pulmonar). El requerimiento básico para que ocurra ruptura de los alvéolos es la existencia de un gradiente de presión entre éste y las estructuras vecinas. La presión entre los alvéolos adyacentes es generalmente igual, así las paredes inter alveolares deben permanecer intactas. Sin embargo, en ciertas situaciones, como aumento de la presión intra alveolar o disminución de la presión intersticial peri vascular (o ambos), un gradiente es creado. Como se ilustra en la figura 21.1, cuando el gradiente de presión se desarrolla, el alvéolo se puede romper, introduciendo aire en la adventicia peri vascular lo que resulta en un enfisema intersticial.

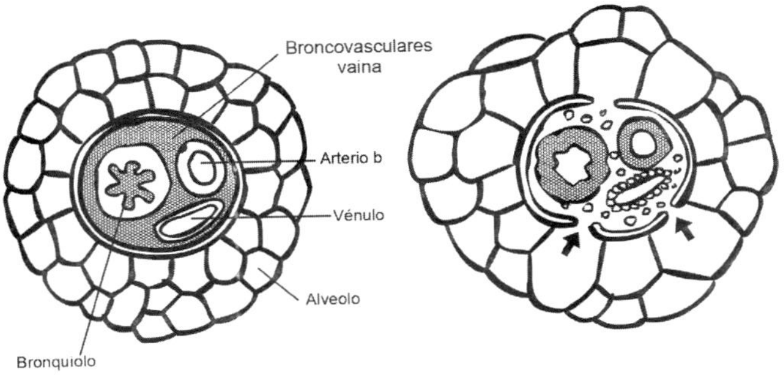

Figura 21.1. Broncovasculares vaina envoltura alrededor de los alvéolos distales en estado normal (izquierda) y después de la obstrucción al flujo aéreo espiratorio. El gradiente de presión entre los conductores del espacio aéreo y intersticial perivascular a la ruptura alveolar (flechas) y la introducción de aire en la vaina perivascular

Dado que la presión media en el mediastino es menor que la del parénquima pulmonar periférico, el aire tiende a disecar la vaina bronco- vascular del hilo pulmonar y del tejido mediastinal. (Figura 21.2).

La FBP puede ser consecuencia de un neumotórax. De los 1199 pacientes con neumotórax revisados por Weissberg et al, 2000[4], aquellos que mantuvieron el drenaje de tórax por um tiempo mayor a 10 días (3%) tuvieron FBP como causa más común de la manutención del escape aéreo.

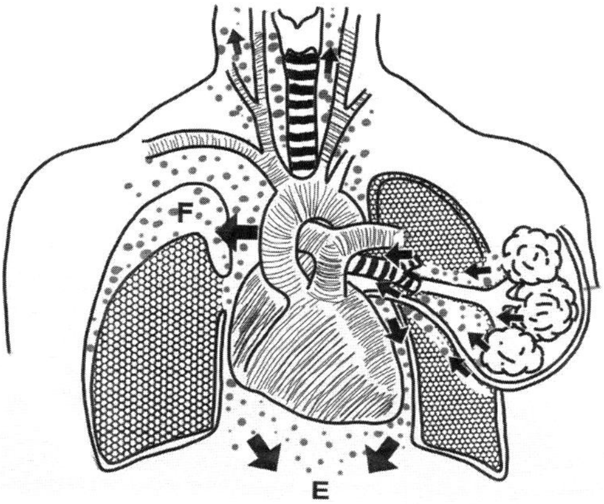

Figura 21.2. Mecanismo de enfisema de tejidos blandos después de la rotura alveolar, aire alveolar **(A)** entra por primera vez el intersticio perivascular **(B)**, la disección de la vaina perivascular al mediastino **(C)**. A medida que aumenta la presión en el mediastino, la descompresión cervical se produce en los tejidos blandos subcutáneos **(D)**, y por vía subcutánea en la región retroperitoneal **(E)** y también puede causar la ruptura pleural que conducen a neumotórax **(F)**[3]

La patogénesis de la FBP en un paciente que se encuentra en VMP tiene como eventos primarios la ruptura alveolar y/o la punción o laceración de la pleura visceral.

Como factores facilitadores tenemos la presión positiva en las vías aéreas y la presión negativa en el drenaje pleural. Esos factores juntos causan la formación de la FBP[5].

En la tabla 21.1 una clasificación de las fístulas bronco-pleurales

Cuadro Clínico

Tabla 21.1. Clasificación de las fístulas bronco-pleurales
• Post-operatorio ▪ Asociado con resección o Malignidad o Trauma o Infección(retirada de pneumatocele, absceso, etc) ▪ Asociado con enfermedad pleuroparenquimatosa o Empiema o Trauma torácico ▪ Otros o Reparo de perforación de esófago o de la tráquea o Enfermedad de reflujo gastroesofágico • En el post-operatorio ▪ Después de procedimientos (catéter venoso central, biopsia de la pleura, broncoscopia, biopsia pulmonar) ▪ Idiopático ▪ Infecciones ▪ Neumotórax persistente espontáneo ▪ Trauma torácico ▪ Enfermedad pulmonar necrotisante asociada a radioterapia o a quimioterapia ▪ SDRA
Lois M, Noppen M. Bronchopleural fistulas. Chest 2005;128:3955:3965.

Cuando se drena um neumotórax, el aire que sale del espacio pleural forma burbujas en el agua del sistema de drenaje. Si no existe una comunicación persistente entre las vías aéreas y el espacio pleural, la formación de burbujas cesa, en el momento que el pulmón se infle completamente. El aire puede continuar saliendo del espacio pleural por minutos a pocas horas, pero en la mayoría de las veces este deja de salir rápidamente. Cuando eso no ocurre, y la formación de burbujas permanece por 24 horas o mas, quiere decir que la FBP está presente. La mayoría de los escapes de aire son pequeños-pocas burbujas en el sello de agua en sincronía con la fase inspiratória del aparato de VMP, pero también puede haber salida de grandes cantidades de aire por minuto.

La presentación clínica de la FBP es variable y puede ser dividida en formas aguda, subaguda y crónica. En la forma aguda, la FBP puede ser amenazadora para la vida debido al neumotórax hipertensivo o a la asfixia consecuente de la inundación del pulmón por el material proveniente del árbol bronquial. La presentación clínica se caracteriza por el súbito surgimiento de disnea, hipotensión, enfisema subcutáneo, tos con expectoración de material purulento o fluido, desvío de la traquea o del mediastino. [2].

La presentación subaguda es más lenta y se caracteriza por adelgazamiento del paciente, fiebre y tos poco productiva. En las formas crónicas (que usualmente están asociadas con procesos infecciosos), hay fibrosis del espacio pleural y del mediastino, lo que previene el desvío del mediastino.

Tratamiento

El tratamiento de la FBP incluye varios procedimientos quirúrgicos o clínicos para disminuir o cerrar el escape de aire: drenaje de la pleura con presión negativa, ventilación oscilatoria de alta frecuencia, VMP Independiente o aplicación por broncoscopio de diferentes tipos de colas, *coils* o sellantes. Las opciones de tratamiento deben ser individualizadas dependiendo del local y del tamaño de la FBP o de la gravedad de otras enfermedades asociadas presentadas por el paciente[6].

Las medidas generales para el tratamiento de pacientes con FBP no deben ser dejadas de lado dado que los eventos que envuelven el desarrollo y la estabilidad de la FBP son potencialmente graves. Tratamiento con antibióticos adecuados y drenaje del espacio pleural, cuando sea indicado, merecen atención. Es importante recordar que debe ser solicitado cultura de las secreciones del espacio pleural y de mantener el soporte nutricional del paciente.

Drenaje Torácico

El drenaje torácico puede ser utilizado para limitar el escape de aire en ciertas circunstancias. En el paciente en VMP, el drenaje torácico puede ser utilizado para adicionar presión intramural positiva durante la fase espiratória[7] o puede ser cerrado durante a fase inspiratória. El objetivo de esas intervenciones es disminuir el escape de aire durante la espiración para mantener una PEEP adecuada y disminuir el flujo por la FBP durante la fase inspiratória. Esas maniobras pueden ser utilizadas juntas y son particularmente importantes en pacientes donde la PEEP es necesaria para mantener una oxigenación adecuada, como por ejemplo en la SDRA [8].

El drenaje torácico en los pacientes con FBP puede ser útil y al mismo tiempo no serlo, pues el drenaje toráxico debe tener un diámetro adecuado en especial en las FBP de alto débito. Un drenaje toráxico con diámetro pequeño puede causar colapso pulmonar y neumotórax hipertensivo.

El gas que escapa a través del drenaje torácico en pacientes en VMP con FBP representa parte de la ventilación minuto ofrecida para ese paciente y torna la manutención del volumen corriente efectivo difícil, afectando así la excreción de CO_2 y la utilización de O_2.

El drenaje torácico en el escenario de la FBP puede tener otros efectos adversos. La presión negativa aplicada al drenaje toráxico puede ser transmitida, a través del espacio pleural, hasta las vías aéreas creando un ciclo inapropiado del aparato de VMP, dificultando así que la FBP se cierre. Por ese motivo, algunos autores aconsejan la utilización de la menor presión negativa posible en el drenaje de la FBP. Es importante recordar que bajos niveles de presión negativa en el drenaje torácico pueden, sin embargo, predisponer al aumento del neumotórax y consecuentemente a la formación de un neumotórax hipertensivo.

El drenaje torácico todavía pude funcionar como un cuerpo extraño predisponiendo a infección en el local de la inserción y en el espacio pleural.

En la tabla 21.2 figuran varios aspectos del drenaje toráxico en la FBP

Tabla 21.2. Drenaje torácico en la fístula broncopleural
• Drenos torácicos con diámetro aumentado ▪ FBP de alto débito
• Tratamiento (pacientes en VMP) ▪ Presión intrapleural positiva (fase espiratoria) ▪ Oclusión del dreno torácico durante la fase inspiratoria ▪ Combinación de los dos de arriba ▪ Aplicación de agentes esclerosantes en el espacio pleural
• Efectos deletéreos del drenaje torácico (pacientes en VMP) ▪ Perdida del volumen corriente ▪ Alteración de la PCO_2 y PO_2 ▪ Alteraciones en el ciclaje del aparato de VMP
Baumann MH, Sahn SA. Medical management and therapy of broncopleural fistulas in the mechanically ventilated patient. Chest 1990;97:721-72-8.

Ventilación Pulmonar Mecánica Convencional (VPMC)

La FBP en el paciente en VMP representa un problema para una adecuada ventilación y oxigenación. El aire que escapa a través de la fístula teóricamente atrasa el cerramiento de la misma, y la reducción del flujo a través de la fístula es el mayor objetivo terapéutico. La FBP es un área de menor resistencia al flujo aéreo un área de menor resistencia al flujo aéreo (y) favorece el escape de un variado porcentaje de volumen corriente durante la VPMC con presión positiva.

La retirada del paciente de la VMP es la mejor medida para disminuir el drenaje a través de la fístula. Cuando eso no es posible, una estrategia de ventilación debe ser seleccionada para minimizar la ventilación minuto y la presión media intratoráxica. La alcalosis respiratoria debe ser evitada, y se debe considerar la hipercapnia permisiva en pacientes con baja complacencia pulmonar y de la pared toráxica y necesidades de altos volúmenes minuto.

Algunas maniobras durante el uso de la VPMC en pacientes con la FBP pueden favorecer a una adecuada ventilación y oxigenación en cuanto disminuyen el flujo a través de la fístula (**Tabla 21.3**). Esas maniobras pueden ser conflictivas en sus efectos y requieren monitorización cuidadosa de la respuesta del paciente, pues pueden causar profunda hipoxemia arterial[9].

Tabla 21.3 - Ventilación pulmonar mecánica convencional en la FBP
• Reducir el flujo por la fístula (reducir la presión en vías aéreas) ▪ Reducir volumen corriente - < 6-8 ml/kg ▪ Reducir frecuencia respiratoria – que permita ventilación alveolar aceptable ▪ Reducir PEEP ▪ Reducir tiempo inspiratorio o Mantener relación Inspiración/expiración baja: (1:2 o menor) o Si el modo del ciclado es a volumen utilizar altos flujos inspiratorios o Evitar la pausa inspiratoria y la relación inversa ▪ Utilizar circuitos para ventilación de baja complacencia, para minimizar el volumen corriente ofrecido
• Otras maniobras ▪ Entubación selectiva del pulmón no afectado ▪ Posicionamiento del paciente ▪ Retiro de la ventilación desde que sea posible ▪ Soporte ventilatorio parcial puede ser preferible al soporte ventilatorio total (p.ex ventilación con presión de soporte) ▪ Evitar y corregir alcalosis respiratoria (minimizar la ventilación minuto) – Se no contra-indicado considerar la hipercapnia permisiva. ▪ Utilizar la menor presión negativa en el drenaje torácico para mantener el pulmón inflado ▪ Tratar el espasmo bronquial y otras causas de obstrucción al flujo espiratorio
Baumann MH, Sahn SA. Medical management and therapy of broncopleural fistulas in the mechanically ventilated patient. Chest 1990;97:721-72-8. Adaptado: Tobin MJ. Principles & Practice of Mechanical Ventilation 2 Ed. New York: McGraw-Hill, 2006,1442p.

La PEEP endógena es determinada en el aparato de ventilación y la hiperinflación pulmonar debe ser minimizada. Vigorosa terapéutica para el espasmo bronquial y retirada de secreciones que obstruyen las vías aeres deben ser realizadas.

Reducción de la presión en las vías aéreas puede reducir el flujo a través de la fístula y la perdida del volumen corriente efectivo. Para esos objetivos se incluyen los siguientes pasos en la VMP:

- Utilización de los menores parámetros posibles: volumen corriente, frecuencia respiratoria, PEEP y tempo inspiratorio.

- Permitir el mayor numero posible de respiraciones espontáneas, de esa forma se reduce el uso de la presión positiva (preferir la modalidad SIMV a la A/C).

Ventilación de Alta Frecuencia

Ventilación de alta frecuencia (VAF) es el término genérico utilizado para los siguientes tipos de VMP: ventilación con presión positiva de alta frecuencia, ventilación de alta frecuencia a jato, ventilación oscilatoria de alta frecuencia (VOAF).

El uso de la VAF es descrito cuando ocurre falla de la VMPC en pacientes con FBP[10,11]. Las razones para su uso son la disminución de la presión en las vías aéreas, la mejora de la relación ventilación/perfusión y del intercambio gaseoso. En general la VAF ha sido útil en pacientes con parénquima pulmonar normal y FBP proximal, en cuanto a pacientes con FBP distal y enfermedad del parénquima pulmonar su valor es limitado (p.ej. SDRA). La razón para que haya falla en el ultimo grupo esta relacionada mas con la enfermedad pulmonar en sí, que con la VAF[8].

La VAF mas utilizada clínicamente é la oscilatoria (VOAF) y básicamente consiste de la aplicación de volúmenes corrientes menores o próximos del espacio muerto anatómico (1,5 a 2 ml/Kg.), con frecuencias respiratorias supra-fisiológicas (generalmente entre 180 a 900 ciclos/min. (3 a 15 Hz) sobre una presión media de vía aérea ajustada y con una fase espiratoria activa, lo que permite ajustar de forma independiente la oxigenación y la ventilación. El modo por el cual ocurre el intercambio de gases todavía no está claro, y varios mecanismos pueden interferir, como[12]:

- Mezcla de gases regional: unidades alveolares más complacientes son infladas de forma más precoz y, cuando se desinflan, lo hacen con alvéolos con constante de tiempo mayor

- Asimetría en la velocidad de la columna de gas: la columna de gas central se mueve a través de un cilindro, y por tener menor fricción con la pared, circula con velocidad más alta y alcanza distancias mayores cuando es comparada con la columna de gas periférica.

- Dispersión aumentada (efecto Taylor): la columna de gas presenta mayor dispersión debido a la turbulencia que ocurre en las bifurcaciones de la vía aérea o cuando ocurre la reversión del flujo inspiratório para el espiratorio. – Difusión molecular: los gases se dislocan en razón del gradiente de concentración de sus moléculas. Así, mismo con volúmenes corrientes diminutos, la tendencia es que el oxigeno se disloque para los alvéolos y el dióxido de carbono para la vía central.

- Volumen de gas corriente: la distancia recorrida por el gas dependerá del volumen y presión con que él es impulsado. Este mecanismo es observado durante la VPMC y puede ocurrir en la VOAF, envolviendo alvéolos más proximales.

La VOAF utiliza un pistón tipo diafragma que mantiene una presión permanente en la vía aérea (PMVA), sobre la cual se sobreponen oscilaciones. Tanto la inspiración como la expiración son activas como resultado del movimiento de ese diafragma.

Para el manejo inicial se recomienda iniciar con una presión media superior a la utilizada em la VPMC, siguiendo con aumentos necesarios para alcanzar una disminución de la FiO_2 a valores inferiores al 60%. El reclutamiento adecuado de los alvéolos puede ser evaluado por las radiografías de tórax (8-9 espacios intercostales). La ventilación es controlada principalmente por la amplitud (delta P) y es ajustada por la vibración adecuada de la pared toráxica, observándose vibración hasta la región inguinal. Los ajustes son realizados todavía en base al nivel de PCO_2 deseado.

Otras opciones de VPM

Otras maniobras durante la VPMC y la VAF pueden ser benéficas en el paciente con FBP. Entubamiento traqueal selectivo y VPMC del pulmón no afectado en pacientes con FBP unilateral puede ser útil, pero predisponen al colapso del pulmón no afectado.

La VPM Independiente utilizando un tubo traqueal con doble lumen puede ser usada en pacientes con enfermedad pulmonar unilateral para optimizar la ventilación en cada pulmón. Esa técnica es mas útil cuando hay una enfermedad grave en un pulmón y el otro es normal, lo que puede ocurrir em la FBP[13]. Se debe considerar que esa técnica es complicada y dispendiosa además que la colocación de una cánula con doble lumen en la tráquea de un paciente críticamente enfermo, requiere experiencia considerable[5]. En la población pediátrica debemos todavía tomar en cuenta la limitación de los tamaños de esas cánulas específicas.

Carvalho P et al, 1997[14], describieron un paciente adulto en el cual el flujo de gases a través de una FBP grande fue inicialmente reducido y, posteriormente eliminado, durante la VPM diferencial utilizando un único aparato de VPM y una válvula con resistencia variable adaptada a una cánula intratraqueal única bifurcada. La válvula tenía un botón que estaba conectado a un pistón que se usaba para ocluir progresivamente el canal central. Así la válvula causaba una resistencia variable del flujo aéreo, y cuando se adaptaba a una cánula de doble lumen dentro de la tráquea, podía ser usada para ajustar la cantidad de volumen corriente ofrecida para cada pulmón que podía de esa forma influenciar en el pico de presión resultante en cada pulmón.

Otra opción es la posición del paciente. Lau KY,1988[15] describe el caso de un paciente adulto en el que se logro el control temporal de una FBP derecha, colocando el paciente en posición decúbito lateral ipsilateral. Dado que la VPM favorece el pulmón no dependiente, el flujo aéreo a través de la FBP disminuye cuando el lado con la fístula se coloca en la posición dependiente. No solamente ocurre la disminución del escape aéreo a través de la FBP sino también mejora la ventilación alveolar y puede auxiliar el cierre de la fístula.

Prevención

Algunas medidas pueden reducir la probabilidad de que aparezca una FBP en el paciente sometido a VPM[5]:

- Utilizar pequeños volúmenes corrientes (6 ml o menos /Kg.) y otros aspectos de la ventilación protectora em pacientes con SDRA o enfermedades obstructivas, particularmente la presencia de PEEP

- Evitar la hiperventilación

- Utilizar PEEP con cautela en pacientes con mayor riesgo ruptura alveolar (enfermedad pulmonar unilateral o cavitária; neumonía nosocomial o sepsis; enfermedad pulmonar obstructiva)

- Monitorizar complacencia respiratoria si la PEEP es aplicada o aumentada; disminuir la PEEP si la complacencia no mejora

- Monitorizar todos los pacientes con auto PEEP y realizar medidas específicas para reducir la auto PEEP

- Tener extremo cuidado en la realización de punción venosa central (vena subclavia, yugular interna) o de toracocentesis en pacientes de alto riesgo. - Cuidados especiales para prevenir la neumonía nosocomial

Pronóstico

La fístula broncopleural es una complicación importante en pacientes con insuficiencia respiratoria aguda sometidos a VPM. Estudio que evaluó 1700 pacientes sometidos a VPM observó que de esos, 39 pacientes, desarrollaron FBP por lo menos por 24 horas. La mortalidad entre esos últimos fue de 67% siendo mas alta en aquellos que presentaron FBP mas tardía cuando fueron comparados con aquellos que presentaron FBP mas precoz (después de 13 días de hospitalización - 94% vs 45%). Aquellos que presentaron un escape aéreo mayor por el drenaje toráxico (mayor que 500 ml por incursión respiratoria) también presentaron mayor mortalidad [16].

Edema pulmonar unilateral puede ocurrir después de la re-expansión rápida de un pulmón previamente colapsado por varios días. Esa complicación es más probable que ocurra después de la aplicación de presión negativa al drenaje pleural y se caracteriza por hipoxia e hipotensión y puede evolucionar para la muerte[4].

Cuando es asociada con neumonías necrotizantes y empiema, la fístula broncopleural usualmente es periférica y se resuelve con drenaje pleural continuo. En algunos casos, cuando la cura es lenta, pueden ser consideradas otras opciones terapéuticas como pleurodesis con talco y la decorticación limitada con flap de músculo alrededor de la FBP[17].

Lesión por Inhalación

Introducción

Aunque se piense que la lesión inhalatória de las vías aéreas superiores (VAS) y del parénquima pulmonar resulten de una lesión terminal de las vías aéreas, no es esto lo que ocurre en la mayoría de los casos. Las VAS pueden disipar el calor y apenas, ocasionalmente, la aspiración de aire muy caliente puede causar lesión inhalatória. [18,19] La mayoría de las lesiones pulmonares son causadas por la inhalación de la combustión de productos químicos tóxicos. La inhalación de humo tóxico puede causar lesión pulmonar aguda (LPA) y permanece como causa importante de morbidez y mortalidad en pacientes quemados[20,21,22]. Entre estos pacientes, la frecuencia de lesión inhalatoria varia entre 7% y 35%, y su presencia puede resultar en aumento de la tasa de mortalidad en 20%[20,21,22].

Etiología

Entre las posibles causas de lesión inhalatoria se incluyen la inhalación de humo tóxico, generado a partir de la combustión de materiales tales como tejidos, plásticos, sintéticos, madera, polímeros o materiales de construcción, intoxicación por monóxido de carbono y cianidro.

Raramente, sin embargo, la misma puede resultar de la inhalación de aire muy caliente y menos comúnmente todavía de la aspiración de un líquido caliente que puede causar edema de las vías aéreas superiores [19,22].

Patogénesis

Diversos son los mecanismos fisiopatológicos implicados en la LPA e incluyen: daño bronco alveolar difuso, edema e inflamación pulmonar, deficiencia de surfactante y deterioro de la función pulmonar, los cuales pueden culminar en SDRA[21,22]. Células y tejidos quemados son destruidos por acción directa de la lesión térmica y el daño puede progresar a partir de un proceso isquémico secundario. Este puede resultar de disturbios en la circulación, estasis, trombosis, isquemia e infarto. La lesión puede alcanzar pequeñas y grandes vías aéreas resultando en necrosis y descamación epitelial traqueobronquiales; desorganización, aglomeración y perdida de la actividad ciliar com disminución de la depuración mucociliar[19,23]. La alteración de la permeabilidad microvascular inducida por radicales libres provoca edema insterstricial y alveolar[23,24]. La asociación entre edema de vías aéreas y cilindros obstructivos producidos a partir de debris celulares, coágulos de fibrina, leucocitos polimorfonucleares, muco, mucina B_5 puede causar obstrucción y contribuir para insuficiencia respiratoria pulmonar[23,24]. Puede ocurrir, también, super distensión y barotrauma en algunos alvéolos y obstrucción completa con atelectasia en otros. Esto puede retardar la recuperación del epitelio lesionado e inducir lesión em epitelios previamente normales y consecuentemente, insuficiencia respiratoria[23]. El "shunt" pulmonar de las vías aéreas obstruidas puede causar disminución de la oxigenación. La obstrucción de las VAS que ocurre en las primeras 12 horas, que se siguen al evento, puede ser causada por daño térmico directo o por irritación química. Sin embargo, las alteraciones observadas en el parénquima pulmonar no resultan de la acción directa de la lesión térmica. Pero, el vapor que tiene una capacidad transportadora de calor que es muchas veces superior al aire seco, es capaz de vencer la gran eficiencia de las vías aéreas superiores para disipar el calor.

El material carbonaceo presente en el humo también no es responsable por el daño directo, auque pueda servir como transportador de otros agentes[18]. La lesión al parénquima pulmonar es causada por productos de combustión incompleta. Entre las substancias toxicas presentes en el algodón quemado merecen destaque: el aldehído, el óxido sulfúrico y el nitrógeno. Por otro lado, el polivinilcloridro (PVC) quemado produce aproximadamente 75 substancias tóxicas, entre las cuales el ácido hidroclórico e el monóxido de carbono. El monóxido de carbono, gas inodoro e incoloro, tiene mayor afinidad por la hemoglobina que el oxigeno y así reduce, de manera importante, su capacidad de cargar el oxigeno. La escasez de oxigeno al nivel de los tejidos sufre, por tanto, el agravamiento de la disociación concomitante de la curva de oxihemoglobina para el lado izquierdo[18,25].

Estudios anatomopatológicos con microscopio óptico, realizados en las primeras 12 horas después del evento, demuestran áreas de perdida casi completa del epitelio de revestimiento de la traquea y bronquios principales. Áreas focales de congestión y edema que se alternan con áreas de colapso e neumonía, son, muchas veces, observadas en el tracto respiratorio inferior. La perdida del epitelio de revestimiento traqueobronquial puede causar la formación de cilindros seudomembranosos y, entonces, la obstrucción parcial o total de las vías aéreas[26]. Las alteraciones relatadas en esta región varían desde descamación superficial de células epiteliales homogéneas y edemaciadas, hasta destrucción completa del revestimiento epitelial traqueobronquial, con necrosis focal y formación de seudomembranas compuestas por muco, restos celulares, exudado fibrinoso, leucocitos polimorfonucleares y aglomerados de bacterias. En el parénquima pulmonar alrededor de las zonas afectadas pueden ser constatados grados variables de congestión, edema alveolar e intersticial, infiltración de neutrófilos, membranas hialinas ocasionales y atelectasias densas. Com el tiempo, estas áreas afectadas pueden progresar formando material semejante a um cilindro, compuesto primariamente por fibrina, que puede ser letal al causar obstrucción respiratoria completa[18].

Otro aspecto fisiopatológico, particularmente importante en relación a la lesión inhalatória, es la reducción de la complacencia pulmonar que puede ser superior en 50% de sus valores normales. En las primeras 24 horas después del evento, esta disminución de la complacencia se asocia al aumento del agua extravascular pulmonar y flujo linfático pulmonar. Los mecanismos descritos caracterizan la lesión inhalatória com inactivación inmediata del surfactante que provoca microatelectasias comprometiendo la relación ventilación/perfusión. En los casos graves, el shunt fisiológico conduce a una hipoxemia profunda y comprometimiento microvascular agudo con aumento del flujo de fluido transvascular y, así, desarrollo de cuadro clínico de SDRA.[18,27].

Propedéutica

En La evaluación semiológica del niño con sospecha de lesión inhalatória se debe establecer inicialmente, la etiología y la gravedad de la quemadura. En relación a la etiología, se debe investigar si esta resulta del contacto con liquido caliente (agua, leche, gordura, agentes químicos etc) o contacto con fuego (líquidos inflamables, fuegos de artificio, algodón, PVC, etc). En la evaluación de la gravedad se deben considerar, además de la etiología, los siguientes elementos: la profundidad, la extensión, la localización anatómica, edad del paciente, existencia de enfermedad sistémica importante. Dependiendo de la profundidad del comprometimiento cutáneo se clasifica la quemadura como de primer grado (comprometimiento apenas del epitelio), segundo grado (el epitelio y la dermis son destruidos, pero los anexos dérmicos son librados permitiendo reepitelización) y tercer grado todo el espesor de la piel y sus anexos son destruidos, alcanzando el tejido celular subcutáneo y a veces, hasta las aponeurosis y músculos)[28]. La extensión de la lesión es evaluada por el porcentaje de la superficie corporal quemada y es importante para la planificación terapéutica y evaluación pronostica.

Las quemaduras de ciertas áreas anatómicas son mas graves y aumentan la frecuencia de complicaciones, de secuelas y la tasa de mortalidad. Estas áreas son: rostro, manos, pies y perineo incluyendo los genitales externos. Obviamente, la concomitancia de quemaduras con otras enfermedades sistémicas (cardíaca, hepática, pulmonar, renal, etc) agrava el pronóstico del niño quemado y, principalmente del niño con lesión inhalatoria. Señales de hipoxia asociados a estertores, roncos y sibilos son raros em la admisión del paciente; ocurren apenas en pacientes con daño de mayor gravedad e implican en un pronóstico extremamente reservado[18]. Em relación a los exámenes complementares, necesariamente, deben ser solicitados: hemograma, electrolitos, función renal, gasometría, radiografía de tórax, broncoscopia (siempre que sea posible) y medida de la carboxihemoglobina (HbCO)[18].

Destacamos que niveles elevados de HbCO confirman la exposición al monóxido de carbono pero no el diagnóstico de lesión inhalatória[19]. En los casos de intoxicación por monóxido de carbono los hallazgos clínicos como cefalea, náusea y disturbios comportamentales ocurren solamente cuando los niveles en el suero son superiores a 30%. El tiempo entre la ocurrencia de la lesión y la medida de los niveles en el suero es importante porque en cuatro horas ocurre una disminución de 50% de estos valores si el paciente estuviera respirando el aire ambiente y en menos de una hora para aquellos con soporte de O_2 a 100%.

Diagnóstico

El diagnóstico de la lesión inhalatoria es primariamente clínico y, tradicionalmente, ha sido hecho a partir de un grupo de observaciones indirectas[29]. Estas incluyen: quemadura facial, chamuscada de las fimbrias nasales e historia de ocurrencia de lesión en local cerrado [18]. Individualmente, cada uno de estos elementos tienen alta incidencia de falso positivo. Sin embargo, en grupo, pueden subestimar la verdadera incidencia de la lesión inhalatória[18]. Aunque las secreciones carbonáceas sean, popularmente, consideradas como señal clásica de inhalación de humo, su presencia debe ser entendida, apenas, como indicador de exposición al humo. Esto es, no se puede establecer diagnóstico o secuela de lesión inhalatória a partir de esta señal. Hipoxia, estertores, roncos y sibilos raramente están presentes a la hora de la internación y, ocurren apenas en aquellos pacientes con daño de mayor gravedad implicando pronóstico extremamente reservado[18].

La radiografía de tórax, en el momento de la intenación, no es un buen indicador para el diagnóstico de la lesión inhalatória. Se sabe que 2/3 de los pacientes presenta infiltrados focales o difusos o edema pulmonar en un período de cinco días. En relación al diagnóstico evolutivo, el deterioro durante las primeras 12 horas resulta, comúnmente, de edema progresivo de las VAS o broncoespasmo. Después de 24 horas se evidencia una obstrucción mas acentuada de las vías aéreas por secreción bronquica y descamación de la mucosa, además del desarrollo de edema pulmonar no cardiogenico. La descompensación tardía, esto es, después de 72 horas, resulta de neumonía, embolo pulmonar y, raramente, bronquiolitis obliterante[30]. Aunque la radiografía de tórax raramente sea diagnosticada, es importante como parámetro de base. Cuando el análisis por broncoscopia de fibra óptica revela restos carbonáceos, ulceração o eritema, esto refuerza el diagnóstico de lesión inhalatória[19]. Sin embargo, un estudio broncoscópico normal no excluye esta posibilidad. La cintilografia con xenón puede demostrar aprisionamiento de aire en los pacientes con daño del parénquima pulmonar[19,30]. Sin embargo, a pesar de todas estas consideraciones, no existe un consenso sobre el diagnóstico. Recientemente, Liffner e cols[31] utilizaron un score de lesión pulmonar inhalatória (ILIS). Las variables analizadas y las cuales recibieron un punto fueron: a) quemaduras en ambientes internos, b) quemadura facial, c) hollín visible en la vía aérea o reacción inflamatoria substancial de la mucosa observada durante entubamiento traqueal o broncoscopia; d) aumento de la concentración de monóxido de carbono o cianidro en la sangre. El score máximo fue 4 puntos. Los autores concluyeron que los pacientes con SDRA presentaban una tendencia mayor de mortalidad. Pero, la presencia de lesión inhalatoria acesada por score ILIS, no presentaba correlación con el desarrollo de SDRA[31].

Tratamiento

La presencia de lesión inhalatória contribuye considerablemente para la morbidez y mortalidad de los pacientes quemados. La terapéutica consiste de oxigenoterapia, fisioterapia, higiene bronquial, broncoscopia terapéutica, medicamentos (broncodilatadores, vasoconstrictores y mucolíticos tópicos) e identificación y tratamiento precoz de infecciones. Los broncodilatadores pueden ser útiles cuando hay traqueobronquitis química, que produce sibilancias y espasmo bronquial. Los simpaticomiméticos son efectivos para causar relajamiento de los bronquios y estimular la limpieza muco ciliar. La epinefrina racémica en nebulización es usada como vasoconstrictor tópico, broncodilatador y fluidificante[18]. La N-acetilcisteína es un agente mucolítico poderoso en el cuidado respiratorio. La nebulização con heparina también es útil para reducir las atelectasias mejorando la función pulmonar. El uso combinado de N-acetilcisteína e heparina no fraccionada en nebulización pueden atenuar la lesión pulmonar y la progresión para SDRA en adultos ventilados con lesión inhalatória[23]. Profilaxia con antibióticos no es utilizada; corticosteroides no son benéficos y pueden ser dañosos[19]. La oxigenoterapia es requerida para todos los pacientes con sospecha de lesión inhalatória pudiendo variar de la suplementación ofrecida vía cánula nasal o máscara facial, ambos con humidificación, hasta modos avanzados de asistencia ventilatória y terapéutica con oxigenación hiperbárica[19,30]. Con la inhalación del oxigeno se inicia inmediatamente el dislocamiento del monóxido de carbono a partir de la HbCO, entonces esta suplementación debe ser continuada hasta que la HbCO sea menor que 15%, la acidosis metabólica corregida y las alteraciones de conciencia resueltas[30]. Se hubiera estridor debido al edema y a la inflamación de las VAS nebulización con epinefrina racémica puede ser útil para mejorar la obstrucción al flujo aéreo. La mezcla de oxigeno y helio (Heliox®) reduce la resistencia al flujo aéreo turbulento y con esto, mejora el trabajo respiratorio en situaciones de obstrucción de VAS[19].

El oxigeno hiperbárico puede, adicionalmente, reducir la media de vida de la HbCO para menos de 30 minutos. Cuando la vía aérea está comprometida, estos pacientes deben ser entubados para el control de esta vía. Aunque la entubación traqueal oral sea más fácil, hay mayor dificultad para mantener el tubo traqueal en posición adecuada[30]. La traqueotomía primaria, especialmente a través de tejido quemado, está asociada con muchas complicaciones y riesgo de sepsis. Su uso debería ser restringido a los pacientes en que la entubación traqueal sea imposible o haya falla en la extubación[29,30]. Uno de los aspectos mas debatidos en relación a la lesión inhalatória es cual el mejor método de VPM[32]. Existe, sin embargo, un consenso de que la VPMC exacerba la lesión pulmonar o puede al mismo tiempo, ser predisponente o preventiva para SDRA[32]. Además de eso, desempeña un papel importante en el desarrollo de la disfunción de múltiples órganos y sistemas (DMOS) por amplificar la respuesta inflamatoria sistemica[32,33]. Diversos estudios experimentales demostraron que las estrategias ventilatórias que provocan super distensión de unidades alveolares y/o rotura y estiramiento de la vía aérea pueden inducir lesión pulmonar. Esto indica que inflación y desinflación cíclicas y el nivel del volumen alveolar al final de la expiración pueden ser importantes en la lesión pulmonar inducida por la ventilación (VILI)[32,34]. Objetivando solucionar este problema han sido desarrolladas diversas "estrategias protectoras pulmonares". La VPMC como una de estas estrategias, debe incluir la reducción de la presión de meseta para valores menores que 35cmH_2O, el aumento da PEEP y la disminución del volumen corriente[32,34]. Recientemente, se demostró que tales estrategias (volumen corriente 6ml/Kg e media de PEEP de 9cmH_2O) disminuyeron en 22% a tasa de mortalidad en pacientes con SDRA[34,35,36]. Surgen en este contexto, modos alternativos de VPM, basados en la reducción de la presión inspiratória final de las vías aéreas e/ou do volumen corriente, indicados em pacientes con formas graves de insuficiencia respiratoria aguda o crónica[1].

Estos modos alternativos de VPM serian: ventilación de alta frecuencia por percusión (VAFP), VOAF y ventilación con liberación de presión de las vías aéreas (VLPVA)[18]. Em relación a la VAFP, em 1980 el Dr Forrest Bird desarrolló el concepto de percusión intrapulmonar posibilitando la difusión del oxigeno con volúmenes corrientes subfisiológicos combinados con eliminación convectiva del dióxido de carbono (CO_2)[37,38]. La naturaleza percusiva de este modo de soporte ventilatório presenta la ventaja adicional de facilitar la limpieza de la secreción del árbol traqueobronquial. Específicamente, en relación a la lesión inhalatoria, hay diversos estudios demostrando que la VAFP presenta niveles mejores de saturación de oxigeno y eliminación de CO_2, utilizando menor pico de presión, menor presión media de vías aéreas y menor presión espiratoria en comparación con la VPMC[37,38]. Em relación al VOAF se debe destacar que estudios concluyeron que la misma puede ser la opción preferible para tratar la LPA inducida por lesión inhalatória[33,34]. La VOAF permite el uso de volúmenes corrientes extremamente bajos, frecuentemente inferiores al espacio muerto anatómico, con alta frecuencia (usualmente superior a 180mrm) evitando volutrauma, barotrauma y lesión por estiramiento de las vías aéreas o rotura alveolar[34]. Por presentar fase activa, tanto en la inspiración cuanto en la expiración puede remover activamente el CO_2. La VOAF también esta asociada con reducción de la producción de mediadores inflamatorios y granulocitos en muestras de lavado pulmonar cuando es comparado con VPMC[33,34]. Hay sin embargo algunas características comunes a los pacientes con lesión inhalatoria que pueden limitar el uso de la VOAF. Estas incluyen: 1) La obstrucción de vías aéreas pequeñas (edema, broncoespamo, descamación de mucosa y residuos carbonosos puede limitar la habilidad de la VOAF en reclutar los alvéolos dístales; 2) prisionamento de gas e hipercapnia en la lesión inhalatória puede dificultar el control durante VOAF. Las medidas para reducción del CO_2 pueden comprometer los efectos protectores de la VOAF; 3) presencia de secreción abundante después de la lesión inhalatória pueden dificultar el manoseo durante la VOAF; 4) una vez que la SDRA es entendida como un proceso con variaciones fisiopatológicas que dependen de la etiología, y se cuestiona si en la lesión inhalatoria este proceso involucraría predominantemente alvéolos no reclutables "cerrados" o alvéolos "relajados/perdidos" pero reclutables estas diferencias en la patología pueden afectar la efectividad de la VAFO en abrir o reclutar el pulmón; 5) VAFO dificulta las terapéuticas adjuntas en la lesión inhalatória (nebulización con heparina, broncodilatadores, broncoscopia terapéutica). Hechas estas consideraciones, aunque la VAFO sea reconocida como um modo promisor de ventilación en la SDRA, no hay datos actuales que permitan indicar con claridad cómo y cuándo indicar este modo de VPM en los pacientes con lesión inhalatória[39]. La VPM con VLPVA es un método de soporte ventilatório regulado a presión que facilita la eliminación de CO_2 por reducción de presión cicladas a tiempo. Esta modalidad también ha sido presentada como un modo alternativo para mejorar la oxigenación de los pacientes con lesión inhalatoria, en comparación con ventilación presión controlada[18,40]. La VLPVA permite respiraciones espontáneas, em cuanto limita la presión en las vías aéreas y puede, por tanto limitar la cantidad de sedativos, analgésicos y bloqueadores neuromusculares administrados al paciente. Hay, sin embargo, necesidad de nuevos estudios para que este modo de ventilación sea recomendado en base a evidencias clínicas[18]. Es importante destacar todavía, que los altos niveles de presión espiratoria final positiva intrínseca, (secundarios al aumento de la resistencia en las vías aéreas y tiempos espiratorios cortos) pueden resultar en hiperinflación pulmonar y representar una limitación para la aplicación de este modo de VPM en pacientes con lesión inhalatória[41].

Pronóstico

El pronóstico del paciente con diagnóstico de lesión inhalatória depende de diversos factores y hay escasez de publicaciones con informaciones epidemiológicas sobre diagnostico y evolución. Palmieri et al, 2009[42], en un estudio retrospectivo, publicado en 2009, concluyeron que el pronostico del niño con lesión inhalatória puede ser influenciado por área de superficie corpórea total quemada y por la extensión del grado de la quemadura. En otro estudio, también retrospectivo con 600 adultos quemados, Edelman DA et al, 2006[43] concluyeron que los principales factores asociados con el aumento de la tasa de mortalidad, en los pacientes con lesión inhalatória, fueron el porcentaje de superficie corpórea quemada superior a 10% y la edad superior a 50 años. Estudios recientes han demostrado que la SDRA es común en pacientes con lesión inhalatoria que requieren VPM presentando, sin embargo tasa de mortalidad variable y patogénesis incierta[31,44]. Todavía en relación al pronóstico, deben ser destacadas las complicaciones tardías de la lesión inhalatoria que incluyen las alteraciones traqueales y la enfermedad restrictiva obstructiva pulmonar. La traquea puede ser dañada por traqueitis, ulceraciones y formación de granulomas. La estenosis es casi invariablemente subglotica y ocurre en el local del "cuff"_del tubo traqueal o del tubo de la traqueotomia[18]. La estenosis de la traquea puede ser leve o grave resultando en obstrucción dinámica o fija de las VAS, pudiendo requerir corrección quirúrgica.

Cuidados con los tubos intratraqueales y de traqueotomía y con la presión del cuff (que debe ser la menor capaz de prevenir escape) pueden prevenir esta complicación[18]. La enfermedad crónica de las vías aéreas es una complicación rara de la lesión inhalatoria. La mayoría de las complicaciones pulmonares persiste por apenas algunos meses después del evento y pueden ser traducidas por limitación respiratoria a los ejercicios. Los casos que persisten con síntomas respiratorios deben ser documentados y evaluados em programas de rehabilitación cardiopulmonar[41]. Si existe compromiso de la función pulmonar, capacidad funcional reducida, reducción de la masa y de la fuerza muscular entonces hay necesidad de intervenciones de rehabilitación que mejoren la función y la performance física. [18,41].

Referencias

1. Puskas JD, Mathisen DJ, Grillo HC et al. Treatment strategies for bronchopleural fistula. J Thorac Cardiovasc Surg 1995;109:989-6.
2. Lois M, Noppen M. Bronchopleural fistulas. Chest 2005;128:3955:65
3. Maunder RJ, Pierson DJ, Hudson LD. Subcutaneous and mediastinal emphysema. Pathophysiology, diagnosis , and management. Arch Intern Med 1984; 144:1447-53.
4. Weissberg D, Refaely Y. Pneumothorax Experience with 1199 patients. Chest 2000;117:1279-85.
5. Tobin MJ. Principles & Practice of Mechanical Ventilation 2 Ed. New York : McGraw-Hill, 2006,1442p.
6. Rico FR et al. Mechanical ventilation strategies in massive chest trauma. Clin Care Clin 2007;23:299-315.
7. Downs JB, Chapman RL. Treatment of bronchopleural fistula during continuous positive pressure ventilation. Chest 1976;69:363-6.
8. Baumann MH, Sahn SA. Medical management and therapy of broncopleural fistulas in the mechanically ventilated patient. Chest 1990;97:721-8.
9. Zimmerman JE, Colgan DL, Mills M. Management of bronchopleural fistula complicating therapy with positive end expiratory pressure (PEEP). Chest 1973;64:526-9.
10. Shen HN et al. Management of tension pneumatocele with high-frequency oscillatory ventilation. Chest 2002;121:284-6.
11. Donoso AF et al. Uso intraoperatorio de ventilación de alta frecuencia oscilatoria en dos casos pediátricos de cirugía pulmonar. Ver Esp Anestesiol Reanim 2006;53:46-9.
12. Barbosa AP, Jonhston C, Carvalho WB. Insuficiência Ventilatória Aguda – Série Terapia Intensiva Pediátrica e Neonatal,5. São Paulo: Editora Atheneu, 2010, 431p.
13. Feeley TW, Keating D, Nishimura T. Independent lung ventilation using high-frequency ventilation in the management of a bronchopleural fistula. Anesthesiology 1988;69:420-2.
14. Carvalho P, Thompson WH, Riggs R et al. Management of bronchopleural fistula with a variable-resistance valve and a single ventilator. Chest 1997;111(5):1452-4.
15. Lau KY. Postural management of bronchopleural fistula. Chest 1988;94:1122b
16. Pierson DJ, Horton CA, Bates PW. Persistent bronchopleural air leak during mechanical ventilation. Chest 1986;90:321-3.
17. Ranganathan SC, Sonnappa S. Pneumonia and other respiratory infections. Pediatr Clin N Am 2009;56:135-56.
18. Mlcak RP, Suman OE, Herndon DN. Respiratory management of inhalation injury. Burns 2007; 33:2-13.
19. Yurt RW, Howell JD, Greenwald BM. Burns, electrical injuries, and smoke inhalation. In: Nichols DG ed. Roger´s Textboob of Pediatric Intensive Care, 4th ed. Philadelphia: Williams & Wilkins 2008, 414-26.
20. Edelman DA, White MT, Tyburski JG, Wilson RF. Factors affecting prognosis of inhalation injury. J Burns Car Res 2005; 27:848-53.
21. Byerly FL, Haithcock JA, Buchanan IB, Short KA, Cairns BA. Use of high flow nasal cannula on a pediatric burn patient with inhalation injury and post-extubation stridor. Burns 2006; 32:121-5.

22. Jeng MJ, Kou YR, Sheu CC, Hwang B. Effects of exogenous surfactant supplementation and partial liquid ventilation on acute lung injury induced by wood smoke inhalation in newborn piglets. Crit Care Med 2003; 31:1166-74.
23. Miller AC, Rivero A, Ziad S, Smith DJ, Elamin EM. Influence of Nebulized unfractionated heparin and N-Acetylcysteine in acute lung injury after smoke inhalation injury. J Burns Carte Res 2009;30:249-56.
24. Saliba MJ. Heparin in the treatment of burns: a review. Burns 2001;27:349-58.
25. Emmons HW. Fire and protection. Sci Am 1974; 231:21-7.
26. Walker HL, MacLeod Jr CG, McManus WF. Experimental inhalation injury in the goat. J Trauma 1981;21:962-4.
27. Robinson NB, Hudson LD, Robertson HT, Thorning DR, Carrico CJ, Heimbach DM. Ventilation and perfusion alterations after smoke inhalation injury. Surgery 1981;90:352-63.
28. Silvany CMS. A semiologia do paciente pediátrico vítima de abuso. In: Silva LR, ed. Diagnóstico em pediatria. Guanabara-Koogan 2009, 909-15.
29. Sheridan RL. Burns. Crit Care Med 2002;30:S500-S14.
30. Carvajal HF.; Griffith JA. Burn and inhalation injuries. In: Fuhrman, BP.; Zimmerman JJ., ed. Pediatric Critical Care, 2nd ed. St. Louis: Mosby,1998,1198-210.
31. Liffner G, bak Z, Reske A, Sjöberg F. Inhalation injury assessed by score does not contribute to the development of acute respiratory distress syndrome in burn victims. Burns 2005;31:263-8.
32. Peck MD, Koppelman T. Low-tidal-volume ventilation as a strategy to reduce ventilator-associated injury in ALI and ARDS. J Burn Care Res 2009;30:172-5.
33. Jackson MP, Philp B, Murdoch LJ, Powell BWEM. High frequency oscillatory ventilation successfully used to treat a severe paediatric inhalation injury. Burns 2002;28:509-11.
34. Wang S, Guo G, Fu Z, Zhou S. ComparisAcute respiratory diseaseon of conventional mandatory ventilation and high frequency oscillatory ventilation for treatment of acute lung injury induced by steam inhalation injury. Burns 2006; 32:951-6.
35. Acute Respiratory Distress Syndrome Network. Ventilation with lower tidal volume compared with tradicional tidal volumes for acute lung injury, and the acute respiratory distress syndrome. N Eng J Med 2000;342:1301-8.
36. Girard TD, Bernard GR. Mechanical ventilation in ADRS: a state of the art review. Chest 2007;131:921-9.
37. Salim A, Martin M. High –frequency percussive ventilation. Crit care Med 2005;33:S241-S5.
38. Hall JJ, Hunt JL, Arnold BD, Purdue GF. Use of high-frequency percussive ventilation in inhalation injuries. J Burn Care Res 2007;28:396-400.
39. Cartotto R. Use of high frequency oscillatory ventilation in inhalation injury. Burn Care Res 2009;30:178-81.
40. Varpula T, Jousela I, Niemi R, Takkunen O, Pettila V. Combined effects of prone positioning and airway pressure release ventilation on gás Exchange in patients with acute lung injury. Acta Anaesthesiol Scand 2003;47:S16-S24.
41. Mlcak RP. Airway pressure release ventilation. J Burn Care Res 2009;30:176-7.
42. Palmieri TL, Warner P, Mlcak RP, Sheridan R, Kagan RJ, Herndon DN, Tompkins R, Greenhalgh DG. Inhalation injury in children: a 10 year experience at Shriners hospital for children. J Burn Care Res 2009;30:206-8.
43. Edelman DA, White MT, Tyburski JG, Wilson RF. Factors affecting prognosis of inhalation injury. J Burn Care Res 2006;27:848-53.
44. Derdak S, Mehta S, Stewart TE, Smith T, Rogers M, Buchman TG, Carlin B, Lowson S, granton J, and the Multicenter Oscillatory Ventilation for Acute Respiratory Distress Syndrome Trial (MOAT) Study Investigators. High-frequency oscillatory ventilation for acute respiratory distress syndrome in adults. Am J Respir Care Med 2002;166:801-8.

Capítulo 22

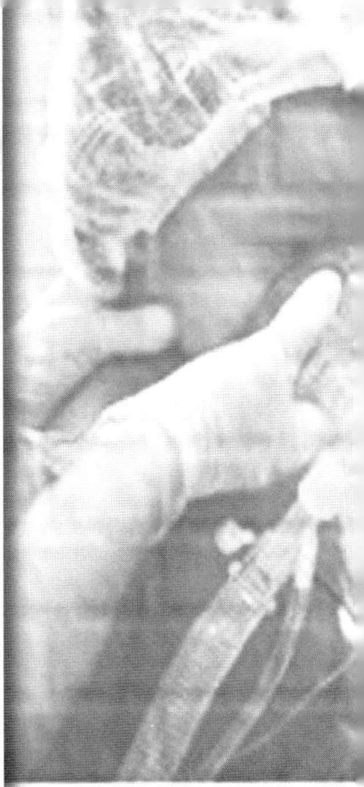

Destete/Extubación del Ventilador Pulmonar Mecánico

Werther Brunow de Carvalho
Artur Figueiredo Delgado
Cintia Johnston

Introducción

Dependiendo del tipo de paciente, la retirada gradual del ventilador pulmonar mecánico (VPM) puede ser un desafío mayor todavía que la entubación y manutención del soporte de ventilación. El proceso de destete es esencial en el elemento universal del cuidado de niños críticamente enfermos. Este proceso ocupa aproximadamente 40% del tiempo total del VPM[1]. Progresivamente, el destete del VPM se torna más una ciencia que un arte, aunque, las pesquisas pediátricas hayan mostrado que los protocolos para destete no redujeran significativamente su duración[2,3,4]. Paralelamente, la utilización de índices fisiológicos predictivos con el objetivo de obtener suceso en el destete, todavía no han demostrado especificidad y sensibilidad adecuadas en pediatría y neonatologia[5,6,7,8].

El proceso de destete y extubación exige una actuación multiprofesional, de acuerdo con la Figura 22.1, abajo.

Conceptos de Destete, Teste para evaluar si el paciente está apto para extubación, Entubación

Existen diversos términos que definen el proceso de destete y siendo así hay necesidad de conocer estas definiciones para que haya una evaluación mejor de la duración, de los diferentes modos y del pronóstico de los niños sometidos al VPM. La tabla 22.1, abajo, lista las definiciones de los términos más comunes utilizados durante el proceso de destete y extubación.

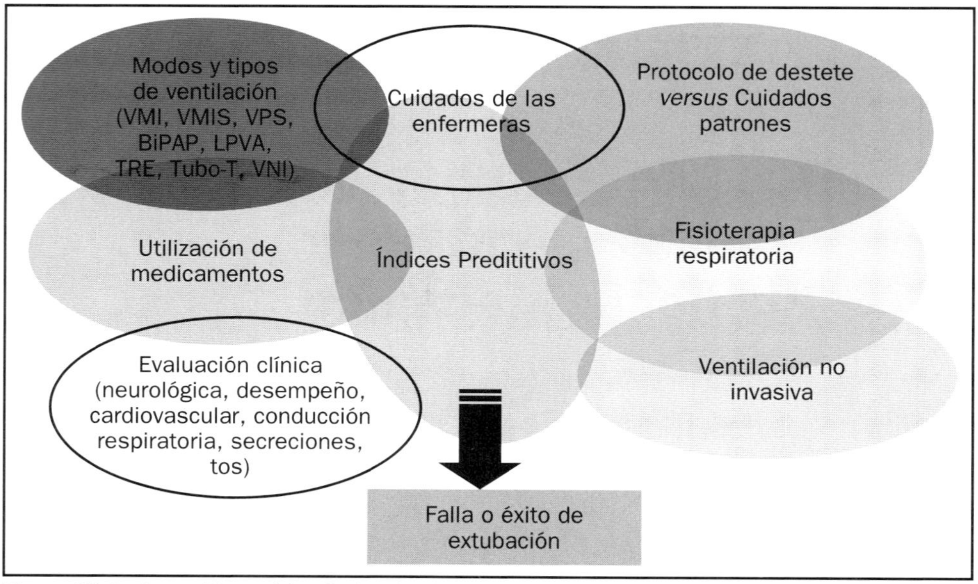

Figura 22.1. Actuación multiprofesional y factores involucrados en el destete y extubación del ventilador pulmonar mecánico
VMI = Ventilación mandataria intermitente; VMIS = Ventilación mandataria intermitente sincronizada; VPS= Ventilación con soporte de presión; BiPAP= Ventilación con dos niveles de presión; LPVA= Ventilación con liberación de presión de vías aéreas; TRE= Teste de respiración espontánea; VNI= Ventilación no invasora.

Tabla 22.1. Definición de términos relacionados al proceso de destete y extubación
Destete – Transición del soporte de ventilación para la respiración espontánea: período durante el cual el niño asume su condición para hacer un intercambio gaseoso, efectivo así que el soporte con presión positiva se haya suspendido
Extubación – Remoción del tubo intratraqueal: los criterios para extubación incluyen la presencia de ventilación espontánea, estabilidad hemodinámica, reflejos intactos de las vías aéreas y posibilidad de manejar las secreciones de las vías aéreas. El suceso de la extubación es definido como la manutención de la respiración espontánea sin necesidad de soporte con presión positiva. La falla precoz de la extubación es definida como la que ocurre en hasta seis horas de extubación; la falla intermediaria de extubación es la que ocurre entre seis y 24 horas después de la extubación y la falla tardía es definida como la que ocurre a partir de 24 a 48 horas de la extubación
Teste de Respiración Espontánea – Determinación subjetiva para verificar si la enfermedad de base que fue la que indico la necesidad del VPM mejoró lo suficiente que permita un intercambio gaseoso adecuado del niño, manteniéndose la respiración espontánea
Listo para Extubación – Prueba de detección formal de la respiración espontánea para evaluar si el paciente está apto para ser retirado del soporte de ventilación y/o del tubo intratraqueal.
Días Libres del VPM – Medida de evolución que consiste en el número de días en un periodo determinado (convencionalmente 28 días), en la cual el paciente no necesita de soporte de ventilación. Pacientes que mueren son considerados como si hayan tenido cero días libre del aparato de VPM. El éxito de la descontinuación del soporte de ventilación necesita un tiempo minino de 48 horas sin ventilación con presión positiva
Re-entubación – Recolocación del tubo intratraqueal para niños que no tienen posibilidad de mantener una ventilación espontánea
Adaptado de Newth CJ et al, 2009[9].

Existe una propuesta de representación esquemática de una serie de estadios relacionados a los cuidados de todo el curso del VPM, iniciándose desde la admisión del paciente para ser tratado de la dificultad respiratoria aguda hasta el alta de la unidad de cuidado intensivo (UCI) (Figura 22.2).

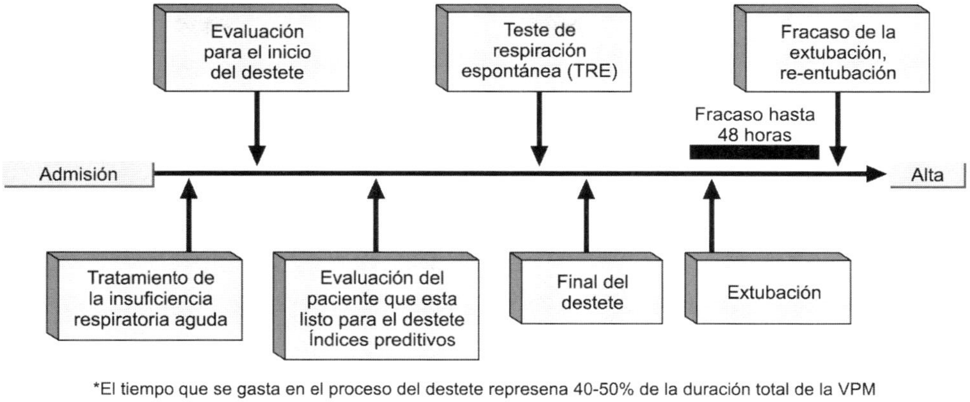

Figura 22.2. Proceso de destete de la ventilación pulmonar mecánica: evolución temporal de la intubación traqueal hasta el alta hospitalaria
Adaptado de Boles JM, 2007[10].

Existe también, una clasificación de acuerdo con la dificultad y el tiempo que se lleva durante el proceso de destete[11]. (Tabla 22.2)

Tabla 22.2. Clasificación de los pacientes de acuerdo con el proceso de destete

Grupo/Categoría	Definición
Destete simples	Pacientes que evolucionan bien desde el inicio del destete hasta el suceso de la extubación, tras la primera tentativa sin dificultad
Destete difícil	Pacientes que fallan en el proceso de destete inicial y necesitan más de tres o un tiempo tan prolongado como siete días a partir del primero TRE para obtenerse suceso en el destete.
Destete prolongado	Pacientes que fallan en por lo menos tres tentativas de destete o necesitan de mas de siete días para el destete después del primero TRE

Fisiopatología

La fisiopatología para explicar el fracaso del destete puede ser compleja y multifactorial. Algunas lesiones irreversibles pueden tornarse aparentes durante el proceso de destete (disfunción cardíaca, polineuromiopatia del enfermo grave) tornándolo más difícil. En el grupo de pacientes crónicos existe la necesidad de un manejo multidisciplinar con el objetivo de solucionar factores reversibles. Las etiologías reversibles relacionadas con el fracaso del destete pueden ser categorizadas como: sobrecarga respiratoria (Figura 22.3); sobrecarga cardíaca (Figura 22.4); neuromuscular (Figura 22.5); neuropsicológica/delirio (Figura 22.6); metabólica (Figura 22.7) y nutrición/anemia (Figura 22.8).

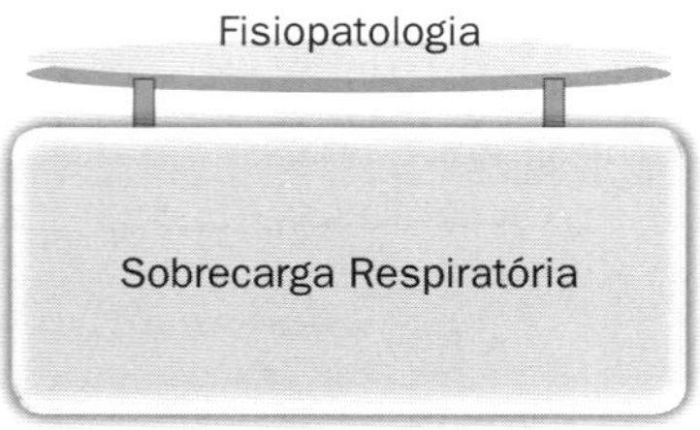

- ✓ Aumento del trabajo respiratorio: parámetros de ventilación inadecuados
- ✓ Disminución de la complacencia: neumonía (adquirida); edema pulmonar cardiogenico y no cardiogenico; fibrosis o hemorragia pulmonar; Infiltrado pulmonar difuso
- ✓ Constricción bronquial
- ✓ Aumento de la carga resistiva
  - Durante el teste de la respiración espontánea: cánula intratraqueal
  - Pos-extubación: aumento de secreción de las vías aéreas; lesiones de las vías aéreas

Figura 22.3. Sobrecarga respiratoria: consideraciones necesarias y que pueden tener impacto en la habilidad del destete de los niños.

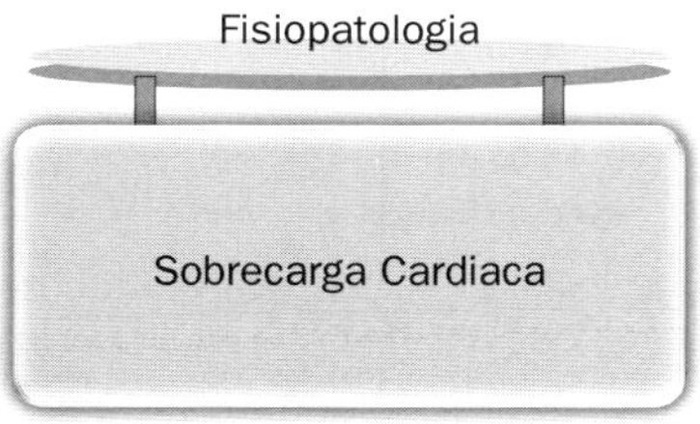

- ✓ Insuficiencia cardiaca previa a la enfermedad grave
- ✓ Aumento de la sobrecarga cardiaca ocasionando disfunción miocárdica
  - Lesión miocárdica (alteración de Troponina)
  - Hiperinflación dinámica
  - Aumento de la demanda metabólica
  - Sepsis no curada

Figura 22.4. Sobrecarga cardiaca: consideraciones necesarias y que pueden tener impacto en la habilidad del destete de los niños.

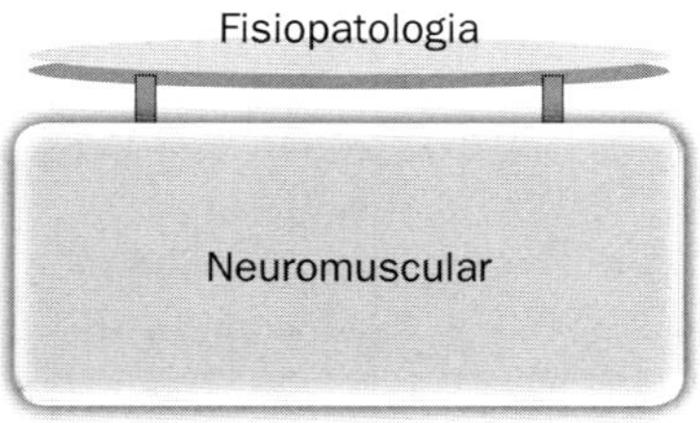

- ✓ Disminución de la conducción respiratoria central
  - Alcalosis metabólica
  - Medicamentos sedativos/hipnóticos
- ✓ Comando de ventilación central:
  - Fracaso del sistema respiratorio neuromuscular
- ✓ Disfunción periférica:
  - Causas primarias de disminución de la fuerza neuromuscular
  - Alteraciones neuromusculares del paciente grave

Figura 22.5. Causas neuromusculares: consideraciones necesarias y que pueden tener impacto en la habilidad del destete de los niños.

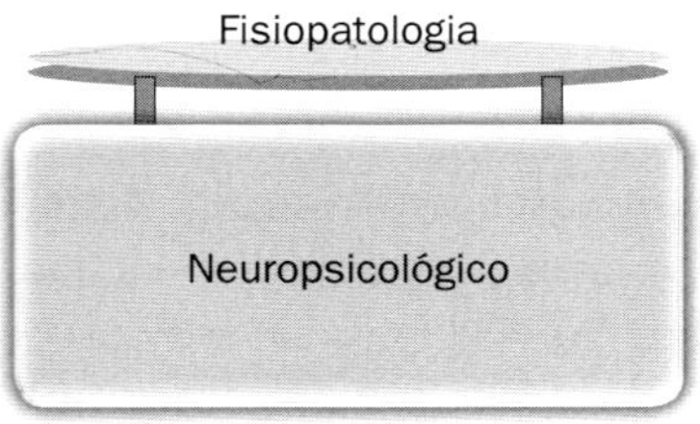

- ✓ Delirio
- ✓ Ansiedad, Depresión
- ✓ Abstinencia, Dependencia

Figura 22.6. Causas neuropsicológicas/delirio: consideraciones necesarias y que pueden tener impacto en la habilidad del destete de los niños.

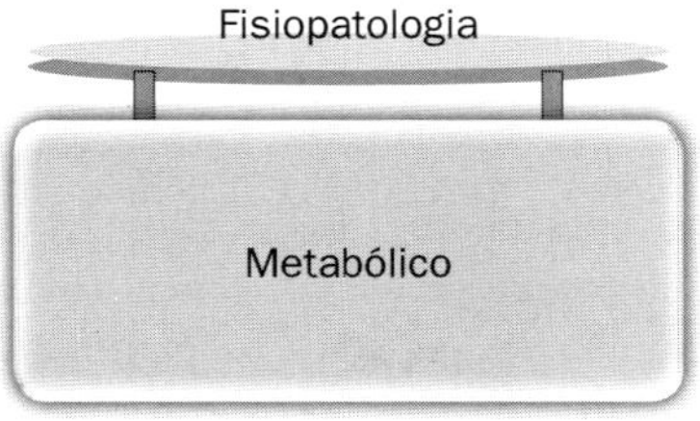

- ✓ Alteraciones metabólicas
- ✓ (Hipofosfatemia, hipopotasemia hipermagnesemia)
- ✓ Corticosteroides
- ✓ Hiperglucemia
- ✓ Disfunción de la tiroides y de otras hormonas (péptido natriurético atrial)
- ✓ atrial)

Figura 22.7. Causas metabólicas: consideraciones necesarias y que pueden tener impacto en la habilidad del destete de los niños.

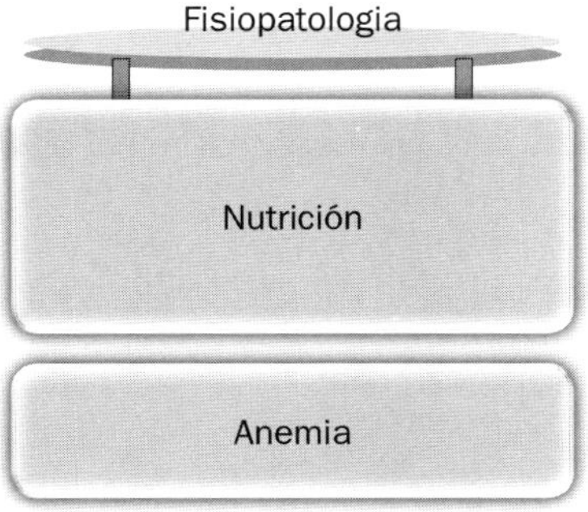

- ✓ Sobrepeso
- ✓ Desnutrición
- ✓ Disfunción diafragmática inducida por el VPM
- ✓ Equipo multidisciplinar de terapia nutricional

Figura 22.8. Causas: consideraciones necesarias y que pueden tener impacto en la habilidad del destete de los niños.

La decisión de descontinuar la VPM en un paciente, esta basada principalmente en la evaluación clínica de este, en la observación de que el paciente se presenta termodinámicamente estable, despierto y que el proceso primario que lo llevó al VPM ya haya sido adecuadamente tratado además de presentar una dependencia mínima del VPM ($FiO_2 \leq 50\%$; Presión espiratoria final positiva (PEEP) $\leq$ 6cmH_2O; saturación de pulso de oxigeno $\geq$ 90). El suceso del destete va depender de la habilidad que la bomba muscular respiratoria tenga para tolerar la carga que va a ser impuesta a ella. La presión inspiratoria máxima ha sido utilizada para evaluar la fuerza muscular inspiratoria, y es un índice predictivo para el suceso del destete[12] .Un trabajo respiratorio excesivo puede ser imposto por parámetros inadecuados del VPM (sensibilidad inadecuada del gatillo, tasa de flujo inspiratorio inadecuado, modo de ventilación empleado), resultando en falta de sincronía.

Una carga adicional de trabajo puede estar relacionada con constricción bronquial, que puede manifestarse por aumento de la inflación dinámica y disminución de la complacencia pulmonar.

Muchos niños pueden presentar disfunción diastólica o sistólica u otras enfermedades cardiacas congénitas o adquiridas, que pueden ser identificadas durante su internación en la UCI. Sin embargo, algunos pacientes pueden tener disfunción del miocardio y que se torna aparente apenas cuando sometidos a una sobrecarga durante el destete. Transferir al paciente del VPM con presión positiva para la ventilación espontánea determina un aumento del retorno venoso y una presión intratorácica negativa, que ocasiona un aumento de la pos-carga del ventrículo izquierdo y un aumento del consumo de oxigeno por el miocardio.

Existe la necesidad de que el paciente reasuma la actividad neuromuscular para vencer la impedancia del sistema respiratorio, manteniendo así la homeostasis del CO_2. Para esto, es evidente la necesidad de haber una conducción respiratoria adecuada y cualquier alteración de transmisión, relacionada a la respiración, del sistema nervoso central puede contribuir para que ocurra fracaso del destete.

El delirio o la disfunción cerebral aguda, es un disturbio del nivel de cognición y del despertar y está asociado con varios factores de riesgo como: sepsis, deprivación del sueño, dolor sin tratamiento, inmovilización prolongada). La presencia de delirio causa mayor morbididad y mortalidad. En pediatría, necesitamos todavía de estudios que prueben que existe una relación directa entre el delirio y la dificultad para el destete.

Existen varios datos importantes que contribuyen para aumentar la ansiedad del niño en la UCI, como por ejemplo: ausencia de los padres, ambiente extraño, imposibilidad de comunicación, alteración del patrón del sueño y miedo. Debemos mejorar la calidad del sueño, disminuyendo el nivel de ruido, la exposición a la luz, las intervenciones médicas y de las enfermeras y también pueden ser utilizadas técnicas de relajamiento (biofeedback).

La hipofosfatemia, hipomagnesemia y hipopotasemia pueden causar disminución de la fuerza muscular. La utilización de corticoide altera el control glucémico, con relato de disminución importante de la duración de la VPM cuando se instituye un control estricto de los niveles de glucosa[13].

La obesidad determina efectos en la función respiratoria con disminución de la complacencia y aumento del trabajo respiratorio, hecho que tiene impacto en la duración del uso del VPM. Los pacientes desnutridos pueden presentar disminución de la conducción de ventilación[14], de la masa muscular y una dificultad en el proceso del destete. Existen todavía dudas relacionadas a cual es el mejor nivel de hemoglobina que debe ser considerado en el niño sometido a un destete. Como línea general, son utilizados como nivel albo valores entre ≥ 8 – 10 g/dL.

La duración del destete puede ser muy corta o representar la mayor parte del tiempo relacionado con la VPM total, y esto depende de la causa que determinó la necesidad del soporte de ventilación y de la presencia de un desbalance entre el trabajo respiratorio y las capacidades neuromusculares residuales (Tablas 22.3 e 22.4).

Actualmente, estudios experimentales demuestran que la VPM prolongada puede inducir una disfunción diafragmática, también conocida como disfunción diafragmática inducida (DDI) por el VPM. La inactividad del diafragma y la utilización del VPM ocasionan atrofia del diafragma; la fuerza del diafragma declina rápidamente en relación al tiempo en pacientes críticamente enfermos, sometidos al VPM; la alteración de la función diafragmática (parcialmente) determina fracaso/éxito del destete y la mejoría de la sincronía paciente-VPM puede posiblemente, mejorar la DDI por el VPM.

El destete también está relacionado con la fuerza de la musculatura respiratoria y con la carga de trabajo impuesta a esta (Figura 22.9).

Tabla 22.3. Factores que aumentan a carga resistiva y elástica		
Aumento de la carga resistiva	Aumento de la carga elástica de la pared torácica	Aumento de la carga elástica pulmonar
Espasmo bronquial Edema de vías aéreas Exceso de moco/secreción Obstrucción de las vías aéreas superiores Apnea obstructiva del sueño Doblamiento del tubo intratraqueal Rolla de moco/secreción Resistencia del circuito de ventilación	Derrame pleural Neumotórax Tórax flácido Obesidad Ascitis Distensión abdominal Deformidades de la columna torácica espinal Pos-operatorio de cirugía torácica	Hiperinflación (auto-PEEP) Edema alveolar Infección Atelectasias Inflamación intersticial y/o edema

Tabla 22.4. Factores que disminuyen la competencia neuromuscular		
Disminución de la conducción de ventilación "drive"	Disminución de la fuerza muscular	Alteración de la transmisión neuromuscular
Intoxicación por medicamentos Lesión del sistema Nervioso central Privación del sueño Hipotiroidismo Ayuno Desnutrición Alcalosis metabólica Distrofia miotónica	Alteraciones electrolíticas Desnutrición Miopatia Hiperinflación pulmonar Sepsis Medicamentos, corticosteroides	Polineuropatía del enfermo grave Bloqueadores neuromusculares Aminoglucósidos Síndrome de Guillain-Barrè Miastenia grave Lesión del nervio frénico Trauma de la médula espinal

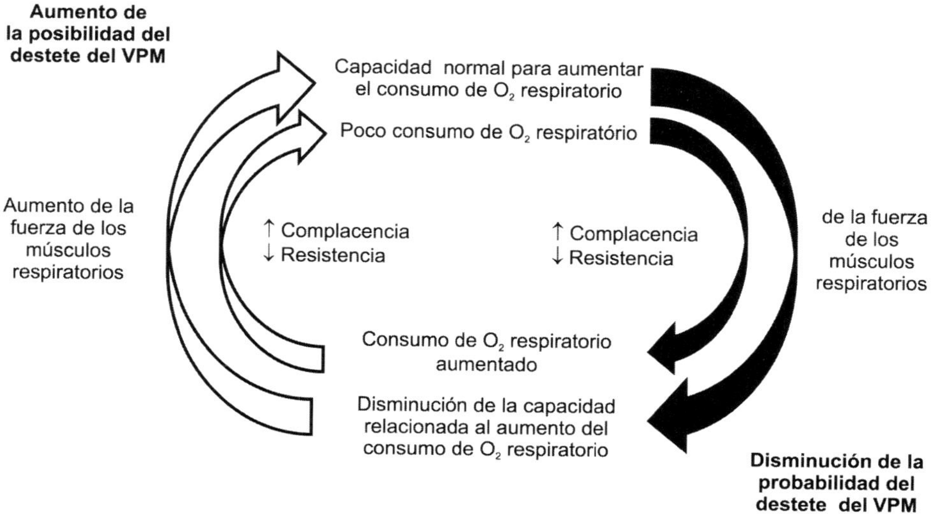

Figura 22.9. Esquema relacionando a la carga (complacencia y resistencia del sistema respiratorio) y la fuerza (una función de la fuerza de los músculos respiratorios en pacientes en proceso de destete de la VPM).
Adaptado de Schultz MJ, 2010[15]

La disminución de la complacencia del sistema respiratorio y/o el aumento de la resistencia del sistema respiratorio, adiciona una carga a los músculos respiratorios. En un niño con dificultad respiratoria grave, nunca debemos pensar en seleccionarlo para el destete, la fuerza muscular nunca debe ser utilizada de tal manera a exceder todavía más el trabajo respiratorio para compensar la condición pulmonar subyacente. Por tanto, debemos esperar una mejoría de la dificultad respiratoria para que el paciente pueda ser seleccionado para el destete.

La VPM prolongada está asociada con una morbididad y mortalidad significantes. De este modo, el proceso de destete debe ser considerado lo mas precozmente posible, evaluándose si el paciente está pronto para el destete, seguido por el TRE, que es un teste diagnóstico que se usa para determinar cual será la probabilidad de suceso de la extubación. Los pacientes que presentan todos los criterios específicos deben ser considerados prontos para iniciar el destete de la VPM (Tabla 22.5).

Tabla 22.5. Consideraciones para se avaluar si el paciente está pronto para el desmame
· Resolución o mejoría de la situación que ocasionó la necesidad del VPM (resolución de la fase aguda de la enfermedad)
· Ausencia de secreción excesiva en el árbol traqueo bronquial
· Tos adecuada
· Señales o manifestación de esfuerzo respiratorio espontáneo
· Señales vitales apropiados para la edad y para la condición clínica
· Oxigenación adecuada
· Estabilidad hemodinámica
· Estado de consciencia normal y respuesta a los estímulos
· Ausencia de disturbios metabólicos graves o estado nutricional mínimamente preservado
· Interrupción y/o disminución acentuada de agentes sedativos neuromusculares
· Ausencia de manifestaciones exacerbadas de la síndrome de abstinencia

La adecuación de estos criterios debe ser evaluada y estos nos dicen acerca de la posibilidad de realizar el destete, pero no como un criterio estricto, en el cual todos los ítems enumerados arriba deban estar presentes simultáneamente.

El TRE debe ser considerado así que sea posible, desde que el paciente presente los criterios descritos arriba. El TRE con duración de 30 minutos a dos horas demostró ser útil para seleccionar los pacientes adultos que se encontraban aptos para la extubación[16,17,18]. Protocolos computadorizados de destete demostraron disminución del tiempo de VPM[19,20], sin embargo, esta estrategia debe ser mejor avaluada en pesquisas pediátricas, a pesar de que la pesquisa de Jouvet P et al, 2007[21], ya mostró suceso utilizando protocolos cerrados para el destete de los niños en VPM.

La desconexión de la VPM debe ser realizada ofreciéndose oxigeno (O_2) suplementar para conseguir que se mantenga una saturación de pulso de oxigeno (SpO_2) > 90%. La suplementación de O_2 no debe ser superior a una fracción inspirada de oxigeno (FiO_2) de 40%, y no debe ser aumentada durante el proceso de interrupción del VPM. Además la respiración en el tubo "T"; de la respiración en ventilación con presión de soporte (PSV) o en presión positiva continua en vías aéreas (CPAP), el TRE puede ser efectuado con ventilación no invasiva (VNI) en modo de ventilación con dos niveles de presión positiva (BIPAP – biphasic positive airway pressure), con la compensación automática de la cánula intratraqueal (ATC – automatic tube compensation) o con la presión proporcional asistida (PAV - proportional assist ventilation). Estos modos presentaron resultados similares al uso del tubo "T" y de la PSV[22,23,24].

Una evaluación continua, al lado de la cama del paciente, durante el periodo del TRE, son fundamentales para identificar precozmente señales de intolerancia y mecanismos de falencia de ventilación (realizar la avaluación subjetiva: nivel de conciencia, señales de aumento de la dificultad respiratoria; y evaluación objetiva: intercambios gaseosos, estabilidad hemodinámica, señales vitales.

En los casos en que se observe algún señal de intolerancia, el TRE deberá ser suspendido y el paciente sometido a las condiciones de ventilación previas. Los pacientes que no presenten señales de intolerancia deberán ser evaluados cuanto a la posibilidad de extubación y observados (monitoreados) por el período de 48 horas, en la UCI. Si después de 48 horas de la extubación permanecen con autonomía de ventilación, el proceso estará concluido con suceso. Si en este período necesitan de retornar a la VPM, será considerada falla de extubación[25,26].

Conducta en el paciente que tubo un fracaso en el teste de respiración espontánea (TRE)

Reposo de la musculatura respiratoria

Los pacientes que fracasaron en el teste inicial deben permanecer por 24 horas en un modo de ventilación que ofrezca conforto (evaluación clínica). En este periodo, serán re-evaluadas y tratadas las posibles causas de intolerancia.

La alteración fisiológica principal que se observa en la insuficiencia de ventilación parece ser el desequilibrio entre la carga impuesta al sistema respiratorio y la habilidad en responder a esa demanda. Existen varias evidencias que aconsejan mantener al paciente en el soporte de ventilación con los parámetros previos al TRE durante 24 horas después de la ocurrencia del fracaso de extubación, antes de hacer nuevas tentativas de destete, para que haya recuperación funcional del sistema respiratorio y de otros sistemas que puedan haber influenciado en el fracaso del teste. La recuperación de la musculatura respiratoria no ocurre en un periodo menor que 24 horas.

Nueva tentativa después de 24 horas

Admitiendo que el paciente permanezca electo para realizar la extubación y, que las causas de intolerancia hayan sido previstas, un nuevo TRE puede ser realizado después de 24 horas. Existen evidencias de que la realización diaria del TRE abrevia el tiempo de VPM cuando comparado a protocolos en los cuales este teste no es realizado diariamente, para pacientes adultos[27]

Conducta en el paciente que tubo éxito en el teste de respiración espontánea (TRE)

Cuando el paciente tubo éxito en el TRE, significa que el puede o no ser electo para ser extubado el mismo día, y esto depende de los otros factores del evento agudo que motivó la VPM.

El diagrama de flujo de la Figura 22.10, abajo puede ser empleado para la realización del TRE.

Durante la realización del TRE una evaluación continua al lado de la cama del paciente es necesaria, para identificar señales precoces de intolerancia (Tabla 22.6)

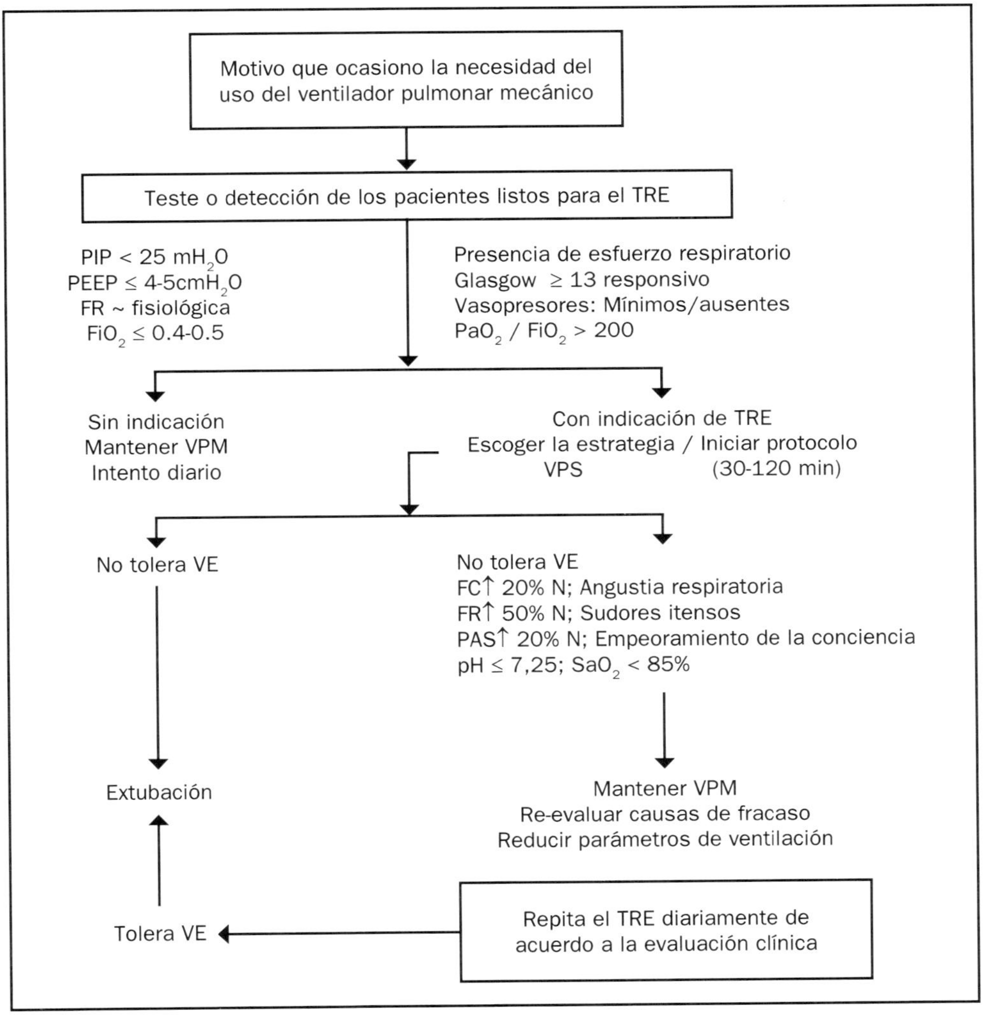

Figura 22.10. Diagrama de flujo para evaluación y aplicación del TRE.
PIP= Pico de presión inspiratoria; FR = Frecuencia respiratoria; FiO_2= Fracción inspirada de oxigeno; VPS= Ventilación con presión de soporte; FC= Frecuencia cardíaca; PAS= Presión arterial sistólica.

y en la presencia de estos, el destete deberá ser suspendido, con retorno a las condiciones de VPM previamente utilizadas. Los pacientes que fracasaron en es teste inicial deben permanecer por 24 horas en un modo de ventilación que ofrezca conforto (evaluación clínica) y durante todo este período, serán revaluadas y tratadas las posibles causas de la intolerancia.

Tabla 22.6. Criterios considerados de "no-tolerantes" al teste de respiración espontánea

Evaluación subjetiva	· Mudanza en el nivel de conciencia · Agitación y ansiedad · Inicio o empeoramiento de la dificultad respiratoria · Sudores intensa · Cianosis · Señales de uso exagerado de la musculatura respiratoria accesoria
Evaluación objetiva	· Saturación de pulso de oxigeno ≤ 85-90% · pH ≤ 7,25 · FC aumento superior a 20% de la basal · PAS aumento superior a 20% de la basal · FR aumento superior a 50% de la basal · Arritmias cardíacas

Resaltamos que los niños que no presenten señales de intolerancia de ser evaluados cuanto a la posibilidad de extubación traqueal y deben permanecer en observación durante un período de por lo menos 48 horas en la UCI. Caso necesiten retornar a la VPM, será considerado como fracaso (falla) del destete.

El método de destete deber ser escogido, desde que se haya determinado que este sea posible. Los métodos comunes de destete incluyen la VMI y la VPS. La utilización de VNI también ha sido estudiada en pacientes pediátricos. No hemos empleado el tubo-T (pieza-T), a pesar de que históricamente esta ha sido utilizada en pediatría en niños mayores y parece que hasta hoy es el método efectivo para realizar el destete. Cuando se emplea el destete con VMI, se debe hacer una reducción gradual del soporte ofrecido por el aparato de VPM y un aumento progresivo del trabajo respiratorio realizado por el paciente. La frecuencia de la VMI es disminuida, habitualmente de una a tres respiraciones por minuto; a seguir, se evalúa después de 30 minutos, la saturación de oxigeno y el nivel de CO_2, procurando que el pH se mantenga > 7.30 – 7.35. El empleo de VMI puede contribuir para el desarrollo de fatiga muscular respiratoria, lo que puede atrasar el proceso de destete. Los mecanismos que pueden contribuir con esta fatiga son: que la VMI es ofrecida usualmente como VMI sincronizada, la cual utiliza una válvula de demanda, siendo necesario activar esta válvula, lo que puede aumentar el trabajo respiratorio y también la posibilidad de asincronía paciente-aparato de VPM.

Teóricamente, la VPS es un método atractivo de destete, pues el niño tiene un control sobre la frecuencia respiratoria y sobre el flujo a cada respiración. Adicionalmente, la VPS puede compensar el aumento del trabajo impuesto por la resistencia del tubo intratraqueal y del circuito del aparato de VPM. Sin embargo, no todos los estudios clínicos son prometedores y la suspensión gradual de la VPS no tiene una buena predicción de la habilidad que tendrá el paciente para mantener su ventilación después de la extubación. La VPS también pude contribuir para la asincronía del paciente-aparato de VPM en aquellos que tienen una enfermedad pulmonar obstructiva crónica.

Desde que el paciente se encuentre pronto para el destete, empleamos la VPS más que la VMI o el tubo-T. La ventilación no invasiva con presión positiva (VNIPP) puede ser un método efectivo de destete en pacientes seleccionados, sin embargo, estudios adicionales son necesarios antes de recomendar la VNIPP como un método de rutina en el destete de los niños.

Los índices fisiológicos que son prometedores de destete auxilian poco para tomar la decisión de iniciar o no períodos de respiración espontánea, así como disminuir el nivel de soporte de ventilación. Existen innúmeros índices descritos, pero apenas algunos pueden auxiliar de manera mas consistente las mudanzas en relación a las decisiones clínicas, cuanto a la probabilidad de éxito o fracaso del destete. Los valores de predicción de los índices de destete en pediatría no han demostrado sensibilidad y especificidad suficientes. Los índices univariados no han demostrado de manera consistente ser predoctores adecuados de suceso de la extubación. Los criterios utilizados para evaluar si el paciente esta listo para el destete, deben ser verificados diariamente, pero ellos no han sido validados y frecuentemente, no han sido adoptados para niños y recién-nacidos (RN)s.

Recientemente, Currie A et al, 2010[28], analizaran el índice tensión-tiempo (una medida de la carga impuesta y de la capacidad del diafragma), concluyendo que a medida invasiva o no invasiva tiene 100% de sensibilidad y 100% de especificidad como predictivo de suceso de extubación en RNs sometidos a VPM.

Los índices de predicción de destete de la VPM y de extubación citados abajo son de fácil mensuración al lado de la cama del paciente y, han sido utilizados frecuentemente en las UCI de adultos, pediátricas y neonatales de varios hospitales de Brasil y del mundo:

- TRE[16,29];
- PiMáx, P0.1/P100[30];
- PI/PiMáx[31];
- asociación de la PI/PiMáx e IRS[31];
- IRS = (FR/VC)/peso[32];
- producto del IRS e P01[32,33];
- CROP = (Cdin x PiMáx x (PaO_2/PAO_2))/FR)[30];
- Índice presión-tiempo: IPT= (PTP/tiempo del ciclo resp)/PiMáx[32,34];
- Índice tensión-tiempo 1 (TT1) e Índice tensión-tiempo 2 (TT2)[32,34,35,36];
- Índice Simplificado de Destete (ISD)[37].

Leyendas: PiMáx= Presión inspiratoria máxima; PI= Presión inspiratoria; IRS= Respiración rápida superficial; CROP= Índice que agrega complacencia dinámica (Cdin), frecuencia respiratoria (FR), gradiente alvéolo-arterial de oxigeno (PaO_2;PAO_2) y PiMáx; P0.1= Presión de oclusión.

Existen algunos pacientes tendrán necesidad de permanecer un tiempo mayo en la UCI debido a la dificultad de hacer el destete, presentando una dependencia parcial o completa de la VPM y otras terapéuticas de cuidados intensivos. La definición de los pacientes que presentan dificultad para el destete varia, pero de acuerdo con la Sociedad Respiratoria Europea, son aquellos que necesitan más de siete días de destete después del primer TRE[10]. La Asociación Nacional para Médicos de Cuidados Respiratorios define la VPM prolongada como la necesidad de mas de 21 días consecutivos de este soporte por más de seis horas por dia[38]. La causa mas frecuente de VPM prolongada es la condición aguda grave en un paciente que ya tiene una enfermedad crónica grave. Varios factores fisiopatológicos pueden determinar el destete prolongado, como está colocado en la tabla 22.7.

Tabla 22.7. Factores asociados con el destete prolongado
Sistémicos Enfermedades crónicas, comorbidades, nutrición o alteraciones metabólicas Gravedad de la enfermedad
Alteración del desempeño cardiovascular Disfunción ventricular izquierda, cardiomiopatia e isquemia miocárdica
Neurológicos Alteraciones neurológicas del paciente críticamente enfermo
Respiratorios Causas no resueltas de la falencia respiratoria Desbalance entre el trabajo respiratorio y la capacidad muscular respiratoria Obstrucción de las vías aéreas superiores
Tratamiento de las complicaciones Infecciones y neumonitis asociada a la VPM Barotrauma Traqueotomía Sedación
Cognitivos Delirio, ansiedad y depresión Privación del sueño
Escenario relacionado al tratamiento Protocolos de destete Equipos de cuidadores Entrenamiento de los equipos
Adaptado de Ambrosino N et al, 2010[39]

La permanencia de estos pacientes en la UCI determina aumento de los costos y utilización de personal que podría estar dando asistencia a otros pacientes. Por tanto, debe haber una solución alternativa para los niños con dificultad para es destete, como encaminarlos para unidades intermediarias de cuidados respiratorios, con un nivel adecuado de asistencia y con un menor costo que el de la UCI. Estas unidades deben providenciar una rehabilitación multidisciplinar y constituirse en un puente para una posterior atención domiciliar del niño. Otra posibilidad es el encaminamiento de estos niños para centros regionales especializados en soporte de ventilación y destete.

Criterios para Extubación Traqueal (Tabla 22.8)

Tabla 22.8. Parámetros que pueden ser utilizados para estimar la evolución de la extubación traqueal
Parámetros de Destete · Capacidad vital > 10 – 15 ml/kg · Volumen minuto · Presión inspiratoria negativa máxima ≤ 30 cmH_2O · Frecuencia respiratoria, volumen corriente, relación entre frecuencia de ventilación y volumen corriente de acuerdo con el peso
Parámetros que necesitan de Utilización de Tecnología · Presión de oclusión de la vía aérea · Trabajo respiratorio · Espacio muerto · Tonometria gástrica · Electromiografía diafragmática · Patrón respiratorio (coeficiente de variación, entropía)
Parámetros que Avalúan la protección y Permeabilidad de la Vía Aérea · Presión espiratoria máxima · Tasa del pico de flujo espiratorio · Volumen de secreción · Eficacia de la tos · Frecuencia de las aspiraciones · Teste del escape de gas a través del balón (cualitativo, cuantitativo) · Función neurológica (escala de coma de Glasgow)

Extubación

Cuidados Generales/Técnica de Extubación

Después de decidir que la extubación va a ser realizada, se debe preparar previamente todos los materiales y equipamientos necesarios para el caso de una nueva intubación: bolsa auto inflable, máscara facial, sondas de aspiración, máscara laríngea, cánula de Guedel, cánulas intratraqueales, laringoscopio con láminas apropiadas, medicaciones. Mantener el equipo multiprofesional (médico, enfermeras y fisioterapeutas) al lado del paciente.

Antes de realizarse la extubación traqueal, se debe elevar la cabecera del niño (30°-45°). También está indicado que se realice aspiración de la vía aérea. Verificar si el balón del tubo intratraqueal está desinflado. El acumulo de secreción y la tos inefectiva son factores que contribuyen para la falla del suceso de extubación traqueal. La extubación con presión positiva es la retirada del tubo intratraqueal al mismo tiempo en que se realiza una inflación pulmonar con una bolsa auto inflable. Esta maniobra tiene la finalidad de retirar el tubo intratraqueal en cuanto el paciente tiene los pulmones expandidos y puede toser para eliminar secreciones respiratorias. En la extubación con presión negativa se retira el tubo traqueal concomitante con la realización de aspiración de las secreciones traqueales con una sonda, con el objetivo de mantener la vía aérea patente sin secreciones en el momento en que el paciente ya mantenga respiración espontánea.

Complicaciones Pos-Extubación

Son variadas las causas que pueden determinar falla en la retirada de la VPM (Tabla 22.9).

Tabla 22.9. Causas de falla de la extubación
Problemas Neuromusculares Disminución de la fuerza muscular: desnutrición, atrofia, miopatia del enfermo grave Parálisis del nervio frénico: cirugía torácica Efecto residual de medicaciones sedativas Polineuropatía secundaria a la falencia multiorgánica Alteración del centro respiratorio: trauma, procedimiento neurocirúrgico de la fosa posterior Depresión respiratoria por alcalosis metabólica
Obstrucción de la Vía Aérea Superior Dificultad respiratoria pos-extubación Estenosis y/o granuloma
Obstrucción de la Vía Aérea Inferior Traqueobronquiomalacea Compresión vascular Espasmo bronquial
Insuficiencia Respiratoria Fibrosis pulmonar pos-síndrome do desconforto respiratorio agudo Atelectasias
Insuficiencia Cardíaca izquierda (latente) Falla de la contractilidad Defectos residuales pos-cirugía cardíaca Fístulas sistémicas-pulmonares con flujo aumentado
Ansiedad-Dolor Demanda de Ventilación Aumentada Fiebre Acidosis metabólica con administración de bicarbonato Oferta excesiva de hidrato de carbono

Es posible anticipar una manifestación de estridor pos-extubación evaluándose los siguientes factores de riesgo: antecedentes de intubación difícil, re-intubaciones previas, tubo intratraqueal con diámetro grande, presencia de infección laringotraqueal, movimientos excesivos y repetidos del tubo (sedación y contención inadecuadas).

Recientemente, realizamos un estudio prospectivo randomizado, duplo-ciego, placebo controlado para investigar el efecto intravenoso de dexametasona e de epinefrina, utilizada por nebulización en el desarrollo clínico de edema laríngeo pos-extubación, y concluimos que las dos medicaciones no reducen la progresión clínica de la obstrucción debida al edema laríngeo en el período precoz pos-extubación[40].

Rehabilitación

Un componente importante de los protocolos de destete es la fisioterapia. Ha sido demostrado que la fisioterapia precoz determina beneficios en pacientes adultos críticamente enfermos en la UCI[41,42]. Con base en estas pesquisas, se sugiere que se realicen esfuerzos para prevenir o tratar a disminución de la fuerza muscular respiratoria.

La rehabilitación en la UCI pediátrica debe ser multidisciplinar e realizada de acuerdo con las características del paciente, teniendo como objetivo optimizar el desempeñó físico, restableciendo la autonomía y la posibilidad de una vida normal. La intervención puede variar desde una movilización pasiva hasta la regulación de la VPM, modos de ventilación que mejoren el destete y uso de ventilación no invasiva después de la extubación. Se debe prevenir la inmovilización prolongada con un entrenamiento muscular adecuado, especialmente en aquellos niños sometidos a una ventilación prolongada. Existen muy pocas pesquisas con estudios controlados y randomizados, avaluando la rehabilitación en UCI pediátrica/neonatal, por tanto, el conocimiento del equipo multidisciplinar es fundamental en relación al plano terapeutico[43].

Referencias

1. Esteban A, Alía I, Ibañez J, et al. Modes of mechanical ventilation and weaning. A national survey of Spanish hospitals. The Spanish Lung Failure Collaborative Group.Chest 1994;106(4):1188-93.
2. Schultz TR, Lin RJ, Watzman HM, et al. Weaning children from mechanical ventilation: a prospective randomized trial of protocol-directed versus physician-directed weaning. Respir Care 2001;46(8):772-82.
3. Randolph AG, Wypij D, Venkataraman ST, et al. Effect of mechanical ventilator weaning protocols on respiratory outcomes in infants and children: a randomized controlled trial. JAMA. 2002;288(20):2561-8.
4. Keogh S, Courtney M, Coyer F. Weaning from ventilation in paediatric intensive care: an intervention study. Intensive Crit Care Nurs. 2003;19(4):186-97.
5. Khan N, Brown A, Venkataraman ST. Predictors of extubation success and failure in mechanically ventilated infants and children. Crit Care Med. 1996;24(9):1568-79.
6. Venkataraman ST, Khan N, Brown A. Validation of predictors of extubation success and failure in mechanically ventilated infants and children. Crit Care Med. 2000;28(8):2991-6.
7. Kurachek SC, Newth CJ, Quasney MW, et al. Extubation failure in pediatric intensive care: a multiple-center study of risk factors and outcomes. Crit Care Med. 2003;31(11):2657-64.
8. Chavez A, dela Cruz R, Zaritsky A. Spontaneous breathing trial predicts successful extubation in infants and children. Pediatr Crit Care Med. 2006;7(4):324-8.
9. Newth CJ, Venkataraman S, Willson DF, et al. Weaning and extubation readiness in pediatric patients. Pediatr Crit Care Med. 2009;10(1):1-11.
10. Boles JM, Bion J, Connors A, et al. Weaning from mechanical ventilation. Eur Respir J. 2007;29(5):1033-56.
11. Brochard L. Pressure support is the preferred weaning method. As presented at the 5th international consensus conference in intensive care medicine: weaning from mechanical ventilation. Hosten by ERS, ATS, ESICM, SCCM and SRLF; Budapest, April 28-29, 2005.
12. Caruso P, Friedrich C, Denari S, et al. The unidirectional valve is the best method to determine maximal inspiratory pressure during weaning. Chest 1999;115:1096-101.
13. van Den Berghe G, Wouters P, Weekers F, et al. Intensive insulin therapy in critically ill patients. N Engl J Med 2001;345:1359-67.
14. Doekel RC, Zwillic CW, Scoggin CH, et al. Clinical semistarvation: depression of hypoxic ventilatory pressure. N Engl J Med 1976;295:358-61.

15. Schultz MJ. Weaning from mechanical ventilation: stay poised between load and strength. Anesthesiology. 2010;113(2):273-5.
16. Ely EW, Baker AM, Dunagan DP, et al. Effect on the duration of mechanical ventilation of identifying patients capable of breathing spontaneously. N Engl J Med. 1996;335(25):1864-9.
17. Matić I, Majerić-Kogler V. Comparison of pressure support and T-tube weaning from mechanical ventilation: randomized prospective study. Croat Med J 2004;45(2):162-6.
18. Robertson TE, Sona C, Schallom L, et al. Improved extubation rates and earlier liberation from mechanical ventilation with implementation of a daily spontaneous-breathing trial protocol. J Am Coll Surg 2008;206:489-95.
19. Lellouche F, Mancebo J, Jolliet P, et al. A multicenter randomized trial of computer-driven protocolized weaning from mechanical ventilation. Am J Respir Crit Care Med. 2006;174(8):894-900.
20. Hendrix F, Kaiser ME, Yusen RD, et al. A randomized trial of automated versus conventional protocol-driven weaning from mechanical ventilation following coronary artery bypass surgery. Eur J Cardiothorac Surg 2006;29(6):957-63.
21. Jouvet P, Farges C, Hatzakis G, et al. Weaning children from mechanical ventilation with a computer-driven system (closed-loop protocol): a pilot study. Pediatr Crit Care Med 2007;8:425-32.
22. Elrazek EA. Randomized prospective crossover study of biphasic intermittent positive airway pressure ventilation (BIPAP) versus pressure support ventilation (PSV) in surgical intensive care patients. Middle East J Anesthesiol. 2004;17(6):1009-21.
23. Grasso S, Puntillo F, Mascia L, Ancona G, Fiore T, Bruno F, et al. Compensation for increase in respiratory workload during mechanical ventilation. Pressure-support versus proportional-assist ventilation. Am J Respir Crit Care Med. 2000;161(3 Pt 1):819-26.
24. Haberthur C, Mols G, Elsasser S, Bingisser R, Stocker R, Guttmann J. Extubation after breathing trials with automatic tube compensation, T-tube, or pressure support ventilation. Acta Anaesthesiol Scand. 2002;46(8):973-9.
25. Esteban A, Alia I. Clinical management of weaning from mechanical ventilation. Intensive Care Med. 1998;24(10):999-1008.
26. Brown BR. Understanding mechanical ventilation: indications for and initiation of therapy. J Okla State Med Assoc. 1994;87(8):353-7.
27. Esteban A, Frutos F, Tobin MJ, Alia I, Solsona JF, Valverdu I, et al. A comparison of four methods of weaning patients from mechanical ventilation. Spanish Lung Failure Collaborative Group. N Engl J Med. 1995;332(6):345-50.
28. Currie A, Patel DS, Rafferty GF, et al. Prediction of extubation outcome in infants using the tension time index. Arch Dis Child Fetal Neonatal Ed. 2010. [Epub ahead of print]
29. Esteban A, Alia I, Gordo F, Fernandez R, Solsona JF, Vallverdu I, et al. Extubation outcome after spontaneous breathing trials with T-tube or pressure support ventilation. The Spanish Lung Failure Collaborative Group. Am J Respir Crit Care Med. 1997;156(2 Pt 1):459-65.
30. MacIntyre NR, Cook DJ, Ely EW, Jr., Epstein SK, Fink JB, Heffner JE, et al. Evidence-based guidelines for weaning and discontinuing ventilatory support: a collective task force facilitated by the American College of Chest Physicians; the American Association for Respiratory Care; and the American College of Critical Care Medicine. Chest. 2001;120(6 Suppl):375S-95S.
31. Vassilakopoulos T, Routsi C, Sotiropoulou C, Bitsakou C, Stanopoulos I, Roussos C, et al. The combination of the load/force balance and the frequency/tidal volume can predict weaning outcome. Intensive Care Med. 2006;32(5):684-91.
32. Noizet O, Leclerc F, Sadik A, Grandbastien B, Riou Y, Dorkenoo A, et al. Does taking endurance into account improve the prediction of weaning outcome in mechanically ventilated children? Crit Care. 2005;9(6):R798-807.

33. Sasson C, Mahutte C. Airway occlusion pressure and breathing pattern as predictos of weaning outcome. Am Rev Respir Dis 1993;148:860-66
34. Vassilakopoulos T, Zakynthinos S, Roussos C. The tension-time index and the frequency/ tidal volume ratio are the major pathophysiologic determinants of weaning failure and success. Am J Respir Crit Care Med. 1998;158(2):378-85.
35. Gaultier C, Perret L, Boule M, Buvry A, Girard F. Occlusion pressure and breathing pattern in healthy children. Respir Physiol. 1981;46(1):71-80.
36. Yang KL, Tobin MJ. A prospective study of indexes predicting the outcome of trials of weaning from mechanical ventilation. N Engl J Med. 1991;324(21):1445-50.
37. Jabour ER, Rabil DM, Truwit JD, Rochester DF. Evaluation of a new weaning index based on ventilatory endurance and the efficiency of gas exchange. Am Rev Respir Dis. 1991;144(3 Pt 1):531-7.
38. MacIntyre NR, Epstein SL, Carson S, et al. Management of patients requiring prolonged mechanical ventilation: report of a NAMDRC consensus conferece. Chest 2005;128:225-30.
39. Ambrosino N, Gabbrielli L. The difficult-to-wean patient. Expert Rev Resp Med 2010;4(5):685-92.
40. Cesar RG, de Carvalho WB. L-epinephrine and dexamethasone in postextubation airway obstruction: a prospective, randomized, double-blind placebo-controlled study. Int J Pediatr Otorhinolaryngol 2009;73(12):1639-43.
41. Morris PE, Goad A, Thompson C, et al. Early intensive care unit mobility therapy in the treatment of acute respiratory failure. Crit Care Med 2008;36:2238-43.
42. Routsi C, Gerovasili V, Vasileiadis I, et al. Electrical muscle stimulation prevents critical illness polyneuromyopathy: a randomized parallel intervention trial. Crit Care 2010;14:R74.
43. Johnston C, Carvalho WB. Cuidados fisioterapêuticos na criança em cuidados intensivos. In: Sarmento GJV, Papa DCR, Raimundo RD. Princípios e Práticas de Ventilação Mecânica e Neonatologia. São Paulo. Editora Manole, 2011, p. 292-305.

Capítulo 23

Ventilación de Alta Frecuencia en el Recién Nacido y en el Niño

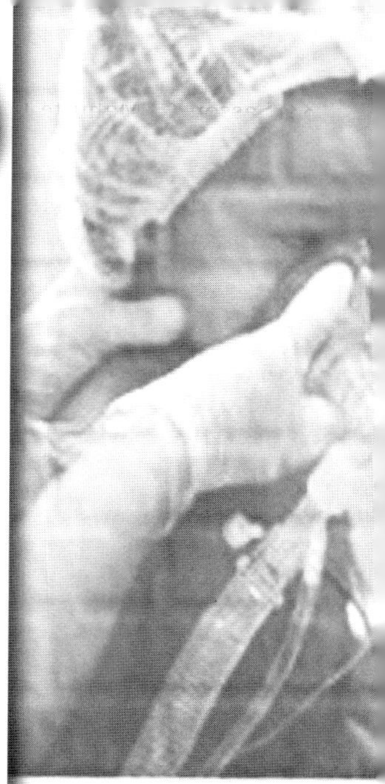

Jose Roberto Fioretto
Marcus A. Januzzi de Oliveira
Celso Moura Rebello

Introducción

La ventilación pulmonar mecánica (VPM) ha sido factor relevante en la disminución de la morbidez y mortalidad neonatal y de niños mayores admitidos en unidades de terapia intensiva (UTI). Los modos de VPM disponibles mejoran significativamente la oxigenación y la VPM, más en algunas situaciones, pueden tener efecto deletéreo sobre el pulmón, empeorando o causando daños al tejido pulmonar por causa de la variación de presión y de volumen en las unidades alveolares[1]. El desarrollo de nuevos modos ventilatorios y/o estrategias ventilatorias que no sometan el tejido pulmonar a grandes variaciones de presión y de volumen es necesario para disminuir la morbidez de los pacientes sometidos a VPM[2].

Nuevas técnicas de VPM han sido introducidas con la esperanza de modificar el cuadro descrito. Una de ellas es la VPM de alta frecuencia. Este modo ventilatorio se basa en la aplicación de volúmenes corrientes sub-fisiológicos con patrón oscilatorio, usando frecuencias supra-fisiológicas para mantener el intercambio gaseoso adecuado. Son considerados ventiladores de alta frecuencia todos los aparatos que ofrecen frecuencias ventilatorias mayores que 150 ciclos por minuto (> 2,5 Hertz)[3,4,5].

La ventilación oscilatoria de alta frecuencia (VOAF) se ha mostrado eficaz para ofrecer ventilación y oxigenación adecuadas en estudios clínicos con recién-nacidos y niños mayores y en animales, utilizando volúmenes corrientes menores que el espacio muerto y bajas variaciones de presión en las unidades alveolares, junto con fracciones de oxigeno inspirado mas bajas. Estos factores pueden contribuir para la reducción y la gravedad de la lesión pulmonar inducida por la VPM y la toxicidad producida por el oxigeno [6,7].

Características y Mecanismos del intercambio gaseoso en la VOAF

1. La VOAF presenta tres características que la distingue de los otros modos de VPM:

1. frecuencia oscilatoria que puede variar de 3 a 50 Hz (180 a 3000 por minuto);
2. inspiración y espiración activas;
3. volumen corriente, aproximadamente, de la magnitud del volumen del espacio muerto (1 a 3 mL/Kg).

La eficacia de la VOAF se debe primariamente a la mejoría del intercambio gaseoso pulmonar. Además de eso, puede tener influencia favorable sobre la mecánica respiratoria y hemodinámica.

Durante la ventilación pulmonar mecánica modo convencional (VPMC), el intercambio gaseoso ocurre cuando una cantidad de gas alcanza directamente los alvéolos (volumen corriente menos volumen de espacio muerto). Este modo de VPM no consigue explicar los intercambios gaseosos en los casos de volúmenes corrientes abajo del volumen del espacio muerto, anatómico. Por tanto, la mezcla del aire fresco inspirado con el gas exhalado, al nivel de las vías aéreas y de los pulmones, parece ser el principal mecanismo para el suceso de la VOAF en pulmones ventilados con volúmenes corrientes tan bajos.

En la VPM convencional, la ventilación alveolar (VA) es igual al volumen corriente (VC) menos el volumen del espacio muerto (VEM) multiplicado por la frecuencia respiratoria (FR) – **VA = (VC-VEM)*F**.

En la ventilación de alta frecuencia, el VC depende de la frecuencia respiratoria e impedancia del sistema respiratorio, entendiendo como impedancia del sistema respiratorio, la presión necesaria para obtener el flujo gaseoso, teniendo como componentes la complacencia, inercia, y resistencia, siendo afectado por la frecuencia respiratoria y la enfermedad pulmonar. La ventilación alveolar (VA) durante la VOAF es función de la frecuencia oscilatoria y del volumen corriente al cuadrado - $\mathbf{VA = F*VC^2}$.

Es importante dar a conocer que en la VOAF existe una relación inversa entre la frecuencia oscilatoria y el volumen corriente, en virtud de las elevadas frecuencias utilizadas en este modo ventilatorio. De esta forma cuando se aumenta la frecuencia respiratoria, el volumen corriente es disminuido (Figura 23.1), como este ultimo tiene mayor peso en la formula de la ventilación alveolar, esta es disminuida, con consecuente aumento de la $PaCO_2$, al contrario de lo que se observa en la ventilación mecánica convencional.

Los mecanismos propuestos para la VPM y la oxigenación durante VOAF (Figura 23.2) es que, muy probablemente, interactúan entre si para optimizar el intercambio gaseoso, y son[8]:

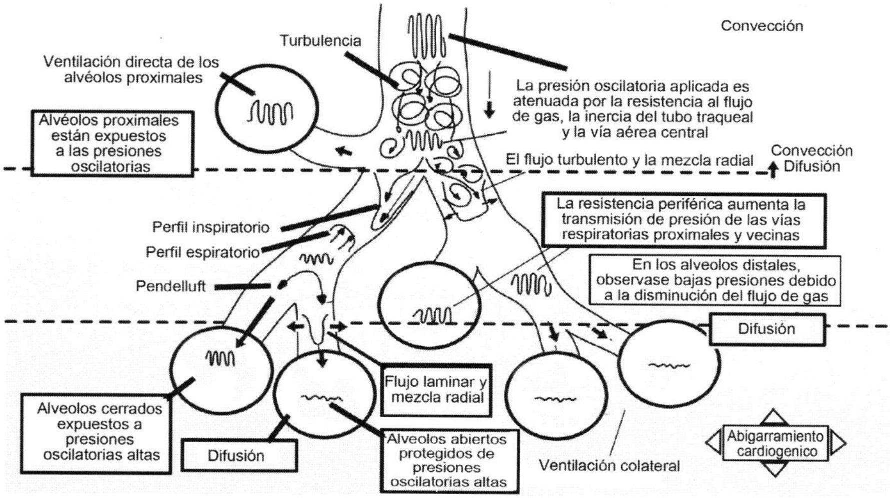

Figura 23.1. Mecanismos de transporte de gas y de atenuación de presión durante VOAF: Los principales mecanismos de transporte de gas que actúan durante VOAF em las zonas de convección-difusión y difusión son: turbulencia, ventilación directa de alvéolos proximales, perfiles de velocidad inspiratória e espiratoria asimétricas, *pendelluft*, mezcla cardiaca, flujo laminar con dispersión de Taylor, ventilación colateral entre alvéolos vecinos y difusión molecular. La magnitud de atenuación de la presión oscilatoria depende de las características mecánicas del sistema respiratorio. Alvéolos atelectasiados experimentan presiones oscilatorias mas altas que los alvéolos normalmente aireados, al paso que la resistencia periférica elevada aumenta las presiones oscilatorias transmitidas a las vía aéreas proximales y unidades alveolares adyacentes.

1. ventilación alveolar directa: semejante a la VPMC;
2. perfiles de velocidad del flujo de gas inspiratorio y espiratorio asimétricos; flujo laminar con dispersión de *Taylor* : con aumento de la difusión radial; efecto *Pendelluft*: equilibrio gaseoso entre alvéolos con diferentes constantes de tiempo;
3. difusión molecular: intercambio al nivel de la membrana alveolo-capilar;
4. mistura cardiaca: especulada por algunos autores que sugieren que los movimientos del corazón mejorarían con la homogenización gaseosa intrapulmonar.

La ventilación alveolar directa se basa en la existencia de un proceso de convección semejante al que ocurre en la VPMC, pero tiene un papel relativamente menor en el transporte de gas durante la VOAF, aunque probablemente contribuya de forma significativa para la ventilación de unidades alveolares proximales.

Los perfiles de velocidad del flujo de gas inspiratorio y espiratorio asimétricos hacen con que las partículas centrales sean impulsadas para el interior de las vías aéreas, las partículas periféricas se difundan radialmente, promoviendo el cambio gaseoso axial con el gas alveolar espirado. Este fenómeno es particularmente evidente en las bifurcaciones de las vías aéreas donde la corriente de gas fresco se dirige para los alvéolos junto a la pared interna de la vías aéreas, en cuanto el gas alveolar espirado corre junto a la pared externa, y por esta razón, tiene un papel importante en el mecanismo de transporte por covección longitudinal durante la VOAF.

Taylor propuso que la dispersión longitudinal de moléculas en un proceso de difusión es incrementada por mecanismos de transporte radial cuando un flujo laminar es aplicado en la ausencia o presencia de turbulencia[9]. *Fredberg*[10], subsecuentemente, propuso que la combinación de la dispersión de *Taylor* y la difusión molecular son los responsables por casi todo el transporte de gas durante la VOAF.

Como no en todas las regiones pulmonares existe la misma complacencia y resistencia, las unidades vecinas con constantes de tiempo diferentes son ventiladas fuera de fase, siendo llenadas y vaciadas en velocidades y volúmenes diferentes. Debido a esa asincronía, estas unidades pueden tener intercambio de gases entre si y, consecuentemente mismo con pequeñas cantidades de aire fresco puede haber ventilación de un grande numero de alvéolos. Ese efecto es conocido como *Pendelluft*.

La propiedad de difusión del gas ocurre exclusivamente en las vías aéreas terminales donde la curva de flujo es nula, debido a la tendencia natural para equilibrio de sus presiones parciales. Las moléculas de O_2 y CO_2 migran con la tentativa de equilibrar sus respectivas presiones parciales y como consecuencia facilitan los intercambios gaseosos.

Las fuertes contracciones cardíacas rítmicas pueden promover mezcla de gas por la generación de flujo en el interior de las regiones parenquimatosas vecinas más que por la abertura de las vías aéreas. La contribución de la oscilación del corazón durante la VOAF no ha sido cuantificada, aunque haya sido sugerido que la mezcla en el corazón puede ser responsable por la mitad de la captación de oxigeno en la presencia de apnea. La ventilación colateral de canales entre alvéolos vecinos también ha sido propuesta como un mecanismo adicional de transporte del gas durante la VOAF.

Estudios tanto en modelos teóricos como en animales y humanos demuestran que, durante la VOAF, el VC tiene efecto mayor en el cambio gaseoso que la frecuencia (F). Por tanto, la eficiencia de la VPM durante la VOAF (Q) puede ser expresada como: $\mathbf{Q = F \times VC^2}$.

Finalmente, pueden ser citados como efectos directos en la mecánica respiratoria y hemodinámica: la presencia de presión media elevada en las vías aéreas determina amplio reclutamiento alveolar, con mejoría de la complacencia y de la relación ventilación perfusión.

Control de intercambio gaseoso durante VOAF

Los parámetros que deber ser ajustados durante la **VOAF** son: (Figura 23.3):

1. **presión aérea media (PAM)** alrededor de la cual ocurren oscilaciones de presión;

2. **volumen oscilatorio**, el cual resulta de las oscilaciones de presión **(amplitud)** y esencialmente determina la efectividad de este tipo de VPM;

3. **frecuencia oscilatoria** que es el número de ciclos por unidad de tiempo.

4. **porcentaje de tiempo inspiratório** que es responsable por la equalidad de la PAM. Cuanto menor el porcentaje, mayor la diferencia entre la presión proximal en el tubo traqueal y la presión en los alvéolos y menor riesgo de volutrauma.

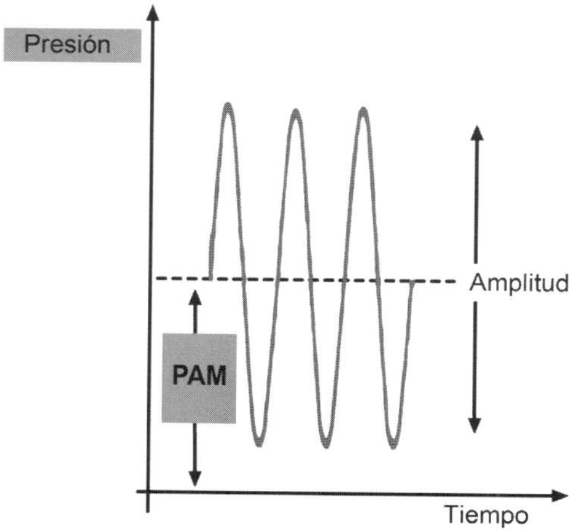

Figura 23.2. Características de la presión aérea media, amplitud y frecuencia en la forma de la onda de presión durante la VOAF

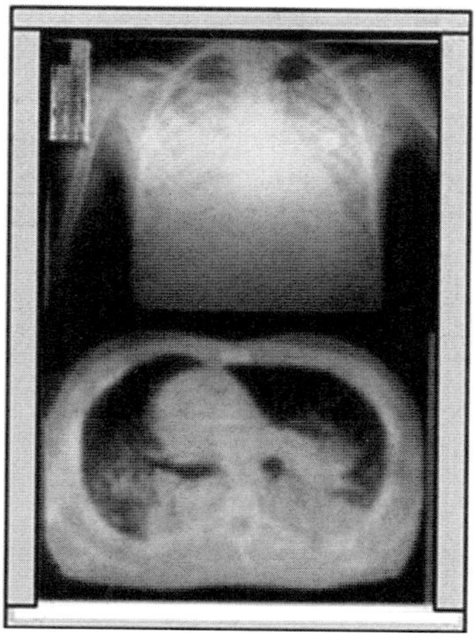

Figura 23.3. A pesar de la apariencia homogénea en la radiografía de tórax en PA, la tomografía de tórax muestra que el comprometimiento pulmonar es heterogéneo en la SDRA, con influencia de la gravedad sobre el patrón de consolidación alveolar. Las regiones no dependientes son aireadas, en cuanto las regiones dependientes de la gravedad permanecen consolidadas

Presión Aérea Media (PAM)

El efecto fisiológico crucial de la aplicación de la **PAM** durante la **VOAF** es la abertura de las aéreas pulmonares atelectasiadas, resultando en importante reclutamiento del volumen pulmonar. Además de eso, la abertura de áreas atelectasiadas mejora la relación ventilación perfusión y reduce el shunt intrapulmonar. Por tanto, la **PAM** es el parámetro más importante para controlar la oxigenación durante la **VOAF**.

El valor inicial de la **PAM** debe ser aproximadamente de 2 a 5 cm H_2O mayor que el de la ventilación convencional precedente, mas irá depender de la enfermedad de base y debe ser más alto que la presión de abertura pulmonar. La PAM en la VPMC puede ser calculada de acuerdo con la siguiente fórmula:

$$\mathbf{PAM = PIP \times (t_{inspiratório}/t_{ciclo\ total}) + PEEP\ (e_{spiratorio}/t_{ciclo\ total})}$$

VOAF: control 1

Presión Aérea Media (PAM)

↓

Oxigenación

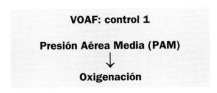

Amplitud – Volumen Oscilatorio

La amplitud de presión es uno de los determinantes del volumen oscilatorio. El volumen oscilatorio exponencialmente influencia la eliminación del CO_2. Durante la **VOAF,** la meta es alcanzar volúmenes próximos al del espacio muerto (1 a 3 mL/Kg.).

El volumen oscilatorio depende también de la frecuencia oscilatoria. Normalmente, frecuencias mas bajas permiten volúmenes mayores. Además de eso, mismo pequeñas alteraciones en la resistencia y/o complacencia del sistema respiratorio, por ejemplo, por secreciones en las vías aéreas o a través del uso de un circuito respiratorio diferente, pueden alterar el volumen oscilatorio y entonces la efectividad de la **VOAF**.

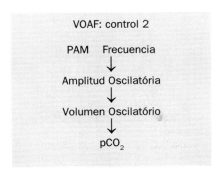

VOAF: control 2

PAM Frecuencia

↓

Amplitud Oscilatória

↓

Volumen Oscilatório

↓

pCO_2

Frecuencia Oscilatoria

La frecuencia oscilatoria, medida en unidades de Hertz (Hz = 60 ciclos/segundo), influencia el volumen oscilatorio y la amplitud dependiendo del tipo de ventilador usado. Actualmente, todavía no tenemos el valor de la frecuencia oscilatoria ideal. Generalmente, la frecuencia inicial usada varia entre 3 e 15 Hz. En niños sometidos a VOAF, en los cuales fueron medidos los volúmenes liberados en frecuencias que variaban de 10 a 15 Hz, se constato que el volumen de gas liberado era, significativamente mayor con el uso de la frecuencia mas baja. Entre tanto había la dependencia de la evaluación de la frecuencia ideal para cada caso, determinando la mayor performance del equipamiento en relación al paciente[3,12]. O sea, los parámetros de ventilación deberán ser individualizados para cada paciente y la enfermedad pulmonar.

VOAF: control 3

Frecuência oscilatória (↓)

↓

Amplitud Oscilatória (↑)
Volumen Oscilatório (↑)

↓

pCO_2 (↓)

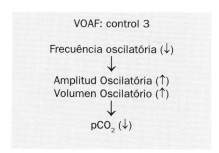

Evidencias para el Uso de la VOAF en Neonatología y Pediatría

Estudios realizados en animales evidenciaron algunas ventajas de la utilización de la VOAF[7], como por ejemplo:

1. mejoría de la relación ventilación /perfusión;
2. reducción del espacio muerto;
3. manutención del intercambio gaseoso con baja variación de presión y volumen alveolar en cada ciclo respiratorio.;
4. patrón de VPM mas uniforme debido a la mejoría de la mecánica pulmonar;
5. reducción de la lesión pulmonar inducida por la ventilación mecánica;
6. reducción de la liberación de mediadores inflamatorios;
7. mejoría de la distribución del surfactante exógeno administrado y menor depresión en la producción del surfactante exógeno.

A pesar de la riqueza de informaciones sobre las ventajas de la VOAF en modelos animales, todavía existe mucha controversia sobre sus beneficios, cuando comparada con la VPMC, tanto en neonatología como en pediatría. Dos grandes estudios multicéntricos fueron recientemente publicados para tornar mas claro el papel de la VOAF en el tratamiento del síndrome de disconforto respiratorio en recién nacidos prematuros[13,14]. Al contrario del estudio HIFI[15] y estudios subsecuentes que produjeron resultados conflictivos, estos estudios fueron producidos por centros con grande experiencia con el uso de la VOAF en neonatos y todos enfatizando el reclutamiento alveolar como parte de la estrategia de la ventilación de alta frecuencia. *Courtney* e colegas[13] mostraron que los recién nacidos randomizados para recibir VOAF fueron extubados con suceso de forma mas precoz que aquellos que fueron sometidos a VPMC protectora (volumen corriente de 5 a 6 mL/Kg.). Ninguno de los dos estudios fue capaz de duplicar los hallados del grupo HIFI respecto a los graves efectos adversos potencialmente atribuibles a la VOAF.

La mayoría de las informaciones sobre la aplicación de VOAF fuera del período neonatal son provenientes de una serie de casos, en que esta terapia fue aplicada en niños con insuficiencia respiratoria grave debido a enfermedad alveolar difusa y/o síndromes de escape de aire. Al inicio de los años 90 algunos centros concluyeron que la VOAF podría ser seguramente aplicada como terapia de rescate en pacientes con lesión pulmonar hipoxica grave y que su uso esta asociado con mejoría de la $PaCO_2$ y del índice de oxigenación (IO) – **IO = PAM x FiO_2/PaO_2 x 100**. Además de eso no hubo aumento de los casos de barotrauma. El primero y mayor estudio multicéntrico randomizado evaluando el efecto de la VOAF sobre el pronóstico en pacientes pediátricos fue realizado en 70 niños con enfermedad alveolar difusa y/o escape de aire[16]. En este estudio los pacientes fueron randomizados para recibir VPMC, usando la estrategia para limitar el pico de presión inspiratoria, o la VOAF en una frecuencia de 5 a 10 Hz. Fue utilizada estrategia de reclutamiento pulmonar. El estudio no encontró diferencia en la mortalidad o en la duración del soporte ventilatorio entre los dos grupos, pero significativamente menos pacientes randomizados para recibir VOAF permanecieron dependientes de oxigeno suplementar después de 30 días cuando comparados con aquellos randomizados para recibir VPMC

Recientemente, publicamos estudio randomizado y *crossover* que demostró que pacientes con insuficiencia respiratoria hipoxemica aguda sometidos a VOAF, asociada a óxido nítrico inhalatório, presentaran elevación mas precoz de la relación PaO_2/FiO_2 y reducción también mas precoz de la FiO_2 comparado a niños con VPMC protectora sin el gas[17]. (Por tanto, los estudios disponibles hasta la presente fecha en pacientes pediátricos con enfermedad alveolar difusa y SDRA han demostrado la seguridad de la VOAF, bien como, mejoría rápida de las variables fisiológicas, pero su uso todavía no ha sido asociado con significativa mejoría del pronostico.

Cuando debe ser utilizada la VOAF?

La VOAF se ha mostrado un modo seguro para VPM de pacientes neonatales y pediátricos; hemos usado este modo en pacientes con síndromes de escape de aire y como terapia de rescate en pacientes neonatales y pediátricos que presentan evidencia de un cambio gaseoso inadecuado durante la VPMC o que necesitan de parámetros ventilatórios muy altos para manutención de la oxigenación y ventilación.

Las principales enfermedades que han sido tratadas con suceso con la VOAF, tanto en la faja etárea neonatal como pediátrica son:[18]

• Neonatal:

o Enfermedad de las membranas hialinas;

o Hernia diafragmática congénita;

o Síndromes de escape de aire: enfisema intersticial pulmonar, fístula broncopleural.

• Pediátrica:

o SDRA/ Lesión pulmonar aguda;

o Edema pulmonar;

o Neumonías infecciosas;

o Enfermedades pulmonares restrictivas: particularmente asociadas con distensión abdominal, como, por ejemplo, hepatoesplenomegalia y ascitis;

o Síndromes de escape de aire: enfisema intersticial pulmonar, fístula broncopleural.

Enfermedades con resistencia espiratoria aumentada, tales como, bronquiolitis o síndrome de aspiración de meconio, también pueden beneficiarse del uso de la VOAF, particularmente cuándo la oxigenación y/o la VPM están comprometidas. La VOAF no ha sido usada en pacientes sin monitorización de la PIC, que pueden desarrollar hipertensión intracraneana, debido al impacto potencial adverso de la presión intratorácica aumentada sobre la complacencia intracraneana.

Desde su introducción en neonatología en 1981 varios estudios han sido realizados para evaluar la eficacia y seguridad de la VOAF en relación a la VPMC en recién nacidos, tanto como estrategia ventilatória inicial (uso de la VOAF como tratamiento inicial para la insuficiencia respiratoria en el recién nacido) como en la estrategia de rescate (uso de la VOAF cuando falla la VPMC). Sin embargo es importante recordar que los beneficios de la VOAF en prematuros se hicieron evidentes después del establecimiento de una estrategia basada en la recuperación del volumen pulmonar, visando la reversión precoz de las áreas de atelectasia a través del uso mas agresivo de la presión media de las vías aéreas y obteniéndose una reducción de la FiO_2 antes de la reducción de las presiones[19]. Un segundo aspecto de fundamental importancia en los estudios que comparan la eficacia y la seguridad de la VOAF en relación a la VMC en neonatología es la utilizada en la VPMC, donde frecuentemente la presión espiratoria final positiva (PEEP) utilizada es relativamente baja, permitiendo el colapso al final de la espiración. Esto ocurre por que la ventilación de alta frecuencia tiene la ventaja de mantener el pulmón con una PAM arriba de la zona de colapso alveolar, facilitando la manutención del pulmón en presiones arriba del punto de inflexión de la curva presión/volumen.

Después de la realización de casi dos decenas de estudios comparando la VOAF con la VPMC en neonatología, fue demostrado que ambos tratamientos son comparables en relación a la mortalidad. Inicialmente algunos estudios sugirieron que la VOAF estaría asociada a una incidencia mayor de hemorragia peri e intraventricular[20,21], resultando en alguna resistencia a la introducción de la VOAF como rutina en prematuros extremos. Sin embargo, en los últimos cinco años surgieron fuertes evidencias de que la VOAF y la VPMC se equivalen en relación al riesgo de evolución para hemorragia intracraneana en prematuros[14], La seguridad y la eficacia de la VOAF fue revista en 2007 en una metanálisis que reunió 3585 niños en 15 estudios comparando la VOAF y la VPMC[22]. Los autores concluyeron que, aunque se trate de una modalidad ventilatoria segura para ser utilizada en prematuros extremos, no hay evidencia de que la VOAF utilizada como estrategia inicial presente ventajas en comparación con la VPMC en lo que ser refiere a la eficacia de la ventilación o a la mortalidad con 28 – 30 días de edad o a la edad equivalente a la del RN de termo. Sin embargo, los autores encontraron una pequeña reducción en la incidencia de la enfermedad pulmonar crónica con 36-37 semanas de edad gestacional corregida entre los sobrevivientes, con el uso de la VOAF, pero esta evidencia no se mantiene por la inconsistencia de los resultados a lo largo de los 15 estudios y de la significancia limítrofe (RR 0,89; 95% I.C.: 0,81-0,99). Fue observado a partir de análisis de subgrupos que hubo reducción de la enfermedad pulmonar crónica cuando la VOAF fue realizada con estrategia de alto volumen, cuando osciladores a pistón fueron utilizados para la realización de la VOAF, cuando estrategias protectoras para VPMC no fueron utilizadas, cuando la randomización ocurrió entre dos y seis horas de vida, y cuando una relación inspiración/espiración de 1:2 fue utilizada para la VOAF. Parte de la inconsistencia de estos resultados se debe a la variabilidad de estrategias utilizadas tanto de VOAF (volumen elevado o volumen reducido) como de VPMC a lo largo del tiempo.

Finalmente es importante dar importancia que en el momento actual, en que es rutina el uso prenatal de corticosteroides para la inducción de maduración pulmonar en el prematuro, el uso de surfactante exógeno y de técnicas de VPMC mas protectoras, cualquier beneficio de la VOAF en relación a la VPMC probablemente solo será demostrado en recién nacidos con enfermedad pulmonar mas importante. Por ejemplo, Courtney demostró que el beneficio del uso de la VOAF en relación a la VPMC apenas fue observado cuando se restringió la entrada de recién nacidos de mucho bajo peso que alcanzasen un criterio de mayor gravedad, basado en la FiO_2 y en la presión media de las vías aéreas después de la administración de surfactante[13].

Finalmente, la única situación en la que la VOAF demuestra resultados superiores a la VPMC durante el período neonatal es en relación al tratamiento del aire extrapulmonar. Los pocos estudios que compararon la VOAF con la VPMC en esta situación demostraron que la perdida de aire por el dreno de tórax es menor con el uso de la VOAF[23,24], hecho confirmado en un relato de caso[25] y en un estudio experimental[26], en que fue demostrado beneficio con el uso de la VOAF en la situación de fístula traqueo-esofágica o broncopleural.

Estrategias de Ventilación e Indicaciones Clínicas Para VOAF en Neonatología

Existen dos grupos de pacientes que tienen los criterios para indicar la VOAF en neonatología. Aquellos que presentan enfermedad pulmonar con tendencia a atelectasia y que no responden a la VPMC o que estén respondiendo parcialmente, a costas de una presión inspiratoria muy elevada, lo que determina riesgo mayor de barotrauma, y aquellos pacientes que ya presentan lesiones de escape de aire definidas (enfisema intersticial pulmonar, fístula broncopleural, neumomediastino e neumotórax)[1,7].

Gaylord e col,[27] en 1985, establecieron, por medio de análisis de multivariancia, en un grupo de recién-nacidos prematuros, abajo de 1500 gramos, sometidos a VPMC, los factores de riesgo mas significantes para el desarrollo de enfisema insterticial pulmonar grave. Los autores definieron que la relación entre el peso de nacimiento y la mayor presión inspiratoria en el primer día de VPM era el dato más importante para la previsión del desarrollo de la lesión pulmonar. Ochenta y un por ciento de los niños que desarrollaron enfisema intersticial pulmonar presentaban un escore ≤ 393 - calculado por la **fórmula = Peso - (27 x Presión inspiratoria máxima)**. La evaluación, por el empleo de esa formula, utilizando el escore limite de 393, es útil para definir la indicación mas precoz de la VOAF en prematuros sometidos a VPM antes del aparecimiento de escape de aire. En un análisis retrospectivo de nuestra casuística, constatamos que siete entre ocho niños, con peso de nacimiento abajo de 1.550 gramos y que fueron sometidos a la VOAF debido a enfisema intersticial pulmonar presentaban, en el primer día de VPM, el escore abajo de 393.

Frente a la presencia de enfermedad alveolar difusa, la prioridad es establecer mayor reclutamiento de alvéolos por medio de elevación de la PAM, con el cuidado de no causar insuflación pulmonar excesiva. La hiperinsuflación puede ser definida por la presencia de rectificación de las cúpulas diafragmáticas y de la expansión pulmonar más del noveno arco costal posterior, en la radiografía de torax[18]. Por otro lado, delante de situaciones de barotrauma, la prioridad es permitir la resolución de la lesión de los tejidos por medio de menor presión media de las vías aéreas mismo que se utilice, por un período limitado, mayores concentraciones de oxigeno. En estos casos, es aceptable la manutención de índice de saturación arterial de oxigeno entre 85% y 90% y una $PaCO_2$ mas elevada (até 55 mmHg), desde que el pH se mantenga arriba de 7,25 [7,18]. Las lesiones de escape de aire son consideradas mas graves cuando aparecen en las primeras 24 horas de vida en niños que estaban siendo ventilados con una PAM superior a 12 cm H_2O.[16]

Hemos utilizado en nuestros pacientes el ventilador de alta frecuencia por oscilación modelo 3100A (Sensor Medics Co. Anaheim, CA, USA). Este aparato, en evaluación reciente envolviendo cinco marcas disponibles, fue el que demostró mayor versatibilidad en la relación volumen liberado *versus* ΔP, con frecuencia fija de 10 Hz[28]. El paciente a ser transferido para la VOAF debe estar debidamente monitoreado en lo que se refiere a oximetria de pulso, relación PaO_2/FiO_2 y capnografia. Del punto de vista cardiovascular, es necesario garantizar volumen intravascular adecuando basado en la perfusión periférica, relleno capilar, presión arterial y frecuencia cardíaca. El tubo traqueal debe estar correctamente posicionado y, de preferencia, debe hacerse sistema cerrado de succión del tubo traqueal. La sedación debe ser optimizada y, en algunos casos, la curarización será necesaria[29]. Como parámetros iniciales, hemos utilizado los siguientes valores:

FiO_2 suficiente para mantener una $SaO_2 \geq 90\%$ (100% en el momento de la transición de la VPMC para la VOAF);

• Frecuencia = recién-nacido de término =12 o 15 Hz y para recién nacido prematuro/muy bajo peso = 15 Hz; con tiempo inspiratorio de 33% (relación I:E = 1:2);

• PAM de 2 a 4 cmH_2O arriba de la empleada en la VPMC. La PAM puede posteriormente ser aumentada para obtenerse $SaO_2 \geq 90\%$ con $FiO_2 \leq 0{,}6$. Para recién-nacido con enfermedad alveolar difusa o síndrome de escape de aire utilizar PAM 3 -5 cmH_2O arriba de la VPMC. Se puede realizar intervención precoz de rescate en recién-nacidos empleándose PAM de 10 – 14 cmH_2O. Tanto en recién nacidos como en niños mayores, si la SaO_2 cae rápidamente abajo de 90%, reclutar alvéolos con ventilación manual y aumentar la PAM gradualmente;

• Amplitud de presión (ΔP) será aquella suficiente para alcanzar movimiento de la pared torácica perceptible, como por ejemplo de la raíz del muslo (la cual es mas fácilmente visualizada), pudiendo ser modificada para ajustar los niveles de ventilación deseados por la evaluación de la $PaCO_2$. Mudanzas en la frecuencia también determinan alteraciones de la $PaCO_2$ y, contrariamente a lo que ocurre en la VPMC, en la VOAF existe disminución de la $PaCO_2$ cuando la FR es disminuida. En recién nacidos de término la ΔP puede ser ≥ 25 cmH_2O y en los prematuros y los de bajo peso al nacer puede ser ≥ 16 cmH_2O.

La hipoxemia persistente es corregida con elevaciones graduales de 1 cmH_2O de la PAM, a no ser que exista hiperinsuflación pulmonar o enfisema intersticial, cuando tendemos a priorizar elevación de la FiO_2.

La hiperventilación con disminución exagerada en la PCO_2 es tratada con disminución del ΔP y la retención de CO_2 con elevación del ΔP. Cuando los movimientos oscilatorios son satisfactorios y la hipercapnia es mantenida, iniciamos la reducción de la frecuencia con el intuito de aumentar el volumen corriente.

En situaciones en que los pulmones están bien insuflados y mismo así no ocurre una adecuada oxigenación, se debe evaluar la posibilidad de que puede estar ocurriendo hipotensión y disminución de la pre-carga debido a compresión vascular pulmonar, siendo necesario expansión del volumen intravascular, uso de aminas inotropicas y algunas veces hasta disminución de la PAM.[4,7]

Los parámetros varían de acuerdo con la enfermedad pulmonar. Los niños con procesos patológicos que determinar la reducción acentuada del volumen de aire residual, generalmente necesitan de una PAM muy arriba de la establecida previamente durante la VPMC para obtener una mejoría significativa en la $D(A\text{-}a)O_2$.[4]

La retirada de la VOAF es iniciada después de la resolución de la lesión pulmonar, con la saturación de pulso de oxigeno arriba de 90% en FiO_2 menor que 0,6.

Durante la VOAF existe una limitación para la evaluación clínica continua. Debido a la interferencia de la vibración, la escucha respiratoria y cardiaca solamente podrá ser realizada en el momento de la aspiración de las vías aéreas. Es difícil también la evaluación motora fina y no es posible la utilización del Eletroencefalograma (EEG).

Por tanto, se debe sospechar de convulsiones en la presencia de elevación abrupta de la presión arterial, de la frecuencia cardíaca y el aparecimiento de midriasis. Una disminución de la saturación de oxigeno asociada a elevación abrupta de la frecuencia cardíaca y/o a disminución de la presión arterial puede significar presencia de un neumotórax[4].

La VOAF es una buena opción para VPM de pacientes con lesiones pulmonares adquiridas por barotrauma, mismo aquellas compresivas como es el caso del enfisema lobar, y ha sido también utilizada en casos de hipertensión pulmonar persistente que este necesitando de mayor reclutamiento alveolar.[30]

Es imprevisible el resultado inmediato en los pacientes con aspiración de meconio. Algunos de esos pacientes se quedan más inestables en este tipo de ventilación. Generalmente los pacientes con enfermedad pulmonar de distribución no uniforme tienden a tener una respuesta peor con el uso de la VOAF. Sin embargo, los pacientes con aspiración de meconio, en una fase más tardía, cuando se instalo el cuadro de enfermedad inflamatoria difusa (SDRA), tienden a presentar una respuesta buena[31]. De manera general los pacientes que se benefician con la ventilación de alta frecuencia ya muestran señales de mejoría significativa dentro de seis horas de tratamiento. Esa evaluación puede ser hecha por la disminución razonable del índice de oxigenación y aumento de la relación PaO_2/FiO_2.

En la tabla 1, se muestran las características clínicas y la evolución de los recién nacidos que fueron sometidos a VOAF en nuestro hospital.

TABLA 23.1. Características clínicas de los recién-nacidos sometidos a VOAF						
Identidad/ edad gestacionale	Peso	Diagnóstico	Crib	Indicación	Inicio de la VOAF edad en horas	Evolución
CRM/38 s	2,400 g	SHI HPPRN SDRA	593	Reclutamiento	96 horas	Falencia Óbito
LB/39 s	3,080 g	SAM HPPRN	746	Reclutamiento	24 horas	Falencia IMV
ACR/36 s	2,770 g	Neumonía HPPRN	657	Reclutamiento	49 horas	Falencia Óbito
SAC/30 s	1,070 g	DMH Neumonía HPPRN	664	Reclutamiento	105 horas	Falencia Óbito
VLL/27 s	640 g	DMH Enfisema int.	693	Barotrauma	164 horas	Falencia Óbito
GMC/26 s	660 g	DMH Enfisema int.	648	Barotrauma	165 horas	Falencia Óbito
RAC/27 s	960 g	SHI DMH Enfisema int.	602	Barotrauma	11 horas	Falencia Óbito
PCS/40 s	2,750 g	Neumonía HPPRN	604	Reclutamiento	53 horas	Mejora
RH/28 s	1,000 g	DMH Enfisema int.	728	Barotrauma	50 horas	Mejora
RDM/39 s	3,050 g	SHI Neumonía HPPRN	711	Reclutamiento	46 horas	Mejora
DOC/26 s	670 g	DMH Enfisema int.	723	Barotrauma	29 horas	Mejora
IBS/31 s	1,160 g	DMH Enfisema int.	586	Barotrauma	43 horas	Mejora
VLC/31 s	1,540 g	DMH Enfisema int.	756	Barotrauma	22 horas	Mejora
ELH/37 s	3,250 g	Neumonía	689	Reclutamiento	55 horas	Mejora
SMR/37 s	2,180 g	DMH Enfisema int.	732	Barotrauma	44 horas	Mejora

EMH: enfermedad de las membranas hialinas; HPPN: hipertensión pulmonar persistente neonatal; SHI: síndrome hipoxico-isquemica; SDR: síndrome de la dificultad respiratoria aguda

Cuatro entre siete pacientes (57%) que fueron sometidos a la VOAF por escape de aire alveolar, presentaron regresión radiológica de la lesión hasta el quinto día de tratamiento. Un paciente que presentaba barotrauma fue excluido de esta evaluación pues murió antes del período de observación. No ocurrió un aumento del enfisema intersticial o aparecimiento de neumotórax en ninguno de los pacientes con lesión pulmonar por barotrauma.

Aplicación Clínica de VOAF en Pediatría

La insuficiencia respiratoria aguda permanece la principal causa de morbidez y mortalidad en la población pediátrica. Entre las patologías que cursan con insuficiencia respiratoria aguda, la SDRA es la forma mas grave de lesión pulmonar aguda y esta asociada con elevada tasa de mortalidad. Todavía no existen medicamentos comprobados y efectivos para tratar SDRA y la terapia propuesta es prácticamente de soporte por medio de la VPM

A pesar de salvar frecuentemente la vida de pacientes con SDRA, la VPM puede causar lesión pulmonar, un concepto que ha sido denominado de lesión pulmonar inducida por el ventilador (LPIV).

Existen varios mecanismos que pueden causar LPIV incluyendo fuga de aire (barotrauma), lesión alveolar debida a hiperdistensión (volutrauma), lesión debido a ciclos de reclutamiento repetidos y colapso alveolar (atelectrauma) y una forma más sutil de lesión causada por la liberación de mediadores inflamatorios (biotrauma). Los pulmones de los pacientes con SDRA son heterogéneamente comprometidos (Figura 23.4) y mismo con la VPMC con volumen corriente normal o hasta mas bajo (4 a 6 mL/kg) se puede causar lesión regional debido a hiperdistensión de alvéolos normales.

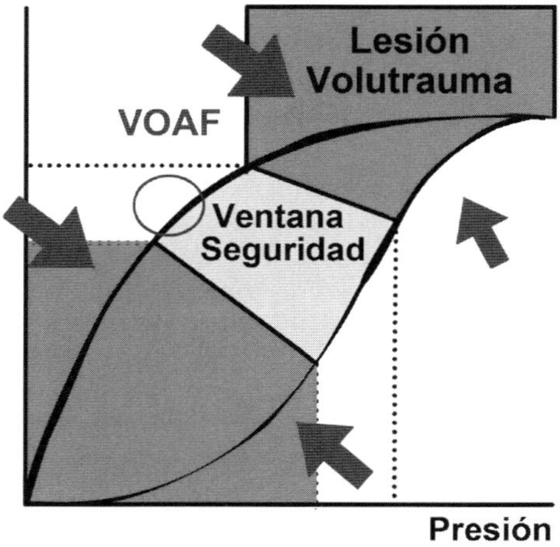

Figura 23.4. En la ventilación protectora, el volumen al final de la inspiración debe permanecer abajo del punto de inflexión superior de la curva PV para evitar el volutrauma; además de eso, la PEEP, debe estar arriba del punto de inflexión inferior para prevenir el colapso alveolar al final de la espiración durante la ventilación mecánica. Durante la ventilación mecánica convencional (VMC), ocurren oscilaciones entre las zonas de lesión de la inspiración y espiración. Por otro lado, durante la VOAF, el ciclo entero opera en un "margen se seguridad" y evita zonas de lesión

El atelectrauma se caracteriza por una situación donde las unidades alveolares se abren durante la inspiración y sufren colapso en la espiración. Los ciclos repetitivos de abrir y cerrar de las unidades alveolares también pueden causar lesión pulmonar. La reducción de la magnitud de estas fluctuaciones cíclicas y el uso de niveles mas elevados de PEEP pueden minimizar la LPIV.

Observándose la curva presión/volumen de pacientes con pulmones comprometidos de forma heterogénea, vemos un margen de seguridad muy pequeño para aplicar la VPM. Otro punto importante que se observa, es que la presión de oclusión es menor que la de reclutamiento (Figura 23.5). Basados en estas observaciones, y con la tentativa de minimizar las consecuencias deletéreas de la lesión pulmonar inducida por la VPM, diferentes estrategias ventilatorias protectoras, que combinan maniobras de reclutamiento, volumen corriente bajo y PEEP mas elevada, han sido propuestas.

Entre las estrategias protectoras propuestas, grande interés ha surgido por el uso de la **VOAF,** que opera con un buen margen de seguridad y evita zonas de lesión (Figura 23.5).[32,33]

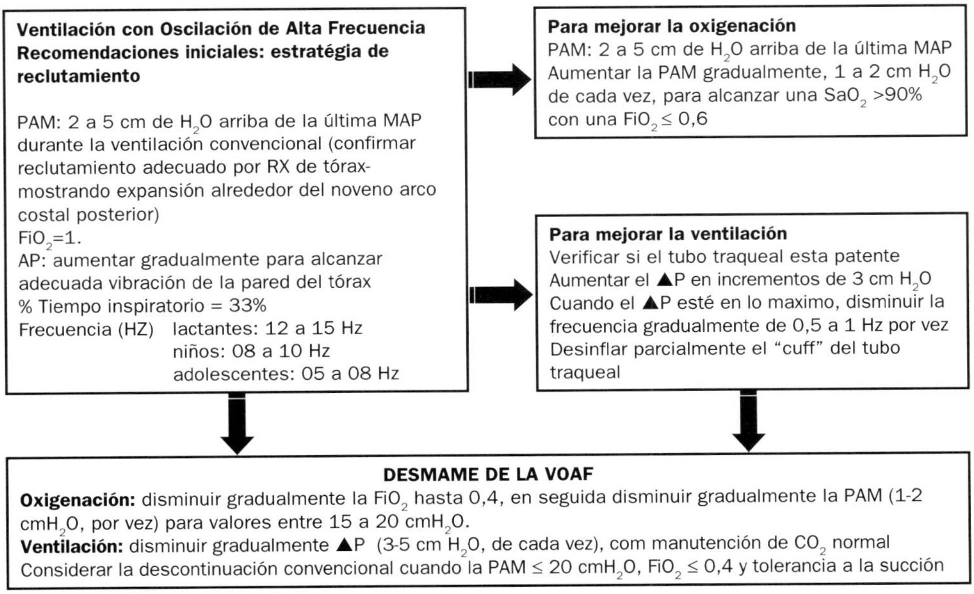

Figura 23.5. Recomendações para a instituição e desmame da VOAF

Estrategias durante la VOAF en Pediatría

La eliminación del CO_2 durante la VOAF es función de la frecuencia y del volumen corriente al cuadrado ($VCO_2 = F \times VC^2$). En la VOAF, el VC es positivamente correlacionado con la amplitud de la oscilación (ΔP) y es inversamente relacionado con la frecuencia (Hz). Ya el reclutamiento alveolar es positivamente correlacionado con la PAM y con la relación entre el tiempo inspiratorio y el espiratorio (I/E).

Estudios en animales muestran que la PAM y la ΔP son significativamente atenuadas por la cánula traqueal, que la presión alveolar es distribuída de forma no homogénea durante la VOAF y que la relación I/E es un determinante importante de la presión alveolar. Específicamente, datos recientes de estudios en animales y humanos indican que la limitación del tiempo espiratorio, usando una relación I/E de 1:1, puede promover retención de aire, especialmente en bajas presiones aéreas medias. Esta observación induce para la sugestión de que la VOAF sea aplicada con una relación I/E que no sea mayor que 1:2[6].

Cuando es realizada la transición de la VPMC para la VOAF en pacientes pediátricos con comprometimiento alveolar difuso (Figura 23.5), la **PAM** es generalmente ajustada 2 a 5 cm H_2O arriba de la PAM que estaba siendo usada durante la VPMC, para tentar mantener el reclutamiento en vista de la atenuación de la presión por la cánula traqueal. La **amplitud** (**ΔP**) es ajustada observándose adecuación de las vibraciones torácicas, como indicada por la vibración visible al nivel de la ingle (raíz del muslo). **Frecuencias** de 12 a 15 Hz son generalmente usadas inicialmente en lactantes pequeños, en cuanto frecuencia menores, en la faja de 3 a 8 Hz, son comúnmente usadas en niños mayores y adultos. También, se puede tomar el peso del paciente como referencia: < 10Kg = 10-12Hz; 11-20Kg = 8-10Hz; 21-40Kg = 6-10Hz; > 40Kg = 5-8Hz.

Si estrategias de reclutamiento pulmonar son empleadas, la PAM debe ser lentamente elevada, en incrementos de 1 a 2 cm H_2O, con el objetivo de mantener SaO_2 ≥ 90% después de la reducción de la FiO_2 para ≤ 0,6. Una vez que esta meta fue alcanzada, puede ser posible disminuir cuidadosamente la PAM a niveles próximos de la presión aérea media inicial, con tanto que la oxigenación este preservada, una vez que la presión para mantener las unidades alveolares abiertas es siempre menor que la presión necesaria para reclutar estas unidades (Figura 23.4). El reclutamiento pulmonar adecuado es verificado entonces por el posicionamiento del diafragma al nivel de la novena costilla posterior en la radiografía de tórax.

Una vez que un grado apropiado de reclutamiento pulmonar haya sido alcanzado, bien como, la desobstrucción de la cánula traqueal haya sido verificada, una secuencia típica de etapas para corregir la hipercapnia, si esta estuviera presente, debe ser iniciada:

1. aumentar ΔP en incrementos de 3 cm H_2O hasta que la potencia de la amplitud sea maximizada;

2. disminuir la frecuencia de 0,5 a 1 Hz;

3. vaciar parcialmente el balón ("cuff") de la cánula traqueal, si presente, para permitir la salida adicional de CO_2; si ocurrir esta disminución en la PAM**,** corregir aumentando el *"bias flow"* cuanto fuera necesario para mantener la PAM estable.

Si la estrategia empleada para manejar la fuga de aire activa (por ejemplo, fístula broncopleural), el pulmón es inicialmente reclutado usando aumentos graduales de la PAM para alcanzar FiO_2 < 0,6 y SaO_2 > 90%. Alcanzando estos objetivos, la PAM y la ΔP son disminuidas para valores abajo de la "presión de fuga", donde no ocurre mas drenaje de aire por el tubo de toracotomia. Si la presión de fuga fuera relativamente baja (< 15 cm H_2O) puede ser necesario tolerar FiO_2 > 0,6 con SaO_2 ≥ 85% y hipercapnia, manteniendo pH ≥ 7,15, a fin de proporcionar intercambio gaseoso satisfactorio en cuanto la presión alveolar es minimizada[6].

La succión de la cánula traqueal para aspirar secreciones es la mayor amenaza para la manutención del volumen pulmonar después que el reclutamiento pulmonar fue alcanzado. La aplicación de presión negativa, a través de catéter de succión es transmitida para las vías aéreas, lo que puede causar colapso pulmonar significativo. Esto causa invariablemente (ocasionalmente prolongada) hipoxemia pos-succión que es refractaria al aumento de la FiO_2 o de la PAM. En este caso, la estrategia preconizada[18] ha sido minimizar la succión traqueal durante las primeras 24 a 48 horas después del inicio de la VOAF. Posteriormente, la intención es mantener la cánula traqueal patente y remover las secreciones de la vía aérea central cada 8 a 12 horas. Este procedimiento no debe causar separación prolongada de la VOAF. Debe también reconocerse que la restitución de la VOAF después de la succión resulta generalmente en la restauración relativamente rápida (en 10 minutos) del volumen pulmonar pre-succión y ciertamente en 20 a 30 minutos. Por tanto, generalmente no es necesario realizar otras medidas de reclutamiento (aumento de la PAM después de la succión de la cánula traqueal), pues estas pueden ser perjudiciales.

Retirada de la VOAF

La retirada de la VOAF puede ser considerada cuando se observa que el intercambio gaseoso y la mecánica pulmonar son adecuadas para hacer la transición para la ventilación convencional con parámetros aceptables. Algunas investigaciones han reportado suceso en la extubación de lactante directamente de la VOAF, pero eso es más difícil de conseguir en niños de más edad[6]. Generalmente, cuando la mejoría clínica ocurre al punto de que la PAM pueda ser reducida para < 20 cm H_2O, la $FiO_2 \leq 0,4$ y el paciente tolere la succión traqueal sin disminución significativa de la SaO_2, la transición para la VPMC puede ser tentada. Es común que el paciente presente intercambio gaseoso satisfactorio después de la transición para la VPM, mismo que haya sido sometido a una PAM varios cm H_2O debajo de la que estaba recibiendo durante la VOAF.

Complicaciones de la VOAF

Las complicaciones que pueden ocurrir durante la VPMC con presión positiva también pueden ocurrir cuando es usada la VOAF. Como los pacientes que necesitan de este modo de VPM tienen comprometimiento pulmonar grave, ellos son predispuestos a desarrollar neumotórax, pero la incidencia no es mayor que con la VPMC.

Se debe tener alto índice de sospecha clínica de neumotórax cuando ocurre deterioro clínico abrupto. La hipotensión y la hipoxemia pueden ser las primeras señales de un neumotórax hipertensivo. El nivel de ruido elevado durante la VOAF puede dificultar la identificación de alteraciones en la ausculta del tórax. Si hipoxemia y/o hipotensión ocurrieran, una radiografía de tórax debe ser obtenida inmediatamente.

La obstrucción de la cánula traqueal puede también ocurrir por secreción en exceso. La oclusión total de la cánula raramente ocurre, pero debe ser sospechada si la $PaCO_2$ aumenta a pesar de alteración en la ΔP, se hubiera reducción en la frecuencia respiratoria o aumento del escape a través de cánula con *"cuff"*.

Hipercapnia refractaria ocurre ocasionalmente en algunos pacientes. La eliminación de CO_2 puede mejorar, en pacientes entubados con cánula con *"cuff"*, disminuyendo la insuflación del balón y permitiendo el escape de CO_2 alrededor de la cánula. Otras opciones pueden ser implementadas e incluyen la reducción gradual de la frecuencia respiratoria, 0,5 Hz por vez, hasta lo mínimo de 3 Hz y/o el aumento de la amplitud de oscilación de presión (ΔP) hasta lo máximo.

Finalmente, se sugiere, después de estudios realizados en animales, que la VOAF puede producir efectos hemodinámicas indeseables, como, por ejemplo, disminución del debito cardíaco. Sin embargo, en todos estos estudios, la PAM fue aumentada progresivamente sin relación con la complacencia pulmonar.

Cuando la presión aérea media es ajustada para optimizar el volumen pulmonar, usando las mismas recomendaciones mencionadas arriba, no parece haber efectos adversos sobre la hemodinámica (flujo sanguíneo y débito ventricular izquierdo).

Conclusión

La VOAF puede ser opción segura para la VPM de niños con insuficiencia respiratoria aguda que no responden a la VPMC. Se ha mostrado útil en los casos que necesitan de reclutamiento alveolar, como también en el síndrome de fuga de aire, donde la grande variación volumétrica alveolar durante la VPMC puede intensificar el barotrauma.

Consideraciones teóricas y modelos animales de lesión pulmonar aguda sugieren que la VOAF puede ser una estrategia protectora excelente en la VPM. Actualmente ha sido indicada como terapéutica de rescate para los casos refractarios a la VPMC, en pacientes pediátricos y neonatales. Nuevos estudios son necesarios antes de que la VOAF sea indicada como modo inicial de VPM en pacientes con insuficiencia respiratoria, recordamos que su utilización precoz parece ser más benéfica que el uso tardío.

Resumen

La VOAF se caracteriza por volúmenes corrientes menores que el espacio muerto anatómico y frecuencias elevadas que llegan a más de 2.000 ciclos por minuto. Se ha mostrado eficaz en la ventilación y oxigenación de pacientes con enfermedad pulmonar difusa refractaria a la VPMC y en los casos de fuga del gas alveolar, como por ejemplo, enfisema intersticial, neumomediastino e neumotórax.

En presencia de enfermedad pulmonar difusa, la prioridad es el reclutamiento alveolar a través de aumento de la PAM evitándose el riesgo de hiperinsuflación pulmonar. En situaciones de barotrauma, la resolución del daño de los tejidos es prioritaria y se tiene que utilizar PAM baja, mismo que haya necesidad de aumento de la FiO_2.

Referencias

1. Macintyre NR. High frequency ventilation. In Tobin, M.J. Principles and practice of mechanical ventilation. McGraw Hill. 1994; 455-60.
2. HIFO Study Group. Randomized study of high-frequency oscillatory ventilation in infants with severe respiratory distress syndrome. J Pediatr 1993; 122: 609-19.

3. Greenough A. High frequency oscillation. Eur.J.Pediatr. 1994; 153 (suppl): 2-6.
4. Froese AB, Kinsella JP. High-frequency oscillatory ventilation: Lessons from the neonatal/pediatric experience. Crit Care Med 2005; 33 (suppl): S115-21.
5. Kinsella JP e col. High-frequency oscillatory ventilation versus intermitent mandatory ventilation: early hemodynamic effects in premature baboon with hyaline membrane disease. Pediatr Res 1991; 29: 160-6.
6. Ventre KM, Arnold JH. High frequency oscillatory ventilation in acute respiratory failure. Pediatric Respiratory Reviews 2004; 5: 323-32.
7. Keszler M, Durand DJ. Neonatal high-frequency ventilation – Past, Present and Future. Clinics in Perinatology 2001; 28: 579-607.
8. Pillow JJ. High-frequency oscillatory ventilation: Mechanisms of gas exchange and lung mechanics. Crit Care Med 2005; 3 (suppl): S135-41.
9. Taylor GI. The dispersion of matter in turbulent flow through a pipe. Proc Roy Soc A 1954; 223: 446-8.
10. Fredberg JJ. Augmented diffusion in the airways can support pulmonary gas exchange. J Appl Physiol 1980; 49:232-8.
11. Bouchut J-C, Godard J, Claris O. High frequency oscillatory ventilation. Anesthesiology 2004; 100:1007-12.
12. Chan V, Greenough A, Milner AD. The effect of frequency and mean airway pressure on volume delivery during high frequency oscillation. Pediatr.Pulmonol. 1993; 15: 183-6.
13. Courtney SE, Durand DJ, Asselin JM, Hudak ML, Aschner JL, Shoemaker CT. High-frequency oscillatory ventilation versus conventional mechanical ventilation for very-low-birth-weight infants. N Engl J Med 2002; 347:643-52.
14. Johnson AH, Peacock JL, Greenough A et al. High-frequency oscillatory ventilation for the prevention of chronic lung disease of prematurity. N Engl J Med 2002; 347:633-42.
15. HIFI Study Group. High-frequency oscillatory ventilation compared with conventional mechanical ventilation in the treatment of respiratory failure in preterm infants. New Eng J Med 1989; 320: 88-93.
16. Arnold JH e col. Prospective, randomized comparison of high-frequency oscillatory ventilation and conventional mechanical ventilation in pediatric respiratory failure. Crit Care Med 1994; 22: 1530-9.
17. Fioretto JR, Batista KA, Ferreira GL, Kurokawa CS, Ricchetti SM, Carpi MF, Bonatto RC, Moraes MA. High-frequency oscillatory ventilation associated with inhaled nitric oxide in children with acute hypoxemic respiratory failure: a randomized crossover study. Minerva Anestesiol 2009;75:245-.
18. Arnold JH. High-frequency ventilation in the pediatric intensive care unit. Pediatr Crit Care Med 2000; 1: 93-9.
19. Gerstmann DR, deLemos RA, Clark RH. High-frequency ventilation: issues of strategy. Clin Perinatol 1991; 18:563-80.
20. High-frequency oscillatory ventilation compared with convencional mechanical treatment in the treatment of respiratory failure in preterm infants: The HIFI Study Group. N Engl J Med 1989; 320:88-93.
21. Moriette G, Paris-Liado J, Walti H. Prospective randomized multicenter comparison of high-frequency oscillatory ventilation and conventional ventilation in preterm infants of less than 30 weeks with respiratory distress syndrome. Pediatrics 2001; 107:363-72.
22. Henderson-Smart DJ, Cools F, Bhuta T, Offringa M. Elective high-frequency oscillatory ventilation versus conventional mechanical ventilation for acute pulmonary dysfunction in preterm infants. Cochrane Database Syst Rev 2007:1:CD002780.
23. Gonzalez F, Harris T, Black P, et al. Decreased gas flow through pneumothoraces in neonates receiving high-frequency jet versus conventional ventilation. J Pediatr 1987;110: 464–6.

24. Donn SM, Zak LK, Bozynski ME, et al. Use of high-frequency jet ventilation in the management of congenital tracheoesophageal fistula associated with respiratory distress syndrome. J Pediatr Surg 1990;25:1219–21.
25. Bloom BT, Delmore P, Park YI, et al. Respiratory distress syndrome and tracheoesophageal fistula: management with high-frequency ventilation. Crit Care Med 1990;18:447–8.
26. Orlando R, Gluck EH, Cohen M, et al. Ultra-high-frequency jet ventilation in a bronchopleural fistula model. Arch Surg 1988;123:591–3.
27. Gaylord MS, Thieme RE, Woodall DL, Quissell BJ. Predicting mortality in low-birthweigth infants with pulmonary intersticial emphysema. Pediatrics. 1985; 76: 219-24.
28. Hatcher D. e col. Mechanical performance of clinically available high-frequency oscillatory ventilators. Crit Care Med 1996; 24 (supp): 146.
29. Fioretto JR e Rebello CM. Ventilação oscilatória de alta frequência em pediatria e neonatologia. RBTI 2009;2196-103.
30. Kohlhauser C e col. Successful treatment of severe neonatal lobar emphysema by high-frequency oscillatory ventilation. Pediatr. Pulmonol. 1995; 19: 52-5.
31. Paranka MMS, Clark RH, Yoder BA, Null DM. Predictors of failure of high-frequency oscillatory ventilation in term infants with severe respiratory failure. Pediatrics. 1995; 95: 400-4.
32. Imai Y, Slutsky AS. High-frequency ventilation and ventilator-induced lung injury. Crit Care Med 2005; 33 (suppl.): S129-S34.
33. Bartz RR. What is the role of high-frequency ventilation in adult respiratory distress syndrome? Respir Care Clin 2004; 10: 329-39.

Capítulo 24

Insuflación Traqueal de Gas

Cíntia Johnston

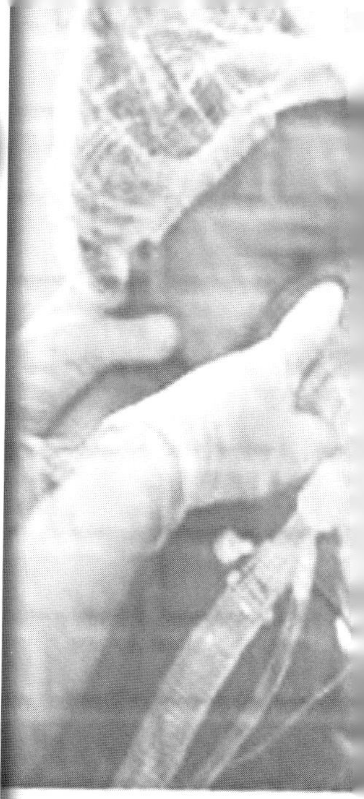

Introducción

La insuflación traqueal de gas (*tracheal gas insufflation* – TGI) es una técnica adjunta a la ventilación pulmonar mecánica (VPM) que se refiere a la insuflación de flujos variables de gas (de 0,5 a 10 L/min.) con un catéter inserido arriba de la carina (1 a 2cm). Esta insuflación de gas en las vías aéreas puede ser realizada en fases o de forma continua (Figura 24.1).

Este método fue desarrollado inicialmente, como indicación para pacientes adultos con Síndrome de Disconforto Respiratorio Agudo (SDRA) que necesitaban de altos niveles de presión de pico (durante la VPM), con el intuito de aumentar la eliminación de dióxido de carbono (CO_2) durante la espiración y así utilizar presiones menores durante la VPM, evitándose volutrauma y barotrauma[1,2].

Posteriormente, a partir de la realización de mas estudios experimentales[1-4] y con pacientes adultos con enfermedades respiratorias restrictivas y obstructivas, se pudo concluir que los objetivos de la aplicación de la TGI, durante la VPM, son: aumentar la eficiencia de la ventilación alveolar y/o minimizar la necesidad de presiones ventilatorias; facilitar la eliminación de CO_2; reducir el CO_2 del espacio muerto anatómico y del circuito del aparato de VPM (hasta el conector en Y); reducir el volumen minuto (V_E) y el volumen corriente (VC), entre otros.

Sin embargo, la aplicación de la TGI no esta totalmente definida en neonatología y pediatría, así como no es exenta de complicaciones. De esta forma, sugerir la utilización de la TGI exige un conocimiento total del caso clínico, de la fisiopatología del enfermo, de la técnica de TGI y discusión entre el equipo multiprofesional (médicos e fisioterapeutas).

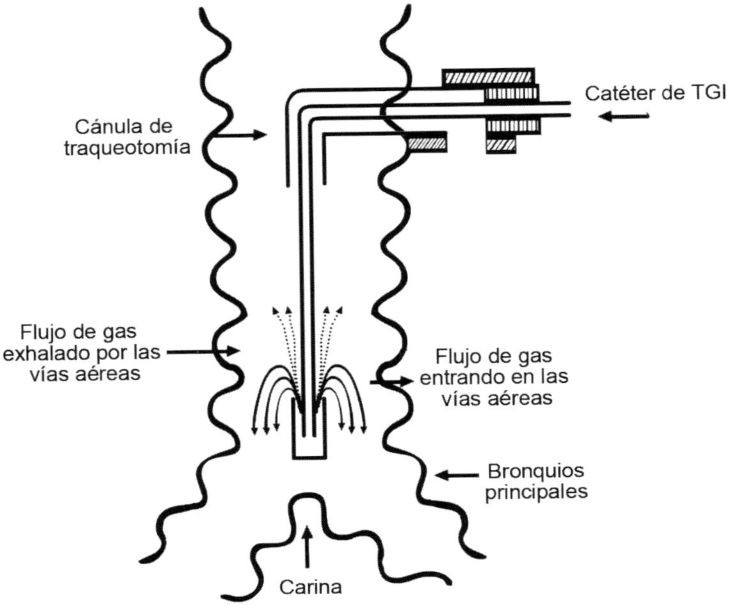

Figura 24.1. Diseño esquemático demostrando la aplicación de la insuflación traqueal de gas (TGI) en las vías aéreas en un modelo con traqueotomía. Identifique el catéter de TGI atravesando la cánula de traqueotomía y siendo posicionado arriba de la carina.
Modificado de Patronini N et al, 2003[32].

Liberación de flujo y mecanismos de acción de la TGI

La TGI puede ser aplicada durante todo el ciclo respiratorio (**TGI continua**) o en una o parte de una fase del ciclo respiratorio (**TGI en fases**). En la TGI continua, la capacidad residual funcional (CRF) aumenta proporcionalmente al aumento del tiempo inspiratório (Tins) y del flujo de la TGI (Figura 24.2)[6], además, proporciona un volumen mayor al final de la espiración y así una eliminación mas eficaz de CO_2[7], sin embargo puede ocasionar aumento da auto presión espiratoria final positiva (PEEP) (Figura 24.2). Cuando se utiliza una válvula de alivio espiratoria ocurre reducción de los efectos indeseables[8].

En la TGI en fases, es posible hacer una opción por la fase del ciclo respiratorio en el cual será enviado el flujo de gas (generalmente durante la fase espiratoria) y, dependiendo del aparato de VPM disponible, por el porcentual de la fase en el cual debe ser administrado el gas (ejemplo: 40% de la fase espiratoria), pudiendo ser aplicada 10% a 100% de la fase espiratoria. Sin embargo, resultados mejores para la eliminación de CO_2 con menor frecuencia de complicaciones fueron encontrados cuando se utilizo 40% a 60% de la fase final da espiración[9].

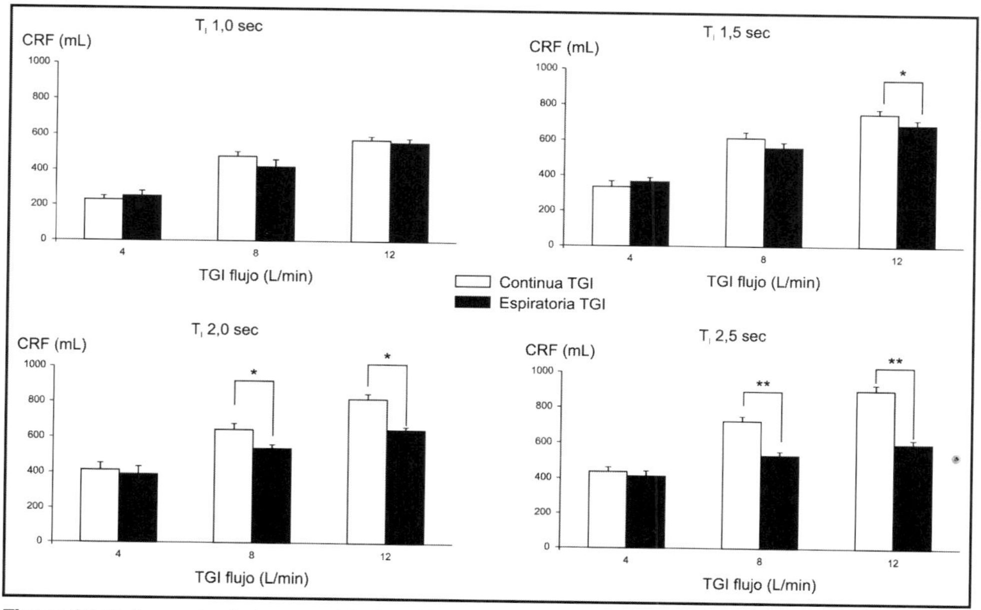

Figura 24.2. Aumento de la capacidad residual funcional (CRF) durante la aplicación de insuflación traqueal de gas (TGI) comparando la TGI continua con la TGI en la fase espiratoria en diferentes tiempos inspiratorios (Ti) y flujos (L/min.).
Modificado de Fujino Y *et al,* 1999[6].

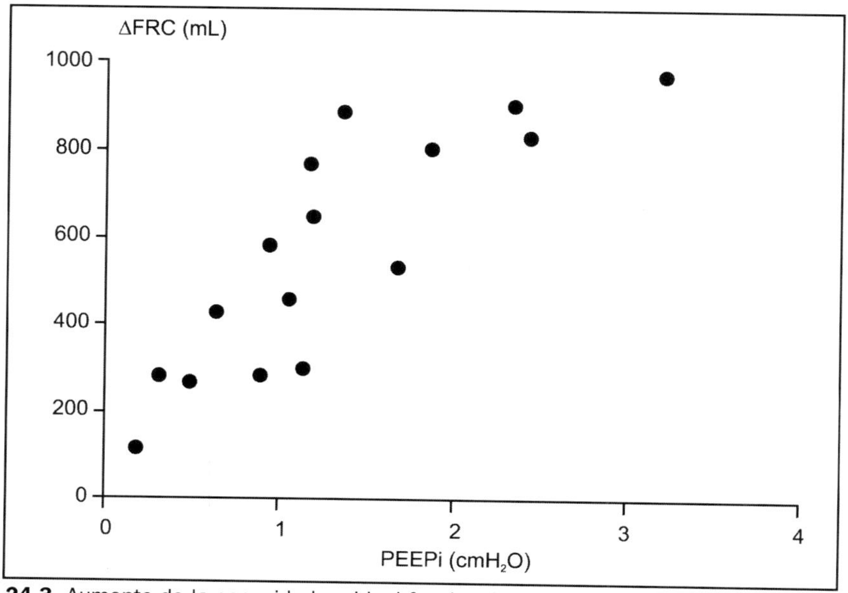

Figura 24.3. Aumento de la capacidad residual funcional (CRF) y consecuente aumento de la auto PEEP (PEEPi).
Modificado de Fujino Y *et al,* 1999[6].

A pesar de la TGI en fases mostrar menos efectividad para la eliminación de CO_2, este método evita posibles efectos indeseables de la TGI[10].

La TGI posee dos mecanismos de acción dependiendo del local administrado: mecanismo proximal de la carina y mecanismo distal de la carina. En el mecanismo proximal, ocurre dilución del CO_2 del espacio muerto anatómico próximo a la extremidad del catéter, y al final de la espiración y disminuye la concentración de de CO_2 re-inhalado en la inspiración subsecuente. En el mecanismo distal, el jato de gas ocasiona una turbulencia en la extremidad del catéter, lo que puede aumentar la mezcla de gases en las regiones dístales del catéter. La eliminación de CO_2 en este mecanismo contribuye en 22% a 29% para la reducción total del CO_2[7,11].

Posición y tipo de catéteres para TGI

Para que ocurra eliminación adecuada de CO_2 es indicado que se utilice un catéter de menor diámetro posible (para evitar aumento de resistencia en el tubo intra-traqueal) posicionado 1 a 2 cm arriba de la carina[7,11-14]. Si disponible, optar por catéteres que presenten canales para aspirar el CO_2[15-17].

La utilización de catéter invertido posibilita una buena eliminación de CO_2 con aumento mínimo de la presión traqueal[18,19] y puede auxiliar en la eliminación de la secreción de vías aereas[20]. Existe la posibilidad de utilizar catéteres con liberación de flujo uní o bidireccional en la vía aerea[21], siendo que la aplicación del flujo bidireccional reduce el riesgo de híper insuflación pulmonar (Figura 24.4), por mantener la presión pleural en valores mas fisiologicos[22].

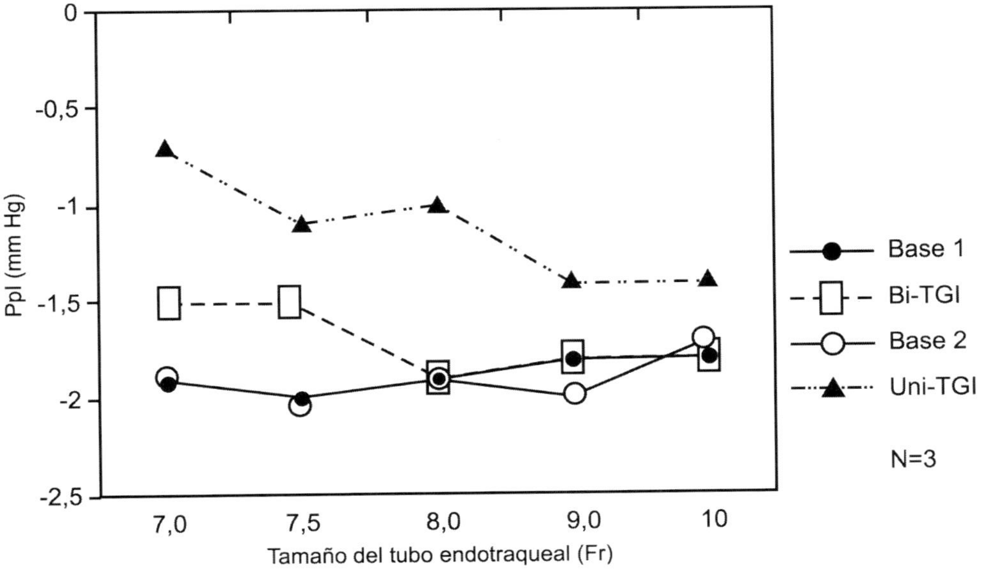

Figura 24.4. Presión pleural (Ppl) al final da espiración, diámetro del tubo intratraqueal y comparación entre TGI uni-direccional (Uni-TGI) y TGI bi-direccional (Bi-TGI).
Modificado de Pinsky MR et al, 2006[22].

Gases que pueden ser aplicados por la TGI

Generalmente, el gas aplicado durante la TGI es el oxigeno (O_2), sin embargo, otros gases, como la mezcla de gas Helio y O_2 (heliox) también puede ser aplicada [5,23].

Cuando el O_2 es aplicado se recomienda utilizar una fracción inspirada de oxigeno (FiO_2) de 100%[25]. Pero, no existen estudios pediátricos y/o neonatales abordando cual la mejor FiO_2 para la aplicación de la TGI en esta población. Sabiéndose de los efectos indeseables (atelectasias de reabsorción, toxicidad por el O_2, entre otros efectos) de la utilización de altas FiO_2 en esta faja de edad, se recomienda la evaluación y discusión multiprofesional del caso clínico antes de la aplicación en estos pacientes.

La aplicación del heliox a través de la TGI tiene la finalidad de reducir el espacio muerto anatómico y la $PaCO_2$[26-28]. En pacientes adultos, con insuficiencia respiratoria decurrente de diferentes etiologías, en ventilación pulmonar mecánica (VPM), en modo volumen controlado, con flujo continúo de TGI de 6L/min., la combinación de helio con O_2 resultó en menores picos de presión inspiratoria cuando comparada a la TGI con O_2, debido a la baja densidad del gas helio[24]. En este estudio no fue evaluada la posibilidad de desarrollo de auto-PEEP en los pacientes sometidos a la TGI. También se observo que algunos pacientes del grupo que utilizo la mezcla de gases presentaron disminución de la oxigenación.

Cuando sometido a VPM, en modo volumen controlado, la aplicación de la TGI y del heliox puede ser una alternativa para pacientes adultos[24].

Indicaciones de la TGI

- Enfermedad pulmonar obstructiva cronica;
- Enfermedades pulmonares restrictivas;
- Enfermedades pulmonares obstructivas;
- Casos con aumento persistente de la $PaCO_2$;
- Insuficiencia respiratória hipóxica cronica;
- Displasia broncopulmonar del recién nacido.

Efectos indeseables de la TGI

- Aumento de la resistencia espiratoria en vías aéreas;
- Aumento del volumen corriente (principalmente en la TGI continua);
- Lesión de la mucosa de la vía aérea;
- La pequeña área transversa entre la tráquea y el catéter puede resultar en aumento de la presión en la traquea y lesión de la misma;
- El momento entre la oferta del flujo y el gas residual existente en la vía aérea puede coincidir, aumentando el riesgo de auto-PEEP;
- Aumento del riesgo de híper insuflación pulmonar y de auto-PEEP;
- Ausencia y/o poca difusión de equipamientos y materiales adecuados (aparatos de VPM, catéteres) puede inducir a errores y aumento de los riesgos.

Cuidados durante la aplicación de TGI

- De preferencia, aplicar la TGI en modos ventilatórios controlados a presión o a volumen;
- Modificar y monitorear el volumen corriente (VC) deseado en la VPM, individualmente, para cada paciente;
- Modificar y monitorear el tiempo inspiratorio (Tins) deseado en la VPM, individualmente, para cada paciente;
- Modificar y monitorear el flujo deseado en la VPM, individualmente, para cada paciente;
- Aplicar la TGI, de preferencia, en la fase espiratoria;
- Recordar que la $PaCO_2$ determinará el flujo necesario y las alteraciones necesarias en la VPM para mantener un volumen minuto (V_E) adecuado;
- Recordar que la variación de presión en la tráquea puede evitar obstrucción de la vía aérea proximal por flujo excesivo de gas.

Observação: La presión traqueal puede ser estimada de dos formas[29]:

1- a través de un medidor traqueal; 2- por la ecuación:

$$\text{PEEP traqueal} = \frac{\text{PEEP aplicada en la VPM + Resistencia del tubo}}{\text{(Flujo espiratorio + Flujo de la TGI)}}$$

Evidencias para aplicación de la TGI

Estudios experimentales[7,9,14,30] y con pacientes adultos [1,3,26] fueron publicados, sin embargo, pocos incluyen pacientes neonatos[15-16,31] y hasta entonces, ningún estudio con pacientes pediátricos. Lo que restringe la aplicación segura de la TGI en neonatología y pediatría. Exigiendo mayor reflexión indicar la TGI en estas poblaciones, con nivel de evidencia D en neonatología y, evidencia E (utilización basada en la experiencia de especialistas) en pediatría.

Puntos claves para la aplicación de la TGI

- Promover la interacción entre la VPM y de la TGI, para optimizar la sincronía paciente-aparato de VPM;
- Posibilitar un volumen corriente adecuado;
- Evaluar el pico de presión generado;
- Estimar la presión traqueal;
- Evaluar la impedancia (patrón respiratorio, expansibilidad torácica) del sistema respiratorio del paciente;
- Promover posicionamiento óptimo del catéter;
- Verificar si el diámetro del catéter es apropiado para el tubo del paciente;
- Evaluar/titular el flujo, tiempo espiratorio y la fase del ciclo respiratorio para la aplicación de la TGI, de acuerdo con la faja etárea y peso de cada paciente.

Referencias

1. Hoffman LA, Miro AM, Tasota FJ, Delgado E, Zullo TG, Lutz J, Pinsky MR. Tracheal gas insufflation. Limits of efficacy in adults with acute respiratory distress syndrome. Am J Respir Crit Care Med 2000;162(2 Pt 1):387-92.
2. Miro AM, Hoffman LA, Tasota FJ, Delgado E, Lutz J, Zullo TG, Pinsky MR.Auto-positive end-expiratory pressure during tracheal gas insufflation: testing a hypothetical model. Crit Care Med 2000;28(10):3474-9
3. Kalfon P, Rao GS, Gallart L, Puybasset L, Coriat P, Rouby JJ. Permissive hypercapnia with and without expiratory washout in patients with severe acute respiratory distress syndrome. Anesthesiology. 1997;87(1):6-17.
4. Imanaka H, Kacmarek RM, Riggi V, Ritz R, Hess D. Expiratory phase and volume-adjusted tracheal gas insufflation: a lung model study. Crit Care Med.1998;26(5):939-46.
5. Blanch L, Van der Kloot TE, Youngblood AM, Murias G, Naveira A, Adams AB,Romero PV, Nahum A. Application of tracheal gas insufflation to acute unilateral lung injury in an experimental model. Am J Respir Crit Care Med. 2001;164(4):642-7.
6. Fujino Y, Nishimura M, Uchiyama A, Taenaka N, Yoshiya I. Dynamic measurement of intrinsic PEEP does not represent the lowest intrinsic PEEP. Intensive Care Med. 1999;25(3):274-8.
7. Nahum A, Ravenscraft SA, Nakos G, Adams AB, Burke WC, Marini JJ. Effect of catheter flow direction on CO_2 removal during tracheal gas insufflation in dogs. J Appl Physiol. 1993;75(3):1238-46.
8. Gowski DT, Delgado E, Miro AM, Tasota FJ, Hoffman LA, Pinsky MR. Tracheal gas insufflation during pressure-control ventilation: effect of using a pressure relief valve. Crit Care Med. 1997;25(1):145-52.
9. Hota S, Crooke PS, Adams AB, Hotchkiss JR. Optimal phasic tracheal gas insufflation timing: an experimental and mathematical analysis. Crit Care Med.2006;34(5):1408-14.
10. Burke WC, Nahum A, Ravenscraft SA, Nakos G, Adams AB, Marcy TW, Marini JJ. Modes of tracheal gas insufflation. Comparison continuous and phase-specific gas injection in normal dogs. Am Rev Respir Dis. 1993;148(3):562-8.
11. Nahum A, Ravenscraft SA, Adams AB, Marini JJ. Distal effects of tracheal gas insufflation: changes with catheter position and oleic acid lung injury. J Appl Physiol. 1996;81(3):1121-7.
12. Nahum A, Ravenscraft SA, Nakos G, Burke WC, Adams AB, Marcy TW, Marini JJ. Tracheal gas insufflation during pressure-control ventilation. Effect of catheter position, diameter, and flow rate. Am Rev Respir Dis. 1992;146(6):1411-8.
13. Nahum A, Burke WC, Ravenscraft SA, Marcy TW, Adams AB, Crooke PS, Marini JJ. Lung mechanics and gas exchange during pressure-control ventilation in dogs.Augmentation of CO_2 elimination by an nintratracheal catheter. Am Rev Respir Dis.1992;146(4):965-73.
14. Meszaros E, Ogawa R. Continuous low-flow tracheal gas insufflation during partial liquid ventilation in rabbits. Acta Anaesthesiol Scand. 1997;41(7):861-7.
15. Danan C, Dassieu G, Janaud JC, Brochard L. Efficacy of dead-space washout in mechanically ventilated premature newborns. Am J Respir Crit Care Med. 1996;153(5):1571-6.
16. Dassieu G, Brochard L, Agudze E,et al. Continuous tracheal gas insufflation enables a volume reduction strategy in hyaline membrane disease: technical aspects and clinical results. Intensive Care Med 1998;24(10):1076-82.
17. Dassieu G, Brochard L, Benani M, Avenel S, Danan C. Continuous tracheal gás insufflation in preterm infants with hyaline membrane disease. A prospective randomized trial. Am J Respir Crit Care Med. 2000;162(3 Pt 1):826-31.

18. Kolobow T, Powers T, Mandava S, Aprigliano M, Kawaguchi A, Tsuno K, Mueller E. Intratracheal pulmonary ventilation (ITPV): control of positive end-expiratory pressure at the level of the carina through the use of a novel ITPV catheter design. Anesth Analg. 1994;78(3):455-61.
19. Kolobow T, Rossi N, Tsuno K, Aprigliano M. A new ultrathin-walled, non-kinking, low-resistance endotracheal tube for neonatal use: preliminary studies of a new no-pressure cuff. Biomed Instrum Technol. 1994;28(2):123-9.
20. Trawöger R, Kolobow T, Cereda M, Giacomini M, Usuki J, Horiba K, Ferrans VJ.Clearance of mucus from endotracheal tubes during intratracheal pulmonary ventilation. Anesthesiology. 1997;86(6):1367-74.
21. Adams AB. Catheters for tracheal gas insufflation. Respir Care. 2001;46(2):177-84. Review.
22. Pinsky MR, Delgado E, Hete B. The effect of tracheal gas insufflation on gas exchange efficiency. Anesth Analg. 2006;103(5):1213-8.
23. Oppenheim A, Pizov R. Efficacy of tracheal gas insufflation during expiration in reducing $PaCO_2$. Anesthesiology. 1998;88(3):834-5.
24. Pizov R, Oppenheim A, Eidelman LA, Weiss YG, Sprung CL, Cotev S. Helium versus oxygen for tracheal gas insufflation during mechanical ventilation. Crit Care Med. 1998;26(2):290-5.
25. McConnell R, MacIntyre NR. Tracheal gas insufflation. Semin Respir Crit Care Med. 2000;21(3):211-4.
26. Ravenscraft SA, Burke WC, Nahum A, Adams AB, Nakos G, Marcy TW, Marini JJ.Tracheal gas insufflation augments CO_2 clearance during mechanical ventilation.Am Rev Respir Dis. 1993;148(2):345-51.
27. Nakos G, Zakinthinos S, Kotanidou A, Tsagaris H, Roussos C. Tracheal gás insufflation reduces the tidal volume while $PaCO_2$ is maintained constant.Intensive Care Med. 1994;20(6):407-13.
28. Belghith M, Fierobe L, Brunet F, Monchi M, Mira JP. Is tracheal gas insufflation an alternative to extrapulmonary gas exchangers in severe ARDS? Chest. 1995;107(5):1416-9.
29. McConnell R, MacIntyre NR. Tracheal gas insufflation. Semin Respir Crit Care Med. 2000;21(3):211-4.
30. Burke WC, Nahum A, Ravenscraft SA, Nakos G, Adams AB, Marcy TW, Marini JJ. Modes of tracheal gas insufflation. Comparison of continuous and phase-specific gas injection in normal dogs. Am Rev Respir Dis. 1993;148(3):562-8.
31. Jarreau PH, Louis B, Dassieu G, Desfrere L, Blanchard PW, Moriette G, Isabey D, Harf A. Estimation of inspiratory pressure drop in neonatal and pediatric endotracheal tubes. J Appl Physiol. 1999;87(1):36-46.

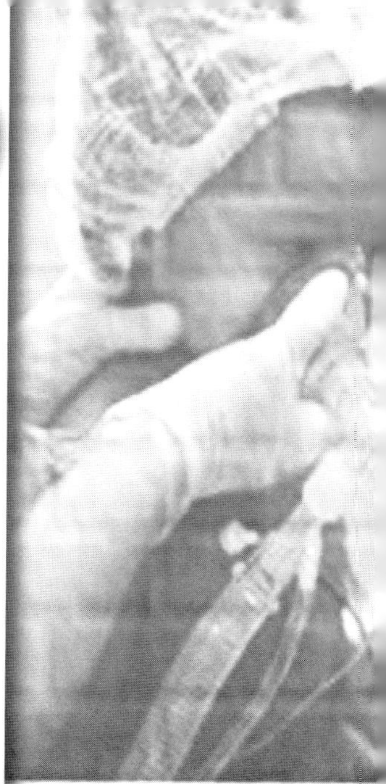

Capítulo 25

Ventilación Pulmonar Independiente

Vinko Tomicic Flores
Daniel Morales Morales

Introducción

La ventilación pulmonar independiente (VPI) corresponde a un método de ventilación mecánica (VM) en el cual cada pulmón es manejado de forma independiente, ya sea por la necesidad de lograr una separación anatómica y/o fisiológica. La VPI puede ser monopulmonar (VPI-MP) o bipulmonar (VPI-BP) [1].

Su primera utilización se remonta al año 1931 donde los anestesistas Gale y Waters, en cirugía torácica, lograron intubar a través de un tubo monolumen el bronquio principal del pulmón no intervenido. Ellos ventilaron dicho pulmón en posición dependiente mientras se drenaban las secreciones del pulmón contralateral[2]. Desde ese entonces se han comunicado una serie de casos, utilizando diferentes técnicas y materiales de intubación.

Los primeros reportes de VPI en el escenario de las unidades de cuidados intensivos (UCI) fueron realizados por Trew[3] y David Glass[4] en 1976. Ellos mediante la utilización de un tubo doble lumen lograron ventilar con esta técnica una serie de pacientes con enfermedad pulmonar unilateral grave, destacando: derrame pleural extenso, hemorragia secundaria a vaciamiento de aneurisma torácico roto hacia el pulmón izquierdo y atelectasia masiva post lobectomía[3,4].

A pesar que la VPI ha sido extensamente utilizada en anestesiología y cirugía torácica, su indicación en UCI aún se encuentra pobremente definida[5]. El objetivo del presente capítulo es revisar los principios básicos de la VM independiente, describir la técnica y mencionar algunas alternativas terapéuticas en las patologías que más frecuentemente han motivado la implementación de esta estrategia.

Bases Fisiológicas de la Ventilación Pulmonar Independiente

Principios básicos

Todas las indicaciones de VPI se basan en los siguientes principios fundamentales[2]: 1) la necesidad de proteger el pulmón sano y 2) en el beneficio potencial de usar diferentes patrones o modos de ventilación de acuerdo a las características de cada pulmón.

En el primer caso, se puede situar el pulmón patológico en posición inferior o dependiente con el fin de minimizar los riesgos que significa el paso de secreciones o sangre provenientes del pulmón enfermo. Esta maniobra, si bien es cierto tiene carácter protector, puede inducir o acentuar la hipoxemia como consecuencia de alteraciones de la relación ventilación perfusión (V/Q). Movilizar el pulmón dañado hacia arriba habitualmente mejora el intercambio de gases, sin embargo, el riesgo de aspiración del pulmón sano incrementa sustancialmente. Basados en esta premisa es recomendable, salvo en situaciones especiales, usar la posición en decúbito supino[6].

El segundo principio permite seleccionar entre la VPI-MP y la ventilación diferencial o bi-pulmonar propiamente tal (VPI-BP). En presencia de un pulmón severamente dañado, el uso de VM convencional puede llegar a ser deletéreo lo que obliga a individualizar la terapia ventilatoria de cada pulmón por medio del empleo de dos ventiladores. Esta estrategia se basa principalmente en la evidencia que ambos pulmones pueden presentar diferencias importantes de la mecánica pulmonar, esencialmente de la distensibilidad.

Dispositivos de Protección Pulmonar Selectiva

Dependiendo del modo de VPI a utilizar y de la patología involucrada se pueden tener distintos accesos a la vía aérea del paciente.

Bloqueadores endobronquiales

Los tubos con bloqueadores endobronquiales son usados principalmente para la VPI-MP. Estos tienen la ventaja de contar con mayor lumen que los tubos doble lumen, por tanto ofrecen menor resistencia y el acceso expedito a los fibrobroncoscopios, lo que facilita los procedimientos y la aspiración de secreciones[2]. Existe una gran variedad de bloqueadores endobronquiales que van desde los catéteres con balón comunes como el Fogarty[7], Foley[8] o catéter de arteria pulmonar[9] hasta dispositivos especiales tales como el bloqueador de Ardnt y el bloqueador con guía de alambre o de Cohen®[10].

El tubo endotraqueal Univent® es un dispositivo monolumen que posee un canal anterior que permite el desplazamiento de un catéter en cuya punta posee un balón que actúa como bloqueador. El lumen central del catéter con balón permite la aspiración de secreciones de manera limitada y a través del mismo lumen, la administración de oxígeno hacia la porción de pulmón no ventilada[11]. Como se trata de tubos monolumen estos dispositivos no contemplan dificultades adicionales durante el procedimiento de intubación; sin embargo, el *cuff* trabaja con alta presión por lo que puede provocar isquemia de la mucosa, rotura del bronquio y pneumotórax[12].

La utilidad de los tubos monolúmen para bloqueo bronquial es limitada en el paciente de UCI y como veremos más adelante su utilización se circunscribe principalmente al tratamiento de la hemoptisis masiva y durante el lavado pulmonar total en el tratamiento de la proteinosis alveolar.

Tubos doble lumen (DL)

Los tubos doble lumen de Carlens® y Robertshaw® fueron utilizados por primera vez en 1949[13] y 1962[14] respectivamente. Desde esa fecha hasta ahora se han introducido importantes modificaciones, destacando el reemplazo de la goma por cloruro de polivinilo, lo que ha permitido la confección de diámetros internos más amplios, reducir el número de eventos traumáticos y minimizar la irritación de la mucosa bronquial[15].

Tipos de Ventilación Pulmonar Independiente

Ventilación monopulmonar

La ventilación pulmonar independiente monopulmonar (VPI-MP) es una técnica mediante la cual el paciente es ventilado a través de un solo pulmón, mientras que el bronquio principal o algún bronquio segmentario del pulmón contralateral permanece bloqueado mecánicamente[1]. Su utilidad es fundamental durante la cirugía torácica y en algunas patologías especiales de cuidados críticos.

La VPI-MP induce o incrementa el contocircuito intrapulmonar en el pulmón bloqueado, lo que se entiende más fácilmente si repasamos la fisiología de la relación ventilación/perfusión. Si tenemos un paciente en bipedestación, las diferencias gravitacionales de la relación ventilación/perfusión ocurren de manera vertical y simétrica en ambos pulmón. En decúbito lateral esta diferencia acontece entre los dos pulmones (superior e inferior), donde el pulmón dependiente puede llegar a recibir hasta dos tercios de la perfusión pulmonar total[1]16[,217]. Si se mantiene la ventilación espontánea, se produce un leve aumento de la ventilación del pulmón dependiente por lo que la alteración de la relación V/Q inicial se reduce. Sin embargo, cuando el paciente permanece en decúbito lateral recibiendo VM controlada, el peso del contenido intestinal vence la resistencia del diafragma complaciente disminuyendo notablemente la expansión del pulmón dependiente, en cuyo caso la mayor parte de la ventilación se desvía hacia el pulmón superior o no dependiente[17]. El efecto neto es consecuencia de un incremento del cortocircuito intrapulmonar (en el pulmón dependiente) y aumento del espacio muerto alveolar en el pulmón no dependiente. Para reducir el cortocircuito intrapulmonar durante anestesia de cirugía torácica el pulmón ventilado se sitúa en decúbito lateral y se aplica PEEP selectivo. Además, se insufla oxígeno hacia el pulmón no ventilado (superior) a través del lumen del catéter del balón de oclusión[5].

Ventilación pulmonar independiente bipulmonar (VPI-BP)

Corresponde a una estrategia de ventilación que utiliza dos ventiladores y dos circuitos ventilatorios independientes para cada pulmón. Esta característica permite que ambos ventiladores puedan trabajar, según sea el caso, de manera sincrónica o asincrónica. De esta forma se pueden administrar diferentes modos ventilatorios y diferentes parámetros en cada uno de los pulmones[1].

Ventilación pulmonar independiente sincrónica

La sincronía en la ventilación está dada por el inicio de la inspiración en cada pulmón. En esta técnica de ventilación, la frecuencia respiratoria se mantiene igual entre ambos pulmones, sin embargo, el ciclo ventilatorio puede estar en fase o fuera de fase, es decir, a pesar que la frecuencia respiratoria es la misma, la duración de la inspiración y la magnitud de la insuflación pueden variar o no según el flujo inspiratorio y/o volumen corriente programados. Aquí el nivel de PEEP también puede ser programado de manera independiente.

Marraro y colaboradores[18] describieron el procedimiento utilizando dos ventiladores Servo 900, los cuales fueron sincronizados mediante la interposición de un cable externo. Esto permitió que uno de ellos funcionara como "maestro" y el otro como "esclavo"[18]. Otra forma de entregar este tipo de ventilación es a través de un solo ventilador con conexión en "Y" hacia distintas válvulas de PEEP[19].

A pesar de lo expuesto anteriormente, la sincronización de ambos ventiladores no parece aportar beneficios adicionales durante la administración de VPI-BP, excepto en aquellos casos donde es necesario mantener al paciente ventilando espontáneamente[2].

Ventilación pulmonar independiente asincrónica

Consiste en la aplicación de técnicas ventilatorias completamente independientes en cada pulmón, para lo cual se requieren necesariamente dos ventiladores. Estas características permiten que la VPI-BP asincrónica cuente con mayor flexibilidad y menor número de complicaciones respecto de la VPI-BP sincrónica. La programación individualizada de cada ventilador permite incluso la combinación de estrategias ventilatorias convencionales [ventilación mandatoria controlada (CMV), ventilación mandatoria intermitente sincronizada (SIMV)] con diferentes técnicas ventilatorias extraordinarias tales como: *high frequency jet ventilation* (HFJV) y *high frequency oscillatory ventilation* (HFOV)[20,21,22,23].

Aplicaciones de la VPI

Las indicaciones de la VPI están listadas abajo:

- Trauma torácico
- Fístula broncopleural
- Hemoptisis masiva
- Enfermedad pulmonar unilateral
- Trasplante pulmonar unilateral

Referencias

1. Rico F, Cheng J, Gestring M, Piotrowski E. Mechanical Ventilation Strategies in Massive Chest Trauma. Crit Care Clin 2007; 23: 299-315.
2. Tuxen D. Independent Lung Ventilation. En: Tobin MJ, editor. Principles and practice of mechanical ventilation. New York: McGraw-Hill, 2006: 573-93.
3. Trew F, Warren B, Potter W. Differential ventilation of the lungs in man. Crit Care Med 1976;4:112.
4. Glass D, Tonnensen A, Gabel J, Arens J. Therapy of unilateral pulmonary insufficiency with a double lumen endotracheal tube. Crit Care Med 1976;4:323-6.
5. Anatham D, Jagadesan R, Eng Cher Tiew P. Clinical review: Independent lung ventilation in critical care. Critical Care; 2005;9:594-600.
6. Alfery D, Benumof J, spragg R. Anesthesia for bronchopulmonary lavage. En: Kaplan J, editor. Thoracic anaesthesia. New York: Churchill-Livingstone, 1983:403-19.
7. Park HP, Bahk JH, Park JH, Oh YS. Use of a Fogarty catheter as a bronchial blocker through a single-lumen endotracheal tube in patients with subglotic stenosis. Anaesth Int Care 2003;31:214-6.
8. Chen KP, Chan HC, Huang SJ. Foley catheter used as bronchial blocker for one lung ventilation in a patient with trachesostomy a case report. Acta Anaesthesiol Sin 1995;33:41-4.
9. Ost D, Corbridge T. Independent Lung Ventilation. Clin Chest Med 1996;17:591-601.
10. Campos JH. An update on bronchial blockers during lung separation techniques in adults. Anesth Analg 2003,97:1266-74.
11. Gayes JM. Pro: One.lung ventilation is best accomplished with the Univent endotacheal tuve. J Cardiothor Vasc Anesth 1992;7:103-7.
12. Kelley JG, Gaba DM, Brodsky JB. Bronchial cuff pressures of two tubes used in thoracic surgery. J Cardiothor Vasc Anesth 1992;6:190-2.
13. Carlens E. A new flexible doublé-lumen tuve for bronchospirometry. J Thorac Surg 1949; 18:742-6.
14. Robertshaw FL. Low resistance double lumen endobronchial tube. Br J Anaesth 1962; 34: 576-9.
15. Tsai KM. Lung Isolation update. Sem Anesth, Perioperative Med Pain 2003; 22: 88-105.
16. Benumof J. One lung ventilation: Wich lung should be PEEPed?. Anesthesiology 1982;56:161-3.
17. Wulff K, Austin I. The regional lung function in the lateral decubitus position during anesthesia and operation. Acta Anaesthesiol Scand 1972;16:195-205.
18. Marraro G, Marinari M, Rataggi M. The clinical aplication of synchronized independent lung ventilation (S.I.L.V) in pulmonary disease with unilateral prevalence in pediatrics. Int J Clin Monit Comput 1987;4:123-9.
19. Powner D. Differential lung ventilation with PEEP in the treatment of unilateral pneumonia. Crit Care Med 1977;4:170-2.
20. Katsaragakis S, Stamou K, Androulakis G. Independent lung ventilation for asymmetrical chest trauma: effect on ventilatory and haemodynamic parameters. Injuy, Int. J. Care Injured 2005;36:501-4.
21. Ichinose M, Sakai H, Miyazaki I, Muraoka A, Aizawa M, Igarashi K, Okazaki A. Independent lung ventilation combined with HFOV for a patient suffering from traqueo-gastric roll fistula. J Anesth 2008;22:282-5.
22. Fujita M, Tsuruta R, Oda Y, Kaneda K, Miyauchi T, Kasaoka S, Maekawa T. Severe Legionella pneumonia successful treated by independent lung ventilation with intrapulmonary percussive ventilation. Respirology 2008;13:475-7.
23. Terragni P, Rosboch G, Corno E, Menaldo E, Tealdi A, Borasio P, davini O, Viale A, Ranieri M. Independet high-frequency Oscillatory ventilation in the management of asymmetric acute lung injury. Anesth Analg 2005;100:1973-6.

Capítulo 26

Oxigenación con Membrana Extracorporea (ECMO)

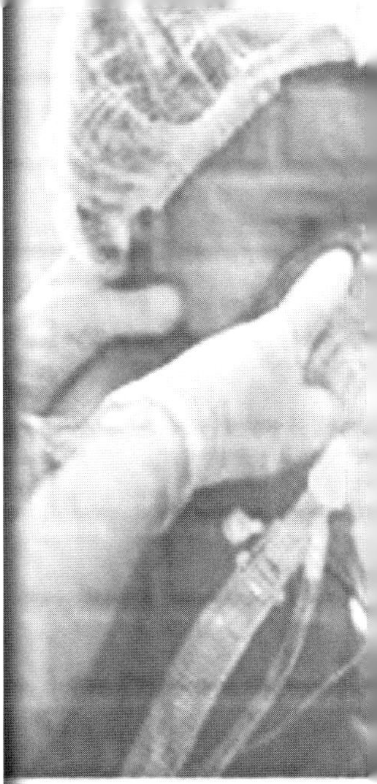

Javier Kattan S.
Álvaro González M.
Andrés Castillo M.

Introducción

La oxigenación con membrana extracorpórea (ECMO) o ECLS (extracorporeal life support) es una terapia que utiliza un "bypass" cardiopulmonar parcial modificado para dar soporte pulmonar y/o cardíaco por un tiempo prolongado, generalmente hasta 30 días (Figura 26.1). Es utilizado en pacientes con falla cardiopulmonar reversible a causa de enfermedades pulmonares, cardiacas u otras. ECMO da "tiempo" para el descanso pulmonar y/o cardíaco, y así da oportunidad a la recuperación. Dado que la terapia ECMO es invasiva, trae riesgos potenciales, por lo que se han diseñado criterios para seleccionar pacientes con una predicción de mortalidad entre un 50 y un 100%.

El primer sobreviviente adulto a la terapia ECMO fue tratado el año 1972, por J. Donald Hill, quien utilizó un oxigenador de Bramson en un paciente politraumatizado [1]. A finales de los años 70 esta terapia fue abandonada en adultos por sus malos resultados en estudios controlados. Sin embargo, años más tarde la ECMO resurgió en pacientes neonatales y pediátricos gracias al cirujano Robert Bartlet, quien el año 1976 en la Universidad de Michigan, trató al primer paciente neonatal sobreviviente a esta terapia, una recién nacida (RN) latina abandonada quien padecía de un síndrome de dificultad respiratoria [1]. El uso en RN creció hacia fines de los años 80, con sobrevidas cercanas al 80% en pacientes con una predicción de mor-

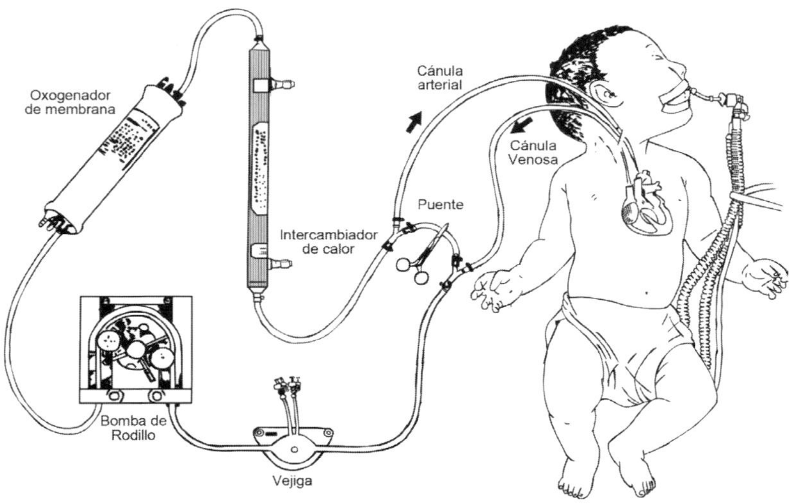

Figura 26.1. Esquema circuito ECMO venoarterial clásico con bomba de rodillo y oxigenador de membrana de silicona. Sangre venosa es obtenida de la aurícula derecha vía yugular interna derecha, luego bombeada, oxigenada, calentada y devuelta a la aorta vía carótida derecha. Esquema modificado, con autorización, del manual de ECMO del "Children´s National Medical Center, George Washington University, Washington D.C.".

talidad sobre el 60 - 80%. Debido a la expansión de su uso en pacientes neonatales, el año 1989 se forma una alianza voluntaria entre los centros ECMO activos y se conforma la "Extracorporeal Life Support Organization" (ELSO).

Hoy en día, cerca del 90% de los casi 40.000 pacientes tratados con ECMO y reportados a la ELSO son RN o niños, siendo el grupo de RN de causa respiratoria aproximadamente el 50% del total de pacientes reportados[2] (Figura 26.2).

En las últimas décadas, en parte por los progresos del cuidado intensivo neonatal-pediátrico y la mejoría del cuidado obstétrico-perinatal, la mortalidad neonatal e infantil ha mejorado en muchos países de Latinoamérica, llegando por ejemplo en Chile a cifras de 5,4 y 7,9 por 1.000 nacidos vivos, respectivamente [3]. Sin embargo, parte importante de esta mortalidad ocurre en RN con patologías cardiorrespiratorias como el síndrome de aspiración de meconio, neumonía, sepsis, hipertensión pulmonar persistente

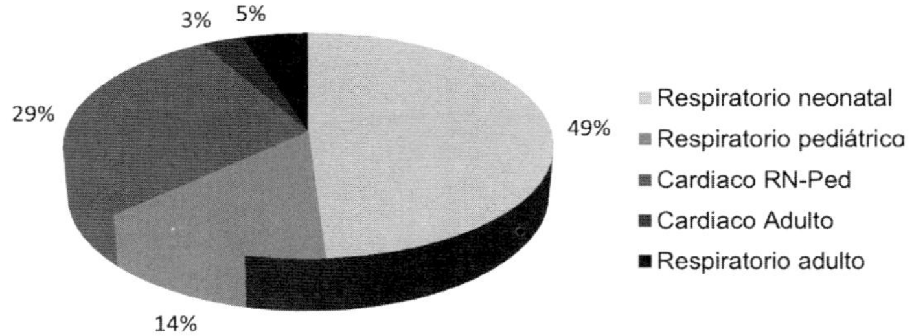

Figura 26.2. Distribución de pacientes que requieren ECMO según edad y etiología de base (cardiaca o pulmonar)

(HPPN) grave, hernia diafragmática congénita y algunas cardiopatías congénitas. De acuerdo a datos nacionales de los Ministerios de Salud Latinoamericanos, muere cerca de 1 RN de cada 1000 RN vivos > 2.000 g a causa de insuficiencia respiratoria grave[3].

En los años 90 aparecieron nuevas terapias para combatir las patologías cardiorrespiratorias, tales como ventilación de alta frecuencia oscilatoria (VAFO), surfactante, óxido nítrico inhalatorio (iNO)[4]. Con estas terapias, en asociación a centros ECMO, se ha logrado disminuir significativamente la morbimortalidad de estas patologías en los países más desarrollados.

En la última década, la oxigenación con membrana extracorpórea (ECMO) es utilizada como terapia de rescate en cerca de 800 RN reportados a la ELSO al año, quienes no respondieron al cuidado intensivo con ventilación de alta frecuencia oscilatoria (VAFO) y/o óxido nítrico inhalatorio (iNO) [2,5]. Actualmente en EE.UU., la tasa de uso de ECMO es de aproximadamente 1 por cada 5.000 RN vivos. Esta terapia ha demostrado claramente, en RN con insuficiencia respiratoria grave, una mayor sobrevida global (75% al alta), mejor calidad de vida a futuro y favorable relación costo-efectividad[2] (Figuras 26.3 y 26.4).

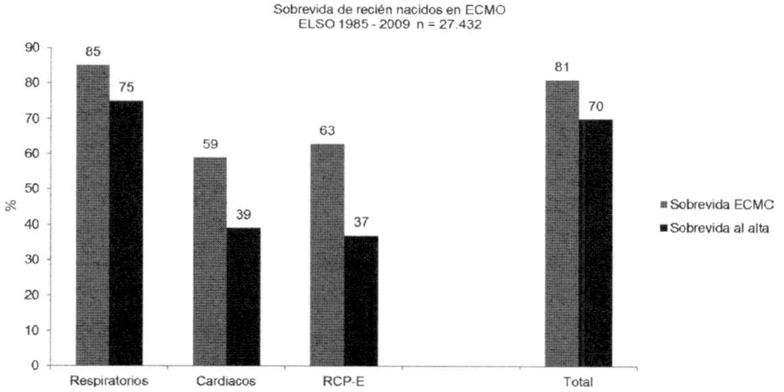

Figura 26.3. Sobrevida de 27.432 recién nacidos post ECMO reportados a la "Extracorporeal Life Support Organization" (ELSO), agrupados según causa de ingreso a ECMO. (**RCP-E**: resucitación cardiopulmonar extracorpórea)

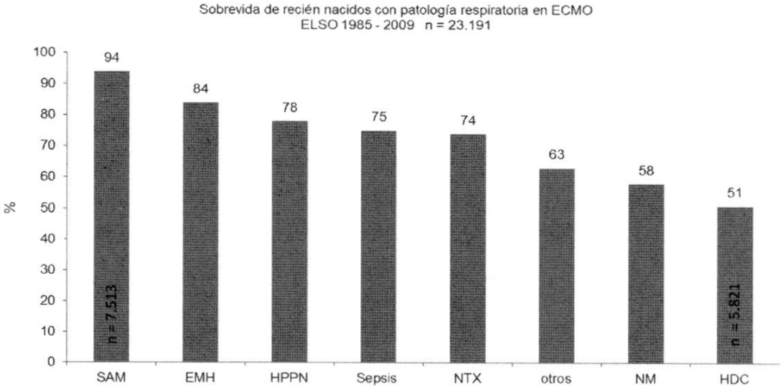

Figura 26.4. Sobrevida al alta de 23.191 recién nacidos tratados con ECMO, reportados a la ELSO según causa respiratoria. **SAM**: síndrome aspirativo meconial, **EMH**: enfermedad de membrana hialina, **HPPN**: hipertensión pulmonar persistente neonatal, **NTX**: neumotórax, **NM**: neumonía, **HDC**: hernia diafragmática congénita.

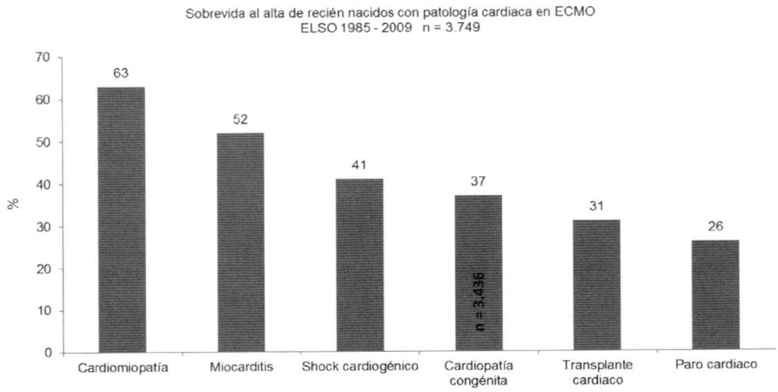

Figura 26.5. Sobrevida al alta de 3.749 recién nacidos tratados con ECMO, reportados a la ELSO según causa cardiaca.

En pacientes pediátricos respiratorios, las indicaciones que llevan a ECMO son más diversas y difíciles de definir que en el periodo neonatal [6], sin embargo en los últimos años ha aumentado el número de casos reportados a la ELSO a cerca de 300 niños al año, con una sobrevida global al alta de un 56% [2, 5,6] (Figura 26.6). La falla respiratoria hipóxica aguda es el mecanismo fisiopatológico más frecuente de entrada a ECMO de causa respiratoria [7]. Dentro de este grupo, la neumonía viral es la causa más frecuente y una de las con mejor sobrevida junto con las neumonias aspirativas y el síndrome de distrés respiratorio agudo pos traumático [2] (Figura 26.7). Hoy a menudo ingresan pacientes con inmunosupresión y sospecha de sepsis, quienes frecuentemente tienen falla multiorgánica [7]. Los grupos de pacientes pediátricos con peor pronóstico son aquellos con transplante de médula ósea, neumonía por Bordetella pertussis e hipertensión pulmonar y quienes ingresan a ECMO con falla multiorgánica, en oposición al buen pronóstico de quienes sólo tienen compromiso pulmonar aislado [7].

Así como en los años 70 se utilizó ECMO para el manejo de la falla respiratoria e hipertensión pulmonar, también se inició poco más tarde la asistencia cardiaca ventricular, reportándose el año 1973 por Soeter, el primer caso de soporte cardiaco postoperatorio prolongado en un paciente con tetralogía de Fallot [1]. Hoy más de la mitad de los pacientes que requieren ECMO cardiaco son pacientes con cardiopatías congénitas cianóticas complejas [2] (Figura 26.5). Lideran el grupo que requieren ECMO los pacientes pos cardiotomía por un canal AV completo (20%), anatomía de ventrículo único complejo (17%) y tetralogía de Fallot (14%) [8]. Dentro de las causas principales que llevan a la necesidad de ECMO peri-operatorio cardiaco están la hipoxia (36%), el paro cardiaco (24%) y la falla a la salida de circulación extracorpórea (14%). Por consiguiente, el uso de iNO y VAFO pueden disminuir la necesidad de ECMO al disminuir el grado de hipoxia [8].

ECMO es superior a los dispositivos de asistencia ventricular en aquellos casos donde la hipoxia, la hipertensión pulmonar o la falla biventricular son el mecanismo fisiopatológico predominante [8].

En los últimos años, la indicación cardiaca neonatal-pediátrica ha aumentado sostenidamente a más de 650 casos al año reportados a la ELSO, constituyendo una valiosa terapia de apoyo en los centros de cardiocirugía de alta complejidad [2].

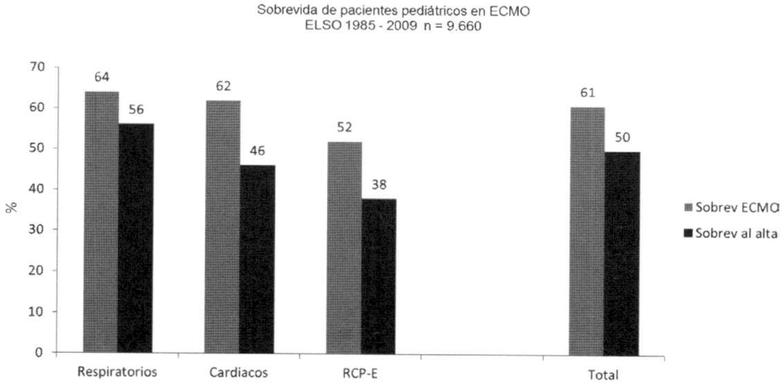

Figura 26.6. Sobrevida de 9.660 pacientes pediátricos post ECMO reportados a la "Extracorporeal Life Support Organization" (ELSO), agrupados según causa de ingreso a ECMO. (RCP-E: resucitación cardiopulmonar extracorpórea)

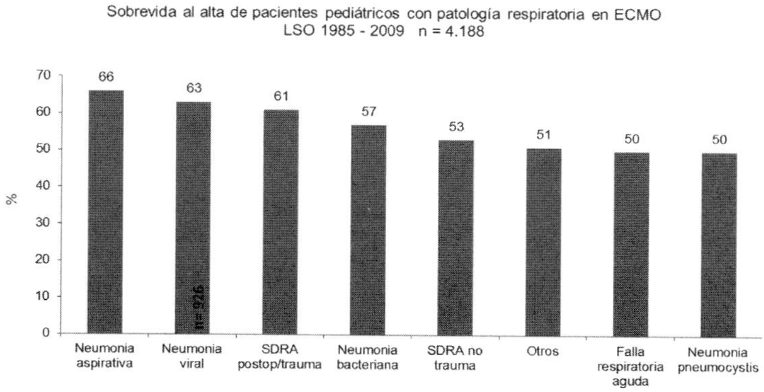

Figura 26.7. Sobrevida al alta de 4.188 pacientes pediátricos tratados con ECMO, reportados a la ELSO según causa respiratoria. **SDRA:** sindrome de distrés respiratorio agudo

Fisiología

La sangre es drenada desde el paciente a una bomba externa (de rodillo o centrífuga), la cual impulsa la sangre a través de un membrana de intercambio (oxigenador de silicona o polimetilpentene) para oxigenación y remoción de CO_2, y a un calentador, para luego devolver la sangre a la circulación del paciente (Figura 26.1). Esta terapia requiere de anticoagulación del circuito y del paciente mediante heparina administrada al circuito ECMO, con el fin de evitar la activación de la cascada de coagulación en el sistema. Además, se utilizan varios monitores de presión, flujo, burbujas y temperatura. Es esencial el monitoreo continuo de la coagulación mediante la medición del tiempo activado de la coagulación (ACT) en forma horaria y medición de recuento de plaquetas, protrombina y fibrinógeno 2 a 3 veces al día.

Existen básicamente dos formas de ECMO:

a) Venoarterial (VA): en el cual la sangre es drenada de la aurícula derecha, a través de una cánula inserta en la vena yugular interna derecha, vena femoral ó directamente en la aurícula derecha y es retornada a la aorta torácica, a través de una cánula carotídea derecha, femoral o aórtica (Figura 26.1). ECMO VA entrega soporte cardiaco y pulmonar. En pacientes posoperados cardiacos se utilizan frecuentemente cánulas por vía transtorácica (cánula auricular derecha y aórtica).

b) Venovenoso (VV): en el cual la sangre es drenada de la aurícula derecha, a través de los orificios posteriores e inferior de una cánula doble lumen insertada en la yugular derecha, y devuelta a la misma aurícula derecha, a través de los orificios anteriores de esta cánula, los que están dirigidos hacia la válvula tricúspide. Una de las limitantes de este método es la recirculación de sangre ya oxigenada a través de la cánula doble lumen, lo que se ha corregido con nuevos diseños de cánulas VV. También puede realizarse ECMO VV, en niños mayores, tomando sangre desde la vena yugular y devolviéndola a la vena femoral. La ECMO VV requiere de una buena función cardiaca. Esta modalidad ECMO evita la canulación de la arteria carótida o femoral, disminuyendo así complicaciones derivadas de canular o ligar estas arterias y de la entrada de aire al circuito ECMO. Este método ha aumentado en los últimos años y se utiliza hoy en alrededor del 40 y 50% de los casos respiratorios neonatales y pediátricos, respectivamente.

Con ambas formas de ECMO, los parámetros del ventilador y la FiO_2 son disminuidos para permitir la recuperación del pulmón, pero generalmente el PEEP se mantiene más alto (Ej., 6 a 8 cm H_2O) para evitar atelectasias.

Durante la ECMO, la entrega de oxígeno resulta de la combinación de la oxigenación de la sangre a través de la membrana, el flujo de sangre a través del circuito extracorpóreo, la oxigenación a través del pulmón nativo y del gasto cardiaco del corazón nativo [1]. A su vez, la oxigenación en la membrana ECMO es función de la geometría de ésta, del material que la compone y su grosor, del espesor de la lámina de sangre, de la FiO_2, el tiempo de permanencia de los glóbulos rojos en el área de intercambio, de la concentración de hemoglobina y la saturación de O_2 [1].

Por otro lado, la remoción de CO_2 en ECMO es en función de la geometría de la membrana, su material, área de superficie, PCO_2 sanguínea y en menor grado depende del flujo sanguíneo y del flujo de gas a través de la membrana [1].

En el ECMO VA, el bypass genera un flujo esencialmente no pulsátil. Así, en la medida que se aumenta el flujo de sangre al circuito extracorpóreo, la onda de pulso comienza a disminuir y luego al alcanzar un 100% de bypass se aplana completamente, sólo con ondas ocasionales. Sin embargo, lo habitual en ECMO VA es que sólo se alcance un bypass cercano a un 80%, dejando circular un 20% o más de la sangre por el corazón izquierdo y los pulmones, resultando así en una onda de pulso disminuida, pero visible [1]. El riñón es sin duda el órgano más afectado por la falta de pulsatilidad, produciendo un efecto anti-diurético debido a la estimulación yuxtaglomerular. Además, el flujo no pulsátil se ha relacionado con estimulación de los receptores de presión del seno carotídeo, provocando una gran liberación de catecolaminas con efectos deletéreos en la microcirculación [1].

Criterios de Selección para Ingreso de Pacientes a ECMO

Los criterios difieren si son pacientes neonatales o pediátricos y dependen de si la causa es primariamente cardiaca o respiratoria. Los criterios son generales y deben ser individualizados para cada paciente, evaluando los riesgos y beneficios de entrar a ECMO [7].

- Edad gestacional ≥ 34 semanas
- Peso de Nacimiento ≥ 2 kg
- Falla al manejo médico máximo (VAFO, iNO, surfactante)
- Condición cardiopulmonar reversible
- Ventilación mecánica ≤ 10 - 14 días
- Alta mortalidad pulmonar (50-100%)

- Índice de oxigenación (IO) > 40 por 4 horas
- PaO_2 < 40 - 50 mmHg por 4 hrs (100% O_2)
- Gradiente A/aDO_2 > 600 mmHg por 4 hrs
- IO ≥ 25 luego de 72 hrs con VAFO-iNO [9]

- Acidosis metabólica inmanejable (ph < 7.15 por 2 hrs)
- Gasto cardíaco disminuido con etiología reversible
- Imposibilidad de salir de bypass cardiopulmonar
- Como puente para transplante cardíaco[10]
- Sin lesiones residuales post cirugía cardiaca
- Ausencia de hemorragia intracraneana mayor
- Ausencia de hemorragia incontrolable
- Sin evidencia de daño cerebral masivo
- Sin malformaciones o síndromes con pronóstico letal
- Para pacientes pediátricos con falla respiratoria, los criterios fundamentales son similares a los neonatales, colocando especial énfasis en si se está frente a una enfermedad pulmonar grave con riesgo elevado de muerte y frente a un proceso reversible mediante reposo respiratorio, gasométrico y hemodinámico.
- Una contraindicación específica para ECMO en pacientes cardiacos es la presencia de lesiones residuales pos cirugía o la presencia de contraindicaciones para transplante cardiaco, pero cada caso debe ser analizado individualmente ya que muchas veces existen contraindicaciones relativas o que cambian en el tiempo[8].

Evaluación Pre-ECMO

Además de la evaluación de gases arteriales y radiografía de tórax se debe considerar:

- examen físico con evaluación neurológica acuciosa. Considerar EEG o monitoreo de función cerebral con a EEG (EEG de amplitud integrada)

- TP, TTPA, fibrinógeno, hemograma con plaquetas, electrolitos, calcemia, BUN, creatinina

- Ecotomografía cerebral o TAC

- Ecocardiograma para descartar cardiopatía congénita (Ej: drenaje venoso pulmonar anómalo)

- En pacientes dismórficos, considerar evaluación genética de urgencia.

Manejo en ECMO

Los parámetros iniciales apuntan a lograr un bypass igual o mayor a un 50% del gasto cardiaco (gasto cardiaco estimado de 200 ml/kg/min), y son ajustados para mantener una adecuada oxigenación, presión arterial y estado ácido-base. En pacientes con falla cardiaca, la ECMO VA es el método de elección. Cuando la función cardiaca está conservada y la patología principal es pulmonar, se puede utilizar ECMO VV para ayudar a la oxigenación y ventilación. La atención meticulosa de todos los aspectos del paciente es esencial. Requieren controles frecuentes de gases en sangre tanto del paciente como del circuito ECMO, controles de coagulación, función renal y evaluación ecográfica cerebral en busca de hemorragia intracraneana o infarto cerebral. Los pacientes se mantienen sedados, pero generalmente no paralizados. Permitiendo que ellos se muevan facilita la evaluación neurológica. En la medida que el paciente mejora, el soporte ECMO es reducido gradualmente. El paciente es decanulado cuando es capaz de tolerar un soporte ECMO mínimo (10% de bypass en ECMO VA) con parámetros de ventilación mecánica bajos o moderados. La duración del tratamiento ECMO es generalmente entre 5 y 10 días en enfermedades respiratorias neonatales, siendo más prolongado en casos de hernia diafragmática congénita, neumonía bacteriana y miocarditis (10 a 11 días en promedio)[2].

Complicaciones

El procedimiento ECMO tiene riesgo variable de complicaciones como consecuencia de la gravedad de los pacientes al entrar a ECMO, del uso de anticoagulación y de los cambios en el flujo sanguíneo (flujo sanguíneo de menor pulsatilidad). Dentro de las complicaciones frecuentes está la hemorragia (sitio quirúrgico 6%, pulmonar 4%, gastrointestinal 2%), el infarto o hemorragia cerebral (9% y 5% respectivamente), las convulsiones (11%), la disfunción cardiaca (miocardio congelado 6%, arritmias 4%), la falla renal (4%), la sepsis (6%), la hiperbilirrubinemia (9%), la hipertensión arterial (12%) y la hemólisis (13%)[2]. En el ECMO de causa cardiaca la necesidad de drogas vasoactivas durante el soporte extracorpóreo es lejos la complicación más frecuente, seguido del sangramiento del sitio quirúrgico[11].

La hemorragia intracraneana es la primera causa de muerte durante la ECMO, y la aparición de convulsiones es un signo de mal pronóstico. Además, existen complicaciones derivadas de la falla del circuito, del oxigenador o de los equipos ECMO.

Pronostico y Programas ECMO en Latinoamerica

La sobrevida post ECMO en pacientes neonatales varía según la enfermedad de base, siendo las causas respiratorias las con mejor resultado, cercano al 75%

de sobrevida al alta[2] (Figuras 26.3, 26.4 y 26.8). Dentro de estas, la aspiración de meconio es la patología con mejor sobrevida dentro del grupo neonatal y a todas las edades, con una sobrevida al alta de un 94%[2,12] (Figuras 26.4 y 26.8). El tipo de ECMO para SAM es generalmente venovenoso, lo que se asocia a una menor tasa de riesgos y complicaciones como infartos cerebrales y convulsiones, y a menores cambios en el patrón de flujo sanguíneo. Por otro lado, el grupo de pacientes que ingresa a ECMO por causa cardiaca tiene una sobrevida menor, cercana al 40%, sin embargo en pacientes bien seleccionados es una herramienta útil que debe estar disponible en centros cardiológicos de alta complejidad[2] (Figuras 26.3, 26.5 y 26.6). Dentro del grupo que entra a ECMO por causa cardiaca destaca la sobrevida al alta de los pacientes con cardiomiopatía y miocarditis, 63 y 52% respectivamente[2]. En los últimos años se ha utilizado la ECMO como herramienta de reanimación cardiopulmonar pos paro con resultados variables, cercanos a un 40% de sobrevida[2] (Figuras 26.3 y 26.6).

Los RN son el único grupo etario en que la terapia ECMO ha demostrado ser muy superior a la terapia convencional máxima mediante un estudio multicéntrico, controlado y randomizado, donde participaron 185 RN con insuficiencia respiratoria grave de 55 hospitales del Reino Unido [13,14]. Este estudio demuestra que la mortalidad o discapacidad severa evaluada al año 1, 4 y 7 de vida disminuye significativamente al utilizar ECMO (59% grupo terapia convencional versus 37% grupo ECMO)[13, 14, 15, 16]. A los 7 años de seguimiento el 76% de los niños tenían un desarrollo cognitivo normal[15].

Las revisiones sistemáticas recientes de la literatura demuestran que el uso de ECMO en RN cercanos a término con falla respiratoria severa, pero potencialmente reversible, mejora significativamente la sobrevida sin aumentar la discapacidad severa y es costo efectivo al ser comparado con otras terapias de cuidados intensivos [17,18]. Respecto al uso de ECMO como rescate en hernia diafragmática congénita (HDC) con falla respiratoria grave, la evidencia de los estudios prospectivos controlados muestra una reducción sólo en la mortalidad precoz[13,19]. Sin embargo, un meta análisis de los estudios retrospectivos muestra una mayor sobrevida a corto y largo plazo para HDC en las unidades que disponen de ECMO[19].

La sobrevida y pronóstico neurológico a los 5 años en pacientes que estuvieron en ECMO de causa no cardiaca es en general muy bueno, pero empeora a menor edad gestacional, a menor peso de nacimiento y a mayor índice de oxigenación (IO) pre-ECMO [20]. El peor resultado en sobrevida y evolución neurológica lo tienen los pacientes con diagnóstico de shock séptico y HDC, sin embargo son los factores pre-existentes y la gravedad del RN al entrar a ECMO los que parecen ser los grandes determinantes del pronóstico neurológico a largo plazo[20, 21].

El pronóstico respiratorio a largo plazo depende de la etiología de base, del grado de barotrauma y duración de la exposición a oxígeno. Entre un 10 y 30% de los pacientes con HDC presentan a los 10 años de edad episodios de sibilancias y cerca de un 50% tienen hiperinsuflación y episodios de obstrucción de la vía área[22].

La sobrevida post ECMO pediátrico es menor comparada con el ECMO neonatal, sin embargo destaca un mejor pronóstico en el grupo con falla respiratoria, especialmente en los pacientes con neumonía aspirativa, neumonía viral y síndrome de distrés respiratorio agudo posoperatorio o traumático [2] (Figura 26.7). La neumonía viral es la causa más común de ECMO pediátrico y dentro de sus etiologías la neumonía por virus respiratorio sincicial posee la sobrevida más alta post ECMO con una cifra cercana a un 67% [23]. Por el contrario, la neumonía por adenovirus y Bordetella pertussis tienen una sobrevida de sólo un 25 y 15%, respectivamente[23].

El grupo pediátrico que entra a ECMO por causa cardiaca posee una sobrevida algo superior al grupo neonatal de causa cardiaca [2] (46% al alta), destacando la sobrevida de la miocarditis y cardiomiopatía con cifras al alta de un 66 y un 58%, respectivamente[2].

Dada la evidencia que demuestra un claro beneficio en sobrevida, calidad de vida y costo-efectividad de esta terapia y ante la ausencia de un Programa formal de ECMO en Chile, se decidió en el año 1998 constituir un Programa ECMO Neonatal-Pediátrico en la Unidad de Neonatología del Hospital Clínico de la Pontificia Universidad Católica (ECMO-UC) según las normas establecidas por la ELSO (Extracorporeal Life Support Organization), para pacientes que presenten insuficiencia respiratoria o cardiovascular grave reversible, refractaria al tratamiento convencional máximo[24].

Desde el año 1999 se inicia la preparación de un equipo multidisciplinario (neonatólogos, intensivistas pediátricos, cirujanos cardíacos e infantiles, enfermeras, perfusionistas, terapistas respiratorios, psicólogas) con entrenamiento en centros ECMO de EE.UU. afiliados a la ELSO[24]. Paralelamente se adquirieron los equipos para conformar las primeras unidades de ECMO según recomendaciones de la ELSO. El entrenamiento se consolidó en Chile con un curso experimental en corderos. Se establecieron como criterios fundamentales de selección la reversibilidad de la patología respiratoria o cardíaca, la falla a la terapia máxima convencional, un peso $\geq$ 2 kg, edad gestacional $\geq$ 34 semanas, índice de oxigenación > 40, ventilación mecánica < 14 días y ausencia de lesión cerebral grave o falla multiorgánica[24].

Hoy se ha consolidado el primer Programa de ECMO Neonatal-Pediátrico en Chile, primer centro Latinoamericano acreditado y miembro de la ELSO. Desde el año 2003 al año 2009 se han ingresado 55 pacientes (47 RN y 8 niños) a nuestro programa ECMO, tanto por patología respiratoria como cardiaca grave (rango edad de 0 días a 11 años, (Figura 26.8). Un 80% (44/55) de ellos sobrevivieron al alta y están actualmente en seguimiento. Los 11 pacientes que fallecieron tenían como enfermedad de base: cardiopatía congénita operada con falla a la salida de circulación extracorpórea (n = 3), hernia diafragmática congénita (n = 6), neumonía por Bordetella pertussis (n = 1) e hipertensión pulmonar persistente sin causa definida (n = 1). Dentro del grupo tratado con ECMO, destaca un grupo importante de niños con hernia diafragmática congénita (28/55, 51%) con una sobrevida cercana al 80%.

Al comparar el periodo antes y después del establecimiento de este programa ECMO en Chile, se encontró que la sobrevida del grupo total de RN con insuficiencia respiratoria grave (IO > 25) aumentó significativamente desde un 75% (75/100) en el periodo pre-ECMO a un 91% (67/74) en el periodo ECMO, especialmente en el grupo de RN con hernia diafragmática congénita [25] (HDC). Durante el periodo ECMO, un 70% de estos pacientes con insuficiencia respiratoria grave fueron rescatados con iNO y/o VAFO, mientras que un 30% no mejoraron, ingresando a ECMO un 76% de estos últimos[25].

El 100% de los sobrevivientes de nuestro programa está actualmente en un programa especial de seguimiento pos ECMO. Dentro del seguimiento neurológico, el 80% de los niños no presenta discapacidad cognitiva o motora significativa a los 12-18 meses de edad evaluado por neurólogo y Test de Bayley II[26]. Además, ningún paciente presenta alteraciones visuales o auditivas invalidantes.

Respecto al seguimiento respiratorio, el 82% de los pacientes tiene evaluación clínica broncopulmonar normal o levemente alterada a los 12-18 meses[26].

El establecimiento de un programa ECMO en Chile se asoció a un aumento significativo en la sobrevida de RN cercanos a término con insuficiencia respiratoria grave. La terapia ECMO fue exitosa y no provocó secuelas invalidantes en la mayoría de los pacientes.

Así como en Chile, en los últimos 6 años se han formado nuevos programas ECMO neonatales-pediátricos en distintos países de Latinoamérica como Colombia y Argentina entre otros, en donde el grupo principal de pacientes tratados ha sido el con falla respiratoria como consecuencia de una hernia diafragmática congénita.

Esperamos que estos programas ECMO impacten positivamente la sobrevida de RN y niños con insuficiencia respiratoria o cardiaca y que pueda estar disponible para un mayor número de pacientes de nuestra región en un futuro cercano.

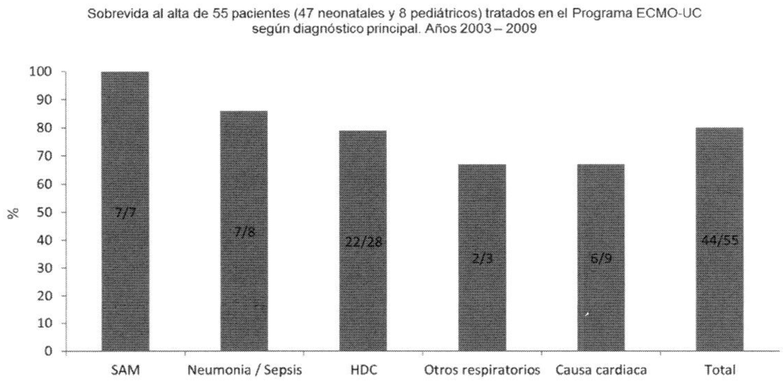

Figura 26.8. Sobrevida al alta de 47 pacientes neonatales y 8 pediátricos tratados en el Programa ECMO Neonatal-Pediátrico del Hospital Clínico de la Pontificia Universidad Católica de Chile (ECMO-UC) 2003-2009, reportados a la ELSO según diagnóstico principal. **SAM**: sindrome aspirativo meconial, **HDC**: hernia diafragmática congénita.

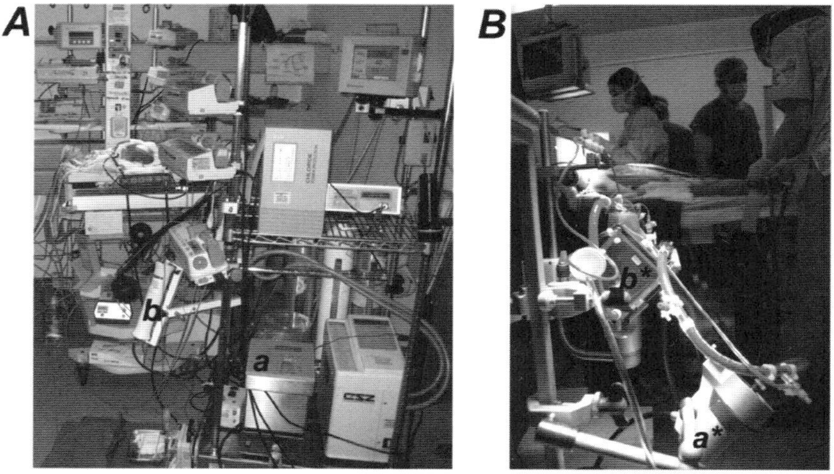

Figura 26.9. Dos pacientes del Programa ECMO Neonatal-Pediátrico del Hospital Clínico de la P. Universidad Católica de Chile. **A**. Paciente neonatal respiratorio en ECMO mediante bomba de rodillo (a) y oxigenador de membrana de silicona (b). **B**. Paciente pediátrico cardiaco en ECMO mediante bomba centrífuga (a*) y oxigenador de polimetilpentene (b*).

Conclusiones

La terapia ECMO, hoy llamada en forma más amplia "extracorporeal life support" (ECLS) es una terapia estándar en neonatología y pediatría, con demostrados beneficios a corto y largo plazo. Es posible incorporarla a la práctica de terapia intensiva con buenos resultados en países en vías de desarrollo, pero requiere ser implementada en centros neonatales y pediátricos de alta complejidad, que cuenten con personal entrenado y con un alto nivel de compromiso.

En el futuro, los pacientes que se beneficien con ECLS serán progresivamente más complejos, por lo que se requerirá de nuevas modalidades de ECLS más simples, automáticas y con menor necesidad de anticoagulación, con el fin de minimizar sus riesgos y hacer posible su uso más prolongado. Así podrán ingresar RN y niños muy graves a ECLS en espera de un transplante cardiaco o pulmonar [10], o como puente a dispositivos de asistencia ventricular. Incluso RN prematuros con falla cardiopulmonar grave se podrían beneficiar en el futuro con ECLS parciales por vía umbilical. Nuevos oxigenadores microporosos de baja resistencia podrían prescindir del uso de una bomba, donde la arteria y vena umbilical se usarían como shunt arteriovenoso. Además, RN con HDC podrían ingresar a ECLS en forma precoz para minimizar su daño pulmonar y favorecer el crecimiento pulmonar utilizando, por ejemplo, factores de crecimiento y/o ventilación líquida con perfluorocarbono asociados a ECLS.

De esta manera, esperamos que ECLS nos permita seguir asistiendo la función pulmonar y/o cardiaca en forma más racional, mientras se produce la reparación cardiopulmonar de procesos graves, pero reversibles.

Referencias

1. Bartlett R. Physiology of ECLS. In: ECMO: Extracorporeal cardiopulmonar support in critical care, 3rd edition Michigan, Van Meurs K, Lally KP, Peek G, Zwischenberger J: 5-27, 2005.
2. ELSO. ECMO Registry of the Extracorporeal Life Support Organization (ELSO), Ann Arbor, Michigan, 2009.
3. Gobierno de Chile, Ministerio de Salud, Departamento de Estadística e Información de Salud. Defunciones de menores de un año, por algunos grupos de causas específicas de muerte y por servicio de salud 2004. Estadística de Natalidad y Mortalidad 2004**:** 155.
4. Kinsella JP, Truog WE, Walsh WF, et al. Randomized, multicenter trial of inhaled nitric oxide and high-frequency oscillatory ventilation in severe, persistent pulmonary hypertension of the newborn. J Pediatr 1997; 131**:** 55-62.
5. Conrad SA, Rycus, PT, and Dalton H. Extracorporeal life support registry report 2004. Asaio J 2005; 51**:** 4-10.
6. Segura S, Cambra FJ, Moreno J, Thió M, Riverola A, Iriondo M et al. Experiencia en edad pediátrica. An Pediatr (Barc). 2009; 70(1):12-9.
7. Bohn D. Acute hypoxic respiratory failure in children. In: ECMO: extracorporeal cardiopulmonary support in critical care, 3rd edition Michigan, Van Meurs K, Lally KP, Peek G, Zwischenberger J: 329-60, 2005.
8. Duncan BW. Pediatric cardiac failure: management and use of ECLS. In ECMO: extracorporeal cardiopulmonar support in critical care, 3rd edition Michigan, Van Meurs K, Lally KP, Peek G, Zwischenberger J: 432-48, 2005.
9. Kössel H, Bauer K, Kewitz G, Karaca S, Versmold H et al. Do we need new indications for ECMO in neonates pretreated with high-frequency ventilation and/or inhaled nitric oxide? Intensive Care Medicine 2000; 26: 1489-95
10. Bae JO, Frischer JS, Waich M, Addonizio LJ, Lazar EL, Stolar CJ. Extracorporeal membrane oxygenation in pediatric cardiac transplantation. J Pediatr Surg. 2005; 40(6):1051-6.
11. Haines NM, Rycus PT, Zwischenberger JB, Bartlett RH, Undar A. Extracorporeal Life Support Registry Report 2008: neonatal and pediatric cardiac cases. ASAIO J. 2009; 55(1): 111-6.
12. Short BL. Extracorporeal membrane oxygenation: use in meconium aspiration syndrome. J Perinatol 2008; 28 Suppl 3: S79-83.
13. UK, CETG. UK collaborative randomized trial of neonatal extracorporeal membrane oxygenation. Lancet 1996; 348**:** 75-82.
14. Bennett CC, Johnson A, Field DJ, and Elbourne D. UK collaborative randomized trial of neonatal extracorporeal membrane oxygenation: follow-up to age 4 years. Lancet 2001; 357**:** 1094-6.
15. McNally H, Bennett CC, Elbourne D, Field DJ. United Kingdom collaborative randomized trial of neonatal extracorporeal membrane oxygenation: follow-up to age 7 years. Pediatrics 2006; 117: e845-54.
16. Petrou S, Edwards L. Cost effectiveness analysis of neonatal extracorporeal membrane oxygenation based on four year results from the UK Collaborative ECMO Trial. Arch Dis Child Fetal Neonatal Ed 2004; 89: F263-8.
17. Mugford M, Elbourne D, Field D. Extracorporeal membrane oxygenation for severe respiratory failure in newborn infants. Cochrane Database Syst Rev. 2008; 16(3): CD001340.
18. Pawlik TD, Porta NF, Steinhorn RH, Ogata E, deRegnier RA. Medical and financial impact of a neonatal extracorporeal membrane oxygenation referral center in the nitric oxide era. Pediatrics. 2009; 123(1):e17-24.

19. Morini F, Goldman A, Pierro A. Extracorporeal membrane oxygenation in infants with congenital diaphragmatic hernia: a systematic review of the evidence. Eur J Pediatr Surg 2006; 16(6): 385-91.
20. Karimova A, Brown K, Ridout D, et al. Neonatal extracorporeal membrane oxygenation: practice patterns and predictors of outcome in the UK. Arch Dis Child Fetal Neonatal Ed. 2009; 94(2):F129-32.
21. Davis PJ, Firmin RK, Manktelow B, et al. Long-term outcome following extracorporeal membrane oxygenation for congenital diaphragmatic hernia: the UK experience. J Pediatr 2004; 144: 309-15.
22. Hamutcu R, Nield TA, Garg M, Keens TG, Platzker AC. Long-term pulmonary sequelae in children who were treated with extracorporeal membrane oxygenation for neonatal respiratory failure. Pediatrics. 2004; 114(5):1292-6.
23. Meyer TA, Warner BW. Extracorporeal life support for the treatment of viral pneumonia: collective experience from the ELSO registry. Extracorporeal Life Support Organization. J Pediatr Surg. 1997; 32(2):232-6.
24. Kattan J, González A, Becker P, et al. Extracorporeal membrane oxygenation (ECMO): consolidation of a neonatal-pediatric program in Chile and report of three cases. Rev Med Chil 2005; 133:1065-70.
25. Kattan J, González A, Becker P, et al. Impact of the first neonatal ECMO program in Chile on the Outcome of newborns with severe respiratory failure. Pediatric Academic Societies´annual meeting 2006, San Francisco, E-PAS 2006a;59: 5560.358.
26. Kattan, J, Saldías MI, Escobar R, Moore R, Bertrand P, Reyes B, Faunes M, González A. Seguimiento de los recién nacidos graduados del primer programa neonatal de oxigenación con membrana extracorpórea en Chile. II congreso chileno de neonatología, Santiago, Chile 2006b.

Capítulo 27

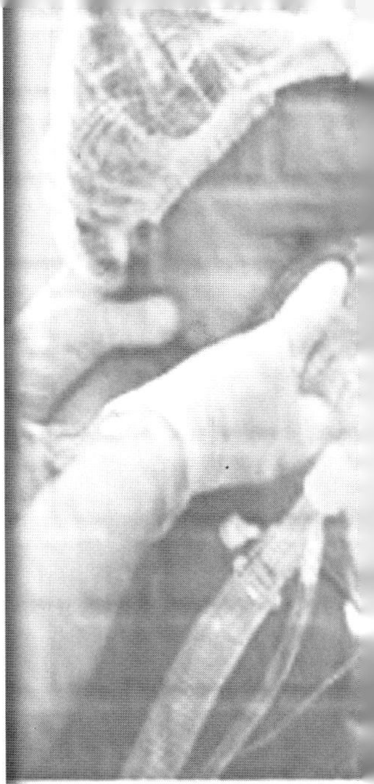

Adjuntos a la Ventilación Pulmonar Mecánica

Werther Brunow de Carvalho
Jorge Woady Kalil Filho
Gisele Limongeli Gurgueira

Óxido Nítrico

Al inicio de la década de 80, Furchgott y Zawadzki[1] describieron que un agente derivado del endotelio vascular estaba asociado al relajamiento de la musculatura lisa arterial y a la vasodilatación y lo denominaron de "factor de relajamiento vascular derivado del endotelio". Al final de esta década se descubrió que este factor era en realidad el óxido nítrico[2]. Hoy se sabe que el óxido nítrico es producido no apenas por el endotelio vascular, pero también por la musculatura lisa, músculo cardíaco y diversas otras células[3].

Biosíntesis

El óxido nítrico (NO) es formado a partir de la acción de la enzima óxido nítrico sintetasa (NOS) sobre el aminoácido L-arginina llevando a la producción de NO y citrulina (Figura 27.1).

Existen dos formas de la enzima NOS – la constitutiva (cNOS) y la inducida (iNOS). La producción continua, regular, del óxido nítrico en el organismo es resultado de la acción de la cNOS, producida en el endotelio vascular, también conocida como eNOS, ecNOS o NOS Tipo III. Su actividad es modulada por el calcio almacenado en depósitos en el subsarcolema, y liberado en respuesta a la activación de los receptores de calcio por mediadores como la acetilcolina, bradicinina, histamina e insulina. Otro mecanismo importante de liberación del calcio

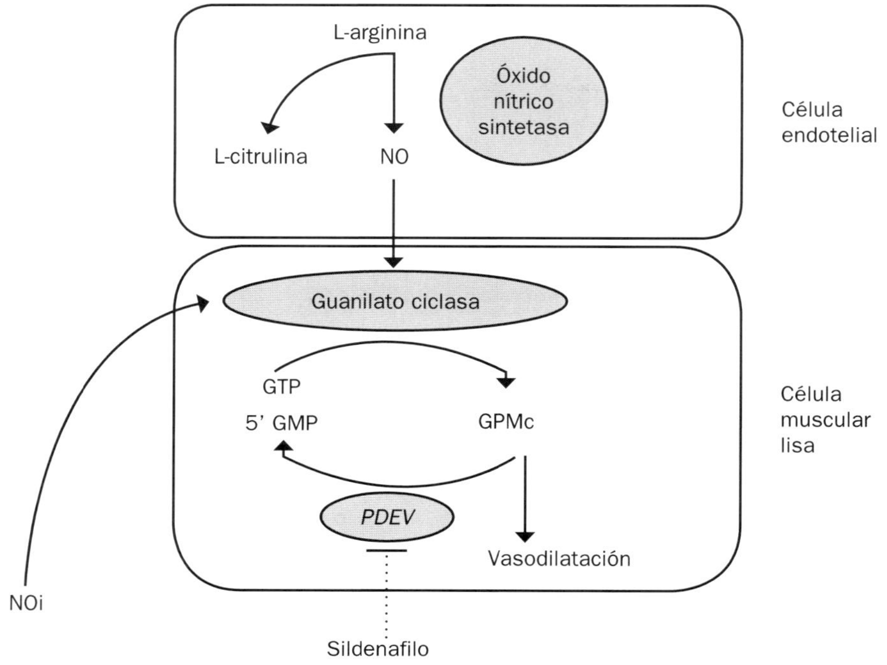

PDE= Fosfodiesterasa

Figura 27.1. Vías de señalización del óxido nítrico en la regulación del tono vascular pulmonar. El NO de una fuente endógena y el ofrecido por vía inhalatoria estimulan la guanilato ciclase soluble aumentando el GMP cíclico (GMPc) intracelular, lo cual indirectamente disminuye el calcio libre en el citosol, determinando un relajamiento de la musculatura lisa. La inhibición del GMPc de las PDE con medicamentos como sildenafilo pueden aumentar la vasodilatación pulmonar.
Adaptado Steinhorn RH, 2011[4]

intracelular y consecuente activación de la cNOS son las fuerzas de cizallamiento producidas en la superficie interna de la luz endotelial vascular por el aumento del flujo sanguíneo. Por otro lado, la iNOS (NOS Tipo II) no es inducida por el calcio, y si mas directamente por citocinas (TNF-alfa e interleucinas) y por la endotoxina bacteriana (lipopolissacarídeo), resultando en liberación de NO por diversas horas seguidas, determinando aumento de los niveles de NO hasta 1000 veces mas que los producidos por la cNOS, mecanismo este extremamente importante en la patogenia de la vasodilatación observada en los estados inflamatorios.

El NO, actuando en la célula albo (musculatura lisa), se liga a la enzima guanilato-ciclase, estimulando la transformación de la guanosina trifosfato (GTP) en guanosina 3´5´ GMPc. El GMPc induce el relajamiento de la musculatura a través de varios mecanismos, como: (a) inhibición de la entrada del calcio en la musculatura lisa; (b) activación de los canales de potasio, ocasionando híper-polarización y relajamiento; (c) activación de una cinasa que reduce la fosforilación de las cadenas de miosina, cuyo efecto final es el relajamiento de la musculatura y la vasodilatación consecuente. Medicamentos que disminuyen la metabolización del GMPc, los inhibidores de la fosfodiesterasa V, como el sildenafil, potencializan la acción vasodilatadora del óxido nítrico.

El NO es rápidamente inactivado por la ligación con la hemoglobina, lo que hace con que sus efectos vasodilatores sean restrictos al local donde es liberado.

Efectos en la Vasculatura Pulmonar

Luego después de su descubierta, el inicio de su utilización como vasodilatador pulmonar fue natural. Estudios experimentales demostraron que el óxido nítrico inhalado (NOi), promovía vasodilatación selectiva en los vasos pulmonares, sin causar efectos sistémicos. La ausencia de efectos sistémicos se debe a su inactivación rápida por el contacto con la hemoglobina después de la absorción en la trama alvéolo capilar y su uso por vía inhalatoria permite que el efecto vasodilatador sea restricto apenas a áreas con buena ventilación, y así no ocurre el fenómeno hipoxemico observado con el uso de vasodilatadores endovenosos, como el nitroprusiato de sodio, que actúa también en áreas que no están ventiladas.

El objetivo del uso del NOi en la insuficiencia respiratoria aguda hipoxemia es la distribución del flujo sanguíneo de áreas mal ventiladas para áreas mejor ventiladas, a través de vasodilatación selectiva determinada por la acción del óxido nítrico sobre la vasculatura pulmonar en estas áreas mejor ventiladas del pulmón.

Otro mecanismo que favorece la vasodilatación por el NOi es la reducción de los niveles pulmonares de la endotelina-1 (ET-1), que es un poderoso vasoconstrictor pulmonar endógeno. El pulmón tiene grande capacidad de producir y depurar ET-1. Análisis inmuno-histoquímica de pulmones de pacientes que mueren de síndrome de dificultad respiratoria aguda (SDRA) demostraron alto nivel de ET-1 en el endotelio vascular, en el epitelio de las vías aéreas, en las células de la musculatura lisa y en los macrófagos alveolares cuando comparados con niveles de pacientes que murieron sin SDRA. Ha sido demostrado un *feed-back* negativo entre la administración de NOi y la reducción de los niveles pulmonares de ET-1.

Además del efecto vasodilatador directo, el óxido nítrico ejerce también los siguientes efectos: (a) vasodilatación indirecta, por la inhibición de influencias vasoconstrictoras (inhibe la angiotensina II y la vasoconstricción simpática); (b) acción antitrombótica, por la inhibición de la adhesividad plaquetaria al endotelio; (c) acción ainti-inflamatoria por la inhibición de la adhesión leucocitaria al endotelio y por el efecto tampón sobre los aniones súper-óxidos; (d) acción antiproliferativa, por la inhibición de la hiperplasia de la musculatura lisa.

NOi en la insuficiencia aguda hipoxémica

La mejoría en el intercambio gaseoso promovida por el NOi depende de la existencia de una vasoconstricción anormal en áreas pulmonares con aireación normal y de la respuesta vasodilatadora de estas áreas. Los primeros estudios no controlados demostraron mejoría transitoria de la oxigenación[5,6]. A seguir, diversos estudios en adultos y niños con SDRA han demostrado que su uso mejora la oxigenación y la hipertensión pulmonar (en las primeras horas de uso), mejorando así la relación PaO_2/FiO_2 (primeros días de uso) sin, reducir la tasa de mortalidad de los pacientes acometidos. En metanálisis publicado recientemente pela Cochrane, Sokol y colaboradores[7], estudiando el efecto del NOi en la insuficiencia respiratoria hipoxémica de niños y adultos, analizaron cinco estudios clínicos randomizados y controlados incluyendo 535 pacientes (apenas un exclusivamente pediátrico[8] y llegaron a la conclusión de que no hubo diferencia de mortalidad entre los grupos de estudio y placebo (RR 0,98 – IC 95% 0,66-1,44). El estudio pediátrico demostró que el empleo del NOi mejoro significativamente los indicadores de oxigenación (PaO_2/FiO_2 y el índice de oxigenación) en las primeras 12 horas de uso, pero este efecto no fue sustentado y la mortalidad fue similar en ambos grupos. El análisis del sub-grupo con índice de oxigenación > 25 demostró que estos pacientes tuvieron una respuesta mas prolongada - hasta 72 horas ($p = 0,046$), así como los pacientes inmuno-suprimidos ($p = 0,033$). Otros resultados de interés en la faja etárea pediátrica, como el número de días libres de ventilación pulmonar mecánica (VPM), el tiempo de permanencia en la unidad de cuidados intensivos (UCI) o el tiempo de estancia en el hospital fueron estudiados de forma inconsistente, pero también no hubo diferencias entre los grupos. La dosis ideal a ser utilizada también no pudo ser definida.

Otros estudios clínicos en pacientes con lesión pulmonar aguda (LPA) y/o SDRA sugieren que el NOi puede reducir la presión pulmonar y mejorar la función del ventrículo derecho, sin embargo, sus efectos benéficos sobre la oxigenación pueden ser limitados a las primeras 24 o 48 horas de uso, y puede ser que sea necesaria la retirada gradual para evitar los efectos adversos del rebote[9,10,11,12,13,14]. Por otro lado, Fioretto y colaboradores[15], estudiando 18 pacientes con SDRA comparativamente con un grupo control histórico ($n = 21$), demostraron que la administración de NOi (até 1,5h del diagnóstico) redujo significativamente la mortalidad (47,6% x 16,6%, $p < 0,001$), aunque no haya influenciado en el tiempo de VPM o en el tiempo de estancia en el hospital.

Estos estudios han demostrado también una tendencia a la utilización de dosis bajas, iniciándose con, un máximo de 10 ppm, reduciéndose en 24 horas para 5 ppm, con posterior suspensión en hasta 48 horas[16]. Aparentemente, su utilización en conjunto con otras modalidades de terapéutica de ventilación en la SDRA, como la ventilación de alta frecuencia, la ventilación con liberación de presión en las vías aéreas, el uso de la posición prona y la estrategia protectora conocida como "pulmones abiertos" (*open lung*), parece llevar a resultados superiores a los que fueron observados con su administración aislada.

Entre tanto, metanálisis publicado en 2007[17], donde se analizaron 12 estudios randomizados y controlados, hechos en adultos y niños con LPA/SDRA, y 1237 pacientes, llegó a las mismas conclusiones de otro metanálisis anterior[7], o sea el uso de NOi no modificó la mortalidad durante la estancia en el hospital, el número de días libres del VPM o el tiempo de ventilación. En las primeras 24 horas de uso, hubo aumento de la relación PaO_2/FiO_2 y el índice de oxigenación disminuyo, con alguna evidencia apuntando para el prolongamiento de este efecto hasta el cuarto día. Por otro lado, los pacientes que usaron NOi tuvieron mayor riesgo de desarrollar disfunción renal.

En resumen el empleo de NOi desempeña un papel sólido en el tratamiento de varias enfermedades pulmonares pediátricas, como la hipertensión pulmonar persistente del recién-nacido, pero su uso para el tratamiento de la LPA/SDRA todavía permanece incierto, debiendo limitarse a estudios clínicos controlados o como una terapéutica de rescate para pacientes con hipoxemia grave, amenazadora para la vida, que no responde a medidas tradicionales de tratamiento[18]. Sin embargo, es importante considerar que la variación observada en los efectos del óxido nítrico en la insuficiencia respiratoria hipoxemica entre los varios estudios, puede deberse a la diferencia de las enfermedades pulmonares existentes anteriormente, uso concomitante de otros medicamentos vaso-activos y diferentes sistemas de administración de óxido nítrico (ventiladores mecánicos diferentes). De esta forma, antes que potenciales efectos benéficos del uso de oxido nítrico en pacientes con insuficiencia respiratoria hipoxemica puedan ser excluidos, si se hacen nuevos estudios, ellos deben: (a) estratificar los pacientes según la enfermedad básica; (b) evaluar el impacto de terapéuticas combinadas e (c) estudiar los resultados clínicamente significantes.

Protocolo de administración del NOi

Existen varios protocolos para administración del NOi. La tendencia general es no ultrapasar la dosis de 20 ppm, aunque algunos estudios hayan demostrado respuesta dosis dependiente continua hasta 40 ppm, con efectos poco significativos arriba de esta concentración. Generalmente se utiliza el índice de oxigenación como parámetro de control para indicar la utilización y retirada del NOi y la PaO_2 o la relación PaO_2/FiO_2 como parámetro de respuesta, considerándose como respuesta positiva un aumento de 10 a 20 % en estos parametros[19]. El índice de oxigenación es expresado de la siguiente forma:

$$IO = (MAP \times FiO_2 \times 100) / PaO_2$$

Donde: IO = índice de oxigenación
MAP = presión media de vías aéreas
FiO_2 = concentración de oxigeno en el aire inspirado
$PaCO_2$ = presión parcial de oxigeno en la sangre arterial

Adoptamos el siguiente protocolo para la indicación y administración del oxido nítrico inhalatorio: el NOi es iniciado cuando el índice de oxigenación ultrapasa el valor de 15 por lo menos dos veces en un período de 6 horas. En este caso se inicia la administración con un teste de respuesta con la dosis de 10 ppm por un período de cuatro horas, pues hay estudios demostrando que la respuesta puede ocurrir apenas después de este período de tiempo[20]. A seguir, de acuerdo con la respuesta que se obtuvo, los pacientes son clasificados en dos grandes grupos: responsivos (IO < 25) o no responsivos (IO > 40 por 3h o IO > 25 por 6 horas). Para aquellos con respuesta considerada positiva, el NOi es mantenido por lo menos por 24 horas, iniciándose su retirada si el IO <15 o se prolonga la administración y el IO esta entre 15 y 25.

En el grupo que no responde, la concentración del NOi es aumentada para 15ppm y el paciente es observado por cuatro horas más. Si hubo respuesta (IO 15-25), esta concentración es mantenida por 24 horas mas, iniciándose la retirada cuando el IO <15. Si no hubo respuesta, la concentración es aumentada para 20 ppm y el paciente observado por cuatro horas más. En caso de mejoría (IO 15-25), se mantiene esta concentración por 24 horas mas y se inicia la retirada cuando el IO <15. Si no hubo respuesta, se debe considerar la interrupción del tratamiento.

La mejoría de la oxigenación comienza con dosis tan bajas como 0,1 ppm, pero alcanza un plató con dosis de 10 ppm, por eso esta dosis es escogida como la inicial. Aumentos en la PaO_2 ocurren después de uno o dos minutos y reducciones en la presión arterial pulmonar media (PAPm) requieren por lo menos de tres minutos. Con dosis de 10 ppm se espera un aumento de por lo menos 40 mmHg en la PaO_2 (reducción de por lo menos 30% en la relación PaO_2/FiO_2). Se considera una respuesta moderada un aumento de 20 a 50% en la relación PaO_2/FiO_2 y una mejoría significativa cuando el aumento es mayor que 50%.

La retirada del NOi debe ser gradual. Reducir inicialmente la concentración utilizada en 20%, registrándose la PaO_2 y los parámetros de ventilación 30 minutos después de la mudanza. Si la $PaO_2 > 60$ mmHg, con una $FiO_2 < 0,6$ y MAP < 10 cmH_2O (IO < 10), reducir 20% de 2/2h hasta 1 ppm. Si la PaO_2 cae abajo de 40 mmHg, se aumenta el NOi en 20% y se mantiene por cuatro horas, tentándose una nueva reducción a seguir. Antes de la retirada total, la FiO_2 debe ser aumentada en 20%.

Sistemas de administración

El óxido nítrico es ofrecido en cilindros de alta presión (200bar) conteniendo una mistura NO en nitrógeno (N_2) a concentraciones variables de acuerdo con el fabricante, siendo las mas comunes las de 300, 500, 800 y 1000 ppm. El cilindro tiene una perdida controlada por una válvula reductora de presión y un rotámetro, a través del cual se regula el flujo de NO a ser liberado, lo cual en conjunto con el flujo del respirador determina la concentración de NO que se pretende ofrecer al paciente. La relación entre la concentración del cilindro de NO, el flujo de NO en el rotámetro y el flujo del ventilador mecánico para que se ofrezca una concentración determinada de NO inhalatorio es establecida de acuerdo con la formula siguiente:

$$\text{Flujo de } NO/N_2 \text{ en el rotámetro (ml/min)} = \frac{\text{NOi deseado (ppm) x flujo del ventilador (ml/min)}}{\text{concentración de NO en el cilindro}}$$

Este cálculo, sin embargo, solo puede ser aplicado para ventiladores mecánicos de flujo continuo. Ventiladores mecánicos con flujo intermitente requieren adaptaciones específicas para que se pueda hacer la administración del NOi. Sin embargo, independientemente de calcularse el flujo de NO/N_2 que va a ser establecido en el rotámetro para que se obtenga la concentración de NOi deseada, tal concentración debe ser siempre confirmada a través de la lectura en un monitor de NO/dióxido de nitrógeno (NO_2). Estos monitores poseen censores electroquímicos capaces de presentar las concentraciones tanto de óxido nítrico que se esta dando efectivamente al paciente, como de dióxido de NO_2, mezcla tóxica resultante de la reacción del oxido nítrico con el oxigeno, cuya concentración debe ser siempre monitoreada, no se debe ultrapasar 3 ppm.

Precauciones y efectos adversos

Los efectos adversos principales de la administración del NOi son potencialmente la inhalación de NO_2, formado en el circuito del VPM por la unión del NO con el oxigeno y la formación de metahemoglobina en la sangre, por la unión del NO con la hemoglobina. El NO_2 posee potencial de oxidación grande, a través de la formación de radicales libres de oxigeno, que pueden lesionar la vasculatura pulmonar, lesionar las membranas celulares, con consecuente aumento del agua extravascular pulmonar, extravasación de los eritrocitos, hiperplasia de pneumocitos del tipo II y acumulo alveolar de fibrina, células polimorfo nucleares y macrófagos. Las concentraciones máximas inhaladas deben ser limitadas a 3 ppm. Por otro lado, los niveles de metahemoglobina deben ser limitadas a 3 ppm. Por otro lado, os niveles de metahemoglobina deben ser monitoreados, no debiendo ultrapasar 2% aunque niveles de hasta 5% puedan ser tolerados sin cualquier abordaje especial.

Recomendaciones

• Las evidencias actuales no soportan la terapéutica con NOi para el manejo de rutina de pacientes con LPA y SDRA, siendo recomendado su uso con cautela, pues no hay influencia en la mortalidad y puede aumentar el riesgo de insuficiencia renal;

• Para los pacientes con hipoxemia profunda y refractaria los datos de pesquisa son insuficientes para esclarecer el valor de la terapéutica con NOi.

Inhalación de Análogos de la Prostaciclina

Las prostaciclinas por vía inhalatoria disminuyen la presión de la arteria pulmonar, mejora la función del ventrículo derecho y aumentan la oxigenación por la mejoría em la relación ventilación/perfucion[21]. La prostaciclina PGI_2 (epoprostenol) es un relajante de la musculatura lisa vascular, posee también propiedades anti-inflamatorias, una media vida de tres a seis minutos, y puede ser administrada por vía intravenosa o inhalatoria para el tratamiento de la SDRA. El iloprost es un análogo sintético de la PGI_2, con una media vida de 30 a 60 minutos, y es también utilizado en los pacientes con SDRA. Un trabajo reciente, con evaluación sistemática de la prostaglandina inhalada concluyo que la utilización de esta por menos de 24 horas no disminuyo la mortalidad en el 28° día, comparativamente con la utilización de placebo (solución salina por aerosol)[22]. Las evidencias actuales, por tanto, no son convincentes para indicar o no la aplicación de prostacicilina por vía inhalatória a los pacientes con SDRA.

Surfactante pulmonar exógeno

El surfactante pulmonar es un material lipoproteico, con propiedades tenso-activas, que recubre toda la superficie alveolar. Es sintetizado por los neumocitos tipo II, y produce una interfase aire-agua que disminuye la tensión superficial, evitando colapso alveolar en los bajos volúmenes pulmonares. Facilita la entrada de aire al pulmón y aumenta su complacencia. Se sabe que proteínas plasmáticas, como la albúmina, globulina, fibrinógeno y la proteína C reactiva inhiben la función del surfactante, así como mediadores inflamatorios de lesiones pulmonares disminuyen su producción. Independientemente de la etiología de la LPA/SDRA, estudios de lavado bronquial y alveolar han demostrado que hay siempre reducción em la cantidad del surfactante endógeno em los espacios alveolares, así como reducción de sus propiedades tenso-activas. La producción es reducida por el ataque a los neumocitos tipo II y por la extravasación de proteínas para el espacio alveolar, que también lo inactivan. La reducción de su cantidad puede ser um marcador del inicio de la alteración o marcador de su pronóstico.

Existen evidencias fuertes de que las alteraciones en la cantidad y em la función del surfactante tiene papel importante em la fisiopatología de las enfermedades pulmonares, entre ellas la LPA/SDRA. Su reducción o las alteraciones de sus propiedades llevan al colapso alveolar, aumento del *shunt* intrapulmonar y perjuicio en la oxigenación sistémica.

Estudios recientes han focalizado también la función inmunológica del sistema surfactante. Constituyentes de su molécula se combinan con patógenos, aumentando la susceptibilidad de estos a la ozonización y posterior remoción fagocitária. Estudios en animales con deficiencia inducida de surfactante o con alteración em su constitución demuestran que estos se tornan menos resistentes a las infecciones virales y bacterianas, son menos aptos a hacer la depuración intratraqueal de bacterias instiladas y tienen respuesta inflamatoria mayor cuando comparados con los animales no alterados. Se destaca también que alteraciones en el surfactante tienen papel importante en la fisiopatología de varias otras enfermedades pulmonares, como el asma y la neumonía.

Por estos motivos, administrar surfactante pulmonar exógeno en pacientes en los cuales este sistema se encuentra reducido o alterado parece una deducción lógica. En este mismo sentido, cualquier terapéutica que tenga como objetivo encortar el tiempo de VPM y el tiempo de estancia em la UCI se torna atractiva para el paciente, para el medico y para el hospital. Aunque la reposición de surfactante exógeno haya comprobadamente mejorado la sobrevida de prematuros con dificultad respiratoria, lo mismo no ha sido observado cuando utilizado para LPA/SDRA de pacientes pediátricos y adultos. Los problemas para evaluación de los posibles beneficios de su uso em la SDRA son muchos y varios cuestionamientos necesitan ser considerados: (i) cual fue el factor que desencadenó la enfermedad? (ii) cual el tiempo y la gravedad de la enfermedad cuando la medicación fue administrada? (iii) que tipo de preparación fue utilizada? (iv) cual la forma de administración? La variedad de factores han dificultado el análisis de pocos estudios disponibles.Existen básicamente cuatro tipos de surfactante pulmonar exógeno siendo utilizados en la práctica clínica y en estudios experimentales en todo el mundo: (i) macerado de pulmones bovinos; (ii) macerados de pulmones de cerdos; (iii) sintéticos y (iv) humano, obtenido a partir de suspensión de líquido amniótico. Solamente las dos primeras formas se encuentran disponibles para uso comercial en Brasil.

Hasta el momento, apenas cinco estudios clínicos randomizados y controlados se encuentran disponibles en la literatura, siendo que cuatro de estos em los últimos seis años (tres en la faja etárea pediátrica y uno en adultos). De estos, el primero fue hecho con 19 centros de referencia europeos, estudio la administración de 100 mg/kg de surfactante pulmonar exógeno de origen bovina (aproximadamente 2 mL/kg), por vía intratraqueal, en niños de un mes a 14 años de edad con SDRA (una segunda dosis podría ser administrada en hasta 48 horas). El resultado primario fue la mejoría de la oxigenación en 48 horas, evaluada a través de la relación PaO_2/FiO_2, teniendo como resultados secundarios la oxigenación en las primeras 24 horas de uso, la sobrevida y el tiempo de VPM. Veinte pacientes recibieron surfactante y 15 no. Las conclusiones fueron que la administración de surfactante mejoro significativamente la oxigenación inmediatamente después de su uso, pero esta mejora solamente se mantuvo em el subgrupo de pacientes sin neumonía y en aquellos en que la relación PaO_2/FiO_2 inicial fue mayor que 65. No hubo, sin embargo, diferencias em el tipo de VPM y en la sobrevida[23].

El segundo estudio fue hecho con 448 pacientes adultos con SDRA, de varias etiologías, administrándose hasta cuatro dosis en 24 horas de un surfactante pulmonar exógeno recombinante, encontrándose mejoría significativa en los índices de oxigenación en las primeras 24 horas de tratamiento, pero sin cualquier impacto en la sobrevida o en el tiempo de VPM[24]. El tercero, realizado en Estados Unidos por el PALISI (Pediatric Acute Lung Injury and Sepsis Investigators), incluyo 21 centros y 153 pacientes pediátricos (una semana a 21 años de edad), con por lo menos 48 horas de VPM, evidencias radiológicas de enfermedad pulmonar bilateral y índice de oxigenación > 7. El tratamiento consistió en la administración intratraqueal de dos dosis de 80 mL/m2 de surfactante pulmonar exógeno de origen bovina, separadas por un intervalo de 12 horas. El grupo de estudio presento mejoría significativa de la oxigenación después de 12 horas y la mortalidad fue significativamente mayor en el grupo placebo (odds ratio 2,32 – IC 95% 1,15-4,85). No hubo sin embargo, diferencias en el tiempo de VPM, de UTI o de estancia en el hospital[25]. El cuarto estudio y mas reciente incluyó seis estudios controlados y randomizados, totalizando 305 pacientes pediátricos y concluyo que la administración de surfactante exógeno en niños con insuficiencia respiratoria aguda em VPM redujo la mortalidad (RR 0,7 IC 95% 0,4-0,97 p 0,04), aumento los días sin el VPM (2,5 días IC 95% 0,3-4,6 p=0,02) y redujo la duración de la VPM (2,3 días IC 95% 0,1-4,4 p=0,04)[26].

Por otro lado, metanálisis reciente publicado por la Cochrane, Adhikari y colaboradores[27], revieron nueve estudios que incluyeron la administración de surfactante (1441 pacientes incluidos) y no encontraron ningún efecto sobre la mortalidad en la SDRA (RR 0,93 IC 95% 0,77-1,12), aunque esta revisión sistemática no haya incluido el estudio de Wilson mencionado arriba.

Evaluar la efectividad del tratamiento de la SDRA con surfactante pulmonar exógeno es difícil por tres razones: (1) volúmenes muy grandes de surfactante pueden ser necesarios, principalmente en niños mayores y adultos, haya visto la grande área pulmonar, además de la probable iniactivación de parte del producto administrado por los exudados alveolares; (2) el tipo de surfactante parece influenciar en su eficacia, una vez que los sintéticos, que carecen de apo proteínas, parecen ser inactivados mas fácilmente; (3) el tiempo ideal para la administración del surfactante en la evolución de la enfermedad parece ser crucial.

En suma, las cuestiones sobre la indicación, preparación y vía de administración continua en abierto. Los estudios disponibles, sin embargo, apuntan para una eventual utilización más precoz, antes de la fase proliferativa de la enfermedad, como terapéutica adyuvante, en pacientes seleccionados, esperándose una mejoría en la oxigenación y potencial reducción en la mortalidad, todavía a ser confirmada.

Decúbito Prono

En los últimos años, el decúbito prono ha sido utilizado para mejorar la oxigenación en pacientes con SDRA. Variadas hipótesis han sido sugeridas para explicar esta mejoría, incluyendo el aumento del volumen pulmonar con la disminución de la atelectasia y fracción de *shunt*, liberación del efecto del peso del corazón en el pulmón izquierdo, mejoría en la relación ventilación /perfusión y mejor drenaje de las secreciones respiratorias (Tabla 27.1).

Tabla 27.1. Mecanismos propuestos de mejoría de la oxigenación con la utilización del decúbito prono en la SDRA
Reversión de atelectasias
Aumento de la capacidad residual funcional
Reclutamiento alveolar
Efecto de masa del corazón
Efecto de masa del pulmón
Mejoría regional de la mecánica/conformación de la pared torácica y pulmones
Disminución del desplazamiento cefálico del diafragma
Mejoría de la depuración de secreciones

La posición del paciente en decúbito prono, determina una redistribución de la aeración pulmonar para las regiones dorsales, de acuerdo con la Figura 27.2, abajo.

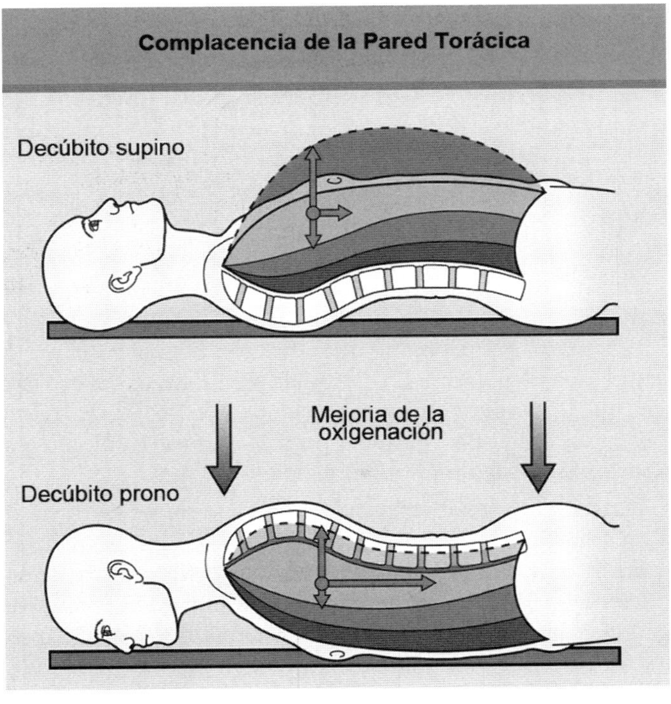

Figura 27.2 – Efectos del decúbito prono en la distribución de la ventilación. En el decúbito supino, la ventilación es distribuída en las regiones ventrales. Cuando el paciente es colocado en la posición prona, la rigidez de la pared torácica dorsal favorece la distribución de la ventilación para las regiones dorsales, facilitando de este modo, la inflación pulmonar de estas áreas.
Adaptado de Gattinoni L et al, 2006[28]

La figura 27.3 abajo, demuestra que las alteraciones de la presión transpulmonar y de la perfusión, relacionadas a la posición del niño en el decúbito prono y supino.

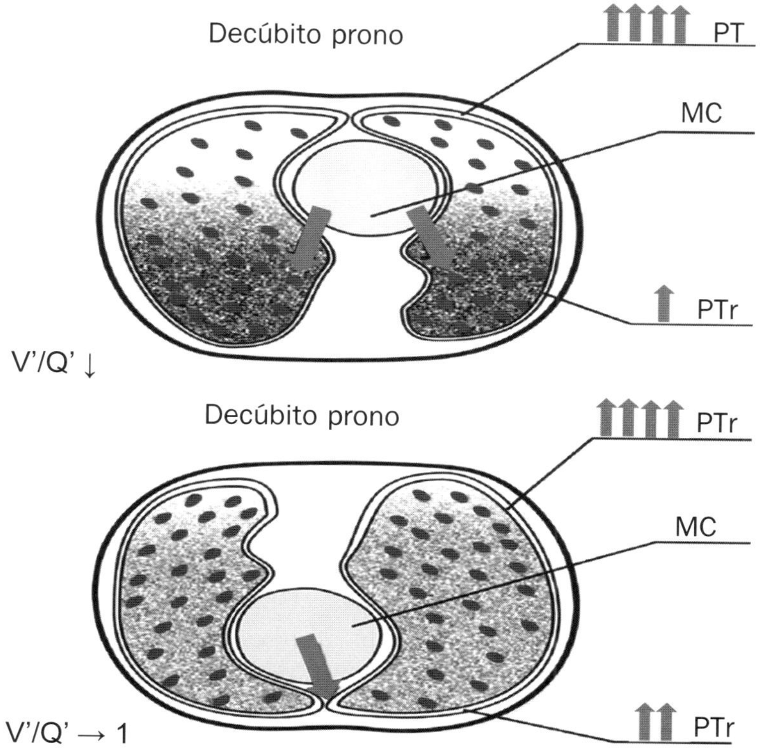

Figura 27.3. – Alteraciones de la distribución de la presión transpulmonar y de la perfusión determinados por el decúbito prono
PTr = Presión transpulmonar
MC = Peso de la masa cardíaca
V/Q = Relación ventilación/perfusión
= Perfusión

El decúbito prono también favorece el drenaje de las vías aereas[29], ayudando a remover las secreciones de las vías aéreas dependientes y aliviando la compresión bronquial, especialmente en pacientes con hipoxemia persistente, hipercapnia y enfermedad pulmonar obstructiva cronica[30].

Aunque que no exista contraindicación absoluta para el decúbito prono, existen algunas contraindicaciones que pueden variar de acuerdo con la experiencia de cada Centro, conforme la Tabla 27.2 abajo.

Tabla 27.2. Lista de contraindicaciones para el decúbito prono
Contraindicaciones "Absolutas" • Quemadura extensa • Herida abierta en la superficie corporal ventral • Instabilidad de la columna espinal • Fracturas pélvicas • Embarazo • Arritmias amenazadoras de la vida
Contraindicaciones "Relativas" • Pacientes con aumento de la presión cerebral • Traqueotomía • Diálisis continua • Choque con necesidad de dosis elevadas de medicaciones vaso-activas

Utilización de Bloqueador Neuromuscular

La utilización de sedación y de bloqueador neuromuscular es importante en la manutención o mejoría del intercambio gaseoso, determinando también sincronía y evitando eventos adversos, relacionados con la presión alveolar y pleural[31]. En 2008[32], una pesquisa retrospectiva evaluando el uso de volumen corriente bajo y un volumen elevado al final de la expiración (estudio ALVEOLI), demostró que la administración de sedativos y opioides estaba relacionada con un tiempo mayor de permanencia en el ventilador mecánico, pero que el uso de bloqueador neuromuscular no estaba relacionado como factor independiente en el aumento del tiempo de ventilación pulmonar mecánica o mortalidad en el 60° día. Sin embargo, otro estudio[33] relata que la implementación precoz de cisatracurio mejora la tasa de sobrevida en el 90° día, sin aumento de la incidencia de paresia adquirida en la UCI.

Las razones para que la sedación y el bloqueo neuromuscular mejoren la evolución del paciente, están basadas en la disminución de la tasa metabólica y de la demanda de ventilación, determinando un impacto en la presión de inflación pulmonar, disminución del flujo sanguíneo y del gradiente de presión transvascular pulmonar.

La utilización rutinera del decúbito prono en la SDRA ha sido desencorajada por algunas pesquisas clinicas[34,35,36,37]. Una crítica a estas pesquisas es que cualquier efecto benéfico de la ventilación en la posición prona pueda haber sido diluido por el período de tiempo limitado que la intervención fue aplicada. Un metanálisis reciente[38], demostró que la mortalidad disminuye en pacientes gravemente acometidos (relação $PaO_2/FiO_2 < 100$) con aumento de la sobrevida de 10% en este subgrupo de pacientes. El decúbito prono se muestra benéfico cuando es realizado en la situación en que el pulmón con edema y atelectasia no tiene mas condiciones de ser reclutado.

Referencias

1. Furchgott RF, Zawadzki JV. The obligatory role of endothelial cells in the relaxation of arterial smooth muscle by acetylcoline. Nature 1980;288:373-6.
2. Palmer RMJ, Ferrige AG, Moncada S. Nitric oxide release accounts for the biological activity of endothelium-derived relaxing factor. Nature 1987; 327:524-6.
3. Moncada S, Palmer RMJ, Higgis EA. Nitric oxide. Physiology, pathophysiology, and pharmacology. Pharmacol Rev 1991;43:109-42.

4. Steinhorn RH. Therapeutic approaches using nitric oxide in infants and children. Free Radic Biol Med. 2011;51(5):1027-34.
5. Abman SH, Griebel JL, Parker DK, Schmidt JM, Swanton D, Kinsella JP. Acute effects of inhaled nitric oxide in children with severe hypoxemic respiratory failure. J Pediatr 1994;124:881-8.
6. Gerlach H, Pappert D, Lewandowski K, Rossaint R, Falke KJ. Longterm inhalation with evaluated low doses of nitric oxide for selective improvement of oxygenation in patients with adult respiratory distress syndrome. Intensive Care Med 1993;19:443-9.
7. Sokol J, Jacobs SE, Bohn D. Inhaled nitric oxide for acute hypoxemic respiratory failure in children and adults. Cochrane Database of Systematic Reviews. In: *The Cochrane Library,* 2009, Issue 3, Art. No. CD002787. DOI: 10.1002/14651858.CD002787.pub2.
8. Dobyns EL, Cornfield DN, Anas NG et al. Multicenter randomized controlled trial of the effects of inhaled nitric oxide therapy on gas exchange in children with acute hypoxemic respiratory failure. J Pediatr 1999;134:406-12.
9. Day RW, Guarin M, Lynch JM, et al: Inhaled nitric oxide in children with severe lung disease: Results of acute and prolonged therapy with two concentrations. *Crit Care Med* 1996; 24:215–21.
10. Nakagawa TA, Morris A, Gomez RJ, et al: Dose response to inhaled nitric oxide in pediatric patients with pulmonary hypertension and acute respiratory distress syndrome. *J Pediatr* 1997; 131:63–9.
11. Goldman AP, Tasker RC, Hosiasson S, et al: Early response of inhaled nitric oxide and its relationships to outcome in children with severe hypoxemic respiratory failure. *Chest* 1997; 112:752–8.
12. Day RW, Allen EM, Witte MK: A randomized, controlled study of the 1-hour and 24-hour effects of inhaled nitric oxide therapy in children children with acute hypoxemic respiratory failure. *Chest* 1997; 112:1324–31.
13. Okamoto K, Hamaguchi M, Kukita I, et al: Efficacy of inhaled nitric oxide in children with ARDS. *Chest* 1998; 114:827–33.
14. Ream RS, Hauver JF, Lynch RE, et al: Low dose inhaled nitric oxide improves the oxygenation and ventilation of infants and children with acute, hypoxemic respiratory failure. *Crit Care Med* 1999; 27:989–96.
15. Fioretto JR, de Moraes MA, Bonatto RC et al. Acute and sustained effects of early administration of inhaled nitric oxide to children with acute respiratory distress syndrome. Pediatr Crit Care Med, 2004;5:469-74.
16. Gerlach H, Keh D, Semmerow A, et al. Dose-response characteristics during long-term inhalation of nitric oxide in patients with severe acute respiratory distress syndrome: a prospective, randomized, controlled study. Am J Respir Crit Care Med 2003; 167:1008-15.
17. Adhikari NK, Burns KEA, Friedrich JO, et al. Effect of nitric oxide on oxigenation and mortality in acute lung injury: systematic review and meta-analysis. BMJ 2007; 334 (7597):757-8.
18. Zaky A, Arunotai S, Tostenrud RP et al. Clinical Update on therapeutic use of nitric oxide. Contemporany Critical Care 2009;7(6):1-12.
19. Fioretto JR. Uso do óxido nítrico em pediatria. J Pediatr (Rio J) 2003; 79(Supl.2):S177-S186.
20. Cuthbertson BH, Dellinger P, Dyar OJ, et al. UK guidelines for the use of inhaled nitric oxide therapy in adult ICUs. Intensive Care Med 1997; 23:1212-8.
21. Siobal M. Aerosolized prostacyclins. Respir Care. 2004;49(6):640-52.
22. Afshari A, Brok J, Møller AM, et al. Aerosolized prostacyclin for acute lung injury (ALI) and acute respiratory distress syndrome (ARDS). Cochrane Database Syst Rev. 2010 Aug 4;(8):CD007733.

23. Moller JC, Schaible R, Roll C, et al. Treatment with bovine surfactant in severe acute respiratory distress syndrome in children: a randomized multicenter study. Intensive Care Med 2003; 29:437-46.
24. Spragg RG, Lewis JF, Walmrath HD, et al. Effect of recombinant surfactant protein C-based surfactant on the acute respiratory distress syndrome. N Engl J Med 2004; 351: 884-92.
25. Wilson DF, Thomas NJ, Markovitz BP, et al. Effect of exogenous surfactant (calfactant) in pediatric acute lung injury: a randomized controlled trial. JAMA 2005; 293:470-6.
26. Duffet M, Choong K, Ng Vivian et al. Surfactant for acute respiratory failure in children : a systematic review and meta-analysis. Critical Care 2007;11R66.
27. Adhikari NK, Burns KE, Meade MO. Phamacologic therapies for adults with acute lung injury and acute respiratory distress syndrome. Cochrane Database Syst Rev 2004 CD004477.
28. Gattinoni L, Pelosi O, Brazzi L, et al. Acute Respiratory Distress Syndrome. In: Albert RK. Clinical Critical Care Medicine. Mosby, Inc., an affiliate of Elsevier Inc. Philadelphia, EUA. 2006. p. 237-52.
29. Takahashi N, Murakami G, Ishikawa A, et al. Anatomic evaluation of postural bronchial drainage of the lung with special reference to patients with tracheal intubation: which combination of postures provides the best simplification? Chest. 2004;125(3):935-44.
30. Reignier J, Lejeune O, Renard B, et al. Short-term effects of prone position in chronic obstructive pulmonary disease patients with severe acute hypoxemic and hypercapnic respiratory failure. Intensive Care Med. 2005;31(8):1128-31.
31. Murray MJ, Cowen J, DeBlock H, et al. Clinical practice guidelines for sustained neuromuscular blockade in the adult critically ill patient. Crit Care Med. 2002;30(1):142-56.
32. Arroliga AC, Thompson BT, Ancukiewicz M, et al. Use of sedatives, opioids, and neuromuscular blocking agents in patients with acute lung injury and acute respiratory distress syndrome. Crit Care Med. 2008;36(4):1083-8.
33. Papazian L, Forel JM, Gacouin A, et al. Neuromuscular blockers in early acute respiratory distress syndrome. N Engl J Med. 2010;363(12):1107-16.
34. Gattinoni L, Tognoni G, Pesenti A, et al. Effect of prone positioning on the survival of patients with acute respiratory failure. N Engl J Med. 2001;345(8):568-73.
35. Taccone P, Pesenti A, Latini R, et al. Prone positioning in patients with moderate and severe acute respiratory distress syndrome: a randomized controlled trial. JAMA. 2009;302(18):1977-84.
36. Mancebo J, Fernandez R, Blanch L, et al. A multicenter trial of prolonged prone ventilation in severe acute respiratory distress syndrome. Am J Respir Crit Care Med 2006;173:1233-9.
37. Guerin C, Gaillard S, Lemasson S, et al. Effects of systematic prone positioning in hypoxemic acute respiratory failure: a randomized controlled trial. JAMA 2004;292(19):2379-87.
38. Gattinoni L, Carlesso E, Taccone P, et al. Prone positioning improves survival in severe ARDS: a pathophysiologic review and individual patient meta-analysis. Minerva Anestesiol. 2010;76(6):448-54.

Capítulo 28

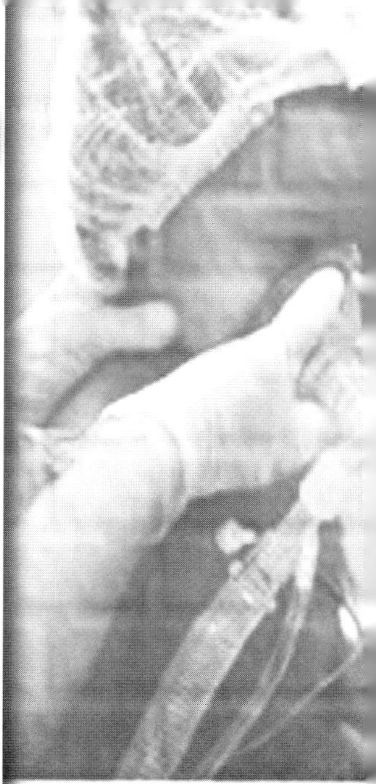

Aerosolterapia en Pacientes Pediátricos con Asistencia Ventilatoria Mecánica

María Alejandra Timoni
Mauro García
Jorge S.Sasbón

Introducción

Aunque la historia de la aerosolterapia se remonte a más de 4000 años atrás en la India, de donde se conocen escritos sobre el uso de medicación aerosolizada para el tratamiento del asma, fue recién en la segunda mitad del siglo XX cuando se obtuvieron mayores conocimientos sobre los factores que influyen la entrega de aerosoles. Y tan sólo en los últimos 20 años se lograron comprender los principios que rigen la entrega de aerosoles para pacientes ventilados mecánicamente.

Usar la vía inhalatoria para el tratamiento de afecciones respiratorias ofrece numerosas ventajas (Tabla 28.1).

Tabla 28.1. Ventajas de la terapia inhalatoria
La droga se administra directamente al órgano blanco (los pulmones), con una exposición sistémica mínima
El inicio del efecto con las drogas inhaladas es más rápido que por la vía oral
Las dosis de aerosol son, por lo general, menores que las dosis sistémicas
Los efectos adversos sistémicos se minimizan

Sin embargo, para que la terapia inhalatoria sea efectiva, deben tenerse en cuenta las mismas 5 reglas que rigen la entrega de cualquier medicación:

- Paciente adecuado
- Medicación correcta
- Tiempo necesario
- Vía apropiada
- Dosis correcta

Es imprescindible tener conocimientos de la formulación de la droga y su mecanismo de acción, comprender en qué condiciones es eficaz y saber las contraindicaciones para evitar daños.

En la actualidad, distintos agentes terapéuticos pueden entregarse por vía inhalatoria, como: broncodilatadores, corticoides, antibióticos, prostaglandinas, surfactante, mucolíticos, etc. (Tabla 2). Para ello se dispone de 3 tipos comunes de generadores de aerosol:

- Nebulizadores de pequeño volumen (NPV)
- Inhaladores de dosis media (IDM)
- Inhaladores de polvo seco (IPS)

Tan sólo 2 de ellos, los nebulizadores y los inhaladores de dosis media, pueden adaptarse para entregar aerosoles a los pacientes bajo asistencia respiratoria mecánica.

Tabla 28.2. Medicaciones inhalatorias

Broncodilatadores	β2 agonistas, anticolinérgicos
Prostaglandinas	prostaciclinas, iloprost, alprostadil
Mucolíticos	acetilcisteína
Proteínas	adnasa
Surfactante	Exosurf
Antibióticos	tobramicina
Antivirales	Ribavirin
Antifúngicos	anfotericina
Corticoides	beclometasona, budesonide

Física de la aerosolterapia

Desde un punto de vista físico un aerosol es una suspensión de partículas líquidas o sólidas en un medio gaseoso. Aunque el tamaño de ellas es muy variable, sólo tienen interés terapéutico las comprendidas entre 1 y 10μ. Las partículas comprendidas entre 1 y 5μm se depositan por efecto de la gravedad, en los bronquios más distales y de pequeño diámetro y son las verdaderamente respirables. Por el contrario las partículas cuyo diámetro es inferior a 1 μm se exhalan en gran parte durante la espiración y las que tienen un diámetro mayor de 5 μm impactan en la orofaringe, sin llegar a las vías respiratorias inferiores.

Como la medición exacta del tamaño de las partículas es difícil técnicamente, se prefiere emplear la mediana del diámetro aerodinámico de masa (MMAD), que refleja el comportamiento gravitacional y asume que existe diversidad en el tamaño de las partículas.

Mecanismos de aeposición de partículas

Impactación Inercial

Las partículas de mayor MMAD (5 - 10µ o más) tienden a mantener su trayectoria y chocan contra la pared del tubo endotraqueal, las tubuladuras y la carina. Este mecanismo de deposición depende directamente de la velocidad del flujo (mayor velocidad mayor impactación) e indirectamente de la superficie total en cada nivel (menor superficie mayor impactación).

Sedimentación

Depende de la gravedad y por lo tanto del tamaño de la partícula y del tiempo inspiratorio (a mayor tamaño y tiempo inspiratorio más prolongado, sedimentación más precoz).

Difusión Browniana

Movimiento aleatorio que afecta solamente a las partículas de menor tamaño (menores de 0,5µ), por lo que carece de importancia terapéutica.

Precipitación Electrostática

Las partículas de aerosol se cargan eléctricamente, lo que podría facilitar o dificultar las deposiciones, según los casos. Este mecanismo tiene escasa importancia en la vía aérea, pero puede tornarse significativo si se usan plásticos en el circuito que se cargan con signo inverso del de las partículas.

Generadores de aerosol usados en ventilación mecánica

Nebulizadores

Los nebulizadores convierten soluciones o suspensiones en aerosoles de un tamaño tal que puedan ser inhalados y depositados en la zona respiratoria más baja.

Cualquier nebulizador debe conseguir que, como mínimo, el 50% de las partículas que genera sean inferiores a 5µm.

Los nebulizadores suelen emplear flujos que oscilan entre 6 y 8 litros por minuto, Además de este flujo y del tamaño de las partículas, la cantidad de fármaco que se logra depositar en la zona respiratoria terminal depende de múltiples factores:

A) Tensión superficial y viscosidad de la solución (tener en cuenta que las soluciones más viscosas requieren mayor tiempo de nebulización y compresores más potentes).

B) Flujos inspiratorios (por encima de 60 l/min. aumenta la impactación y por debajo de 30 l/min. la cantidad inhalada es mínima).

C) Patrón de inhalación del paciente (las inspiraciones lentas facilitan la llegada a zonas más distales).

D) Volumen inicial de la solución.

E) Sistema de nebulización y eventual existencia de obstrucción de la vía aérea, que dificultaría la penetración del medicamento.

El tiempo de nebulización es muy importante para el buen cumplimiento del tratamiento, se considera que éste abarca desde que comienza la niebla hasta que la nebulización continua ha cesado.

Cuando se usan corticoides y/o antibióticos los tiempos suelen ser más prolongados que, cuando se nebulizan broncodilatadores.

Se pueden combinar diferentes fármacos en una misma nebulización con el objetivo de disminuir el tiempo requerido para ella y facilitar así el cumplimiento del tratamiento. Previamente hay que asegurarse que la mezcla sea compatible y estable, para asegurarnos de eso, una vez realizada la mezcla, no se deben observar cambios de coloración, turbidez ni precipitación.

Uno de los mayores inconvenientes de las nebulizaciones, es el pequeño porcentaje del fármaco que llega finalmente a la vía aérea terminal (10-20% en promedio); ya que parte de las partículas no alcanzan el tamaño adecuado para llegar a la periferia pulmonar, una pequeña cantidad de medicamento queda como residuo sin nebulizar en la cámara o reservorio del sistema (volumen residual) y otra parte de la medicación se pierde durante la espiración.

Los nebulizadores están disponibles para ser usados por un solo paciente y no deben ser utilizados por más de uno. No deben ser enjuagados con agua corriente entre tratamientos, pero pueden enjuagarse con agua estéril y deben secarse antes de ser usados en el siguiente tratamiento. El secado puede ser mejorado conectando el flujo de gas al nebulizador por un tiempo corto después de ser enjuagado.

La frecuencia con la cual se cambian los nebulizadores disponibles se debe determinar a través de la colaboración entre los departamentos de cuidados respiratorios y el de control de infecciones.

Existen diferentes tipos de nebulizadores: neumático o jet, por acoplamiento o Mesh (malla) y ultrasónicos.

Nebulizadores de pequeño volumen (neumático o jet)

Es el más antiguo generador de aerosol, en él el aire entra a gran presión por un orificio pequeño, generando una zona de presión negativa. La solución a ser aerosolizada es arrastrada hacia la corriente del gas y es disuelta en una película líquida, la cual es inestable y se rompe en pequeñas gotas debido a las fuerzas de tensión superficial. Un bafle o deflector en la corriente del aerosol hace que las partículas sean más pequeñas.

El aerosol producido está condicionado por factores ambientales tales como la humedad relativa del gas y la temperatura de la solución.

Se recomienda un volumen de llenado de 4-5ml, a menos que el nebulizador esté diseñado específicamente para un volumen de llenado más pequeño. El volumen de algunas dosis unitarias de medicación es sub-óptimo, por ello idealmente se debe agregar solución fisiológica al nebulizador para llegar al volumen de llenado de 4-5ml.

La formulación de la droga utilizada, así como la densidad del gas que acciona el nebulizador puede afectar el funcionamiento del dispositivo. En algunos casos existen nebulizadores especiales para el uso con formulaciones específicas. (Tabla 28.3)

Tabla 28.3. Formulaciones y nebulizadores aprobados para esa formulación

Formulaciones	Nebulizadores aprobados
Broncodilatadores	Ninguna fórmula broncodilatadora se han aprobado para un nebulizador específico
Budesonide (Pulmicort)	No se debe utilizar con nebulizador ultrasónico Respules
Tobramicina (TOBI)	Pari LC
Dornasa Alfa	Hudson T Up-draft II, Marquest Acorn II, Pari LC, Durable Sidestream
(Pulmozyme)	Pari Baby
Pentamidina (NebuPent)	Marquest Respirgard II
Ribavirina (Virazole)	(SPAG) Generador del aerosol de partícula pequeña
Iloprost (Ventavis)	ProDose o I-neb
Solución Hipertónica	Ensayos controlados seleccionados al azar fueron realizados usando el Pari LC

Este tipo de dispositivo es el apropiado para ser usado en aplicaciones repetidas a condición de que sean lavados, enjuagados y secados al aire después de cada uso (Figura 28.1).

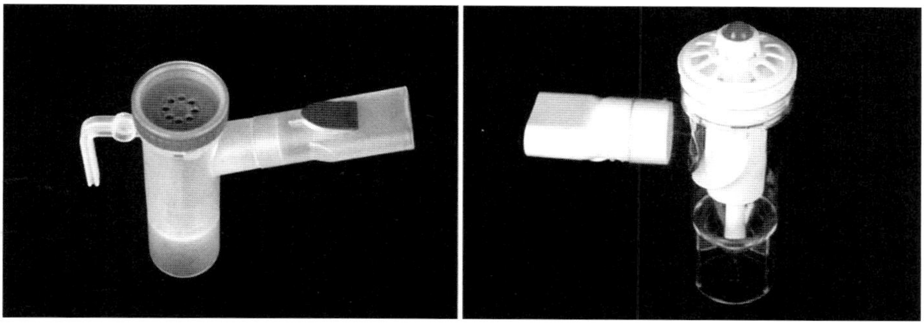

Figura 28.1. Nebulizadores de pequeño volumen

Nebulizadores Mesh o por acoplamiento

Varios fabricantes han desarrollado dispositivos de aerosol que utilizan un acoplamiento o una placa con múltiples aberturas para producir un aerosol líquido. Este principio de funcionamiento utiliza una placa de abertura unida a un material piezoeléctrico que vibra a alta frecuencia. Esta vibración a alta velocidad crea una acción de bombeo para producir el aerosol desde la solución líquida. Alternativamente la solución puede ser forzada a través del acoplamiento para crear aerosol.

Estos dispositivos pueden generar aerosoles con una fracción de partícula altamente fina, que puede resultar en una entrega más eficiente de la droga comparada con los nebulizadores convencionales. El aerosol es generado como una niebla fina y no se requiere ningún sistema de bafle o distorsionador interno.

Tienen un alto índice de producción de aerosol, son portátiles y funcionan con batería propia (Figura 28.2). Tienen un volumen muerto mínimo y algunos son activados por respiración.

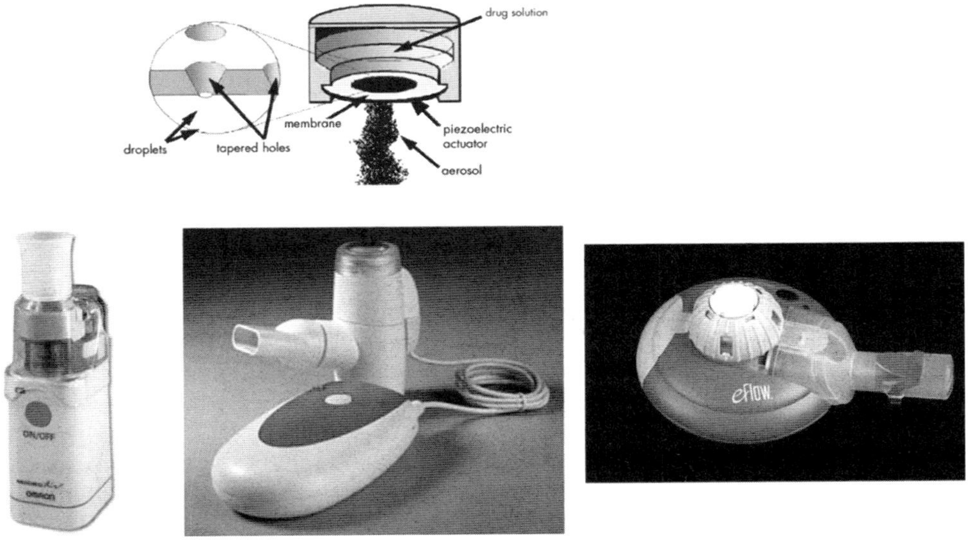

Figura 28.2. Inhaladores de dosis media

Nebulizadores ultrasónicos

Usan un cristal piezoeléctrico que vibra a alta frecuencia (1-3Hz), generando ondas constantes en la superficie del líquido y creando pequeñas gotas que son desplazadas por el flujo de aire.

Cuentan con un espacio muerto pequeño, producen partículas con un diámetro de masa aerodinámica más grande que los nebulizadores jets (entre 2 y 12µm), permiten la nebulización de grandes volúmenes en un tiempo menor.

Al aumentar la temperatura del fluido con su uso, pueden deteriorar a algunas drogas. Aunque no está demostrado que ésto ocurra con las medicaciones comúnmente utilizadas en aerosolterapia, no son recomendables para nebulizar suspensiones esteroides.

El uso de estos aparatos ha sido obstaculizado por su tendencia al mal funcionamiento mecánico.

Componentes de un nebulizador ultrasónico (Figura 28.3)

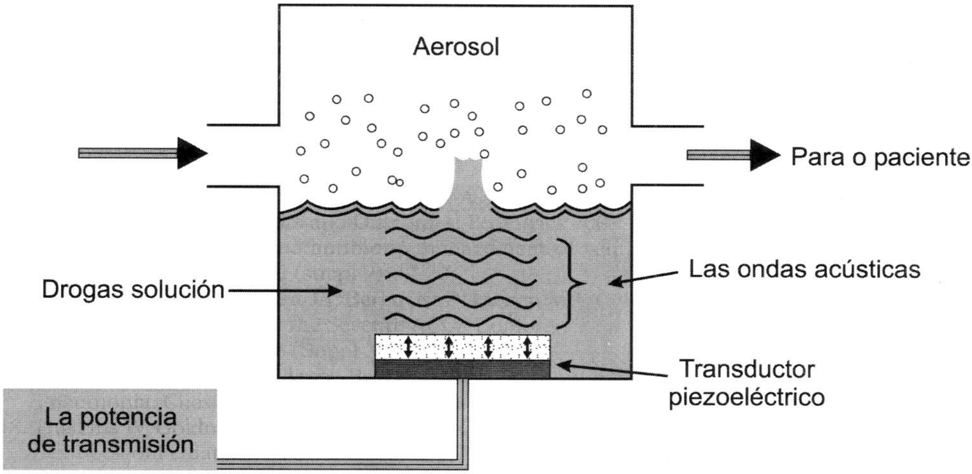

Figura 28.3. Inhaladores de polvo seco

Los nebulizadores especialmente construidos para pequeños volúmenes, tales como los que se usan con pentamidina aerosolizada, se utilizan cuando se debe evitar la contaminación del ambiente con la droga aerosolizada. A este nebulizador se le colocan válvulas unidireccionales y filtros para prevenir la contaminación del ambiente.

El generador de aerosol de partículas pequeña (SPAG), se usa específicamente para aerosolizar ribavirina. Consiste en un nebulizador con un compartimiento de secado que reduce la MMAD a casi 1,3µm. La ribavirina es potencialmente teratogéncia, por lo tanto cuando se administra esta droga, se debe utilizar un sistema de barrera.

Inhaladores de Dosis Medida

Están diseñados para proporcionar una dosis precisa (medida) de medicamento, en una fina neblina, a fin de ser inhalado directamente en las vías aéreas, para el tratamiento de enfermedades respiratorias. Como están presurizados, los componentes del equipo están protegidos de la contaminación por patógenos y de la humedad.

Al igual que lo que ocurre con otros sistemas de entrega de drogas respiratorias, sólo entregan aproximadamente un 10 – 20% de la dosis nominal por cada activación o puff, aún cuando se usen en forma correcta.

La mayoría de los IDM están diseñados para entregar una dosis de medicamento en un rango de 100-200µg por cada activación.

Generalmente están conformados por algunos elementos estándares que tienen funciones muy específicas en el sistema de liberación de drogas, independiente del fabricante o del ingrediente activo (droga). (Tabla 28.4)

Tabla 28.4. Componentes básicos de los inhaladores de dosis medida (IDM)	
Contenedor Inerte	Capaz de resistir altas presiones internas y de utilizar un revestimiento para prevenir la adherencia de la droga
Propelente	Gas comprimido licuado en el cual la droga está disuelta o en suspensión
Droga	Partículas en suspensión o en solución, en la presencia de surfactantes o alcohol, que determina la dosis de droga y el tamaño específico de la partícula
Válvula Dosificadora	Componente más crítico, que está enrizado dentro del contenedor y es responsable de dosificar un volumen o dosis reproducible. Las válvulas elastoméricas son responsables del sello y la prevención de pérdida o fuga de la droga
Actuador	Frecuentemente referido como el arrancador o activador, parcialmente responsable del tamaño de la partícula, basado en la longitud y el diámetro de la boquilla de los diferentes IDMs
Contador de Dosis	Nuevo componente que proporciona un seguimiento visual del número de dosis remanentes en el IDM

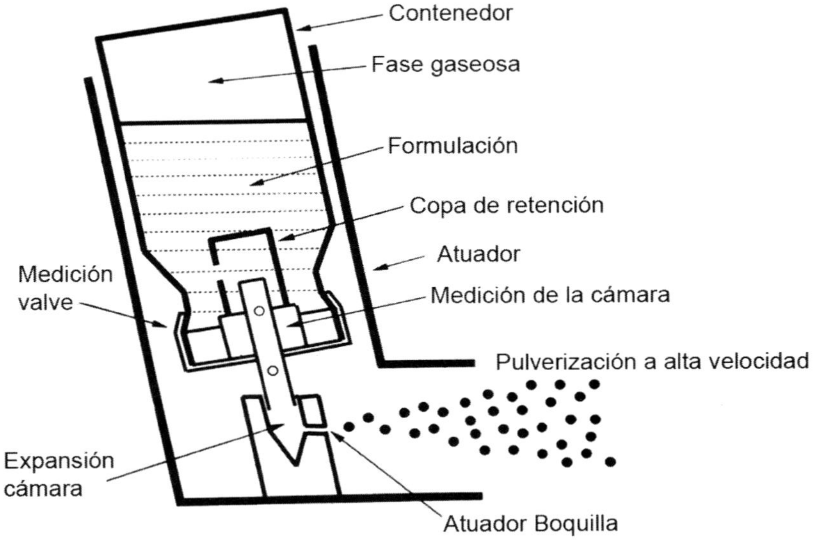

Figura 28.4. Expansor utilizado para inhalación

Los componentes de los IDM incluyen el contenedor (usualmente de aluminio), el propelente, la formulación (suspensión, solución), la válvula dosificadora, y el activador.

La boquilla activadora es específica para cada IDM y es un elemento determinante de la dosis de aerosol y el tamaño de la partícula. La cantidad de medicamento liberado está relacionado con el tamaño de la boquilla, su limpieza y falta de humedad.

Las canastillas del IDM contienen propelentes, surfactantes y el medicamento.

Las drogas del IDM pueden estar disueltas, ya sea en propelente (o un cosolvente como el etanol) o como suspensión en el propelente.

Ocasionalmente es necesario utilizar un agente tenso-activo para asegurar que la droga activa se encuentre bien suspendida, éste además actúa como lubricante para la válvula dosificadora.

Con base en el peso, los propelentes de un IDM representan alrededor del 80% del contenido, comparado con el 1% del medicamento activo. Por años, los IDM usaron CFCs (clorofluorocarbonos) como propelentes y suspensiones de drogas. Dado que los CFCs tienen un efecto dañino sobre la capa de Ozono del planeta se estableció un plazo para la eliminación del uso de CFC. Esto llevó al desarrollo de investigación en propelentes que podrían ser usados como alternativa y que tengan menos efecto sobre el ambiente. Como resultado, se comenzaron a utilizar los HFAs (hidrofluoroalkanos).

Los HFAs son farmacológicamente inertes y tienen propiedades similares a los propelentes de CFC que ellos reemplazaron. Los IDMs-HFA no contienen o no usan surfactantes para la dispersión, usan alcohol para este propósito.

El uso de HFA como propelente es capaz de superar alguno de los aspectos de los IDMs-CFC, incluyendo el cebado, efectos de la temperatura, del residuo, y de la geometría de la columna de aerosol. Con los IDM-HFA, el diseño del actuador (por ejemplo arrancador) se hace mucho más crítico en determinar el tamaño correcto de la partícula y la geometría de la columna de aerosol. Los inhaladores esteroidales con HFA liberan partículas más pequeñas que proporcionan una mayor distribución del medicamento en los pulmones.

Las partículas de tamaño más pequeño generadas con los esteroides propulsados con HFA también reducen la dependencia al tiempo de activación-respiración y a altos flujos inspiratorios.

Preparación del IDM para su uso

Cuando la canastilla de un IDM-CFRC está más fría que la temperatura ambiente, la dosis ha mostrado estar significativamente disminuida. Los IDM-HFA liberan una dosis más consistente a temperaturas tan bajas como -20°C.

Los IDMs en los cuales la droga está en suspensión (por ejemplo, CFC y algunas formulaciones de HFA) sufren una separación de la droga y el propelente cuando no son usados. Esta separación requiere que el IDM sea agitado para volver a dejar en suspensión la droga previa a su uso. El no agitar la canastilla puede disminuir en más de un 33% la cantidad de medicamento entregado.

Por otra parte, la aplicación de múltiples inhalaciones sin agitar el IDM-CFC, produce una disminución en la dosis, debido a que el propelente CFC congela la válvula.

El IDM requiere un cebado inicial y frecuente para asegurar que el equipo administre y libere la dosis apropiada. El cebado libera uno o más sprays al aire.

Cuando el IDM es nuevo o no ha sido usado por algún tiempo, el medicamento puede separarse de los otros ingredientes en la canastilla y la cámara dosificadora.

Técnica apropiada

La educación a los pacientes y al equipo de salud sobre la técnica óptima de uso del IDM es esencial para la obtención de adecuados resultados. Una técnica deficiente o inapropiada puede generar una entrega pequeña o nula de medicamento, lo cual puede impactar la adherencia.

La técnica apropiada se centra en una óptima coordinación disparo – inspiración. El disparo del IDM debe ocurrir al comienzo de la respiración y continuar durante el resto de la inhalación a un flujo relativamente bajo.

Conteo de la Dosis

La falta de un mecanismo de conteo de dosis es un serio inconveniente para el IDM y sitúa al paciente al riesgo potencial de continuar usando un inhalador vacío. Las instrucciones insertadas por las empresas farmacéuticas enseñan a los pacientes a contar las dosis inhaladas durante la vida útil del canister. El mantener un recuento actualizado de las dosis usadas es inviable, poco práctico y poco seguro para los pacientes, especialmente con los medicamentos de alivio.

Las recomendaciones de hacer flotar la canastilla (sin el gatillador) en agua son inexactas para determinar el contenido remanente. Además, el agua que entra a la válvula dosificadora puede disminuir la dosis subsiguiente u ocluir completamente el inhalador.

Accesorios para Dispositivos Inhalatorios de Dosis Medida

Si bien en el ámbito clínico se suele usar el término espaciador o aerocámara como sinónimos, estos equipos se diferencian según su diseño.

Un espaciador es un tubo simple o una extensión con una válvula unidireccional que contiene la nube de aerosol luego de la aplicación del mismo. Su función es simplemente crear una distancia entre la boca y la boquilla del IDM. Una aerocámara es un equipo de extensión adicionado a la pieza bucal del IDM que contiene una o más válvulas unidireccionales para contener al aerosol hasta que ocurra la inhalación.

Además de esta diferencia de diseño, el volumen puede variar así como la dirección del spray, que puede ser a favor (hacia la boca) o en contra del flujo (alejándose de la boca). Algunas aerocámaras y espaciadores se adaptan a la boquilla y al activador del fabricante, mientras que otros tienen una adaptador diseñado para admitir sólo la canastilla.

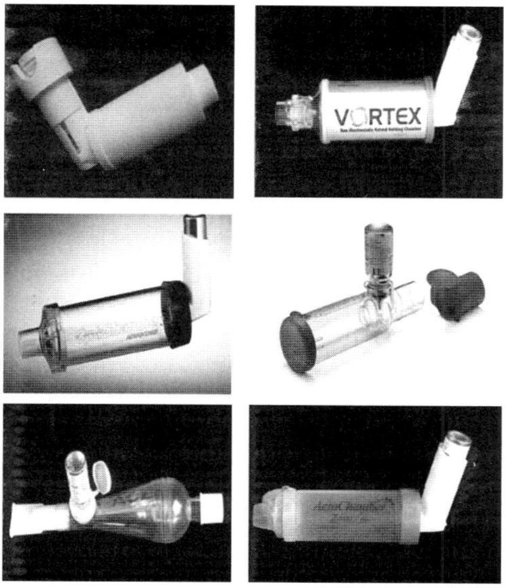

Figura 28.5

Proporcionan un volumen adicional que enlentece la velocidad del aerosol que sale del IDM, permitiendo disminuir el tamaño de la partícula.

La dosis entregada y la retención del aerosol dependen del tamaño y el tipo de espaciador, y de la carga electrostática de las paredes internas cuando son plásticos.

Los espaciadores plásticos nuevos pueden tener carga electrostática, lo que puede causar que las partículas de aerosol se adhieran disminuyendo la dosis entregada a los pulmones, especialmente cuando hay retraso en la inhalación. Pero este problema de carga electrostática también puede generarse por una limpieza inadecuada del equipo.

La carga electrostática puede disminuirse cebando la aerocámara con varias activaciones del aerosol desde el IDM o lavándolo con una solución diluida en detergente casero, permitiendo que se seque al aire sin enjuagarlo ni secarlo con una toalla.

Estos dispositivos deben ser reemplazados cuando estén dañados o en mal estado, por lo que requieren ser inspeccionados periódicamente.

Consideraciones Especiales para la Entrega de Aerosoles Durante la Ventilación Mecánica

Varios factores influyen en la entrega de aerosoles al pulmón en pacientes que se encuentran recibiendo asistencia respiratoria mecánica. Los más importantes a tener en cuenta son:

- El aparato generador de aerosol y su ubicación en el circuito del ventilador.
- El tamaño de la partícula aerosolizada.

• Sincronización del aparato generador de aerosol con el flujo inspiratorio del ventilador.

• Los parámetros ventilatorios.

• Condiciones en el circuito del respirador

Otros factores que influyen son: la dosis de la droga, la duración de acción de la misma y ciertas características del paciente como que presente obstrucción al flujo aéreo o hiperinsuflación dinámica.

A esto debe agregarse saber que en los pacientes pediátricos, especialmente los recién nacidos y lactantes, las características anatómicas, fisiológicas y fisiopatológicas juegan un rol preponderante en la eficacia de la entrega del aerosol. Los datos existentes hasta la actualidad sugieren que la entrega de aerosol en esta población es sustancialmente menos eficiente que en la población adulta, pero prestando cuidadosa atención a los detalles arriba mencionados y optimizando la técnica de entrega, pueden en parte subsanarse estos problemas.

Aparato generador del aerosol y su localización en el circuito del ventilador

Sólo los nebulizadores y los IDM se adaptan para ser usados durante la ventilación mecánica. Las técnicas para usar los IDM son diferentes de las empleadas para usar nebulizadores.

Los IDM, en los pacientes en asistencia respiratoria mecánica, son principalmente utilizados para entregar β2 y anticolinérgicos para el tratamiento de la obstrucción de la vía aérea.

Para conectarlos al circuito ventilatorio se usan distintos adaptadores (codos, dispositivos en línea, cámaras espaciadoras), los cuales influirán de diferentes modos sobre la eficiencia y rendimiento de la droga. Un IDM con una aerocámara en un circuito aumenta en 4 a 6 veces la entrega de droga aerosolizada comparado con el codo y con un espaciador en línea.

Asimismo se comprobó que un IDM con una aerocámara ubicada a 15 cm del tubo endotraqueal, produce una respuesta broncodilatadora significativa debido a una eficiente entrega de aerosol, .en los pacientes de mayor edad (preescolares y adolescentes), mientras que para los menores de 6 meses parecería ser más efectiva la entrega de aerosol colocando la aerocámara entre el tubo endotraqueal y la Y del circuito, con una aerocámara de bajo volumen.

Los nebulizadores son usados para entregar varios agentes diferentes como: broncodilatadores, prostaglandinas, antibióticos, surfactante, etc. a los pacientes ventilados.

Los nebulizadores jet se conectan en la rama inspiratoria del circuito ventilatorio o en la Y, aunque ubicándolos a cierta distancia del tubo endotraqueal ofrecen mayor eficiencia. Pueden operarse en forma continua a través de gas presurizado desde la pared, o en forma intermitente por el gas proporcionado por el ventilador. Si bien la entrega intermitente es más eficaz, cuando la presión brindada al nebulizador por algunos respiradores es baja, se pueden alterar significativamente las características del aerosol y la eficacia del nebulizador.

Cuando se emplea una óptima técnica, el IDM y el nebulizador son igual de efectivos en el tratamiento de los pacientes ventilados con enfermedad obstructiva. Aunque por lo general se prefiere el IDM para la terapia broncodilatadora, por su dosis más consistente y menor contaminación bacteriana.

Tamaño de la partícula

Los IDM y nebulizadores que producen partículas de MMAD menor de 2µ son más eficientes durante la ventilación mecánica que los que producen partículas de mayor tamaño, ya que durante la asistencia ventilatoria mecánica, las grandes partículas son atrapadas en el circuito y el tubo endotraqueal.

Sincronización del aparato generador del aerosol con el flujo inspiratorio del ventilador

La activación de un IDM debe sincronizarse con el comienzo del flujo inspiratorio del ventilador, ya que activándolo dentro de una cámara espaciadora entre 1 y 1,5 segundos previos a la embolada del respirador se observó que la eficiencia de la entrega del aerosol disminuía un 35%.

Parámetros ventilatorios

Se comprobó que volúmenes corrientes altos, tiempos inspiratorios largos y flujos inspiratorios lentos mejoran la entrega de aerosol.

Una relación I:E mayor mejora la entrega de aerosol tanto para el nebulizador como para el IDM.

En el caso de los IDM se mejora la entrega de droga cuando se sincroniza con una respiración espontánea simulada, comparada con una respiración controlada de similar volumen corriente. Sin embargo alterar los parámetros ventilatorios no influye la respuesta broncodilatadora.

La curva de flujo influye en la entrega de los nebulizadores, pero su influencia es mucho menor para los IDM.

En cuanto a los modos ventilatorios, se observó que los nebulizadores podrían tener menor eficiencia durante la PCV (ventilación controlada por presión), no así los IDM.

Los diferentes tipos de sensibilidad no influyen significativamente para los IDM, pero el uso de sensibilidad por flujo_con un nebulizador podría diluir el aerosol y aumentar el lavado en la rama espiratoria entre respiración.

Condiciones del circuito

HUMEDAD: La humidificación aumenta la pérdida de aerosol en el circuito del ventilador y reduce la entrega en el tracto respiratorio inferior para ambos (IDM y nebulizador), en hasta un 40%, comparando con un circuito seco.

Si bien el circuito humidificado reduce la entrega de droga, no está recomendado evitar el humidificador para la terapia inhalatoria de rutina. Con una técnica cuidadosa, el impacto de la humedad puede ser disminuido por un aumento en la cantidad de droga.

Un circuito seco podría usarse en aquellos agentes muy caros o en los que la cantidad de droga depositada es crítica (por ejemplo, antibióticos), y la activación de la entrega podría realizarse en 10-15 minutos, para minimizar el efecto del gas seco sobre la mucosa de la vía aérea.

El filtro de los humidificadores pasivos (HME) es una barrera para la entrega de aerosol, por lo que se debe retirar del circuito mientras se realice la terapia inhalatoria.

DENSIDAD DEL GAS: La inhalación de gases de menor densidad que el aire y el oxígeno como el heliox (70-30), mejoran la entrega de droga en pacientes pediátricos y adultos. Con el uso de un IDM podría aumentar cerca de un 50% la cantidad de aerosol entregado al tracto respiratorio inferior cuando se emplea heliox; mientras que con un nebulizador, el uso de heliox reduce la masa respirable y el rendimiento de la droga.

VÍA AÉREA ARTIFICIAL: La impactación del aerosol sobre el tubo endotraqueal constituye una barrera significativa para la entrega efectiva de droga en lactantes y niños ventilados mecánicamente. Estudios realizados, no encontraron diferencias significativas en la entrega de aerosol entre tubos de distintos tamaños.

Entrega de terapia inhalatorio para pacientes en ventiladores de alta frecuencia oscilatoria (HFOV)

Estudios realizados con un respirador Sensormedic 3100A encontraron que se obtiene mayor respuesta broncodilatadora colocando un espaciador en línea que un IDM con aerocámara. Así como también se observó mayor deposición con mayores tiempos inspiratorios y menores frecuencias respiratorias.

Cuando se utilizaron nebulizadores, con el nebulizador Aero Neb Pro se obtuvo mayor respuesta.

Aerosolterapia durante la ventilación no invasiva (VNI)

La técnica óptima para la entrega de aerosoles a pacientes en VNI está aún en proceso de investigación. Algunos estudios sugieren que la entrega de aerosol puede variar entre el 5 y el 25% de la dosis nominal, dependiendo de la presión inspiratoria y espiratoria empleada, de la posición del nebulizador y/o de la sincronización del IDM con la inhalación.

Parecería que ubicar el nebulizador entre el puerto exhalatorio y la conexión al paciente favorecería la deposición de aerosol.

Si bien se requieren mayor cantidad de estudios, actualmente podríamos decir que se pueden emplear tanto los nebulizadores como los IDM con aerocámaras para la entega de aerosoles a pacientes en VNI.

Referencias

1. Ahrens RC, Ries RA, Popendorf W, Wiese JA. Delivery of therapeutic aerosols through endotracheal tubes. *Pediatr Pulmonol* 1986; 2(1):19–26
2. Arnon S, Grigg J, Silverman M. Effectiveness of budesonide aerosol in ventilator-dependent preterm babies: a preliminary report. *Pediatr Pulmonol* 1996;21(4):231–5.
3. Ballard J, Lugo RA, Salyer JW A survey of albuterol administration practices in intubated patients in the neonatal intensive care unit. *Respir Care* 2002;47(1):31-8.
4. Cole Cynthia H Special Problems in Aerosol Delivery: Neonatal and Pediatric Considerations. *Respir Care* 2000;45(6):646–51
5. Chatmongkolchart S, Schettino GPP, Dillman C, Kacmarek RM, Hess DR. In vitro evaluation of aerosol bronchodilator delivery during noninvasive positive pressure ventilation: effect of ventilator settings and nebulizer position. *Crit Care Med* 2002;30(11):2515–9
6. Dhand, R., & Tobin, M.J. Inhaled bronchodilator therapy in mechanically ventilated patients. *American Journal of Respiratory and Critical Care Medicine* 1997, 156(1), 3-10.
7. Dhand R. Special problems in aerosol delivery: artificial airways. *Respir Care* 2000;45(6):636–45.
8. Dhand Rajiv. Basic Techniques for Aerosol Delivery During Mechanical Ventilation. *Respir Care* 2004; 49 (6):611-62
9. Dolovich MA. Influence of inspiratory flow rate, particle size, and airway caliber on aerosolized drug delivery to the lung. *Respir Care* 2000;45(6):597–608.
10. Dolovich Myrna B., Ahrens Richard C., Hess Dean R., Anderson Paula, Dhand Rajiv, Rau Joseph L., Smaldone Gerald C. and Guyatt Gordon Device Selection and Outcomes of Aerosol Therapy: Evidence-Based Guidelines *Chest* 2005;127;335-71 .
11. Duarte AG, Fink JB, Dhand R. Inhalation therapy during mechanical ventilation. *Respir Care Clin N Am* 2001;7(2):233–60.
12. Fink JB, Dhand R, Duarte AG, Jenne JW, Tobin MJ. Aerosol delivery from a metered-dose inhaler during mechanical ventilation: an in vitro model. *Am J Respir Crit Care Med* 1996;154(2 Pt1):382–7.
13. Fink James B Aerosol Delivery to Ventilated Infant and Pediatric Patients Respir Care 2004; 49 (6): 653-665. Fok TF, Lam K, Dolovich M, Ng PC, Wong W, Cheung KL, So KW. Randomised controlled study of early use if inhaled corticosteroid in preterm infants with respiratory distress syndrome. *Arch Dis Child Fetal Neonatal* Ed 1999;80(3):F203–F8.
14. Fok TF, Lam K, Dolovich M, Ng PC, Wong W, Cheung KL, So KW. Randomised controlled study of early use of inhaled corticosteroid in preterm infants with respiratory distress syndrome. *Arch Dis Child Fetal Neonatal* Ed 1999;80(3):F203–F8.
15. Grigg J, Arnon S, Jones T, Clarke A, Silverman M. Delivery of therapeutic aerosols to intubated babies. *Arch Dis Child* 1992;67(1 Spec No):25–30.
16. Hess Dean, Fisher Daniel, Williams Purris, Pooler Sharon and Kacmarek Robert M. Medication Nebulizer Performance *Chest* 1996;110;498-505
17. Hess DR, Dillman C, Kacmarek RM. In vitro evaluation of aerosol bronchodilator delivery during mechanical ventilation: pressure-control vs. volume control ventilation. *Intensive Care Med* 2003;29(7): 1145–50.
18. Hess Dean R, Myers Timothy, Rau Joseph L. Una guía de dispositivos para aerosolterapia. *AARC* 2007
19. McPeck M, Tandon R, Hughes K, Smaldone GC. Aerosol delivery during continuous nebulization. *Chest* 1997;111(5):1200–5.
20. Rosas-Vargas Miguel, del Rio-Chivardi Jaime, Castro-Hidalgo Emilia, del Rio-Navarro Blanca E., Sienra-Monge Juan J. L.. Tipos y características de los inhaladores para el manejo de asma. Bol *Med Hosp Infant Mex* 2005; 62: 273-86
21. Silverman M. Aerosol therapy in the newborn. *Arch Dis Child* 1990; 65(8)906–8.
22. Watterberg KL, Clark AR, Kelly HW, Murphy S. Delivery of aerosolized medication to intubated babies. *Pediatr Pulmonol* 1991;10(2): 136–41.

Capítulo 29

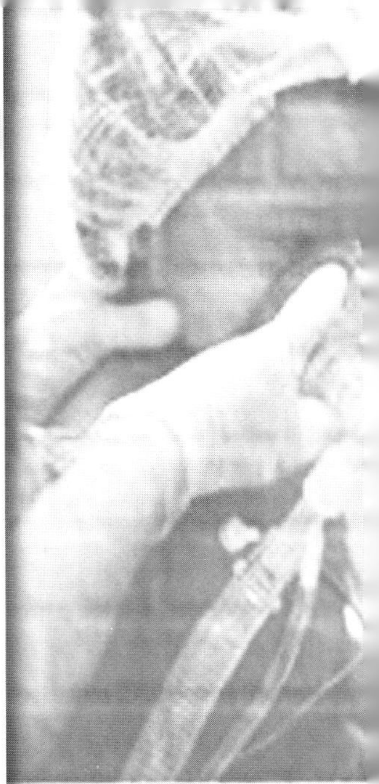

Injuria Pulmonar Asociada a la Asistencia Respiratoria Mecánica - Estrategias de Asistencia Respiratoria Mecánica para Protección Pulmonar

Jorge Selandari
Jorge S. Sasbón
Eduardo Motto

Introducción

La asistencia respiratoria mecánica (ARM) es una herramienta indispensable para el sostén vital de muchos pacientes y su uso está ampliamente difundido en todas las terapias intensivas del mundo. Si bien hay datos desde el siglo XVI de utilización de algún tipo de soporte ventilatorio, no es hasta mediados del siglo pasado, especialmente con las epidemias de poliomielitis donde el conocimiento de su potencial como terapia de soporte se expande masivamente. En 1967 Ashbaugh (1) describe el síndrome de distress respiratorio en adultos (ARDS) y observa que la aplicación de PEEP mejora la oxigenación de estos pacientes y en 1971 Gregory (2) informa de los resultados positivos del CPAP en el tratamiento de la enfermedad de membrana hialina, aumentando exponencialmente en esos años el uso de la ventilación mecánica para el tratamiento de pacientes con *enfermedad pulmonar difusa*. Sin embargo, investigaciones experimentales en las décadas del 70 y 80 comienzan a mostrar que, paradójicamente, el tratamiento con O_2 como la ventilación mecánica son capaces de ser causa de un cuadro clínico y anatomopatológico indistinguible del ARDS, tanto en el pulmón sano como en el previamente injuriado. Por fin en el 2000 se prueba clínicamente en un estudio lo suficientemente amplio, que una estrategia ventilatoria que protege de la injuria pulmonar asociada a ARM (IPA-ARM) es capaz de disminuir la mortalidad (3). Hallazgos posteriores sugieren que el uso de parámetros de ARM no protectores de la IPA-ARM en pacientes *sin patología pulmonar* son un factor de riesgo independiente para el desarrollo posterior de ARDS (4;5).

Brevemente entonces, la morbilidad y mortalidad asociada al fallo respiratorio es, en cierta medida, iatrogénica (6-8) ya que la ventilación mecánica puede ser un factor causal en la génesis, persistencia y agravamiento de por ejemplo el ARDS, donde se ha estimado que en adultos la mortalidad atribuible a la IPA-ARM es de por lo menos un 9-10% (9).

Cuadro 29.1. Ventilación mecánica y oxigeno
La ventilación mecánica y la toxicidad por O_2 son causa de ARDS

Por eso es tan importante para el intensivista comprender y conocer los mecanismos de injuria asociada a ARM y las estrategias de protección pulmonar en las diversas situaciones de ventilación mecánica. Como siempre en medicina, este también es un tema en el que persisten controversias y preguntas sin responder. Nosotros intentaremos aquí sintetizar el conocimiento de manera didáctica, seleccionando la investigación experimental que mejor aclare los conceptos, reportar las experiencias clínicas relevantes y por último ofrecer nuestras sugerencias para la ventilación con estrategias de protección pulmonar, donde intentamos integrar la bibliografía, su interpretación y nuestra experiencia. Hemos procurado ofrecer numerosas referencias bibliográficas que permitan al lector interesado ahondar el conocimiento y/o explorar las controversias no profundizadas aquí.

Efectos adversos de la ventilación mecánica

En este capítulo abordaremos la injuria de la ventilación mecánica sobre el pulmón pero no se deben dejar de lado la prevención, diagnóstico y tratamiento de otros efectos adversos de suma importancia, algunos de los cuales mencionamos en la tabla 29.1.

Tabla 29.1. Efectos Adversos de la Asistencia Respiratoria Mecánica	
Efectos Adversos de la Asistencia Respiratoria Mecánica	
Toxicidad por O_2*	Disminución del volumen minuto cardíaco
Injuria mecánica inducida por la VM*	Trastornos renales
Auto PEEP	Disminución presión de perfusión cerebral
Infección	Disfunción hepática y gastrointestinal
Lesión por tubo endotraqueal	Accidentes (extubación accidental, etc.)
*temas abordados en este capítulo	

La IPA-ARM consiste en la combinación de la toxicidad por O_2 con la aplicación repetida sobre el tejido pulmonar, de una excesiva tensión y deformación que afecta a estructuras tales como el epitelio alveolar, el fibroesqueleto y la microvascularización pulmonar, a las pequeñas vías aéreas distales y a los tejidos yuxtaalveolares.

Esta lesión ha sido demostrada en la experimentación animal, tanto en pulmones sanos como en pulmones con injuria previa a la exposición a la ventilación mecánica. Aunque se acepta su ocurrencia en humanos, debido a que es morfológica, fisiológica y radiológicamente indistinguible del ARDS (222) no se puede separar los efectos patológicos de la enfermedad de los inducidos por el respirador. Es por eso que solo se pueden *asociar* los efectos de ventilación mecánica con la injuria pulmonar sin poderse definirse el nivel de causalidad que implica el término *inducción*. De ahí que se prefiera referirse a esta entidad como, tanto en la investigación como en la asistencia clínica, *Injuria asociada a ARM* (IPA-ARM) (Cuadro 29.2.) (10).

Cuadro 29.2. IPI-ARM versus IPA-ARM	
IPI-ARM	Injuria inducida por ARM: Injuria pulmonar inducida por ARM en modelos animales
IPA-ARM	Injuria asociada a ARM: Injuria pulmonar asociada con ARM en la actividad clínica

Por muchos años la IPA-ARM fue sinónimo de "barotrauma", refiriéndose al síndrome clínico de escape de aire debido a la disrupción de la pared alveolar. Este aire extra alveolar, a través de una disección progresiva de la anatomía pulmonar causa los conocidos síndromes clínicos de enfisema intersticial (aire visible en el intersticio pulmonar en las imágenes de tórax), neumotórax, neumomediastino, neumoperitoneo, etc. A estas lesiones clásicas, la experimentación en animales agregó el descubrimiento de lesiones más sutiles que no habían sido sospechadas clínicamente. Se halló que la ventilación mecánica con parámetros altos de respirador en *animales sanos* alteraba el balance hídrico del pulmón, aumentaba la permeabilidad endotelial y epitelial y causaba edema y daño tisular grave. Estos hallazgos son anatomopatológicamente inespecíficos y son indiferenciables del daño alveolar difuso que caracteriza al ARDS. Adicionalmente, todos los estudios en animales con *pulmones enfermos* encuentran que son *más susceptibles* a la IPA-ARM (11).

Se sabe que la ventilación mecánica deteriora la función del surfactante y es uno de los mecanismos que contribuyen a la progresión de la injuria (12). Ya en 1964 Greenfield y col ventilando perros por solo 2 hs. con presión inspiratoria máxima (PIM) de 26 a 32 cmH_2O y sacrificados después de permitírseles una recuperación de 24 hs. halló en la autopsia zonas de atelectasias macroscópicas y los extractos de tejido pulmonar con alteración de la tensión superficial atribuibles al deterioro del sistema surfactante (13). Numerosos estudios posteriores reafirmaron este hallazgo que es una consecuencia compleja de alteraciones en la cantidad y calidad de surfactante pulmonar (12;14 -19).

El clásico estudio de Webb y col (20) fue el primero que demostró inequívocamente que la ventilación mecánica puede producir edema pulmonar y fue al mismo tiempo una demostración de que la PEEP protege de la IPA-ARM (*con una estrategia de limitación del volumen corriente (Vt)*). Tomando 3 grupos de ratas, al 1ro lo ventiló con un setting de 15/0 que no generó lesiones pulmonares, a otro grupo con presiones de 45/0 hallando grosero edema y hemorragias pulmonares y por último un 3er grupo con presiones de 45/10 con el consiguiente disminución del Vt ya que se ventilaban en un modo de presión control, encontrando una clara disminución de la lesión pulmonar (foto 29.1.).

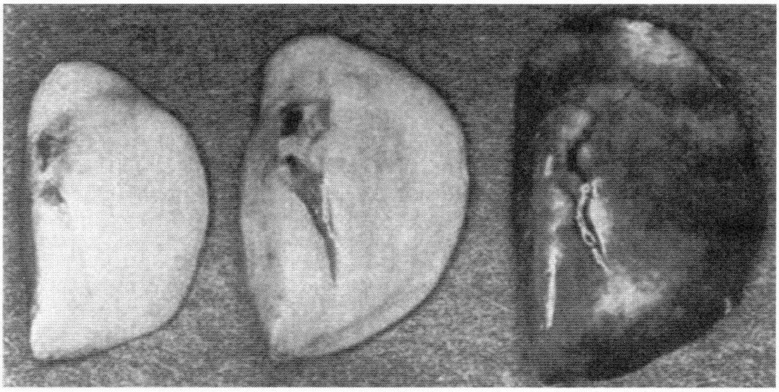

Foto 29.1. Webb HH, Tierney DF. Am Rev Respir Dis 1974; 110:556

La ventilación mecánica con volutrauma y FIO_2 altas, en pacientes con ARDS puede inducir coagulopatía alveolar y depósitos de fibrina en las vías aéreas (21-23). También hace más vulnerable al huésped a las infecciones, a través de diversos efectos que incluyen el aumento de la permeabilidad intestinal (24) y la translocación pulmonar / sistémica de endotoxina bacteriana (25).

A continuación revisaremos y profundizaremos los mecanismos y consecuencias de la IPA-ARM

Mecanismos de la lesión pulmonar asociada por la ventilación mecánica

Son cuatro los mecanismos principales de la IPA-ARM (Cuadro 29.3.) pero que actúan interrelacionados, ya que se ha demostrado experimentalmente el efecto sinérgico sobre la lesión pulmonar que tienen la toxicidad por O_2 y los efectos mecánicos del respirador en la génesis de la IPA-ARM (22;26 -29). Por último el biotrauma es una *respuesta inflamatoria y a su vez consecuencia de:* la toxicidad por O_2 y la agresión mecánica de la vía aérea y alvéolos.

Cuadro 29.3. Mecanismos principales de la lesión pulmonar asociada a ventilación mecánica
· Toxicidad por O_2 → injuria atribuible al uso de FIO_2 suprafisiológica
· Volutrauma → Exceso de volumen alveolar al final de la inspiración
· Atelectrauma → Déficit de volumen alveolar al final de la espiración
· Biotrauma à Respuesta inflamatoria local y sistémica como consecuencia del volutrauma, atelectrauma y toxicidad por O_2

Toxicidad por O_2

La exposición a concentraciones suprafisiológicas de fracciones inspiradas de O_2 causan un espectro de lesiones clínicas y anatomopatológicas que son dosis y tiempo dependientes (Cuadro 29.4.).

La hiperoxia local produce la liberación de superóxidos y radicales libres. Los radicales libres causan peroxidación de los lípidos, que lleva al daño de las membranas celulares, inactivación de los sistemas enzimáticos, cambios en el ADN y degradación de proteínas estructurales. La injuria del endotelio y células parenquimatosas pulmonares llevan al escape de líquido y proteínas desde el capilar pulmonar al espacio alveolar e inactivación del surfactante. Esto resulta en edema pulmonar, atelectasias alveolares e infiltrados leucocitarios. En modelos animales, la muerte se debe a la barrera mecánica que se genera para el intercambio de gases. Si los animales sobreviven puede haber proliferación de fibroblastos y aumento de la producción de colágeno que dan por resultado fibrosis pulmonar (30).

Cuadro 29.4. Toxicidad por O_2	
Síndromes Clínicos	Anatomía Patológica
Traqueobronquitis aguda	Atelectasias*
Atelectasias de absorción	Edema y hemorragia alveolar*
ARDS	Infiltrados inflamatorios*
Displasia Bronco Pulmonar	Membranas hialinas*
Fibrosis pulmonar difusa	Depósitos de fibrina # Fibrosis intersticial #
* Hallazgos típicos del ARDS # Hallazgos del ARDS tardío, la displasia broncopulmonar o enfermedad pulmonar crónica y de la fibrosis pulmonar difusa	

De Los Santos y colaboradores estudiaron los efectos de la exposición al oxígeno al 100% en mandriles adultos por 5 a 7 días hallando un marcado trastorno en el intercambio de gases, datos inflamatorios en el lavado bronquioalveolar (BAL), radiográficos, y anatomía patológica equivalentes a los observados en pacientes con ARDS (31). Hallazgos equivalentes se hallaron en primates recién nacidos de término y prematuros, estos últimos desarrollando enfermedad de membrana hialina (32).

Con el fin de investigar en humanos los cambios bioquímicos que podrían mediar cambios anatomopatológicos posteriores causados por el O_2, Davis y col efectuaron BAL a voluntarios sanos antes y después de una exposición a FIO_2 de 0.95 durante 17 hs. . Estos investigadores hallaron datos de incremento de la permeabilidad alvéolo capilar, basados en aumentos de la concentración de albúmina y transferrina en el BAL (33). Asimismo hay evidencia en humanos que exposiciones mayores a las 72 hs. con FIO_2 mayores de 0.6 se asocian con fibrosis pulmonar (30).

Se acepta que $FIO_2 \leq$ de 0.6 son seguras para su uso clínico. Sin embargo existen datos que ponen en duda el concepto de inocuidad que se asocia habitualmente a la utilización de $FIO_2 \leq 0.6$. En un estudio en sujetos que respiraron FIO_2 entre 0.3 y 0.5 durante 45 hs. se notaron incrementos de las concentraciones de albúmina en el BAL (30). En otro estudio, Register y col evaluaron el intercambio gaseoso después de la extubación traqueal en 25 pacientes para determinar el efecto de una FIO_2 de 50% durante la ventilación mecánica después de cirugía de bypass coronario. Veinticinco pacientes recibieron ventilación mecánica postoperatoria de 16 a 24 h de duración, 13 con $FIO_2 < 0,30$ y 12 con una FIO_2 de 0,50. Después de la extubación, todos los pacientes respiraban aire ambiente (FIO_2 0,21). El shunt calculado postextubación de los pacientes que habían recibido FIO_2 de 50% (0,20 + / - 0,03 [DE]) fue significativamente mayor ($p < 0.01$) que el de los pacientes que recibieron una $FIO_2 < 0,30$ (0,13 + / - 0,04). En consecuencia, la PaO_2 de los pacientes que habían recibido 50% de oxígeno (60 + / - 5 mmHg) fue significativamente inferior ($p < 0.03$) a la de los pacientes que no habían recibido más de 30% de oxígeno (66 + / - 7 mmHg). Así, la administración de 50% de oxígeno, supuestamente, no tóxico, a los pacientes con ventilación mecánica puede causar deterioro de intercambio de gases pulmonares después de la extubación (34).

Nótese por ejemplo que en el ARDS, el trastorno de ventilación-perfusión consecuente de la toxicidad del O_2 agregado lleva a empeoramiento de la hipoxemia lo que requiere mayor aumento de la FIO_2, causando mayor injuria oxidativa y estableciéndose un circulo vicioso. Estos hallazgos fundamentan la hipótesis que limitar la exposición del pulmón a fracciones inspiratorias altas de O_2 puede limitar la progresión de la enfermedad pulmonar (35).

Con respecto al uso prolongado también existe sospecha clínica que niveles "seguros" de O_2 pueden ser deletéreos para el pulmón de lactantes con enfermedad pulmonar crónica. El estudio Stop-ROP puso a prueba si un régimen de mayor saturación de oxígeno arterial (96% -99% vs. 89% -94%) mediante oxigenoterapia de por lo menos 2 semanas, mejoraba la evolución de la retinopatía del prematuro. No se encontró efecto benéfico sobre la retinopatía pero a nosotros nos interesa que en el grupo de alta saturación se encontraron más frecuentemente datos de peor evolución pulmonar. El grupo seguido con una mayor saturación de O_2 presentaron más episodios de neumonía o exacerbación de la enfermedad pulmonar crónica (13% frente al 8%). La necesidad de oxígeno suplementario a las 50 semanas de edad gestacional corregida también fue menor en el grupo de baja saturación (37% vs. 47%, $p = 0.02$) (36;37).

En la actualidad se continúa con la búsqueda de recursos farmacológicos que ayuden a prevenir y tratar la lesión hiperoxia. Entre las numerosas sustancias en estudio mencionamos a la melatonina (38), óxido nítrico (39), proteína C recombinante humana (40), y otras (41). Y en un camino de investigación opuesto, se está estudiando a nivel experimental animal el uso de hiperoxia normobárica como agente terapéutico en sepsis (42; 43) y otras condiciones, así que se debe estar atento a estas áreas de investigación.

Estos estudios nos muestran que no se conocen tiempos y/o dosis de O_2 inocuos por lo que se debe usar observando límites de oxigenación arterial *superiores* tanto como los *inferiores*, sin olvidar que la dosis de O_2 *insuficiente* también puede tener efectos deletéreos graves, en agudo los conocidos de la hipoxia (lesión cerebral, fallo múltiple de órganos, etc.) y por ejemplo en lactantes con enfermedad pulmonar crónica las bajas saturaciones pueden aumentar la resistencia vascular pulmonar, aumento de la resistencia de las vías respiratorias, limitar el crecimiento somático, y quizás también aumentan los riesgos de muerte súbita (37).

Cuadro 29.5. Tiempo y dosis de oxigeno
No se conocen tiempos y/o dosis de O_2 inocuos por lo que el O_2 se debe usar observando límites de oxigenación arterial superiores tanto como los inferiores

En los comienzos de la ventilación mecánica en pacientes con patología pulmonar severa se discutía las responsabilidades relativas sobre la injuria pulmonar entre el respirador y la toxicidad por O_2. Un estudio de esa época llevó a argumentar que la toxicidad del O_2 era tan importante que el respirador no tenía responsabilidad en el daño pulmonar. Nash y col en 1971 (44) colocó en ARM a cabras ventiladas con 18 cmH_2O de PIM pero un grupo con FIO_2 de 100% y otro con aire ambiental. El grupo con FIO_2 de 100% no sobrevivió más de 4 hs. y en la autopsia se hallaron los pulmones con edema severo y membranas hialinas (anatomía patológica típica del ARDS y de la enfermedad de membrana hialina del prematuro). Por el contrario, las cabras ventiladas con aire ambiente continuaron bien hasta 2 semanas y sus anatomías patológicas no fueron diferentes de sus controles. Concluyó entonces que la ventilación mecánica prolongada, a volúmenes y presiones fisiológicos no causan daño pulmonar. Ahora sabemos que el respirador, a través de su interacción mecánica con la vía aérea y alvéolos también es muy importante como causa de injuria pulmonar como veremos a continuación.

Volutrauma

Estudios experimentales muestran que la ARM, a través del exceso de insuflación al fin de la inspiración, es capaz de producir daño tanto de pulmones sanos (16;20;45;46) como en pulmones con ARDS (11;47). Estas lesiones de la pared alveolar causadas por la sobredistensión han podido ser documentada con microfotografías al microscopio electrónico (48), mostrando la lesión capilar y el escape de plasma y elementos hemáticos fuera del espacio capilar pulmonar (foto 29.2) confirmando a nivel morfológico la capacidad de la ventilación mecánica de generar edema pulmonar no cardiogénico, proteináceo por permeabilidad capilar aumentada, fundamento fisiopatológico del ARDS. Varios estudios muestran que es el volumen alveolar del fin de la inspiración el principal determinante de la aparición de edema (49-51)

El Barotrauma es una causa de ARDS

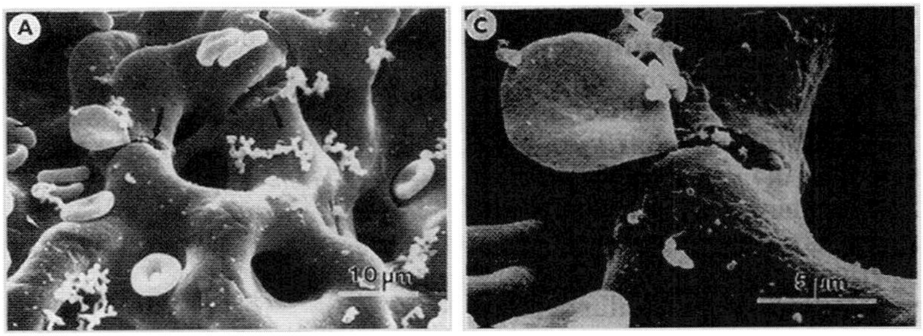

Foto 29.2. Microfotografía electrónica mostrando lesión ultraestructural del capilar pulmonar

Volutrauma vs. barotrauma

Una consecuencia lógica de pensamiento es que las lesiones pulmonares halladas con la ventilación a *presión positiva* fueran consecuencia de dicha *presión*. Sin embargo ingeniosos estudios experimentales demostraron que es el *volumen* de la ventilación y no la presión es el factor etiopatogénico del proceso. Dos estudios creemos son los que demuestran de manera elocuente esta tesis. Lucía Hernández y colaboradores (50) publica un estudio en 1989 que consistió en poner en ventilación mecánica a 3 grupos de conejos prematuros con 3 parámetros de respirador diferentes en presión control de PIMs 15, 30 y 45 cm. H_2O que producían diferentes volúmenes corrientes. El primer grupo de conejos fueron ventilados con tórax cerrado, al segundo grupo se les disecaron los pulmones y se ventilaron ex vivo y al tercer grupo se les colocó unas casacas de yeso de cuerpo entero que impedían la excursión torácica y por lo tanto limitaban el Vt. Para evaluar el grado de injuria pulmonar midió el coeficiente de filtración capilar, una medida de daño de la barrera alvéolo capilar. Tanto los pulmones ventilados ex vivo como los de tórax cerrado presentaron niveles progresivos de alteración según los incrementos de PIMs. Sin embargo, los pulmones de los conejos que no se les había permitido incrementar su Vt, aún ventilados con las PIMs máximas de 45 cmH_2O no presentaron alteraciones significativas ni diferencias con los pulmones no ventilados usados como control. De esta manera logró demostrar que es la distensión pulmonar causada por el volumen inspiratorio (Vt) la que produce el daño pulmonar y no la presión inspiratoria.

En una demostración más extrema, donde se muestra que incluso la *presión negativa* si genera altos volúmenes corrientes genera IPA-ARM Dreyfuss y col. (11;51) realizaron una experiencia dividiendo 3 grupos de ratas que fueron ventiladas con tres estrategias diferentes, 1) alta presión/alto volumen (PIM 45, Vt 40 ml/Kg) 2) baja presión/alto volumen (P negativa mediante un pulmotor, Vt 44 ml/Kg) y 3) alta presión/bajo volumen (PIM 45 /Vt 19 ml/Kg) (foto 29.3). Los hallazgos principales fueron que el daño pulmonar fue máximo en el grupo de máximo Vt, aunque la presión hubiese sido negativa, mostrando una gravedad de lesión pulmonar proporcional las ratas ventiladas con presión positiva y alto Vt y por último clara protección del daño pulmonar en las ratas que aunque recibieron igual nivel de presión positiva se las protegió del alto Vt con vendajes.

Este mismo autor es quien propuso en 1992 el reemplazo del término barotrauma por el aceptado actualmente de volutrauma (52;53)

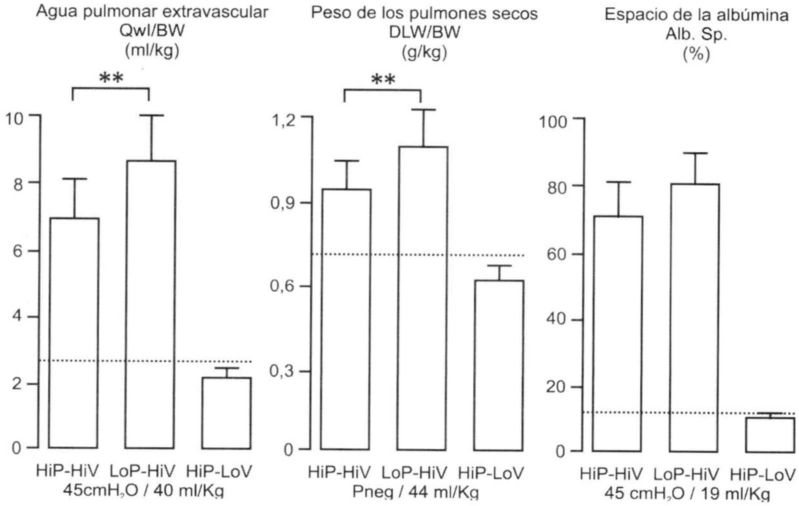

Foto 29.3.

¿Barotrauma, un término para abandonar?

El término barotrauma definía inicialmente un proceso fisiopatológico que implicaba la lesión pulmonar evidente (enfisema intersticial, neumomediastino, neumotórax, etc.) causada por el uso de altas presiones en el respirador. De hecho, una discusión dominante en los años 70 y 80 era intentar dilucidar cual era la presión del respirador que mayor riesgo causaba o mejor predecía la aparición de barotrauma. Se atribuía alternativamente a la PEEP, a la presión media de la vía aérea, a la PIM o a la presión de meseta. Con la aceptación generalizada en los 90 de que la IPA-ARM era mejor explicada por el volutrauma que por el barotrauma, este último término se restringió a una definición solamente descriptiva de los síndromes evidentes de escape de aire mencionados antes en pacientes en ARM. Sin embargo, también este significado restrictivo genera confusión ya que es común observar, tanto en ARDS típicos como en asma, neumotórax o neumomediastino en pacientes no expuestos a ventilación mecánica ni otra forma de presión positiva. También tuvimos oportunidad de observar neumotórax espontáneos en lactantes y niños pequeños con infecciones a Bordee ella pertussis, adenovirus y este año a influenza H1N1 de origen porcino. En conclusión, creemos que denominar barotrauma a los síndromes de escape de aire que ocurren en ventilación mecánica implica una asociación etiológica que no es constante ni se puede comprobar, siendo por lo tanto inapropiado.

Atelectrauma

Este tipo de injuria esta causada por la apertura y colapso repetitivo de los alvéolos reclutables (6). Normalmente, los alvéolos permanecen aireados durante todo el ciclo respiratorio y cambian muy poco de tamaño entre el fin de la inspiración y el fin de la espiración (54). A este fenómeno se lo denomina estabilidad alveolar, fenómeno que recién en el 2007 fue confirmado visualmente mediante microscopía óptica in vivo (55). En el pulmón lesionado, la ventilación con presión positiva puede abrir algunos alvéolos sin aire, pero en la espiración estos mismos alvéolos colapsan nuevamente. Este ciclo de apertura y cierre alveolar es lo que se denomina ciclo de reclutamiento – desreclutamiento. Las tensiones tangenciales que se producen durante este ciclado son altas y pueden causar la interrupción de la monocapa de surfactante, especialmente cuando el ciclo de apertura/cierre es repetitivo. La pérdida o interrupción de la monocapa de surfactante tendrá como resultado no sólo una exigencia de mayores presiones para lograr la apertura y estabilidad alveolar, sino que también puede afectar la permeabilidad de la barrera alveolo-capilar a las proteínas y otros solutos (6). Estos tipos de fuerzas tangenciales son parecidas a las que se ven cuando, por ejemplo, se despega a la fuerza una estampilla de la superficie de un sobre causando daños en ambas superficies de contacto.

Adicionalmente se encontró que las zonas atelectásicas generan grandes tensiones sobre el tejido pulmonar normal o parcialmente aireado, que calculadas en modelos teóricos, se estimó que a una presión transpulmonar de 30 cmH_2O (presión similar a la de meseta en ventilación mecánica) en las zonas circundantes a las atelectasias se generan presiones de hasta 140 cm. H_2O (11). Estas estimaciones son apoyadas por evidencias experimentales recientes que muestran que las atelectasias causan daño alveolar en las regiones no atelectásicas (56).

Las primeras evidencias experimentales de atelectrauma y de que la ventilación mecánica realizada a bajos volúmenes pulmonares era perjudicial provino de estudios de ventilación de alta frecuencia (57). Estudios posteriores mostraron un efecto parcialmente protector del PEEP en ventilación mecánica convencional exceptuando cuando el Vt era excesivamente alto (18;20;47;49;58;59). Las atelectasias también en si mismas son un factor predisponerte a la neumonía asociada a la ventilación mecánica y existen estudios experimentales que hallaron que la reducción de las atelectasias (con surfactante y ventilación mecánica) atenúa el crecimiento bacteriano y la translocación pulmonar – sistémica de bacterias (60).

Biotrauma

En términos generales el biotrauma es la injuria bioquímica a través de la proliferación de células y mediadores inflamatorios que lesionan el pulmón. No solo el estiramiento de la célula alveolar al final de la inspiración sino que también las atelectasias promueven la liberación de mediadores inflamatorios. Los mediadores más clásicamente reconocidos son leukotrienos, PAF (platelet activating factor), tromboxano, TNF (factor de necrosis tumoral), proteínas del complemento, interleukinas 1 y 8, etc. Estas citokinas son liberadas por diversas células tales como macrófagos, células endoteliales y epiteliales, plaquetas, neutrófilos, etc. La activación de los macrófagos alveolares y las citokinas pro-inflamatorias juegan un rol central en la IPA-ARM (61). Estos mediadores liberados en el pulmón también pueden causar injuria en otros órganos y sistemas.

Se ha demostrado que en presencia de la lesión pulmonar subyacente, la ventilación mecánica induce la producción intrapulmonar de citokinas proinflamatorias por ejemplo interleukina - 1β (IL-1β), IL-6 y TNF-α y antiinflamatorias (por ejemplo, IL-10), así como quimoquinas (por ejemplo, MIP-2). En un estudio de laboratorio comparando la ventilación convencional con la de alta frecuencia, Takata y col. reportaron que la expresión intrapulmonar de TNF-α ARNm fue elevada con la ventilación convencional, pero no con de ventilación de alta frecuencia (62). Imai, y col. (63) utilizando un modelo comparable (es decir, ARDS inducido por lavado salino del surfactante), demostraron que la ventilación convencional aumenta la producción de TNF-α en el BAL en comparación con la ventilación de alta frecuencia. Chiumello y col. (64) encontró aumento de TNF-α y MIP-2 en el BAL de ratas in vivo con ARDS inducido con ácido clorhídrico y ventiladas con alto volumen corriente (16 ml / kg) y cero PEEP. La mayoría de los estudios de los animales utilizando pulmones con lesión previa muestran incrementos de citokinas proinflamatorias. En investigación clínica, Ranieri estudió pacientes con ARDS y demostró un incrementó de citocinas proinflamatorias (IL-1β, IL-6 y TNF-α) en el BAL de la rama de control, pero no el grupo de ventilación de protección pulmonar (mayor PEEP, menor volumen corriente) (65). Posteriormente, el estudio de la ARDSNet del 2000 halló menores niveles de IL6 en los pacientes ventilados con Vt de 6 ml/Kg, grupo que presentó también mayor cantidad de días libres de fallo de órganos no pulmonares hallazgos que sugieren un menor nivel de biotrauma en los pacientes ventilados con menor Vt (3). Estos hallazgos se siguen confirmando en estudios clínicos posteriores (66).

Cuadro 29.6. Estudio ARDSNet (2000)

En el estudio de la ARDSNet del 2000 el uso de Vt de 6 ml/Kg se asoció con un menor nivel de biotrauma, sugerido por:
· menores niveles de IL6
· mayor cantidad de días libres de fallo de órganos no pulmonares
· menor mortalidad

No es necesario llegar a la lesión para la generación de estos mediadores. El fenómeno de mecanotransducción es el cambio o inducción de expresión de genes como consecuencia de un estímulo mecánico, en este caso, el estiramiento de las células epiteliales y endoteliales pulmonares (67). Por ejemplo se encontró que aún una ventilación de protección pulmonar en pulmón sano no evita la liberación de mediadores inflamatorios (68-71). Este biotrauma se manifiesta en forma reversible, y se manifiesta aunque no haya daño alveolar, alcanza con el estiramiento excesivo del alvéolo (70).

También en pediatría se encontró evidencia de respuesta inflamatoria a la ventilación mecánica en pulmones sanos. El grupo de Slutsky, uno de los proponentes en 1998 del término biotrauma, estudió 12 lactantes a los que se les hizo cateterismo cardíaco diagnóstico y no presentaban patología pulmonar. Estos pacientes estuvieron anestesiados con servofluorano y ventilados con FIO_2 de 30%, Vt 10 ml/Kg y PEEP de 4. Se les midió el nivel de citoquinas en sangre y aspirado traqueal antes y después de 2 hs. de ventilación mecánica. Se encontró en los aspirados traqueales un significativo incremento de las citoquinas pro-inflamatorias sin niveles detectables de citoquinas anti-inflamatorias (72). Asimismo, en un estudio en neonatos de término y casi-término también se halló que la ventilación mecánica aumenta las citokinas plasmáticas (73).

Otras líneas de investigación encontraron que la temperatura corporal afecta el nivel de liberación de citoquinas en IPA-ARM (74;75) y el grado de IPA-ARM (76;77). La implicancia de tratar la fiebre y la hipotermia terapéutica como medidas potenciales todavía no están apoyadas en suficiente evidencia como para su aplicación clínica.

Se están hallando numerosos mediadores diferentes, siendo algunos de ellos objetivos bioquímicos putativos para el tratamiento o prevención farmacológica de la IPA-ARM (12;22;69;78-124). Algunos fármacos en estudio actualmente incluyen corticoides (125), proteína C recombinante humana (126;127), rapamicina (128), dexmedetomidina (129;130), IL10 inhalada (131), captopril y losartan (27;132-134), melatonina (135;136), levosimendan inhalado (137), dopamina inhalada (138;139) N-acetil cisteína (140), PGI2 (78), monóxido de carbono (117) y muchos más (100-102;107-109;135;141-150).

Estos mediadores también se están estudiando como factores pronóstico. Por ejemplo los receptores solubles de TNF y el Ag. del Factor de Von Willebrand son predictivos de mortalidad y morbilidad (fallo múltiple de órganos, días libres de ARM) (151;152).

Heterogeneidad del compromiso de la enfermedad pulmonar difusa

Clásicamente, en los años 80, la enfermedad de membrana hialina del prematuro y el ARDS se caracterizaban como síndromes pulmonares de afectación difusa, bilateral y casi simétrica, con una mecánica pulmonar típica de disminución de la compliance del sistema respiratorio interpretándose como secundario a pulmones "duros" difíciles de expandir y por lo tanto que requerían altas presiones de respirador. Este paradigma fue modificado gracias a los estudios de Gatinoni y otros de tomografía computada que mostraron gran heterogeneidad en la afectación pulmonar, y definiendo 3 zonas de compromiso diferenciado. Estas zonas se pueden dividir desde un punto de vista funcional en a) zonas con colapso y/o ocupación alveolar imposible de ser reclutadas para el intercambio gaseoso, b) zonas de baja compliance pero reclutables y c) zonas de compliance casi normal. Se vio que prácticamente la totalidad del Vt va a estas zonas pulmonares "sanas", exponiéndolas así a los efectos deletéreos de un Vt excesivo (fotos 4 y 5). Se espera que mejores monitoreos al lado de la cama puedan medir esta variable fisiopatológica que ayude a ajustar el Vt no ya al peso corporal del paciente sino a la proporción real ventilable del pulmón enfermo (153).

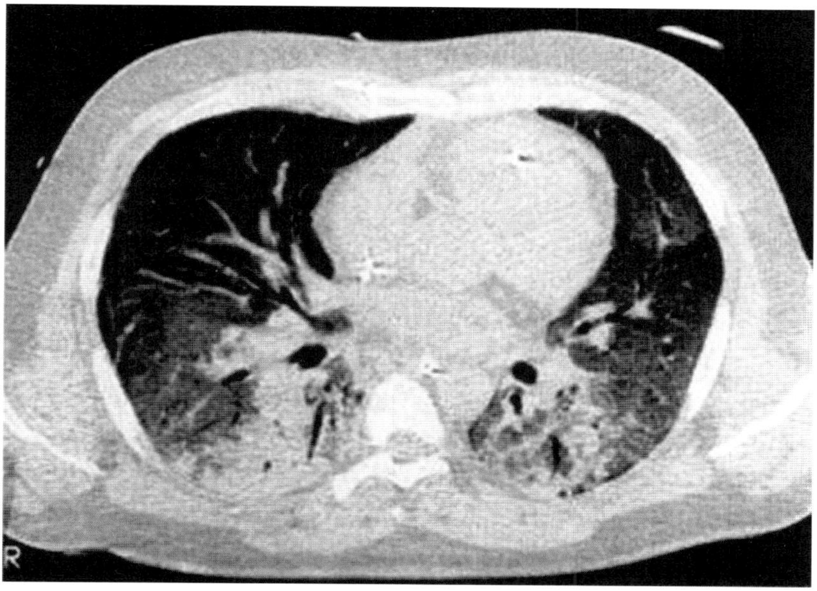

Foto 29.4. ARDS y TAC

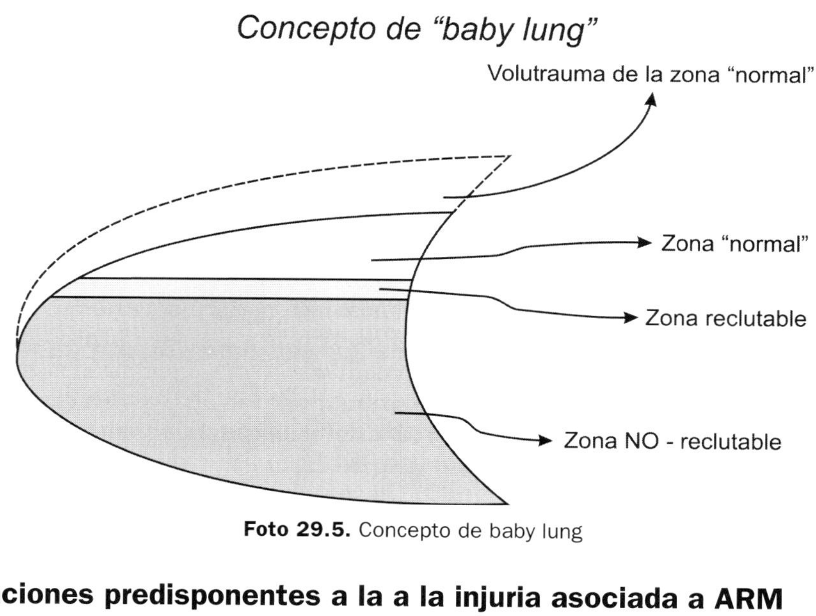

Foto 29.5. Concepto de baby lung

Situaciones predisponentes a la a la injuria asociada a ARM

El factor predisponerte a la IPA-ARM más importante es la presencia de patología pulmonar previa o concomitante a la ventilación mecánica pero también la desnutrición (154), las cardiopatías con hiperflujo pulmonar (155-157) y también en un modelo de IPA-ARM se encontró que la injuria cerebral masiva aumentaba el daño pulmonar (158).

Rol de los diferentes parámetros del respirador

El incremento de la PIM, del PEEP, del tiempo inspiratorio, del flujo inspiratorio o de la frecuencia respiratoria (FR) puede *agravar* o *proteger* de la IPA-ARM. Su efecto dependen de una relación compleja entre los distintos parámetros del respirador, la mecánica del sistema respiratorio (respirador - interfase - vías aéreas - pulmón - caja torácica) y la patología del paciente (respiratoria, cardiovascular, etc.) que deben ser evaluados e interpretados para guiar la combinación de los parámetros de ventilación mecánica.

El incremento de la PIM permite reclutar unidades alveolares de menor compliance y se sabe desde hace 50 años que la ventilación mecánica se asocia con una pérdida progresiva de la compliance (159) que se puede prevenir usando mayores PIMs y volúmenes corrientes. El incremento de la PEEP evita el desreclutamiento cíclico y es central en la prevención de la IPA-ARM. Incrementar el tiempo inspiratorio ha demostrado en el ARDS mejorar la distribución del gas inspirado y el intercambio gaseoso y es indispensable hacerlo en los cuadros obstructivos como el asma. Incrementar el flujo inspiratorio puede ayudar a abrir alvéolos menos complacientes, y puede mejorar la oxigenación aumentando la presión media de la vía aérea. Por último, elevar la frecuencia respiratoria, tanto dentro de límites fisiológicos como suprafisiológicos permite minimizar el Vt y el volutrauma. Pero la evidencia experimental muestra que cuando se usan parámetros de ventilación mecánica injuriosos, a mayor tiempo inspiratorio (160) a mayor frecuencia respiratoria (161-163) y a mayor flujo inspiratorio, mayor lesión (164-166).

Es decir, en una situación de volutrauma, el exceso de PIM aumenta las lesión alveolar en forma directa, el incremento de PEEP por encima de lo indicado distiende el alvéolo dañándolo, asimismo, el PEEP adecuado *pero sin una reducción apropiada del Vt* causa injuria por sobredistensión al fin de la inspiración (167). Lógicamente, este daño se incrementará si se incrementa el tiempo de exposición (tiempo inspiratorio) y/o la cantidad de veces que se inflinge (frecuencia respiratoria).

Cuadro 29.7. Efectos del incremento de la PIM, PEEP, tiempo y flujo inspiratorio
El incremento de la PIM, del PEEP, del tiempo inspiratorio, del flujo inspiratorio o de la frecuencia respiratoria puede agravar o proteger de la IPA-ARM
Sus efectos dependen de una relación compleja entre los distintos parámetros del respirador, la mecánica del sistema respiratorio y la patología del paciente

Diferencias de la ventilación mecánica en pediatría a tener en cuenta cuando se evalúan las experiencias hechas en adultos

Aunque el pulmón inmaduro ex vivo parece menos susceptible a la IPA-ARM (168), los pacientes pediátricos pueden presentar más riesgo de IPA-ARM. La edad posnatal esta inversamente relacionada con la permeabilidad del epitelio alveolar, implicando mayor riesgo potencial de edema por permeabilidad (169). Un estudio comparando la respuesta a ventilación mecánica injuriosa de conejos de 4 a 6 semanas de edad versus adultos con respecto a la permeabilidad microvascular pulmonar a proteínas (170) halló que los conejos neonatos tenían un coeficiente de filtración 91% más alto frente a PIMs de 15 cm. H_2O y de 440% más alto frente a PIMs de 45 cm. H_2O cuando se comparaban con los pulmones adultos, mostrando la mayor sensibilidad de los pulmones neonatales. Estos hallazgos se podían explicar como volutrauma ya que se observó también que los conejos neonatos presentaban una compliance pulmonar y torácica mayor que la de sus contrapartes adultos lo que permitía mayores aumentos de volúmenes corrientes con los incrementos de PIM. Esta explicación es coherente con los hallazgos comentados antes de Hernández que observó una protección total de la IPA-ARM en animales equivalentes al impedir mediante vendajes tóraco-abdominales de yeso el aumento del volumen corriente (50). Entonces la mayor compliance pulmonar y torácica y los cambios muy rápidos de compliance observados con el tratamiento con surfactante exógeno de la enfermedad de membrana hialina del prematuro los ponen en riesgo de aumentado de volutrauma.

Ventilación de protección pulmonar

En conclusión podemos afirmar que 1- la ARM con *bajo Vt* protege de la IPA-ARM y 2- que el *PEEP adecuado* protege de los efectos adversos del bajo Vt (colapso y pérdida progresiva de compliance, hipoxemia y atelectrauma). Este concepto se puede ver mejor en la curva presión volumen respiratoria. En ella podemos ver las 2 zonas que debemos evitar durante la ventilación mecánica, la de atelectrauma, a través de un nivel adecuado de PEEP y la de volutrauma, limitando el Vt (171) (fotos 6 y 7).

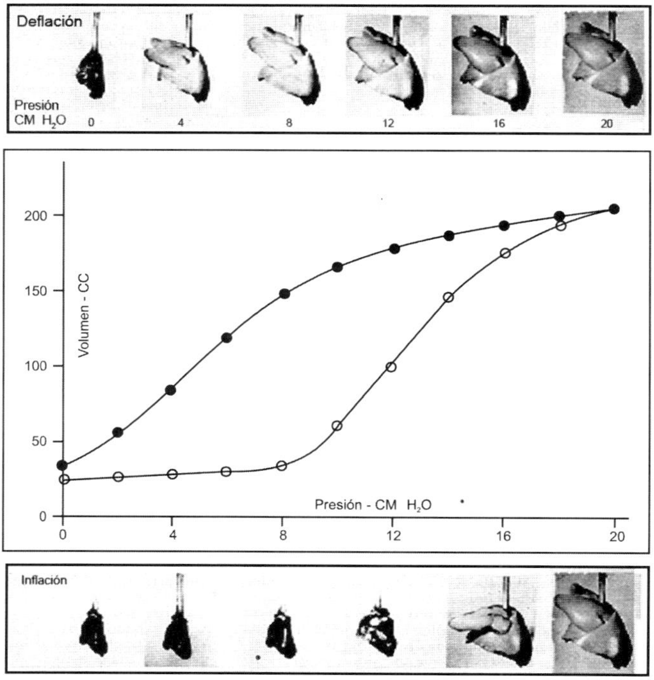

Foto 29.6. Curva con pulmones

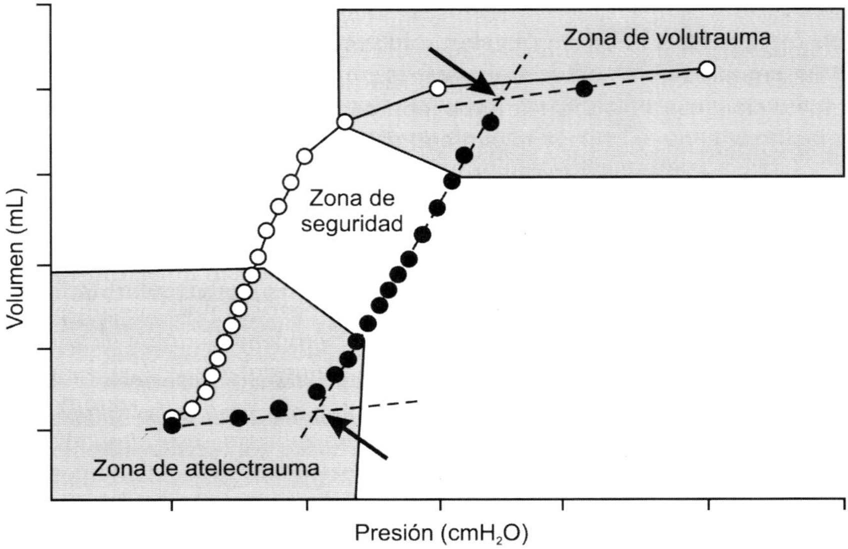

Foto 29.7. Curva con zona segura

Lamentablemente todavía no tenemos métodos seguros y reproducibles para seleccionar el nivel óptimo de estos 2 parámetros centrales de la ventilación mecánica y sus acompañantes (flujo inspiratorio, tiempos inspiratorios y espiratorios y frecuencia respiratoria).

Además de la selección de los parámetros de la ARM convencional se están estudiando nuevos modos ventilatorios y de asistencia respiratoria y su capacidad de proteger de la IPA-ARM (172-177), así como métodos de monitoreo respiratorio para la prevención y detección temprana de la IPA-ARM (178;179).

A continuación revisaremos diversas estrategias de ventilación mecánica de protección pulmonar esquematizada en las 3 situaciones paradigmáticas de ventilación mecánica, patología restrictiva, obstructiva y pulmón sano. Antes analizaremos el tema hipercapnia permisiva como estrategia general y central de ventilación mecánica protectora en el pulmón enfermo. No abordaremos aquí los temas de ventilación no invasiva y retiro de la ventilación mecánica pero se deben recordar como centrales en su potencial de disminuir las complicaciones asociadas a la ventilación mecánica.

Hipercapnia permisiva

La hipercapnia permisiva es una consecuencia y a su vez una recomendación frecuente en las estrategias de ventilación mecánica de protección pulmonar. Existe evidencia experimental (180-183) como clínica de beneficio tanto en patología restrictiva como el ARDS (184;185), como en obstructiva como el asma y también mostró beneficios en pediatría (186).

Es resultado directo de la disminución del Vt que no se acompaña de incrementos proporcionales de la frecuencia respiratoria (FR). Recuérdese que la $PaCO_2$ depende de la producción metabólica de CO_2 e inversamente de la ventilación alveolar minuto la cual es proporcional al Vt multiplicada por la frecuencia respiratoria (Cuadro 29.8).

Cuadro 29.8. Ecuación de la $PaCO_2$ arterial

$$PaCO_2 = \frac{K \times VCO_2}{VA \times FR}$$

$PaCO_2$: CO_2 arterial, K: constante fisiológica; VCO_2: producción metabólica de; VA ventilación alveolar; FR: frecuencia respiratoria.

Esta ecuación es importante tenerla en cuenta ya que la medición del Vt en pediatría presenta diversos factores de inexactitud por lo que la interpretación de la $PaCO_2$, el Vt y la FR normal para la edad (tabla 29.2) es central en la implementación de la estrategia de ventilación mecánica protectora y bajo Vt.

Por ejemplo, si un paciente está ventilado con una FR inferior a la normal para la edad y su $PaCO_2$ es de 40-45 mmHg o menos puedo deducir que su Vt es >7 ml/Kg (valor normal). El razonamiento es "si la FR es menor de lo normal, para que la $PaCO_2$ sea normal el Vt tiene que ser mayor que el normal (7 ml/Kg)". Razonamientos similares son muy útiles para decidir y evaluar los Vt en las diversas situaciones fisiopatológicas. Para esto es importante también conocer los valores de FR normales para la edad (187) y recuérdese que la FR clásicamente recomendadas en ventilación mecánica, menores que las fisiológicas, se acompañaban de Vt de 10-12 y hasta 15 ml/Kg, hoy totalmente abandonados en pacientes con patología pulmonar.

Tabla 29.2. Frecuencia respiratoria normal para la edad en reposo

Edad en años	Respiraciones por minuto
<1	30-40
2-5	25-30
5-12	20-25
>12	15-20

Sin resolver continúan las preguntas de hasta que nivel de $PaCO_2$ y/o pH es seguro "permitir" llegar al paciente. Hickling ha reportado $PaCO_2$ de hasta 158 mmHg con pH de hasta 6.79 (184). En pediatría se reportaron valores hasta 269 de $PaCO_2$ y 6.76 de pH sin efectos adversos a largo plazo (188), pero ambas series son demasiado pequeñas para evaluar la seguridad de este nivel de hipercapnia y acidosis respiratoria. Las recomendaciones del grupo ARDSnet actuales sugieren mantener un pH $\geq$ 7.30 (189) en el ARDS.

En ausencia de indicaciones claras estas decisiones se deberán tomar teniendo en cuenta los potenciales efectos adversos de la hipercapnia y de la acidosis respiratoria, fundamentalmente sobre el aparato cardiovascular y neurológico.

La primer medida para tratar la acidosis respiratoria, si se cumplen los parámetros de bajo Vt (6 ml/Kg) es aumentar la FR (189). Este principio es inclusive aplicable en el asma y otros síndromes obstructivos. Hemos visto pacientes que, a pesar de las constantes de tiempo aumentadas por la obstrucción respiratoria pero en el contexto de bajo Vt, la $PaCO_2$ efectivamente disminuye al aumentar la FR, sin agravamiento importante del autoPEEP.

También es controvertido si usar recursos farmacológicos (bicarbonato) y a partir de qué nivel de pH, si se usa, indicarlo. El protocolo de ARDSnet lo permite con pH <7.15 (189). Nosotros intentamos empíricamente mantener los niveles de $PaCO_2$ por debajo de 100 mmHg y "permitimos" descender el pH hasta 7.30, siempre que no haya contraindicaciones tales como hipertensión pulmonar severa o con crisis, inestabilidad hemodinámica importante o sospecha de hipertensión endocraneana. De acuerdo a estos y otros parámetros clínicos, cuando el pH baja de 7.25 o 7.20 a pesar de la optimización de la ventilación mecánica, consideramos otras estrategias adicionales para controlar la acidosis respiratoria, que en orden de frecuencia de utilización serían: elevar el Vt a 8 hasta 10 ml/Kg, la ventilación de alta frecuencia oscilatoria, la infusión lenta de bicarbonato y la insuflación traqueal de oxígeno para disminuir el espacio muerto.

Por último recordemos que la hipercapnia permisiva está en la actualidad solamente indicada en los escenarios de patología respiratoria, no así en el pulmón normal, hasta que haya más datos de seguridad.

ARDS

ARM convencional

Como ya hemos dicho, es en esta patología donde existe la evidencia más firme que la estrategia de protección pulmonar disminuye la mortalidad y la morbilidad (3;190-194). Análisis post-hoc del estudio del ARDSnet demostraron en adultos que la utilización del protocolo de bajo Vt (6ml/Kg) no requirió de más tratamiento de soporte (inotrópicos, sedación, bloqueantes neuromusculares, expansiones del intravascular o diuréticos) que el uso de Vt tradicional (12 ml/Kg.) (195).

Albuali y col. halló en un estudio retrospectivo que la mortalidad asociada a ARDS pediátrico fue disminuyendo en el tiempo junto con una disminución del Vt utilizado y un incremento de la PEEP promedio utilizada. Asimismo encontró que un Vt mayor está independientemente asociado a una mayor mortalidad y a una menor cantidad de días libres del respirador (196). Artículos de revisión de ARDS pediátrico actuales toman la utilización de la estrategia de bajo Vt (6 ml/Kg) como un gold standard actual (197)

Brevemente la implementación consiste en un volumen corriente de 6 ml/kg (8ml/Kg inicialmente y disminuir progresivamente), usando el peso corporal ideal (percentilo 50 de peso/edad o peso/talla), con una Presión en meseta (Pmes) $\leq$ de 30 cm. de H_2O (medida a través de una pausa inspiratoria de 0.5 segundos), teniendo como objetivo de PaO_2 de 55 a 80 mm Hg (Sat O_2 de 88 a 95 %) prestando atención tanto al límite inferior como al superior) (cuadro 29.9). Reclutamiento alveolar con

PEEP para Pa/Fi O_2 (tabla 29.3). Hipercapnia permisiva para pH ≥ 7.30. Si el pH baja a menos de 7.30 se incrementa secuencialmente la FR *hasta 35 por minuto en el adulto* (nótese que implica el doble o más de la frecuencia respiratoria fisiológica) manteniendo una relación I/E máxima de 1/1 (que implica un tiempo inspiratorio acortado hasta 0.86 seg. *en adultos*) (189).

Cuadro 29.9. Protocolo ventilatorio de la ARDSnet
Volumen corriente de 6 ml/kg Usar el peso corporal ideal (p50 p/e o p/t) Inicial 8ml/Kg inicialmente y disminuir progresivamente Máximo 8 ml/Kg si Pmes ≤ 30 o acidosis respiratoria severa (PH< 7.15) Vt mínimo 4 ml/Kg
Presión en meseta (Pmes) ≤ de 30 cm de H_2O Medida a través de una pausa inspiratoria de 0.5 segundos Si Pmes ≤ 25 mmHg subir Vt hasta 8 ml/Kg
PaO_2 de 55 a 80 mmHg Sat. O_2 de 88 a 95 % Prestando atención tanto al límite inferior como al superior
Hipercapnia permisiva y pH ≥ 7.30 Reclutamiento alveolar con PEEP para Pa/FiO_2 según tabla PEEP mínimo = 5, máximo = 24 cmH_2O

Tabla 29.3. Escala de la ARDS net para seleccionar nivel de PEEP según FIO_2

FIO_2	PEEP
0.3	5
0.4	5
0.4	8
0.5	8
0.5	10
0.6	10
0.7	10
0.7	12
0.7	14
0.8	14
0.9	14
0.9	16
0.9	18
1.0	18-24

Téngase presente que para evitar los efectos deletéreos del PEEP sobre el pulmón es fundamental usar bajos Vt.. Recuérdese que reclutar con PEEP sin limitar el Vt lleva a incluso desenlace fatal en modelos animales (167). Y viceversa, usar bajos Vt con niveles de PEEP insuficientes llevará al colapso alveolar, atelectrauma, biotrauma, hipoxemia y finalmente peores resultados clínicos.

Recientemente se están proponiendo estrategias que consisten en maniobra de reclutamiento + PEEP posterior para ubicar al pulmón en la rama espiratoria de la curva presión/volumen y luego disminuir el PEEP al mínimo que proteja del colapso, estrategia que se propone actualmente como superadora de las estrategias actuales de titulación de PEEP (198-200). Es probable que esto sea así ya que es muy similar a la estándar descripta y utilizada en ventilación de alta frecuencia oscilatoria (201;202) pero no existe evidencia suficiente en la actualidad para recomendar el uso de maniobras de reclutamiento en pediatría fuera de protocolos de investigación o compasivos.

Utilizar las estrategias de protección pulmonar es una tarea de grupo que no es tan fácil de lograr. Existen estudios que muestran la sub utilización de las estrategias de protección pulmonar en el ARDS e incluso que médicos que piensan estar utilizándolas en realidad no lo hacen (203-205). Se sugiere prestar atención a la implementación concreta de estos protocolos en el paciente concreto, analizando y enfrentando las barreras que impiden su aplicación.

Ventilación en decúbito prono

La ventilación en decúbito prono goza de un amplio sustento experimental de protección de la IPA-ARM (206-211). Asimismo, una revisión sistemática del 2008 en adultos, halló mejoría de la oxigenación y disminución de la tasa de neumonía asociada a ventilación mecánica pero ninguna disminución en la mortalidad u otras morbilidades (212). Otro metanálisis de ese mismo año (213), sin embargo, no llega a los mismos resultados. No halla la protección de la neumonía mencionada y detecta una disminución de la mortalidad en los pacientes más graves, hecho más compatible con hipótesis previas.

En definitiva, creemos que hay suficiente evidencia para usar el decúbito prono selectivamente en aquellos pacientes que no se logran los objetivos de oxigenación mencionados con las estrategias de protección pulmonar y antes de pasar a otras estrategias tales como ventilación de alta frecuencia oscilatoria, etc.

Ventilación de alta frecuencia

Existe una amplísima investigación básica que muestra que este método ventilatorio es el ideal para la protección pulmonar en las enfermedades con tendencia a las atelectasias difusas tales como el ARDS y la enfermedad de membrana hialina del prematuro (214-217). Sin embargo todavía está por definir su lugar en la asistencia clínica que seguramente es mucho más estrecho hoy, con un conocimiento mejorado de las técnicas de ARM convencional.

Nosotros sugerimos considerar el uso de ventilación de alta frecuencia oscilatoria cuando se necesita FIO_2 >0.7 y PEEP > 15-20 cmH_2O para Sat O_2 85-90% con presiones pico > 35-40 (presión control o P meseta en volumen control) para pH >7.25 y después del fracaso del decúbito prono (201;202).

Asma y patología obstructiva

La ventilación mecánica en el asma también se caracteriza por la evolución de las recomendaciones en el tiempo hacia cada vez menores Vt y presiones del respirador. Actualmente en general se recomienda (218) Vt 8-10 ml/kg., FR de 10-15 resp./min. para un volumen minuto respiratorio de alrededor de 100 ml/kg/min, un flujo inspiratorio de 1-2 l/kg/min. y una PEEP externa inical de 0 a 5 cmH_2O para después ajustarla según la evolución. Otros autores recomiendan ya desde el inicio Vt de 6 a 8 ml/Kg (219). Al igual que el ARDS se recomienda monitorear y mantener por debajo de 30 cmH_2O la presión de meseta y es en este escenario donde se tolera hipercapnia y acidosis respiratoria más severa, debido a que esta estrategia ha mostrado elocuentemente una disminución de la incidencia de síndromes de escape de aire y menor mortalidad.

"Pulmón sano"

Paradójicamente, la situación que tendría que ser la más fácil no carece de controversias. Esto se debe a nuevos hallazgos que identifican a la ventilación mecánica con Vt altos como factor de riesgo de ARDS. En un estudio retrospectivo de más de 2500 pacientes adultos que estuvieron ventilados más de 48 hs. y donde 789 pacientes no tenían ALI al ingreso a ventilación mecánica, se encontró que un 19% desarrollaron ALI y en el análisis multivariado los factores predictivos significativos fueron los valores superiores de PIM, de Vt, de balance positivo de agua y las transfusiones de plasma, todos con odds ratios de ~ 1.3 y $p < 0.05$ (5). En un escenario similar, también retrospectivamente, Gajic (4) encontró en un estudio de 332 pacientes que eran factores predictivos independientes de desarrollar ALI el uso de Vt superiores a 6 ml/Kg (odds ratio de 1.3 por cada ml/Kg por encima de 6) y el antecedente de enfermedad pulmonar restrictiva, que es coherente con el conocimiento experimental que la IPA-ARM ocurre más fácilmente en el pulmón lesionado previamente.

Una revisión narrativa del 2008 (220) analiza 13 estudios con casi 20.000 pacientes, pero la mayoría ventilados por poco tiempo, durante la cirugía. Halla asociación con estrategias no protectoras y subsecuente desarrollo de ALI/ARDS pero dada la heterogeneidad de los estudios y otros motivos metodológicos, estos resultados no son definitivos. Kacmarek (221) en un editorial cuestiona con argumentos convincentes el uso universal de Vt de 6 ml/Kg.

Nosotros creemos que se deben evitar activamente los Vt superiores a 10 ml/Kg y/o las presiones de meseta superiores a 30 cm. H_2O así como el uso de FIO_2 superiores a las necesarias para una saturación entre 90 y 95%. En el paciente con pulmón normal, este objetivo se tendría que lograr con FIO_2 no superiores a 0.3 o 0.4. Asimismo recomendamos un PEEP mínimo de 2 cmH_2O y PEEP de 4-5 cmH_2O si se usan Vt entre 8 y 6 ml/Kg, salvo contraindicaciones explícitas (por ejemplo hipertensión endocraneana refractaria, cardiopatía con flujo pulmonar pasivo (Operación de Fontan-Kreutzer), etc.). No indicamos hipercapnia permisiva en esta situación pero prestamos atención a la relación Vt, FR y $PaCO_2$ como describimos en el apartado de hipercapnia permisiva. Se debe prestar especial atención al antecedente de enfermedad pulmonar previa y de haberla, ser más estrictos en la protección pulmonar.

Referencias

1. Ashbaugh DG, Bigelow DB, Petty TL, Levine BE, Stewart RM, Park PK, et al. Acute respiratory distress in adults. Lancet 1967 12;2(7511):319-23.
2. Gregory GA, Kitterman JA, Phibbs RH, Tooley WH, Hamilton WK. Treatment of the idiopathic respiratory-distress syndrome with continuous positive airway pressure. N Engl J Med 1971 17;284(24):1333-40.
3. Ventilation with lower tidal volumes as compared with traditional tidal volumes for acute lung injury and the acute respiratory distress syndrome. The Acute Respiratory Distress Syndrome Network. N Engl J Med 2000;342:1301-8.
4. Gajic O, Dara SI, Mendez JL, Adesanya AO, Festic E, Caples SM, et al. Ventilator-associated lung injury in patients without acute lung injury at the onset of mechanical ventilation. Crit Care Med 2004;32(9):1817-24.
5. Jia X, Malhotra A, Saeed M, Mark RG, Talmor D. Risk Factors for ARDS in Patients Receiving Mechanical Ventilation for > 48 h*. Chest 2008;133(4):853-61.
6. Macintyre NR. Current issues in mechanical ventilation for respiratory failure. Chest 2005;128(5 Suppl 2):561S-7S.
7. Villar J. Ventilator or physician-induced lung injury? Minerva Anestesiol 2005;71(6):255-8.
8. Kolobow T. The mechanical ventilator: a potentially dangerous tool. Minerva Anestesiol 2001 ;67(4):210-4.
9. Lionetti V, Recchia FA, Ranieri VM. Overview of ventilator-induced lung injury mechanisms. Curr Opin Crit Care 2005;11(1):82-6.
10. International consensus conferences in intensive care medicine. Ventilator-associated lung injury in ARDS. American Thoracic Society, European Society of Intensive Care Medicine, Societe de Reanimation Langue Francaise. Intensive Care Med 1999;25(12):1444-52.
11. Dreyfuss D, Saumon G. Ventilator-induced lung injury: lessons from experimental studies. Am J Respir Crit Care Med 1998;157(1):294-323.
12. Vockeroth D, Gunasekara L, Amrein M, Possmayer F, Lewis JF, Veldhuizen RA. The role of cholesterol in the biophysical dysfunction of surfactant in ventilator induced lung injury. Am J Physiol Lung Cell Mol Physiol 2009.
13. Greenfield LJ, Ebert PA, Benson DW. Effect of positive pressure ventilation on surface tension properties of lung extracts. Anesthesiology 1964;25:312-6.
14. Arold SP, Bartolak-Suki E, Suki B. Variable stretch pattern enhances surfactant secretion in alveolar type II cells in culture. Am J Physiol Lung Cell Mol Physiol 2009;296(4):L574-L581.
15. Gunther A, Balser M, Schmidt R, Markart P, Olk A, Borgermann J, et al. Surfactant abnormalities after single lung transplantation in dogs: impact of bronchoscopic surfactant administration. J Thorac Cardiovasc Surg 2004;127(2):344-54.
16. Kolobow T, Moretti MP, Fumagalli R, Mascheroni D, Prato P, Chen V, et al. Severe impairment in lung function induced by high peak airway pressure during mechanical ventilation. An experimental study. Am Rev Respir Dis 1987;135(2):312-5.
17. Martinez F, Lewis J, Copland I, Engelberts D, Kavanagh BP, Post M, et al. Mechanical ventilation effect on surfactant content, function, and lung compliance in the newborn rat. Pediatr Res 2004;56(1):19-25.
18. Wyszogrodski I, Kyei-Aboagye K, Taeusch HW, Jr., Avery ME. Surfactant inactivation by hyperventilation: conservation by end-expiratory pressure. J Appl Physiol 1975;38(3):461-6.
19. Zhu G, Zhou X, Min J. [Pulmonary surfactant impairment in the development of ventilator-induced lung injury in rats]. Zhonghua Jie He He Hu Xi Za Zhi 2001;24(11):647-50.

20. Webb HH, Tierney DF. Experimental pulmonary edema due to intermittent positive pressure ventilation with high inflation pressures. Protection by positive end-expiratory pressure. Am Rev Respir Dis 1974;110(5):556-65.
21. Hofstra JJ, Haitsma JJ, Juffermans NP, Levi M, Schultz MJ. The role of bronchoalveolar hemostasis in the pathogenesis of acute lung injury. Semin Thromb Hemost 2008;34(5):475-84.
22. Liu YY, Liao SK, Huang CC, Tsai YH, Quinn DA, Li LF. Role for nuclear factor-kappaB in augmented lung injury because of interaction between hyperoxia and high stretch ventilation. Transl Res 2009;154(5):228-40.
23. Haitsma JJ, Schultz MJ, Hofstra JJ, Kuiper JW, Juco J, Vaschetto R, et al. Ventilator-induced coagulopathy in experimental Streptococcus pneumoniae pneumonia. Eur Respir J 2008;32(6):1599-606.
24. Guery BP, Welsh DA, Viget NB, Robriquet L, Fialdes P, Mason CM, et al. Ventilation-induced lung injury is associated with an increase in gut permeability. Shock 2003;19(6):559-63.
25. Murphy DB, Cregg N, Tremblay L, Engelberts D, Laffey JG, Slutsky AS, et al. Adverse ventilatory strategy causes pulmonary-to-systemic translocation of endotoxin. Am J Respir Crit Care Med 2000;162(1):27-33.
26. Li LF, Liao SK, Lee CH, Huang CC, Quinn DA. Involvement of Akt and endothelial nitric oxide synthase in ventilation-induced neutrophil infiltration: a prospective, controlled animal experiment. Crit Care 2007;11(4):R89.
27. Li LF, Liao SK, Ko YS, Lee CH, Quinn DA. Hyperoxia increases ventilator-induced lung injury via mitogen-activated protein kinases: a prospective, controlled animal experiment. Crit Care 2007;11(1):R25.
28. Ehlert CA, Truog WE, Thibeault DW, Garg U, Norberg M, Rezaiekhaligh M, et al. Hyperoxia and tidal volume: Independent and combined effects on neonatal pulmonary inflammation. Biol Neonate 2006;90(2):89-97.
29. Sinclair SE, Altemeier WA, Matute-Bello G, Chi EY. Augmented lung injury due to interaction between hyperoxia and mechanical ventilation. Crit Care Med 2004;32(12):2496-501.
30. Lipchik RJ, Presberg KW, Jacobs ER. Toxicidad pulmonar del oxígeno normobárico. Oxigenación de tejidos.México: Interamericana; 1992. p. 347-63.
31. De los SR, Seidenfeld JJ, Anzueto A, Collins JF, Coalson JJ, Johanson WG, Jr., et al. One hundred percent oxygen lung injury in adult baboons. Am Rev Respir Dis 1987;136(3):657-61.
32. Delemos RA, Coalson JJ, Gerstmann DR, Kuehl TJ, Null DM, Jr. Oxygen toxicity in the premature baboon with hyaline membrane disease. Am Rev Respir Dis 1987;136(3):677-82.
33. Davis WB, Rennard SI, Bitterman PB, Crystal RG. Pulmonary oxygen toxicity. Early reversible changes in human alveolar structures induced by hyperoxia. N Engl J Med 1983 ;309(15):878-83.
34. Register SD, Downs JB, Stock MC, Kirby RR. Is 50% oxygen harmful? Crit Care Med 1987 ;15(6):598-601.
35. Royal JA, Levin DL. Adult respiratory distress syndrome in pediatric patients: II. Management. J Pediatr 1988;112(3):335-47.
36. The STOP-ROP Multicenter Study Group. Supplemental Therapeutic Oxygen for Prethreshold Retinopathy of Prematurity (STOP-ROP), A Randomized, Controlled Trial. I: Primary Outcomes. Pediatrics 2000 1;105(2):295-310.
37. Saugstad OD. Is Oxygen More Toxic Than Currently Believed? Pediatrics 2001 1;108(5):1203-5.

38. Pan L, Fu JH, Xue XD, Xu W, Zhou P, Wei B. Melatonin protects against oxidative damage in a neonatal rat model of bronchopulmonary dysplasia. World J Pediatr 2009;5(3):216-21.
39. Rose MJ, Stenger MR, Joshi MS, Welty SE, Bauer JA, Nelin LD. Inhaled Nitric Oxide Decreases Leukocyte Trafficking in the Neonatal Mouse Lung During Exposure to >95% Oxygen. Pediatr Res 2009.
40. Husari AW, Khayat A, Awdeh H, Hatoum H, Nasser M, Mroueh SM, et al. Activated Protein C Attenuates Acute Lung Injury and Apoptosis in a Hyperoxic Animal Model. Shock 2009.
41. Guthmann F, Wissel H, Rustow B. Early subcutaneous administration of etanercept (enbrel) prevents from hyperoxia-induced lung injury. Exp Lung Res 2009;35(9):770-80.
42. Hauser B, Barth E, Bassi G, Simon F, Groger M, Oter S, et al. Hemodynamic, metabolic, and organ function effects of pure oxygen ventilation during established fecal peritonitis-induced septic shock. Crit Care Med 2009;37(8):2465-9.
43. Barth E, Bassi G, Maybauer DM, Simon F, Groger M, Oter S, et al. Effects of ventilation with 100% oxygen during early hyperdynamic porcine fecal peritonitis. Crit Care Med 2008;36(2):495-503.
44. Nash G, Bowen JA, Langlinais PC. "Respirator lung": a misnomer. Arch Pathol 1971;91(3):234-40.
45. Parker JC, Hernandez LA, Longenecker GL, Peevy K, Johnson W. Lung edema caused by high peak inspiratory pressures in dogs. Role of increased microvascular filtration pressure and permeability. Am Rev Respir Dis 1990;142(2):321-8.
46. Dreyfuss D, Basset G, Soler P, Saumon G. Intermittent positive-pressure hyperventilation with high inflation pressures produces pulmonary microvascular injury in rats. Am Rev Respir Dis 1985;132(4):880-4.
47. Corbridge TC, Wood LD, Crawford GP, Chudoba MJ, Yanos J, Sznajder JI. Adverse effects of large tidal volume and low PEEP in canine acid aspiration. Am Rev Respir Dis 1990;142(2):311-5.
48. Fu Z, Costello ML, Tsukimoto K, Prediletto R, Elliott AR, Mathieu-Costello O, et al. High lung volume increases stress failure in pulmonary capillaries. J Appl Physiol 1992;73(1):123-33.
49. Dreyfuss D, Saumon G. Role of tidal volume, FRC, and end-inspiratory volume in the development of pulmonary edema following mechanical ventilation. Am Rev Respir Dis 1993;148(5):1194-203.
50. Hernandez LA, Peevy KJ, Moise AA, Parker JC. Chest wall restriction limits high airway pressure-induced lung injury in young rabbits. J Appl Physiol 1989;66(5):2364-8.
51. Dreyfuss D, Soler P, Basset G, Saumon G. High inflation pressure pulmonary edema. Respective effects of high airway pressure, high tidal volume, and positive end-expiratory pressure. Am Rev Respir Dis 1988;137(5):1159-64.
52. Dreyfuss D, Soler P, Saumon G. Spontaneous resolution of pulmonary edema caused by short periods of cyclic overinflation. J Appl Physiol 1992;72(6):2081-9.
53. Dreyfuss D, Saumon G. Barotrauma is volutrauma, but which volume is the one responsible? Intensive Care Med 1992;18(3):139-41.
54. Carney D, DiRocco J, Nieman G. Dynamic alveolar mechanics and ventilator-induced lung injury. Crit Care Med 2005;33(3 Suppl):S122-S128.
55. Putensen C, Muders T, Kreyer S, Wrigge H. [Lung protective ventilation - protective effect of adequate supported spontaneous breathing]. Anasthesiol Intensivmed Notfallmed Schmerzther 2008;43(6):456-62.

56. Tsuchida S, Engelberts D, Peltekova V, Hopkins N, Frndova H, Babyn P, et al. Atelectasis causes alveolar injury in nonatelectatic lung regions. Am J Respir Crit Care Med 2006 1;174(3):279-89.
57. McCulloch PR, Forkert PG, Froese AB. Lung volume maintenance prevents lung injury during high frequency oscillatory ventilation in surfactant-deficient rabbits. Am Rev Respir Dis 1988;137(5):1185-92.
58. Muscedere JG, Mullen JB, Gan K, Slutsky AS. Tidal ventilation at low airway pressures can augment lung injury. Am J Respir Crit Care Med 1994;149(5):1327-34.
59. Sinclair SE, Chi E, Lin HI, Altemeier WA. Positive end-expiratory pressure alters the severity and spatial heterogeneity of ventilator-induced lung injury: an argument for cyclical airway collapse. J Crit Care 2009;24(2):206-11.
60. Van Kaam AH, Lachmann RA, Herting E, De JA, van IF, Noorduyn LA, et al. Reducing atelectasis attenuates bacterial growth and translocation in experimental pneumonia. Am J Respir Crit Care Med 2004 1;169(9):1046-53.
61. Takata M, Abe J, Tanaka H, Kitano Y, Doi S, Kohsaka T, et al. Intraalveolar expression of tumor necrosis factor-alpha gene during conventional and high-frequency ventilation. Am J Respir Crit Care Med 1997;156(1):272-9.
62. Takata M, Abe J, Tanaka H, Kitano Y, Doi S, Kohsaka T, et al. Intraalveolar expression of tumor necrosis factor-alpha gene during conventional and high-frequency ventilation. Am J Respir Crit Care Med 1997 Jul;156(1):272-9.
63. Imai Y, Nakagawa S, Ito Y, Kawano T, Slutsky AS, Miyasaka K. Comparison of lung protection strategies using conventional and high-frequency oscillatory ventilation. J Appl Physiol 2001;91:1836-44.
64. Chiumello D, Pristine G, Slutsky AS. Mechanical ventilation affects local and systemic cytokines in an animal model of acute respiratory distress syndrome. Am J Respir Crit Care Med 1999;160(1):109-16.
65. Ranieri VM, Suter PM, Tortorella C, De TR, Dayer JM, Brienza A, et al. Effect of mechanical ventilation on inflammatory mediators in patients with acute respiratory distress syndrome: a randomized controlled trial. JAMA 1999 7;282(1):54-61.
66. Zhang H, Downey GP, Suter PM, Slutsky AS, Ranieri VM. Conventional mechanical ventilation is associated with bronchoalveolar lavage-induced activation of polymorphonuclear leukocytes: a possible mechanism to explain the systemic consequences of ventilator-induced lung injury in patients with ARDS. Anesthesiology 2002;97(6):1426-33.
67. Ventrice EA, Marti-Sistac O, Gonzalvo R, Villagra A, Lopez-Aguilar J, Blanch L. [Molecular and biophysical mechanisms and modulation of ventilator-induced lung injury]. Med Intensiva 2007;31(2):73-82.
68. Wolthuis EK, Vlaar AP, Choi G, Roelofs JJ, Juffermans NP, Schultz MJ. Mechanical ventilation using non-injurious ventilation settings causes lung injury in the absence of pre-existing lung injury in healthy mice. Crit Care 2009;13(1):R1.
69. Vaneker M, Joosten LA, Heunks LM, Snijdelaar DG, Halbertsma FJ, van EJ, et al. Low-tidal-volume mechanical ventilation induces a toll-like receptor 4-dependent inflammatory response in healthy mice. Anesthesiology 2008;109(3):465-72.
70. Vaneker M, Halbertsma FJ, van EJ, Netea MG, Dijkman HB, Snijdelaar DG, et al. Mechanical ventilation in healthy mice induces reversible pulmonary and systemic cytokine elevation with preserved alveolar integrity: an in vivo model using clinical relevant ventilation settings. Anesthesiology 2007;107(3):419-26.
71. Moriondo A, Pelosi P, Passi A, Viola M, Marcozzi C, Severgnini P, et al. Proteoglycan fragmentation and respiratory mechanics in mechanically ventilated healthy rats. J Appl Physiol 2007;103(3):747-56.

72. Plotz FB, Vreugdenhil HA, Slutsky AS, Zijlstra J, Heijnen CJ, Van VH. Mechanical ventilation alters the immune response in children without lung pathology. Intensive Care Med 2002;28(4):486-92.
73. Bohrer B, Silveira RC, Neto EC, Procianoy RS. Mechanical Ventilation of Newborns Infant Changes in Plasma Pro- and Anti-Inflammatory Cytokines. J Pediatr 2009.
74. Morita Y, Oda S, Sadahiro T, Nakamura M, Oshima T, Otani S, et al. The effects of body temperature control on cytokine production in a rat model of ventilator-induced lung injury. Cytokine 2009;47(1):48-55.
75. Akinci OI, Celik M, Mutlu GM, Martino JM, Tugrul S, Ozcan PE, et al. Effects of body temperature on ventilator-induced lung injury. J Crit Care 2005;20(1):66-73.
76. Suzuki S, Hotchkiss JR, Takahashi T, Olson D, Adams AB, Marini JJ. Effect of core body temperature on ventilator-induced lung injury. Crit Care Med 2004;32(1):144-9.
77. Lim CM, Hong SB, Koh Y, Lee SD, Kim WS, Kim DS, et al. Hypothermia attenuates vascular manifestations of ventilator-induced lung injury in rats. Lung 2003;181(1):23-34.
78. Birukova AA, Fu P, Xing J, Birukov KG. Rap1 mediates protective effects of iloprost against ventilator induced lung injury. J Appl Physiol 2009.
79. Hu G, Malik AB, Minshall RD. Toll-like receptor 4 mediates neutrophil sequestration and lung injury induced by endotoxin and hyperinflation*. Crit Care Med 2009.
80. Wolters PJ, Wray C, Sutherland RE, Kim SS, Koff J, Mao Y, et al. Neutrophil-derived IL-6 limits alveolar barrier disruption in experimental ventilator-induced lung injury. J Immunol 2009 15;182(12):8056-62.
81. Iwaki M, Ito S, Morioka M, Iwata S, Numaguchi Y, Ishii M, et al. Mechanical stretch enhances IL-8 production in pulmonary microvascular endothelial cells. Biochem Biophys Res Commun 2009 20;389(3):531-6.
82. Henes J, Schmit MA, Morote-Garcia JC, Mirakaj V, Kohler D, Glover L, et al. Inflammation-associated repression of vasodilator-stimulated phosphoprotein (VASP) reduces alveolar-capillary barrier function during acute lung injury. FASEB J 2009.
83. Vaneker M, Heunks LM, Joosten LA, van Hees HW, Snijdelaar DG, Halbertsma FJ, et al. Mechanical Ventilation Induces a Toll/Interleukin-1 Receptor Domain-containing Adapter-inducing Interferon beta-dependent Inflammatory Response in Healthy Mice. Anesthesiology 2009.
84. Chen CM, Penuelas O, Quinn K, Cheng KC, Li CF, Zhang H, et al. Protective effects of adenosine A2A receptor agonist in ventilator-induced lung injury in rats. Crit Care Med 2009;37(7):2235-41.
85. Wray C, Mao Y, Pan J, Chandrasena A, Piasta F, Frank JA. Claudin-4 augments alveolar epithelial barrier function and is induced in acute lung injury. Am J Physiol Lung Cell Mol Physiol 2009;297(2):L219-L227.
86. Wu Q, Shu H, Yao S, Xiang H. Mechanical stretch induces pentraxin 3 release by alveolar epithelial cells in vitro. Med Sci Monit 2009;15(5):BR135-BR140.
87. Hoetzel A, Schmidt R, Vallbracht S, Goebel U, Dolinay T, Kim HP, et al. Carbon monoxide prevents ventilator-induced lung injury via caveolin-1. Crit Care Med 2009;37(5):1708-15.
88. Singleton PA, Chatchavalvanich S, Fu P, Xing J, Birukova AA, Fortune JA, et al. Akt-mediated transactivation of the S1P1 receptor in caveolin-enriched microdomains regulates endothelial barrier enhancement by oxidized phospholipids. Circ Res 2009 24;104(8):978-86.
89. Maniatis NA, Harokopos V, Thanassopoulou A, Oikonomou N, Mersinias V, Witke W, et al. A critical role for gelsolin in ventilator-induced lung injury. Am J Respir Cell Mol Biol 2009;41(4):426-32.

90. Meyer NJ, Huang Y, Singleton PA, Sammani S, Moitra J, Evenoski CL, et al. GADD45a is a novel candidate gene in inflammatory lung injury via influences on Akt signaling. FASEB J 2009;23(5):1325-37.
91. Matsuyama H, Amaya F, Hashimoto S, Ueno H, Beppu S, Mizuta M, et al. Acute lung inflammation and ventilator-induced lung injury caused by ATP via the P2Y receptors: an experimental study. Respir Res 2008;9:79.
92. Bierman A, Yerrapureddy A, Reddy NM, Hassoun PM, Reddy SP. Epidermal growth factor receptor (EGFR) regulates mechanical ventilation-induced lung injury in mice. Transl Res 2008;152(6):265-72.
93. Schmidt EP, Damarla M, Rentsendorj O, Servinsky LE, Zhu B, Moldobaeva A, et al. Soluble guanylyl cyclase contributes to ventilator-induced lung injury in mice. Am J Physiol Lung Cell Mol Physiol 2008;295(6):L1056-L1065.
94. Eckle T, Grenz A, Laucher S, Eltzschig HK. A2B adenosine receptor signaling attenuates acute lung injury by enhancing alveolar fluid clearance in mice. J Clin Invest 2008;118(10):3301-15.
95. Kim JH, Suk MH, Yoon DW, Kim HY, Jung KH, Kang EH, et al. Inflammatory and transcriptional roles of poly (ADP-ribose) polymerase in ventilator-induced lung injury. Crit Care 2008;12(4):R108.
96. Hong SB, Huang Y, Moreno-Vinasco L, Sammani S, Moitra J, Barnard JW, et al. Essential role of pre-B-cell colony enhancing factor in ventilator-induced lung injury. Am J Respir Crit Care Med 2008 15;178(6):605-17.
97. Wu S, Capasso L, Lessa A, Peng J, Kasisomayajula K, Rodriguez M, et al. High tidal volume ventilation activates Smad2 and upregulates expression of connective tissue growth factor in newborn rat lung. Pediatr Res 2008;63(3):245-50.
98. Kaynar AM, Houghton AM, Lum EH, Pitt BR, Shapiro SD. Neutrophil elastase is needed for neutrophil emigration into lungs in ventilator-induced lung injury. Am J Respir Cell Mol Biol 2008;39(1):53-60.
99. Dolinay T, Wu W, Kaminski N, Ifedigbo E, Kaynar AM, Szilasi M, et al. Mitogen-activated protein kinases regulate susceptibility to ventilator-induced lung injury. PLoS One 2008;3(2):e1601.
100. Wu Q, Gui P, Yao S, Xiang H. Expression of integrin alpha v beta 6 in rats with ventilator-induced lung injury and the attenuating effect of synthesized peptide S247. Med Sci Monit 2008;14(2):BR41-BR48.
101. Albaiceta GM, Gutierrez-Fernandez A, Parra D, Astudillo A, Garcia-Prieto E, Taboada F, et al. Lack of matrix metalloproteinase-9 worsens ventilator-induced lung injury. Am J Physiol Lung Cell Mol Physiol 2008;294(3):L535-L543.
102. Vaschetto R, Kuiper JW, Chiang SR, Haitsma JJ, Juco JW, Uhlig S, et al. Inhibition of poly (adenosine diphosphate-ribose) polymerase attenuates ventilator-induced lung injury. Anesthesiology 2008;108(2):261-8.
103. Birukova AA, Zagranichnaya T, Alekseeva E, Bokoch GM, Birukov KG. Epac/Rap and PKA are novel mechanisms of ANP-induced Rac-mediated pulmonary endothelial barrier protection. J Cell Physiol 2008;215(3):715-24.
104. Miyahara T, Hamanaka K, Weber DS, Anghelescu M, Frost JR, King JA, et al. Cytosolic phospholipase A2 and arachidonic acid metabolites modulate ventilator-induced permeability increases in isolated mouse lungs. J Appl Physiol 2008;104(2):354-62.
105. Ning Q, Wang X. Role of Rel A and IkappaB of nuclear factor kappaB in the release of interleukin-8 by cyclic mechanical strain in human alveolar type II epithelial cells A549. Respirology 2007;12(6):792-8.

106. Wosten-van Asperen RM, Lutter R, Haitsma JJ, Merkus MP, van Woensel JB, van der Loos CM, et al. ACE mediates ventilator-induced lung injury in rats via angiotensin II but not bradykinin. Eur Respir J 2008;31(2):363-71.
107. Papaiahgari S, Yerrapureddy A, Reddy SR, Reddy NM, Dodd O, Crow MT, et al. Genetic and pharmacologic evidence links oxidative stress to ventilator-induced lung injury in mice. Am J Respir Crit Care Med 2007 15;176(12):1222-35.
108. Frank JA, Pittet JF, Wray C, Matthay MA. Protection from experimental ventilator-induced acute lung injury by IL-1 receptor blockade. Thorax 2008;63(2):147-53.
109. Hamanaka K, Jian MY, Weber DS, Alvarez DF, Townsley MI, Al-Mehdi AB, et al. TRPV4 initiates the acute calcium-dependent permeability increase during ventilator-induced lung injury in isolated mouse lungs. Am J Physiol Lung Cell Mol Physiol 2007;293(4):L923-L932.
110. Eckle T, Fullbier L, Wehrmann M, Khoury J, Mittelbronn M, Ibla J, et al. Identification of ectonucleotidases CD39 and CD73 in innate protection during acute lung injury. J Immunol 2007 15;178(12):8127-37.
111. Wilson MR, Goddard ME, O'Dea KP, Choudhury S, Takata M. Differential roles of p55 and p75 tumor necrosis factor receptors on stretch-induced pulmonary edema in mice. Am J Physiol Lung Cell Mol Physiol 2007;293(1):L60-L68.
112. Miyahara T, Hamanaka K, Weber DS, Drake DA, Anghelescu M, Parker JC. Phosphoinositide 3-kinase, Src, and Akt modulate acute ventilation-induced vascular permeability increases in mouse lungs. Am J Physiol Lung Cell Mol Physiol 2007;293(1):L11-L21.
113. Okutani D, Han B, Mura M, Waddell TK, Keshavjee S, Liu M. High-volume ventilation induces pentraxin 3 expression in multiple acute lung injury models in rats. Am J Physiol Lung Cell Mol Physiol 2007;292(1):L144-L153.
114. Ogawa EN, Ishizaka A, Tasaka S, Koh H, Ueno H, Amaya F, et al. Contribution of high-mobility group box-1 to the development of ventilator-induced lung injury. Am J Respir Crit Care Med 2006 15;174(4):400-7.
115. Kim JH, Suk MH, Yoon DW, Lee SH, Hur GY, Jung KH, et al. Inhibition of matrix metalloproteinase-9 prevents neutrophilic inflammation in ventilator-induced lung injury. Am J Physiol Lung Cell Mol Physiol 2006;291(4):L580-L587.
116. Abdulnour RE, Peng X, Finigan JH, Han EJ, Hasan EJ, Birukov KG, et al. Mechanical stress activates xanthine oxidoreductase through MAP kinase-dependent pathways. Am J Physiol Lung Cell Mol Physiol 2006;291(3):L345-L353.
117. Ryter SW, Choi AM. Therapeutic applications of carbon monoxide in lung disease. Curr Opin Pharmacol 2006;6(3):257-62.
118. Miyao N, Suzuki Y, Takeshita K, Kudo H, Ishii M, Hiraoka R, et al. Various adhesion molecules impair microvascular leukocyte kinetics in ventilator-induced lung injury. Am J Physiol Lung Cell Mol Physiol 2006;290(6):L1059-L1068.
119. Lionetti V, Lisi A, Patrucco E, De GP, Milazzo MG, Ceci S, et al. Lack of phosphoinositide 3-kinase-gamma attenuates ventilator-induced lung injury. Crit Care Med 2006;34(1):134-41.
120. Akinci OI, Budinger GR. Phosphoinositide-3-kinase gamma: is it really pivotal for ventilator-induced lung injury? Crit Care Med 2006 Jan;34(1):251-2.
121. Peng X, Abdulnour RE, Sammani S, Ma SF, Han EJ, Hasan EJ, et al. Inducible nitric oxide synthase contributes to ventilator-induced lung injury. Am J Respir Crit Care Med 2005;172(4):470-9.
122. Caironi P, Ichinose F, Liu R, Jones RC, Bloch KD, Zapol WM. 5-Lipoxygenase deficiency prevents respiratory failure during ventilator-induced lung injury. Am J Respir Crit Care Med 2005;172(3):334-43.

123. Chess PR, O'Reilly MA, Sachs F, Finkelstein JN. Reactive oxidant and p42/44 MAP kinase signaling is necessary for mechanical strain-induced proliferation in pulmonary epithelial cells. J Appl Physiol 2005;99(3):1226-32.
124. Bai KJ, Spicer AP, Mascarenhas MM, Yu L, Ochoa CD, Garg HG, et al. The role of hyaluronan synthase 3 in ventilator-induced lung injury. Am J Respir Crit Care Med 2005;172(1):92-8.
125. Ohta N, Shimaoka M, Imanaka H, Nishimura M, Taenaka N, Kiyono H, et al. Glucocorticoid suppresses neutrophil activation in ventilator-induced lung injury. Crit Care Med 2001;29(5):1012-6.
126. Finigan JH, Boueiz A, Wilkinson E, Damico R, Skirball J, Pae HH, et al. Activated protein C protects against ventilator-induced pulmonary capillary leak. Am J Physiol Lung Cell Mol Physiol 2009;296(6):L1002-L1011.
127. Schultz MJ, Haitsma JJ, Zhang H, Slutsky AS. Pulmonary coagulopathy as a new target in therapeutic studies of acute lung injury or pneumonia--a review. Crit Care Med 2006;34(3):871-7.
128. Raaz U, Kuhn H, Wirtz H, Hammerschmidt S. Rapamycin reduces high-amplitude, mechanical stretch-induced apoptosis in pulmonary microvascular endothelial cells. Microvasc Res 2009;77(3):297-303.
129. Yang CL, Tsai PS, Huang CJ. Effects of dexmedetomidine on regulating pulmonary inflammation in a rat model of ventilator-induced lung injury. Acta Anaesthesiol Taiwan 2008;46(4):151-9.
130. Ware LB, Camerer E, Welty-Wolf K, Schultz MJ, Matthay MA. Bench to bedside: targeting coagulation and fibrinolysis in acute lung injury. Am J Physiol Lung Cell Mol Physiol 2006;291(3):L307-L311.
131. Hoegl S, Boost KA, Czerwonka H, Dolfen A, Scheiermann P, Muhl H, et al. Inhaled IL-10 reduces biotrauma and mortality in a model of ventilator-induced lung injury. Respir Med 2009;103(3):463-70.
132. Chen CM, Chou HC, Wang LF, Lang YD. Captopril decreases plasminogen activator inhibitor-1 in rats with ventilator-induced lung injury. Crit Care Med 2008;36(6):1880-5.
133. Yao S, Feng D, Wu Q, Li K, Wang L. Losartan attenuates ventilator-induced lung injury. J Surg Res 2008;145(1):25-32.
134. Jerng JS, Hsu YC, Wu HD, Pan HZ, Wang HC, Shun CT, et al. Role of the renin-angiotensin system in ventilator-induced lung injury: an in vivo study in a rat model. Thorax 2007 Jun;62(6):527-35.
135. Pedreira PR, Garcia-Prieto E, Parra D, Astudillo A, Diaz E, Taboada F, et al. Effects of melatonin in an experimental model of ventilator-induced lung injury. Am J Physiol Lung Cell Mol Physiol 2008;295(5):L820-L827.
136. Gitto E, Reiter RJ, Sabatino G, Buonocore G, Romeo C, Gitto P, et al. Correlation among cytokines, bronchopulmonary dysplasia and modality of ventilation in preterm newborns: improvement with melatonin treatment. J Pineal Res 2005;39(3):287-93.
137. Boost KA, Hoegl S, Dolfen A, Czerwonka H, Scheiermann P, Zwissler B, et al. Inhaled levosimendan reduces mortality and release of proinflammatory mediators in a rat model of experimental ventilator-induced lung injury. Crit Care Med 2008;36(6):1873-9.
138. Jaitovich A, Sznajder JI. Improving survival by increasing lung edema clearance: is airspace delivery of dopamine a solution? Crit Care 2008;12(2):135.
139. Chamorro-Marin V, Garcia-Delgado M, Touma-Fernandez A, guilar-Alonso E, Fernandez-Mondejar E. Intratracheal dopamine attenuates pulmonary edema and improves survival after ventilator-induced lung injury in rats. Crit Care 2008;12(2):R39.
140. Syrkina O, Jafari B, Hales CA, Quinn DA. Oxidant stress mediates inflammation and apoptosis in ventilator-induced lung injury. Respirology 2008;13(3):333-40.

141. Uhlig S, Uhlig U. Pharmacological interventions in ventilator-induced lung injury. Trends Pharmacol Sci 2004;25(11):592-600.
142. Qiu W, Gu H, Zheng L, Zhou J, Chen D, Chen Y. Pretreatment with edaravone reduces lung mitochondrial damage in an infant rabbit ischemia-reperfusion model. J Pediatr Surg 2008;43(11):2053-60.
143. Birukova AA, Moldobaeva N, Xing J, Birukov KG. Magnitude-dependent effects of cyclic stretch on HGF- and VEGF-induced pulmonary endothelial remodeling and barrier regulation. Am J Physiol Lung Cell Mol Physiol 2008;295(4):L612-L623.
144. Wolthuis EK, Vlaar AP, Choi G, Roelofs JJ, Haitsma JJ, van der PT, et al. Recombinant human soluble tumor necrosis factor-alpha receptor fusion protein partly attenuates ventilator-induced lung injury. Shock 2009;31(3):262-6.
145. Chiang CH, Pai HI, Liu SL. Ventilator-induced lung injury (VILI) promotes ischemia/reperfusion lung injury (I/R) and NF-kappaB antibody attenuates both injuries. Resuscitation 2008;79(1):147-54.
146. Nonas S, Birukova AA, Fu P, Xing J, Chatchavalvanich S, Bochkov VN, et al. Oxidized phospholipids reduce ventilator-induced vascular leak and inflammation in vivo. Crit Care 2008;12(1):R27.
147. Huo GD, Cai SX, Chen YH, Chen B. [Effects of serum of rats with ventilator-induced lung injury on endothelial cell permeability and its mechanism]. Nan Fang Yi Ke Da Xue Xue Bao 2007;27(7):998-1002.
148. Sakashita A, Nishimura Y, Nishiuma T, Takenaka K, Kobayashi K, Kotani Y, et al. Neutrophil elastase inhibitor (sivelestat) attenuates subsequent ventilator-induced lung injury in mice. Eur J Pharmacol 2007 24;571(1):62-71.
149. Zhang B, Liu Y. [Prophylaxis against ventilator-induced lung injury by Ambroxol]. Zhonghua Yi Xue Za Zhi 2000;80(1):51-3.
150. Dolinay T, Szilasi M, Liu M, Choi AM. Inhaled carbon monoxide confers antiinflammatory effects against ventilator-induced lung injury. Am J Respir Crit Care Med 2004 15;170(6):613-20.
151. Parsons PE, Matthay MA, Ware LB, Eisner MD. Elevated plasma levels of soluble TNF receptors are associated with morbidity and mortality in patients with acute lung injury. Am J Physiol Lung Cell Mol Physiol 2005;288(3):L426-L431.
152. Flori HR, Ware LB, Milet M, Matthay MA. Early elevation of plasma von Willebrand factor antigen in pediatric acute lung injury is associated with an increased risk of death and prolonged mechanical ventilation. Pediatr Crit Care Med 2007;8(2):96-101.
153. Gattinoni L, Pesenti A. The concept of "baby lung". Intensive Care Med 2005;31(6):776-84.
154. Mataloun MM, Leone CR, Mascaretti RS, Dohlnikoff M, Rebello CM. Effect of postnatal malnutrition on hyperoxia-induced newborn lung development. Braz J Med Biol Res 2009;42(7):606-13.
155. Piacentini E, Lopez-Aguilar J, Garcia-Martin C, Villagra A, Saenz-Valiente A, Murias G, et al. Effects of vascular flow and PEEP in a multiple hit model of lung injury in isolated perfused rabbit lungs. J Trauma 2008;65(1):147-53.
156. Lopez-Aguilar J, Piacentini E, Villagra A, Murias G, Pascotto S, Saenz-Valiente A, et al. Contributions of vascular flow and pulmonary capillary pressure to ventilator-induced lung injury. Crit Care Med 2006;34(4):1106-12.
157. Broccard AF, Hotchkiss JR, Kuwayama N, Olson DA, Jamal S, Wangensteen DO, et al. Consequences of vascular flow on lung injury induced by mechanical ventilation. Am J Respir Crit Care Med 1998;157(6 Pt 1):1935-42.
158. Lopez-Aguilar J, Villagra A, Bernabe F, Murias G, Piacentini E, Real J, et al. Massive brain injury enhances lung damage in an isolated lung model of ventilator-induced lung injury. Crit Care Med 2005;33(5):1077-83.

159. Bryan AC, Froese AB. Reflections on the HIFI trial. Pediatrics 1991;87(4):565-7.
160. Casetti AV, Bartlett RH, Hirschl RB. Increasing inspiratory time exacerbates ventilator-induced lung injury during high-pressure/high-volume mechanical ventilation. Crit Care Med 2002;30(10):2295-9.
161. Rich PB, Douillet CD, Hurd H, Boucher RC. Effect of ventilatory rate on airway cytokine levels and lung injury. J Surg Res 2003;113(1):139-45.
162. Hotchkiss JR, Jr., Blanch L, Murias G, Adams AB, Olson DA, Wangensteen OD, et al. Effects of decreased respiratory frequency on ventilator-induced lung injury. Am J Respir Crit Care Med 2000;161(2 Pt 1):463-8.
163. Conrad SA, Zhang S, Arnold TC, Scott LK, Carden DL. Protective effects of low respiratory frequency in experimental ventilator-associated lung injury. Crit Care Med 2005;33(4):835-40.
164. Wang RL, Xu JN, Sheng ZY, Fu HQ. [Effects of different modes of artificial ventilation on lung injury in dog model of acute respiratory distress syndrome]. Zhongguo Wei Zhong Bing Ji Jiu Yi Xue 2006;18(6):334-7.
165. Maeda Y, Fujino Y, Uchiyama A, Matsuura N, Mashimo T, Nishimura M. Effects of peak inspiratory flow on development of ventilator-induced lung injury in rabbits. Anesthesiology 2004;101(3):722-8.
166. Rich PB, Reickert CA, Sawada S, Awad SS, Lynch WR, Johnson KJ, et al. Effect of rate and inspiratory flow on ventilator-induced lung injury. J Trauma 2000;49(5):903-11.
167. Villar J, Herrera-Abreu MT, Valladares F, Muros M, Perez-Mendez L, Flores C, et al. Experimental ventilator-induced lung injury: exacerbation by positive end-expiratory pressure. Anesthesiology 2009;110(6):1341-7.
168. Kornecki A, Tsuchida S, Ondiveeran HK, Engelberts D, Frndova H, Tanswell AK, et al. Lung development and susceptibility to ventilator-induced lung injury. Am J Respir Crit Care Med 2005;171(7):743-52.
169. Goodman BE, Wangensteen D. Alveolar epithelium permeability to small solutes: developmental changes. J Appl Physiol 1982;52(1):3-8.
170. Adkins WK, Hernandez LA, Coker PJ, Buchanan B, Parker JC. Age effects susceptibility to pulmonary barotrauma in rabbits. Crit Care Med 1991;19(3):390-3.
171. Froese AB. High-frequency oscillatory ventilation for adult respiratory distress syndrome: let's get it right this time! [editorial; comment]. Crit Care Med 1997;25(6):906-8.
172. Brander L, Sinderby C, Lecomte F, Leong-Poi H, Bell D, Beck J, et al. Neurally adjusted ventilatory assist decreases ventilator-induced lung injury and non-pulmonary organ dysfunction in rabbits with acute lung injury. Intensive Care Med 2009;35(11):1979-89.
173. El-Ferzli GT, Philips JB, III, Bulger A, Ambalavanan N. A Pumpless Lung Assist Device Reduces Mechanical Ventilation-Induced Lung Injury in Juvenile Piglets. Pediatr Res 2009.
174. Branson RD, Davis K, Jr. Does closed loop control of assist control ventilation reduce ventilator-induced lung injury? Clin Chest Med 2008;29(2):343-50, viii.
175. Keszler M, Abubakar KM. Volume guarantee ventilation. Clin Perinatol 2007;34(1):107-16, vii.
176. Spieth PM, Carvalho AR, Pelosi P, Hoehn C, Meissner C, Kasper M, et al. Variable tidal volumes improve lung protective ventilation strategies in experimental lung injury. Am J Respir Crit Care Med 2009 15;179(8):684-93.
177. Lista G, Marangione P, Azzali A, Castoldi F, Pogliani L, Compagnoni G. [The "guaranteed volume" in pressure support ventilation reduces the risk of barotrauma in premature children with severe respiratory syndrome]. Acta Biomed Ateneo Parmense 2000;71 Suppl 1:453-6.

178. Owens RL, Stigler WS, Hess DR. Do newer monitors of exhaled gases, mechanics, and esophageal pressure add value? Clin Chest Med 2008;29(2):297-vii.
179. Blanch L, Lucangelo U, Lopez-Aguilar J. Pressure-volume curves and ventilator tuning in acute respiratory distress syndrome. Pediatr Crit Care Med 2009;10(4):532-3.
180. Halbertsma FJ, Vaneker M, Pickkers P, Snijdelaar DG, van EJ, Scheffer GJ, et al. Hypercapnic acidosis attenuates the pulmonary innate immune response in ventilated healthy mice. Crit Care Med 2008;36(8):2403-6.
181. Sinclair SE, Kregenow DA, Lamm WJ, Starr IR, Chi EY, Hlastala MP. Hypercapnic acidosis is protective in an in vivo model of ventilator-induced lung injury. Am J Respir Crit Care Med 2002 ;166(3):403-8.
182. Broccard AF, Hotchkiss JR, Vannay C, Markert M, Sauty A, Feihl F, et al. Protective effects of hypercapnic acidosis on ventilator-induced lung injury. Am J Respir Crit Care Med 2001;164(5):802-6.
183. Shibata K, Cregg N, Engelberts D, Takeuchi A, Fedorko L, Kavanagh BP. Hypercapnic acidosis may attenuate acute lung injury by inhibition of endogenous xanthine oxidase. Am J Respir Crit Care Med 1998;158(5 Pt 1):1578-84.
184. Hickling KG, Walsh J, Henderson S, Jackson R. Low mortality rate in adult respiratory distress syndrome using low-volume, pressure-limited ventilation with permissive hypercapnia: a prospective study. Crit Care Med 1994;22(10):1568-78.
185. Kregenow DA, Rubenfeld GD, Hudson LD, Swenson ER. Hypercapnic acidosis and mortality in acute lung injury. Crit Care Med 2006 Jan;34(1):1-7.
186. Sheridan RL, Kacmarek RM, McEttrick MM, Weber JM, Ryan CM, Doody DP, et al. Permissive hypercapnia as a ventilatory strategy in burned children: effect on barotrauma, pneumonia, and mortality. J Trauma 1995;39(5):854-9.
187. Advance Life Support Group. Advanced Paediatric Life Support. 2nd. ed. London: BMJ Publishing Group; 1997.
188. Goldstein B, Shannon DC, Todres ID. Supercarbia in children: clinical course and outcome. Crit Care Med 1990;18(2):166-8.
189. NHLBI ARDS Network. Mechanical ventilation protocol summary of low tidal volume used in the ALVEOLI study. Lower Tidal Volume / Higher PEEP Reference Card. http://www ardsnet org/node/77466 2009 [cited 2009];Available from: URL: http://www.ardsnet.org/system/files/Ventilator%20Protocol%20Card.pdf
190. Petrucci N, Iacovelli W. Lung protective ventilation strategy for the acute respiratory distress syndrome. Cochrane Database Syst Rev 2007;(3):CD003844.
191. Amato MB, Barbas CS, Medeiros DM, Magaldi RB, Schettino GP, Lorenzi-Filho G, et al. Effect of a protective-ventilation strategy on mortality in the acute respiratory distress syndrome. N Engl J Med 1998;338(6):347-54.
192. Petrucci N, Iacovelli W. Ventilation with lower tidal volumes versus traditional tidal volumes in adults for acute lung injury and acute respiratory distress syndrome. Cochrane Database Syst Rev 2004;(2):CD003844.
193. Villar J, Kacmarek RM, Perez-Mendez L, guirre-Jaime A. A high positive end-expiratory pressure, low tidal volume ventilatory strategy improves outcome in persistent acute respiratory distress syndrome: a randomized, controlled trial. Crit Care Med 2006;34(5):1311-8.
194. Kallet RH, Jasmer RM, Pittet JF, Tang JF, Campbell AR, Dicker R, et al. Clinical implementation of the ARDS network protocol is associated with reduced hospital mortality compared with historical controls. Crit Care Med 2005;33(5):925-9.
195. Cheng IW, Eisner MD, Thompson BT, Ware LB, Matthay MA. Acute effects of tidal volume strategy on hemodynamics, fluid balance, and sedation in acute lung injury. Crit Care Med 2005;33(1):63-70.

196. Albuali WH, Singh RN, Fraser DD, Seabrook JA, Kavanagh BP, Parshuram CS, et al. Have changes in ventilation practice improved outcome in children with acute lung injury? Pediatr Crit Care Med 2007;8(4):324-30.
197. Hanson JH, Flori H. Application of the acute respiratory distress syndrome network low-tidal volume strategy to pediatric acute lung injury. Respir Care Clin N Am 2006;12(3):349-57.
198. Huh JW, Jung H, Choi HS, Hong SB, Lim CM, Koh Y. Efficacy of positive end-expiratory pressure titration after the alveolar recruitment manoeuvre in patients with acute respiratory distress syndrome. Crit Care 2009;13(1):R22.
199. Suarez-Sipmann F, Bohm SH. Recruit the lung before titrating the right positive end-expiratory pressure to protect it. Crit Care 2009;13(3):134.
200. Carvalho AR, Jandre FC, Pino AV, Bozza FA, Salluh J, Rodrigues R, et al. Positive end-expiratory pressure at minimal respiratory elastance represents the best compromise between mechanical stress and lung aeration in oleic acid induced lung injury. Crit Care 2007;11(4):R86.
201. Mzzuchelli MT, Selandari JO, Sasbon J. Ventilación de alta frecuencia en el recién nacido y el niño. In: Carvalho WB, Hassel JJ, Sasbon J, editors. Ventilación pulmonar mecánica en pediatría. 1 ed. Sao Pablo, Brasil: Atheneu; 2001. p. 149-58.
202. García MD, Selandari JO. Ventilación de alta frecuencia. In: Vassallo JC, Rufach D, editors. Manual de emergencias y cuidados críticos en pediatría. 1 ed. Buenos Aires: Fundasap; 2009. p. 113-20.
203. Mikkelsen ME, Dedhiya PM, Kalhan R, Gallop RJ, Lanken PN, Fuchs BD. Potential reasons why physicians underuse lung-protective ventilation: a retrospective cohort study using physician documentation. Respir Care 2008;53(4):455-61.
204. Kalhan R, Mikkelsen M, Dedhiya P, Christie J, Gaughan C, Lanken PN, et al. Underuse of lung protective ventilation: analysis of potential factors to explain physician behavior. Crit Care Med 2006;34(2):300-6.
205. Rubenfeld GD, Cooper C, Carter G, Thompson BT, Hudson LD. Barriers to providing lung-protective ventilation to patients with acute lung injury. Crit Care Med 2004;32(6):1289-93.
206. Santana MC, Garcia CS, Xisto DG, Nagato LK, Lassance RM, Prota LF, et al. Prone position prevents regional alveolar hyperinflation and mechanical stress and strain in mild experimental acute lung injury. Respir Physiol Neurobiol 2009 ;167(2):181-8.
207. Mentzelopoulos SD, Roussos C, Zakynthinos SG. Prone position reduces lung stress and strain in severe acute respiratory distress syndrome. Eur Respir J 2005;25(3):534-44.
208. Valenza F, Guglielmi M, Maffioletti M, Tedesco C, Maccagni P, Fossali T, et al. Prone position delays the progression of ventilator-induced lung injury in rats: does lung strain distribution play a role? Crit Care Med 2005;33(2):361-7.
209. Lim SC, Kim YI. The role of the lactate dehydrogenase and the effect of prone position during ventilator-induced lung injury. J Korean Med Sci 2004;19(2):223-8.
210. Nishimura M, Honda O, Tomiyama N, Johkoh T, Kagawa K, Nishida T. Body position does not influence the location of ventilator-induced lung injury. Intensive Care Med 2000;26(11):1664-9.
211. Broccard A, Shapiro RS, Schmitz LL, Adams AB, Nahum A, Marini JJ. Prone positioning attenuates and redistributes ventilator-induced lung injury in dogs. Crit Care Med 2000;28(2):295-303.
212. Sud S, Sud M, Friedrich JO, Adhikari NK. Effect of mechanical ventilation in the prone position on clinical outcomes in patients with acute hypoxemic respiratory failure: a systematic review and meta-analysis. CMAJ 2008;178(9):1153-61.

213. Alsaghir AH, Martin CM. Effect of prone positioning in patients with acute respiratory distress syndrome: a meta-analysis. Crit Care Med 2008;36(2):603-9.
214. Froese AB, McCulloch PR, Sugiura M, Vaclavik S, Possmayer F, Moller F. Optimizing alveolar expansion prolongs the effectiveness of exogenous surfactant therapy in the adult rabbit. Am Rev Respir Dis 1993;148(3):569-77.
215. Imai Y, Kawano T, Miyasaka K, Takata M, Imai T, Okuyama K. Inflammatory chemical mediators during conventional ventilation and during high frequency oscillatory ventilation. Am J Respir Crit Care Med 1994;150(6 Pt 1):1550-4.
216. Jackson JC, Truog WE, Standaert TA, Murphy JH, Juul SE, Chi EY, et al. Reduction in lung injury after combined surfactant and high-frequency ventilation. Am J Respir Crit Care Med 1994;150(2):534-9.
217. Muellenbach RM, Kredel M, Said HM, Klosterhalfen B, Zollhoefer B, Wunder C, et al. High-frequency oscillatory ventilation reduces lung inflammation: a large-animal 24-h model of respiratory distress. Intensive Care Med 2007;33(8):1423-33.
218. Molini MN, Ibiza PE, Alapont V. [Ventilation in special situations. Mechanical ventilation in status asthmaticus]. An Pediatr (Barc) 2003;59(4):352-62.
219. Stather D, Stewart T. Clinical review: Mechanical ventilation in severe asthma. Critical Care 2005;9(6):581-7.
220. Schultz MJ. Lung-protective mechanical ventilation with lower tidal volumes in patients not suffering from acute lung injury: a review of clinical studies. Med Sci Monit 2008;14(2):RA22-RA26.
221. Steinberg KP, Kacmarek RM. Respiratory controversies in the critical care setting. Should tidal volume be 6 mL/kg predicted body weight in virtually all patients with acute respiratory failure? Respir Care 2007;52(5):556-64.
222. Landry LM, Motto E. Síndrome de disficultad respiratoria aguda. In: Vassallo JC, Rufach D, editors. Manual de emergencias y cuidados críticos en pediatría. 1 ed. Buenos Aires: Fundasap; 2009. p. 107-112.

Capítulo 30

Analgesia, Sedación y Parálisis Neuromuscular en niños en Asistencia Respiratoria Mecánica

Silvia Filippini
María Eugenia Kenny
Jorge S.Sasbón

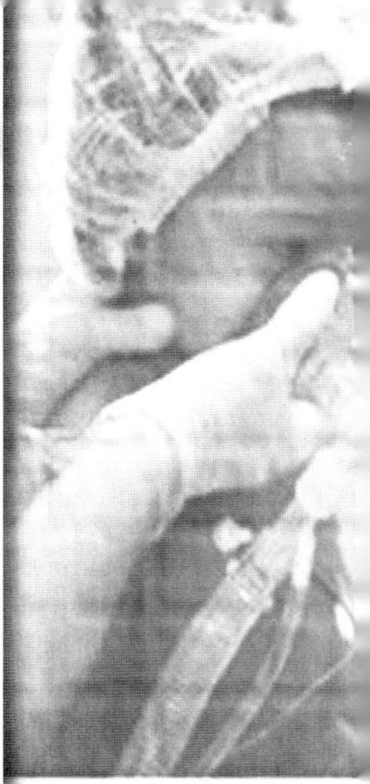

El ingreso del paciente a la Unidad de Cuidados Intensivos (UCI) constituye de por sí un evento que genera al paciente ansiedad y miedo, La presencia de dolor resultante de la enfermedad de base, de un procedimiento quirúrgico, de maniobras invasivas como la colocación de accesos venosos centrales, asimismo la ansiedad que genera un ambiente desconocido, separado de sus padres, luces permanentes, ruidos, ausencia de ciclos sueño-vigilia, contacto permanente con desconocidos, baja temperatura ambiental, generan situación de ansiedad y dolor en el niño enfermo.

Es necesaria la adopción de medidas farmacológicas y no farmacológicas. para disminuir el impacto de estos factores.

Medidas no farmacológicas que favorecen el confort

- Promover la mantención del ritmo sueño-vigilia
- Terapias de relajación en pacientes despiertos
- Favorecer la permanencia de los padres acompañando al niño
- Permitir el acceso a objetos familiares del niño
- Ambiente confortable: temperatura adecuada, bajo nivel de ruido.

Cuidados del paciente: ausencia de globo vesical, inmovilización no traumática, higiene corporal, rotación de decúbitos.

Los factores físicos y ambientales que causen disconfort deben ser tenidos en cuenta.Se debe fomentar un patrón normal de sueño, prestando atención a las luces, ruidos y estímulos varios. Se aconseja agrupar y pretratar determinadas intervenciones que provocan disconfort tales como baño diario, rotación de decúbito, refijación y aspiración de tubo endotraqueal y extracciones de sangre.

Dolor

Es una experiencia sensorial y emocionalmente desagradable asociado a un daño tisular real o potencial, o descripto en término de dicho daño

La analgesia es la erradicación de la sensación de dolor u otros estímulos nociceptivos. El alivio del dolor es un derecho de todos los niños enfermos. Su presencia genera consecuencias que evoca la respuesta al stress caracterizados por taquicardia, hipercoagulabilidad, inmunosupresión y un estado catabólico persistente._

Evaluación del dolor

En pacientes menores de tres años, neonatos y lactantes se usan las escalas de observación del comportamiento. Dichas escalas utilizan frecuentemente la expresión facial, respuesta motora e índices fisiológicos para valorar el dolor. Carecen de precisión dado que muchos factores influyen además del dolor. EL autoinforme, personal del equipo de salud debe estar alerta sobre las situaciones capaces de generar dolor, y atender los informes de los padres y cuidadores.

En los pacientes de entre 3 y 8 años la técnicas de autoinforme tales como la Escala facial de dolor, usando fotografías o tablas con dibujos con grados progresivos de disconfort pueden ser usados.

Para los pacientes mayores de 8 años se pueden usar escalas similares a las usadas para los adultos tales como la escala visual análoga(VAS) o la Escala Numérica(NRS), frecuentemente usada ésta última en la cual el paciente elige un número del 1 al 10 que describe su dolor en la cual el número 10 representa el peor dolor posible.

-Los Pacientes en Asistencia Respiratoria Mecánica requieren sedoanalgesia, para tolerar la presencia del tubo endotraqueal, suprimir la tos, tolerar procedimientos como aspiraciones del tubo, sincronizarse con el respirador, calmar la ansiedad.

¿Qué nivel de sedoanalgesia se requiere? (Marx CM, 1993)

- Lograr un paciente somnoliento
- Con respuesta a estímulos pero sin generar ansiedad
- Sin movimientos excesivos
- Lograr sincronía paciente respirador

El nivel de sedación requerido varía según la enfermedad de base y el momento en la evolución de la enfermedad, así un paciente en ARM, con hipertensión endocraneana requiere un paciente **profundamente dormido, sin movimientos**.

Un paciente con altos parámetros de ARM, pero estable requiere un nivel de sedación menor, **dormido pero que apenas pueda despertarse**. Sedación profunda sin relajantes.

A medida que se resuelve la enfermedad se pasa a una etapa de estar **dormido pero que se despierta con facilidad**, a un nivel de sedación conciente en el cual está **despierto y cooperativo**, nivel también buscado en un Guillain Barré por ejemplo.

¿Cuáles son las drogas más usadas?

Midazolam, lorazepam, morfina, y fentanilo son las cuatro drogas usadas con mayor frecuencia en las Unidades de Cuidados Intensivos Pediátricos para proveer analgesia y sedación.

Dos tercios de los pacientes ventilados reciben infusión contínua de drogas sedantes y analgésicas. (Survey of fellowship training programs, 2004)

El midazolam es el agente recomendado para la sedación de la mayoría de los niños críticamente enfermos que requieren ARM. Debe ser administrado en infusión continua. Para aliviar el dolor severo se usa en combinación, infusión de fentanilo, o morfina, (recordar que al tiempo que alivian el dolor, también disminuyen los requerimientosde sedantes) usualmente fentanilo, que tiene buena tolerancia hemodinámica y no libera histamina. En pacientes ventilados con fallo hepático debe evitarse el midazolam (metabolismo por citocromo P-450, recurriendo a la administración de lorazepam y/o fentanilo, evitando también la morfina.

A partir del 2007 se ha recomendado el uso de ketamina en goteo para mantener la estabilidad hemodinámica en pacientes pediátricos ventilados con shock séptic.

En pacientes con traumatismo de encefalocraneano grave e hipertensión intracraneana refractaria se usan barbitúricos a altas dosis. Pero faltan estudios que guien el la elección y manejo de sedoanalgesia en el traumatismo encefalocraneano pediátrico.

El uso de **infusión contínua** lleva a riesgo de acumulación de la droga, con un nivel de sedación mayor al deseado, más desarrollo de tolerancia y dependencia, prolongando el tiempo de ARM y estadía en UCIP. Algunos autores como Kress recomienda, en adultos, la suspensión diaria de la infusión permitiendo el despertar del paciente, y observa una disminución del tiempo de asistencia respiratoria mecánica, la estadía en la UCIP, menor cantidad de efectos adversos y menor desarrollo de tolerancia. Es diferente manejar el despertar diario del niño pequeño en ARM, se observó que sólo en un 11,4% se interrumpía la infusión diariamente en las UCIP.

La titulación de un adecuado nivel de sedo-analgesia se ha constituido en un factor más decisivo en la duración de la ventilación mecánica que la droga administrada. Es difícil proveer un adecuado nivel de sedación, se deben desarrollar protocolos para evaluar la profundidad de sedación validados, con el objeto de brindar confort, sin sobresedar al paciente. Parafraseando a Fraser y Riker, es hora de incorporar la evaluación de la sedación, la agitación y el dolor como el quinto signo vital.

Como médicos debemos identificar la población de pacientes que sí requiere un nivel profundo de sedación sin olvidarnos en éste grupo a quienes reciben bloqueantes neuromusculares.

Sedación

Propofol

Es un anestésico parenteral perteneciente a la familia alkifenol Facilita la unión del neurotransmisor inhibitorio, gaba a receptores específicos unidos a la membrana aumentando la conductancia al cloro y provocando hiperpolarización neuronal. Posee efecto hipnótico, con propiedades sedativas y amnésicas, sin efecto analgésico, por lo tanto debe ser administrado con opiáceos. su uso se halla restringido a anestesiólogos, y personal médico debidamente acreditado para su empleo.

Es insoluble en soluciones acuosas y se prepara como una emulsión lipídica. Altamente soluble en lípidos atraviesa rápidamente la barrera hematoencefálica. Se metaboliza primariamente a nivel hepático por conjugación a metabolitos y luego se elimina por riñón. Su inició de acción de 1 a 5 minutos, duración de 2 a 8 minutos, dada la rápida redistribución a tejidos periféricos, luego de la suspensión de la infusión su efecto no suele durar mucho más de una hora, aunque el clearence de la droga suele ser más lento en el paciente crítico,el perfil farmacocinético de esta droga de rápido comienzo de acción y recuperación luego de su suspensión la han convertido en una de las drogas de más amplio uso en las Unidades de Cuidados Intensivos de adultos en los Estados Unidos.

Dentro de los efectos adversos mencionaremos a nivel cardiovascular hipotensión arterial dependiente de la dosis, secundaria a disminución de la precarga por la vasodilatación periférica y a la leve depresión miocárdica que produce. Puede también afectarse el tono vagal central produciendo bradicardia, desórdenes en la circulación e incluso asistolia. Debe ser usado con precaución en pacientes con intolerancia a la reducción de la presión arterial o en quienes el rendimiento cardíaco depende de la frecuencia cardíaca. Dentro de las complicaciones neurológicas se menciona postura en opistótonos, movimientos mioclónicos y actividad tipo convulsiva.

Se ha descripto el llamado

"Síndrome de infusión de propofol" caracterizado por la presencia de acidosis metabólica, arritmias, bradicardia y falla cardíaca fatal, también se asocia con acidosis metabólica, suero lipémico, hepatomegalia y compromiso muscular con rabdomiólisis e hiperkalemia.

Descripto inicialmente en 1992 por Parke y col., en cinco niños con infección y fallo respiratorio quienes estaban recibiendo dosis relativas de hasta 13,6mg/k/h. Bray hizo una revisión del tema asociándolo con la infusión de más de 48 hs, la edad, la dosis mayor a 4mg/k/h y a infecciones del tracto respiratorio. Por lo expuesto han surgido artículos avalando la seguridad del propofol y otros refutándola. Al momento no se recomienda la infusión para la sedación de los pacientes en Unidad de Cuidados Intensivos Pediátricos.

Ketamina

La ketamina es un anestésico endovenoso relacionado químicamente a la fenciclidina. Se suministra como una muestra racémica., a pesar que el isómero-S es más potente y con menos efectos secundarios. La Ketamina tiene propiedades únicas que la hacen útil para determinadas circunstancias. Origina rápidamente un estado hipnótico distinto a los otros anestésicos. Produce anestesia disociativa, los pacientes tienen analgesia profunda, no responden a órdenes, y tienen amnesia, pero pueden mantener los ojos abiertos y sostener la respiración espontánea. Se metaboliza a nivel hepático a norketamina vía citocromo P_{450}, luego será hidroxilado y eliminado por orina. Deberá ajustarse la dosis en caso de compromiso hepático y renal, ya que la norketamina conserva un tercio de la actividad del compuesto de origen.

Dado las propiedades de conservar los reflejos protectores de la vía aérea sumado a la preservación de la función cardiovascular a partir de la liberación de catecolaminas endógenas dando taquicardia e hipertensión. Sin embargo posee actividad inotrópica negativa, que puede manifestarse en pacientes con contractilidad miocárdica disminuída y depleción de catecolaminas. Su uso se halla restringido a anestesiólogos y personal médico debidamente acreditado para su empleo.

Se discuten sus efectos sobre la presión intracraneana, se postuló que la elevación de la PIC se deberían más a cambios en la PCO_2 que a un efecto directo sobre la vasculatura cerebral. De todos modos se continúa desaconsejando su utilización en pacientes con PIC elevada.En algunos estudios ha producido aumento de la presión intraocular por lo que su uso en pacientes con lesiones abiertas del globo ocular es controvertido.

Puede producir laringoespasmo, apnea y también aumento de las secreciones orales y bronquiales a través de la estimulación de los receptores colinérgicos centrales, como también puede producir delirio y severas alucinaciones, por lo expuesto se recomienda asociarla con un antisialagogo como la atropina y una benzodiacepina antes de su administración. Produce nistagmus con dilatación pupilar.

Es un fármaco de amplio uso en la UCI para procedimientos invasivos dolorosos en pacientes con respiración espontánea. Se recomienda asociarlos a un anticolinérgico y a midazolan. A partir del 2007 se ha recomendado su uso en goteo para mantener la estabilidad hemodinámica en pacientes pediátricos ventilados con shock séptico. Recordar su efecto sobre la liberación de IL-6.

Podría ser útil su empleo para sedación en pacientes asmáticos ventilados que los beneficie la liberación de catecolaminas, en pacientes en ventilación no invasiva para sostener la respiración espontánea, en pacientes en quienes desarrollen depresión miocárdica por opioides o benzodiacepinas.

Dosis Inducción Anestesia: EV:1-2 mg/k/dosis en bolo
IM: 1 a 5 mg/ k/dosis
Infusión contínua 1 a 2 mg/k/hs

Se recomienda asociarla a un anticolinérgico y a midazolan

Benzodiacepinas

Actúan estimulando la unión del GABA, a la subunidad GABA A de sus receptores, aumentando las corrientes iónicas por dicho canal. Requieren la presencia del GABA, no lo estimulan de modo directo. Producen sedación, que progresa hasta hipnosis, y estupor. Poseen actividad relajante muscular y son anticonvulsivantes. En dosis preanestésicas produce amnesia de los hechos subsecuentes. Carecen de efecto analgésico por lo cual en la UCI en aquellas situaciones que requieran analgesia se administran junto a un analgésico, en general usamos un opiode. Dependiendo de la dosis causan depresión respiratoria, dentro de los efectos cardiovasculares producen caída de la presión arterial y aumento de la frecuencia cardíaca, con el midazolam por disminución de la resistencia vascular periférica, por el diazepam parece deberse a reducción del trabajo del ventrículo izquierdo y caída del gasto cardíaco. Estos efectos deben tenerse en cuenta en pacientes en shock o con bajo gasto cardíaco, más aún si se administran dosis en bolo. La administración crónica de benzodiacepinas puede llevar a la disminución de la actividad y al desarrollo de tolerancia.

Midazolam

Es metabolizado por el sistema enzimático del citocromo P_{450} 3A a 1-0H midazolam, equipotente al compuesto de origen, luego por glucuronidación hepática a 1-0H glucurónido de midazolam, con propiedades sedantes a altas concentraciones. Este compuesto es soluble en agua, de eliminación renal, por lo que puede acumularse en el fallo renal. Se une en un 95% a las proteínas plasmáticas. Es hidrosoluble y se convierte en un compuesto lipófilo en la sangre.

Tiene un rápido inicio de acción y vida media corta, se administra en infusión contínua. La edad y enfermedad subyacente puede alterar la farmacocinética de esta droga, por lo cual en el paciente crítico hay autores que dicen que no debiera considerarse como una droga con vida media de eliminación larga. En el paciente en UCIP se usa la vía endovenosa, pero se han descripto nuevas vías como la oral, rectal, nasal, sublingual, subcutánea e intramuscular. Luego de suspendida la infusión se sigue liberando la droga de los tejidos periféricos, dada su alta liposolubilidad, por lo que su efecto puede ser prolongado.

Tener en cuenta que la presencia de fallo renal, fallo hepático, como también la administración concomitante de inhibidores del CYP_{3A} son predictores importantes de prolongación alteración en la vida media de la droga.

Lorazepam

Es el menos liposoluble de las benzodiacepinas mencionadas, de acción más prolongada puede ser administrada en forma intermitente. Es metabolizado en el hígado por la glucuronil-transferasa y no por el sistema del citocromo P_{450}, al tratarse de una reacción tipo fase II, se preserva mejor en pacientes con disfunción hepática que los faseI. Carece de metabolitos activos. Se han reportado casos de acidosis láctica, fallo renal y elevación del anión gap asociados a infusión contínua prolongada o de dosis alta de lorazepam, asociado al propilenglicol de la solución. Biodisponibilidad del 93% luego de su administración oral, se absorbe rápidamente luego de su administración intramuscular. En UCIP se administra frecuentemente en forma endovenosa intermitente.

Diazepam

Fue durante años la benzodiacepina de elección en la UCIP, altamente soluble en lípidos, rápido inicio de acción, de acción prolongada, a causa de sus metabolitos activos, que incluyen el oxacepam y el N-desmetildiazepam (Tabla 30.1). Es eficaz en forma endovenosa y biodisponibilidad oral del 100%, no así en forma intramuscular, cuya absorción resulta errática.

Tabla 30.1

Droga	Dosis	Infusión continua	Comentarios
Midazolam	0,05 a 0,1mg/kg/dosis	0,05 a 0,15 mg/kg/hora	Se metaboliza por citoc P_{450} Muy usado y efectivo
Lorazepam	0,05 a 0,1mg/kg/dosis cada 4-6 hs	0,025 a 0,05mg/kg/hora	Se metaboliza Por glucuronil-transferasa
Diazepam	EV:0,05 a 0,2 mg/kg/ dosis cada 6 hs		No se recomienda

Flumazenil

Es un antagonista específico de las benzodiacepinas. La duración de sus efecto clínico no suele persistir más de 30 a 60 minutos, se debe tener en cuenta por la posibilidad de resedación, aconsejándose la observación contínua de los pacientes luego de su uso. Se pueden requerir dosis repetidas de este agente.

Se usa para revertir los efectos sedantes de las benzodiacepinas. Recordar que no revierte la acción de los opioides ni barbitúricos. Su administración puede desencadenar convulsiones en pacientes intoxicados con antidepresivos tricíclicos, o en quienes con uso crónico de benzodiacepinas hallan desarrollado dependencia o tolerancia. Sólo debe ser usado por terapistas o anestesistas.

Dosis Flumazenil: 0,01 mg/kilo (máx 0,2 mg) cada 1 minuto, hasta 5 dosis.

Determinación del Nivel de sedación en la UCIP

Con el objeto de evitar complicaciones tanto de una sedación excesiva como de una sedación inadecuada se hace necesario valorar y documentar el nivel de sedación del niño críticamente enfermo. Es necesario valorar el nivel de sedación en forma regular usando una escala formal. De acuerdo a las mediciones, el médico debiera incrementar o disminuir la infusión de sedantes y analgésicos según necesidad.

Escala **COMFORT** basada en el nivel de actividad y parámetros fisiológicos, combina ocho variables – presión arterial media, frecuencia cardíaca, tono muscular, tensión facial, estado de alerta, agitación-calma, respuesta respiratoria y movimiento físico. A cada uno se le asigna un valor de 1 a 5, para llegar a un valor de 8 a 40.Se valoran luego de un período de dos minutos de observación. Un registro superior a 17 indica excesiva sedación, entre 17 y 26 se hallaría adecuadamente sedado y uno superior a 26 indicaría sedación insuficiente. Este sistema ha sido reconocido y podría tener utilidad en pacientes en asistencia respiratoria mecánica. No puede ser usada durante la administración de drogas bloqueantes neuromusculares. Las escalas que valoran las variables fisiológicas pueden a veces ser engañosas en la terapia intensiva, dado que los signos vitales pueden alterarse por variables independientes del nivel de sedación o el dolor, mencionemos por ejemplo el uso de drogas inotrópicas que alteran la frecuencia cardíaca y la tensión arterial. La escala COMFORT original ha sido modificada eliminando las variables fisiológicas.

Escala de **Ramsay** es una de las más usadas en la actualidad y considerada una de las mejores, basada en la observación al lado de la cama del paciente, e incluye la respuesta a un estímulo táctil en el entrecejo. Asigna un valor que oscila entre 1 (despierto, ansioso y agitado) a 6 (sin respuesta a golpes ligeros en el entrecejo). Como toda escala que usa estímulos táctiles motiva la interrupción del descanso del paciente para diferenciar niveles más profundos de sedación.

Nivel 1: Paciente ansioso o agitado o ambos

Nivel 2: Paciente que coopera, orientado y tranquilo

Nivel 3: Somnoliento. Sólo responde a órdenes

Nivel 4: Dormido. Ojos cerrados. Respuesta rápida al golpe ligero en el entrecejo

Nivel 5: Dormido. Ojos cerrados. Respuesta lenta al golpe ligero en el entrecejo

Nivel 6: Dormido. Ojos cerrados. Sin respuesta al golpe ligero en el entrecejo

De acuerdo a esta escala, en el paciente ventilado buscaríamos un nivel 2-4 de sedación.

Escala de **Agitación-Sedación** valora visualmente el nivel de confort del paciente. No tiene en cuenta variables fisiológicas. Graduándolo de 1, cuando no se puede despertar a 7 agitación peligrosa con riesgo de extubación.

Indice Biespectral (BIS) es un parámetro electroencefalográfico procesado, la información se obtiene a través de un sensor que se coloca en la frente del paciente. Expresado como un valor numérico en un rango de 0 (isoeléctrico) a 100(despierto con los ojos abiertos), se usa clínicamente para medir la hipnosis y la conciencia en adultos y niños mayores de un año. Se lo utiliza para controlar los efectos intraoperatorios de los agentes anestésicos y sedantes. Los valores numéricos bajos indican una hipnosis más profunda, mientras que los valores más altos indican un paciente suavemente sedado o despierto. Se ha utilizado en la UCIP donde la evaluación de la sedación es crítica para la asistencia respiratoria mecánica y otros procedimientos invasivos. Es un medio de valorar la profundidad de la sedación sin la necesidad de estimular al paciente y sin depender de parámetros fisiológicos. Tiene un rol importante cuando las escalas de sedación mencionadas antes no pueden ser usadas, como cuando el paciente recibe bloqueantes neuromusculares, o cuando los parámetros fisiológicos se tornan poco fiables para evaluar sedación. Provee un valor en forma contínua. El monitoreo con el BIS tiene también limitaciones, su utilidad no ha sido evaluada en lactantes y se puede alterar por otros estímulos, como las contracciones faciales. También puede haber interferencias por otros aparatos eléctricos.

ANALGESIA

Opioides

Producen analgesia, con efecto sobre los receptores opioides del sistema nervioso central. Poseen asimismo propiedades sedativas siendo efectivos para inducir sedación durante la ventilación mecánica en la UCI. Tener en cuenta que producen diferente grado de sedación pero sin amnesia, por lo que deben combinarse con una benzodiacepina para producir este efecto.

Producen depresión respiratoria dosis dependiente mediada centralmente. Alteran la capacidad de reacción al dióxido de carbono de los centros respiratorios del tallo encefálico. También deprimen los centros pontinos y bulbares que regulan el ritmo respiratorio. Deprimen el reflejo de la tos. Por estimulación de áreas emetógenas producen náuseas y vómitos. A nivel cardiovascular en particular la morfina por dilatación arteriolar y venosa periférica produce hipotensión. Disminuyen el periestaltismo intestinal. La morfina causa constricción del esfínter de Oddi y aumento de la presión en la vía biliar. De modo característico todos los opioides producen tolerancia y dependencia física con el uso repetido.

Fentanilo

Es un opioide ampliamente usado en la UCI para proveer analgesia. Es 100 veces más potente que la morfina.

Rápido inicio de acción y de duración breve, menor a una hora por lo que se administra en infusión contínua para mantener concentraciones adecuadas en plasma e inducir analgesia. Se puede administrar por vía endovenosa, intramuscular, epidural, transdérmica e intratecal.

De metabolismo hepático a metabolitos inactivos que se eliminan por riñón. Se afecta con disminución de la perfusión hepática y escasamente en la insuficiencia hepática. Con la administración prolongada se prolonga la duración de su acción.

Este opioide no produce liberación de histamina. Su administración en bolo se ha asociado a tórax rígido, reacción idiosincrática que interfiere en la ventilación efectiva, requiriendo su reversión con naloxona, o la administración de bloqueantes neuromusculares para ventilar al paciente. Puede dar espasmo de glotis. Mantienen estabilidad cardiovascular, disminuyen la frecuencia cardíaca y pueden disminuir levemente la presión arterial. Ocurre tolerancia rápidamente luego de su administración en infusión contínua, al 2°-4°día.

Remifentanilo

De potencia similar al fentanilo. De inicio más rápido que éste, con efecto analgésico en 1 a 1,5 minutos. Rápida desaparición de su acción, entre 3 y 5 minutos. Requiere analgesia de rescate luego de su retiro. Se metaboliza por medio de esterasas plasmáticas inespecíficas. No dependiendo del metabolismo hepático ni renal. De costo elevado. Se lo usa fundamentalmente en anestesia.

Morfina

Es una alternativa para inducir analgesia y sedación efectiva durante la ventilación mecánica. Inicio de acción 5 a 10 minutos, dada su baja solubilidad en lípidos. Biodisponibilidad oral de sólo 25%. Duración de acción 4 horas después de una dosis única. Se metaboliza a nivel hepático principalmente mediante conjugación con ácido glucurónico y luego se elimina por riñón. La morfina-6-glucurónido, uno de sus principales metabolitos tiene acciones similares al compuesto de origen, siendo más potente que éste. En caso de insuficiencia renal puede acumularse. La morfina causa liberación de histamina pudiendo generar broncoconstricción y vasodilatación. Pude precipitar crisis de asma. Produce depresión repiratoria, nauseas y vómitos, prurito, estreñimiento, incremento de la presión en las vías biliares, retención urinaria e hipotensión ortostática Los pacientes con reducción del volumen sanguíneo son más propensos a los efectos hipotensores de la misma. Producen mareos, embotamiento, alteración del estado mental.

Tabla 30.2

Droga	Dosis	Infusión continua	Comentarios
Fentanilo	1ug/kg/dosis >4ug/kg en bolo Da tórax rígido, espasmo glotis	1 a3 ug/kg/hora	Estabilidad hemodinámica No libera histamina Uso en I.Hepática y Renal
Morfina	0,05 a 0,1mg/kg/dosis cada 4-6 hs	10 a 30 ug/kg/hora	Mayor inestabilidad hemodinámica Venodilatación Menor desarrollo de tolerancia que el fentanilo Libera histamina. No usar en I.Hepática y Renal,ni en Asma

Naloxona

Antagonista opioide, revierte la depresión respiratoria y el compromiso hemodinámico. Revierte la sedación al igual que los efectos analgésicos de los opioides.

Posee una vida media de una hora aproximadamente, por lo que se puede requerir la administración de nuevas dosis por reaparición de la depresión respiratoria luego de su administración. Puede ser administrada por vía endovenosa, intramuscular o endotraqueal. Se administran dosis de 0,01 mg/ kilo cada 1-2 minutos. La naloxona puede provocar efectos adversos, hipertensión súbita y riesgo de edema agudo de pulmón, se requiere una buena ventilación para prevenir éste efecto.

Dosis Naloxona: 0,01 mg/kilo (máx 0,1 mg) cada 2-3 minutos, hasta obtener respuesta

Uso de Bloqueantes Neuromusculares

¿En qué pacientes indicaríamos el uso de Bloqueantes Neuromusculares?
Su uso se halla restringido a situaciones específicas y durante el menor tiempo posible. Estudios recientes observan su uso hasta en un 30%.

-Para facilitar la asistencia respiratoria mecánica en caso de requerimiento de altos parámetros de respirador, considerados peligrosos, dificultad en la oxigenación del paciente, modos ventilatorios antifisiológicos.

-Luego de haber descartado otras situaciones que pudieran favorecer la Falta de adaptación del paciente al respirador (posición del tet, optimización del setting, problemas del respirador, dolor, fiebre, retención urinaria, caída del volumen minuto, acidosis, shock complicaciones respiratorias como atelectasias, escapes aéreos, etc.), habiendo fracasado en el intento con drogas no paralizantes en dosis adecuadas, luego de haber corregido o modificado de acuerdo a la patología respiratoria del paciente los parámetros y el modo ventilatorio sea el óptimo.

-En el traumatismo de cráneo severo como terapeútica de la hipertensión endocraneana.

-En la hipotermia controlada, como coadyuvante para prevenir los temblores.

-Con el objeto de disminuir el consumo de oxígeno, en el shock grave.

-En el tétanos y sindrome neuroléptico maligno para disminuir la acidosis láctica.

-Para facilitar el tratamiento en el estatus refractario.

-Para facilitar la realización de determinados procedimientos invasivos (colocación de catéteres, monitores invasivos)

-En la secuencia de intubación rápida.

-Durante las primeras horas postquirúrgicas de ciertas correcciones, como reconstrucción laringotraqueal, atresia de esófago,etc.)

Siempre debemos agotar otros recursos terapeúticos antes de recurrir a su uso. Y cuando se usen hacerlo por el menor tiempo posible.

Debe tratar de evitarse su uso en el paciente séptico dado el riego de bloqueo muscular prolongado luego de su discontinuación.,si se requiere su uso por más de las primeras horas de asistencia respiratoria mecánica, ya sea en forma de bolos intermitentes o en infusión debe se debe monitorizar la profundidad del bloqueo. (Sedación analgesia y bloqueo en sepsis. Critical Care, 2004) En relación al Traumatismo.

En el contexto del trauma de cráneo, estudios de adultos reservan los bloqueantes neuromusculares para situaciones específicas como hipertensión Endocraneana y traslado.

La mayoría de los pacientes que requieren el uso de bloqueantes neuromusculares pueden ser manejados de modo efectivo con pancuronio, droga de bajo costo y acción prolongada. Para aquellos pacientes en quienes el efecto vagolítico del pancuronio puede resultar perjudicial, como aquellos con enfermedad cardiovascular que requieren mayor estabilidad hemodinámica el vecuronio constituye una buena opción. En encuestas en EEUU y GB un 29 a 31% de los niños ventilados recibían bloqueantes neuromusculares, siendo el vecuronio la droga más usada seguida del pancuronio en EEUU.

Dadas las dificultades para evaluar ansiedad y el dolor en el niño paralizado siempre s e debe prescribir un sedante asociado al uso de bloqueantes neuromusculares, y un analgésico cuando resulte necesario. Tener en cuenta que en el niño paralizado no puede manifestar clínica de convulsiones, por lo que en el paciente neurológico o con convulsiones previas sería conveniente, si existe la posibilidad el monitoreo contínuo de la actividad cerebral.

Se debe brindar cuidados al paciente paralizado para prevenir complicaciones: protección ocular para prevenir úlceras de córnea, proteger la piel, rotar decúbitos, analgesia y sedación adecuada.

¿Cuando debo administrar "curarizantes", como llamamos en la UCI a las drogas paralizantes en forma indistinta? Lo hacemos en forma intermitente en bolo cuando el niño comienza a moverse basados en la observación del paciente. En pacientes que requieren infusión continua de éstas drogas no sabemos en forma certera la profundidad de la parálisis; Se aconseja en estos pacientes de ser posible su interrupción en forma diaria al menos una vez al día, si se recuperan los movimientos luego de algunos minutos, se continúa con la misma dosis, si la recuperación demanda mucho tiempo, se disminuirá un 25% la dosis. Estas interrupciones, llamadas "vacaciones de Paralizantes" sirven para evitar la acumulación de la droga, como también para evaluar el estado neurológico del paciente, necesidad de ajuste de drogas sedantes, el desarrollo de tolerancia,etc.

Para los pacientes que reciben infusión contínua, cuando consideramos que su interrupción pueda resultar riesgosa, monitoreo objetivo y preciso puede lograrse mediante la **estimulación transcutánea del nervio mediano en la muñeca**, obteniéndose una contracción del aductor del pulgar con cada estímulo, es el llamado "Tren de cuatro", se estimula el nervio con cuatro impulsos, y se considera que la paralización es adecuada si se transmiten uno a tres. Se ha reportado su uso en un 50 a 80%, en encuestas. (Rhoney 2002,Twite y col, 2004) Se deben considerar los efectos no deseados del uso de paralizantes, **como miopatía y polineuropatía del paciente crítico, que son potenciados con el uso de corticoides. Atrofia y contractura muscular, osteopenia y úlceras de decúbito asociados a la inmovilización prolongada.**

Bloqueantes Neuromusculares Usados Comunmente en UCIP

Pancuronio

Posee efecto vagolítico y simpaticomimético ocasionando aumento de la frecuencia cardiaca y de la presión arterial por bloqueo de los receptores muscarínicos cardíacos. Se elimina en un 60 a 80% sin cambios por orina, por lo que su eliminación se halla disminuida en la insuficiencia renal. Sólo el 10% se elimina por metabolismo hepático, pero debe ajustarse también en la insuficiencia hepática. Su acción tarda de 4 a 6 minutos en aparecer, y dura aproximadamente 120 minutos., las dosis repetidas tienden a prolongar la magnitud y duración del bloqueo. Se prefiere su administración en forma intermitente. Por su bajo costo, y larga duración de su acción es uno de los más usados en la UCIP.

Vecuronio

Es un bloqueante no despolarizante sin efecto vagal ni simpático, con excelente tolerancia cardiovascular. Inicio de acción de 2 a 4 minutos, con duración de 30 a 40 minutos. Se elimina un 80% por vía biliar, con riesgo de efectos prolongados en la insuficiencia hepática. Posee un metabolito activo, el 3-desacetyl vecuronio que conserva un 80% de la actividad del compuesto de origen que se acumula en pacientes con fallo renal.

Cisatracurio

Es un bloqueante no despolarizante que de duración intermedia. Inicio de acción en 2 a 4 minutos, duración de 30 a 40 minutos. Se elimina por vía Hofmann, degradación espontánea no enzimática a ph y temperatura fisiológica en laudanosina, sin efecto bloqueante neuromuscular pero que puede acumularse en la insuficiencia renal. Sería un agente de elección en pacientes con fallo multisistémico. El cisatracurio produce menor riesgo de liberación de histamina y por lo tanto menor riesgo de hipotensión, broncoespasmo y urticaria.

Tabla 30.3

Droga	Dosis	Inicio-durasción	Infusión contínua
Pancuronio	0,05 a 0,1mg/kg/dosis	4-6 minutos 120minutos	0,03 a 0,1mg/kg/hora
Vecuronio	0,1mg/kg/dosis	2-4minutos 30 – 40minutos	0,1mg/kg/hora
Cisatracurio	0,1 a 0,3 mg/kg/dosis	2-4minutos 30 – 40minutos#	0.251mg/kg/hora

#su vida media se prolonga en la hipotermia

Sindrome de Abstinencia-Tolerancia

Tolerancia_es la disminución del efecto de una droga a lo largo del tiempo, o la necesidad de aumentar la dosis para lograr el mismo efecto. La dividimos en tolerancia farmacodinámica, en la cual la concentración del fármaco en sangre permanece constante, pero se observa disminución del efecto. Este tipo de tolerancia es debida a alteraciones a nivel celular, en el receptor o distales al mismo. La tolerancia farmacocinética, en la cual los niveles de la droga en sangre sí disminuyen, se debe a alteraciones en la distribución o metabolismo de la droga.

Dependencia física se refiere a un estado que resulta de la adaptación o tolerancia producida por el reajuste de todos los mecanismos homeostáticos ante la administración repetida de la droga. Las personas que tienen dependencia física de una sustancia requieren la administración sostenida de la misma para conservar su estado adaptativo.

Sindrome de Abstinencia_Es el conjunto de signos y síntomas que se pone de manifiesto clínicamente luego de la supresión abrupta de opioides y /o Benzodiacepinas. Los síntomas observados en el Síndrome de abstinencia los agrupamos en tres grandes aparatos

Sistema Nervioso Central	Agitación, ansiedad, temblor, irritabilidad, trastornos del sueño, hipertonía, hiperreflexia, movimientos anormales. Pueden verse convulsiones, midriasis, alucinaciones, llanto agudo, desórdenes del movimiento
Disfunción intestinal	Vómitos, diarrea, intolerancia alimentaria, retardo en la evacuación gástrica, aerofagia
Disfunción autonómica	Fiebre, sudoración, taquicardia, taquipnea, hipertensión

La mayor parte de los estudios se han realizado con opioides, siendo un factor determinante la duración de la ocupación de los receptores, siendo más rápido su desarrollo con la administración contínua vs la administración en forma intermitente. De frecuente observación en la UCI, nuestros esfuerzos deben dirigirse a prevenirlo, siendo un paso importante la identificación de factores de riesgo para su desarrollo.

Tabla 30.4. Factores de riesgo asociados al desarrollo de Síndrome de Abstinencia
-Dosis de midazolam recibida >60mg/k. (Fonsmark L., 1999) -Dosis total de fentanilo recibida >1,5mg/k 50% riesgo desarrollo Sme Abstinencia (Katz R.1994) >1,6mg/k. (para Arnold, 1990) -Duración de la infusión de fentanilo >de 9 días 100% predictivo desarrollo Sme abstinencia. (Katz R., 1994) o dosis total de fentanilo > 2,5/k. -Duración de la infusión de sedoanallgesia >5 días 50% riesgo desarrollo Sme abstinencia. (Arnold, 1990) -Administración contínua vs intermitente -Mayor con fentanilo (> afinidad por receptores opioides) que con la morfina

Una vez identificado los grupos de riesgo, comenzar descenso de la infusión, con monitoreo de signos y síntomas de abstinencia, siendo útil el uso de Scores con el objeto de cuantificar la severidad de la abstinencia.

Podemos citar el Score de Finnegan (Tabla 30.5), pensado inicialmente para neonatos, de utilidad en la UCIP, ante la falta de uno pediátrico.

Tabla 30.5. Componentes del Score de Finnegan

Síntomas		Score
Llanto	Excesivo Continuo	2 3
Sueño(luego de Alimentación)	< de 1 hora <de 2 horas < de 3 horas	3 2 1
Reflejo de Moro	Hiperactivo Marcadamente hiperactivo	2 3
Temblores	Leve, interrumpido Moderado-Severo interrumpido Moderado-Severo Ininterrumpido	1 2 3
Aumento del tono Muscular		2
Bostezos frecuentes		2
Excoriaciones		1
Convulsiones		5
Sudoración		1
Fiebre	37,8°C a 38,3°C >38,3°C	1 2
Reticulado de piel		1
Congestión nasal		1
Estornudos		1
Aleteo nasal		2
Frecuencia respiratoria	>60 >60 con retracciones	1 2
Succión excesiva		1
Mala alimentación		2
Regurgitación		2
Vómito en chorro		3
Heces	Flojas Acuosas	2 3

Un registro de 0 a 7 indica síntomas leves de abstinencia, de 8 a 11 indica síntomas moderados de abstinencia, y de 12 a 15 indica síntomas severos de abstinencia.

Se aconseja en pacientes que recibieron sedoanalgesia por breves períodos de tiempo (< a 3-5 días), descenso lento de la misma un 10 a 15% cada 6-8 horas, controlando la aparición de síntomas de abstinencia. Si aparecieran retardar el destete por 24 horas. En cuanto sea posible pasar a dosis intermitentes, teniendo en cuenta las equivalencias entre las drogas. Hacer el swich a drogas vía oral de ser posible.

En caso de tratamientos prolongados, se aconseja realizar el destete de forma más lenta, 10% diario.

Durante el destete si se desarrolla abstinencia, se aconseja suspender el destete por 24 horas, si no mejora se puede volver a la dosis anterior.

Una alternativa es la administración de **clonidina**, un agonista parcial alfa 2 adrenérgico que media parte de su acción activando el mismo canal de k que los opioides. Tiene la ventaja de no producir depresión respiratoria Favorece el destete de opioides y disminuye el requerimiento de otros sedantes, puede asimismo usarse como agente de primera línea. Tiene propiedades sedantes y analgésicas, estas últimas probablemente mediadas en el asta dorsal de la médula espinal. Disminuye la liberación de sustancia P. Posee una vida media de 12 a 18 horas, por lo que se puede administrar una a dos veces al día, con una dosis de 3 a 5 ug/kilo.

Como efecto adverso produce sedación, bradicardia e hipotensión e hiperglucemia Se aconseja suspenderlo en forma progresiva, (una semana), por el riesgo de descarga simpática, hipertensión y convulsiones si se suspende en forma brusca.

Clonidina

Se puede usar también en infusión intravenosa u oral siendo una alterativa a la infusión de midazolam

Dosis VO: 1-3 ug/k cada 8 horas

Infusión intravenosa: 0,1 a a,2 ug/k/hora

Equivalencia EV a oral 1:1

Conversión de drogas

Conversión de fentanilo a **metadona**

Calcular la dosis día de fentanilo que recibe el paciente ej. 10 kilos a dosis de 10ug/kilo/hora, total: 2,4 mg/día de fentanilo. Comienzo con la misma dosis por vía oral día que puede administrarse cada 12 horas. ej. 2,4 mg/día de metadona: 1,2 mg cada 12 horas VO.

Con la segunda dosis de metadona, se disminuye un 50% la infusión de fentanilo. Luego de la tercera dosis se vuelve a disminuir el goteo en un 50% (25% del inicial), luego de la cuarta dosis se suspende la infusión de fentanilo (Tabla 30.6).

Tabla 30.6. Conversión de fentanilo intravenoso a metadona oral

Potencia (fentanilo:metadona)	100:1
Vida media (fentanilo:metadona)	1:75-100
Biodisponibilidad oral (Metadona)	75 a 80%

Es usada en nuestro hospital para prevenir el sindrome de abstinencia en pacientes con uso prolongado de opiáceos, desde el primer al tercer día se administra una dosis de 0,1 mg/kg/dosis cada 6 horas controlando efectos adversos como sedación y abstinencia. Dosis máxima 20mg/ dosis y no más de 40 mg en el día. Luego se pasa a una dosis matinal única igual al total de la medicación administrada el día anterior. En los días posteriores se inicia el descenso a razón de un 20%diario de la dosis inicial.

Metadona
Comienzo de acción30-60minutos
Pico:2-4 horas
Vida media:15 a 40 horas
Se metaboliza extensamente en hígado,
y se elimina por orina

Conversión de midazolam intravenoso a **lorazepam oral (Tabla 30.7);**

Calcular la dosis día de midazolam que recibe el paciente:

ej. Paciente de10 kilos a dosis de 0.3mg/kilo/hora, total:72 mg/día de midazolam. Para tener la dosis equivalente de lorazepam se divide por 12,56 resultando en una dosis de 6mg/día de lorazepam vía oral, que se administra cada 6 horas: 1,5 mg cada 6 horas.

Estos cálculos se hacen teniendo en cuenta diferencias en potencia,vida media y biodisponibilida oral.

Tabla 30.7. Conversión de midazolam intravenoso a lorazepam oral	
Potencia(midazolam:lorazepam)	1:2
Vida media(midazolam:lorazepam)	1:6
Biodisponibilidad oral (lorazepam)	60a70%

Conversión de fentanilo a morfina

Calcular la dosis diaria de fentanilo en ug y pasarla a mg (dividir por mil). la morfina se puede administrar cada 4-6 horas. La conversión de morfina endovenosa a oral, se realiza multiplicando por 3, dado que 1mg de morfina iv: 3mg de morfina vía oral. Tener presente la potencia relativa del fentanilo> que la morfina.

1 ug de fentanilo = 0,1 mg de morfina iv 1mg
de morfina iv= 3 mg de morfina oral

Otras drogas usadas

Hidrato de Cloral

Es un hipnótico sedante, que debe ser administrado por vía oral o rectal, con un inicio de acción de 20 a 60 minutos. Es metabolizada en el hígado a tricloroetanol, su forma activa. Luego el hígado lo inactiva convirtiéndolo en ácido tricloroacético. Se excreta por bilis y orina. No debe ser administrado a pacientes con compromiso hepático. Su acción dura de 60 a 120 minutos. La administración prolongada puede llevar a la acumulación de metabolitos activos y sedación prolongada. El efecto adverso más común es la intolerancia gastrointestinal y diarrea, se ha visto ataxia y agitación paradojal. Tiene escaso efecto sobre la función respiratoria

El ácido tricloroacético puede provocar acidosis metabólica. Se ha asociado al tricloroetanol con arritmias ventriculares en pacientes de riesgo(ingestión de antidepresivos tricíclicos).

Lo usamos como coadyuvante para la sedación en pacientes en ARM, con tolerancia a las BZD y opioides,

-Su dosis es de 25 a 50 mg/kilo

-La dosis máxima es de 2 gramos

-No administrar si hay compromiso hepático

- Su acción dura de 60 a 120 minutos, puede dar sedación prolongada

Dexmedetomidina

Es un agonista alfa 2 adrenérgico de acción central, tiene mayor especificidad por el receptor alfa 2 8 veces mayor que la clonidina, con agonismo diferencial alfa1: alfa2 de 1:1600.Con efecto sedante, ansiolítico y analgésico. Reduce la presión arterial y la frecuencia cardíaca, no altera la función respiratoria ni el intercambio gaseoso; de vida media corta 2 horas, se la usa como coadyuvante de sedación por cortos períodos. Fácil titulación por infusión endovenosa contínua. En algunos trabajos reduciría los requerimientos de midazolam y morfina. Se lo propone como un agente adecuado para el destete de la ventilación mecánica. Dosis de carga 1 ug/kilo, mantenimiento de 0,2 a 0,5 mg/kilo. Su dosis debe ajustarse en pacientes con disfunción hepática.

Referencias

1. Tobias JD. Sedation and analgesia in paediatric intensive care units: a guide to drug selection and use. Paediatr Drugs 1999;1(2)109-26.
2. Cornfield DN, Tegtemeyer K, Nelson MD et al. Continuous Propofol Infusion in 142 Critically Ill Children. Pediatrics 2002;110;1177-81.
3. Mencía Bartolomé S. Aplicacion del índice biespectral en la monitorización del niño enfermo crítico. An Pediatr (Barc)2006;64(1):96-9.
4. Zuppa AF, Barret JS. Pharmacology. Rogers Textbook of Pediatric Intensive Care, 4th edition, 2008.Chapter 20; 266-82.

5. Ista E, van Dijk M, Gamel C, Tibboel D, de Hoog M. Withdrawal symptoms in critically ill children after long term administration of sedatives and/or analgesics: A first evaluation. Crit Care Med 2008;36(8):2427-32.
6. Twite MD, Rashid A, Zuk J, Friesen R. Sedation,analgesia, and neuromuscular blockade in the pediatric intensive care unit: Survey of fellowship training programs. Pediatric Crit Care Med 2004;5(6):521-32.
7. Playfor SD, Thomas DA, Choonara I. Sedation and Neuromuscular blockade in paediatric intensive care: a review of current practice in the UK. Paediatric Anaesthesia 2003;13:147-51.
8. Hartman, ME, McCrory DC, Schulman SS. Efficacy of sedation regimens to facilitate mechanical ventilation in the pediatric intensive care unit. A systematic review.Pediatr Crit Care Med 2009;10(2),246-50.
9. De Jonghe B,Cook D, Appere-DE VecchiC, Guyat G, Meade M, OutinH. Using and understanding sedation scoring systems: a systematic review.Intensive Care Med 2000; 26:275-85.
10. Playford S, Jenkins I. Boyles et al. Consensus guidelines on sedation and analgesia I n critically ill children.Intensive Care Med 2006;32:1125-36.
11. Goodman-Gilman. Las bases farmacológicas de la Terapéutica.11°edición. México 2007. Cap16.401-427. Cap21, 547- 89.
12. Arnold JH, Truog RD, Orav EJ, et al.Tolerance and dependence in neonates sedated with fentanilo during axtracorporeal membrane oxygenation.Anesthesiology1990;73.1136-40.
13. Fonsmark L, Rasmussen YH, Carl P. Ocurrence of withdrawal in critically ill sedated children. Crit Care Med 1999;27:196-9.
14. Katz R, Kelly HW, Hsi A. Prospective study on the occurrence of withdrawal in critically ill children who receive fentany by continuous infusion. Crit Care Med1994;22(5)763-7.
15. Clinical practice guidelines for the sustained use of sedatives and analgesics in the critically ill adult. Critical Care Med 2002;30(1):119-41.
16. Kress JP, Pohlman AS, O connor MF et al. Daily interruption of sedative infusions in critically ill patients undergoing mechanical ventilation. N Engl J Med 2000;342:1471-7.
17. De Wildt SN, de Hoog M, Vinks AA, et al. Population pharmacokinetics and mmettabolism of midazolam in pediatric intensive care patients. Crit Care Med 2003;31(7)1952-8.
18. Arenas-López S, Riphaggen S, Tibby SM et al. Use of oral clonidine for sedation in ventilated paediatric intensive care patients. Intensive Care Med 2004;30:1625-9.
19. Fraser GL, Riker RR. Comfort without coma: Changing sedation practices. Crit Care Med 2007;35(2).393-401.
20. Selandari J. Analgesia, Sedación y Bloqueo Neuromuscular.Crtiterios de Atención de UCI Hospital Garrahan 2002;1163-81.
21. Reed MD, Yamashita TS, ToyokoS, et al. A pharamcokinetically based strategy for sedation of the critically ill,machanically ventilated pediatric patient. Crit Care Med 1996;24(9):1473-81.
22. Rhoney DH, Murrry KR. National survey on the use of sedatives and neuromuscular blocking agents in pediatric intensive care unit. Pediatr Crit Care Med2002;3(2)129-33.
23. Parke TJ, Stevens JE, Rice AS, et al. Metabolic acidosis and fatal myocardial failure after propofol infusion in children:five case reports.BMJ1992;305:613-6
24. Tobias D, Berkenbosch JW. Sedation During Mechanical Ventilation in Infants and Children: Dexmedetomidine Versus Midazolam. Southerm Medical Journal 2004;97(5):451-5.
25. Tobias JD, Berkenbosch JW, Russo P. Aditional experience with Dexmedetomidine in Pediatric Patients. Southerm Medical Journal 2003;96(9)871-5.
26. Tobias JD, Berkenbosch J. Initial experience with Dexmedetomidine in Pediatric Patients. Paediatric Anaesthesia 2002;12:171-5.
27. Adelson PD, BrattonSL, Carney na, et al. Guías para el manejo medico en la Etapa Aguda del Traumatismo Encefalocraneano Grave en infants,niños y adolescents. Chapter 9.; Pediatric Crit Care Med 2003;4(3Suppl.)S34-7.
28. Dellinger RP, Carlet JM, Masur H, et al. Surviving Sepsis campaign guidelines for management of severe sepsis and septic shock.; Pediatric Crit Care Med.2004.32(3)858-73.
29. Brierley J, Choong K, Cornell T, et al.2007 American college of Critical Care Medicine clinical practice parameters for hemodynamic support of pediatric and neonatal septic shock. crit care Med 2009;37(1):1-23.

Capítulo 31

Tratamiento Nutricional del Niño en Ventilación Mecánica

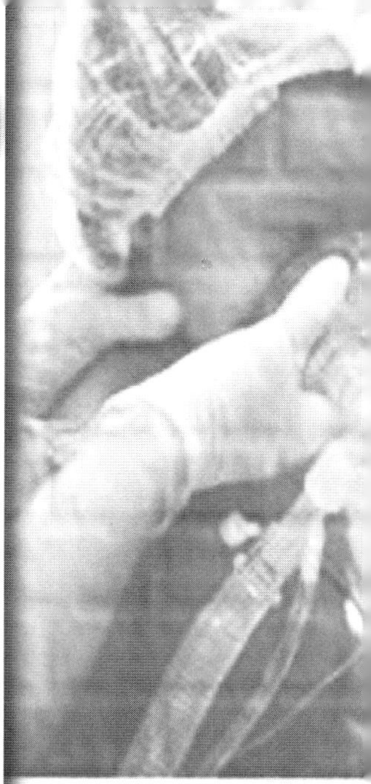

Santiago Campos Miño
Rocío Yerovi Santos

Introducción

El soporte nutricional es una herramienta terapéutica fundamental en Cuidado Intensivo Pediátrico. En el niño críticamente enfermo en ventilación mecánica (VM), existen diversos escenarios clínicos que pueden condicionar, por una parte, un deterioro nutricional agudo y, por otra parte, requerimientos nutricionales especiales de cobertura no siempre fácil. Un soporte nutricional insuficiente[‡] o, por el contrario, excesivo[§], puede asociarse a complicaciones que pueden prolongar la necesidad de VM.

En este capítulo se revisarán los cambios metabólicos que se presentan los niños críticamente enfermos en VM debido a una enfermedad aguda, sus repercusiones sobre la fisiología respiratoria y los conceptos que deberían aplicarse al momento de planificar el soporte nutricional de estos pacientes. Solo en forma circunstancial se abordarán ciertos aspectos pertinentes a los recién nacidos o a los pacientes portadores de enfermedades respiratorias crónicas.

Cambios metabólicos en el niño críticamente enfermo

En el niño críticamente enfermo interactúan, desde el punto de vista metabólico y nutricional, varios

[‡]Subnutrición (underfeeding).
[§]Sobrenutrición (overfeeding).

factores deletéreos a los que se suma, con frecuencia significativa, la desnutrición crónica o preexistente. Estos factores tienen el potencial de incrementar la morbilidad, prolongar la necesidad de VM e, incluso, causar mortalidad (Figura 31.1).

La enfermedad aguda crítica induce una respuesta estereotipada hipermetabólica e hipercatabólica (Tabla 31.1); la magnitud de esta respuesta es proporcional a la naturaleza, gravedad y duración de la injuria. Son notables las alteraciones en el metabolismo de las proteínas: el intercambio proteico se duplica en comparación con sujetos normales produciéndose una redistri-

Tabla 31.1. Alteraciones de los macronutrientes en el niño críticamente enfermo en ventilación mecánica

Nutriente	Cambios metabólicos
Proteínas	- Catabolismo incrementado - Recambio (turnover) incrementado - Depleción rápida de reservas proteicas - Redistribución de aminoácidos desde el músculo esquelético hacia el hígado y tejidos involucrados en la respuesta inflamatoria aguda - Uso de aminoácidos para neoglucogénesis - Predominio de la degradación proteica ("autocanibalización") que no responde al aporte exógeno de glucosa - Balance nitrogenado negativo - Pérdida de masa muscular - Pérdida de musculatura a nivel diafragmático e intercostal con disfunción respiratoria - Pérdida de músculo miocárdico con riesgo de arritmia fatal
Carbohidratos	- Requerimiento aumentado de glucosa como sustrato energético primario para cerebro, eritrocito, médula renal y tejido lesionado - Depleción rápida de glucógeno - Incremento de la neoglucogénesis que no responde al aporte exógeno de glucosa - Resistencia periférica a la insulina - Hiperglicemia de origen multifactorial
Grasas	- Oxidación incrementada - Recambio (turnover) incrementado - Utilización de ácidos grasos como fuente primaria de energía - Aumento de la demanda - Consumo rápido de las reservas - Elevación de triglicéridos - Utilización del glicerol como precursor para la Neoglucogénesis - Elevación de cuerpos cetónicos, metabolismo y utilización Alterados debido a la hiperinsulinemia - Disminución de la capacidad de metabolizar la grasa exógena - Riesgo de deficiencia de ácidos grasos esenciales

Adaptado de referencias 1, 3 y 5.

bución de aminoácidos desde el músculo esquelético (incluyendo los músculos respiratorios) hacia el hígado y los tejidos involucrados en la respuesta inflamatoria. Aunque se produce un incremento en la síntesis de proteínas, también existe una generalizada degradación proteica, siendo ésta última la predominante. La consecuencia es un balance nitrogenado negativo que se manifiesta clínicamente con pérdida de peso y de masa muscular, incluyendo la musculatura respiratoria. Si no se controla el estrés que gatilló este intenso catabolismo, la pérdida progresiva de masa muscular que afecta el diafragma y los músculos respiratorios accesorios, tiene el potencial de afectar la capacidad respiratoria del paciente y prolongar la necesidad de VM.

En niños en VM existe, en general, una tendencia precoz durante el curso de la enfermedad, al hipermetabolismo. Sin embargo, el uso de sedantes, analgésicos y relajantes musculares, puede disminuir el gasto energético. A este efecto medicamentoso de ahorro energético, se suma el efecto de la disminución de la actividad muscular, la disminución de las pérdidas insensibles y la detención transitoria del crecimiento; la desnutrición preexistente y la falla orgánica múltiple también cursan con hipometabolismo. El modo ventilatorio también puede influir en el requerimiento energético porque, durante la VM controlada, no se observa un trabajo respiratorio significativo mientras que, durante la VM asistida, el niño tiene que ejercer un cierto esfuerzo para iniciar el ciclo respiratorio, de tal manera que, con el modo controlado, el requerimiento energético podría ser menor. Solamente un pequeño porcentaje de niños con fiebre elevada mantenida, trauma, grandes quemaduras, proteína C reactiva elevada (PCR) o estadía prolongada en la Unidad de Cuidado Intensivo Pediátrico (UCIP) persiste con un estado hipermetabólico.

Influencia de la desnutrición y obesidad como cofactores de riesgo en el niño críticamente enfermo en ventilación mecánica

Muchos niños que ingresan a la UCIP tienen una desnutrición preexistente, especialmente aquellos que padecen una enfermedad crónica. La prevalencia de desnutrición en la UCIP varía entre 24 y 65%, cifras que no se han modificado en las dos últimas décadas.

La desnutrición aparece o se agrava en la UCIP como resultado de una interacción negativa de tres factores: a) las alteraciones metabólicas propias de la enfermedad crítica; b) las mínimas reservas de macronutrientes propias de la edad pediátrica; y, c) las deficiencias en el soporte nutricional, tanto en la prescripción como en la administración. El deterioro nutricional es difícil de revertir y puede persistir durante mucho tiempo; por ejemplo, en niños con estadía prolongada en la UCIP o con enfermedad crónica, las consecuencias nutricionales persistieron hasta por 6 meses. La desnutrición en la UCIP se asocia con inestabilidad fisiológica, necesidad de mayor intensidad terapéutica, sepsis, falla orgánica múltiple, estadía prolongada y mortalidad (Figura 1).

La obesidad, por otra parte, es una patología que va en aumento en el mundo entero. Los niños obesos críticamente enfermos, al igual que los desnutridos, tienen más complicaciones como sepsis, infecciones quirúrgicas, fístulas postoperatorias y mayor estadía en la UCIP. Particularmente interesante es la alteración en el perfil de los ácidos grasos séricos descrito en adolescentes obesos (grasas saturadas altas, ácidos grasos $\omega - 3$ bajos, predominio de ácidos grasos $\omega - 6$) claramente proinflamatorio y con el potencial de tener significancia en enfermedades graves como el síndrome de distrés respiratorio agudo (SDRA).

Evaluación nutricional del niño críticamente enfermo en ventilación mecánica

Todo niño críticamente enfermo tiene un riesgo nutricional evidente y, por lo tanto, tiene indicación de una evaluación nutricional formal de su estado actual y de la presencia o ausencia de una condición nutricional preexistente (desnutrición u obesidad). Mediante la aplicación de un sistema de puntaje nutricional sencillo, se encontró que los pacientes ingresados a la UCIP tendrían un riesgo entre 82 y 89% de sufrir un deterioro nutricional agudo. Otros niños, además de los críticamente enfermos, que requieren una evaluación nutricional formal son los pacientes en asistencia circulatoria extracorpórea (ECMO), pacientes transplantados, y niños con diagnóstico de enterocolitis necrotizante, síndrome de intestino corto, enfermedad inflamatoria intestinal, obstrucción gastrointestinal, diarrea intratable, enfermedad hepática, insuficiencia renal crónica, diabetes mellitus, displasia broncopulmonar, fibrosis quística, enfermedades del sistema nervioso central, cáncer, trastornos de la alimentación y errores congénitos del metabolismo.

Además de la historia clínica nutricional, durante el examen físico pueden identificarse signos de desnutrición como pérdidas de masa muscular y/o tejido celular subcutáneo, cambios en piel, mucosas o en cabello, edema o ascitis. La antropometría convencional permite determinar el índice peso/edad, índice peso/talla e índice de masa corporal; la evaluación nutricional antropométrica sigue siendo una herramienta simple, reproducible y objetiva. La evaluación laboratorial incluye un hemograma (para observar la presencia de anemia o linfopenia), pruebas hepáticas, pruebas renales, glicemia y electrolitos (incluyendo calcio y fósforo); también se miden las proteínas plasmáticas, aunque la albúmina y la prealbúmina no reflejan con precisión el estatus nutricional. La medición de la PCR puede ser útil como marcador de la respuesta de fase aguda. Se considera que, cuando la PCR disminuye por debajo de 2 mg/dL, ha terminado la fase inicial hipercatbólica y ha retornado el anabolismo; esto es seguido por el aumento de los niveles séricos de la prealbúmina. La normalización de la PCR podría ser una señal para aumentar el aporte calórico y compensar las necesidades de crecimiento y recuperación.

La evaluación nutricional debería incluir el balance nitrogenado y la medición del gasto calórico en reposo mediante calorimetría indirecta (CI); las indicaciones más frecuentes para la realización de la CI se presentan en la tabla 31.2.

Tabla 31.2. Indicaciones de calorimetría indirecta en la UCIP
· Desnutrición
· Sobrepeso u obesidad
· Pérdida de más de 10% del peso corporal en la UCIP
· Ganancia de más de 10% del peso corporal en la UCIP
· Imposibilidad de alcanzar el objetivo calórico prescrito
· Necesidad de VM por más de 7 días
· Imposibilidad de destete del ventilador
· Necesidad de aumentar el soporte ventilatorio
· sUso de relajantes musculares por más de 7 días
· Encefalopatía traumática o hipóxico/isquémica con evidencia de disautonomía
· Pacientes oncológicos
· Sospecha de hipermetabolismo (estatus epiléptico, SRIS, hipertermia)
· Sospecha de hipometabolismo (hipotermia, hipotiroidismo, como inducido por midazolam o barbitúricos)
· Permanencia en UCIP por más de 1 mes
Modificado de referencia 1.

Soporte nutricional del niño críticamente enfermo en ventilación mecánica

Cálculo de requerimientos calóricos

Conocer el requerimiento energético del niño críticamente enfermo en VM es esencial para establecer un soporte nutricional apropiado y para prevenir los efectos deletéreos de la subnutrición o de la sobrenutrición. No se conoce el requerimiento calórico ideal de un niño gravamente enfermo en VM ni tampoco el mejor método para calcularlo. Las fórmulas o ecuaciones predictivas del gasto calórico derivan de estudios de CI realizados en adultos y niños sanos, usando factores de corrección para estrés obtenidos de adultos críticamente enfermos (Tabla 31.3); obviamente, el niño que padece una enfermedad aguda y severa tiene requerimientos nutricionales diferentes. Por lo tanto, estas ecuaciones predictivas no son lo suficiente precisas en niños críticos en VM y su uso se ha asociado con subnutrición o sobrenutrición, con las posibles excepciones de las ecuaciones de Caldwell - Kennedy y Talbot (Tabla 31.4).

En un intento por obtener una correlación más favorable con la CI, se han desarrollado fórmulas específicas para niños en VM. White *et al* desarrollaron y validaron una ecuación específica para niños en VM utilizando como variables la edad, el peso y la temperatura corporal (Tabla 31.3). El rendimiento de esta ecuación fue bastante cercano, en términos predictivos, a la medición por CI del gasto calórico en reposo, excepto para los niños menores de 2 meses. El gasto calórico en reposo promedio encontrado en este estudio fue de 44.19 ± 12.18 kcal/kg/día; esta cifra es menor al gasto metabólico basal de niños sanos. Se plantea que los factores que contribuyeron a este hallazgo fueron la disminución de la actividad física y cerebral como resultado de la VM y uso de sedación, la disminución de las pérdidas insensibles como resultado del ambiente termoneutral en la UCIP y la administración de gases respiratorios humidificados, y la detención del crecimiento que causa toda enfermedad severa. El grupo de pacientes postquirúrgicos tuvo el gasto calórico en reposo más alto, seguido por el trauma craneal, sepsis y enfermedades respiratorias; no se apreció un componente de termogénesis inducida por la dieta. Desgraciadamente, estudios subsecuentes no pudieron confirmar la fiabilidad de esta fórmula.

Tabla 31.3. Ecuaciones o fórmulas predictivas del gasto calórico en reposo

Ecuación	Forma de calcular
White	Gasto calórico (kJ/día) = (17 x edad [meses]) + (48 x peso [kg]) + (292 por temperatura corporal [°C]) – 9677. 1 kJ = 0.24 kcal
OMS/FAO < 3 años	Niños (kcal/día) = (60,9 x peso[kg]) – 54 Niñas (kcal/día) = (61 x peso[kg]) – 51
OMS/FAO 3 – 10 años	Niños (kcal/día) = (95 x peso[kg] + 2071) ÷ 4,186 Niñas (kcal/día) = (94 x peso[kg] + 2088) ÷ 4,186
OMS/FAO 10 – 18 años	Niños (kcal/día) = (16,6 x peso[kg]) + (77 x talla[cm]) + 572 Niñas (kcal/día) = (7,4 x peso[kg]) + (482 x talla[cm]) + 217
Harris Benedict	Hombres (kcal/día) = 66,437 + (5,0033 x talla[cm]) + (13,7516 x peso[kg]) – (6,755 x edad[años]) Mujeres (kcal/día) = 655,0955 + (1,8496 x talla[cm]) + (9,5634 x peso[kg]) – (4,6756 x edad[años])
Caldwell Kennedy	Gasto calórico (kcal/día) = 22 + (31,05 x peso[kg]) + (1,16 x edad[años])
Maffeis	Hombres (kcal/día) = (28,6 x peso[kg]) + (23,6 x talla[cm]) - (69,1 x edad[años]) + (1287) ÷ 4,186 Mujeres (kcal/día) = (35,8 x peso[kg]) + (15,6 x talla[cm]) - (36,3 x edad[años]) + (1552) ÷ 4,186
Fleisch	Hombres ≤ 155 meses (kcal/día) = (24 x SC[m^2] x 154) – (0,855 x edad[años]) Hombres >155 meses (kcal/día) = (24 x SC[m^2] x 142,5) – (0,643 x edad[años]) - 13 Mujeres ≤ 131 meses (kcal/día) = (24 x SC[m^2] x 154) – (1,045 x edad[años]) Mujeres > 131 meses (kcal/día) = (24 x SC[m^2] x 142,5) – (0,778 x edad[años]) – 11
Kleiber	Gasto calórico (kcal/día) = 70 x peso0.75[kg]
Hunter	Gasto calórico (kcal/día) = 22 x peso[kg]

Tabla 31.4. Comparación entre el gasto calórico estimado mediante las fórmulas o ecuaciones de cálculo versus el gasto calórico medido por calorimetría indirecta en niños en VM			
Estudio/Año	Población estudiada	Resultados	Gasto calórico medido por CI
White, 2000	Niños en VM (n=100 para desarrollo de fórmula y n=25 para validación de la fórmula)	Se desarrolló una ecuación nueva que mostró un rendimiento superior al de las ecuaciones estándar. No hay substituto para la CI	44.19 ± 12.18 kcal/kg/día
Vásquez Martínez, 2004	Niños en VM (n=43)	La mayoría de ecuaciones sobreestimaron el gasto calórico. Las ecuaciones que tuvieron el mejor rendimiento fueron las de Caldwell-Kennedy y Fleisch. No se recomiendan las ecuaciones para el cálculo del gasto calórico	674 ± 384 kcal/día
López-Herce, 2006	Niños en VM (n=43)	Gran variabilidad del gasto calórico en relación con la edad y situación clínica. Existieron diferencias significativas entre el gasto calórico medido y el gasto calórico calculado excepto con la fórmula de Fleisch. En un importante porcentaje de mediciones la diferencia fue superior al 20%. La CI es necesaria	58.4 ± 18.4 kcal/kg/día
Framson, 2007	Niños en una UCIP con respiración espontánea o en VM (n=44)	Un 45% de las mediciones del gasto calórico resultó concordante con la ecuación de Schofield y la ecuación de White resultó poco confiable en 70% de las mediciones. Las discrepancias fueron mayores en niños con hipometabolismo. Una respuesta hipermetabólica, propia de adultos, no fue aparente en estos niños. No se aconseja el uso de fórmulas para calcular el gasto calórico	821 ± 653 kcal/día
VM=ventilación mecánica. CI=calorimetría indirecta. Modificado de referencia 1.			

Debido a las limitaciones explicadas de las fórmulas o ecuaciones predictivas, la CI es, entonces, deseable y necesaria en los pacientes críticamente enfermos en VM y mandatoria en un subgrupo de pacientes con alteraciones metabólicas significativas o malnutrición (Tabla 31.2). Desgraciadamente, la CI no siempre está disponible y adolece además de ciertas limitaciones técnicas ya que su fiabilidad no es adecuada en pacientes con inestabilidad hemodinámica, con una FiO_2 mayor a 0.6 o con fugas alrededor del tubo traqueal.

En definitiva, si la CI no está disponible, se deberían utilizar al menos dos fórmulas o ecuaciones predictivas, seleccionado aquellas que se ajusten de mejor manera a la situación clínica actual de cada paciente. En la fase más aguda y crítica de la enfermedad, los cálculos deberían ser conservadores y liberarse más adelante cuando la respuesta inflamatoria se haya controlado; en ese momento, las ecuaciones pueden emplearse con mayor seguridad para aumentar los aportes e incluso sobrepasarlos. En todo caso, es conveniente una determinación individualizada de los requerimientos nutricionales de cada paciente con el propósito de aportar las cantidades apropiadas de macro y micronutrientes en los diversos momentos del curso de la enfermedad.

Aportes nutricionales

No hay evidencia suficiente que permita en este momento hacer recomendaciones firmes sobre la selección y dosificación de nutrientes durante el soporte nutricional del niño críticamente enfermo. De hecho, se necesitan urgentemente estudios de investigación para identificar las mejores prácticas de soporte nutricional en lactantes y niños hospitalizados en una UCIP. Hasta tanto, deberán emplearse los conceptos básicos existentes sobre las alteraciones del metabolismo de las proteínas, lípidos e hidratos de carbono durante una enfermedad crítica (Tabla 31.1).

Un aporte adecuado de proteínas como parte del soporte nutricional maximiza la síntesis proteica, modula la respuesta inflamatoria, facilita la cicatrización tisular y, hecho fundamental en el niño en VM, preserva la masa muscular y, con ello, la musculatura respiratoria; por estas razones, un buen aporte proteico es considerado como la intervención nutricional más importante. Los requerimientos de proteínas por grupos de edad se exponen en la tabla 31.5.

Tabla 31.5. Requerimientos proteicos por grupo de edad

Edad	Requerimiento*
RN de peso bajo	3 – 4 g/kg/día
RN de término	2 – 3 g/kg/día
Niños	1.5 g/kg/día

*Algunas situaciones de estrés severo requieren mayor suplementación.
Modificado de referencia 3.

El aumento del requerimiento energético es paralelo al incremento de las necesidades proteicas y un adecuado aporte energético favorece la retención proteica. Los requerimientos energéticos deben ser valorados en forma muy cuidadosa porque, tanto los aportes insuficientes como los exagerados, se asocian a complicaciones potencialmente serias como infecciones y destete prolongado de la VM. En consecuencia, el requerimiento calórico para un niño normal no debería emplearse en los niños críticamente enfermos.

La subnutrición y la sobrenutrición se han descrito también en pacientes en VM. Reid *et al* estudiaron 32 adultos con requerimiento de VM por más de 72 horas. Globalmente, los pacientes recibieron un 81% de sus requerimientos calóricos (calculados mediante la ecuación de Schofield) y un 76% de sus requerimientos proteicos; se detectó sobrenutrición en 19% de los días de alimentación. Solo se alcanzó un aporte nutricional adecuado en 31% de los días de alimentación. Si bien ambos problemas se presentaron con cualquier vía de nutrición, enteral o parenteral, los pacientes con soporte nutricional mixto tuvieron mayor riesgo de sobrenutrición. Los pacientes que requirieron VM invasiva recibieron solo un 30% del requerimiento calórico calculado de acuerdo a la fórmula de Schofield y un 38% del requerimiento proteico.

Aún periodos cortos de sobrenutrición pueden afectar el control de la glicemia y la habilidad para conseguir el destete de la VM. Por el contrario, un aporte de 60% del requerimiento puede ser óptimo o suficiente porque, aunque la retención de proteínas aumenta a medida que mejora el aporte calórico, esta relación se pierde cuando el aporte calórico llega al 60% de los requerimientos. Aportar más del 60% del requerimiento energético no mejora necesariamente la eficacia del soporte nutricional. En concordancia con estos datos, otro estudio encontró que los pacientes con aportes moderados (entre 33 y 65% de las recomendaciones) alcanzaron una ventilación espontánea más rápidamente y tuvieron mayor probabilidad de salir vivos del hospital.

Debido a que el catabolismo muscular muy probablemente se mantiene durante toda la estadía del paciente en la UCIP, es poco probable conseguir un anabolismo hasta el alta y, por lo tanto, la sobrenutrición, como un intento para recuperar nutricionalmente al paciente, será inefectiva y afectará adversamente otros aspectos de la recuperación. De hecho, estudios en pacientes adultos de UCI en quienes se consiguió un balance energético y/o proteico acumulado positivo, no consiguieron una reducción en la masa celular magra. Existe entonces buena evidencia de que alcanzar un balance energético o proteico positivo durante la fase aguda de la enfermedad crítica no mejora la evolución al corto plazo y podría asociarse a complicaciones.

Como fuentes de energía se usan la glucosa y los lípidos. La administración de glucosa, como único nutriente, no detiene la neoglucogénesis o el catabolismo proteico. Solo una combinación efectiva de glucosa y aminoácidos mejora el balance nitrogenado y aumenta la síntesis proteica. Los lípidos tienen el mismo efecto.

La glucosa se aporta teniendo como referencia la glicemia, la relación calorías/gramos de nitrógeno de los aportes y la capacidad metabólica del hígado, que es de aproximadamente 5 mg/kg/minuto. Un 60 – 70% del aporte calórico total debe provenir de la glucosa. Un aporte excesivo de glucosa puede producir una sobrecarga metabólica sin lograr estimular el anabolismo, con aumento de la producción de CO_2 y prolongación de la duración de la VM.

La enfermedad acelera y altera el metabolismo lipídico y la capacidad de aprovechamiento de la grasa exógena. En muy poco tiempo puede aparecer una deficiencia de ácidos grasos esenciales si no se aportan lípidos como parte del soporte nutricional. El síndrome clínico de deficiencia de ácidos grasos esenciales consiste en dermatitis, alopecia, trombocitopenia y susceptibilidad a las infecciones. Para prevenirla se debe aportar ácido linoleico y ácido linolénico a razón de 4.5% y 0.5% de las calorías totales, respectivamente (aproximadamente 0.5 g/kg/día de una emulsión de lípidos para uso parenteral). La administración de lípidos mejora la utilización de las proteínas, previene la deficiencia de ácidos grasos y no aumenta la producción de CO_2. Los lípidos se dosifican hasta 2 - 4 g/kg/día para completar un aporte de máximo 30 - 40% de las calorías totales. Mediante un aporte conjunto de glucosa y de lípidos, el objetivo calórico debería alcanzarse en las primeras 72 horas.

El aporte de electrolitos se realiza de manera convencional. El fósforo es, sin embargo, un elemento frecuentemente olvidado durante el soporte nutricional a pesar de que la hipofosfemia es frecuente y puede tener importantes consecuencias respiratorias. Fernandez Santana *et al* estudiaron 82 niños en una UCIP multidisciplinaria en San Pablo, Brasil. La prevalencia de hipofosfemia fue de 61% durante los primeros 10 días de estadía. En 39% de los niños se diagnosticó desnutrición, patología que se correlacionó con hipofosfemia en el análisis bivariado. El nivel de fósforo sérico fue menor en los niños desnutridos en comparación con los niños bien nutridos (2.6 ± 0.7 mg/dL versus 3.5 ± 0.8 mg/dL, p=0.01). Los niños con enfermedad respiratoria aguda tuvieron valores más bajos de fósforo sérico en comparación con los niños con otros diagnósticos (3.8 mg/dL versus 4.1 mg/dL, p=0.05). De 22 pacientes con insuficiencia respiratoria, 16 necesitaron ventilación mecánica y, de estos, 13 tuvieron hipofosfemia.

La hipofosfemia produce una deficiencia en la producción de energía (ATP y 2,3-DPG), altera el metabolismo energético causando debilidad muscular y empeoramiento de la insuficiencia respiratoria. La hipofosfemia complica también el proceso de destete debido a una eficiencia reducida en la contracción muscular del diafragma.

La enfermedad severa puede disminuir los niveles de micronutrientes y agentes antioxidantes lo que favorece el estrés exidativo y la disfunción metabólica. Se recomienda la monitorización del nivel plasmático de micronutrientes en pacientes con enfermedad crítica prolongada (> 10 – 14 días) y la corrección de las deficiencias. Esto es particularmente necesario en pacientes que son sometidos a procedimientos de reemplazo renal.

Modalidades de soporte nutricional en el niño críticamente enfermo en ventilación mecánica

El aporte de nutrientes requiere de una selección cuidadosa del método más apropiado de alimentación y de monitorización. Las opciones de administración del soporte nutricional son la nutrición enteral (NE), la nutrición parenteral (NP) o la nutrición mixta, enteral y parenteral.

Nutrición enteral

Es la administración de nutrientes por vía oral o mediante una sonda gástrica o postpilórica con la intención de contribuir al aprovisionamiento parcial o total del requerimiento nutricional. Debido a su claro riesgo de deterioro nutricional, prácticamente todo niño que ingresa a la UCIP y que tiene una expectativa de estadía superior a 48 horas, requiere del inicio de un soporte nutricional. Si el intestino está funcionante y no existen contraindicaciones, la ruta preferente de inicio es la enteral. La NE está contraindicada cuando el intestino no funciona en casos de obstrucción intestinal, diarrea intratable, íleo, hemorragia digestiva o fístula de alto débito.

En varios estudios se ha demostrado que la vía enteral es mejor que la parenteral porque es más fisiológica, los nutrientes intraluminales ayudan a mantener la integridad de la barrera mucosa limitando la translocación bacteriana, ayuda a mantener una normal secreción y función de la IgA, disminuye las complicaciones infecciosas y es menos costosa. Sin embargo, un inconveniente que muchas veces se pasa por alto, es la dificultad para llegar rápidamente al aporte calórico calculado con el consiguiente riesgo de subnutrición y sus consecuencias; este fenómeno se explica por la disfunción gástrica propia de la enfermedad severa y por el temor del clínico a una broncoaspiración.

En consecuencia, se han desarrollado algunas estrategias para disminuir el riesgo de aspiración, especialmente en el paciente en ventilación mecánica: mantener la cabecera elevada 30°- 45°, administrar la NE en infusión continua (en lugar de bolos), uso de proquinéticos y colocación de la sonda en situación postpilórica. De todas maneras, continúa la controversia sobre el mejor sitio para administrar la NE. La vía gástrica es la más utilizada por ser de instalación sencilla y rápida, mantiene la osmorregulación y secreción ácida propias del estómago, mantiene el mecanismo bactericida del estómago, es más barata, permite la administración de bolos o de infusión y el vaciamiento gástrico es más fácil de verificar. Si bien algunas UCIP utilizan la NE por vía pospilórica en forma rutinaria, otras la usan cuando ha fracasado la gástrica o cuando existe un elevado volumen residual, en pacientes en posición prona, con sedación profunda, o en pacientes en quienes no se ha alcanzado la ingesta calórica por vía gástrica. En caso de un volumen residual elevado se puede disminuir la velocidad de infusión de la dieta o usar proquinéticos como metoclopramida o eritromicna. La naloxona por vía oral o a través de la sonda de alimentación, se podría utilizar para revertir los efectos intestinales de los opiáceos; un estudio en este sentido demostró que la naloxona logra disminuir el volumen residual gástrico y disminuir la incidencia de neumonía asociada a la ventilación mecánica.

La NE gástrica se puede administrar en forma **intermitente** mediante bolos (4 – 8 veces por día durante 15 a 45 minutos) especialmente en pacientes con función digestiva normal y bajo riesgo de aspiración. La NE **continua**, gástrica o enteral, suele ser mejor tolerada, tiene menor riesgo de vómito, permite aportar mayor volumen, es más eficiente desde el punto de vista calórico y se prefiere en pacientes con absorción intestinal reducida, riesgo de aspiración y situaciones de alto gasto energético. En la Encuesta Latinoamericana de Nutrición en Cuidado Intensivo Pediátrico (ELAN – CIP) se encontró que el soporte nutricional de elección es el enteral administrado por vía gástrica en infusión continua e iniciado precozmente dentro de las primeras 48 horas después del ingreso a la UCIP.

La elección de la fórmula adecuada para cada paciente depende de la edad, estado nutricional y patología de base. Las fórmulas enterales diseñadas para adultos con insuficiencia respiratoria crónica, tienen un mayor aporte de grasas y menor concentración de hidratos de carbono para disminuir el cociente respiratorio y la producción de CO_2. Su uso rutinario no está recomendado en la UCIP debido a la falta de estudios controlados de efectividad; probablemente son útiles en niños sobrenutridos con retención de CO_2 y dificultades en el destete de la VM. Al elegir la fórmula, se deberá conocer su densidad calórica, contenido proteico y su carga renal de solutos [CRS=proteínas(g)/0,175 + Na(mEq) + K(mEq) + Cl(mEq) + P (mEq)], dato importante para mantener un adecuado balance hídrico.

El inicio de la dieta debe ser precoz, entre las 24 a 48 horas después del ingreso, cuando ha pasado la fase primaria de estabilización; el inicio precoz de la NE está asociado a disminución de complicaciones infecciosas y menor tiempo de hospitalización en la UCI. Para iniciar la NE el paciente debe estar estable y sin requerimiento de dosis altas o crecientes de vasoactivos, o de grandes volúmenes de fluidos. Si se inicia la NE bajo estas condiciones, existe el riesgo de isquemia intestinal.

Si existe dificultad para aportar con la NE todos los requerimientos nutricionales, se recomienda no continuar insistiendo e iniciar rápidamente una combinación de NE con NPT suplementaria para evitar la subnutrición.

La incorporación de nutrientes que favorecen la inmunomodulación, entre ellos glutamina, arginina, ácidos grasos ω - 3 y nucleótidos, puede considerarse en forma individual. Algunos estudios en adultos con sepsis y shock séptico han demostrado que dietas enriquecidas con estos elementos han disminuido la respuesta inflamatoria y la mortalidad. En tres estudios en pacientes adultos con SDRA e injuria pulmonar aguda (IPA), se usaron dietas enriquecidas con ácidos grasos ω - 3, ácido gamma-linoleico y antioxidantes, y se demostró una disminución en la estadía en la UCI, duración de la ventilación mecánica, menor incidencia de FOM y menor mortalidad. Para obtener el máximo beneficio de la dieta enriquecida con inmunomoduladores se debe aportar por lo menos el 50-65% de los requerimientos energéticos. Los simbióticos, que son una combinación de prebióticos y probióticos, poseen una fuerte bioactividad, disminuyen la tasa de infección, modulan los mecanismos de defensa inmune, promueven la apoptosis y liberan numerosos nutrientes, antioxidantes, factores de crecimiento y de coagulación necesarios para la recuperación. El uso de estos elementos tampoco es una recomendación actual en la nutrición del niño crítico en VM pero podrían tener un papel preventivo en ciertos procesos de colonización e infección nosocomial.

Nutrición parenteral

La nutrición parenteral (NP) está indicada, en general, cuando no se puede administrar NE o cuando ésta no es adecuadamente tolerada por 5 – 7 días. Sin embargo, en niños con desnutrición o en niños gravemente enfermos de una UCIP, esperar este lapso es riesgoso y la NP debe iniciarse más precozmente, como máximo a las 24 – 48 horas del fallo de la NE, con el propósito de alcanzar los objetivos nutricionales en forma rápida. La práctica común de iniciar con dosis bajas de aminoácidos y lípidos y avanzarlas gradualmente, no tiene sustentos publicados. Por ejemplo, en prematuros, se ha demostrado la seguridad y eficacia de la NP iniciada con aminoácidos a la dosis objetivo. Este hecho podría ser relevante en niños en la UCIP en quienes un aporte nitrogenado efectivo y rápido es vital. Buena evidencia muestra que una NP temprana y agresiva en prematuros con el síndrome de distress respiratorio incrementa la sobrevida. Para extrapolar este hallazgo a los neonatos de término o a los niños mayores con enfermedades respiratorias severas, se necesita más investigación.

En el niño críticamente enfermo en VM, los lípidos que se incluyen en la NP pueden disminuir la producción de CO_2 y la ventilación minuto, lo cual puede acelerar el destete; además, el aporte lipídico puede disminuir el almacenamiento de grasa y mejorar la oxidación de lípidos, aumentar la retención de proteínas (favoreciendo la musculatura respiratoria) y prevenir la deficiencia de ácidos grasos esenciales.

Para maximizar el beneficio de los lípidos parenterales es necesario tener en cuenta su composición. Particularmente importante es conocer los efectos de los lípidos parenterales en pacientes con SDRA. Las emulsiones estándar de lípidos, que contienen preferentemente ácidos grasos poliinsaturados ω-6 (50 – 60% de ácido linoleico), tienen riesgo de eventos adversos debido a alteraciones respiratorias o inmunológicas. Estas emulsiones podrían afectar la función pulmonar a través de 3 mecanismos: a) generación de mediadores vasoactivos que alteran el equilibrio entre ventilación y perfusión; b) generación de mediadores proinflamatorios que amplifican la respuesta inflamatoria sistémica y empeoran la inflamación pulmonar propia del SDRA; y, c) generación de partículas lipídicas que se aglutinan y embolizan al pulmón causando un síndrome de embolismo graso. Suchner *et al* estudiaron 10 adultos con sepsis y 8 con SDRA. Además de un aporte en la NPT isocalórico e isoproteico, se administró a los pacientes una emulsión intravenosa de lípidos (Lipovenös 20%, Fresenius AG, Bad Homburg, Alemania) en forma rápida (6 horas) o en forma más lenta (24 horas). La infusión rápida empeoró la oxigenación al incrementar el *shunt* intrapulmonar debido a una disminución de la resistencia vascular pulmonar. Los cambios pulmonares se asociaron con un aumento de prostaciclina (PgI_2 – un prostanoide vasodilatador) y disminución de tromboxano (TxA_2 – un vasoconstrictor con efecto proinflamatorio), lo cual puede bloquear el reflejo de vasoconstricción hipóxica. La infusión lenta causó la respuesta contraria y mejoró la función pulmonar.

Las mezclas de ácidos grasos de cadena media y de cadena larga pueden aumentar la oxidación de lípidos y mantener un perfil normal de ácidos grasos esenciales en el plasma, aunque no consiguen soportar la retención nitrogenada en prematuros. En adultos, combinaciones de ácidos grasos ω-3 con antioxidantes consiguieron disminuir la mortalidad en el SDRA; estudios similares no se han realizado en niños. Lekka *et al* estudiaron los efectos de las emulsiones grasas intravenosas con triglicéridos de cadena larga y media (Lipofundin MCT/LCT 20%, B. Braun Melsungen AG, Melsungen, Alemania) en pacientes adultos con injuria pulmonar aguda. Los lípidos fueron administrados a razón de 3.5 mg/kg/min durante 1 hora, después de lo cual se produjo una disminución de la *compliance* pulmonar y de la PaO_2/FiO_2, junto con un aumento de la resistencia vascular pulmonar, un aumento no significativo de la presión arterial pulmonar y un aumento del contenido proteico del líquido obtenido mediante lavado broncoalveolar. Los autores consideraron estas alteraciones compatibles con un agravamiento de la inflamación pulmonar y las relacionaron con la velocidad de lainfusión de los lípidos. Por el contrario, Smirniotis *et al* encontraron que una administración más lenta de lípidos en pacientes con sepsis y SDRA no alteró la oxigenación o la hemodinamia. Entonces, no solamente es importante la calidad del lípido administrado, sino también la velocidad con que es aclarado desde el plasma.

Muchos prejuicios han existido sobre la seguridad de la NP, pero recientemente se ha descartado esta asociación mediante meta – análisis de estudios en adultos (Tabla 31.6).

Tabla 31.6. Consecuencias de la subnutrición y de la sobrenutrición	
Sobrenutrición	Subnutrición
Aumento producción de CO_2 Aumento del trabajo respiratorio Dificultad en el destete del ventilador Hiperglicemia Aumento riesgo de infección (p.e. NAVM) Esteatosis hepática Colestasis Mayor necesidad de VM Mayor estadía en la UCIP	Pérdida de masa muscular. Pérdida de musculatura respiratoria Mayor dependencia del ventilador Disfunción orgánica Infecciones Mayor morbimortalidad

De hecho, el meta – análisis de Simpson reveló, por primera vez, una superioridad de la NP sobre la NE en cuanto a mortalidad (OR 0.51, IC95% 0.27 – 0.97, p=0.04); en todo caso la NP no necesariamente se asocia con mayor mortalidad a pesar de que podría causar un aumento en las infecciones. También hay que recordar que los metanálisis con datos desfavorables contra la NP incluyeron estudios realizados antes de 1998; hasta ese entonces no existía la práctica actual del control de la glicemia con insulina para disminuir el número de infecciones y otras complicaciones. Los dogmas no siempre son buenos; insistir ciegamente en la NE por sus reconocidad e indiscutibles virtudes, puede retrasar la administración de una nutrición eficiente y causar subnutrición con sus consecuencias. Frente a cualquier duda sobre la efectividad de la NE, la NP debería iniciarse precozmente sola o como suplemento de la NE.

En conclusión, la NP ideal en la UCIP debería contener una concentración alta de aminoácidos incluyendo cisteína, glutamina y arginina; carbohidratos en concentración baja a moderada, ácidos grasos ω-3, multivitaminas y oligoelementos con capacidad antioxidante. Los lípidos IV deberían usarse en forma juiciosa en pacientes críticamente enfermos. La administración de grandes cantidades de ácido linoleico, aún en infusiones lentas, no es deseable en pacientes con insuficiencia respiratoria y debería ser minimizada.

Nutrición mixta

Coadyuvantes en el soporte nutricional del niño críticamente enfermo en ventilación mecánica

Inmunonutrición

El uso rutinario de los inmunonutrientes durante el soporte nutricional del niño críticamente enfermo en VM no está recomendado. Los antioxidantes y los ácidos grasos poliinsaturados ω-3, por vía enteral o parenteral, mejoran la evolución de los adultos críticamente enfermos (por ejemplo con SDRA) y podrían beneficiar a los niños con enfermedades graves, aunque existen datos limitados al respecto. Existe poca información para recomendar o contraindicar la suplementación de micronutrientes, glutamina, arginina o fórmulas especializadas.

La glutamina disminuye durante la enfermedad crítica y su administración puede favorecer la integridad del tracto digestivo, diversas funciones metabólicas, las defensas antioxidantes y el sistema inmune. Una dosis de 0.3 – 0.5 g/kg/día podría ser adecuada. La arginina puede ser indispensable durante el estrés severo como reguladora del flujo sanguíneo, función inmune, síntesis proteica y reparación celular. En prematuros puede disminuir la incidencia de enterocolitis necrotizante. En niños con traumatismos severos o quemaduras, administrada por vía enteral, podría mejorar el balance nitrogenado y la función inmune. Ciertos agentes anabólicos, en niños con quemaduras severas, pueden evitar el retraso del crecimiento y las pérdidas de hueso y masa muscular; oxandrolona, por ejemplo, en niños con quemaduras, mejora la síntesis proteica, los parámetros antropométricos y la densidad mineral ósea, y disminuye la duración de la hospitalización. La hormona de crecimiento recombinante en niños quemados aumenta el peso, talla, masa muscular y cicatrización en el sitio donante. La insulina en niños quemados mejora la masa ósea y muscular, reduce la estadía y los marcadores inflamatorios.

La tabla 31.7 a continuación resume los hallazgos de los estudios pediátricos sobre el tema:

Tabla 31.7. Metaanálisis que comparan NE con NP en pacientes críticamente enfermos

Autor/año	Comparación	Estudios	Mortalidad	Infección
Braunschweig 2001	NE versus NPT	20	NDS	Disminuye
Heyland 2003	NE versus NPT	12	NDS	Disminuye
Dhaliwal 2004	NE+NPT versus NE	5	NDS	NDS
Gramlich 2004	NE versus NPT	13	NDS	Disminuye
Peter 2005	NE versus NPT	24	NDS	Disminuye
Simpson 2005	NE versus NPT	11	Disminuye	Disminuye

NE = nutrición enteral; NPT = nutrición parenteral total; NDS = no se encontró diferencia significativa. Modificado de referencia 21.

Equipos de soporte nutricional

El establecimiento de equipos de soporte nutricional y el diseño de protocolos formales de intervención nutricional pueden mejorar los aportes, disminuir el tiempo para alcanzar los objetivos y optimizar la técnica de administración de nutrientes (enteral, parenteral o mixta).

Un estudio retrospectivo de 5 años en una UCIP brasileña con 323 niños demostró que la NE se incrementó de 25 a 67%, la NP disminuyó de 73% en enfermedades clínicas y 69% en enfermedades quirúrgicas a 0%, con una menor mortalidad.

El estudio randomizado y controlado ACCEPT confirmó que la aplicación de las guías de tratamiento nutricional desarrolladas en Canadá para pacientes en VM, puede disminuir la estadía hospitalaria y la mortalidad.

Complicaciones del soporte nutricional del niño críticamente enfermo en ventilación mecánica

El uso excesivo de proteínas debe evitarse por el riesgo de toxicidad especialmente si existe una limitada función renal o hepática. La toxicidad se manifiesta con azotemia, fiebre, acidosis metabólica y, en recién nacidos, se ha descrito una mayor incidencia de estrabismo y coeficiente intelectual bajo.

La administración excesiva de glucosa aumenta el cociente respiratorio y la producción de CO_2 aumentando el requerimiento ventilatorio. Fórmulas de NP con glucosa alta en adultos críticamente enfermos incrementaron en 30% el consumo de oxígeno, en 57% la producción de CO_2 y en 71% la ventilación minuto. Estos cambios son mal tolerados y pueden prolongar la necesidad de VM y dificultar el destete. Para prevenir esta complicación hay que evitar el aporte excesivo de glucosa y utilizar concomitantemente lípidos como fuente de energía.

La hiperglicemia es prevalente en niños críticamente enfermos y se ha asociado con evolución pobre; los mecanismos deletéreos que induce tienen que ver con el aumento del nivel de ciertas cotiquinas inflamatorias, disfunción mitocondrial, daño celular y mayor inflamación, que se suma, por ejemplo, a la propia del SDRA; además la hiperglicemia puede causar inmunocompromiso por deficiencia en la activación y función de los leucocitos, alteración en la adhesión de los granulocitos, de la quimiotaxis y de la fagocitosis, disminución de la función de las inmunoglobulinas y de la fijación del complemento. De hecho, en la vía aérea se ha encontrado mayor concentración de glucosa, mayor inflamación y mayor riesgo de infección, datos que podrían ser relevantes en niños críticamente enfermos en VM. A este respecto, los estudios en población pediátrica son escasos. Branco *et al* realizaron un estudio retrospectivo en 50 niños menores de dos años con bronquiolitis y necesidad de VM, encontrando una incidencia de hiperglicemia (> 110 mg/dL) de 98%, una incidencia de hiperglicemia > 150 mg/dL de 72% y un nivel máximo de glicemia de 173 (144 – 198) mg/dL. Los niños con niveles más altos de glucosa permanecieron más tiempo en VM y necesitaron parámetros más altos, junto con un mayor requerimiento de inotrópicos y una mayor estadía en la UCIP. Por ser un estudio retrospectivo, los autores no pudieron determinar el efecto de la infusión prescrita de glucosa en los fluidos parenterales o de la terapia nutricional sobre el desarrollo de la hiperglicemia. En otro estudio, Alaedeen *et al* evaluaron 37 prematuros dependientes de VM. La glicemia máxima se correlacionó positivamente con la duración de la NPT, duración de la VM y estadía hospitalaria, a pesar de que la velocidad de infusión de glucosa fue adecuada entre 4 – 7 mg/kg/min.

En definitiva, el control de la hiperglicemia mediante el uso de insulina podría aportar importantes beneficios, aunque en los niños la metodología y los objetivos terapéuticos no están claramente establecidos y siguen siendo controvertidos. Un estudio con 700 niños randomizados al tratamiento convencional de la hiperglicemia versus un tratamiento más agresivo para obtener una glicemia normal para la edad, está en curso y se esperan los resultados para el año 2011. Hasta tanto un nivel de 140 – 180 mg/dL parece ser prudente. Por otra parte, tanto la hipoglicemia como las fluctuaciones significativas en los niveles de glucosa podrían asociarse también con morbilidad y deberán evitarse.

El exceso en la administración de lípidos puede causar hipertrigliceridemia y aumento en la concentración de ácidos grasos libres; esto interfiere con la función de los leucocitos polimorfonucleares y disminuye la capacidad de difusión pulmonar, lo que puede causar hipoxemia. En recién nacidos los lípidos plasmáticos excesivos pueden desplazar a la bilirrubina de su ligadura con la albúmina y causar kernicterus.

Un soporte nutricional inadecuado puede aportar nutrientes en cantidad insuficiente o exagerada. Las consecuencias de la subnutrición y de la sobrenutrición se exponen en la tabla 31.8.

Tabla 31.8. Estudios de inmunonutrición en niños críticamente enfermos con diagnóstico de insuficiencia respiratoria y/o necesidad de VM

Estudio	Intervenciones	Resultados
Briassoulis 200562	Niños con necesidad de VM > 5 días. NE iniciada dentro de 12 horas después del ingreso. Fórmula hiperosmolar no adaptada para niños con glutamina, arginina, antioxidantes y ácidos grasos ω-3. Aporte de hasta 1.5 veces el gasto calórico calculado al día 5	En el grupo de estudio se incrementó la osmolaridad sérica, la urea y el sodio. Al día 5, se consiguió un balance nitrogenado positivo en 64% en el grupo de estudio versus 40% en el grupo control. No hubo diferencias en mortalidad pero hubo menos infecciones nosocomiales. En el grupo de estudio hubo diarrea transitoria
Barbosa 199963	Niños con diagnóstico de sepsis o insuficiencia respiratoria. El grupo de estudio recibió una fórmula semielemental comercial con glutamina. El aporte fue de 100 kcal/kg/día con proteínas 3 g/kg/día	El grupo de estudio tuvo 20% de infecciones bacterianas versus 75% en el grupo control. La mortalidad fue 50% en el grupo control versus 0% en el grupo de estudio. No hubo diferencias en la duración de la VM o estadía en la UCIP o en el hospital
Modificado de referencias 62 y 63.		

Conclusiones

La enfermedad crítica afecta el estado nutricional del paciente y condiciona repercusiones deletéreas sobre la función respiratoria y de otros sistemas que pueden prolongar la necesidad de VM. Un soporte nutricional adecuado, iniciado precozmente y administrado en forma correcta, puede prevenir o minimizar estas complicaciones.

Referencias

1. A.S.P.E.N. American Society for Parenteral and Enteral Nutrition Board of Directors and Task Force on Standards for Specialized Nutrition Support for Hospitalized Pediatric Patients. Standards for Specialized Nutrition Support: Hospitalized Pediatric Patients. Nutr Clin Pract 2005; 20: 103-16.

2. A.S.P.E.N. Board of Directors and the Clinical Guidelines Task Force, Guidelines for the use of parenteral and enteral nutrition in adults and pediatric patients. JPEN J Parenter Enteral Nutr 2002; 26(1 suppl): 1SA-138SA.
3. Agus MSD, Jaksic T, Nutritional support of the critically ill child. Curr Opin Pediatr 2002; 14: 470-81.
4. Alaedeen DI, Walsh MC, Chwals WJ, Total parenteral nutrition-associated hyperglycemia correlates with prolonged mechanical ventiliation and hospital stay in septic infants. J Pediatr Surg 2006; 41: 239-44.
5. Al-Saddy NM, Blackmore CM, Bennett ED. High fat, low carbohydrate, enteral feeding lowers $PaCO_2$ and reduce the period of ventilation in artificially ventilated patients. Intensive Care Med. 1989; 15:290-5.
6. Askanazi J, Rosenbaum SH, Hyman AI, et al, Respiratory changes induced by the large glucose loads of total parenteral nutrition. JAMA 1980; 243: 1444-1447.
7. Aubier M, Murciano D, Lecogguic Y. Effect of hypophosphatemia on diaphragmatic contractility in patients with acute respiratory failure. N Eng J Med 1985; 313: 420 –4.
8. Barclay L, Vega Ch. Glutamine-Enriched Enteral Nutrition May Reduce Infections in Very-Low-Birth-Weight Infants. Medscape. 2005.
9. Beale R, Bryg D, Bihari D. Inmunonutrition in the critically ill: A systematic review of clinical outcome. Critical Care Medicine. 1999;27(12):2799-805.
10. Bengmark S, Ortiz de Urbina J.J, Simbióticos: una nueva estrategia en el tratamiento de pacientes críticos. Nutr Hosp. 2005; 20(2): 147-56.
11. Branco RG, Tasker RC. Glycemic level in mechanically ventilated children with bronchiolitis. Pediatr Crit Care Med 2007;8:546 – 55).
12. Briassoulis G, Zavras N, Hatzis T, Malnutrition, nutritional indices, and early enteral feeding in critically ill children. Nutrition 2001; 17: 548-77.
13. Briassoulis G, Zavras N, Hatzis T. Effectiveness and safety of aprotocol for promotion of early intragastric feeding in critically ill children. Pediatr Crit CareMed. 2001; Vol.2 N°2:113-20.
14. Brown CV, Neville AL, Salim A, et al, The impact of obesity on severely injured children and adolescents. J Pediatr Surg 2006; 41:88-91.
15. Campos Miño S, Sasbón JS, The Latin-American survey on nutrition in pediatric intensive care (ELAN-CIP). An Pediatr (Barc). 2009; 71: 5-12.
16. Campos S, Nutrición Enteral en Pediatría. En: Campos S (ed), Fundamentos de Nutrición Clínica en Pediatría. Sociedad Ecuatoriana de Cuidado Intensivo Pediátrico. Quito, 2004, p. 81-97.
17. Campos S, Repercusiones de la enfermedad sobre el estado nutricional. En: Campos S (ed), Fundamentos de Nutrición Clínica en Pediatría. Sociedad Ecuatoriana de Cuidado Intensivo Pediátrico. Quito, 2004, p. 33-7.
18. Campos S. Rehabilitación nutricional y síndrome de realimentación. En: Campos S (ed), Fundamentos de Nutrición Clínica en Pediatría. Sociedad Ecuatoriana de Cuidado Intensivo Pediátrico. Quito, 2004, p. 125-8.
19. Coss-Bu JA, Jefferson LS, Walding D, et al, Resting energy expenditure and nitrogen balance in critically ill pediatric patients on mechanical ventilation. Nutrition 1998; 14: 649-52.
20. Desachy A, Clavel M, Vuagnat A, et al. Initial efficacy and tolerability of early enteral nutrition with immediate or gradual introduction in intubated patients. Intensive Care Med. 2008; 34:1054-9.
21. Duarte J, Díaz S, Vargas B, et al. Inmunonutrición: Logros y promesas. Rev Asoc Mex Med Crit y Ter Int. 2005; 19(5-6):183-93.
22. Eguiguren L, Campos S, Nutrición Parenteral en Pediatría. En: Campos S (ed), Fundamentos de Nutrición Clínica en Pediatría. Sociedad Ecuatoriana de Cuidado Intensivo Pediátrico. Quito, 2004, p. 99-114.

23. Elwyn DH, Askanazi J, Kinney JM, et al, Kinetics of energy substrates. Acta Chir Scand Suppl 1981; 507: 209-19
24. Fernandez Santana e Meneses F, Pons Leite H, Brunow de Carvalho W, Lopes E. Hypophasphatemia in critically ill children: Prevalence and associated risk factors. Pediatr Crit Care Med 2009; 10: 234 – 8.
25. Fineman L, LaBrecque M, Mei-Chiung Shih, et al. Prone positioning can be safely performed in criticaly ill infants and children. Pediatric Crit Care. 2006; Vol. 7 No.5:413-22.
26. Framson CM, LeLeiko NS, Dallal GE, et al, Energy expenditure in critically ill children. Pediatr Crit Care Med 2007; 8: 264-7.
27. Guevara B, Nutrición e Infección. En: Campos S (ed), Fundamentos de Nutrición Clínica en Pediatría. Sociedad Ecuatoriana de Cuidado Intensivo Pediátrico. Quito, 2004, p. 56-68.
28. Gurgueira GL, Leite HP, Taddei JA, et al, Outcomes in a pediatric intensive care unit before and after the implementation of a nutrition support team. JPEN J Parenter Enteral Nutr 2005; 29: 176-85.
29. Heidegger C, Darmon P, Pichard C. Enteral vs parenteral nutrition for the critically ill patient: a combined support should be preferred. Curr Opin Crit Care. 2008; 14:408-14.
30. Hoher JA, Zimermann Texeira PJ, Hertz F, et al, A comparison between ventilation modes: How does activity level affect energy expenditure estimates? JPEN J Parenter Enteral Nutr 2008; 32: 176-83.
31. Hulst J, Joosten K, Zimmermann L, et al, Malnutrition in critically ill children: from admission to 6 months after discharge. Clin Nutr 2004; 23: 223232.
32. Joffe A, Anton N, Lequier L, et al, Nutritional support for critically ill children. Cochrane Database Syst Rev 2009 Apr 15; (2): CD005144.
33. Kattelmann K, Russell M, Charney P, et al. Preliminary Evidence for aMedical Nutrition Protocol: Enteral Feedings for Critically Ill Patients. Journal of the American Dietetic Association. August 2006:1226-39.
34. Krishnan JA, Parce PB, Martinez A, et al, Caloric intake in medical ICU patients. Consistency of care with guidelines and relationship to clinical outcomes. Chest 2003; 124: 297-305
35. Leite HP, Isatugo MK, Sawaki L, et al, Anthropometric nutritional assessmet of critically ill hospitalized children. Rev Paul Med 1993; 111: 309-13.
36. Lekka ME, Liokatis S, Nathanail C, et al, The impact of intravenous fat emulsion administration in acute lung injury. Am J Respir Crit Care Med 2004; 169: 638-44.
37. López-Herce Cid J, La nutrición del niño en estado crítico. An Pediatr (Barc). 2009; 71: 1-4.
38. Marik P, Zaloga G. Early enteral nutrition in acutely ill patients: A systematic review. Crit Care Med. 2001;29(12):2264 –70.
39. Martin CM, Doig GS, Heyland DK, et al, Multicentre, cluster-randomized clinical trial of algorithms for critical care enteral and parenteral therapy (ACCEPT). CMAJ 2004; 170: 197-204
40. McClave S, Martindale R,Vanek V, et al, A.S.P.E.N. Board of Directors and the American College of Critical care Medicine. Guidelines for the Provision and Assessment of Nutrition Support Therapy in the Adult Critically Ill Patient: Society of Critical Care Mdicine (SCCM) and American Society for Parenteral and Enteral Nutrition (A.S.P.E.N.). J Parenter Enteral Nutr. 2009; 33:277-316.
41. Meert K, Daphtary K, Metheny N. Gastric vs small-bowell feeding in critically ill children receiving mechanical ventilation: A randomized controlled trial. Chest 2004; 126: 872-8.
42. Mehta NM, Compher C, and A.S.P.E.N. Board of Directors. A.S.P.E.N. Clinical Guidelines: Nutrition Support of the Critically Ill Child. JPEN J Parenter Enteral Nutr 2009; 33: 260-76.
43. Meissner W, Hohrn B, Reinhart K. Enteral naloxone reduces gastric tuve reflux and frequency of pneumonia in critical care patients during opioid analgesia. Crit Care Med. 2003; 53:422-5.
44. More L, López M. Las grasas en la alimentación infantil. Importancia de los ácidos grasos poliinsaturados. An Pediatr (Barc). 2005; Monog.3(1):16-23.

45. Muñoz C. Avances en el uso de lípidos en nutrición parenteral y enteral. Acta pediátr. Costarric 2001;15(1)San José.
46. Nilesh M, Compher C and A.S.P.E.N. Board Directors. A.S.P.E.N. Clinical Guidelines: Nutrition Support of the Critically Ill Child. J Parenter Enteral Nutr. 2009; 33: 260-76.
47. Peter J, Moran J, Phillips-Hughes J. A metaanalysis of treatment outcomes of early enteral versus early parenteral nutrition in hospitalized patients. Crit Care Med 2005; 33: 213-9.
48. Pontes-Arruda A, Albuqueque A, Albuqueque J. Effects of enteral feeding with eicosapentaenoic acid, γ-linolenic acid, and antioxidant in mechanically ventilated patients with severe sepsis and-septic shock. Crit Care Med. 2006; Vol. 34, No.9:2325-32.
49. Reid C, Campbell I, Little R, Muscle wasting and energy balance in critical illness, Clin Nutr 2004; 23: 273-80
50. Reid C, Frecuency of under and overfeeding in mechanically ventilated ICU patients: causes and possible consequences. J Hum Nutr Dietet 2006; 19: 13-22.
51. Reignier J, Thenoz-Jost N, Fiancette M, et al. Early enteral nutrition in mechanically ventilated patients in the prone position. Crit Care Med. 2004; Vol. 32 No. 1:94-8.
52. Ruza
53. Sasbón JS, Cardigni G, How much energy must we spend to assess the energy expenditure in the critically ill pediatric patient? Pediatr Crit Care Med 2004; 5: 96-7.
54. Scolaío J. Decreasing Aspiration Risk with Enteral Feeding. Gastrointest Endoscopy Clin N Am. 2007; 17:711-6.
55. Sermet-Gaudelus I, Piosson-Salomon AS, Colomb V, et al, Simple pediatric nutritional risk score to identify children at risk of malnutrition. Am J Clin Nutr 2000; 72: 64-70.
56. Simpson F, Doig GS, Parenteral vs. enteral nutrition in the critically ill patient: a meta-analysis of trials using the intention to treat principle. Intensive Care Med 2005; 31: 12-23.
57. Skillman HE, Wischmeyer PE, Nutrition therapy in critically ill infants and children. JPEN J Parenter Enteral Nutr 2008; 32:520-34.
58. Smirniotis VE, Kostopanagiotou GG, Arkadopoulus NF, et al, Long chain vs medium chain lipids in acute pancreatitis complicated by acute respiratory distress syndrome: effects on pulmonary hemodynamics and gas exchange. Clin Nutr 2001; 20: 139-43.
59. Society of Critical Care Medicine and American Society for Parenteral and Enteral Nutrition. Guidelines for the provision and assesment of nutrition support therapy in the adult critically ill patient. JPEN J Parenter Enteral Nutr 2009; 33:277- 316.
60. Suchner U, Katz DP, Fürst P. et al, Effects of intravenous fat emulsions on lung function in patients with acute respiratory distress syndrome or sepsis. Crit Care Med 2001; 29: 1569-74.
61. Sweet D, Bevilacqua G, Carnielli V, et al, European consensus guidelines on the management of neonatal respiratory distress syndrome. J Perinat Med 2007; 35: 175-86.
62. Taylor RM, Cheeseman P, Preedy V. et al, Can energy expenditure be predicted in critically ill children? Pediatr Crit Care Med 2003; 4: 176-80.
63. Thureen PJ, Melara D, Fennessey PV, et al, Effect of low versus high intravenous aminoacid intake on very low birth weight infants in the early neonatal period. Pediatr Res 2003; 29: 1644-5.
64. van den Berghe G, KU Leuven Intensive Insulin Study in Pediatric Intensive Care Patients. Disponible en: http://clinicaltrials.gov/ct2/show/NCT00214916. Consultado 13 de julio de 2009
65. Ward ME, Corbeil C, Gibbons W, et al, Optimization of respiratory muscle relaxation during mechanical ventilation. Anesthesiology 1988; 69: 29-35
66. Werther: Rogers.
67. White MS, Shepherd RW, McEniery JA, Energy expenditure in 100 ventilated, critically ill children: improving the accuracy of predictive equations. Crit Care Med 2000; 28: 1569-71.
68. Zambrano I, Nutrición del niño con insuficiencia respiratoria. En: Campos S (ed), Fundamentos de Nutrición Clínica en Pediatría. Sociedad Ecuatoriana de Cuidado Intensivo Pediátrico. Quito, 2004, p. 204-11.

Capítulo 32

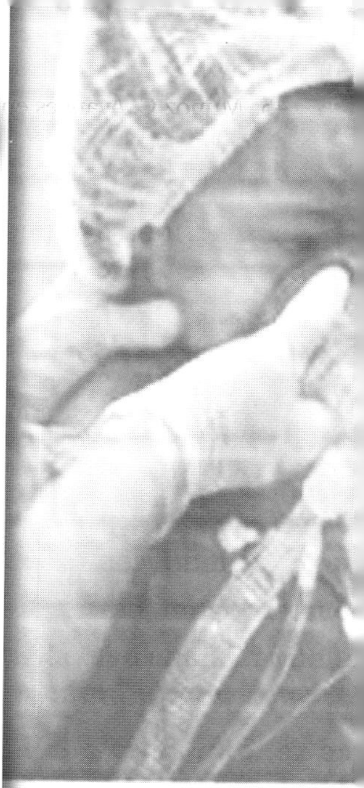

Complicaciones de la Ventilación Pulmonar Mecánica en el Recién Nacido y en el Niño/ Efectos de la Intubación Traqueal Prolongada

Carlos Tiscornia

El desarrollo de la medicina en general y de los Servicios de Terapia Intensiva en particular ha llevado a la necesidad de asistir a pacientes con patología de mayor complejidad. Dichos pacientes son sometidos a terapéuticas que requieren mayor tiempo de intubación endotraqueal con la consecuente mayor posibilidad de lesión en su vía aérea.

Las estenosis laringotraqueales son una de las causas más frecuentes de obstrucción de la vía aérea en infantes y niños y una de las indicaciones más comunes de traqueotomía en menores de un año.

El 90% de las lesiones adquiridas de la laringe y de la tráquea son el resultado de la intubación endotraqueal. La incidencia de estenosis laringotraqueal en infantes y niños es de 0.9 % al 8,3%[1].

Se considera que la vía aérea de los neonatos tolera mejor la intubación prolongada debido al mayor contenido de agua y elasticidad de sus tejidos. Estas características provocarían mayor flexibilidad ante la presencia del tubo endotraqueal a diferencia de lo que ocurre en niños mayores y en los adultos cuya rigidez en los cartílagos favorece la lesión de las estructuras laríngeas y traqueales[2]. También existen diferencias anatómicas entre la laringe de los neonatos y niños pequeños y los mayores y adultos. En los niños la laringe tiene forma cónica en consecuencia las lesiones estarán ubicadas principalmente en la subglótis que corresponde a la región más estrecha de la laringe con el único anillo completo de la vía aérea que es el cartílago cricoides. En los niños mayores y en los adultos la laringe se asemeja a un tubo en donde el sitio más estrecho es la glotis por lo que las lesiones serán principalmente a este nivel con el consiguiente daño de las cuerdas vocales.

El diagnóstico de lesión laringotraqueal adquirida deberá ser confirmado endoscópicamente posteriormente al antecedente de trauma en la vía aérea[3].

Patogenesis

El daño en la pared de la vía aérea se hará presente cuando exista una alteración en el balance entre la presión ocasionada por el tubo endotraqueal y la resistencia de la presión capilar, provocando isquemia, seguidamente edema, necrosis y eventualmente ulceras, existiendo riesgo de sobre infección con pericondritis cuando éstas expongan el cartílago[4]. La intubación endotraqueal provocará cambios inespecíficos como congestión y edema de la mucosa laríngea, provocando obliteración del ventrículo laríngeo por edema e hiperplasia de las glándulas submucosas que frecuentemente se resolverá espontáneamente luego de la extubación[4,5] Posteriormente al episodio del daño estructural, en el proceso de reparación, el tejido de granulación ocupará el lugar de la úlcera. El crecimiento de este tejido puede ocasionar disminución de la luz de la vía aérea con la consiguiente obstrucción.

Los sitios más frecuentes del daño por tubo endotraqueal en la laringe son los procesos vocales de los aritenoides y la región lateral y posterior del cartílago cricoides. (Figura 32.1) (6) Bruce Benjamin ha descripto los cambios ocurridos en la vía aérea luego del daño por la intubación[6] (Figura 32.2, 32.3 y 32.4).

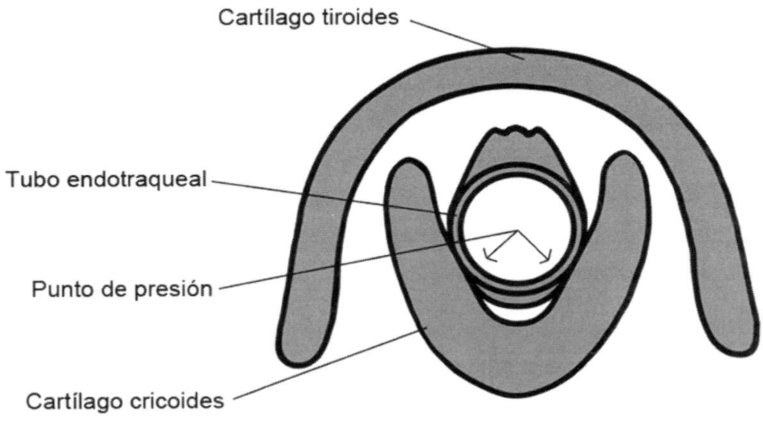

Figura 32.1. Sitios mas frecuentes de daño provocados por tubo endotraqueal

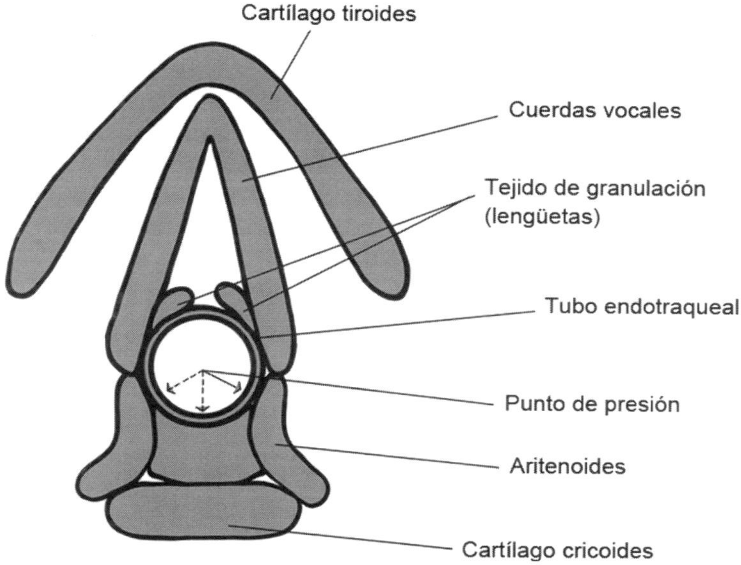

Figura 32.2. Daños provocados por el tubo endotraqueal

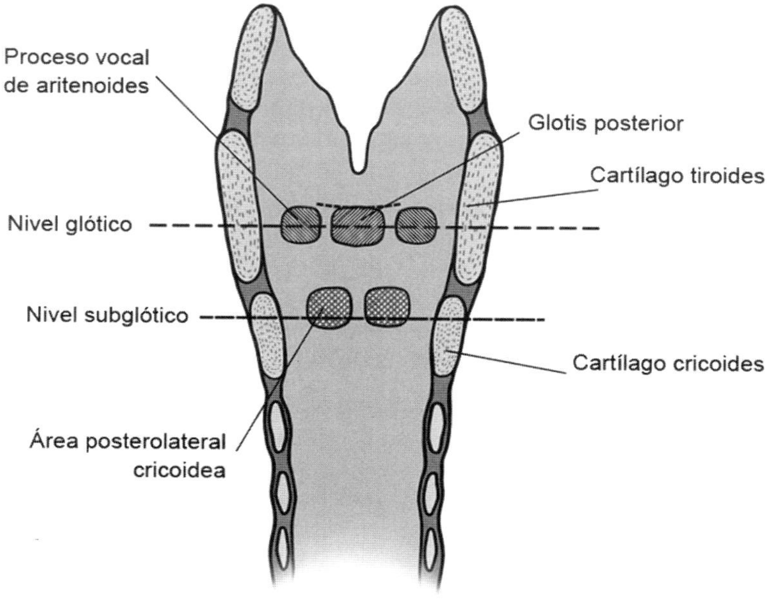

Figura 32.3. Daños provocados por tubo endotraqueal

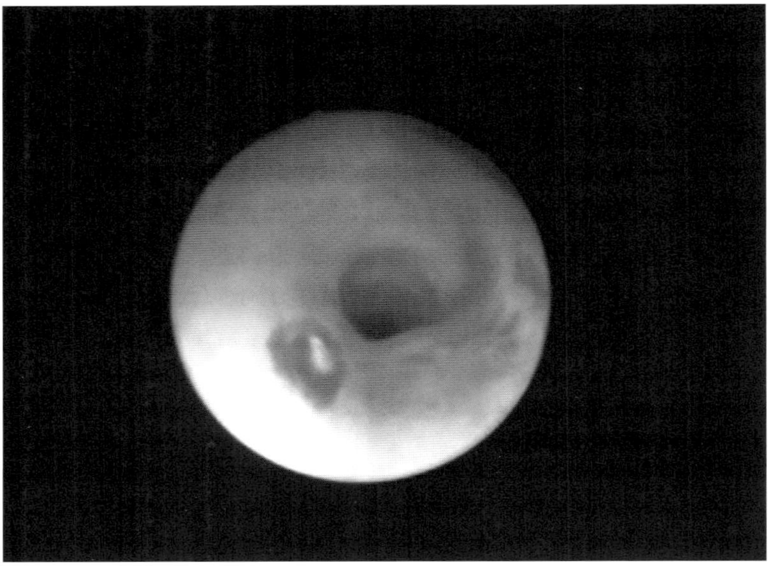

Figura 32.4. Daños provocados por tubo endotraqueal
(Figura 32.2, 32.3, 32.4 modificados del Libro: Pediatric Laryngology and Bronchoesophagology. Holinger L. 1998).

Intubacion Endotraqueal: Manifestaciones Agudas y Cronicas

El tejido de granulación comienza a crecer dentro de las 48hs de la aparición de las ulceras formando lengüetas desde los procesos vocales de los aritenoides que rodean el tubo endotraqueal[6] y que pueden resolverse después de retirado el tubo. Ocasionalmente esas lengüetas de tejido de granulación deberán ser removidas para lograr la extubación. Sin embargo, una vez hecho el daño con ulceración, la reconstrucción se hará mediante cicatrización concéntrica y fibrosa, con posibilidad de obstrucción laríngea[6]. Sobre las cuerdas vocales pueden formarse aéreas de cicatriz que se resuelven como nódulos fibrosos provocando disfonía persistente o crónica luego de la extubación[6]. Las lesiones que ocurren sobre la pared medial de los aritenoides o del chatón del cartílago cricoides, sólo pueden ser examinadas al ser retirado el tubo endotraqueal[6]. Puede observarse, semanas o meses después, a ese tejido de granulación formar bandas fibrosa que fijan las cuerdas vocales o a la articulación cricoaritenoidea por lo que el paciente comenzará con dificultad respiratoria progresiva, disfonía o alteraciones de la deglución con síndrome aspirativo. Cuando el cartílago cricoides es expuesto circunferencialmente en toda su extensión se formara una estenosis severa, en estos casos es inevitable la realización de una traqueotomía, a la espera del "enfriamiento de la zona" evaluando posteriormente la lesión definitiva y el tratamiento futuro a seguir. Los factores identificados que predisponen al desarrollo de una estenosis laringotraqueal son expuestos a continuación. Estos incluyen los propios del paciente y los extrínsecos[7].

Factores que Predisponen la Estenosis Subglotica Adquirida

Reflujo Gastroesofágico (RGE): existe abundante bibliografía respecto a la importancia del reflujo gastro esofágico en la patología de la vía aérea. Debemos pensar no sólo en el reflujo gastro esofágico sino también en el reflujo extra esofágico que es aquel contenido en la hipofaringe, el árbol traqueo bronquial, la orofaringe y la nariz. Estudios publicados al respecto refieren que su presencia incrementa la estenosis laringotraqueal y que, además, puede provocar un fracaso de la resolución quirúrgica una vez realizada. Los pacientes que se encuentran en asistencia respiratoria mecánica tienen mayor tendencia a padecer reflujo gastroesofágico, éste exacerbará el trauma provocado por el tubo endotraqueal, siendo el reflujo ácido y la pepsina los que incrementarán el daño y retrasaran la reparación en zonas de mucosa dañada[8].

Alteraciones del cartílago cricoides: la estenosis laríngea congénita es una malformación que causa disminución del tamaño del cartílago de forma elíptica o circunferencial y por consiguiente tiene mayores posibilidades de generar, cuando se le coloca un tubo adecuado para la edad, una lesión laríngea. Estos pacientes tendrán antecedentes de cuadros de laringitis recurrentes.

Duración de la intubación: no existe un tiempo límite que asegure la indemnidad de las estructuras laringotraqueales por el tubo endotraqueal[9]. Los neonatos y los niños pequeños toleran intubaciones más prolongadas que los infantes mayores debido al mayor contenido de agua de sus células y a la mayor elasticidad de los componentes de sus células. Dos estudios reportan que los riesgos de daño laringotraqueal aumentan luego de los 25 días de intubación[10,11].

Tamaño del tubo endotraqueal: es importante el tamaño del tubo endotraqueal debido a la presión que puede provocar sobre la mucosa. Dependerá del tamaño del cartílago cricoides y del tamaño del tubo. Un tubo adecuado en una laringe pequeña provocará una lesión en la mucosa. Sin embargo un tamaño inadecuadamente grande de éste será la principal causa de daño laringotraqueal. Largas intubaciones provocan manipulación del tubo, movimientos propios de la ventilación mecánica con mayor daño. En niños se debe elegir un tamaño de tubo que permita que exista un escape de aire al final del ciclo inspiratorio.

Los tubos de silastic y de polivinilo se consideran los materiales más seguros para una intubación prolongada[12].

Intubación Reiterada: el trauma inducido por repetidas intubaciones está asociado a estenosis laringotraqueal[10,11] por lo que una adecuada fijación del mismo disminuirá el riesgo de lesiones.

Trauma accidental: la intubación realizada por personal inexperto aumentará el riesgo de daño laríngeo con la consiguiente repercusión.

Infección y Sepsis: el daño mucoso causado por el proceso inflamatorio y la necrosis del tejido incrementará el riesgo de provocar tejido cicatrizal.

Factores sistémicos: enfermedades crónicas, hipoxemia, deshidratación, malnutrición e inmunosupresión pueden contribuir al desarrollo de la estenosis laringotraqueal. En neonatos la patología mas frecuentemente asociada al daño laringotraqueal es la displasia broncopulmonar. La alta presión requerida en la vía aérea para mantener la oxigenación puede crear la necesidad de tubos endotraqueales con y sin manguito por largos periodos de tiempo aumentando el riesgo de padecer una estenosis laringotraqueal.

Enfermedades inflamatorias crónicas: Sarcoidosis[4] lupus eritematoso sistémico[7], síndrome de Behcet[4], granulomatosis de Wegener[13,14,15], "relapsing," policondritis, pénfigo[16] epidermolisis bullosa[17] y la amiloidosis predisponen el desarrollo de estenosis laringotraqueal[17].

Trauma laríngeo externo: los accidentes son una causa poco frecuente de estenosis laringotraqueal. El trauma laríngeo externo es una causa poco común de lesión debido a la elasticidad de los cartílagos y a la localización alta de la laringe en el cuello ya que es protegida por la mandíbula.

Injuria laríngea química o térmica: la inhalación de aire o vapor caliente o la ingesta de un químico o líquido caliente puede generar una severa lesión en la mucosa de la laringe o tráquea provocando una estenosis laringotraqueal

Trauma quirúrgico: el tratamiento de lesiones estenóticas leves a moderadas en la laringe mediante la utilización de láser de CO_2 puede provocar mayor daño cicatrizal residual, la extracción reiterada de papilomas laríngeos con pinzas de copa que ocasionen lesión en la mucosa y submucosa, o la realización de una traqueotomía alta, a nivel del anillo cricoideo pueden ocasionar el desarrollo de una estenosis laringotraqueal.

Neoplasia benignas o malignas: Papilomas, condromas, fibromas, hemangiomas y los carcinomas, pueden ocasionar estenosis laringotraqueales por infiltración tumoral o infección y pericondritis, cicatrices post radiación o post tratamiento quirúrgico[4].

Diagnostico

Historia y examen físico

Los antecedentes de intubación y asistencia respiratoria mecánica son los datos de mayor relevancia. Los síntomas de obstrucción de la vía aérea alta pueden iniciarse en diferentes periodos post extubación. Si la aparición es inmediata al retiro del tubo endotraqueal la causa podría ser una disfunción cordal (cierre de las mismas con falla respiratoria), si ocurre en las 2 horas siguientes, la causa será edema subglótico y, si los síntomas comienzan luego de 24 a 36hs deberemos pensar que son restos de fibrina los que ocasionan la obstrucción. Los síntomas pueden comenzar dentro de la primera a tercera semana después de la extubación. Una vez que el daño laringotraqueal se ha consolidado, el paciente presentará signos de dificultad respiratoria alta de grado variable dependiendo del grado de obstrucción. Si la estenosis compromete las cuerdas vocales habrá disfonía o afonía. Si existe fijación de las cuerdas vocales en posición intermedia o abducción existirán síntomas de aspiración presentando una vía aérea cargada de secreciones (vía aérea húmeda) o neumonías. En aquellos niños en quienes se debió re- intubar inmediatamente con un tubo endotraqueal de menor calibre podremos observar signos de formación y consolidación de una estenosis laringotraqueal adquirida.

Se debe evaluar endoscópicamente la vía aérea y el tracto digestivo superior, a fin de descartar anomalías congénitas de la laringe asociadas. Se debe controlar también todas las causas que llevaron a que se produjera el daño en la vía aérea antes de pensar en la solución quirúrgica de la estenosis laringotraqueal.

Evaluación Radiológica

La radiografía de cuello simple de perfil en extensión para partes blandas es un estudio sencillo para evaluar lesiones subglóticas y traqueales altas[4] La radiografía de cuello de frente puede colaborar en presencia de patología congénita o inflamatoria de la laringe. La radiografía de tórax puede mostrar patología traqueo bronquial o pulmonar asociada[4] La Tomografía Computada (TC) y Resonancia Nuclear Magnética (RNM) colaboran secundariamente al diagnóstico de la patología laringotraqueal, pero pueden identificar patología periférica con influencia en la vía aérea[18]. La TC puede ayudar en la evaluación del compromiso de los cartílagos de la vía aérea en la región de la estenosis laringotraqueal. La TC helicoidal multi slide con reconstrucción tridimensional ha aportado mayor definición en las imágenes con la posibilidad de reconstruir anatómicamente el árbol traqueo bronquial completo. Debido al corto tiempo que lleva su realización, ha mejorado la tolerancia y la seguridad de los pacientes al estudio. La endoscopia virtual computarizada ha mejorado las imágenes respecto a las características anatómicas del árbol traqueo bronquial y los defectos del calibre de la luz; es diagnóstica respecto al diámetro de la luz y su extensión, pero no aporta datos sobre las características propias de la lesión.

Valoracion Endoscopica

Fibroscopía Flexible

Es, en general, el primer paso en la evaluación endoscópica de la vía aérea. Se realiza con anestesia tópica local. El fin es conocer la existencia de patología coadyuvante en la supraglotis a la vez de evaluar la motilidad de las cuerdas vocales en pacientes que serán intervenidos quirúrgicamente.

Laringoscopía directa y broncoscopía

El método más importante en la valoración de la estenosis laringotraqueal es la laringoscopia directa y la broncoscopía rígida con la ayuda de telescopios. Nos brinda la posibilidad de saber, además del grado de estenosis por visión directa, la localización y las características físicas (dureza, extensión) con la correspondiente sospecha del compromiso submucoso o cartilaginoso. La broncoscopía rígida nos permitirá descartar la presencia de patología concomitante distal en la vía aérea. El diámetro de la estenosis laringotraqueal es evaluado en forma directa y objetiva calibrando dicha luz con tubos endotraqueales de diferentes medidas. (Grados de Cotton-Myer)[19,20]. Debe evaluarse el porcentaje de disminución de la luz y las características físicas de la lesión para poder clasificarlo correctamente a fin de implementar el tratamiento adecuado. (Figuras 32.5, 32.6, 32.7, 32.8 y 32.9)

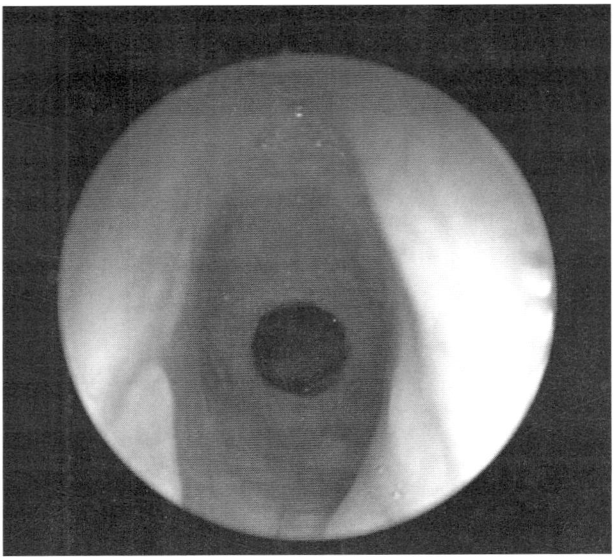

Figura 32.5. Estenosis laringotraqueal

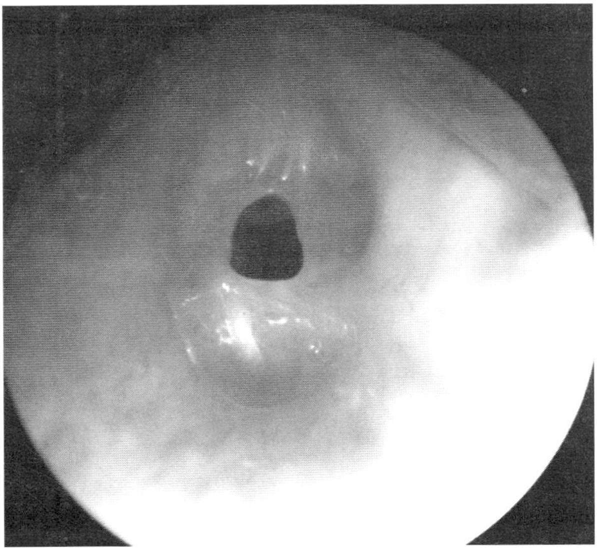

Figura 32.6. Estenosis laringotraqueal

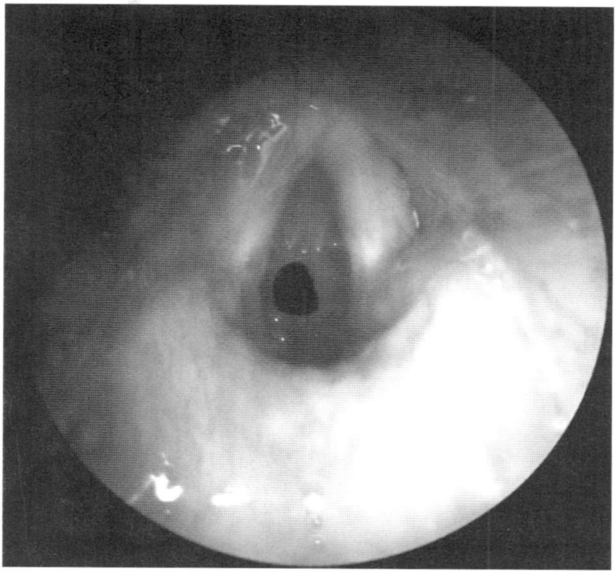

Figura 32.7. Estenosis laringotraqueal

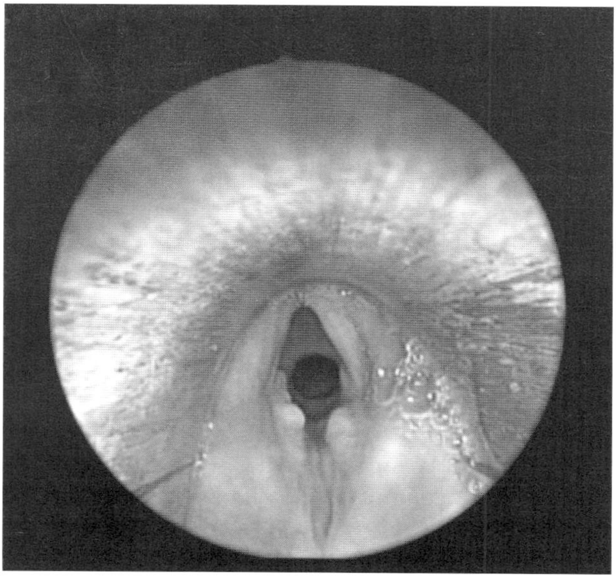

Figura 32.8. Estenosis laringotraqueal

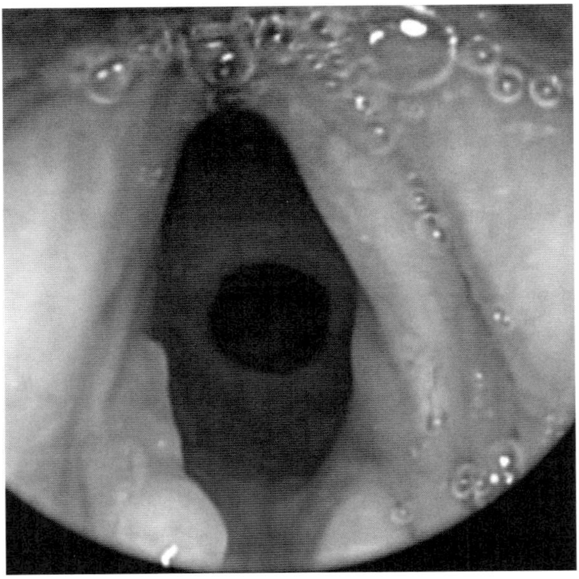

Figura 32.9

Tratamiento

El tratamiento dependerá de la severidad, localización y tipo de estenosis laringotraqueal, (compromiso submucoso o cartilaginoso). La lesión puede no requerir tratamiento endoscópico - quirúrgico, como ocurre en los casos leves, en éstos se realizará un seguimiento clínico. Esta conducta deberá ser adoptada en los pacientes donde no se vea afectada su vida cotidiana, tanto en la actividad física como en el reposo. Cuando la lesión es sintomática y la característica anatomo patológica es "blanda" (compromiso submucoso), su longitud menor a 1cm y no compromete el cartílago cricoides, puede ser tratada endoscópicamente. Este tratamiento debe realizarse bajo anestesia general y consiste en una laringoscopia directa con microcirugía laríngea tratando de mejorar la luz laríngea con diferentes opciones: dilatación con bujías, balones ó con diferentes elementos como radiofrecuencia o Laser de CO_2[21, 22,23, 24, 25].

En algunos pacientes, como por ejemplo los que presentan fracasos en la extubación debido al compromiso laringotraqueal, puede realizarse una traqueotomía a la espera de la resolución (enfriamiento) de la lesión o comenzar con tratamiento endoscópico.

Se realizará un seguimiento endoscópico, posterior a la traqueotomía, de la evolución de la lesión, pues existen pacientes en donde el daño definitivo de la vía aérea es mínimo y no requieren un nuevo tratamiento.

No es recomendable realizar una cervicotomía con resolución quirúrgica de la estenosis hasta que la lesión esté definitivamente instalada.

En general consideramos que las lesiones leves pueden controlarse clínicamente, salvo que sean sintomáticas en donde se debe intentar en primer lugar una solución endoscópica. En los casos donde no está indicado el tratamiento endoscópico se debe realizar una cirugía abierta (laringotraqueofisura o una reconstrucción laringotraqueal)[26,27,28] ambas cirugías consisten en una cervicotomía anterior con apertura de la vía aérea, anterior y/o posterior y la colocación de un injerto de cartílago en la laringotraqueofisura o una resección y ascenso traqueal al cartílago tiroides en el caso de la reconstrucción laringotraqueal[29,39,31].

Conclusiones

Sin ningún lugar a dudas la asistencia respiratoria mecánica por diferentes patologías en las unidades de terapia intensiva tanto neonatales como pediátricas, con la secuelas post- intubación a nivel de la laringe y la tráquea que esta situación conlleva, ha provocado el desarrollo de pautas de conducta diferentes a las utilizadas hace años atrás en el manejo de estos pacientes cuando superan la patología por la que se encontraban bajo asistencia respiratoria. De igual forma la evaluación clínica multidisciplinaria con gastroenterólogos, neumonólogos, clínicos, radiólogos intervencionistas, cirujanos generales y cirujanos otorrinolaringólogos han contribuido al desarrollo de técnicas de evaluación clínica y tratamientos quirúrgicos con el fin de acortar el tiempo de recuperación de las diferentes lesiones de la vía aérea con sus secuelas de trastornos deglutorios, respiratorios y de comunicación por la alteración de la voz.

Referencias

1. Cotton RT, Manoukian JJ. Glotic and Subglotic stenosis. Otolaryngol Head and Neck Surg 1986; 94: 2159.
2. Fearon B, Cotton RT. Subglottis stenosis in infants and children: The clinical problem and experimental correction. Canadian J Otol 1972; 1: 281.
3. Cotton RT, Evans JN, Laringotracheal Reconstruction in children. Five year follow-up. Ann Otol Rhinol Laryngol. 1981; 90: 516
4. Benjamin B. Prolonged intubation injuries of the larynx: endoscopic diagnosis, classification, and treatment. Ann Otol Rhinol Laryngol Suppl 1993; 160: 1.
5. Liu H, Chen J, Holinger L, Gonzalez Ceussi F. Histophatologic fundamentals of acquired laryngeal stenosis. Pediatric Path and Laboratory Medicine 1995, 15:55.
6. Holinger PH, Kutnick SL, Schild JA, Holinger LD. Subglotis stenosis in infant and children. Ann Otol Rhinol Laryngol 1976; 85:591.
7. Bain WM, et al. Head and neck manifestations of gastroesophageal reflux. Laryngoscope. 1983; 93:175.
8. Hawkins DB, Pathogenesis of subglottic stenosis from endotracheal intubation. Ann otol Rhinol Laryngol. 1987; 96: 116.
9. Lindholm CE, Prolonged endotracheal intubation. Acta Anaesthesiol Scand 1970; 31 (Suppl):1.
10. Dankle SK, Schuller DE, Mc Clead RE. Risk factors for neonatal acquired subglottic stenosis. Ann Otol Rhinol Laryngol. 1986; 109: 626.
11. Sherman JM, Lowitt S, Stephenson C, Ironson G. Factors influencing acquired subglottic stenosis in infants. J Pediatric 1986; 109: 322.
12. Hawkings DB, Hyaline membrane disease of the neonate prolonged intubation in management: effects on the larynx. Laryngoscope. 1978; 88: 201.

13. Tucker GF, Ossof RH, Newman AN, Holinger LD. Histophatology of congenital Subglottic stenosis. Laryngoscope. 1979; 89: 866.
14. Flye MW, Mundinger GH, Fauci AS. Diagnostic and therapeutic aspects of the surgical approach to Wegener´s Granulomatosis. J Thorac Cardivasc Surg 1979;77:331.
15. Lampman JH, Querubin R, Kondapalli P. Subglottic stenosis in Wegener´s granulomatosis . Chest 1981;79:230.
16. Mills RP, O´Conner MJ, Shin GA, Mucous membrane pemphigoid – a preventable cause of laryngeal stenosis. J Laryngol Otol 1983; 97: 761.
17. Cohen SR, Landing BH, Issacs H. Epidermolysis bullosa associated with laryngeal stenosis. Ann Otol rhinol Laryngol 1978; 87 (Suppl): 25.
18. Eliachar I, Lewin JS. Imaging evaluation of laringotracheal stenosis. J Otolaryngol 1993;22:265.
19. Myer CM III, O´Connor DM, Cotton RT. Proposed grading system for subglottic stenosis based on endotracheal tube sizes. Ann Otol Rhinol Laryngol 1994; 103:319.
20. Cotton RT, Gray SD, Miller RP, Mc Adams AJ. Update of the Cincinnati experience in pediatric laryngotracheal reconstruction. Laryngoscope. 1989; 99: 1111
21. Cotton RT, Tewfik TL, Laryngeal stenosis following carbon dioxide laser in subglotic hemangioma. Report of tree cases. Ann Otol Rhinol Laryngol 1985; 94: 494
22. Healy GB, McGill T, Simpson GT, Strong MS. The use of the carbon dioxide laser in subglottic in the pediatric airway. J Pediatric Surg. 1979; 14: 735
23. Strong MS, Healy GB, Vaughan CW, Fried MP. Endoscoped management of laryngeal stenosis. Otolaryngol Clin North Am. 1979;12:797.
24. Simpson GT, strong MS, Healy GB, Shapshay MS, Vaughan CW. Predictive factors of success or failure in the endoscopic management of laryngeal and tracheal stenosis. Ann Otol Rhinol Laryngol 1982;91:384.
25. Koufman JA, Thompson JN, Kohut RI. Endoscopic management of subglottic stenosis with the Co2 surgical laser. Otolaryngol Head Neck Surg. 1981;89:215.
26. holinger LD, Stankiewitcz JA, Livingston GL. Anterior cricoid Split: the Chicago expirence with an alternative to tracheotomy. Laryngoscope. 1987;97:19.
27. Maddalozzo J, Hlinger LD. Laringotracheal reconstruction for subglottic stenosis in children. Ann Otol rhinol Laryngol 1987;96:665.
28. Fearon B, Cotton RT. Surgical correction of subglottic stenosis of the larynx. Preliminary report of an experimental surgical technique. Ann Otol Rhinol Laryngol 1972;81:508 .
29. Lusk RP, Gray Sd, Muntz HR. Single stage laringotracheal reconstruction. Arch Otolaryngol Head Neck Surg. 1991;117:171.
30. Seid AB, Pransky SM, Kearns DB. One stage laryngotracheoplasty. Arch Otolaryngol Head Neck Surg. 1991;117:408.
31. Richardson MA, Inglis AF. A comparison of anterior cricoid split with and whithout costal cartilage graft for acquired subglottic stenosis. Int J Pediatric Otorhinolaryngol 1991;22:187.

Capítulo 33

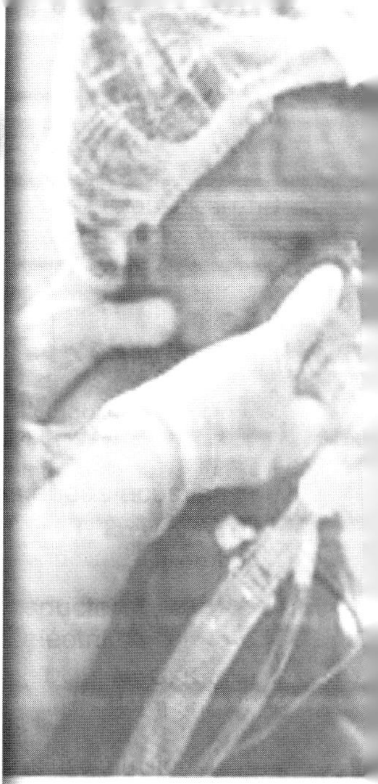

Calentadores Humidificadores o Humidificadores Activos

Gustavo Olguin
Mauro García
Jorge S.Sasbón

Aunque la humidificación y el calentamiento de los gases inspirados en cuidados intensivos, sobre todo en ventilación mecánica, están considerados como procesos básicos, son a menudo pasados por alto por muchos médicos. Calentar y humidificar los gases inspirados durante la ventilación mecánica, es obligatorio (1), sin embargo, existe una considerable controversia que rodea las cuestiones centrales relativa a la humidificación, tales como el nivel de la humidificación adecuada y de de cómo entregarla y la influencia de la los dispositivos de humidificación sobre la incidencia de de la neumonía asociada al ventilador. Esto puede demostrar las importantes diferencias en la práctica de la humidificación entre distintos países.

La humidificación activa con humidificadores calentadores convencionales ha sido considerada el gold standard para el adecuado acondicionamiento de gas inspirado, ya que estos dispositivos, teóricamente, pueden entregar el gas a 37 °C H_2O con 44 mg / l de humedad absoluta. Estos valores, sin embargo, no se han encontrado en práctica clínica incluso con los dispositivos más eficientes.[1]

Introducción

La terapia de humidificación incluye añadir vapor de agua y calor al gas inspirado, y el objetivo primario es tratar de mantener las condiciones fisiológicas de la vía aérea superior.

El uso adecuado de humidificación y calentamiento ayudara a mantener en condiciones el sistema de transporte mucociliar.

La aplicación de gases medicinales a un flujo mayor a 4 L/min. sin humidificar y calentar, causa inmediatamente pérdida, tanto de calor como de agua, desde la mucosa de la vía aérea. Si se mantiene esta forma inapropiada de aplicación en el tiempo, causará daño estructural. Cuando el gas es frío y seco, hay reducción de la motilidad ciliar, la vía área se hace más irritable, aumenta la producción de moco y las secreciones pulmonares se espesan y se condensan. Éste proceso se da especialmente en los pacientes sometidos a ventilación mecánica causando especialmente daño en la mucosa traqueal en minutos.

Prolongar el uso del gas inapropiadamente humidificado y calentado, puede provocar hipotermia, condensación de las secreciones, disfunción mucociliar, destrucción del epitelio de la vía aérea y atelectasias; para evitar este proceso deletéreo el gas debería tener al menos un 60% de humedad a condiciones de "BTPS" (gas, a presión barométrica ambiental, saturado con vapor de agua a Temperatura corporal, [100% a 37°]).

Principios físicos

El intercambio de calor y humedad es una función primaria del tracto respiratorio alto, fundamentalmente de la nariz. Ésta calienta y humidifica el aire inspirado y enfría y retiene el agua del gas espirado. Durante la inspiración a través de la nariz, el aire recorre, gracias a su estructura anatómica, un camino muy tortuoso, lo que incrementa el contacto del gas inspirado con la mucosa. Al ingresar este gas se calienta por convección y toma vapor de agua por efecto de la evaporación de la mucosa húmeda que recubre la vía aérea superior, enfriando de esta manera la superficie. El tracto respiratorio superior es responsable de entregar un gas aproximadamente a 32° C, con una humedad relativa (RH) del 90%.

Al ingresar a los pulmones, la temperatura y humedad del gas sigue en aumento, y alcanza las condiciones BTPS, aproximadamente a 5 cm. por debajo de carina. Éste punto es llamado límite de saturación isotérmico (LSI), que determina que por debajo de este punto, la temperatura y la humedad relativa se mantengan constantes. Este puede desplazarse tanto hacia arriba como hacia abajo dependiendo de la causa que provoque este desplazamiento. Específicamente con el uso de vía aérea artificial, se desplaza hacia abajo, y desciende aún más si se usan gases fríos y secos.

Durante la espiración se produce el efecto inverso, el aire espirado transfiere calor hacia las mucosas de la tráquea y de la nariz, enfriadas previamente por convección. Como el gas se enfría, tiene menos vapor de agua y se produce condensación en las superficies mucosas, siendo el agua reabsorbida por la mucosa a través de la rehidratación.

Durante un período de 24 horas, en condiciones normales, aproximadamente 350 ml. de agua y 1512 calorías de calor se pierde desde el tracto respiratorio; clínicamente esta pérdida de agua es considerada insensible.

Humedad Absoluta y Relativa

La cantidad de agua que un gas puede mantener es directamente proporcional a la temperatura del gas. Temperatura y humedad están ligadas íntimamente, y los cambios en una coinciden por lo general con cambio en la otra.

La humedad es una medida del vapor de agua molecular contenido en un gas. El vapor de agua molecular consiste en simples moléculas de agua distribuidas en un gas. El término humedad no se refiere al agua aerosolizada o nebulizada, en donde las partículas líquidas de agua contienen millones de moléculas de agua que están suspendidas en un gas. La diferencia entre el agua aerosolizada y la nebulizada es la cantidad de moléculas distribuidas en el gas.

Existen dos mediciones comunes de humedad; absoluta y relativa

Humedad absoluta (HA) es medida en mg de vapor de agua por litro de gas, (mg/L). A una temperatura dada el gas mantendrá una cierta cantidad de vapor de agua, conocida como "máxima capacidad" a esa temperatura. El gas no puede contener más vapor de agua que su capacidad máxima, cualquier cantidad extra de vapor de agua, condensará por fuera como agua líquida.

Tabla 1. Capacidad Máxima del aire a diferentes temperaturas.[2]

Temperatura °C	Capacidad Máxima (mg/L)	Temperatura °C	Capacidad Máxima (mg/L)
-40	0.1	32	33.9
-20	0.9	34	37.7
0	4.9	36	41.9
10	9.4	37	44.1
15	12.9	38	46.4
20	17.4	40	51.3
22	19.5	42	56.7
24	21.9	45	65.7
26	24.5	50	83.3
28	27.3	55	104.7
30	30.5	60	130.7

La **Humedad relativa** (HR) se refiere al porcentaje de HA comparado con la capacidad máxima de un gas a determinada temperatura.

HA (mg/L) = masa de vapor de agua/ volumen de aire

HR (%HR) = 100 x (HA/capacidad máxima)

La HA es una medición muy útil para conocer la humidificación de un gas, porque está muy poco afectada por los cambios de temperatura del gas (siempre que la condensación es evitada).

Por otro lado la HR se altera enormemente con los cambios de temperatura, porque la capacidad máxima de un gas cambia con la temperatura.

Son dos caminos diferentes para cuantificar la cantidad de vapor de agua en un gas. La HA muestra cuanto vapor de agua hay en un gas, pero no dice nada de cuanto de cerca está de la saturación el gas. Lo opuesto es verdadero para la HR, o sea que nos dice cuanto de cerca está de la saturación del gas y no la cantidad de vapor de agua que existe en el gas. La temperatura debe ser siempre relacionada a una HA o una medición de HR para dar una vista global.

Una regla básica para determinar la HA en la vía aérea es que un gas a 30° C puede tener aproximadamente 30 mg. H_2O/L. Cuando la temperatura aumenta, el gas puede sostener 2 mg H_2O/L por cada grado adicional.

Por ejemplo si un gas a 32° C con una HR de 80%, puede aproximadamente contener 34 mg. H_2O/L, según la regla antes dicha, si a este valor lo multiplicamos por 0,8, que representa aquel 80%, obtenemos la HA, que es aproximadamente 27 mg. H_2O/L.

Tabla 2. Relación entre la Temperatura (T°) y la Humedad Absoluta (HA)[3]

T°	HA (mg H_2O/L)
0	5
10	9
20	17
30	30
37	44
40	51

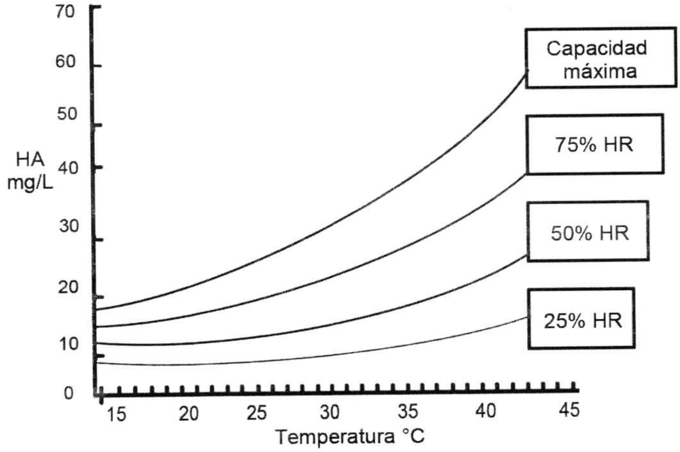

Figura 33.1. Humedad Absoluta del aire en función de la temperatura a diferentes HR.[4]

En la mayoría de las aplicaciones clínicas, es casi imposible determinar fehacientemente la HR de un gas en un circuito. Existen higrómetros para medir la humedad de los circuitos, pero funciona por un corto período de tiempo, pues finalmente se condensan y las mediciones pierden validez.

El momento más fiable para estimar la HR y la HA a una temperatura del gas conocida, es cuando se visualiza condensación en la rama inspiratoria, antes de la unión en Y, próxima al paciente.

Cuando un gas a 100% de HR, viaja por un circuito no calentado, éste gas se enfría y forma condensación dentro del circuito inspiratorio, siempre y cuando en el ambiente haya menor temperatura que dentro del circuito.

Al enfriarse el gas en consecuencia, pierde capacidad de transportar vapor de agua. El gas va a mantener la HR al 100%, la que disminuye es la HA, por lo tanto si nosotros podemos medir el gas en la unión en Y, y obtenemos un gas a 32° C, podemos asumir con cierto grado de seguridad que existen en ese gas 34 mg. de H_2O/L, que está siendo entregado a la vía aérea; lo que también podemos determinar que si no existe condensación por delante de la unión en Y, y además obtenemos un gas con 32° C, con seguridad la HA está por debajo, de 34 mg. de H_2O/L.

Es bien sabido los daños que produce en la vía aérea el uso de un gas no debidamente humidificado, con lo cual existe una fuerte recomendación para que siempre exista alguna condensación en el circuito inspiratorio, para asegurarnos que el gas está totalmente saturado, para evitar efectos no deseados.

A modo de resumen, la HA se la podría medir, pesando el vapor de agua extraído de un gas, o sea es el peso de ese vapor de agua, por eso la unidad de medida comúnmente usada está expresada en miligramos de vapor de agua por litro del gas (mg/L).

La HR, es un porcentaje y expresa el nivel de vapor de agua que existe dentro de un gas, que obviamente no puede ser más del 100%, lo que quiere decir que si se trata de adicionar más humedad, el gas no podrá contenerlo y se producirá condensación.

Procesos de Humidificación

Hay 6 importantes procesos involucrados en la humidificación:

1. **Calentamiento**: involucra un aumento de T°, no hay cambios en la HA. La HR decrece por que la capacidad máxima del gas ha aumentado, pues la cantidad de vapor de agua va ser la misma, pero la capacidad de almacenar vapor de agua extra, va a ser mayor.

2. **Enfriamiento**: un gas reduce su T°, pero no tiene efecto en su HA. La HR aumenta por que hay una disminución de la capacidad máxima del gas. Eventualmente la HR alcanza 100%, pues a la inversa que en el proceso anterior, la capacidad de almacenar más cantidad de vapor de agua, va a estar restringida por la caída de la temperatura, con lo cual la HR puede llegar a su nivel máximo.

Esta T° es conocida como punto de rocío de un gas. Si el gas se sigue enfriando se producirá condensación.

3. Condensación: se da cuando un gas se enfría por debajo del punto de rocío. Tanto la T° y la HA disminuyen, ésta última se debe a que pierde vapor de agua, disminuye el peso y el agua líquida condensa hacia fuera del gas.

4. Humidificación Calentada: involucra calentamiento del gas mientras se evapora agua. Tanto la T° y la HA aumentan, pero la HR puede aumentar o disminuir, dependiendo de cuanto se caliente el gas, recordemos que a mayor aumento de temperatura, menor será la HR.

5. Humidificación No Calentada o evaporación: en este proceso aumentan tanto la HA como la HR y no se afecta la T°, en verdad, si no se aplica calor a un gas húmedo, no produce evaporación, por lo tanto no perderá vapor de agua ni aumentara su capacidad de almacenar mayores cantidades de vapor de agua

6. Desecación: ésta ocurre ante la presencia de materiales higroscópicos, que reducen tanto la HA como la HR y no se afecta la T°. A modo de ejemplo, esto sucede cuando se ponen medidores de humedad en los circuitos respiratorios o cuando son utilizados sistemas de humidificación y calentamiento pasivos, como son los HME, dentro de los mismos existe material higroscópico, cuyo efecto es retener agua, que extrae del gas que pasa a través de ellos, provocando una caída del vapor de agua contenido en el gas.

Humedad ideal y T° óptima

La entrega de gases medicinales a aquellos pacientes cuya vía aérea ha sido reemplazada por una vía artificial, representa un problema en la práctica diaria, sobre todo porque los gases medicinales son completamente secos, y entregarlos sin una adecuada humidificación y calentamiento producirá una mayor morbilidad y una importante pérdida de calor. La combinación de la intubación y el uso de gases secos, provoca el desplazamiento hacia abajo del punto isotérmico, lo que aumenta las probabilidades del daño traqueo bronquial; provocando además una pérdida de calor de 15 Kcal./horas, dependiendo de las condiciones ambientales.

La temperatura de un gas que debe ser entregado a la vía aérea artificial a través de un tubo traqueal fue motivo de debate por muchos años, la idea de entregar un gas a 37° C con una HR al 100% directamente al tubo endotraqueal fue el gold standard por años.

Con la introducción en los años 80 de los intercambiadores de calor y humedad, éste concepto cambió radicalmente y se aceptó la idea de que al paciente le llegara el gas en los mismos parámetros que la vía aérea recibe en condiciones normales.

Se sabe que los gases cambian su temperatura a medida que cruzan la vía aérea superior. Durante la espiración el gas que tiene una temperatura de 37° C en la vía aérea inferior desciende a 32° C cuando sale de la nariz.

Durante este proceso de enfriamiento, el gas se mantiene saturado con vapor de agua, mientras que la HA desciende.

El resultado es la conservación del calor y de la humedad por parte de la vía aérea superior, quedando en condiciones para actuar en la siguiente inspiración.

La medición de la temperatura y de la humedad del gas entregado, en un paciente en ventilación mecánica, debe ser realizada en la entrada al sistema respiratorio, justamente en la unión de la tubuladura inspiratoria con la conexión en Y, y en ese punto los parámetros deben estar entre 32° C y 34° C, con una HR entre el 95% y 100%. Si las mediciones se encuentran por debajo de estos valores de humedad y calor, el sistema respiratorio se ve forzado a compensar éste déficit, liberando más energía o en el peor de los casos, si no puede compensar, habrá daño en el árbol traqueo bronquial.

Si los niveles de calor y humedad del gas entregado son mayores a los recomendados, también existen riesgos potenciales que afectan al sistema respiratorio, ocasionando daños estructurales como alteración de la función ciliar y pérdida de surfactante, aumento de la resistencia en la vía aérea y aumento en el balance de agua como daños fisiológicos y aumento de riesgo de infecciones e hipertermia como daños clínicos.

Cuando el gas es entregado a 37° C y 100% de HR dentro del tubo endotraqueal, puede acarrear algunos inconvenientes. A medida que el gas viaja desde el tubo endotraqueal hacia la tráquea se va enfriando, lo que produce liberación de agua y acumulación de partículas acuosas en el árbol traqueo bronquial, pudiendo causar tos por irritación o necesidad de mayor aspiración de secreciones. En términos clínicos el uso de gas con valores por encima de los recomendados, producirá sobrecarga de fluidos e incomodidad del paciente.

El nivel adecuado de humedad para proteger la vía aérea de daños prolongados, debería ser de 32 mg. H_2O/L entregado a 32° C. Esto previene la pérdida de calor y de posibles daños en el árbol traqueo bronquial.

El American National Standard Institute (ANSI) de los EEUU, estableció en el año 1979, un estándar para el uso médico de humidificadores y nebulizadores, comunicando que un humidificador activo debe entregar un mínimo de 30° C a 100% de HR, artículo incluido en las Guías de Práctica Clínica de la American Association for Respiratory Care.

Finalmente estaría bien afirmar que el gas inhalado debe estar acondicionado de tal forma que tenga aproximadamente 32° C de temperatura y más del 95% de HR, siendo estos niveles de calor y humedad necesarios para preservar los mecanismos de defensa corporales.

Cuando se está en presencia de una vía aérea artificial, el gas debe estar lo más cercano posible a las condiciones fisiológicas; teniendo en cuenta que en el lapso de tiempo en el que el tubo endotraqueal estará colocado, usar niveles de calor y humedad por debajo o por encima de lo recomendado produce efectos no deseados.

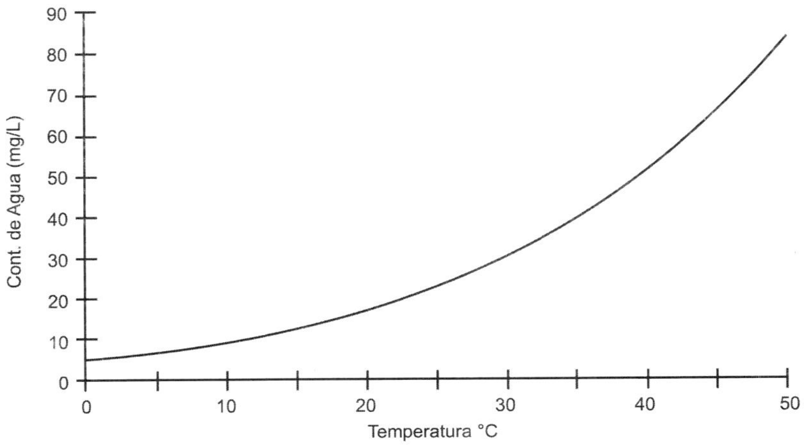

Figura 33.2. Cantidad de vapor de agua en un gas a 100% de HR en función de la temperatura[5]

Humidificadores Calentadores

Estructura y función

Calentadores – Humidificadores Genéricos.[4]

En líneas generales éstos dispositivos están compuestos por dos componentes específicos:

1. El generador de Humedad (o baño de agua)
2. El sistema de entrega de humedad, al circuito respiratorio.

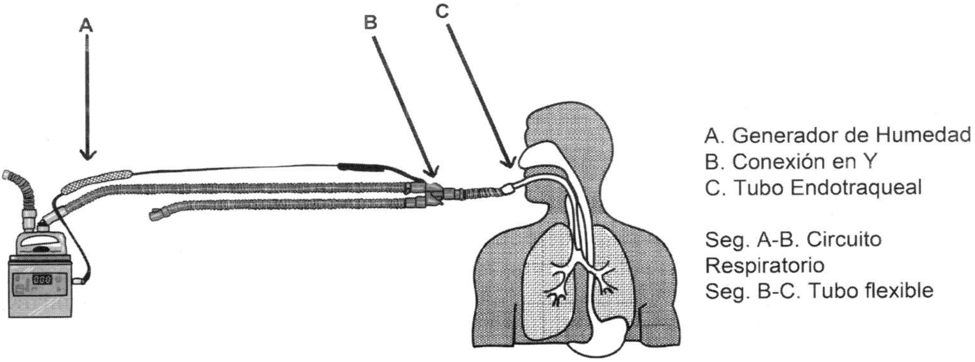

Figura 33.3. Sistema de Humidificación.[4]

1. Generador de Humedad

Es el dispositivo que convierte el agua liquida en vapor de agua. Esta transformación se puede dar de diferentes maneras, de paso frío, de paso caliente, burbuja fría y burbuja caliente. El principio seguido para la generación de humedad es la evaporación libre. Este proceso puede ser mejorado a través de diferentes técnicas (Figura 33.4):

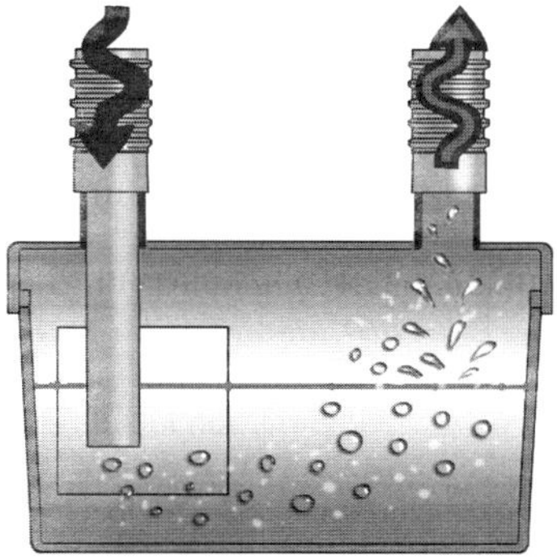

Figura 33.4

Características Físicas a Tener en Cuenta

A. Evaporación libre

Este proceso básicamente es definido como, el proceso físico por el cual un sólido o líquido pasa a estar en fase gaseosa.

Las moléculas dentro del agua líquida se mueven aleatoriamente y colisionan unas con otras. Estas colisiones provocan que algunas moléculas tengan suficiente energía cinética para escaparse del líquido y convertirse en vapor de agua.

Esta transformación precisa de una energía que pertenece al agua líquida. Este escape de energía es conocido como Vaporización de calor latente, y es absorbido del agua liquida, causando, por tanto, que la temperatura de esta disminuya.

Esta pérdida de energía significa que cada molécula de agua que queda en el líquido se está moviendo más lenta y requerirán de más energía para colisionar con suficiente fuerza para escapar del líquido.

B. Superficie

La cantidad de vapor de agua generable en la columna de un gas, puede ser mejorada incrementando la superficie de contacto entre el aire y el agua, en donde ocurre la evaporación libre.

Esto puede lograrse tanto aumentando las dimensiones del reservorio como incrementando el contacto entre el aire y el agua. (Ej. Con burbujas).

C. Flujo de masa

En la superficie de agua líquida, contenida en un reservorio, siempre se genera vapor de agua, éste produce una cierta presión sobre las paredes del reservorio, si le adicionamos una corriente de aire a la superficie acuosa, que llamamos flujo de masa, se producirá la caída de la presión que genera el vapor de agua, lo que facilita al paso de las moléculas de agua de líquida a vapor, incrementando de esta manera la cantidad de vapor de agua que pasará a la corriente de aire temperatura, al mismo tiempo un aumento en el flujo de masa del aire adicionado produce una mejora en el rango de evaporación, ya que mejora la mezcla de aire en la superficie del agua

Aumentando la temperatura del agua, aumentara la energía cinética de las moléculas individualmente y producirá aumento de colisiones entre ellas. Cada molécula necesitará menos energía adicional para alcanzar la vaporización de calor latente necesaria para escapar del agua. El aumento de las colisiones producirá que mas moléculas ganen esa energía adicional, lo que producirá una mayor producción de vapor de agua.

Tipos de Generadores de Humedad

A. Generadores de humedad fríos (de Paso)

Estos dispositivos utilizan la evaporación libre, incrementando la superficie de contacto y el flujo de masa. El aire pasa dentro del reservorio de agua, (y no por dentro del agua, por eso no generan burbujas) y toma el vapor de agua que se obtiene por libre evaporación. La energía o el calor total contenido del agua decrece, debido a que la energía contenida en el vapor de agua, ha sido absorbida desde al agua.

Algunos sistemas de paso, incluyen una mecha de papel para agrandar la superficie húmeda, lo que incrementará el número de moléculas de vapor de agua en la columna de aire. El vapor de agua producido por los sistemas humidificadores de paso frío está limitado por el enfriamiento del reservorio de agua, y esto tiende a proveer menos aire saturado a temperatura ambiente.

El nivel de humedad del gas por lo tanto está limitado al calor que contenga, al carecer de una fuente de calor, el aporte de humedad es prácticamente desechable.

B. Generadores Térmicos de Humedad (de Paso)

Estos dispositivos utilizan al evaporación libre, aumentando la superficie de contacto e incrementando la temperatura del agua, para mejorar la producción de vapor. El aumento de temperatura del agua, añade energía individual extra a cada molécula, permitiéndoles mayor liberación del agua.

Teóricamente estos dispositivos están limitados en la producción de vapor de agua solo por la temperatura del agua.

Estos generadores tampoco generan burbujas, porque tampoco el flujo del aire pasa por el agua, sino solo por su superficie, pero añade una fuente de calor, lo que aumenta considerablemente la humedad en el gas.

Estos dispositivos tienen ventajas sobre los generadores que producen burbujas, como los descriptos a continuación, pues pueden mantener la saturación del gas a altos flujos del gas, no generan resistencia dentro de los circuitos respiratorios, de vital importancia cuando el paciente ventila espontáneamente y finalmente y muy importante, no generan aerosoles, con lo cual reduce riesgos de infecciones hospitalarias.

C. Generadores de Humedad Fríos a burbuja

En estos sistemas el aire es forzado a pasar bajo la superficie del agua y de esta manera burbujea dentro de la misma y luego salen del dispositivo. La cantidad de pequeñas burbujas que pasan a través del agua aumenta el total de la superficie de aire en contacto con el agua. De esta manera aumenta el número total de moléculas con posibilidad de evaporarse dentro de la corriente de aire, produciéndose mayor cantidad de vapor de agua. Al explotar las burbujas, el aire pasa por encima del agua y la libre evaporación continúa. Como las burbujas se rompen, se producen millones de partículas de agua que son distribuidas en la corriente aérea.

La temperatura del agua disminuye durante este proceso, porque una gran cantidad de energía se pierde cuando las moléculas dejan el agua. De esta manera la producción de humedad esta limitada y produce menor saturación el aire a temperatura ambiente, y solo contiene de partículas de agua (aerosol), que genera este tipo de sistema.

Al no poseer fuente de calor, el contenido de humedad depende de la temperatura del agua, por lo tanto este contenido es casi despreciable, son muy utilizados en la práctica diaria, dispuesto en la salida del oxigeno de pared, para pacientes que necesitan aporte suplementario de O_2, y que se los administra con cánulas nasales, pero su efectividad en cuanto a la humedad carece de fundamento.

D. Generadores de Humedad Térmicos a Burbuja

Estos dispositivos utilizan una gran superficie de contacto, gracias al burbujeo y tienen una gran evaporación libre gracias a las altas temperaturas del agua. La producción de estos equipos está sólo limitada por la temperatura del agua, además se produce tanto vapor de agua como de partículas de agua (aerosol).

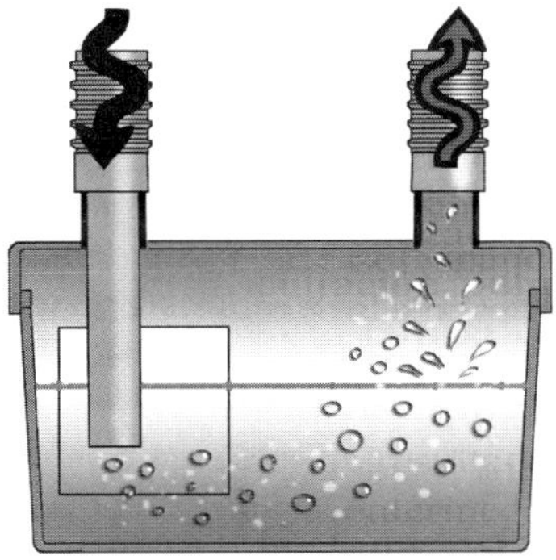

Figura 33.5. Tipos de Generadores de Humedad

Nebulizadores

Otro grupo de dispositivos que a menudo son considerados generadores de humedad, son los nebulizadores. Éstos dispositivos generan partículas de agua (gotas), y no vapor de agua, existe algo de vapor en la columna de aire que sale del nebulizador, por que hay partículas que se evaporan, pero la mayor producción son las partículas acuosas.

El tamaño de las partículas del aerosol generado por un nebulizador, varía entre 1 y 40 micrones, mientras que el vapor de agua contienen moléculas con un diámetro de alrededor de 0,00001micrones.

El uso de nebulización no debe ser indicado específicamente para provocar humidificación, aunque la utilización por cortos períodos en pacientes traqueotomizados respirando espontáneamente produciría a nivel traqueal un efecto humidificador, pero que el uso prolongado debería ser probado.[6]

1. Sistemas de entrega de Humedad

También llamados circuitos respiratorios, es un simple sistema de tubos, que permite el paso del aire humidificado desde el generador de humedad al paciente. Por lo general están fabricados en polipropileno, Acetato etil venilico, polivinilo clorídico, silicona, o plásticos similares, y puede tener tanto una cara interna corrugada, como una lisa. Los tubos con una superficie interna lisa, habitualmente tienen un engrosamiento lineal helicoidal externamente rígido, para prevenir el colapso del tubo, algo que también se evita cuando son utilizados los de superficie corrugada interna.

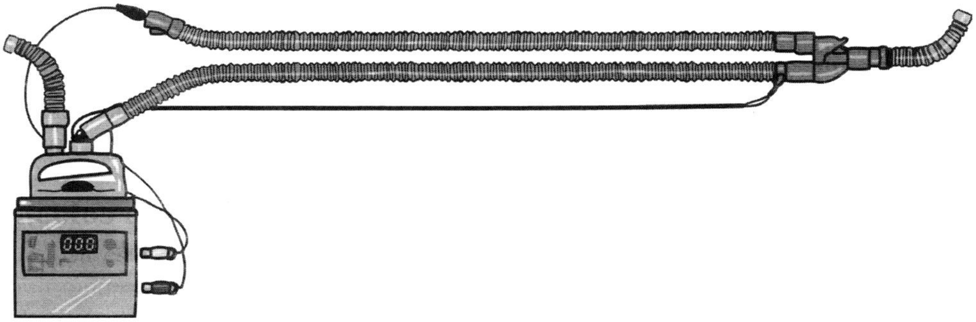

Figura 33.6. Sistema de entrega de Humedad – Circuitos respiratorios

Circuitos Respiratorios no Calentados

El gas calentado y humidificado por el generador de humedad, pasa a través del circuito en un ambiente más frío, por lo que el gas, naturalmente, se enfriará acercándose a temperatura ambiente. Al caer su temperatura, el gas también pierde la capacidad de mantener el vapor de agua. Si el gas fue saturado por la humedad del generador, o sea mantener el máximo vapor de agua a una determinada temperatura, entonces el enfriamiento producirá que algo del vapor de agua se condense y se acumule en el tubo. Esta condensación usualmente es drenada en una trampa de agua, posicionada en un punto medio en ambas ramas inspiratoria y espiratoria.

Circuitos Respiratorios Calentados

La condensación puede ser eliminada o reducida utilizando un dispositivo de calentamiento dentro de los circuitos. En estos sistemas el aire se mantiene a la temperatura elegida, donde la saturación de humedad es máxima, y por lo tanto se previene o disminuye la condensación por enfriamiento

Usualmente se utiliza un cable calentador eléctrico, colocado dentro del circuito, tomando todo el largo de la tubuladura, para controlar la temperatura del gas, dentro del circuito. También han sido usados otros sistemas, como en el caso de colocar un tubo de menor diámetro dentro del circuito, que trasportan agua caliente a través del circuito respiratorio, para mantener la temperatura del gas.

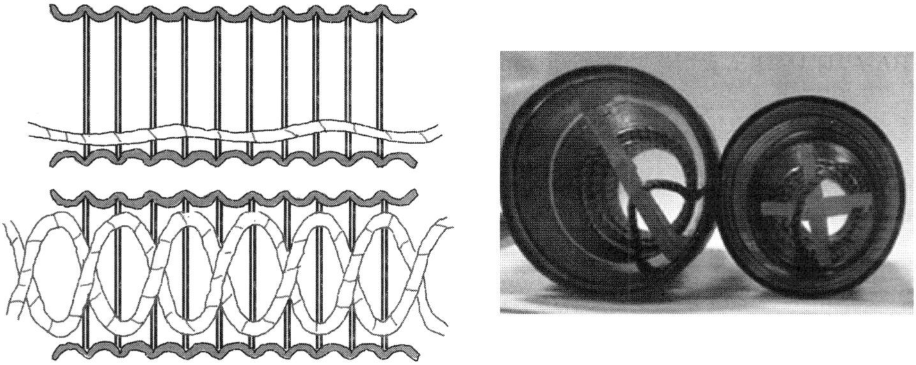

Figura 33.7. Circuitos Respiratorios Calentados. Cable calentador interno.

Termodinámica de los Circuitos de Entrega

Para entender mejor porque los gases se enfrían cuando pasan por las tubuladuras, se deben revisar varios principios termodinámicos.

El calor de un gas no se refiere solo a la temperatura sino a su contenido de energía. Un gas seco a una determinada temperatura tiene una diferencia significativa de contenido de calor o de energía, comparado con un gas saturado a la misma temperatura. El calor adicional en un gas húmedo, se debe al calor latente por vaporización contenido en las moléculas de vapor de agua.

Calor o energía siempre se mueven desde niveles altos hacia niveles más bajos. Un objeto calentado siempre se enfriara hacia la temperatura ambiente, éste nunca aumentará su temperatura a menos que se le sume una fuente de calor externo.

La transferencia de calor se produce por tres mecanismos: conducción, convección y radiación. Cuando un gas humidificado y calentado, pasa a través del circuito respiratorio, se produce una red de transferencia de calor desde el gas hacia las paredes del tubo y hacia el ambiente que es aún más frío. Esta transferencia primero ocurre por una convección forzada del gas hacia la pared interna del tubo, segundo por la conducción de calor a través de la pared del tubo y por último por convección que puede ser libre o forzada, dependiendo de si en el medio ambiente existen corrientes de aire frío o ventiladores funcionando, de esta manera el traspaso de calor hacia afuera del circuito respiratorio se presenta como una red de transferencia. Si esta cantidad de calor puede ser compensada colocando un sistema de calentamiento dentro del tubo, entonces el contenido de calor del gas no cambiará, y por lo tanto no habrá condensación.

Generadores de Humedad Térmicos y Circuitos de entrega

• Generadores de Humedad Térmicos con Circuitos de entrega de humedad No Térmicos.

Esta combinación es conocida como sistema servo control simple, porque se utiliza solo un sensor de temperatura, que se necesita para controlar la producción de temperatura y por lo tanto de humedad. Éste termómetro está colocado en la unión Y del circuito respiratorio y el tubo endotraqueal del paciente, de esta manera mide la temperatura del gas que el paciente recibe.

El gas se enfriará a medida que se desplaza por el circuito respiratorio desde el generador térmico de humedad al paciente, es decir hasta la unión con la pieza en Y, en donde se encuentra el termómetro, el generador térmico de humedad debe funcionar de tal manera que asegure que la temperatura que llega a esta unión sea la deseada para el paciente. Para alcanzar esta temperatura en el gas, el generador térmico de humedad debe trabajar por ncima de los 50°C. Debido a que el gas es calentado a altas temperaturas y se enfriará en el circuito respiratorio, se producirá una significativa condensación en el mismo y el gas estará saturado cuando alcance la unión en Y.

El lugar en donde debe ser colocado el termómetro, en combinación con la temperatura programada es crucial, pues tiene un impacto significativo sobre la humedad absoluta del gas inspirado, obteniéndose mayores niveles si el termómetro está alejado del generador de humedad.[7]

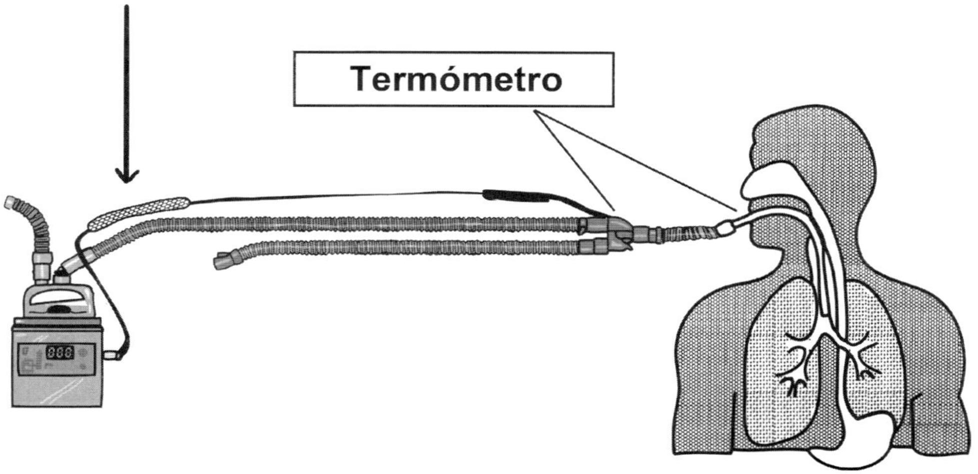

Figura 33.8. Sistema servo control simple

• Generadores de Humedad Térmicos con Circuitos de entrega de humedad Térmicos.

En esta combinación de dos sistemas térmicos, también llamado sistema servo control dual, se necesitan dos termómetros para controlar la temperatura y humedad del gas. Uno de los termómetros es colocado en la salida del generador de humedad para monitorizar su temperatura y su humedad. El otro sensor es colocado en la unión Y cercano al tubo endotraqueal del paciente, a los fines de medir las condiciones del gas que recibe el paciente, de esta manera teniendo ambos sensores se pueden monitorizar y controlar la temperatura, y es posible producir variaciones en la misma, por lo tanto también en la humedad del gas que sale del generador y separadamente variar la temperatura del gas que pasa a través del circuito respiratorio.

Si el gas es calentado cuando pasa por el circuito respiratorio, aumentará la capacidad máxima del gas, y esto provocará que su humedad relativa descienda ligeramente.

Un estudio demostró que efectivamente estos dispositivos eliminan la condensación, pero que entregaban niveles inferiores de temperatura y humedad absoluta, que los esperados.[8] Por otro hay un artículo publicado por Rathgeber J, en el Intensive Care Medicine del 2002, que hace referencia sobre hallazgos de taponamiento de tubos endotraqueales con secreciones secas utilizando este tipo de dispositivos, a pesar de que están considerados como los más eficientes a la hora de humidificar; esto podría ser influenciado por la temperatura del medio ambiente, ya que sumándole a la alta temperatura del generador térmico un ambiente caluroso, esto reduce el trabajo de los sistemas térmicos duales, aumentando el riesgo de oclusión del tubo endotraqueal.[9]

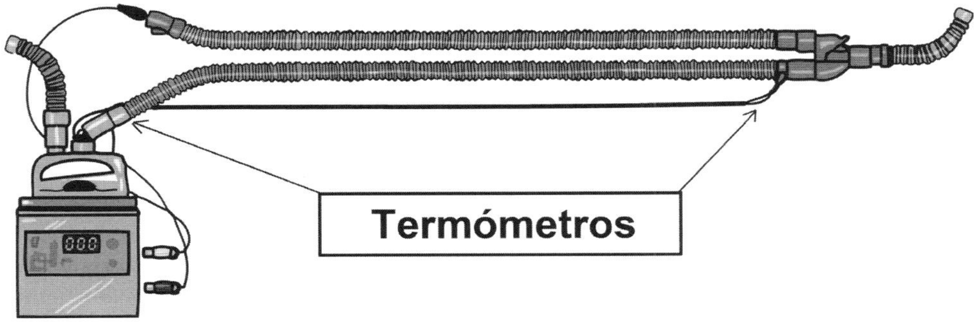

Figura 33.9. Sistema servo control dual

Aplicaciones de la Humedad

De todos los generadores de humedad genéricos, solo los humidificadores térmicos son los indicados para lograr las demandas de humidificación que los pacientes requieren. No existen contraindicaciones para el uso de estos dispositivos. De todos modos la eficacia de humidificación de estos dispositivos es una función del flujo del gas y de sus características técnicas.[9]

Los generadores de humedad térmicos son utilizados en pacientes intubados, en todos los grupos de edad, pero también son usados habitualmente con sistemas de aporte de oxígeno, tanto de altos como de bajos flujos, y en ventilación no invasiva, tanto con CPAP y BiPAP. Aunque está demostrado que algunos dispositivos están limitados para su uso en pacientes respirando espontáneamente debido a la resistencia que impone al circuito.[9]

Humidificación En Pacientes Intubados, Adultos Y Pediátricos

Normalmente la vía aérea superior proporciona la mayor cantidad de vapor de agua necesaria para acondicionar el aire inspirado, pero en condiciones de asistencia ventilatoria mecánica esta región de la vía aérea es reemplazada por un tubo plástico, por lo tanto el gas inspirado debe ser acondicionado por una fuente externa. El dispositivo más comúnmente usado en esta situación, es el generador térmico de humedad, combinado con circuito respiratorio térmico o no.[10]

El nivel de humedad requerida por los pacientes intubados, ha sido siempre motivo de debate desde que los generadores de humedad se han desarrollado, en el año 1996, una revisión sobre humidificación publicada por Williams R,[11] sugiere que para obtener una óptima humidificación del gas inspirado, debe ser acondicionado a temperatura corporal y saturado con vapor de agua (37°C, 100% de humedad relativa o 44 mg H_2O/L), y para alcanzar estos niveles, el sistema de humidificación debe estar programado para entregar al paciente, 37°C con 100% de humedad relativa.

Un generador térmico, con un circuito de entrega de humedad también térmico, entregará un gas calentado y humidificado, que llegará en estas condiciones bien a distal del generador, específicamente en el conector en Y, próximo al paciente, por lo general entre esta conexión y el tubo endotraqueal, existe una extensión flexible, para evitar el peso que aportan las tubuladuras al tubo endotraqueal, como este tubo flexible no se encuentra calentado, el gas se enfría cuando pasa a través de él, y además se enfría también en la porción del tubo que sobresale desde los dientes del paciente.

Se sabe por mediciones fidedignas [12], que la temperatura que el paciente recibe está de 2°C a 3°C por debajo de la que ingresa al circuito respiratorio y es la cantidad de enfriamiento que ocurre a lo largo de 10 cm del tubo flexible, más los 6 cm del tubo endotraqueal que sobresale desde los dientes del paciente. Para compensar este enfriamiento, el sistema de humidificación debería ser programado para proveer 39°C a 40°C medido en la conexión en Y, para asegurar que el paciente reciba 37°C.

La cantidad de humedad que reciben los pacientes está limitada por que se entrega desde el generador de humedad, que está añejado del paciente, este gas se enfriará al pasar por el espacio muerto no calentado entre 2°C y 3°C, para llegar a 37°C y 100% de humedad relativa al paciente (44 mg H_2O/L).

Cabe remarcar que al haber enfriamiento se produce condensación, suele considerarse a esta condensación de utilidad clínica, especialmente la que se acumula en el tubo conector flexible próximo al paciente, pudiéndose hacer una estimación de la eficacia del sistema de humidificación sobre el calentamiento y humidificación del gas.[13]

Se debe tener en cuenta que los diferentes modos ventilatorios afectan la entrega de calor y humedad, sobre todo en los modos espontáneos, por el aumento de resistencia que imponen los distintos dispositivos. [9,10,14]

Uso Inadecuado de la Humidificación y Calentamiento

Efectos de Inadecuada Humidificación

Durante la espiración, la mucosa de la vía aérea superior retiene un gran porcentaje de calor y humedad que fue cedido durante la inspiración, así y todo durante el curso de un día normal, el tracto respiratorio pierde aproximadamente 1470 julios de calor y 250 ml. de agua, de todos modos estos son valores normales y esperados y no afectan a la economía corporal.

La eficacia del tracto respiratorio superior, hace que el gas a nivel alveolar alcance una saturación a temperatura corporal del 100%, aun en condiciones de calor y humedad ambiental desfavorable. Una vez que el gas inspirado atraviesa la porción superior del sistema respiratorio alcanza una temperatura entre 29° C y 32° C y una HR cercana el 100%. Cuando llega a carina las condiciones del gas están entre 32° C y 34° C, con 100% de HR, para luego alcanzar los 37° C con una HR del 100%, a nivel de la 4ª o 5ª generación bronquial subsegmentaria, este es conocido como el Limite de Saturación Isotérmico.

Punto que se mantiene inclusive en condiciones ambientales extremas, pero se ve afectado por patologías pulmonares y cambios en los fluidos corporales. En condiciones normales, el tracto respiratorio por encima del LSI cumple una función de intercambiador de humedad y calor a contracorriente y por debajo el calor y el agua se mantienen relativamente constantes. Cuando es colocada una vía aérea artificial, el LSI se desplaza hacia abajo.

La combinación de este procedimiento y la ventilación mecánica produce una severa pérdida de calor y humedad, y en casos extremos daños en el epitelio respiratorio, esto incluye cambios funcionales y estructurales con implicancias clínicas.

Pérdida de Humedad

La cantidad de humedad perdida desde el tracto respiratorio durante la respiración es un producto entre la ventilación minuto y el gradiente entre el contenido de agua en el gas inspirado y el contenido de agua del gas exhalado.

Esta pérdida es considerada un fenómeno normal y forma parte de la pérdida insensible de agua corporal, sin embargo debe ser tomado en cuenta de diferente manera a la hora de ser comparada con otras pérdidas de agua corporal, sabiendo que la pérdida de agua por parte del tracto respiratorio no afecta directamente al balance de fluidos, pero producirá deshidratación del sistema respiratorio y daño del epitelio ciliar.

Existe en la literatura numerosas publicaciones al respecto de los efectos clínicos que produce la pérdida de humedad en el tracto respiratorio, el primero que describió estos efectos fue Heyden el año 1950. Estudiando pacientes con traqueotomía encontró que cuando la vía aérea superior es reemplazada por el uso de una vía aérea artificial, las glándulas mucosas y las células caliciformes presentaban hiperactividad, dando una excesiva producción de moco. En pacientes con enfermedad pulmonar preexistente, al parecer este problema estaba exacerbado.

Pero uno de los trabajos más reconocidos y tenidos en cuenta en la práctica clínica, especialmente con el uso de gases secos en anestesia, fue el publicado por Chalon en 1972. En donde compararon los efectos de tres niveles de humidificación en pacientes durante procedimientos quirúrgicos de una duración mínima de 3 horas. El primer grupo recibió gas seco a través de un sistema que no permite volver a respirar el aire espirado, el segundo grupo recibió un gas entre 22° C a 26° C a 60% de HR, y el tercero recibió un gas a 37° C a 100% HR.

Tomaron muestras de células epiteliales extraídas del moco por aspiración de la vía aérea con un catéter que se extendía entre 7 a 12 cm. más allá del tubo endotraqueal, previa instilación de 5 ml. de solución salina. Se confeccionó un escore a través de la observación por microscopio de la presencia o no de determinadas estructuras celulares, y concluyeron que un gas entre 22° C a 26° C con una HR del 60% (13 mg. H_2O/L) es suficiente para prevenir cambios en la morfología celular del epitelio respiratorio por un período de tres horas, dato relevante en anestesia pero no para los tiempos de ventilación mecánica que se utiliza en los cuidados críticos.

Tabla 3. Riesgos por una inadecuada Humidificación[3]

Riesgos Estructurales	Riesgos Fisiológicos	Riesgos Clínicos
Pérdida de función ciliar temprana	Destrucción del escalador mucociliar	Retención de secreciones
Destrucción ciliar	Aumento de la viscosidad mucosa	Tapones mucosos
Daños en las glándulas mucosas	Disminución de la compliance pulmonar	Atelectasias
Desorganización del epitelio columnar	Aumento de la resistencia de la vía aérea	Aumento del trabajo respiratorio
Reducción del volumen citoplasmático	Disminución de la Capacidad Residual Funcional	
Ulceración de la Mucosa	Aumento del shunt pulmonar	Aumento del shunt intrapulmonar
Pérdida de surfactante		Hipotermia
Cambios en la citología traqueal		

Sumario de Efectos no Deseados por Falta de Humedad

Una inadecuada humidificación dará una gran variedad de alteraciones en la mucosa traqueobronquial, incluyendo, destrucción ciliar, citoplasmática y degeneración nuclear, descamación celular, ulceración de la mucosa, hiperemia, inflamación y ciliestasis.

Estos daños estructurales producen efectos fisiopatológicos como, aumento de la viscosidad de los mocos, retención de secreciones, aumento de la resistencia de la vía aérea, disminución de la compliance pulmonar y atelectasias.

Los efectos adversos de una inadecuada humedad están proporcionalmente relacionados con la duración de la exposición al gas, que no está adecuadamente humidificado.

La severidad y el rango de disfunción son directamente proporcionales a la capacidad del gas inspirado de desecar la mucosa. Un gas a alta temperatura y baja humedad relativa, es más dañino que un gas a baja temperatura y alta HR. Pues una baja HR expresa un porcentaje de vapor de agua menor a la capacidad que tiene dicho gas para transportar, por lo tanto el gas está menos húmedo y si hace le agregamos que está más caliente, el efecto será más nocivo aún.

El daño estructural es persistente, comparado con el daño funcional. Pues la función mucociliar se recupera rápidamente y tiene una gran reserva funcional. En un paciente ventilado hasta por lo menos 6 horas en ventilación mecánica, el uso de un gas humidificado con 15mg H_2O/l o más, previene el daño estructural en el epitelio ciliar.

Perdida de Temperatura

Durante los procedimientos quirúrgicos que precisan anestesia, la pérdida de temperatura es una de las mayores preocupaciones a tener en cuenta.

Calor y humedad del tracto respiratorio se pierden por dos mecanismos.

a. Por calentamiento del gas inspirado: Cuando el gas inspirado se adecua a la temperatura corporal, la cantidad que se pierde en este caso dependerá de la ventilación minuto del paciente, la diferencia de temperatura entre el gas inspirado y el cuerpo y del calor específico del gas respirado. El calor específico del aire es muy bajo, la cantidad de calor que se requiere para aumentar su temperatura es muy poca, como resultado el calor perdido desde el tracto respiratorio causado por calentamiento de gas inspirado es muy bajo.

b. Por evaporización: Este proceso es el causante de la mayor perdida de calor. Cuando el gas inspirado tiene una humedad más baja que el gas espirado, el agua debe ser vaporizada para saturar el gas inspirado. El calor específico del agua es alto, lo que provoca que la cantidad de calor que se pierde sea alto. Cada gramo de agua evaporada necesita aproximadamente 580 calorías, que van a ser perdidas por el paciente. Existe por lo tanto pérdida de calor corporal a través del tracto respiratorio, al parecer sin demasiado efecto sobre la temperatura corporal que se tiene cuando se pierde calor por otros sistemas, como por ejemplo a través de la piel. Se demostró que en una cirugía se pierde 10 veces más calor a través de la piel que del tracto respiratorio, y que si se cubre al paciente con una manta, se podría conservar mejor la temperatura corporal que utilizando un calentador humidificador, dando a pensar que el uso de estos dispositivos al menos en la población adulta pareciera que no tener mayor influencia en el control de la temperatura corporal. Ciertamente la pérdida de temperatura y humedad desde el tracto respiratoria puede ser evitada con el uso de un calentador humidificar, pero la relación que tiene con regulación corporal es muy pequeña.

Efectos de Humedad Excesiva

Las funciones de la vía aérea afectadas por la temperatura y humedad del gas inspirado son, intercambio gaseoso, (mecánica pulmonar, condición del gas); conservación (recuperación de calor y humedad) y defensa de la vía aérea (clearance).

Conservación y Gas acondicionado

El gas inspirado se va acondicionando a medida que va pasando por el tracto respiratorio.

Con cada respiración el calor y la humedad normalmente se desprenden desde la mucosa por encima del LSI.

Se establece un gradiente de Volumen – Agua a lo largo de la VA, desde la entrada hasta al LSI. Todo el calor y agua necesaria para acondicionar el gas inspirado es removida de una superficie de alrededor de 300 cm^2, cubierta por 240 microlitos de capa fluídica de VA, (CFVA), que tiene un espesor de 8 micrones.

La superficie pulmonar y el volumen de CFVA han sido estimada en 89 m^2 y 40 a 80 ml respectivamente.

En un adulto masculino respirando normalmente (VT= 650 ml, FR: 12, con un gas inspirado a 25°C y una HR del 50%, con un gas espirado a 32°C a una HR del 100%), el LSI se encuentra a nivel de los grandes bronquios. El agua y el calor que necesita el gas para acondicionarse al cuerpo son en cada respiración de 22 microL (22 mg) y 61 J respectivamente. El agua y el calor perdidos en cada respiración son de 15 microL y 42 J, con un total de 250 ml y 756 J por día. Si lo traspolamos al niño, lo que va a variar es le VT, pues el punto LSI, se encuentra al mismo nivel que en el adulto y las necesidades de acondicionamiento van a estar relacionadas a la superficie corporal.

Mecánica Pulmonar

El intercambio gaseoso efectivo depende de una adecuada distensión pulmonar, de una aceptable complianza pulmonar y de una membrana alvéolo capilar intacta. La humedad inspirada puede alterar la mecánica pulmonar, afectando directamente la permeabilidad de la vía aérea y la complianza pulmonar. La permeabilidad de la vía aérea se puede ver afectada tanto con bajo o alto niveles de humedad, alterando la viscosidad de las secreciones bronquiales, entregando exceso de agua o enlenteciendo el transporte mucociliar. El exceso de agua produce dilución del surfactante comprometiendo la complianza pulmonar y afecta además a la permeabilidad de la vía aérea.

Aclaramiento

El transporte mucociliar es un sistema extracelular que funciona como barrera física que atrapa y neutraliza los contaminantes en la vía aérea (VA). Las variaciones de calor y humedad en el gas inspirado producen alteraciones en este sistema de defensa.

Relación del Agua y la energía (calor) en un gas

El aire inspirado transporta tanto agua como energía. El volumen de agua en un gas depende de la forma en que el agua es transportada en dicho gas: molecular (vapor), partícula (aerosol) o en cantidad (líquida).

El volumen de agua en forma de vapor (molecular) depende de la temperatura del gas, mientras que en la forma de aerosol (partículas), la cantidad de agua en el gas es independiente de la temperatura. Una corriente de vapor condensa o evapora agua desde la mucosa de la vía aérea, mientras que una corriente de aerosol siempre deposita agua en la mucosa.

La energía dentro del vapor de agua es la suma del calor sensible (función de la temperatura) y el calor latente por evaporación. Ésta energía es mucho más grande que la que transporta solo el calor sensible, pues el gas saturado, o sea húmedo, contiene mucho más energía que el gas seco. Una corriente de aerosol solo contiene calor sensible, pues no está calentado. Una corriente de vapor transfiere ambas energías a la mucosa de la vía aérea. Así cada respiración tiene una relación de, un volumen de agua y de energía termal, con la mucosa de la vía aérea, en la forma de ganancia (+) o pérdida (-).

Por ejemplo, un gas inspirado a una temperatura de 42°C, que contiene 100% de HR, transporta 57 mg H_2O/L y 190 J/L, presenta una relación de agua/mucosa de + 13 mg H_2O/L y una relación energía/agua de + 37 J/L, es interesante destacar que a 30°C a HR del 100%, que corresponde a 30 mg H_2O/L y 112 J/L, representa una relación en la mucosa de gran magnitud, -14 mg H_2O/L y – 41 J/L, lo que significa que la mucosa debe perder mayor cantidad de agua y también debe transferir mayor cantidad de energía, por que el gas en esas condiciones no cumple con los requerimiento fisiológicos adecuados.

Exceso de Agua

Los dispositivos para humidificar los gases inspirados en pacientes ventilados, pueden dar un gran rango de humedad. El volumen de agua que pueden depositar en la mucosa depende de si el agua está en forma de moléculas (vapor), partículas (aerosol) o gotas (líquida).

La vía aérea es tolerante a los cambios por ciertos períodos de tiempo, por lo tanto una humedad excesiva puede ser definida como el nivel de humedad que puede causar disfunción irreversible dependiendo del tiempo de exposición, de la cantidad de humedad en el gas y de la patología del paciente.

Una definición práctica de humedad excesiva es aquella que excede la temperatura corporal y 100 %HR. Un gas por debajo de estos niveles atraerá agua y calor del pulmón con cada respiración y por otro lado si el gas está por encima de ese nivel, descargará agua y calor en el pulmón.

Se considera humedad óptima al gas acondicionado a temperatura corporal y 100% de HR, por que se piensa que se maximizan la función de la VA.

Aerosol

EL volumen de agua en una corriente de aerosol está aproximadamente entre 10 a 500 mg/L, esta corriente está formada por gotas que van desde los 0,001 a 100 micrones, y de éstas sólo las que se encuentran entre 1 y 10 micrones tienen significancia. Las gotas más grandes tienden a depositarse en el circuito aéreo por impactación inercial, mientras que las más pequeñas tienden a mantenerse suspendidas en el gas inspirado y luego ser exhaladas.

Las restantes son depositadas en las vías aéreas con una distribución relacionas a su masas. En teoría por la disposición curva de las vías aéreas en seres humanos, más de un 10% son depositados en el árbol tráqueobronquial, y más del 10% son depositados en la región pulmonar.

Muy pocas gotas parecen evaporarse en una corriente de gas, con lo cual poco pueden contribuir al proceso de acondicionamiento del gas. Los aerosoles que se depositan en la región traqueobronquial proveerán agua, (y algo de energía si están calentadas) y que pueden ser evaporadas en la siguiente respiración. La mucosa sin embargo debe suplir la energía al evaporar agua.

Así los aerosoles pueden contribuir con agua pero casi nada de energía en el proceso de acondicionamiento del gas.

Los aerosoles depositados en la región pulmonar no toman parte del proceso de acondicionamiento gaseoso y será solo una carga para la mucosa. Esa agua será absorbida por el epitelio para regular la profundidad del fluido periciliar. Éste no puede ser evaporado ni tampoco exhalado, por que el gas en las vías aéreas periféricas tiene 100% de HR a temperatura corporal. Si el depósito de aerosoles excede el nivel de absorción, el volumen de agua se acumula, provocando disminución y hasta oclusión de la luz de la pequeña vía aérea. También el agua absorbida se suma al volumen de agua sistémica.

Instilación

Ocasionalmente se instila agua en la vía aérea con la creencia que esto contribuye a la humidificación temporal y aspiración de las secreciones. Usualmente el volumen de agua que se instila está entre 5 y 10 ml. Está descrito que aproximadamente el 80 % de esa instilación queda dentro de las vías aéreas tras la aspiración, y es removido lentamente (horas) por absorción o por el aclaramiento mucociliar.

Calor Excesivo

La VA (vía aérea) es capaz de tolerar cambios de energía por cortos períodos de tiempo, con lo cual calor excesivo, puede ser definido como el nivel que causa disfunción irreversible en un período de exposición, debiendo determinar la combinación de humedad, tiempo de exposición y la patología del paciente.

Calor excesivo es el que sobrepasa el contenido de energía en el aire a temperatura corporal y 100% de HR. Niveles de energía por debajo del límite normal, absorberá calor del pulmón con cada respiración, y todo gas con energía por encima de ese límite aportará calor a los pulmones.

Exceso de Energía Potencial

La energía contenida del gas en el espacio alveolar (37° C, 100% HR) es de 153J/L. Para un paciente ventilado, el aire inspirado debe tener añadido123 J/L, para aumentar la temperatura del gas medicinal seco a temperatura ambiente (25° C a 0,2% HR). Sumando energía al gas, aumentará su temperatura, que puede estar por encima del gas que se encuentra en los alvéolos, con lo cual puede considerarse calor excesivo.

Vapor

La energía de una columna de aire que trasmite un Generador Térmico de Humedad, está contenida en el calor del gas y en el calor latente del vapor. Como existe la conexión en Y, el contenido variará entre 87,8 J/L (25° C. 100% HR) a 181 J/L (41° C, máximo de acuerdo a normas ISO8185). La energía que alcanza el umbral del paciente puede ser menor a esto.

Aerosol

La energía en una columna de aerosol está contenida en el calor del gas y en las gotas de agua y en el calor latente del vapor presente. Como existe la conexión en Y, el contenido típico variará entre 60 J/L (25° C. 50% HR, 10 mg/L de aerosol) a 268 J/L (41° C, máximo de acuerdo a normas ISO8185).

No todas las gotas son depositadas en la vía aérea, pero aquellas que sí son depositadas tendrán una distribución de acuerdo a su masa. Las partículas depositadas con u contenido mayor a 153 J/L, calentarán la mucosa con riesgo de provocar daño termal.

Sumario

El vapor de agua es la mejor forma de humidificar, por que es muy raro que produzca daño.

Los reportes de de injurias termales pulmonares con humidificadores, han sido descriptos por malfuncionamiento de equipo o falta de monitoreo de los mismos.

Utilizar aerosoles (agua aerosolizada) y agua instilada, con fines de humidificación, tienen efectos peligrosos, pues hay potencial entrega de excesiva cantidad de agua a la vía aérea, y la recomendación es que deberían ser no ser utilizadas a tal fin.

Para evitar los efectos deletéreos del exceso de agua y del exceso de calor en la vía aérea, el gas inspiratorio debería ser entregado al paciente a temperatura corporal y a 100% de HR. El gas así acondicionado es neutral a la mucosa de la vía aérea y no provoca cambios en el volumen de agua y la energía de calor.

Sin embargo los humidificadores no miden la temperatura del gas en la vía aérea y lo hacen en el circuito, en la conexión en Y. Para compensar el enfriamiento cuando el aire pasa de la Y al paciente, la temperatura del gas debería estar más caliente que la temperatura corporal, el cual debería estar entre 43° C y 45° C, para evitar posibles injurias termales en la mucosa.

Conclusiones

La aplicación de gases medicinales a un flujo mayor a 4 L/min., causa inmediatamente pérdida, tanto de calor como de agua, desde la mucosa de la vía aérea. Éstos gases medicinales son secos y de baja temperatura, por lo tanto deben ser calentados y humidificados. Los gases médicos utilizados en ventilación mecánica, deben obligadamente ser calentados y humidificados.

Cuando el gas es frío y seco, hay reducción de la motilidad ciliar, la vía área se hace más irritable, aumenta la producción de moco y las secreciones pulmonares se espesan y se condensan.

El uso adecuado de humidificación y calentamiento ayudara a mantener en condiciones el sistema de transporte mucociliar.

Si bien el tracto respiratorio superior de un niño, tiene marcadas diferencias anatómicas con el del adulto, el comportamiento relacionado al mecanismo de protección (humidificación, calentamiento y filtración) es similar en ambos grupos, salvo en la época neonatal, en donde aún no está bien desarrollado y que se hace evidente sobre todo, cuando estos niños son sometidos a ventilación mecánica.

Existen dos mediciones comunes de humedad; absoluta y relativa:

o **Humedad Relativa:** Porcentaje de agua en un gas, relacionada con el máximo peso de agua que puede ser mantenida dentro de ese gas

o **Humedad Absoluta:** Es el peso total del agua en un gas. Medido en mg H_2O/L

Una vez que el gas inspirado atraviesa la porción superior del sistema respiratorio alcanza una temperatura entre 29° C y 32° C y una HR cercana el 100%. para luego alcanzar los 37° C con una HR del 100%, en el Límite de Saturación Isotérmico. Punto que se mantiene inclusive en condiciones ambientales extremas, pero se ve afectado por patologías pulmonares y cambios en los fluidos corporales.

Cualquier variabilidad por debajo o por encima de estos valores alcanzados en condiciones ambientales y corporales normales, alterará el sistema de defensa de la vía aérea superior, produciendo daños a veces irreversibles de su sistema mucociliar.

Existen dispositivos específicos para aportar calor y humedad al gas inspirado, especialmente cuando el paciente se encuentra asistido por un ventilador mecánico, llamados calentadores humidificadores, y que no pueden ser reemplazados ni equiparados con el uso de aerosoles o de agua instilada en el tracto respiratorio, con el fin de humidificar el mismo.

Existen sistemas de humidificación pasivos y activos

Los sistemas activos, también llamados calentadores humidificadores, son usados habitualmente en ventilación mecánica, especialmente los generadores de Humedad térmicos.

No existe el calentador humidificador ideal, éste debe ser elegido según características técnicas y clínica del paciente, de todos modos en lo que se refiere a los sistemas activos, los más recomendados son los Generadores de Humedad Térmicos con Circuitos de entrega de humedad Térmicos, pues tienen un doble control de temperatura lo que asegura una entrega de calor y humedad más óptima al paciente, no generan condensación o es mínima, lo que trae aparejado algunas ventajas, desde el punto de vista infectológico, pues el operador no tiene necesidad de producir el vaciado de las tubuladuras, abriendo el circuito, y por otro lado el aumento de agua en el circuito puede producir aumento de resistencia cuando el paciente respira espontáneamente o alterar la sensibilidad de algún modo ventilatorio asistido.

El uso de gases medicinales no solo en ventilación mecánica convencional, sino también en ventilación mecánica no invasiva, y en soporte de oxígeno a bajo o alto flujo, deben ser aplicados humidificados y calentados, sobre todo en pediatría, y especialmente con los niños más pequeños.

Referencias

1. Jean-Damien Ricard, MD, PhD. Gold standard for humidification: Heat and moisture exchangers, heated humidifiers, or both?*Crit Care Med 2007;35(12).
2. Paul J. Seakins, BE. Measuring Temperature and Humidity in the Breath Circuit. Resp Care Clin of North America. Humidification. : Current Therapy and Controversy 1998;4(2).
3. Dennis Irlbeck. Normal mechanisms of Heat and Moisture Exchange in the Respiratory Tract. Resp Care Clin of North America. Humidification: Current Therapy and Controversy1998;4(2).
4. Bryan D. Peterson, BE(Hon). Heated Humidifiers, Structure and Function. Respiratory Care Clinics of North America. Humidification: Current Therapy and Controversy1998;4(2).
5. Robin Williams, PhD. The Effects of Excessive Humidity. Respiratory Care Clinics of North America. Humidificaction: Current Therapy and Controversy 1998;4(2).
6. Rozsasi A, Dürr J, Leiacker R, Keck T. Delivery of molecular versus particulate water in spontaneously breathing tracheotomized patients. Head Neck. 2007;29(1):52-7.
7. Todd DA, Boyd J, Lloyd J, John E.Inspired gas humidity during mechanical ventilation: effects of humidification chamber, airway temperature probe position and environmental conditions. J Paediatr Child Health. 2001;37(5):489-94.
8. Pelosi P, Chiumello D, Severgnini P, De Grandis CE, Landi L, Chierichetti LM, Frigerio A, Munaro M, Park G, Chiaranda M. Performance of heated wire humidifiers: an in vitro study. J Crit Care. 2007;22(3):258-64.
9. Rathgeber J, Kazmaier S, Penack O, Züchner K.Evaluation of heated humidifiers for use on intubated patients: a comparative study of humidifying efficiency, flow resistance, and alarm functions using a lung model. Intensive Care Med. 2002;28(6):731-9.
10. Nishida T, Nishimura M, Fujino Y, Mashimo T.Performance of heated humidifiers with a heated wire according to ventilatory settings. J Aerosol Med 2001 Spring;14(1):43-51
11. Williams R, Rankin N, Smith T, et al: Relationship between the humidity and temperatura gas and the function of the airway mucosa. Crit Care Med 1996;24:1920.

12. Peterson B, Rankin N, Galler D: Temperature loss in deadspace exposed to ambient. Respir Care 1995;40:1164.
13. Ricard JD, Markowicz P, Djedaini K, Mier L, Coste F, Dreyfuss D. Bedside evaluation of efficient airway humidification during mechanical ventilation of the critically ill. Chest. 1999;115(6):1646-52.
14. Girault C, Breton L, Richard JC, Tamion F, Vandelet P, Aboab J, Leroy J, Bonmarchand G. Mechanical effects of airway humidification devices in difficult to wean patients. Crit Care Med 2003;31(5):1306-11.

Capítulo 34

Neumonia Asociada a la Ventilación Pulmonar Mecánica

Amanda Noguerol Mechanca
Silvana Yemi Mercado
Marta Campiglia Alberti

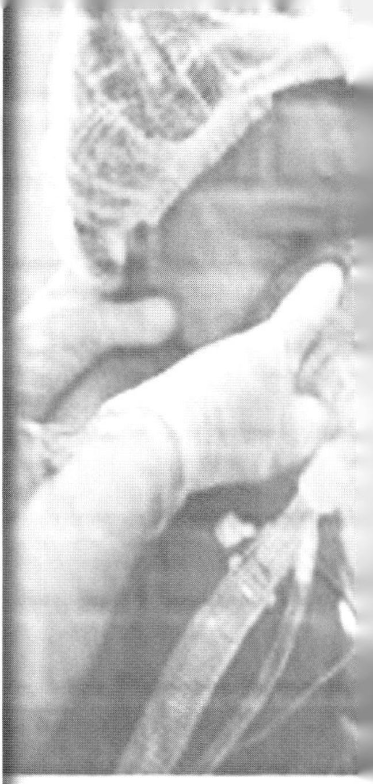

Introducción

Los pacientes internados en la unidad de cuidados intensivos pediátricos (UCIP), están en riesgo de morir no solo por su enfermedad crítica sino por procesos secundarios como la infección nosocomial.

Dentro de las infecciones nosocomiales la neumonía asociada a la ventilación mecánica (NAVM) está en 2° lugar en frecuencia afectando el 23% de los casos en Estados Unidos de Norteamérica (EUA).

La NAVM se define como aquella neumonía que no está presente al momento de iniciada la asistencia respiratoria mecânica (ARM), y que se desarrolla luego de las 48 horas de iniciada esta.

La población de mayor riesgo se sitúa entre los 2 y 12 meses de edad. En Europa un grupo de estudio multicéntrico publicó una incidencia de 23 % para las infecciones nosocomiales y de estas, 53 % corresponde a NAVM.

La National Nosocomial Infections Surveillance System (NNIS) a través del Center of Disease Control and Prevention (CDC) ha monitorizado la frecuencia de infección nosocomial en unidades de terapia intensiva pediátrica que aplican protocolos de prevención, encontrando una reducción de la incidencia de NAVM, con una media de 2,9 episodios por 1000 días de ARM, entre enero de 1992 y junio de 2004.

La disminución de la incidencia de la NAVM en estas últimas décadas se vincula, al mejor conocimiento de esta entidad y a la implementación de medidas preventivas.

En el marco de las infecciones nosocomiales la letalidad atribuida a la NAVM es la mayor, con rangos entre 20 y 70%. Su morbilidad, medida como prolongación de estadía en la unidad de cuidado intensivo (UCI), se ve incrementada significativamente, lo que implica un importante aumento de los costos y de la estadía hospitalaria.

En la unidad de cuidados intensivos de niños (UCIN) del Centro Hospitalario Pereira Rossell, Montevideo, Uruguay, en un relevamiento realizado entre setiembre de 2006 y mayo de 2007, la incidencia de NAV fue de 7,2 cada 1000 días de ARM (densidad de incidencia en Pc 75 – 90); en todos los casos el diagnóstico se planteó ante sospecha clínica.

El 90% de las neumonías nosocomiales se vinculan al empleo de ARM.

Diagnostico

La NAV es una entidad de difícil diagnóstico, sobre todo en al niño. Se debe sospechar ante diferentes criterios clínicos, en relación a la edad del paciente y a nuevos hallazgos radiológicos o progresión de los hallazgos previos.

Los criterios clínicos incluyen: fiebre mayor de 38° C, leucocitosis inferior a 4000 glóbulos blancos (GB)/mm^3 o mayor de 12000 GB/mm^3, con 2 aspectos adicionales: agravación de tos, disnea o taquipnea, estertores bronquiales, o bien necesidad de aumento en los requerimientos de O_2 o ventilatorios en los pacientes en ARM. (Tabla 34.1)

Tabla 34.1. Criterios clínicos para el diagnóstico de NAV
CRITEROS CLÍNICOS
Por lo menos un criterio clínico Fiebre > de 38 °C sin otra causa que la determine Conteo de glóbulos blancos < 4000/mm^3 o > 12000 mm^3
Conjuntamente con criterios radiológicos Por lo menos 2 Rx de tórax con infiltrados, consolidaciones o cavitaciones nuevas o progresivas y persistentes, desarrollados luego de 48 horas de iniciada la ARM
Y por lo menos 2 de los siguientes: Esputo purulento nuevo, cambios en sus características o aumento de las secreciones respiratorias Cambios en las características de la tos, disnea o taquipnea Ruidos respiratorios a la auscultación Peoría ventilatoria o de la oxigenación
Obtenido de CDC y guías 2003 para prevención de la NAV, recomendaciones de la CDC y Healthcare Infection Control Practices Advissory Comittee, MMWR 2004;53,RR3:1-36.

Los criterios específicos vinculados a la edad se exponen en tabla 34.2 para menores de un año, en la tabla 34.3 para los niños de 1 a 12 años y para mayores de 12 años, tabla 34.4.

Tabla 34.2. Criterios alternativos para el diagnóstico de NAV en niños menores de un año
CRITEROS CLÍNICOS Y RADIOLOGÍA
Alteración del intercambio gaseoso y por lo menos 3 de los criterios clínicos · Temperatura inestable sin otra causa que la determine · Conteo de glóbulos blancos < 4000/mm^3 o > 12000 mm^3 con más de 10% de GB en banda · Esputo purulento nuevo, cambios en sus características o aumento de las secreciones respiratorias · Apneas, taquipnea, aumento del trabajo respiratorio o · Ruidos respiratorios a la auscultación · Tos · Frecuencia cardíaca < de 100 pm o > de 170 pm
Conjuntamente con criterios radiológicos · Por lo menos 2 Rx de tórax seriados con infiltrados, consolidaciones o cavitaciones o neumatoceles nuevas o progresivas y persistentes. Desarrollados luego de 48 horas de iniciada la ARM
Nota: En los pacientes sin enfermedad subyacente cardiovascular o respiratoria (Síndrome de Distress Respiratorio Agudo-SDRA, displasia broncopulmonar, edema pulmonar o enfermedad pulmonar crónica) un estudio radiológico concluyente es aceptable. Adaptado de CDC para prevención y diagnóstico de la NAV

Para el diagnóstico clínico en lactantes y niños se requieren por lo menos 3 criterios clínicos conjuntamente con la agravación de las alteraciones del intercambio gaseoso.

Con respecto a los criterios radiológicos se requieren 2 o más radiografías seriadas con infiltrados persistentes, nuevos, o progresivos o bien la aparición de consolidación o cavitación desarrollados después de 48 de iniciada ARM

Para los lactantes menores de 12 meses la presencia de neumatoceles se incluye también en el diagnóstico de NAV.

La evaluación radiológica es difícil en presencia de atelectasias. En estos casos la mejor correlación con el diagnóstico de NAV puede ser la presencia de broncograma aéreo, sensibilidad de 58 - 83%. En el caso de nuevos infiltrados, la sensibilidad es de 50 – 78%.

Tabla 34.3. Criterios alternativos para el diagnóstico de NAV en niños entre 1 y 12 años
CRITEROS CLÍNICOS
Por lo menos 3 criterios clínicos · Temperatura inestable sin otra causa que la determine · Conteo de glóbulos blancos < 4000/mm^3 o > 12000 mm^3 · Esputo purulento nuevo, cambios en sus características o aumento de las secreciones respiratorias · Instalación o empeoramiento de, taquipnea, disnea o tos · Ruidos respiratorios a la auscultación · Agravación de las alteraciones del intercambio gaseoso
Conjuntamente con criterios radiológicos · Por lo menos 2 Rx de tórax seriados con infiltrados, consolidaciones o cavitaciones nuevas o progresivas y persistentes desarrollados luego de 48 horas de iniciada la ARM
Nota: En los pacientes sin enfermedad subyacente cardiovascular o respiratoria (Síndrome de Distress Respiratorio Agudo-SDRA, displasia broncopulmonar, edema pulmonar o enfermedad pulmonar crónica) un estudio radiológico concluyente es aceptable. Adaptado de CDC para prevención y diagnóstico de la NAV

Tabla 34.4. Criterios para el diagnóstico de NAV en niños de 13 años y mayores
CRITEROS EN PACIENTES VENTILADOS 48 HORAS O MÁS
Ventilación 40 horas o más · Fiebre ≥ 38 °C sin otra causa que la determine · Conteo de glóbulos blancos < 4000/mm^3 o > 12000 mm^3 o sustancial aumento de valores previos
Se agregan dos criterios por lo menos de los siguientes: · Esputo purulento nuevo, cambios en sus características o aumento de las secreciones respiratorias · Instalación o empeoramiento de taquipnea, disnea o tos · Ruidos respiratorios a la auscultación · Agravación de las alteraciones del intercambio gaseoso, aumento en los requerimientos de O_2 o de los parámetros de ARM · Criterios diagnósticos de laboratorio que apoyen el diagnóstico de NAV
Conjuntamente con criterios radiológicos · Por lo menos 2 Rx de tórax seriados con infiltrados, consolidaciones o cavitaciones nuevas o progresivas y persistentes desarrollados luego de 48 horas de iniciada la ARM
Nota: En los pacientes sin enfermedad subyacente cardiovascular o respiratoria (Síndrome de Distress Respiratorio Agudo-SDRA, displasia broncopulmonar, edema pulmonar o enfermedad pulmonar crónica) un estudio radiológico concluyente es aceptable. Adaptado de CDC para prevención y diagnóstico de la NAV

En pacientes inmunocomprometidos, a pesar de tener infección, los hallazgos radiológicos pueden no ser significativos. En la tabla 34.5 se jerarquizan los elementos clínicos y paraclínicos para el diagnostico de NAV en estos pacientes.

Tabla 34.5. Diagnóstico de neumonía asociada al ventilador en pacientes inmunodeprimidos
PACIENTES INMUNOCOMPROMETIDOS
Ventilación mecánica por mas de 48 horas y alguno de los siguientes elementos: · Fiebre > de 38ºC sin otra causa reconocida · Esputo purulento nuevo, cambios en sus características, o aumento de las secreciones respiratorias · Instalación o empeoramiento de taquipnea, disnea o tos · Ruidos respiratorios a la auscultación · Hemoptisis · Agravación de las alteraciones del intercambio gaseoso · Dolor pleurítico
Conjuntamente con por lo menos un criterio de laboratorio o histopatológico · Cultivo cuantitativo del tracto respiratorio inferior (LTR) mínimamente contaminado por lavado bronquiolo alveolar (BAL) o cepillo protegido broncoscópico (PSB) · Evidencia de neumonía fúngica o por Pneumocystis carinii para LTR mínimamente contaminado por BAL o PSB; por identificación directa o cultivo positivo para hongos · Hemocultivo positivo y cultivo de esputo positivo para Cándida spp · Crecimiento positivo en cultivo de sangre cuando no existe otra vía de infección · Cultivo positivo de líquido pleural · ≥ 5% de células con bacterias intracelulares en muestra obtenida por BAL (estudio microscópico directo con tinción de Gram) · Formación de absceso o foco de consolidación con acumulación intensa de neutrófilos en bronquiolos o intraalveolares · Cultivo cuantitativo positivo de tejido pulmonar · Evidencia de micosis pulmonar invasiva con hifas o seudohifas · Cultivo positivo en secreciones respiratorias de virus o Chlamydia · Detección de antígenos virales o anticuerpos de las secreciones por (ELISA, identificación de anticuerpos fluorescentes o antígenos de membrana, PCR) · Incremento en el grupo de Ig G sérica para virus influenza o Chlamydia · PCR positivo para Chlamydia o Mycoplasma · Franco aumento en el titulo de anticuerpos para el serogrupo de Legionella pneumophila: titulo ≥ 1:128, en suero de pacientes agudos o convalecientes por inmunofluorescencia indirecta. Se agrega:
Dos o más radiografías con por lo menos una de las siguientes imágenes: · Infiltrados nuevos, persistentes o progresivos · Consolidación · Cavitación o neumatoceles
Nota: En los pacientes sin enfermedad subyacente cardiovascular o respiratoria (Síndrome de Distress Respiratorio Agudo-SDRA, displasia broncopulmonar, edema pulmonar o enfermedad pulmonar crónica) un estudio radiológico concluyente es aceptable. Adaptado de CDC para prevención y diagnóstico de la NAVM

Diagnóstico Miicrobiologico

Cultivos de Sangre y Líquido Pleural:

Ante la sospecha de NAVM se recomienda la realización de dos hemocultivos y en los pacientes con derrame, cultivo de líquido pleural.

Sin embargo hay que tener en cuenta que la sensibilidad de los hemocultivos para el diagnóstico de NAVM es menor del 25%. Aún siendo estos positivos pueden originarse en un sector extrapulmonar hasta en un 64%, incluso en presencia de NAVM.

Muestras de la vía aérea

Estudios realizados en la población adulta han demostrado que el aspirado traqueal no debe realizarse dada la elevada probabilidad de contaminación con bacilos gram negativos y estafilococo que colonizan la vía aérea superior , sin embargo puede realizarse cuando el paciente está intubado recientemente (no más de 6-8hs.)por la pronta colonización de la vía aerea. Pero en este caso ya no sería para diagnosticar NAVM por no cumplir con la definición mencionada.

Las muestras para cultivos cuantitativos deben ser obtenidas mediante BAL broncoscópico o no broncoscópico o mediante cepillo PSB.

En las unidades de adultos debido a la poca sensibilidad de los criterios clínicos y radiológicos se realizan las técnicas de BAL y PSB. Múltiples trabajos sostienen el uso de esta metodología de estudio.

En 1999 Labeene y cols. realizaron un estudio prospectivo en niños comparando BAL y PSB no broncoscópico, para el diagnóstico de NAVM. Las muestras obtenidas por ambos métodos fueron analizadas mediante técnicas de cultivo cuantitativo e identificación de bacterias intracelulares.

De los hallazgos de este estudio se destaca que la presencia de secreciones purulentas fue muy común y no específica de NAVM bacteriana, se encontró en el 50% de los que no tuvieron neumonía. Los aspirados endotraqueales tradicionales tuvieron una sensibilidad del 93% y baja especificidad, 43 %, para el diagnóstico de NAVM.

La importancia y especificidad diagnóstica varió según el umbral definido como positivo, el mejor éxito fue de 10^{3} unidades formadoras de colonias/ml (UFC/ml) para PSB y de 10^{4} UFC / ml para el BAL y 1% o más de bacterias intracelulares por BAL. La sensibilidad usando los tres métodos asciende a 90% y la especificidad al 88%.

La técnica utilizada para el BAL o miniBAL es la de la introducción de un catéter telescopado cuya punta está sellada con con un tapó n de polienintlglicol(materia inocuo y reabsorbible al depositarse en el bronqui .Se introduce el catéter hasta lograr un tope ,en ese momento se introduce otro catéter dentro del ya introducido y se inyectan 5 ml de solución fisiológica para efectuar una primera aspiración .Este procedimiento se realiza tres veces, consecutivas permitiendo ventilar adecuadamente al paciente entre cada aspiraciones y realizando maniobras fisioterapéuticas entre ellas. Todo el procedimiento debe ser estrictamente estéril y monitoreando adecuadamente al paciente, sobre todo controlando que mantenga una adecuada saturación de O_2.

Etiopatogenia

Los patógenos asociados a la NAVM dependen si esta se inicia precoz o tardíamente luego de la intubación orotraqueal (IOT) y la ARM. El diagnóstico de inicio precoz se realiza cuando la NAVM comienza antes de las 96 horas después de la IOT y la tardía cuando ocurre luego de las 96 horas. Los patógenos que comúnmente causan la NAV de inicio precoz son los de la comunidad, *Streptococcus pneumoniae Clamydia pneumoniae y Stathylococcus aureus.* Con el advenimiento de la vacuna contra *Haemophilus influenzae,* este germen es causante de la enfermedad menos frecuentemente.

La NAVM de inicio tardío está asociada a patógenos adquiridos en el hospital a menudo resistentes a los antibióticos de primera línea. Sus agentes causales son: *Pseudomonas aeuruginosa, Staphilococcus meticilino resistente, Acinetobacter y Enterobacter.*

Si bien en los diferentes trabajos los gérmenes aislados corresponden predominantemente a Gram negativos en un 50 %, en el niño los estudios reportan 10 a 44% para *Pseudomonas aeuroginosa*, 10%, *Enterobacter cloacae* y 10% *Klebsiella pneumoniae.* En el grupo de los Gram positivos, el *Staphilococcus aureus,* una frecuencia de 30 %. Los virus se han reportado con una frecuencia menor, así como bacterias anaerobias y hongos. Estos agentes son más frecuentes en pacientes inmunocomprometidos y en aquellos con tratamiento antibiótico prolongado y de amplio espectro.

En unidades de adultos en los casos de NAVM por gérmenes multiresistentes como *Acinetobacter* y *Pseudomonas aeruginosa* se han encontrado como factores de riesgo: ARM por más de 7 días y uso de tratamiento antibiótico previo de amplio espectro.

La patogenia de la NAVM es compleja. Los dos mecanismos más frecuentes son por un lado aspiración de gérmenes que colonizan la orofaringe y el estómago y por otro la inhalación a partir de aerosoles contaminados.

Los factores que favorecen la colonización de la orofaringe y del tracto respiratorio superior con bacterias patógenas son : la adherencia de los Gram negativos a los receptores de las células epiteliales y cambios en calidad y cantidad de las secreciones.

Factores bacterianos, como la presencia de Pili en las *Pseudomonas* favorecen la adherencia a las células.

La terapia antimicrobiana disminuye la concentración de la flora normal, reduce la resistencia a la colonización y permite que microorganismos nosocomiales con alta resistencia antimicrobiana, sobrecrezcan.

Las bacterias pueden llegar a la vía aérea y a la orofaringe a través de las manos de los cuidadores, equipo contaminado y aerosoles o pueden provenir desde el estómago.

El pH gástrico normal previene la alta contaminación del contenido del estómago, pero al neutralizarlo con antiácidos o con bloqueantes anti H_2 las bacterias proliferan alcanzando altas concentraciones.

La traslocación bacteriana es una alternativa más que podría explicar parte del proceso fisiopatológico de la neumonía intrahospítalaria.La hipótesis esta basada en que la disfunción de la mucosa intestinal que habitualmente actúa como barrera de protección entre los gérmenes de la luz intestinal y el torrente sanguíneo, sufre cambios importantes generalmente derivados de la isquemia de la mucosa que favorece el paso de bacterias y citoqiuinas proinflamatorias.

Otros factores de riesgo son los que aumentan el reflujo gastroesofágico a la vía aérea superior, como el uso de sonda nasogástrica, alimentación en bolo y la posición supina.

Las secreciones contaminadas pueden ser aspiradas al tracto respiratorio inferior durante los cambios de posición o al desinsuflar el balón de la sonda traqueal. La NAVM asociada a la inhalación de aerosoles contaminados es menos frecuente que la vinculada a la colonización de la orofaringe y a la aspiración.

Es importante considerar los mecanismos de defensa del huésped. Las situaciones clínicas que alteran el sistema inmunitario como por ejemplo la quimioterapia y la infección por HIV aumentan el riesgo de infección en forma importante ya que disminuyen la contención del crecimiento bacteriano y también su inactivación.

También las enfermedades que comprometen el sistema de clearance mucociliar como la fibrosis quística y la enfermedad pulmonar crónica aumentan el riesgo de infección.

Medidas de Prevención

Debido a los escasos trabajos en el niño vinculados a la evaluación de los factores de riesgo y medidas de prevención para la NAV, frecuentemente se validan los de la población adulta.

Se propone como medidas de prevención la elevación de la cabecera de la cama entre 30 – 45°, la evaluación diaria de los niveles de sedación y la realización de la prueba de desconexión, en aquellos pacientes en condiciones de destete, a fin de acortar los períodos de ARM.

Otra de las estrategias es la disminución de los períodos de sedación profunda y parálisis muscular, lo que se debe establecer a través de protocolos elaborados para cada unidad.

Se considera de importancia el riesgo de sangrado por úlcera de estrés cuando los pacientes tienen ARM más de 48 horas o trastornos de la crasis, planteando el uso de Anti H_2 o Sucralfato .Se debe tener en cuenta que la alcalinización favorece la colonización gástrica con gérmenes patógenos.

En el niño, algunos riesgos de NAV son similares a los del adulto como la aspiración de secreciones faríngeas y gástricas contaminadas. Tienen, además, algunos aspectos peculiares como, la ausencia de dentición en los primeros meses de vida y que en ellos el uso de sondas endotraqueales con balón es infrecuente.

Si bien no hay literatura basada en la evidencia, son estándares también en pediatría la elevación de la cabeza, la prueba de extubación y la profilaxis de la úlcera péptica.

La ventana de sedación es difícil de realizar y evaluar sobre todo en los lactantes, poco colaboradores. Con respecto a niños grandes y adolescentes se sugiere el manejo con las guías del adulto.

Existen guías publicadas para la prevención de la NAVM en el adulto las que se centran fundamentalmente en las medidas de control de la infección: como: la educación del equipo, la higiene de manos y el aislamiento para reducir infecciones cruzadas por patógenos multiresistentes, también, el seguimiento de las infecciones surgidas en cada unidad.

Las mejores prácticas incluyen: la disminución de los días de ARM invasiva, el uso de tubos endotraqueales orales y sonda orogástrica para disminuir la frecuencia de sinusitis nosocomial. También, evitar la sedación profunda y el uso de agentes paralizantes que inhiben el reflejo tusígeno y la ventilación espontánea, favoreciendo la aspiración de secreciones orofaríngeas y gástricas; mantener adecuada insuflación en el balón de la sonda traqueal con una presión de 20 a 25 cm de H_2O, prevenir la condensación de agua en los tubos del ventilador y evitar el pasaje a la vía aérea.

La elevación de la cabeza es una medida de bajo costo y alto beneficio .En los lactantes en incubadora o cuna térmica se indica la elevación de la cabeza en posición de Trendelenburg inverso. Esto tiene especial interés en los pacientes con alimentación enteral. Se sugiere en aquellos casos con elevado riesgo de aspiración, la alimentación post pilórica.

El objetivo de implementar la evaluación diaria del nivel de sedación a fin de disminuir los períodos de ARM, es también una medida de bajo costo. En la tabla 34.6 se describe una escala para evaluación del comportamiento en pediatría.

Es necesario que las unidades de cuidados intensivos pediátricos implementen protocolos de retirada de la ARM.

Las medidas de higiene destinadas a disminuir la contaminación de las secreciones orofaríngeas incluyen higiene de la mucosa oral y dientes y aspiración de secreciones orofaríngeas y subglóticas.

No se ha demostrado que el cambio regular de los circuitos del ventilador haya disminuido la frecuencia de la NAV, se recomienda el cambio cuando está sucio.

Es importante la integración de todos los miembros del equipo, sea para la implementación y cumplimiento de las medidas de prevención, la presunción y diagnóstico de NAVM, el monitoreo y notificación de las infecciones nosocomiales. En el cuadro 1 se indican las medidas de prevención de la NAV en el adulto.

Tabla 34.6. Estadios de comportamiento		
Score	Descripción	Definición
-3	No responde	Sin esfuerzo respiratorio espontáneo Sin tos espontánea o sólo con aspiración No respuesta a estímulo doloroso Incapacidad para prestar atención al medio Tolerancia a cualquier procedimiento incluso doloroso Sin movilidad
-2	Respuesta a estímulo doloroso	Con esfuerzo respiratorio pero requiere apoyo ventilatorio Tos ante aspiración o reposicionamiento del tubo traqueal Respuesta al estímulo doloroso Capacidad de prestar atención al medio Puede presentar aflicción ante distintos procedimientos Sin movilidad o movilidad ocasional de extremidades y cambios de posición
-1	Respuesta ante estímulo suave o la voz	Con esfuerzo respiratorio pero incapaz de mantenerlo sin soporte Tos ante aspiración o reposicionamiento del tubo traqueal Respuesta al tacto / voz Presta atención al medio, decae sin estímulo Aflicción con los procedimientos Se puede calmar con la voz o el tacto cuando un estímulo lo sobresalta Ocasionalmente movilidad de extremidades y cambios de posición
0	Despierto Puede ser calmado	Respiración espontánea eficaz Tos con los cambios de posición/ ocasionalmente espontánea Respuesta a l voz Presta atención espontáneamente al medio Aflicción con los procedimientos Se puede calmar con la voz o el tacto cuando un estímulo lo sobresalta Ocasionalmente movilidad de extremidades y cambios de posición
+1	Inquieto difícil de calmar	Ventilación espontánea eficaz Ocasionalmente tos espontánea Respuesta a la voz Despierto, espontáneamente arento al medio Requiere más de 5 minutos par consolarse o entrar en calma Aumento progresivo de la movilidad
+2	Agitado	Puede tener dificultad en adaptarse al ventilador Tos espontánea No requiere estímulos externos para responder Presta atención espontáneamente al medio Inseguro, no puede permanecer solo Imposible de consolar Movimientos espontáneos variados

Curley M.,Harris S., Fraser K. et al. State behavioral scale (SBS). A sedation assessment instrument for infants and young children supported on mechanical ventilation. Pediatr Crit Care Med 2006; 2006;7(2):107-14.

Cuadro I. Estrategias sugeridas para la prevención de la neumonía asociada a la ventilación mecánica

Proceso de intubación	Evitar sobredistención gástrica Emplear la vía oro traqueal
Después de la intubación (medidas seguras)	· Sonda gástrica colocada por s · Cabeza levantada 30 – 45º · Adecuada higiene de manos · Uso de humedificadores · Higroscópicos · Cambio del circuito del ventilador solo si se requiere · Aspiración subglótica continua · Sistemas cerrados de aspiración · Minimizar sedación para acortar períodos de ARM · Implementar protocolos de destete
Después de la intubación (controversial)	·Nutrición enteral precoz ·Descontaminación intestinal ·Esquema rotativo de antibióticos

Modificado de Koening y col. Ventilator Associated Pneumonia Diagnosis, Treatment and Prevention. Clin. Microbiol. Rev. 2006;19: 649.

Tratamiento

El inicio temprano de un tratamiento empírico es esencial para disminuir la morbilidad y mortalidad. Deben cubrirse los patógenos probables sin olvidar los gérmenes locales. También, tener en cuenta factores del huésped y de la propia unidad al elegir el esquema de tratamiento.

Los principios generales a tener en cuenta pueden esquematizarse como sigue:

- Antes de empezar el tratamiento, realizar estudio microbiológico.

- Una vez obtenida la sensibilidad antibiótica, simplificar el esquema dejando el antimicrobiano de menor espectro, con buena actividad contra el germen aislado

- Limitar el uso de antimicrobianos específicos. Ante dudas sobre los cambios. consultar previamente con el infectólogo

- Suspender los antibióticos para Gram negativos si se aísla un microorganismo Gram positivo o viceversa.

En el caso de aislarse *Staphilococcus aureus* resistente a meticilina emplear Vancomicina. El Linezolid es una alternativa en caso de neumonía secundaria a este germen.

Si se cultiva *Escherichia coli* o *Kebsiella* no productores de betalactamasa de espectro extendido, utilizar el antimicrobiano de mayor espectro.

En especies de *Enterobacter* en que se sospecha resistencia secundaria emplear carbapénicos. Para *Pseudomonas, Citrobacter* y algunas especies de *Enterobacter*, un aminoglucósido con un betalactámico como ceftazidima o cefipime - piperacilina, si se cuenta con ellos.

Existen diferentes esquemas de tratamiento empírico, con escasos datos sobre su eficacia en el niño. Por lo cual en esta población de pacientes y en inmunosuprimidos se recomienda lograr una buena cobertura contra *Pseudomonas*, dada su alta mortalidad.

En niños inmuno comprometidos se puede agregar trimetropim sulfametoxazol en caso de sospecha de *Pneumocistis carinii* si no está recibiendo quimioprofilaxis. Ante la no respuesta en 48 – 72 horas, considerar adicionar Anfotericina B.

La duración del tratamiento debe ser individualizada según el germen, la rapidez de la respuesta y la gravedad de la enfermedad, pudiendo oscilar entre 14 – 21 días.

Conclusiones

La neumonía intrahospitalaria es una patología frecuente en una unidad de cuidados intensivos pediátricos. Se debe tener un alto grado de sospecha clínica para su diagnostico. Las medidas preventivas .se deben poner en marcha desde el ingreso del paciente. Es fundamental el inicio precoz del tratamiento antibacteriano, primeramente empírico pero luego debe ser guiado por el diagnostico bacteriológico

Referencias

1. Abbott C, Dremsa T, Stewart D, Mark D, Swift C. Adoption of a Ventilator-Associated Pneumonia Clinical Practice Guideline. Worldviews Evid Based Nurs. 2006; 3 (4):139-52.
2. Agodi A, Barchitta M, Cipresso R, Giaquinta L, Romeo MA, Denaro C. Pseudomonas aeruginosa carriage, colonization, and infection in ICU patients. Intensive Care Med. 2007; 33 (7):1155-61.
3. ATS documents.Guidelines for the management of adults with hospital-acquired, ventilator-associated, and health-care-associated pneumonia. Am J Respir Crit Care Med 2005; 171: 338-416.
4. Alvarez-Lerma F, Palomar M, Olaechea P, Otal JJ, Insausti J, Cerda E y Grupo de Estudio de Vigilancia de Infección Nosocomial en Unidades de Cuidados Intensivos. Informe evolutivo de los años 2003-2005. Med Intensiva. 2007; 31(1):6-17.
5. Aly H, Badawy M, El-Kholy A, Nabil R, Mohamlated A. Randomized, Controlled Trial on Tracheal Colonization of Ventilated Infants: Can Gravity Prevent Ventilator-Associated Pneumonia?Pediatrics 2008;122(4):770-4.
6. Ašembergien J, Gurskis V, K valas R, Valint R. Nosocomial infections in the pediatric intensive care units in Lithuania. Medicina (Kaunas) 2009; 45(1): 29-36.
7. Bigham M, Amato R, Bondurrant P, Fridriksson J, Krawczeski C, Raake J et al.Ventilator-Associated Pneumonia in the Pediatric Intensive Care Unit: Characterizing the Problem and Implementing a Sustainable Solution. J Pediatr 2009;154: 582-87.
8. Boots RJ, Phillips GE, George N, Faoagali JL. Surveillance culture and safety using low-volume blind bronchoalveolar lavage in the diagnosis of ventilator-associated pneumonia. Respirology.2008; 13 (1):87-96.
9. Cason C, Tyner T, Saunders S, Broome L. Nurses´ Implementation of Guidelines for Ventilator-Associated Pneumonia From the Centers for Disease Control and Prevention. Am J Crit Care 2007; 16 (1): 28-37.
10. Chastre J. Antimicrobial treatment of hospital adquired pneumonia. Infect Dis Clin N Am 2003; 17:727-37.

11. Curley M, Harris S, Fraser K, Johnson RA, Arnold JH.State Behavioral Scale (SBS). A sedation assessment instrument for infant and young children supported on mechanical ventilation. Pediatr Crit Care Med 2006;7(2):107-14.
12. Curley M, Schwalenstocker E, Deshpande JK, Ganser CC. Bertoch D, Brandon J,Curtin P-Tailoring the Institute for Health Care Improvement 100,000 Lives Campaign to Pediatric settings: the example of ventilator-associated pneumonia.Pediatr Clin North Am. 2006; 53 (6): 1231-51.
13. Dodek P, Keenan S, Cook D, Heyland D, Jacka M, Muscedere et al. Evidence-based clinical practice guideline for the prevention of ventilator-associated pneumonia. Ann Intern Med 2004; 141 (4): 305-13.
14. Elward A, Warren D, Fraser V. Ventilator-Associated Pneumonia in Pediatric Intensive Care Unit Patients: Risk Factors and Outcomes. Pediatrics 2002; 109 (5):758-64.
15. Fagon J, Rello J. Targeted antibiotic management of ventilator-associated pneumonia. Clin Microbiol Infect 2006; 12 (suppl 9): 17-22.
16. Geerts WH, Pineo GF, Heit JA, Bergqvist D, Lassen MR, Colwell CW, Ray JG.Prevention of venous thromboembolism: the Seventh ACCP Conference on Antithrombotic and Thrombolytic Therapy. Chest 2004; 126 (Suppl 3): 338S-400S.
17. Grossman R, Fein A. Evidence-Bases Assessment of Diagnostic Tests for Ventilator-Associates Pneumonia. Chest 2000; 117 (4): 177S-81S.
18. Huskins W, Goldmann D. Nosocomial Infections in Feigin R, Cherry J, Dembler G, Kaplan S. Textbook of Pediatric Infectious Diseases 5th ed. Philadelphia., W.B. Saunders Company: 2874-95; 2004.
19. Kress JP, Pohlman AS, O´Connor MF, Hall JB. Daily interruption of sedative infusions in critically ill patients undergoing mechanical ventilation. N Engl J Med 2000;342 (20): 1471-7.
20. Koening S, Truwit JD. Ventilator-Associated Pneumonia: Diagnosis, Treatment, and Prevention. Clinical Microbiology Reviews 2006; 19 (4): 637-57.
21. Labenne M, Poyart C, Rambaud C, Goldfarb B, Pron B, Jouvet P, Delmare C, Sebag G ,Hubert P. Blind protected specimen brush and bronchoalveolar lavage in ventilated children. Crit Care Med. 1999; 27(11):2537 - 43.
22. Leo A, Galindo-Galindo J, Folch E, Bosques F, Mercado R, Arroliga AC.Comparison of bronchoscopic bronchoalveolar lavage vs blind lavage with modified nasogastric tube in the etiologic diagnosis of ventilator-associated pneumonia.Med Intensiva. 2008;32 (3):115-20.
23. Mukhopadhyay C, Krishna S, Vandana KE, Shenon A, Bairy I. Ventilator-Associated Pneumonia with Col-S Strains: A Successful Comeback of Colistin! BJID 2008; 12(5): 444-6.
24. National Nosocomial Infections Surveillance (NNIS) System Report, data summary from January 1992 through June 2004, issued October 2004.Am J Infect Control 2004; 32: 470 – 85.
25. Principi N, Sposito S. Ventilator-associated pneumonia (VAP) in pediatric intensive care units. Pediatr Infect Dis J. 2007; 26(9): 841-3.
26. Robert R, Nanadoumgar H, Chatellier D, Veinstein A, Frat J P, Grollier G. Protected telescopic catheter also allows anaerobic bacteria isolation in patients with ventilatory acquired pneumonia. Intensive Care Med 2006; 32(2): 322 – 4.
27. Ruiz CM, Guerrero PJ, Romero PC. Etiología de neumonia asociada al ventilador en un hospital universitario. Asociación con comorbilidad, uso previo de antibióticos y mortalidad. Rev Chilena Infectol.2007; 24(2):131-6.
28. Sona CS, Zack JE, Schallom ME, McSweeney M, McMullen K, Thomas J et al. The impact of a simple, low-cost oral care protocol on ventilator-associated pneumonia rates in a surgical intensive care unit. J Intensive Care Med 2009; 24(1): 54-62.
29. van Ommen CH, Heijboer H, Büller HR, Hirasing RA, Heÿmans HS, Peters M. Venous thromboembolism in childhood: a prospective two-year registry in The Netherlands. J Pediatr 2001;139 (5): 676-81.
30. Wrigth M, Romano M. Ventilator-Associated Pneumonia in Children. Semin Pediatr Infect Dis 2006; 17: 58-64.
31. Yuan TM, Chen LH, Yu HM. Risk factors and outcomes for ventilator-associated pneumonia in neonatal intensive care unit patients. J Perinal Med. 2007; 35(4):334-8.

Capítulo 35

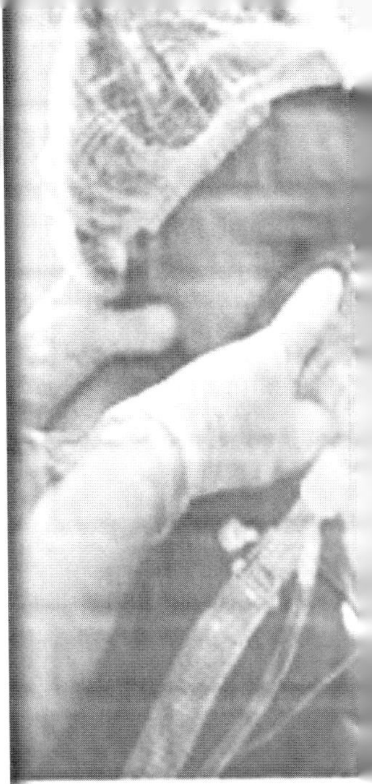

Fisioterapia Respiratoria en el Infantes Sometidos a Ventilación Pulmonar Mecánica (aspiración de secreciones y otras intervenciones de enfermería durante la ventilación mecánica)

Dardo F. Frachia
Mauro García
Jorge S.Sasbón

El avance tecnológico de los últimos años ha extendido considerablemente la sobrevida de pacientes críticamente enfermos pero también ha favorecido la aparición de complicaciones clínicas que se pueden prevenir si se actúa en forma interdisciplinaria en el abordaje de estos enfermos. En este sentido, el kinesiólogo, fisioterapeuta, ocupa un rol central en la recuperación de pacientes que permanecen largos periodos en cama, sedados, dependientes de ventilación mecánica.

Las maniobras de fisioterapia relacionadas con los cuidados respiratorios consisten en técnicas manuales, posturales y de movimientos sobre los componentes toraco-abdominales que pueden ser aplicados en forma aislada o en combinación con otras técnicas que en líneas generales tienen los siguientes objetivos:

- Movilizar y eliminar secreciones pulmonares.

- Mejorar la ventilación pulmonar.
- Promover la re-expansión pulmonar.
- Mejorar la oxigenación e intercambio gaseoso.
- Disminuir el trabajo respiratorio
- Disminuir el consumo de oxigeno
- Mejorar la movilidad de la caja torácica
- Mejorar la fuerza y resistencia muscular respiratoria
- Reeducar la musculatura comprometida
- Promover independencia funcional respiratoria
- Facilitar el proceso de destete de ARM

Técnicas de Fisioterapia Respiratoria

Las técnicas de fisioterapia respiratoria consideradas indicadas para la remoción y eliminación de secreciones del árbol bronquial son las siguientes:

Vibracion Toracica

Son movimientos oscilatorios rítmicos y rápidos de pequeña amplitud, ejercidos sobre la pared torácica con intensidad suficiente para poder causar vibración sobre la pared bronquial. La frecuencia ideal se sitúa entre 3 y 55 Hz y puede ser aplicado en forma mecánica o manual. Está contraindicada en:

- Enfisema subcutáneo.
- Anestesia raquídea reciente.
- Quemaduras e infecciones cutáneas recientes.
- Osteomielitis y osteoporosis costal.
- Hemoptisis o tromboembolismo pulmonar.
- Broncoespasmo

Como la maniobra se realiza durante la fase espiratoria, la frecuencia

respiratoria impone límites notables, es por esto que la efectividad de la maniobra se ve limitada en neonatos.

Compresion Toracica

Es la maniobra de opresión del tórax, que es relativamente brusca y se realiza durante la fase espiratoria del ciclo ventilatorio, generando flujo turbulento por aceleración del flujo espiratorio con el objetivo de movilizar secreciones.

Percusion

Maniobra de desobstrucción brónquica, que tiene como objetivo facilitar el clearence mucociliar removiendo secreciones, de las vías aéreas periféricas hacia las centrales para luego ser expelidas voluntariamente por el paciente o bien ser aspiradas.

Drenaje Postural

Postura muy asociada a la fisioterapia respiratoria y basando sus efectos en los efectos de la gravedad y el conocimiento exacto de la segmentación broncopulmonar. El conocimiento de la anatomía del árbol traqueobronquial es esencial para un tratamiento efectivo. Cada lóbulo debe de ser alineado para que la gravedad conduzca las secreciones hacia las vías aéreas superiores. Es más efectivo para cantidades importantes de moco con baja viscosidad.

Es importante mantener la posición de drenaje durante un tiempo suficiente, generalmente veinte a treinta minutos para permitir el drenaje total. Esta intervención es más efectiva cuando se complementa con vibro movilizaciones del tórax y ejercicios respiratorios.

Hiperinsuflacion

Consiste en la utilización de una bolsa ambú de resucitación cardiopulmonar y aplicada a aquellos pacientes sometidos a ARM, hipersecretores y que presenten con frecuencia tapones mucosos que no pueden ser removidos con maniobras de higiene bronquial convencionales. Un manómetro de presión es imprescindible para llevar a cabo dicha práctica.

TOS

Es un recurso fisioterapéutico orientado a aumentar el flujo espiratorio y promover la eliminación de secreciones. Fenómeno protector y depurador de las vías aéreas. Constituye uno de los mecanismos de defensa del aparato respiratorio.

Aspiracion de Secreciones

Es el procedimiento realizado, en pacientes que requieren vía aérea artificial o que son hipersecretores, con alteración del mecanismo de la tos y por lo tanto ineficaces para remover las secreciones del árbol traqueobronquial. El sistema puede ser abierto o cerrado.

Aumento del Flujo Espiratorio

Es la técnica que promueve un movimiento toraco-abdominal sincrónico, en la fase espiratoria e impartida por las manos del fisioterapeuta. Es una técnica de desobstrucción bronquial basada en la expulsión fisiológica de las secreciones.

Inspirometria Incentivadora

Es una modalidad de fisioterapia profiláctica segura e eficaz. Es un recurso ampliamente utilizado en el post-operatorio de cirugías toraco-abdominal, presencia de shunts, hipoxia e hipercapnia. De gran utilidad para la prevención de aparición de atelectasias. Consiste en estimular al paciente para que realice una *inspiración máxima sostenida* para lo cual se requiere la utilización de los músculos respiratorios y la participación activa del paciente. Los objetivos de este procedimiento son:

- Aumentar la presión transpulmonar y los volúmenes inspiratorios
- Promover y optimizar el funcionamiento de la musculatura inspiratoria
- Restablecer o simular el patrón normal de hiperinsuflación pulmonar

Si es correctamente ejecutado, la inspirometria incentivada combina los efectos benéficos de suspiros y bostezos, los cuales obran como mecanismo de defensa contra el colapso alveolar.

Una explicación fisiológica adicional de los efectos terapéuticos de la inspirometria incentivada, esta referida al concepto de ventilación colateral, fenómeno mediante el cual la ventilación de unidades distales a la obstrucción del conducto puede mantenerse gracias a las comunicaciones que existen entre diversas estructuras pulmonares (poros de Kohn, canales de Lambert).

Hiperinsuflacion Pulmonar (Air Stacking)

Es otra técnica que promueve la expansión pulmonar e incrementa la eficacia de la tos. Esta técnica solo es eficaz en niños colaboradores, mayores de 2 años.

Consiste en una segunda inspiración de un volumen extra de aire a través de una pieza bucal o interfase nasal (mediante bolsa de reanimación o un ventilador) después de una profunda inspiración del paciente con cierre glótico. Este volumen extra de aire provocara distensión pulmonar, permitiendo una tos con mayor volumen de aire y por lo tanto mas efectiva.

La inspiración profunda dilata la vía aérea, incrementa la fuerza de contracción de los músculos espiratorios y la fuerza de retracción del parénquima pulmonar. El cierre glótico facilita la distribución de aire a las vías aéreas más periféricas incrementando la presión intratorácica.

En el año 2009, Conti E. y Monteiro S, llevaron a cabo en Argentina una encuesta a kinesiólogos respiratorios con el objetivo de investigar cuales técnicas eran las más usadas y que dispositivos de monitoreo eran los elegidos. Los resultados muestran que las espiraciones forzadas (97%), las vibraciones manuales (89%) y cambio de posición y asistencia de la tos (96%), fueron las técnicas mayormente aplicadas.

Los dispositivos más utilizados fueron aspiración de secreciones (94%) e hiperinsuflación manual (86%). La mayoría de los encuestados desarrolla su actividad con pacientes adultos.

Fisioterapia Respiratoria Basada en la Evidencia

Sometiendo estas técnicas de fisioterapia respiratoria, al rigor metodológico de la medicina basada en la evidencia, para jerarquizar recomendaciones clínicas, es importante destacar la actualización que la Sociedad Brasilera de Neumonología y Tisiología, y la Asociación de Medicina Intensiva Brasilera, del 2° Consenso Brasilero de Ventilación Mecánica publicado en el año 2000.

1- Fisioterapia Respiratoria en la Prevención de Neumonía Asociada a la Ventilación Mecánica (NAV)

Ntoumenopolus y col. cotejaron en un pequeño estudio controlado, no aleatorizado, **fisioterapia respiratoria y aspiración de secreciones** vs. grupo control, **sin fisioterapia respiratoria** y observaron mayor incidencia 39% de NAV en este último grupo comparado con el grupo intervención 8%.

"La fisioterapia respiratoria es recomendada para prevenir NAV" Recomendación grado C

2- Posicionamiento del Paciente

Drakulovic y col, en un estudio de factores de riesgo mostraron que la posición semisentada, 45 grados, reduce la aparición de NAV, en comparación con la posición supina (5% vs. 23% - OD 4,2-31,8 p= 0,018)

"Mantener la posición elevada de la cabeza entre 30-45 grados previene la aparición de NAV" Recomendación grado B

3- Tratamiento de las Atelectasias (ATL)

Un ensayo clínico de 31 pacientes compara broncoscopia y fisioterapia respiratoria vs. fisioterapia respiratoria sola, con diagnóstico radiológico de las atelectasias. No se encontraron diferencias significativas entre los dos grupos.

"La fisioterapia respiratoria es eficaz y por lo tanto recomendada para el tratamiento de las atelectasias pulmonares en pacientes sometidos a ventilación mecánica" Recomendación grado B

4- Aspiracion de Secreciones

Este procedimiento es invasivo, irritante y trae aparejado complicaciones como disconfort, lesiones de la mucosa si no se utiliza técnica y presiones adecuadas de aspiración, afectación de los gases en sangre como hipoxia, acidosis, además de arritmias y broncoespasmo.

"La aspiración traqueal debe de ser realizado solo cuando sea estrictamente necesario, es decir, previa auscultación pulmonar o visualización de las secreciones en el tubo endotraqueal o patrón dentado en la curva flujo-volumen de la ARM." Recomendación grado D

5- Prevencion de la Hipoxemia

La hiperoxigenación al 100% asociada a la hiperinsuflación con VT 50% superiores al basal, durante tres a seis ciclos ventilatorios, fueron las técnicas más estudiadas para prevenir hipoxemia.

6- Sistema de Aspiración Abierto vs Cerrado

La principal ventaja del sistema cerrado radica en que no hay que desconectar el circuito del ventilador, además de provocar menores alteraciones hemodinámicas y en el intercambio gaseoso, disminuyendo el riesgo de contaminación, tanto para el paciente como para el operador. Su uso debería de priorizarse en pacientes con síndrome de distress respiratorio del adulto, pacientes oncológicos o enfermedades contagiosas con alto grado de contaminación. **Recomendación grado B**

7- Hiperinsuflacion Manual (HM)

Diversos estudios ubican a esta maniobra como beneficiosa en pacientes con destetes difíciles de ARM, aplicando limitando las presiones de insuflación entre 20 y 30 cmH_2O, con una serie de entre 8 y 13 ciclos, tres veces al día, por cinco días consecutivos. De cualquier forma persisten las controversias en cuanto limitar las presiones para no provocar barotrauma. **Recomendación grado B**

8- Drenaje Postural, Vibración y Percusión

Previo a la aspiración de secreciones, parece ser una práctica que se ha trasmitido como modalidad de trabajo pero en realidad no hay estudios con el adecuado rigor científico que avalen esta práctica. **Recomendación grado D**

9- Fisioterapia y Aplicación de Ventilación no Invasiva (VNI)

Kramer y col, mostraron que el fisioterapeuta en las primeras ocho horas de institución de la VNI, ocupa más de una hora en la atención de estos pacientes comparado con el tiempo que emplea en la atención de otros pacientes sin VNI.

"El kinesiólogo tiene un rol preponderante en la selección, monitoreo, y seguimiento del paciente en VNI" Recomendación grado B

10- Fisioterapia Respiratoria y Weaning

Los protocolos de destete de la ARM, deberían ser desarrollados por kinesiólogos, terapistas respiratorios, ya que acortan un 50% el tiempo de ventilación mecánica, muy efectivos acompañados de protocolos de sedación y analgesia, nunca deben de reemplazar el juicio clínico y deben de ser construcciones dinámicas. Consenso de weaning de ARM, AACR-ACTM, 2000.

En esta línea de pensamiento encontramos a Ely y col. donde observaron reducción de 1,5 días la duración de ARM en pacientes tratados con protocolos de destete guiados por kinesiólogos. Kollef y col. en un estudio de factores de riesgo mostraron que la tasa de éxito en el destete de ARM fue significativamente mayor en el grupo encabezado por los kinesiólogos con protocolos de destete, OD ratio 1,31; 95% IC1, 15 A 1,50; P=0,039.

"Prueba de respiración espontánea como método de screening para weaning, debe de ser realizada a diario y complementada por protocolos de destete de cada unidad de cuidados críticos, encabezada por kinesiólogos." Recomendación grado A

11- Entrenamiento d la Resistencia de los Músculos Respiratorios

El entrenamiento de la "resistencia", consiste en aumento progresivo de la carga, representada por el tiempo de ventilación espontánea, de los músculos respiratorios. En 1998, Farias J. y col publican en la Intensive Care Medicine, Weaning from mechanical ventilation in PICU, 24:1070-1075 el trabajo de "Modos ventilatorios y retirada de la ventilación mecánica en pediatría", Grupo de ventilación mecánica en pediatría. Medicina Intensiva, Vol. 16 (2), 43-49, trabajos que hacen referencia este grupo de pacientes con weaning dificultoso.

Otro aporte valioso para el abordaje de estos enfermos, es el de Giorgetti y col, "Protocolo de investigación clínica para el destete de ARM en niños con patología neuromuscular" y el de Olguin y col, "Aplicación del Protocolo de destete de ARM en niños portadores de Guillain Barre", ambos trabajos presentados en el International Respiratory Congress, December, 6-9 New Orleans, LO, 1997.

Estos dos trabajos destacan la implementación de un score clínico de grados de efectividad de la mecánica respiratoria basado en el principio de entrenamiento de la musculatura esquelética. Sí bien constituyen una herramienta de trabajo útil, basada en la clínica, es importante validar dicho protocolo para establecer recomendaciones clínicas robustas.

"El entrenamiento de la resistencia de los músculos respiratorios debe de ser considerado para pacientes sometidos a ventilación mecánica prolongada" Recomendación grado D

12- Cuidado del Manguito o Cuff en Pacientes con Vía Aérea Artificial

Asociado a un notorio desarrollo en las tecnologías medicas y con el advenimiento de los respiradores microprocesados, se observa cada vez más la indicación de vía aérea artificial con cuff o balón para pacientes pediátricos con patologías severas que requieren altos parámetros de asistencia respiratoria mecánica.

En este contexto es sumamente importante el monitoreo diario y meticuloso de las presiones del mismo. Las mismas deben de ser lo suficientemente bajas para permitir la perfusión de la mucosa traqueal y lo suficientemente alta para impedir la aspiración de secreciones de la vía aérea alta.

"La presión del balón del tubo endotraqueal debe de ser monitoreada diariamente y se sugiere mantener entre 15 y 25 mmhg" Recomendación Grado D

13- Fisioterapia Motora en Pacientes en Asistencia Respiratoria Mecánica

La inmovilidad causa diversas complicaciones como úlceras de decúbito, tromboembolismo, osteoporosis, perdida de fuerza muscular, neumonía. Los pacientes críticos tienen mayor riesgo de desarrollar estas complicaciones.

Debido a la ausencia de estudios prospectivos, controlados, ensayos clínicos que avalen la utilización de ejercicios pasivos para prevenir acortamientos musculares y deformidades articulares, la **recomendación es grado D.**

En la misma línea, se recomienda la implementación de ejercicios activos en pacientes en condiciones de realizarlos y en ausencia de contraindicación, en el periodo de destete de ARM, con el objetivo de disminuir la sensación de disnea, aumentar amplitud articular, evitar rigideces y aumentar la tolerancia al ejercicio. **Recomendación grado C.**

14- Ortostatismo

La adopción de la posición ortostática en pacientes con ARM prolongada, ha sido adoptada para contrarrestar los efectos deletéreos de la inmovilidad. A pesar de no existir ensayos clínicos que avalen el impacto de dicha intervención en el pronóstico de pacientes críticos, este recurso fue utilizado en el último consenso de fisioterapeutas ingleses.

Los supuestos beneficios radican en una mejoría en el intercambio gaseoso, mejoría en el control autonómico del sistema cardiovascular, mejoría en el estado de alerta, estimulación vestibular y facilitación de la respuesta postural antigravitacional. **Recomendación grado D.**

Cuidados Respiratorios en Niños con Enfermedad Neuromuscular (ENM)

En general los problemas respiratorios del paciente con enfermedad neuromuscular se relacionan con dos aspectos discapacitantes:

- **Incapacidad para conseguir una adecuada ventilación alveolar**
- **Dificultad para mantener una adecuada higiene bronquial**

La intervención fisioterapéutica sobre estos dos aspectos está limitada por la fatiga muscular, situación que se presenta en el sujeto normal después de trabajar vigorosamente, y en un paciente neuromuscular después de trabajos mínimos.

Los cambios metabólicos suscitados por el ejercicio (aumento de la concentración de lactato, cambios en el PH) no pueden ser compensados por la hiperventilación puesto que esta se encuentra limitada. No obstante si se parte de una evaluación extremadamente juiciosa, pueden estar indicadas algunas maniobras de apoyo.

La capacidad para conseguir una adecuada ventilación alveolar puede suplirse con la ventilación mecánica, estrategia que modifica el pronóstico referido a calidad de vida y a sobrevida. Esta puede ser una medida de soporte, generalmente nocturno o el sustituto continuo de la ventilación espontánea y autónoma.

Consideraciones Fisiológicas en Lactantes y Niños Pequeños que Predisponen la Aparición de Atelectasias

- Vías aéreas muy pequeñas
- Distribución de la resistencia intratorácica
- Elevada compliance de las vías aéreas
- Ventilación colateral inefectiva
- Baja presión de recuperación elástica
- Alta compliance de la pared torácica

Teniendo en cuenta estos aspectos se puede afirmar que lactantes y niños pequeños con enfermedad neuromuscular, tienen alto riesgo de desarrollar atelectasias por obstrucción de tapones mucosos, comparados con niños más grandes y adultos.

Otra consideración para pacientes pediátricos con enfermedad neuromuscular es el crecimiento, tanto de los pulmones como del cuerpo. La distorsión de la pared torácica puede derivar en el desarrollo de pectus excavatum, comprometiendo seriamente el volumen tidal. Entonces algunos niños mantienen un adecuado intercambio gaseoso a expensas de un alto costo energético que puede tener como resultado una falla en el crecimiento.

Utilizacion de Dispositivos Mecánicos para la Asistencia de la TOS

Los pacientes con enfermedad neuromuscular presentan severas anormalidades en la pared torácica y la compliance pulmonar, asociados a debilidad muscular respiratoria. La reducción de la compliance pulmonar es expresada por la presencia de atelectasias, resultantes de respiraciones a bajos volúmenes pulmonares e incapacidad de limpiar las vías aéreas de secreciones por una tos inefectiva.

Una tos efectiva requiere una inspiración al 60 a 80% de la capacidad pulmonar total, seguida por un cierre glótico y una pausa para aumentar el volumen pulmonar y luego poder expeler las secreciones fuera de las vías aéreas. Cuando la musculatura espiratoria se contrae, la glotis es abierta, el aire es expulsado y las secreciones son expelidas hacia la vía aérea central y la boca. El mecanismo normal de la tos, puede ser afectado en pacientes con debilidad neuromuscular.

Cuando esto ocurre, las complicaciones respiratorias asociadas a un clearence de las vías aéreas ineficaz, son neumonía, atelectasia, alteración del intercambio gaseoso resultando en una dependencia de suplemento de oxigeno y acidosis respiratoria.

Ambas, asistencia para la tos, mecánica o manualmente, con o sin insuflación, pueden ser usadas rutinariamente en pacientes con enfermedad neuromuscular para evitar morbilidad y mortalidad.

En los inicios de 1950, dispositivos mecánicos que proveen una larga inspiración seguida de una exuflación con presión negativa, fueron usados para el tratamiento de pacientes con poliomielitis y debilidad para toser.

Una alternativa al uso de los dispositivos de presión positiva intermitente (IPPB), es la i**nsuflación-exuflación mecánica (MI-E)** a través de una máscara facial, usando un dispositivo de asistencia de la tos llamado **"Cough Assist"** (JH Emerson Company; Cambridge, MA). El **"Cough Assist"**, imparte presión positiva durante la inspiración para promover insuflación pulmonar máxima.

A continuación, esta insuflación es cambiada abruptamente a presión negativa en la vía aérea superior, de este modo simulando una tos normal. Esta maniobra genera un alto pico flujo tosido (PCF).

Mientras que en las vías respiratorias del adulto un flujo de 160L/min. medido a nivel de la boca mediante un peakflowmeter, parece ser el nivel crítico para una tos efectiva, todavía no se ha determinado el nivel efectivo para los niños.

Al abordar la vía aérea, ya sea por vía nasal o bucal, la aspiración de secreciones no logra hacer una limpieza efectiva del pulmón izquierdo en un 90% de los casos por lo que las neumonías ocurren en este sector pulmonar en un gran porcentaje de los pacientes. La **MI-E** aplicada a través de un tubo de vía aérea, proporciona los mismos flujos de exuflación a ambos campos pulmonares, evitando las molestias del trauma provocado en las vías aéreas y sobre todo pudiendo ser más efectivo que las aspiraciones aisladas.

El **"Cough Assist"** puede ciclar en forma automática o manual. El ciclado manual facilita la coordinación de la inspiración y espiración con la insuflación y la exuflación, pero requiere de las manos para sostener la mascarilla y para ciclar el equipo. Este modo permite mayor sincronización sobre todo en lactantes que poseen una frecuencia respiratoria muy alta.

Laura J. Miske y col. reportan su experiencia con el uso del **MI-E** con 62 niños y adolescentes, con un rango de edad entre los 3 meses y los 28 años, media de 12.6 años. La media de presiones inspiratoria y espiratoria fue de +30 y -30 cmH_2O, respectivamente con un rango de presiones de 15 a 40 cmH_2O para la insuflación y -20 a -50 para la exuflación. El tiempo para la insuflación fue de 2 segundos y de 3 segundos para la exuflación. En general se realizan seis ciclos con un descanso de 30 segundos. La máxima eficacia del **MI-E** se logra con +40 y -40 tal como se ha demostrado en modelos experimentales, adultos y población pediátrica.

Es posible que óptimos settings para presiones y tiempos inspiratorios y espiratorios, puedan variar para diferentes pacientes, de acuerdo a su condición clínica. En este sentido, fuertes estudios deben de ser realizados para verificar este punto.

El uso del **MI-E** está bien demostrado en la mejoría de parámetros respiratorios basales, como saturación de oximetría de pulso, disminución de la PCO_2 exhalada, así como también la disminución de la sensación de disnea en pacientes adultos con enfermedad neuromuscular.

Todos estos efectos benéficos sugieren que el **MI-E** puede ser usado preventivamente en pacientes con riesgo potencial de desarrollar complicaciones respiratorias y quienes requieran asistencia para el clearence de la vía aérea.

Fauroux y col. demostraron la excelente tolerancia y beneficios fisiológicos en corto término en el orden de mejoría de PCO_2 exhalada y rendimiento de la musculatura respiratoria en un grupo de pacientes jóvenes con enfermedad neuromuscular en fase estable. Chest 2008; 133; 161-168.

Laura J. Miske y col. correlacionan la afectación de la Pe-Max y la capacidad de toser en pacientes con distrofia muscular congénita. Ellos recomiendan que aquellos pacientes que hayan experimentado una disminución de su Pe-Max, por debajo de 60 cmH_2O o aquellos quienes presenten infección aguda del tracto respiratorio inferior o atelectasias no resueltas por medidas convencionales, deben de iniciar terapia con **MI-E**.

Basado en la premisa que la efectividad del clearence de la vía aérea previene las complicaciones asociadas con retención de secreciones, el uso del **MI-E** en pacientes pediátricos con tos débil, puede derivar en otros efectos benéficos. Esto incluye una disminución en el uso de antibióticos y de oxigeno suplementario, y disminución del número y/o duración de hospitalizaciones por enfermedad respiratoria. Un incremento de la Pi-Max y la capacidad vital forzada (CVF), pueden ocurrir por una mejoría en la recuperación elástica que ocurre por la reintroducción de altos volúmenes pulmonares con insuflación positiva.

Aunque no se dispone de series amplias con el uso de **MI-E** en niños pequeños, algunos estudios refieren que el uso de la **MI-E** permitió la extubación mantenida en niños con enfermedades neuromusculares, tras anestesia general a pesar de su incapacidad de respirar espontáneamente, y posteriormente manejarlos con VNI y PPI.

MI-E es muy efectiva en la resolución del fallo respiratorio agudo en pacientes neuromusculares, pero raramente es necesaria en pacientes estables con función bulbar intacta, que puedan acumular aire hasta máximos volúmenes y mantener la glotis cerrada con las altas presiones ejercidas durante la compresión abdominal. Sin embargo es aconsejable el uso de rutina para estar entrenado en el momento de las reagudizaciones.

Estudios de calidad de vida que incluyan a la población afectada por enfermedad neuromuscular no han sido publicados. Fuertes investigaciones son necesarias para estudiar el impacto de las nuevas terapias médicas y las relaciones con la calidad de vida de estos enfermos. Chest 2004; 125; 1406-1412.

Una mejor comprensión del impacto de la tos en el desarrollo del sistema respiratorio, así como también la estandarización de de mediciones de la tos en jóvenes sanos y en niños con enfermedad neuromuscular, permitiría la detección temprana de niños con necesidades de asistencia para mantener una adecuada higiene bronquial.

Establecimientos gubernamentales, directores médicos de sistemas de salud, deberían de ser educados y comprender la extraordinaria demanda que significa cuidar a niños asistidos con un ventilador mecánico y jóvenes con enfermedad neuromuscular fuera de los centros de salud.

Consideraciones Finales

La presencia del kinesiólogo en las unidades de cuidados intensivos es cada vez más importante, adquiriendo un rol protagónico dejando de lado la postura tradicional de administrador de técnicas manuales únicamente.

Este proceso fue impulsado por los mismos kinesiólogos en su afán de progresar en esta área, motivado por la buena predisposición del resto del equipo y la necesidad de encontrar un rol definido en las unidades de cuidados críticos y asumir funciones que no tenían un actor principal.

Norremberg y Vicent en colaboración con la sociedad europea de cuidados intensivos, realizaron una encuesta en las terapias intensivas europeas para conocer la situación de los kinesiólogos y sus funciones. Los resultados mostraron una gran disparidad en cuanto a la carga horaria y a las diferentes actividades en que se involucraban mas allá de la higiene bronquial (conducción de protocolos de destete de la ventilación mecánica, implementación de la ventilación no invasiva, rehabilitación motora y pulmonar).

Este es el rumbo que ha tomado la kinesiología respiratoria en todo el mundo y al cual se ha sumado la Argentina con mucho esfuerzo y convencimiento.

La aparición de las carreras de post grado y especialización, tecnología que facilita el acceso a la información, sumado a los excelentes referentes que han sentado bases sólidas para el desarrollo de los cuidados respiratorios, son la explicación de este gran cambio.

El desafío de los kinesiólogos hoy radica en estandarizar la mayoría de las prácticas que se llevan a cabo a diario con los enfermos en cuidados críticos; las mismas deben de ser basadas en la evidencia científica para establecer recomendaciones clínicas robustas.

Continuar firmemente insertado en el equipo multidisciplinario de trabajo y elaborar protocolos de investigación con el objetivo de desarrollar aun más la especialidad.

Referencias

1. Luis Carlos de Abreu-Uma visao da practica da Fisioterapia Respiratoria: ausencia de evidencia nao e evidencia de ausencia. Arq Med ABC 2007;32:(Supl 2) 76-8.
2. Carla de Oliveira YOKOTA, et al. Fisioterapia respiratoria em pacientes sob Ventilacao Mecanica. Rev Cienc Med Campinas 2006;15(4):339-45.
3. Fernanda Kusiak da Rosa et al Comportamento da Mecanica Pulmonar apos a Aplicacao de Protocolo de Fisioterapia Respiratoria e Aspiracao Traqueal em Pacientes com Ventilacao Mecanica Invasiva. RBTI 2007:19:2:170-5
4. Daniela Aires Lemes1, Fernando Silva Guimarães O Uso da Hiperinsufl acao como Recurso Fisioterapeutico em Unidade de Terapia Intensiva. RBTI 2007:19:2:222-5.
5. Laura J. Miske Use of the Mechanical In-Exsufflator in Pediatric Patients With Neuromuscular Disease and Impaired Cough Chest 2004;125;1406-12.
6. Michelle Chatwin PhD and Anita K Simonds MD The Addition of Mechanical Insufflation/ Exsufllation Shortens Airway-Clearance Sessions in Neuromuscular Patients With Chest Infection. Respiratory Care 2009;54:11.
7. Lic. Mariano Setten.Lic en Terapia Fisica de la Unidad de Terapia Intensiva-Centro Universitario CEMIC. La Kinesiologia Respiratoria hoy. Rev Am Med Resp 2009;9:2-4.
8. W. A. Marchant and R. Fox. Postoperative use of a cough-assist device in avoiding prolonged intubation. British J Anaesthesia 2002;89(4):6447-7.
9. Brigitte Fauroux et al.Physiologic benefits of Mechanical Insufflation-Exsufflation in Children With Neuromuscular Diseases. Chest 2008;133;161-8; Prepublished online December 10, 2007
10. Sancho J, Servera E, Vergara P, Marín. Mechanical Insufflation-Exsufflation vs. Tracheal Suctioning via Tracheostomy Tubes for Patients with Amyotrophic Lateral Sclerosis .A Pilot Study. Am J Phys Med Rehabil 82(10)
11. Howard B Panitch MD. Respiratory Issues in the Management of Children With Neuromuscular Disease. Respiratory 2006;51(8).
12. Lic Ernesto Conti; Lic Sergio G Monteiro. Encuesta sobre Kinesiologia Respiratoria: situación actual en Argentina. Rev Am Med Resp 2009;9:14-20
13. George Jerre, Fisioterapia no Paciente sob Ventilação Mecânica RBTI 2007:19:3:399-407.
14. A Medina, M Pons, F Martinon-Torres. Ventilacion No Invasiva en Pediatria. Fisioterapia Respiratoria y VNI 2008;20;145-55.

Capítulo 36

Ventilación Mecánica Durante el Transporte Intra e Interhospitalario

Silvia Filippin
María Eugenia Kenny
Jorge S.Sasbón

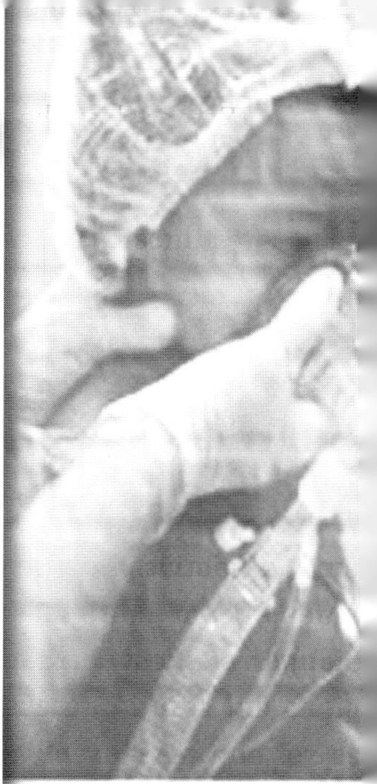

Introducción

La decisión de trasladar a un paciente desde la seguridad de la Unidad de Cuidados Intensivos (UCI) hacia otra dependencia del hospital y/o hacia otra institución, debe ser realizada de acuerdo a un planeamiento estricto, valorando el riesgo/beneficio, y teniendo en cuenta si esta decisión tendrá un efecto positivo en la evolución del paciente.

Durante el transporte , se ha demostrado que un 20-75 % de los pacientes críticamente enfermos desarrollan algún evento potencialmente de riesgo vital , tales como arritmias, hipo o hipertensión arterial , distintos grados de hipoxemia, hipo o hipercapnia e hipertensión endocraneana. Se han reportado un 67,2% de alteraciones cardiorespiratorias en pacientes críticos durante el transporte intrahospitalario y efectos adversos en 75%. Desde el punto de vista médico, los resultados de un sistema de transporte interhospitalario de pacientes en grave estado o inestables, habría que analizarlos desde la perspectiva del beneficio que este sistema aporta a los mismo.

Una buena estabilización inicial y la existencia de un mecanismo de transporte pediátrico apropiado disminuyen de manera significativa la morbilidad y la mortalidad de estos pacientes.

Para evitar la aparición de complicaciones durante el traslado, es importante una adecuada planificación consistente en:

a) estabilización previa del enfermo
b) valoración de peligros potenciales y de las necesidades individuales
c) monitorización
d) preparación del transporte
e) mantenimiento de la vigilancia clínica y del tratamiento instaurado.

Indicaciones y tipos de traslados

El transporte sanitario tradicionalmente se suele clasificar como primario o secundario. El primario, suele ser el que se realiza a nivel extrahospitalario, desde el lugar donde se produce la emergencia, causada por accidente o proceso médico agudo, hasta el centro sanitario. El secundario o transporte interhospitalario, el cual puede ser a su vez, terrestre, aéreo o marítimo, es el que se realiza desde un hospital o centro sanitario hasta otro, habitualmente para proporcionar a los pacientes un mayor nivel de servicios que en el hospital remitente, ya sea en medios terapéuticos o diagnósticos. El transporte interhospitalario de cuidados críticos (TICC), tiene como objetivo extender las capacidades de las unidades de cuidados intensivos de los hospitales regionales, a aquellos que requieren mayor nivel asistencial del que disponen en su hospital. Un tercer tipo de transporte sanitario sería el transporte intrahospitalario, definido como movimiento de pacientes dentro del propio hospital .El transporte intrahospitalario de pacientes críticos, puede originarse desde distintas áreas. Aunque con mayor frecuencia son los pacientes ingresados en UCI los que suelen ser movilizados por distintos motivos fuera de la Unidad, también debemos considerar el transporte que de este tipo de pacientes se origina desde urgencias y quirófano hacia la propia UCI.

Las razones para movilizar a un paciente en estado crítico pueden ser múltiples, pero fundamentalmente las indicaciones principales suelen ser el traslado a quirófano, la realización de pruebas diagnósticas, tales como tomografía computarizada, scan de ventilación/perfusión, angiografías, procedimientos endoscópicos y resonancia nuclear magnética.

Este procedimiento no es inocuo ni falto de complicaciones, es necesario antes de indicar la realización de un traslado valorar el beneficio a obtener y el riesgo que conlleva. Indeck y col, documentan en su trabajo, que el 76% de los transportes realizados de pacientes ingresados en UCI para pruebas diagnósticas no resultaron en cambios en la terapéutica del paciente. Asimismo, destaca la importancia que pueda tener la ausencia de personal médico y especialmente de enfermería en la propia UCI durante el tiempo que dure el transporte, más aún si éste es prolongado y ésta cuenta con recurso humano reducido .

El desarrollo tecnológico de los últimos años ha permitido mejorar la calidad del transporte del paciente crítico. Esto ha alcanzado, fundamentalmente, a la ventilación mecánica (VM) con respiradores y sistemas de monitorización portátiles, que ofrecen, cada vez más, prestaciones similares a los habitualmente utilizados en la unidad de cuidados intensivos pediátricos (UCIP).

Objetivos

Una vez que se ha decidido realizar un traslado a otro centro, éste se debe hacer de la forma más rápida posible sin perder tiempo en exploraciones diagnósticas "no fundamentales", pero garantizando la estabilidad de las funciones vitales y teniendo como objetivos primordiales:

1- Evitar la progresión de las lesiones primarias.

2- Evitar la aparición de nuevas lesiones secundarias.

3- Aporte beneficioso en cuanto a diagnóstico y /o tratamiento.

Deberemos para lo cual garantizar:

A- Vía aérea: estable, segura

B- Ventilación: oxigenación y ventilación adecuadas

C- Circulación: control hemodinámico

D- Neurológico: evitar lesiones secundarias

E- Exposición: evitar hipotermia e inmovilización de fracturas

F- Fármacos: sedación y analgesia

El objetivo final sería el de concretar tal traslado, manteniendo durante el mismo, similares medidas de monitorización y soporte terapéuticos a los que se administran en la propia UCI y conseguir un traslado seguro y sin riesgos para los pacientes.

Fisiopatología durante el transporte de pacientes críticos

El transporte, ya sea en medio terrestre o aéreo, produce en el paciente crítico una serie de cambios fisiológicos que deben tenerse en cuenta antes y durante el mismo. Estos tienen relación con el medio ambiente del transporte y con las características físicas, como vibraciones, ruidos, alteraciones gravitacionales, presión atmosférica, temperatura, y cinetosis.

Algunas consideraciones especiales merece el transporte aéreo, debido a las variaciones físicas determinadas por los cambios de altitud que producen efectos adversos derivados de la variación de la concentración de oxígeno atmosférico y de la expansión de los gases.

Estos medios podemos clasificarlos de forma general en:

1) Presurizados: aviones convencionales.

2) No presurizados: helicópteros.

En general, las cabinas de los aviones comerciales se presurizan entre 630 y 564 mmHg (equivalentes a 1.400 m y 2.800 m de altura, respectivamente). Uno de los problemas a tener en cuenta al utilizar recursos aéreos es que la presión atmosférica (Patm) disminuye a medida que aumenta la altura. Ante una disminución de la Patm, se produce una expansión de los gases (ley de Boyle-Mariotte), que va a tener repercusión sobre el paciente crítico.

1- El volumen de los neumotórax y neumomediastinos tienden a aumentar con la altura. Es imprescindible drenar los neumotórax antes de iniciar el traslado y que los drenajes permanezcan abiertos y conectados a una válvula de Heimlich o a un sistema de sello de agua (si es necesario con aspiración de baja presión, evitando los sistemas de tipo Pleur-evacÒ) durante el vuelo, para evitar el colapso pulmonar por aumento del volumen de un neumotórax.

2- Los balones de los tubos endotraqueales (TET) aumentan su volumen con la altura, al disminuir la presión atmosférica, y es preciso prestar una especial atención para evitar que se salgan, desplacen, obstruyan la vía aérea, lesionen las cuerdas vocales o se rompan por lo que se deberán llenar con suero fisiológico.

Por lo que se recomienda CONTROLAR LA PRESION DE LA VIA AEREA.

3- La FiO_2 disminuye al descender la presión barométrica. Esto exige efectuar correcciones en las concentraciones de oxígeno (O_2) aportadas a los pacientes en VM y en los que necesiten oxigenoterapia mediante mascarilla.

4- El volumen corriente aumenta, por lo que debe prestarse especial atención a la programación del respirador para disminuir el riesgo de barotrauma.

Debe evitarse el empleo de cánulas nasales en cabinas no presurizadas, ya que proporcionan concentraciones respiratorias de O_2 impredecibles.

Durante el vuelo debe vigilarse estrechamente la saturación transcutánea de O_2 y en pacientes de riesgo debe realizarse el transporte a baja altura.

La intolerancia a la altura es particularmente importante en pacientes con enfermedades respiratorias e hipoxia crónica, en los cuales la presión arterial de oxígeno (PaO_2) se encuentra al límite de la tolerancia clínica, incluso en condiciones basales y a nivel del mar. Como ejemplo, aquellos pacientes que reciben FiO_2 alta a nivel del mar para mantener una PO_2 normal, son malos candidatos al traslado aéreo. No sirve en estos casos aumentar la PEEP.

Durante el transporte aéreo no presurizado la FiO_2 necesaria puede ser calculada por la fórmula: (FiO_2 actual en Presión b 760 mm Hg)/ Presión barométrica a la altitud de crucero (la relación entre la presión barométrica y la altura no es lineal). De forma orientativa, a 1.000 m la presión barométrica es 675 mmHg; a 2.000 m = 600 mmHg; a 3.000 m = 525 mmHg y a 4.000 m = 460 mmHg.

5- A mayor altitud se produce una disminución de la humedad del aire por lo que se debe prestar especial atención al riesgo de obstrucción del tubo endotraqueal.

6- Distintos trabajos han demostrado que durante el transporte aéreo existe un aumento del volumen minuto realizado por el respirador, aunque el programado no cambie, ya que aumenta el volumen corriente, una disminución de la PaO_2 y una disminución de la $PaCO_2$. Estos cambios hacen que el uso de respiradores de transporte en los traslados aéreos requiera una importante vigilancia para evitar el volutrauma-barotrauma, hipoxemia y una hiperventilación excesiva (en particular en los pacientes con traumatismo craneoencefálico).

7- En los aviones, los traumatismos de cráneo sin hipertensión endocraneana (HTE) se deben colocar con la cabeza hacia popa (atrás) si en cambio tuviera HTE con la cabeza hacia proa (adelante), ésto debido que las fuerzas de aceleración y desaceleración provocan redistribución del flujo sanguíneo cerebral.

8- Aumento de la presión intracraneana (PIC), de la presión intraocular, de la presión en senos y oídos.

9- Puede agravar disfunciones intestinales (disminuye la circulación intestinal o ejerce una marcada presión sobre una anastomosis quirúrgica), aumento de la presión diafragmática.

10- Expansión del área de heridas, compromiso hemodinámico en extremidades con férulas de yeso.

Las variaciones de la presión atmosférica influyen sobre el flujo de las soluciones endovenosas, de forma que idealmente deben administrarse con bombas de infusión que garantizarán un flujo constante.

Producen también aumento de la PIC por aumento del neumoencéfalo .

Un aspecto importante en los transportes aéreos es que las vibraciones acústicas van a imposibilitar la auscultación de los pacientes y van a inutilizar las alarmas sonoras; hay que disponer de sistemas de comunicación entre el equipo de transporte, y proteger al paciente mediante cascos protectores.

Es prioritaria la visualización del paciente, del respirador y de la monitorización, y la accesibilidad a la vía aérea y las vías intravenosas debido a la limitación de espacio.

Efectos gravitacionales

Los cambios de velocidad durante el transporte las aceleraciones y desaceleraciones provocan desplazamiento de sangre o redistribución transitoria de líquidos en sentido caudal y cefálico respectivamente, con efectos deletéreos en pacientes inestables. La aceleración positiva de forma brusca, como un arranque, puede causar un descenso de la tensión arterial y un aumento de la frecuencia cardiaca.

Es importante una conducción regular durante el transporte, evitando aceleraciones-desaceleraciones bruscas. En el transporte terrestre el paciente irá en posición supina con la cabeza en el sentido de la dirección de marcha. En helicópteros se adoptará una posición transversal o en sentido contrario a la marcha. Se deberá realizar un correcto anclaje de la camilla al vehículo y del paciente a la camilla, utilizando colchón de vacío para inmovilización.

Vibraciones

Debidas al motor, suspensión, chasis y al propio estado de la carretera. Las vibraciones constituyen una forma de energía transmisible al ser humano, que pueden llegar a tener efectos adversos, especialmente a frecuencias de 4-12 Hz, y ser peligrosas a frecuencias de 14-18Hz.

Pueden reducirse utilizando vehículos en buenas condiciones mecánicas, con suspensión adecuada, una camilla flotante e inmovilizando al paciente mediante colchón de vacío.

Ruido

Es otra causa importante de cambios fisiológicos en el paciente crítico como aumento de la ansiedad y mayor descarga catecolaminérgica.

Temperatura

LA HIPOTERMIA ES LA INJURIA MAS FRECUENTE EN EL PACIENTE CRITICO Y LLEVA A INJURIA SECUNDARIA.

Para evitar la aparición de estas complicaciones, las ambulancias actuales suelen disponer de sistemas de calefacción y aire acondicionado regulados mediante un termostato que mantiene una temperatura ambiente en un valor preseleccionado, asimismo se disponen de mantas térmicas adecuadas para prevenir cambios bruscos de temperatura .

Cinetosis con menor envergadura en el paciente sedado y ventilado.

Fases del Transporte

Podemos dividir el transporte secundario en fases:

1) Activación

2) Estabilización

3) Traslado

4) Transferencia

5) Reactivación

Intrahospitalario

En todo traslado de paciente en estado crítico, el transporte no se debe improvisar, y debe seguir la regla de la estabilización previa, siguiendo un orden de prioridades y manteniendo en su entorno todas las precauciones necesarias para garantizar su equilibrio durante todas sus fases.

Es importante desarrollar protocolos de traslado según categorización del paciente:

Tipo I: hemodinámicamente estables

Tipo II: hemodinámicamente inestables (monitorización invasiva: PIC; TAM; AI (aurícula izquierda).

Tipo III: tipo II +ARM

Las ventajas del traslado dentro del mismo nosocomio:

El Tiempo y las Distancias a Recorrer son Menores Rapidez de Intervencion Terapeutica Enfermos ya Conocidos

Durante el transporte intrahospitalario, independiente de la razón del mismo, el objetivo es ofrecer los cuidados, monitorización, tratamiento y capacidad de intervención que se tienen en una UCI.

En el intrahospitalario se agrega la fase de regreso: una vez de vuelta el paciente a la UCI, se volverán a realizar controles de constantes vitales y si estuviese conectado a un respirador es conveniente monitorizar los parámetros de ventilación y realizar gasometría para valorar la situación actual del paciente. Se revisarán las vías, drenajes, sondas, tubo endotraqueal, bombas de infusión, conexión a monitor de pared, etc., dejando al paciente correctamente instalado en su box. Se terminarán de rellenar los datos de la historia clínica, anotando las incidencias que hubiesen ocurrido durante el viaje.

Interhospitalario

La activación comprende desde que se recibe la comunicación formal del traslado hasta que se contacta físicamente con el paciente y el personal responsable del mismo. El objetivo en esta primera fase es dar una respuesta organizada y en el menor tiempo posible, ante la necesidad de transferir un paciente crítico a un centro de referencia.

Debe priorizarse la planificación del mismo, teniendo en cuenta la organización del material y equipo existente, considerar el personal médico y de enfermería mejor entrenados para realizarlo, capacitados en UCIP, en función de resolver los posibles inconvenientes que pudieran presentarse, anticipándose a situaciones, chequeando y monitorizando antes y durante del traslado, conociendo riesgos y evitándolos.

Planificación

El equipo mínimo debería estar formado por una enfermera y un médico intensivista, ambos con formación específica en transporte.

El personal que realiza el transporte debe estar entrenado en el establecimiento y mantenimiento de una vía aérea permeable (maniobras de apertura, cánulas, etc.), en la ventilación con bolsa y máscara y en la intubación endotraqueal (nivel de evidencia II).

Se estima que el 50% de los transportes de pacientes pediátricos críticos requieren algún tipo de intervención.

La responsabilidad del equipo de transporte sobre el paciente finaliza cuando se ha transferido el mismo al médico responsable del hospital receptor, así como la documentación y pruebas complementarias disponibles. Es imprescindible conocer las distancias a recorrer y el estado de las carreteras que van a ser utilizadas.

La existencia de un coordinador de transporte y de sistemas de comunicación fluidos y rápidos entre las partes implicadas en el transporte (equipo emisor, equipo de transporte y equipo receptor) son la base de un buen Programa de Transporte. Necesitará de un responsable encargado de dirigir a los miembros del equipo de transporte, de diseñar el funcionamiento del mismo, de organizar la formación de personal médico y de enfermería Se requiere disponer de una infraestructura adecuada que se encargue de atender los aspectos técnicos y logísticos del equipo de transporte, revisiones periódicas del material sanitario y de los vehículos, con un mantenimiento exhaustivo .Todo esto, permitirá al personal sanitario preocuparse exclusivamente de los aspectos médicos lo cual redundará en la calidad y éxito del traslado .

Entre la literatura destacan los trabajos de Ehrenwert y colaboradores, que mediante una apropiada estabilización hemodinámica y monitorización, estos pacientes pueden ser trasladados con seguridad.

Olson y otros autores, recomiendan la necesidad de estabilizar al paciente previamente al traslado para prevenir complicaciones durante el mismo y permita a los pacientes beneficiarse de los servicios especializados de los centros de referencia.

En 1993, el Colegio Americano de Medicina Crítica en colaboración con otras sociedades, recopila toda la experiencia publicada y establece una guía para el transporte de pacientes en estado crítico, realizada por un grupo de expertos y en la que se recogen los estándares a utilizar para un correcto transporte inter e intrahospitalario de estos pacientes, que se reactualiza en 2004.

Valoración y Estabilización Previa al Transporte del Paciente Critico

Por estabilización se entiende:

• La puesta en marcha de todas las acciones protocolizadas de soporte hacia la persona críticamente enferma y / o traumatizada con el fin de mantener y/o restaurar las funciones vitales.

• Acciones de carácter imprescindible y necesarias a realizar antes de iniciar el traslado.

• Realizadas de forma rápida y al mismo tiempo eficaz.

Valoración General

Nos interesará conocer el estado general del paciente, la patología que presenta y el soporte asistencial y necesidades de monitorización requeridas para ejecutar el traslado. Por todo ello, es imprescindible una rápida valoración de las funciones vitales, así como su preservación o restitución.

A- Vía aérea con o sin control de la columna cervical, según el caso.

B- Control de la ventilación y respiración

C- Control de las hemorragias y soporte circulatorio.

D- Examen neurológico.

E- Exposición del paciente con prevención de hipotermia si fuese necesario.

Valoración Detallada

En esta fase registraremos en nuestra historia clínica todos aquellos datos, valores analíticos y parámetros obtenidos durante nuestra intervención con el paciente.

Revisaremos todas las medidas de soporte iniciadas con el paciente, circulatorias, respiratorias, catéteres, vías, tipo de fluidos, medicación, etc., intentando hacer diagnóstico precoz de la situación y detectar eventualidades sobre agregadas.

Preparación y Cuidados

Una vez que se ha realizado la estabilización del paciente debemos prepararlo para el traslado, teniendo en cuenta los siguientes aspectos:

- Vía aérea permeable y segura: la capacidad residual funcional del lactante y neonato es menor, pudiendo requerir intubación orotraqueal precoz. En caso de duda, intubar.
- La posición del TET debe ser comprobada radiológicamente (si es factible) antes del traslado y debe fijarse de forma adecuada para evitar desplazamientos, extubación, etc.
- Colocación de sonda oro-nasogástrica (el vaciado de aire facilita la ventilación, el control de la hemorragia digestiva y evita la broncoaspiración).
- Utilizar sistemas de humidificación (intecambiadores de calor-humedad).
- Aspiración de secreciones bronquiales en condiciones de esterilidad.
- Programación del respirador de transporte y control gasométrico previo al transporte (idealmente) que además servirá para establecer la correlación con la capnografía. El objetivo es la normoventilación salvo en situaciones de enclavamiento en que se realizará hiperventilación controlada.
- Preparación de la medicación básica. Además de la medicación de reanimación cardiopulmonar, durante el traslado de todo paciente intubado debe estar preparada la medicación sedante, analgésica y relajante muscular ajustada al peso del paciente, necesaria para realizar una intubación y para adaptar al niño a la ventilación mecánica (VM).

El Traslado comienza cuando se instala al enfermo en el vehículo, y termina con la Transferencia al personal responsable en el hospital de destino. La REACTIVACION: de regreso al hospital se reanuda la preparación del material y vehículo para una nueva activación.

Monitorización Respiratoria Durante el Transporte

"El nivel de monitoreo y soporte que el paciente recibe tanto en UCI como durante el traslado, deben ser equivalentes (nivel de evidencia II)."

Parámetros clínicos

Deben prestarse especial atención al grado de adaptación del paciente al respirador, especialmente cuando se utilicen respiradores que no disponen de mando de sensibilidad y que por tanto no son capaces de realizar respiraciones sincronizadas.

Además, debe realizarse evaluaciones periódicas de la situación clínica del paciente siguiendo una sistemática. Desde el punto de vista de la ventilación, deben vigilarse el color, el grado de dificultad respiratoria, los movimientos respiratorios y la auscultación pulmonar.

Mecánica ventilatoria

Muchos respiradores de transporte ofrecen datos de monitorización de la función ventilatoria, tales como volumen tidal espirado y presión media de la vía aérea.

En el caso de no disponer de esta información es recomendable controlar de forma sistemática los volúmenes realizados por el paciente mediante espirómetros adaptables a los respiradores de transporte, para evitar volutrauma y/o barotrauma.

"Se debe monitorear la presión media de la vía aérea y volumen tidal espirado "

Oximetría de pulso

Aunque los actuales monitores de transporte suelen incorporar pulsioxímetros, éstos pueden ser utilizados individualmente por el equipo de traslado. Las características que deben cumplir son similares a las de otros equipos: tamaño y peso reducidos, batería propia y relativamente insensibles a los movimientos.

Constituye un elemento de alto valor e imprescindible durante el traslado de pacientes críticos, sobre todo cuando éstos requieren ventilación asistida. Son indicadores en forma precoz, aún antes de que aparezcan manifestaciones clínicas de la eficacia de la administración de oxígeno.

Capnografía

Es un método de monitorización que tiene gran utilidad durante el transporte de pacientes de unidades de cuidados intensivos, no sólo como método continuo de verificación de la posición del TET en la vía aérea, sino también para optimizar la ventilación durante el transporte.

Distintos estudios han demostrado que durante el transporte ocurren alteraciones significativas en la ventilación de los pacientes. Por tanto, la monitorización del CO_2 espirado es una herramienta particularmente útil en el transporte de niños críticos, ofreciendo un conocimiento más detallado y continuo del estado ventilatorio del paciente.

Gasometría

En la actualidad existen analizadores portátiles de gases sanguíneos que permiten mejorar la ventilación, corroborar los datos obtenidos con el resto de parámetros monitorizados y reconocer de forma precoz problemas en el intercambio de gases en el paciente.

Es importante mantener durante el traslado contacto tanto con el hospital remitente como con el centro receptor, ya sea de forma directa o a través de un centro coordinador, mediante radio o teléfono móvil, para confirmar la hora aproximada de llegada y por si fuese necesario recibir apoyo especializado

Monitor de signos vitales

Es conveniente el disponer de un monitor de ECG (electrocardiógrafo) portátil con al menos dos canales de presión, que permitan la monitorización continua de frecuencia cardiaca, trazado electrocardiográfico, tensión arterial invasiva, saturometria, capnografia y si es necesario, presiones pulmonares y presión intracraneal. Debe disponer de una batería propia de al menos dos horas de autonomía y auto recargable al conectarse a una fuente de energía en el lugar de destino.

Arm Durante el Transporte Interhospitalario e Intrahospitalario

Equipamiento: Respiradores de transporte

En los siguientes casos se recomienda el uso de ventiladores de transporte:

• Aquellos pacientes quienes su condición clínica requiera estrictos controles de oxigenación y ventilación (trauma de cráneo grave, injuria pulmonar aguda). (nivel de evidencia II).

• Aquellos en los que una adecuada oxigenación depende básicamente de los niveles de presión positiva al final de la espiración (Peep). (nivel de evidencia II).

• Traslados prolongados por más de 10 minutos.(nivel de evidencia II).

• Pacientes con síndrome de distress respiratorio agudo (SDRA) y/o que requieran valores de peep >15 cmH_2O, no deberían ser movilizados fuera de UCI. (nivel evidencia III).

Sin embargo, se deben tener en cuenta ciertas particularidades del transporte intrahospitalario como la ventilación en la resonancia nuclear magnética (RM), ya que la mayor parte de los respiradores de transporte son incompatibles con ésta, al igual que el uso de bombas de infusión.

Siempre que se disponga de un respirador portátil es preferible su uso, ya que es más fácil el determinar el volumen tidal administrado, la frecuencia respiratoria y la existencia de alarmas que permiten una mayor seguridad en la ventilación.

En la actualidad es recomendable el uso de un respirador de transporte, ya que son, más fácilmente manuables que los convencionales tecnológicamente fiables, y se ha demostrado que existe una menor fluctuación de los parámetros ventilatorios que con la ventilación manual.

Los respiradores de transporte están diseñados para ser utilizados durante cortos períodos de tiempo y en situaciones extremas (cambios de temperatura, altitud, lluvia, golpes, etc.). Estas premisas hacen que deban tener unas características generales comunes.

Básicamente un respirador de transporte debe ser ligero de peso (entre 2 y 3 kg.), tener un tamaño adecuado , ser resistentes y con controles y mandos en el mismo plano. Deben tener capacidad de operar en modalidad de ventilación controlada y siendo deseable aunque no imprescindible , el que disponga de modalidad ventilación asistida. Debe disponer de controles independientes de frecuencia respiratoria (Fr), volumen minuto (Vm) y al menos dos posibilidades de fracción inspiratoria de oxígeno (FIO_2), al 100% y 50%, además de contar con batería que le permita funcionar autónomamente al menos dos horas.

Es aconsejable el uso de aquellos que dispongan de un sistema de alarmas de baja presión o desconexión y de alta presión o insuflación excesiva . Las fuentes de energía pueden ser neumáticas o electrónicas. En el caso en que el respirador esté equipado con batería eléctrica debe disponer de una alarma de "baja batería", que advierta la última hora restante.

Puede tener, ya sea como dispositivo integrado en el respirador o mediante válvula independiente que se incorpora a la salida espiratoria del circuito, la posibilidad de disponer de PEEP. Deben ser capaces de continuar funcionando a pesar de sufrir impactos.

Con respecto a las fuentes de oxígeno, de distinto tamaño, tener en cuenta que con 200 barr a un caudal de 12 litros /minuto , la duración del cilindro es de aproximadamente 90 minutos, aunque lo deseable es suministrar al menos durante dos horas una FIO_2 del 100% a un caudal de 25 litros /minuto. Consumo de gas: es el gas utilizado por el respirador para su control neumático, siendo aceptable un consumo inferior a 5 l/min. A este consumo se debe sumar el total o parte del volumen minuto del paciente en función de la FiO_2 utilizada, a fin de estimar las previsiones de consumo de gas durante el traslado.

Seguridad: deben poseer una válvula de sobrepresión que corte el flujo cuando la presión pico sobrepase un límite prefijado y una válvula antiasfixia que permita al paciente respirar aire ambiente si falla la fuente de energía.

Circuitos: los circuitos de los respiradores de transporte suelen disponer de una tubuladura única, esto supone que deben poseer una válvula espiratoria.

Lo importante es que las personas dedicadas a realizar transporte pediátrico conozcan las características del respirador que utilizan habitualmente y estén familiarizados con su uso.

Si el niño está recibiendo ventilación mecánica con un respirador convencional inicialmente deben colocarse los mismos parámetros en el respirador de transporte, pero hay que comprobar que la ventilación y la oxigenación conseguida con el nuevo respirador sea similar a la anterior.

Las dos variables que limitan el uso en Pediatría son el volumen tidal (Vt) más bajo que puedan proporcionar, y la frecuencia respiratoria (FR) más alta que puedan conseguir.

La interposición de elementos entre la válvula espiratoria y la tráquea (TET, intercambiadores calor-humedad, tubos corrugados, capnógrafos y piezas de conexión), incrementan el espacio muerto y pueden determinar una ventilación insuficiente con hipercapnia por lo que puede ser necesario escoger un material más adecuado (filtros pequeños, retirar tubos corrugados, etc.) y/o programar un Vt superior (12-15 ml/kg) para conseguir una adecuada ventilación.

Además, cualquier sistema respiratorio (constituido por el respirador y las tubuladuras) atrapa una parte del volumen tidal en cada respiración (volumen compresible); es importante conocerlo para saber si ese respirador es adecuado para la edad del paciente, o si lo podemos compensar en caso necesario.

En líneas generales, los parámetros de inicio para la programación de un respirador de transporte son similares a la programación de un respirador convencional.

Modalidad de ventilación:

- Si el respirador dispone de modalidades sincronizadas deben elegirse. Si no dispone de ellas, o se pretende que funcione como una ventilación controlada, se debe hacer una adaptación farmacológica (sedación y relajación) con el fin de evitar desadaptación y riesgo de barotrauma.
- Volumen corriente (Vt): habitualmente 7-10 cc/kg. Es necesario tener en cuenta el espacio muerto y el volumen compresible. La forma de saber que el Vt es adecuado será mediante la expansión del tórax y la auscultación.
- Los respiradores más modernos son capaces de medir el volumen corriente espirado. La saturación transcutánea de oxígeno y la capnografía aportarán más datos acerca de ventilación y oxigenación .
- La mayoría de los pacientes evidenciaron tanto hipo como hiperventilación durante el traslado, a pesar de estar en manos de terapistas entrenados (evidencia clase II).
- La ventilación manual sin control de volumen minuto espirado y/o sin ventilador de transporte, demostró alta incidencia estadísticamente significativa de hipocapnia como complicación frecuente (nivel evidencia clase I).
- Waydas et al estudiaron en forma prospectiva 49 traslados intrahospitalarios, usando respirador de transporte durante el mismo. El 84% presentó deterioro de la función respiratoria (descripta como la caída de la PaO_2/FiO_2). Esta caída requirió un aumento de la FiO_2 en 61% y un aumento de la Peep en un 25%.

• En un 20% de los pacientes, esta caída de la PaO_2/FiO_2 persistió hasta luego de 24horas.El requerimiento de Peep pretransporte resultó ser la variable más significativa de los cambios de PaO_2/FiO_2 post tansporte, definiendo a dichos pacientes con injuria pulmonar aguda y requerimientos de Peep , como población con altos riesgos de complicaciones durante el traslado. (nivel evidencia clase II).

Parámetros Iniciales de ARM

Si bien no existen fórmulas ni recetas, es aconsejable el inicio lo más similar posible al setting previo establecido en UCI. Estimativamente proponemos lo siguiente:

- Volumen corriente 7-10 ml x kg peso
- PIP: 20- 25 cmH_2O
- Tiempo inspiratorio (seg) RN: 0,3-0,5
- Lactante: 0,5-0,8
- Pre-escolar: 0,7-1
- Escolar: 0,9-1,4
- Frecuencia (respiraciones RN: 40-50 por minuto)
- Lactante: 30-40
- Pre-escolar: 20-30
- Escolar: 15-20
- Relación I:E 1:2 - 1:3
- PEEP (cm H_2O) 5
- FiO_2 100%

FiO_2: fracción inspirada de oxígeno. PIP: pico de presión inspiratoria.
RN: recién nacido.

Pico de presión (PIP): se programa en modalidades de presión. En general un pulmón sano se ventila con valores inferiores a 20 cm de H_2O.

Intentar reproducir setting en UCI.

Fracción inspirada de oxígeno (FiO_2): la mayor parte de los respiradores de transporte solo disponen de dos opciones de FiO_2. Inicialmente se programa una FiO_2 de 100 %; posteriormente se ajustará en función de la saturación y gases, intentando utilizar valores menores a 60 % si disponemos de mezclador.

Alarmas de presión: la alarma de presión alta tiene como objetivo proteger del barotrauma y se suele programar 5-10cm de H_2O por encima de los valores de PIP que está alcanzando el paciente (en general < 35-40cm de H_2O). La alarma de presión baja tiene como objetivo detectar caídas de presión por desconexiones.

Presión positiva al final de la espiración (PEEP): el nivel inicial se sitúa en 5cm de H_2O. En caso de hipoxemia de origen respiratorio, se incrementará progresivamente de 2 en 2cm H_2O hasta obtener la mejor oxigenación con menor repercusión hemodinámica (PEEP óptima).

Cuidados durante el transporte

En el transporte medicalizado, "ventilar" al paciente no significa trasladar al paciente a otro hospital lo antes posible. En ningún caso está justificado precipitar el viaje en un paciente inestable.

El peor hospital es mejor que la ambulancia más moderna.

Si es posible que el niño empeore durante el transporte probablemente empeorará. Desde el punto de vista respiratorio antes del traslado se debe asegurar una vía aérea permeable. En el caso de que existan dudas, se debe intubar y ventilar mecánicamente al paciente. El nivel de vigilancia y cuidados de un paciente intubado durante el transporte será, al menos, igual al que tendría en una UCI. La monitorización debe ser lo más completa posible, lo cual facilita la vigilancia del paciente. (nivel evidencia II).

1- La ansiedad, el miedo, el dolor y la agitación pueden ser causa de desadaptación al respirador. Se deben utilizar fármacos hipnóticos, analgésicos y, eventualmente, relajantes musculares para adaptar al paciente a la VM, en particular cuando se utilicen respiradores que sólo permitan ventilación controlada. Los fármacos elegidos dependerán de las circunstancias del paciente, de la situación y de la experiencia del equipo médico. **(Ver tabla 36.1).** Es útil el uso del índice biespectral (BIS), que demostró mejoría tanto en la administración adecuada de sedoanalgesia como en reducir la incidencia de alerta conciente.

2- Los momentos más delicados del transporte son aquellos en los que se debe movilizar al paciente, sobre todo si está intubado. Para evitar riesgos, la movilización del paciente se hará de forma cuidadosa, ocupándose una persona específicamente de sujetar el TET.

3- Debe vigilarse con frecuencia la fijación y la permeabilidad del TET. Si es posible, una de las personas sujetará el tubo endotraqueal a la entrada de la nariz o boca, para evitar los desplazamientos durante el traslado.

4- Debe vigilarse el buen funcionamiento del respirador de transporte y el nivel de las tubos de oxígeno y aire.

5- Ante cualquier eventualidad que afecte al sistema respiratorio (obstrucción del TET, broncoespasmo, extubación, neumotórax, fallo del respirador, etc.) debe realizarse ventilación con bolsa y mascarilla hasta resolverla.

Tabla 36.1. MEDICACIÓN PARA TRANSPORTE
Anticomiciales
• Diazepam • Tiopental • Fenitoína • Fenobarbital
Inotrópicos – Vasopresores
• Adrenalina • Noradrenalina • Dopamina • Dobutamina • Isoproterenol
Analgésicos - Sedantes – Relajantes
• Etomidato • Midazolam • Fentanilo • Morfina • Ketamina • Propofol • Rocuronio • Vecuronio • Succinilcolina
Asma
• Salbutamol • Metilprednisolona
Dextrosa – Electrolitos
• Bicarbonato Na 1M • Cloruro cálcico • Gluconato cálcico • Cloruro sódico • Cloruro potásico • Sulfato de magnesio • Dextrosa 25% y 50%
Antiarrítmicos – Antihipertensivos
• Adenosina • Amiodarona • Atropina • Lidocaína • Nitroprusiato • Verapamilo • Labetalol • Propranolol
Varios
• Dexametasona • Hidrocortisona • Difenhidramina • Prostaglandina E1 • Furosemida
Antídotos
• Flumazenilo • Naloxona

Material respiratorio para el transporte pediátrico (Ver tabla 36.2)

Tabla 36.2. EQUIPAMIENTO TRANSPORTE PEDIÁTRICO
Material de vía aérea y ventilación
• Sondas de aspiración y sonda rígida (Yankauer) • Sondas naso-orogástricas (tipo Salem) • Cánulas de Guedel (00 hasta 5) • Tubos nasofaríngeos • Máscaras faciales de neonato hasta adulto • Bolsas autoinflables con reservorio, de 250 500 y 1.500 ml • Pinzas de Magill • Laringoscopio, palas rectas (0 y 1) y curvas (1 al 4), pilas y lamparitas de repuesto • Tubos endotraqueales con/sin balón (2,5 al 7,5) • Humidificadores de nariz • Mascarillas laríngeas (tamaños 1 al 3) • Antiparras • Válvula de PEEP • Estetoscopio • Catéteres drenaje pleural de 8 a 16 F
Material inmovilización y control térmico
• Collares tipo Philadelphia • Inmovilizador lateral cervical • Férulas metálicas y/o neumáticas diferentes tamaños • Tabla espinal • Colchón de vacío • Manta térmica de aluminio o de tela plástica transparente
Material monitorización
• Electrodos • Capnógrafo (deseable) • Manguitos de tensión arterial
Material fijo
• Respirador de transporte/incubadora de transporte neonatal (con respirador incorporado) • Monitor multiparamétrico (ECG, FR, TA, SaO_2) • Desfibrilador • Aspirador de secreciones portátil eléctrico/manual • Tubos de oxígeno y aire • Tubuladuras de conexión • Cinta, tijeras, termómetro, linterna, guantes
Material circulación
• Equipos de administración IV. Llaves de 3 vías • Bombas de infusión. Bolsa de presión para infusión rápida fluidos • Agujas butterflies (23-25G) y Abbocath® (14-24G) y agujas intraóseas • Agujas hipodérmicas y jeringas • Catéteres venosos centrales • Bolsas de suero 500 ml de SSF, Ringer Lactato, Bicarbonato 1/6M, dextrosa 5% • Manitol • Set de disección venosa
ECG: electrocardiograma, FR: frecuencia respiratoria,TA: tensión arterial, $SatO_2$: saturación transcutánea de oxígeno.

Complicaciones más Frecuentes

Es alto el porcentaje de complicaciones (entre el 20% y el 60% según distintos autores).

Respiratorias

- Extubación accidental
- Complicaciones para reincubación (vía aérea difícil)
- Desplazamiento del tubo endotraqueal, atelectasias.
- Hipocapnia - Hipercapnia - Alcalosis y/o acidosis respiratoria
- Hiperinsuflación - Barotrauma - Volutrauma
- Desadaptación al respirador.
- Obstrucción del tubo endotraqueal por secreciones.

Hemodinámicas

- Arritmias
- Hipotensión
- Disminución del retorno venoso
- Hipotermia
- Pérdida de accesos vasculares

Fallo del Equipo

Cese en el suministro de oxígeno, desperfectos técnicos del sistema de aspiración, fallo en el vehículo, agotamiento de baterías del monitor, de las bombas de infusión con interrupción de administración de drogas vasoactivas, fallo del respirador, etc.

Conclusiones

Durante los traslados, en general, las grandes dificultades se derivan de pequeños problemas no previstos inicialmente. Es necesario, ante todo, prever y anticipar.

El "transporte ideal" es aquel en el que las actuaciones son mínimas o nulas.

Podemos concluir junto con Link que cuando el transporte intrahospitalario lo realiza un equipo entrenado y especializado en el movimiento de pacientes, con una buena monitorización, las posibles complicaciones que puedan aparecer serán resueltas adecuadamente.

Referencias

1. Guidelines Committee of the American College of Critical Care Medicine; Society of Critical Care Medicine and American Association of Critical Care Nurses transfer guidelines task force. Guidelines for the transfer of critically ill patients. Crit Care Med 1993; 21: 931-7.

2. Warren J, Fromm RE Jr, Orr RA, Rotello LC, Horst HM; American College of Critical Care Medicine. Guidelines for inter and intrahospital transport of critically ill patients. Crit Car Med 2004; 32 (1): 256-62.
3. Branson RD Intrahospital transport of criticall ill, mechanilly ventilated patients. Resp Care 1992; 37: 77.
4. Braxton CC, Reilly PM, Schwab CW. The traveling intensive care unit patient. Surg Clin N Am 2000; 80(3):949-56.
5. Braman SS, Dunn SM, Amico CA, Millman RP. Complications of intrahospital transport in critically ill patients. Ann Intern Med 1987; 107:469-73.
6. Woodward GA, Insoft RM, and Kleinman ME, eds. Guidelines for Air and Ground Transport of Neonatal and Pediatric Patients, 3rd ed. Elk Grove Village: American Academy of Pediatrics, 2006.
7. Dockery WK, Futterman C, Keller SR, Sheridan MJ, Akl BF. A comparison of manual and mechanical ventilation during pediatric transport. Crit Care Med 1999; 27:802-6.
8. Woodward GA, Insoft RM, and Kleinman ME, eds. Guidelines for Air and Ground Transport of Neonatal and Pediatric Patients, 3rd ed. Elk Grove Village: American Academy of Pediatrics, 2006.
9. Waydas C, Schneck G, Duswald KH. Deterioration of respiratory function after intra-hospital transport of critically ill surgical patients. Intensive Care Med 1995; 21:784-9.
10. Stevenson A, Fiddler C, Craig M, Gray A. Emergency department organisation of critical car transfers in UK. Emerg Med J 2005; 22: 795-8.
11. Wetzel RC, Burns RC. Multiple trauma in children: Critical care overview. Crit Care Med 2002; 30 (11 Suppl): S468-77.
12. Martinón Sánchez JM, Martinón Torres F, Rodríguez Núñez A, Martínez Soto M^{a}I, Rial Lobaton C, Jaimovich DG. Visión pediátrica del transporte medicalizado. An Esp Pediatr 2001; 54: 260-6.
13. Andrew C. H. Barton, MD; Janet E. Tuttle-Newhall, MD; and James E. Szalados, MD, FCCP Portable Power Supply for Continuous Mechanical Ventilation During Intrahospital Transport of Critically III Patients With ARDS .Chest 1997;112;560-3.
14. Jaimovich DG. Transporte de pacientes pediátricos críticos: entrando en una nueva era. An Esp Pediatr 2001; 54: 209-12.
15. Stevenson A, Fiddler C, Craig M, Gray A. Emergency department organisation of critical car transfers in UK. Emerg Med J 2005; 22: 795-8.
16. Warren J, Fromm RE Jr, Orr RA, Rotello LC, Horst HM; American College of Critical Care Medicine. Guidelines for inter and intrahospital transport of critically ill patients. Crit Car Med 2004; 32 (1): 256-62.
17. Ajizian SJ, Nakagawa TA. Interfacility transport of the critcally ill pediatric patient. Chest 2007; 132: 1361-7.
18. Ehrenwerth J, Sorbo S , Transport of critically ill adults.Crit Care Med 1986; 14: 543-7.
19. Chen P, Macnab AJ, Sun C. Effect of transport team interventions on stabilization time in neonatal and pediatric interfacility transports. Air Med J 2005;24:244-7.
20. Olson CM, Jastremsky MS ,Vilogi JP , Stabilization of patients prior to interhospital transfer. J Trauma 1989; 29: 1497-9.
21. Martinón Sánchez JM, Martinón TF, Rodríguez NA, Martínez Soto MI, Rial LC, Jaimovich DG. Visión pediátrica del transporte medicalizado. An Esp Pediatr 2001; 54:260-6.
22. Link J, Krause H, Wagner W, Papadopoulos G. Intrahospital transport of critically ill patients. Crit Care Med 1990;18:1427-9.
23. Dockery WK, Futterman C, Keller SR, Sheridan MJ, Akl BF. A comparison of manual and mechanical ventilation during pediatric transport. Crit Care Med 1999; 27(4):802-6.

24. Chang DW; American Association for Respiratory Care (AARC). AARC Clinical Practice Guideline: in-hospital transport of the mechanically ventilated patient--2002 revision & update. Respir Care. 2002;47(6):721-3.
25. AARC Clinical Practice Guideline In-Hospital Transport of the Mechanically Ventilated Patient — 2002 Revision & Update Dockery WK, Futterman C, Keller SR, Sheridan MJ, Respiratory Care, june 2002, Vol. 47 Núm.6. Original publication: Respir Care 1993;38(11):1169-72.
26. Zuchelo, Lea Tami Suzuki,Paulo Antônio Chiavone Intrahospital transport of patients on invasive ventilation: cardiorespiratory repercussions and adverse events .J Bras Pneumol. 2009;35(4):367-74.
27. C. Hernández-Gancedo, D. Pestaña, A. Criado Monitorización del índice biespectral en el transporte intrahospitalario Rev. Esp. Anestesiol. Reanim 2007;54(3).
28. TobiasJ ,D,Lynch A , Garret J. Alterations of end tidal carbon dioxide during the intrahospital transport of children.Pediatr Emerg .Care 1996;12(4):249-51.
29. C Markakis, M Dalezios, C Chatzicostas, A Chalkiadaki, K Politi, P J Agouridakis Evaluation of a risk score for interhospital transport of critically ill patients. Emerg Med J 2006;23:313–7.
30. Waydhas C. Intrahospital transport of critically ill patients.Crit Care. 1999;3 (5):R83-9.
31. Ligtenberg JJ, Arnold LG, Stienstra Y,Van der Werf TS, Meertens JH, Tullekeken JE, Ziilstra JG.Quality of interhospital transport of critically ill patients: a prospective audit. Crit Care. 2005 Aug; 9 (4) :343-4.
32. Waydhas C. Intrahospital transport of critically ill patients.Crit Care. 1999;3 (5):R83-9.

Capítulo 37

Ventilación Pulmonar Mecánica en el Domicilio

Pablo Gustavo Minces

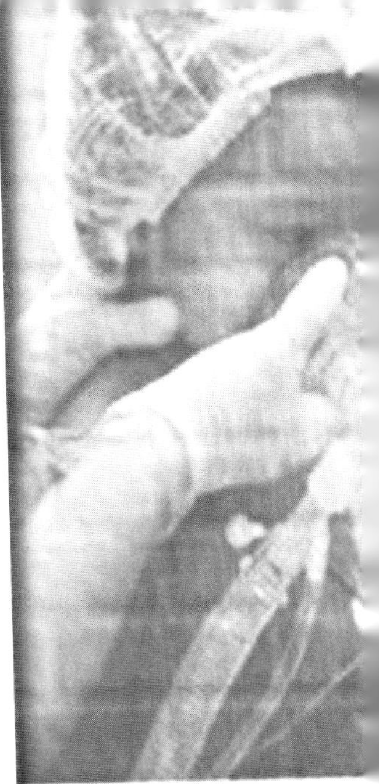

Introducción

Los cuidados intensivos pediátricos y neonatales son una práctica establecida en el nuestro país, en consonancia con su desarrollo mundial. Tanto en las unidades de cuidados intensivos neonatales como pediátricas (UCIP) se recuperan pacientes críticos, algunos de los cuales, o presentaban una enfermedad invalidante previa (por ejemplo una miopatía progresiva) o quedan con distintos grados de dependencia de asistencia respiratoria mecánica. Por ejemplo, un bebé con prematurez extrema sobreviviente puede necesitar un soporte respiratorio prolongado, un niño con sección medular traumática puede estar totalmente lúcido e imposibilitado para respirar en forma autónoma. Se ha estimado que este grupo de pacientes representa alrededor del 12% de la población de las unidades,[1] aunque este porcentaje puede alcanzar hasta el 30%[2].

Cuando un niño o un bebé quedan dependientes de algún soporte respiratorio artificial, las posibilidades están acotadas a mantenerlo internado en una UCIP por un tiempo indeterminado, trasladarlo a un centro de internación de pacientes crónicos con respirador por un período dependiente de sus posibilidades de rehabilitación, limitar el tratamiento permitiendo la evolución natural de la enfermedad o intentar incorporarlo a un programa de asistencia respiratoria domiciliaria (ARMD). La elección de la mejor opción no es sencilla, es individual para cada paciente y dependiente de muchas variables médicas, sociales, familiares, psicológicas, éticas, económicas, de salud pública, etc. El objetivo principal es intentar brindarle al niño enfermo y a su familia la mejor calidad de vida posible, reduciendo el riesgo de descompensaciones agudas, aumentar la reserva funcional, dentro de un ambiente que permita el crecimiento y desarrollo [3]

En los Estados Unidos, el inicio de la ARMD en niños comenzó en 1965, con un importante incremento a partir de 1981 [4]. En la República Argentina, la primera serie publicada fue en 2002 [5]. La prevalencia de niños en ARMD es alrededor de 6/100.000 niños [6,7]. El crecimiento del número de pacientes en ARMD se ha visto favorecido por la formación de equipos multidisciplinarios, la capacitación de enfermería y por la expectativa familiar de mejoría en la calidad de vida de los niños con insuficiencia respiratoria crónica [8]. En este capítulo abarcaremos los aspectos más importantes relacionados con la última opción, los programas de ARMD en la edad pediátrica.

Ventajas y desventajas

Para analizar las ventajas y las desventajas de la ARMD en los niños, podemos dividirlas sobre el impacto que esta modalidad asistencial puede tener en el paciente, en el sistema de salud, en el financiador, tanto público como privado y en la familia.

Para el niño, la principal ventaja es tener un proyecto de vida diferente a permanecer internado en un centro asistencial. La posibilidad de realizar actividades recreativas supervisadas, intentar algún modo de inserción social o de escolarización son ejemplos claros [5], dependientes, en parte, del tiempo que el niño pueda estar libre del respirador. Otras ventajas posibles son la menor exposición a gérmenes intrahospitalarios multirresistentes, menor posibilidad de hospitalismo, de deprivación afectiva, de alteraciones del sueño en un ambiente hostil, etc.

La principal desventaja consiste en el riesgo potencial de sufrir un evento grave en un ambiente con menor control médico.

Al sistema de salud le permite disponer de una cama de terapia intensiva para un niño agudamente enfermo. Sin embargo, desde el punto de vista del sistema de salud, también implica poner en marcha un programa complejo que necesitará recursos humanos y materiales.

Los costos para el financiador, tanto sea público como estatal, son significativamente menores que los de un paciente en internado en una unidad de terapia intensiva [5]. Además, el esfuerzo económico va dirigido hacia un proyecto de mejor calidad de vida para el niño.

Internar un niño para ARMD implica transferir una parte importante de la responsabilidad del cuidado a su familia. Existen numerosos estudios sobre el impacto familiar de esta modalidad asistencial. Por un lado, la familia puede sentirse útil [9], mantenerse unida y vivirlo como una experiencia positiva [10,11] aunque estas vivencias pueden cambiar con el tiempo sobre esta nueva "normalidad" de estilo de vida, apareciendo sensaciones de frustración o de pérdida de expectativas favorables [12].

La presencia de personas extrañas a la familia pueden ser vivenciados como una intromisión en la intimidad de la familia.

Indicaciones y contraindicaciones

Las indicaciones de ARMD, tanto en las modalidades invasiva como no invasiva, en un niño estable son variadas [5,13]. En líneas generales, está indicada en niños con insuficiencia respiratoria crónica, definida en este caso, como dependiente de asistencia respiratoria mecánica durante más de treinta días. Se incluyen los pacientes con deformaciones de la pared torácica, enfermedades cardíacas o pulmonares crónicas (ej. displasia broncopulmonar), enfermedades neuromusculares (miopatías, atrofia espinal, lesiones medulares) y enfermedades del sistema nervioso central (síndrome de hipoventilación central, enfermedad de Moebius).

La principal contraindicación es la inacapacidad familiar de afrontar este desafío, así como aquellas situaciones que éticamente pudieran ser cuestionables tales como niños con parálisis cerebral severa. Los niños en etapa terminal de una enfermedad incurable podrían ser considerados para ventilación domiciliaria no invasiva que les permitiera egresar del hospital sin sensación de asfixia, pudiendo completar la etapa final de su enfermedad en un entorno familiar.

Los principales problemas relacionados con la implementación de un programa de ARMD en pediatría son [14]:

- Equipamiento diseñado para adultos
- Impacto psicosocial sobre la vida familiar
- Limitación de recursos (por ejemplo, enfermería)
- Costos
- Aceptación por la comunidad
- Dilemas éticos.

La asistencia respiratoria puede ser completa o sólo nocturna (parcial), dependiendo de la edad y la enfermedad de base.

Puesta en marcha

a. Aspectos de la organización

Un programa de ARMD implica un nuevo modo de vida para el niño enfermo y para su familia. Los objetivos deben ser explicitados con claridad durante la internación hospitalaria ya que no siempre los familiares están en condiciones de asumir la responsabilidad. Idealmente, la inclusión de un niño en un programa de ARMD debiera ser una situación electiva, con la posibilidad de permitir un diálogo con los padres acerca de los desafíos, sus ventajas y sus desventajas del mismo. Sin embargo, en general la decisión es tomada en forma no electiva luego de haber padecido una intercurrencia aguda, casi siempre infecciosa, que puso de manifiesto un problema médico progresivo subyacente [15].

Para comenzar la ARMD, además de contar con los recursos humanos y materiales necesarios, deben cumplirse las condiciones detalladas en la tabla 37.1 [16].

Tabla 37.1. Condiciones clínicas necesarias para comenzar la ARMD en un niño

- Estabilidad respiratoria
  - o Ausencia de modificaciones en los parámetros del respirador en los últimos siete días
  - o Fracción inspirada de oxígeno (FiO_2) < 0,4
  - o Gasometría aceptable para la situación pulmonar
  - o Ausencia de disnea
- Ausencia de infección
- Vía aérea estable
- Hemodinamia estable
- Curva de peso en ascenso según la edad
- Estabilidad psicológica

La inclusión de un niño en un programa de ARMD puede, a veces, demorar meses. Las principales barreras son las actitudes de los profesionales, las discrepancias entre los responsables médicos y financiadores, el manejo pobre del servicio de salud, la presencia de problemas sociales complejos, problemas habitacionales y la falta de auditoría y control de resultados [17].

b. Aspectos prácticos

i. Recursos humanos

La implementación de un programa de ARMD implica un trabajo en equipo integrado por un coordinador responsable (médico de cabecera), fisioterapeuta respiratorio, neumólogo, psicólogo, neurólogo, asistente social, enfermería, etc. La familia debe estar entrenada en el manejo de las situaciones de emergencia tales como la disfunción de la cánula de traqueostomía (obstrucción o desplazamiento), haberse capacitado en reanimación cardiopulmonar y conocer el significado de las distintas alarmas. Debe haber comprendido los riesgos y los beneficios del programa y conocer el lugar de reinternación inmediata en caso de urgencia. El espacio físico debe ser adecuado en tamaño, accesibilidad y condiciones de higiene.

El punto de mayor dificultad, dentro de los recursos humanos, reside en la enfermería. Por un lado existe una escasez general de enfermeras disponibles capacitadas, sobre todo en la edad pediátrica. Por otro lado, el impacto en los costos es muy alto, pudiendo llegar a representar el 60 % de los mismos [5,18]. Los requerimientos de enfermería son muy variables, yendo desde ninguna enfermera, pasando por el apoyo nocturno hasta la cobertura durante 24 horas, dependiendo, en general, de la situación familiar. Si bien la presencia de una enfermera permanente crea una sensación de mayor seguridad, además del alto costo, pueden presentarse situaciones conflictivas en la convivencia.

ii. Recursos materiales

Para iniciar un programa de ARMD en la edad pediátrica se necesitan recursos materiales que deben estar disponibles en el domicilio antes del traslado desde el hospital. La revisión minuciosa de un listado previamente establecido evitará situaciones de riesgo y tensión.

Tabla 37.2. Recursos materiales mínimos para la asistencia respiratoria mecánica domiciliaria
· Respirador portátil
· Aspirador/nebulizador eléctrico
· Aspirador portátil
· Oxímetro de pulso (con sensor y alarma)
· Concentrador de oxígeno
· Tubo de oxígeno comprimido con manómetro y flujímetro
· Bolsa para ventilación manual
· Narices artificiales o calentador/humidificador
· Clorhexidina
· Gasas estériles
· Jeringas descartables de 5 ml
· Cánulas de traqueostomía para recambio
· Manoplas descartables
· Sondas de aspiración
· Solución fisiológica
· Juego de tubuladura del respirador para recambio
· Teléfono
· Luz de emergencia
· Conexión con un sistema de ambulancias para eventuales traslados de emergencias
· Medicamentos
· De ser necesario, elementos para alimentación por gastrostomía

El respirador, el oxímetro de pulso, y el aspirador deben ser probados en el ambiente hospitalario antes de la ida al domicilio.

Las modalidades ventilatorias más difundidas son la realizada a través de una traqueostomía (invasiva) y la ventilación no invasiva. La implementación de un sistema de estimulación eléctrica frénica por medio de un marcapasos diafragmático es una situación excepcional en la edad pediátrica. Podría tener su utilidad en pacientes sin enfermedad muscular ni lesión de los nervios frénicos con dependencia permanente de soporte respiratorio. Podría considerarse en aquellos niños con lesión cervical por encima de C3 o con síndrome de hipoventilación alveolar central. No hay publicaciones suficientes en la edad pediátrica que evalúen los resultados a largo plazo. Hay problemas potenciales como la fatiga diafragmática, la lesión de los nervios frénicos, etc.

La elección del modo ventilatorio invasivo o no invasivo dependerá de la edad del paciente, de la capacidad de colaborar, de la enfermedad de base y de la necesidad de soporte respiratorio permanente completo o parcial (nocturno o durante el sueño).

Ventilación invasiva a través de una traqueostomía

Este modo ventilatorio es el más frecuente en ARMD. La vía aérea es segura, cómoda y el manejo de las secreciones es sencillo. Requiere un abordaje quirúrgico. El respirador ideal debe ser fácilmente trasladable, de manejo simple, confiable, con una batería para brindarle autonomía, con alarmas de desconexión y contar con un pistón o una turbina interna para comprimir los gases inspirados. La conexión externa de oxígeno puede ser desde un concentrador eléctrico o desde un tubo de gas comprimido. Esto permite aportar hasta 5 L/min de oxígeno, pudiendo alcanzar una fracción inspirada máxima cercana a 50%.

Los equipos disponibles para ARMD domiciliario han evolucionado significativamente en los últimos años. Inicialmente sólo se disponía de respiradores portátiles volumétricos. La falta de flujo continuo en la vía aérea, el tamaño de las tubuladuras, la necesidad de abrir una válvula inspiratoria en las respiraciones espontáneas y la escasa precisión en volúmenes corrientes pequeños, hacen difícil la implementación en niños con peso menor a 10 Kg [19]. Por otra parte, las pérdidas de aire por la cánula de traqueostomía hacen que el mantenimiento del volumen corriente sea más estable con los modos limitados por presión.

Los parámetros del respirador son levemente más altos que aquellos de la internación domiciliaria [16]. Si se utiliza un equipo volumétrico, se emplean 10 a 20 mL/Kg de volumen corriente, en función de las pérdidas de aire. La relación I:E es mayor a 1:2 y la frecuencia respiratoria será acorde a la edad. Es ideal, si se dispone, manejar una CO_2 al final de la espiración ($ETCO_2$) entre 30 y 35 mmHg para disminuir la sensación de disnea. De necesitar aporte extra de oxígeno, situación infrecuente, el objetivo es una oximetría de pulso > 93%. El agregado de presión positiva al final de la espiración (PEEP) se realiza por medio de un dispositivo sencillo adosado a la válvula espiratoria. La PEEP puede interferir con el disparo espontáneo.

El desarrollo de respiradores portátiles microprocesados permite ventilar pacientes pequeños al disponer de modos ventilatorios limitados por presión y ciclados por tiempo. Es preferible usar un modo asistido/controlado ya que la ventilación mandatoria intermitente sincronizada (SIMV) necesita una fuente extra de gas comprimido.

Si el niño depende en forma absoluta del respirador, idealmente debería contar con un equipo de repuesto. La realidad socioeconómica no permite esta situación. Frente a una falla en el equipo, situación infrecuente, el paciente es mantenido mediante bolseo manual hasta lograr la sustitución urgente del equipo. De lo contrario debe ser hospitalizado transitoriamente. Las complicaciones graves vinculadas a fallas en los equipos son muy infrecuentes [20].

La utilización de cánulas de traqueostomía con balón está reservada a niños mayores, con patología pulmonar grave y en quienes se necesita evitar la aspiración de secreciones. No es posible la fonación cuando el balón está inflado.

Dentro del entrenamiento de los familiares y de las personas que asistirán al niño, se destaca el cuidado de la cánula de traqueostomía. La mayoría de las complicaciones importantes de la ARMD están vinculadas a la disfunción de esta cánula. Se los debe entrenar en la aspiración y en el cambio de la misma. La aspiración de la cánula de traqueostomía se realiza con manoplas no estériles, evitando introducir la sonda más allá de la cánula para no lesionar la mucosa traqueal. La sonda de succión se retira aspirando y con un movimiento rotatorio axial. Existen instructivos detallados destinados a los familiares [21]. No existe una definición firme con respecto a la frecuencia de cambio de la cánula. Se acepta su cambio semanal o cuando se observe algún tipo de disfunción. Un diámetro exterior que no ocluya completamente la luz traqueal evitará lesiones y permitirá la fonación.

Dada la ausencia de acondicionamiento del aire al no pasar por las fosas nasales, resulta importante su calentamiento y humidificación. Puede emplearse un calentador humidificador convencional o, mejor aún, una pieza de intercambio de humedad y calor ("nariz artificial" o HME).

Ventilación no invasiva

La ventilación no invasiva (VNI) en el domicilio es posible en los niños mayores que puedan colaborar, que necesiten del soporte en forma intermitente y que puedan mantener permeable la vía aérea [14]. Se evita la traqueostomía y, en general, es mejor aceptada socialmente. Se utiliza, preferentemente la interface nasal. Ésta es mejor tolerada que la facial, no hay sensación de claustrofobia y permite la alimentación y la fonación. Las pérdidas de aire, tanto sea por la pieza nasal como por la boca, hacen que sólo sea posible mantener un volumen corriente estable en modos limitados por presión. Se utilizan presiones inspiratoria (IPAP) y espiratoria (EPAP) crecientes. En general se utilizan valores de IPAP entre 5 y 18 cm H_2O y de EPAP alrededor de 2 a 10 cm H_2O. .

Está principalmente indicada en pacientes con enfermedades neuromusculares, enfermedades pulmonares crónicas y en el síndrome de hipoventilación central[22]. En este caso, el equipo de contar con un mecanismo de disparo por tiempo. En virtud de la presión ejercida por la pieza nasal sobre la cara, su uso prolongado en pacientes en crecimiento puede provocar hipoplasia del macizo facial [23]. La presencia de secreciones nasales de una infección respiratoria alta viral, muy común en la edad pediátrica, puede entorpecer la VNI, pudiendo ser necesaria la internación hospitalaria y la intubación traqueal. En ocasiones puede ser necesario realizar una adenotonsilectomía para facilitar su implementación.

Las tubuladuras de los equipos de VNI tienen menor frecuencia de contaminación con gérmenes patógenos que las de los equipos de VI [24], recomendándose su limpieza con agua caliente y detergente. La descontaminación estaría indicada cuando las tubuladuras estay francamente sucias o en aquellos pacientes traqueostomizados muy susceptibles a las infecciones respiratorias [24].

Seguimiento de la ARMD

Tal como sucede en la internación hospitalaria, es imprescindible llevar una historia clínica donde se registren los controles, las novedades y las indicaciones, incluyendo los parámetros del respirador.

Si bien se han descrito diferencias significativas entre los parámetros indicados y los observados realmente en controles de calidad, estas diferencias no se acompañaron de complicaciones clínicamente importantes tales como reinternaciones hospitalarias. Tampoco se han descrito fallas en el equipamiento que implicaran riesgos importantes para la salud de los pacientes [25].

Es conveniente dejar establecido un régimen de visitas al domicilio así como también el de internaciones hospitalarias programadas para revaloración. Estas últimas dependerán de la estabilidad del paciente, de la edad y, de la enfermedad de base.

El control del equipamiento lo realiza la empresa proveedora.

Pronóstico

El pronóstico puede ser evaluado a través de la mortalidad o de la calidad de vida [5] y dependerá de la etiología principal del problema. En un estudio de 48 años [26] de experiencia mostró a la ARMD como efectiva con respecto a la sobrevida y a la mejoría de la función pulmonar. En niños con lesiones medulares, la sobrevida es mayor a 71% a los diez años, con posibilidades de escolaridad y muy baja frecuencia de internaciones anuales [27].

Referencias

1. Fraser J, Mok Q, Tasker RC. Survey of occupancy of paediatric intensive care units by children who are dependent on ventilators. BMJ 1997;315:347-8.
2. Fraser J, Henrichsen T, Mok Q, Tasker RC. Prolonged mechanical ventilation as a consequence of acute illness. Arch Dis Child 1998;78:253-6.
3. Goldberg A. Ventilación mecánica en domicilio: aspectos organizativos. En Tratado de Cuidados Intensivos Pediátricos 3ª edición. Editor: Dr. Francisco Ruza Tarrió. Norma – Capitel – Ediciones. Madrid, España 2002.
4. Toder DS, McBride JT. Home care of children dependent on respiratory technology. Pediatr Rev 1997;18:273-80.
5. Minces PG, Schnitzler EJ, Pérez CA, Díaz SM, Llera J, Lasa M. Asistencia respiratoria mecánica domiciliaria en la edad pediátrica. Arch Arg Ped 2002;100:210-5.
6. Gowans M, Keenan HT, Bratton SL The population prevalence of children receiving invasive home ventilation in Utah Pediatr Pulmonol. 2007;42(3):231-6.
7. Lloyd-Owen SJ, Donaldson GC, Ambrosino N et al. Patterns of home mechanical ventilation use in Europe: results from the Eurovent survey. Eur Respir J. 2005;25(6):1025-31.
8. Amin RS, Fitton CM. Tracheostomy and home ventilation in children. Semin Neonatol. 2003;8(2):127-35.
9. Mah JK, Thannhauser JE, Kolski H et al Mah JK. Parental stress and quality of life in children with neuromuscular disease. : Pediatr Neurol. 2008;39(2):102-7.
10. Sevick MA, Sereika S, Matthews JT, et al. Home-based ventilator-dependent patients: measurement of the emotional aspects of home caregiving. Heart Lung.1994;23(4):269-78
11. Quint RD et al. Home care for ventilator-dependent children. Psychosocial impact on the family. Am J Dis Child 1990;144(11):1238-41.
12. Mah JK, Thannhauser JE, McNeil DA et al. Being the lifeline: the parent experience of caring for a child with neuromuscular disease on home mechanical ventilation . Neuromuscul Disord. 2008;18(12):983-8.
13. Ottonello G, Ferrari I, Pirroddi IM et al. Home mechanical ventilation in children: retrospective survey of a pediatric population. Pediatr Int. 2007;49(6):801-5.
14. José Oliva Proença Filho y Norberto Antonio Freddi. Ventilación Pulmonar Mecánica en el Domicilio. In: Ventilación Pulmonar Mecánica en Pediatría. Werther Brunow de Carvalho, Hassel Jimmy Jiménez y Jorge S. Sasbón editores. 1ª edición. Editorial Atheneu. Río de Janeiro, Brasil. 2006. pág 305-12.
15. Sritippayawan S, Kun SS, Keens TG et al. Initiation of home mechanical ventilation in children with neuromuscular diseases. J Pediatr. 2003;142(5):481-5.
16. García Teresa MA. Ventilación mecánica en domicilio: aspectos prácticos. In: Tratado de Cuidados Intensivos Pediátricos Editor: Dr. Francisco Ruza Tarrió. Norma – Capitel – Ediciones. 3ª dición. Madrid, España 2002.
17. Noyes J. Barriers that delay children and young people who are dependent on mechanical ventilators from being discharged from hospital. J Clin Nurs 2002;11:2-11.

18. Fields AI, Rosenblatt A, Pollack MM et al. Home care cost-effectiveness for respiratory technology-dependent children. Am J Dis Child 1991;145:729-3.
19. Toder DS, McBride JT. Home care of children dependent on respiratory technology. Pediatr Rev 1997;18:273-80.
20. Farré R, Navajas D, Prats E et al. Performance of mechanical ventilators at the patient's home: a multicentre quality control study. Thorax. 2006;61(5):369-71.
21. Vanderbildt University Medical Center, Vanderbilt Children's Hospital. "Suctioning and Cleaning the Suction Catheters" http://vumcportal1.mc.vanderbilt.edu:2232/edocsDirectory/pdf/hci.0096.SuctioningClean.pdf.
22. Villa MP, Dotta A, Castello D. Bi-level positive airway pressure (BiPAP) ventilation in an infant with central hypoventilation syndrome. Pediatr Pulmonol. 1997 ;24(1):66-9.
23. Li KK, Riley RW, Guilleminault C. An unreported risk in the use of home nasal continuous positive airway pressure and home nasal ventilation in children: mid-face hypoplasia. Chest. 2000;117(3):916-8.
24. Toussaint M, Steens M, Van Zeebroeck A et al. Is disinfection of mechanical ventilation tubing needed at home?. Int J Hyg Environ Health. 2006;209(2):183-90
25. Srinivasan S, Doty SM, White TR et al. Frequency, causes, and outcome of home ventilator failure. Chest. 1998;114(5):1363-7.
26. Duiverman ML, Bladder G, Meinesz AF et al. Home mechanical ventilatory support in patients with restrictive ventilatory disorders: a 48-year experience. Respir Med. 2006;100(1):56-65.
27. Gilgoff RL, Gilgoff IS. Long-term follow-up of home mechanical ventilation in young children with spinal cord injury and neuromuscular conditions. J Pediatr. 2003;142(5):476-80.

Capítulo 38

Rol del Endoscopista Respiratorio en la Unidad de Cuidados Intensivos Pediátricos

Carlos Tiscornia

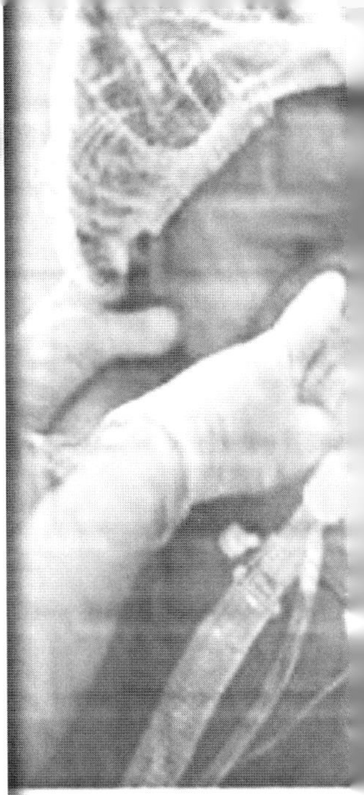

La endoscopia respiratoria es un procedimiento diagnóstico y terapéutico, invasivo, que conlleva una serie de riesgos y probables complicaciones. La técnica y sus aplicaciones clínicas tienen sus orígenes en 1897 cuando Gustav Killian empleó un endoscopio digestivo rígido para explorar las vías aéreas con el fin de extraer un hueso de pollo de la traquea. Chevalier Jackson en 1916 logra los primeros instrumentos con luz distal, diseñando diferentes laringoscopios y broncoscopios rígidos siendo éstos los únicos instrumentos disponibles en ese momento para la evaluación de la vía aérea tanto de adultos como de niños.

En el año 1968 cuando Shigeto Ikeda desarrolló el broncoscopio flexible de fibra óptica revolucionando la técnica de examen de la vía aéro-digestiva permitió la evaluación de diferentes lesiones que con los instrumentos convencionales de esa época era difícil acceder.

Uno de los padres de la fibrobroncoscopía pediátrica es Robert E. Wood; quien estableció en 1980 que la broncoscopía flexible, con la debida atención a las características propias del paciente pediátrico y con los instrumentos apropiados para la edad, era un procedimiento seguro y útil en el campo de la neumología infantil.

Los procedimientos endoscópicos pueden realizarse en cualquier área de un centro asistencial, en donde se encuentren los pacientes internados si éstos lo requieren y no pueden ser trasladados, pero fundamentalmente es en el quirófano ó sala de procedimientos del Servicio de Endoscopia en donde se podrán realizar todas las intervenciones endoscópico-quirúrgicas que requieran los pacientes internados ó ambulatorios. En reiteradas oportunidades se deben evaluar pacientes y realizar procedimientos en las salas de cuidados intensivos (UCI) por lo que el personal debe estar entrenado en el manejo de medicación que permita mantener al paciente inmóvil y bien oxigenado, descontando además ser capaz de solucionar complicaciones inherentes al procedimiento y con los medios adecuados de monitoreo. De esto podemos deducir que las UCI, con su personal médico y de enfermería son lugares aptos para la realización de algunas prácticas endoscópicas.

Como en todo acto médico, el endoscopista debe realizar un análisis de los antecedentes clínicos del paciente; como ser; los antecedentes de la enfermedad: El relato de una *crisis asfíctica* o de *atragantamiento* previo al inicio de síntomas respiratorios que motivaron su ingreso a UCI, como es el caso de cuerpos extraños graves en la vía aéro- digestiva. Antecedentes de *estridor* desde el nacimiento, con *tos particular* e incluso una historia de síndromes obstructivos recidivantes con *crisis de muerte* como es el caso de anillos vasculares, compresiones extrínsecas por quistes broncogénicos o tumores. *Laringitis atípicas* en lactantes menores de seis meses o prolongadas que no resuelven con el tratamiento medico habitual en los que la laringoscopía revela la presencia de estenosis congénita de cricoides o hemangioma subglotico.

Dificultades en la ventilación relacionada con la posición del tubo endotraqueal como en el caso de alteraciones estructurales de la vía aérea como la microtráquea, o como la traqueomalacia primaria en prematuros con displasia bronco-pulmonar o antecedentes de ventilación con presiones positiva en etapa neonatal que sugieran traqueomegalia o atresia de esófago con fístula traqueo esofágica, o también fístulas en H.

Toda esa evaluación *continuará* con un *examen clínico del paciente*: como estado general y nutricional, edad, peso, dificultad respiratoria, tiraje subcostal, supraesternal, y universal, estridor, disfonía, tos, dificultad en la deglución, auscultación anormal ó asimétrica y si el paciente esta intubado, evaluación del tipo de tubo con o sin balón, diámetro del mismo de acuerdo a la edad del paciente.

Requerimiento de oxigeno para mantener su oxigenación, y forma de ventilación, con los parámetros de respirador (PIM, PEEP, FIO_2, FR).

Posteriormente corresponderá *la evaluación radiológica* con las imágenes de perfil de cuello, tórax, esofagograma con radioscopia de la vía aérea, y tomografías helicoidales con reconstrucción, Resonancia magnética nuclear (RMN) con y sin contraste en los casos que sea necesario hacerlo y que las condiciones clínicas del paciente lo permitan.

Toda esta información hará que el médico endoscopista planifique qué procedimientos deberá realizar y seleccionar el instrumental adecuado para cada paciente.

Cuando el caso clínico requiera otro tipo de instrumental más sofisticado ó de mayor complejidad, el paciente deberá ser trasladado a la sala de procedimientos endoscópicos o quirófano de endoscopia, en donde según los requerimientos de las diferentes patologías podrán ser evaluadas con instrumental rígido como telescopios y/o Fibroscopìos flexibles con posibilidad de documentación, en pacientes recién nacidos, lactantes, niños hasta adolescentes, y también realizando diferentes estudios diagnósticos como broncotraqueografías, utilizando aparatos para radioscopia.

Los avances tecnológicos del instrumental rígido como broncoscopios con ópticas, de diferentes calibres, además, de fibrobroncoscopios flexibles; junto al mejor manejo anestésico y a al entrenamiento de los profesionales endoscopistas, han permitido que las indicaciones diagnosticas y terapeuticas se amplien con un un riesgo menor al beneficio que se obtiene por el procedimiento.

Indicaciones

Las indicaciones, tiene como fin hacer el *diagnostico* mediante la visualización directa de las vías aéreas, ante la presencia de síntomas o signos respiratorios o, para la obtención de muestras de secreciones o tomas de biopsias en diferentes enfermedades pulmonares.

Uno de las indicaciones más frecuentes de procedimiento endoscópico es la presencia de *estridor*, sobretodo en el primer año de vida, que se asocie a dificultad respiratoria de moderada a grave, apneas, con *alteraciones de la voz o del llanto,* de la deglución y retraso pondo estatural. Y más aún, si se trata de pacientes con síndromes genéticos o con otras enfermedades de base como cardiopatías, atresia de esofágo, hemangiomas cutáneos, etc. Debiendo hacer diagnostico diferencial entre: laringomalacia, parálisis recurrencial, estenosis laringea congénita, hemangioma, membrana laringea, clef laríngeo, etc.

No es infrecuente, la coexistencia de malformaciones de la vía aérea superior e inferior, es el caso de *malformaciones congénitas traqueo bronquiales*, traqueo malacias secundarias a anillos vasculares, quistes broncogénicos, fístulas traqueo esofágicas, con o sin atresia esofágica, o los casos de traqueobroncomalacia primarias, o asociados a displasia bronco pulmonar en recién nacidos prematuros con antecedentes de ventilación con presión positiva.

Evaluación de disfonías adquiridas permanentes y en aumento por papilomatosis laringea, postquirúrgicos de cirugías cervicales o torácicas por tumores y de malformaciones cardiacas. En pacientes con heridas de arma de fuego en el cuello, se deben descartar lesiones laríngeas que puedan generar obstrucción por compromiso de los nervios recurrentes con estridor y disfonía.

Los casos de tos crónica, atípica, con sibilancias persistentes, sin respuesta a medidas terapéuticas habituales y que por insuficiencia respiratoria grave ingresan a asistencia respiratoria mecánica y a quienes se les descartó asma y fibrosis quística, se les deberá realizar broncoscopía diagnóstica ya que se podrían observar signos laringotraqueales sugestivos de reflujo gastroesofágico, malformaciones congénitas,presencia de traqueobroncomalacia, presencia de cuerpos extraños, etc. En dichos pacientes se inicia la evaluación con broncoscopio rígido, la que nos permite la visualización de la vía aérea manteniendo ventilado al paciente además de la extracción del cuerpo extraño en caso de hallarlo.

Se completa la evaluación endoscópica con el lavado bronco alveolar con búsqueda de macrófagos cargados de lípidos, para descartar micro aspiración.

En pacientes con infecciones asociadas a respirador con neumonía crónica, infiltrados intersticiales difusos, pacientes inmunosuprimidos por HIV o secundarias a enfermedades oncológicas o postransplante, es indicación de lavado bronco alveolar para diagnostico microbiológico y citológico. En caso de sospecha de infecciones especiales y ante la sospecha de tuberculosis pulmonar se debe realizar la evaluación de la vía aérea para diagnosticar la presencia de granulomas endobronquiales, compresión del árbol traqueo bronquial por adenomegalias, con sospecha de fistulización de las mismas etc.

En pacientes en asistencia respiratoria mecánica con hemoptisis, el rol de la fibrobroncoscopia se limita a diagnosticar si el sangrado es por lesión en la vía aérea, generalmente secundaria a la técnica de aspiración ya sea que el paciente tenga un tubo endotraqueal o traqueotomía. Y si la vía aérea se encuentra normal, la endoscopia puede localizar el sitio de sangrado proveniente de pulmón e indicar cateterismo pulmonar para embolizacion. En algunas oportunidades como hemoptisis masiva, será necesaria la intubación selectiva de algunos de los bronquios fuente con fibrobroncoscopio.

Evaluación de la vía aérea en pacientes quemados o por inhalación de humo que presenten signos y síntomas de probable obstrucción de las vías aéreas como estridor inspira torio ó bifásico, disfonía, sibilancias, odinofagia, sialorrea, etc. Secreciones respiratorias teñidas por el hollín. Quemaduras faciales alrededor de la nariz o boca.

Evaluación de la vía aérea en pacientes sometidos a asistencia respiratoria mecánica prolongada; fallos en la extubación por daño laríngeo ó traqueal, revisión de traqueotomía.

Manejo del paciente crítico con vía aérea difícil, en momentos de intubación como también al momento de extraer el tubo endotraqueal por presunta obstrucción de la vía aérea superior debida a obesidad mórbida, cuello corto, macroglosia de diferentes causas y deformaciones maxilofaciales como en diferentes síndromes. Anquilosis tempero- mandibular, tumores de la cavidad oral, faríngeos y laríngeos como cualquier otro antecedente de intubación dificultosa.

También podrá ser necesario cuando el terapista lo considere, el control endoscópico de pacientes con traqueotomía,o en pacientes con trastornos ventila torios la utilización de broncoscopios flexibles permitirá observar la ubicación adecuada del tubo.

En pacientes con enfermedad pulmonar persistente, que presenten atelectacias crónicas es indicación de examen broncoscopico con el objetivo de bronco aspiración de tapones mucosos, como en pacientes con bronquiectasias, fibrosis quistica, EPOC, asma, laringotraqueitis, abscesos pulmonares, compresiones pulmonares por tumores y disminución de la tensión superficial alveolar por perdida de surfactante etc. tambien es util la administración de fármacos com la adeneasa en atelectasias pulmonares graves, instilación de surfactante en pacientes con distress respiratorio, lo que ayuda a lograruna mejoria en la ventilación y el destete del respirador com la extubación exitosa del paciente.

Por la diversidad de instrumental con el que se cuenta prácticamente no existen limitaciones en la realización de procedimientos endoscópicos, por edad o situación clínica del paciente. Salvo aquellos pacientes con distress respiratorio grave, con hipertensión pulmonar grave, diátesis hemorrágicas no controladas, inestabilidad hemodinámicas e hipoxemia severa, en los que los estudios broncoscopiocos están contraindicados.

Por lo comentado anteriormente, el papel de los médicos endoscopistas es colaborar con los médicos terapistas en el diagnostico y tratamiento de afecciones congénitas y adquiridas de la vía aérea superior y inferior.

y está en su responsabilidad adaptar los avances tecnológicos a los pacientes críticamente enfermos, rol que nos llena de entusiasmo.

Referencias

1. Kreider ME, Lipson DA. Bronchoscopy for atelectasis in the ICU: a case report and review of the literature. Chest 2003;124(1):344-50.
2. Jolliet P, Chevrolet JC. Bronchoscopy in the intensive care unit. Intensive Care Med 1992;18(3):160-9.
3. Midyat L, Çakır E, Kut A. Upper airway abnormalities detected in children using flexible bronchoscopy. Int J Pediatr Otorhinolaryngol 2012;76(4):560-3.
4. Ezer SS, Oguzkurt P, Ince E, et al. Foreign body aspiration in children: analysis of diagnostic criteria and accurate time for bronchoscopy. Pediatr Emerg Care 2011;27(8):723-6.
5. Das S, Basu SR, Mandal M, et al. Bronchoscopic foreign body removal in a child. J Anaesthesiol Clin Pharmacol 2011;27(1):144-5.
6. Carroll C, Slattery DM. Paediatric flexible bronchoscopy and its indications. Ir Med J 2010; 103(10):305-7.
7. Preciado D, Verghese S, Choi S. Aggressive bronchoscopic management of plastic bronchitis. Int J Pediatr Otorhinolaryngol 2010;74(7):820-2.
8. Manna SS, Durward A, Moganasundram S, et al. Retrospective evaluation of a paediatric intensivist-led flexible bronchoscopy service. Intensive Care Med 2006;32(12):2026-33.

Capítulo 39

El Niño y La Traqueotomia - Su Cuidado

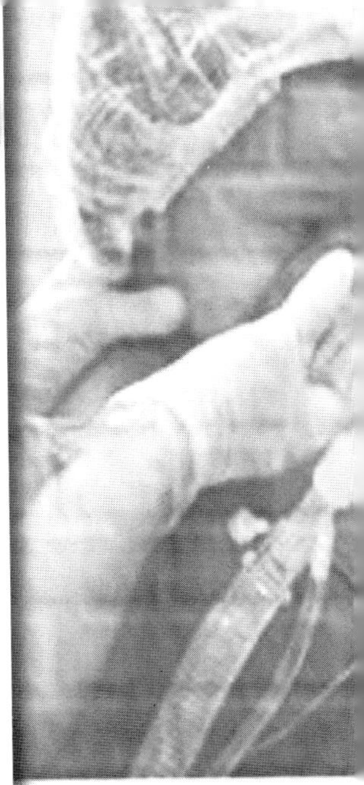

Carlos Tiscornia
Adrian Zanetta
Mary Nieto

La Vía Aérea la componen las fosas nasales, la rinofaringe, la orofaringe, la laringe, la traquea y los bronquios.

Habitualmente todos respiramos por la nariz filtrando, calentando y humidificando el aire que ingresa por la vía aérea a los pulmones.

En situaciones especiales puede ocurrir que se requiera de una traqueotomía para que el paciente pueda respirar mejor, deglutir y comunicarse y, en la mayoría de los casos, retornar a su hogar.

La traqueotomía es un procedimiento quirúrgico que realizamos bajo anestesia general en la región anterior del cuello, en la cual colocamos una cánula de traqueotomía que permite mantener una comunicación entre la piel y la vía aérea (tráquea).

Los motivos por los que un paciente requiere una traqueotomía pueden tener orígenes diferentes. Deberse a enfermedad obstructiva de la laringe, (laringomalacia grave, parálisis de las cuerdas vocales, estenosis subglótica congénita o adquirida), u obstrucción por encima de la laringe debido a compresión por tejidos blandos como en enfermos con patología de depósito (mucopolisacaridosis o el sindrome de Prader Willi), o defectos de la anatomía de la boca, lengua o cuello que determinen una oclusión de la corona laringe (micrognatia, retrognatia) como en algunos síndromes (Pierre Robin).

En casos en que el paciente requiera Asistencia Respiratoria Mecánica (A.R.M.) prolongada deberemos realizar una traqueotomía para proteger la laringe del posible daño ocasionado por el tubo endotraqueal, así como en pacientes con enfermedad muscular que comprometa los músculos respiratorios (miastenis gravis, etc.), como también en pacientes con daño neurológico o en los casos en que fallan los mecanismos de control de la respiración. (sindrome de Ondine). Por último en pacientes que requieran "toilletes" (lavados) permanentes de la vía aérea por presentar enfermedad respiratoria crónica con abundante cantidad de secreciones que requieran continuas aspiraciones (como por ejemplo las bronquiectasias).

Luego de la traqueotomía el paciente será controlado en terapia intensiva por él termino de 4 a 7 días, recibirá cuidados por parte del personal de enfermería y médico, las mismas estarán destinadas a disminuir probables **complicaciones** posteriores a la traqueotomía, como una decanulación accidental, obstrucción de la cánula por secreciones, tapones mucosos y/o coágulos de sangre, o se produzcan accidentes como una falsa vía o ruta en el trayecto de ingreso de la cánula a la vía aérea, acumulación de aire debajo de la piel (enfisema subcutaneo) o en el mediastino (neumomediastino) y/o en pleura (neumotorax).

El primer cambio de la cánula lo efectuaremos los médicos endoscopistas en terapia intensiva, corroborando el trayecto traqueo-cutáneo (de la traquea a la piel) y se le colocara una cánula de iguales características.

Los padres, comenzarán el aprendizaje y entrenamiento en el manejo de la cánula, se les informará cuales serán los elementos que necesitarán para el mismo, como se realizará el recambio y cuales son las posibles complicaciones durante el procedimiento, aprendiendo a manejarse con total soltura. Rutinariamente el recambio de cánula se realiza una vez a la semana, pudiendo esto ser flexible en el tiempo, acorde a la enfermedad del paciente.

Los niños con traqueotomía acumulan mayor cantidad de secreciones debido a que no cuentan con un "filtro" natural como la nariz para purificar, humidificar y calentar el aire que entra a los pulmones; dichas secreciones deberán ser aspiradas frecuentemente evitando así que se sobre infecten. Actualmente existen filtros que se adaptan a la cánula que suplen la función de la nariz humidificando, filtrando y calentando el aire inspirado. Cuando las secreciones cambian su coloración, pasando a amarilla o verde, y se tornan más espesas, deben aumentarse la frecuencia de las aspiraciones (tantas como sea necesaria) instilando solución fisiológica previamente, para mantener la cánula permeable y libre de secreciones, además se recomienda consultar al pediatra de cabecera para una valoración del estado de la salud y tratamiento antibiótico.

Como la cánula se coloca en la traquea, el aire puede no pasar por la laringe, en donde están las cuerdas vocales por lo que el niño no emitirá ningún sonido ó tendrá voz disfónica o de baja intensidad. Cuando se escuchan "ruidos" al respirar, (como de secreciones), es necesario aspirar la cánula traqueal.

Si vemos que el niño esta agitado o realiza movimientos con sus miembros, sacudiéndolos, puede suceder que nos este avisando que tiene dificultad para respirar. (recordemos que no emitirá sonidos).

En la mayoría de los casos podrán recuperar la voz con el transcurso del tiempo debido a que el diámetro de la vía aérea va creciendo junto al niño y el aire puede escapar peri-cánula pasando por las cuerdas vocales emitiendo sonidos.

Respecto a la alimentación los pacientes que no presentaban inconvenientes previo a la traqueotomía no tendrán inconvenientes posterior a ella, aquellos que fueron traqueotomizados por dificultad respiratoria podrán mejorar o recuperar la alimentación oral y aquellos con daño neurológico, lago faríngeo y/o síndrome aspirativo no podrán alimentarse por boca y deberán hacerlo por vía alternativa (sonda nasogástrica o gastrostomía)

La traqueotomía suele ser transitoria, por el tiempo que necesite el paciente para recuperarse de la afección que motivó la misma. Una vez recuperado el paciente se procederá a retirar la cánula (decanulación).

Aspiración del paciente traqueotomizado

Objetivo: MANTENER PERMEABLE LA VÍA AÉREA

Cómo se aspira?: * Ayuno del niño. (relativo).

* Presiones bajas de aspiración.

* Tiempos cortos de aspiración.

* Tiempos de reposo entre las aspiraciones.

*La sonda de aspiración NO DEBE SOBREPASAR el largo total de la cánula.

*La sonda de aspiración debe pasar libremente por la cánula endotraqueal sin rozar por sus paredes.

*Cumplir con la humidificación con solución fisiológica o agua destilada indicada a cada paciente.

* Frecuencia de la aspiración: todas las que necesite, se adecuará a la enfermedad y las circunstancias de cada paciente.

Técnica:

* Preparar al niño explicándole el procedimiento según su edad.

* Verificar el buen funcionamiento del equipo de aspiración.

* Lavarse las manos.

* Preparar la instilación de solución fisiológica.

* Abrir los envases esterilizados de la sonda de aspiración.

*Introducir la sonda sin bloquear el interruptor hasta el largo de la cánula y que no sobrepase la misma.

* Bloquear el interruptor y retirarla lentamente realizando un suave movimiento de rodamiento entre el pulgar y el dedo índice.

* La instilación se realizará, de ser necesario, entre las aspiraciones.

Cuidados:

* Corroborar la correcta fijación de la cánula antes y después del procedimiento.

* Evitar lesiones traqueales por la aspiración. (introducir demasiado la sonda de aspiración)

* Evitar la obstrucción de la cánula por secreciones.

* Observar la forma de respirar del niño antes durante y después del procedimiento.

* Lo ideal es realizar el procedimiento entre dos personas.

CAMBIO DE CANULA

Que necesita?:

* Gasas.

* Cinta hilera.

* Xilocaina.

* Cánula de recambio del mismo diámetro interno con cinta hilera colocada.

* Guantes. (relativo)

*Tijera.

*Resalto para los hombros.

*Pervinox.

*tubo endotraqueal.

Como se hace?:

Antes del cambio de cánula considerar el motivo de la traqueotomía:

A) ENFERMEDAD DE LA LARÍNGE.

B) RETIRAR SECRECIONES RESPIRATORIAS.

* Ayuno aproximado de una hora.

* Entre dos personas.

*Aspirar las secreciones de la cánula.

* Posición del paciente: acostado con hiper extensión del cuello con un rodillo (o resalto) debajo de los hombros sostenido por el ayudante.

*Retirar la gasa de la cánula aún colocada (sucia) y mirar el ostoma traqueal, limpiarlo con gasas con Pervinox.

* Evaluar colocarle crema antibiótica-cicatrizante.

*Colocar Xilocaina en el ostoma.

* Cortar la cinta hilera fijando la cánula con los dedos.

Cambio de cánula: retirar la cánula de traqueotomía.

*El operador coloca la cánula con un movimiento de manos suave pero rápido.

* Sentar al paciente de inmediato.

* Fijar con los dedos el pabellón de la Cánula a la piel.

* El ayudante la fija en la nuca anudando la cinta hilera con doble nudo ciego (sin moño)

* Comprobar la tensión de la cinta (un dedo ajustado entre la cinta y la piel).

OBSERVAR LA FORMA DE RESPIRAR DEL NIÑO ANTES, DURANTE Y LUEGO DEL PROCEDIMIENTO

PROCEDIMIENTO DE EMERGENCIA

Cuando el niño muestra signos de estar respirando con dificultad, como respiración ruidosa, agitación, cambios de color en la piel (palidez o color morado) deberán actuar rápidamente:

1) ASPIRAR LA CÁNULA, si no mejora,
2) CAMBIAR LA CANULA, si no mejora o no se puede,

Si al recambio de cánula el ostoma cervical se colapsa (cierra) y no se puede colocar la cánula se debe intentar introducir en forma lenta y cuidadosa el TUBO ENDOTRAQUEAL (de menor tamaño al N° de la cánula endotraqueal) el largo similar al de la cánula o hasta que se escuche respirar al niño por el mismo.

Luego:

"Concurrir al lugar más cercano donde pueda ser atendido".

Referencias

1. Al-Samri M, Mitchell I, Drummond DS, et al. Tracheostomy in children: a population-based experience over 17 years. Pediatr Pulmonol 2010;45(5):487-93.
2. De Leyn P, Bedert L, Delcroix M, et al. Tracheotomy: clinical review and guidelines. Eur J Cardiothorac Surg. 2007;32(3):412-21.
3. Deutsch ES. Tracheostomy: pediatric considerations. Respir Care 2010;55(8):1082-90.
4. Fraga JC, Souza JC, Kruel J. Pediatric tracheostomy. J Pediatr (Rio J) 2009;85(2):97-103.
5. Kremer B, Botos-Kremer AI, Eckel HE, et al. Indications, complications, and surgical techniques for pediatric tracheostomies--an update. J Pediatr Surg 2002;37(11):1556-62.

Impresso nas oficinas da
SERMOGRAF - ARTES GRÁFICAS E EDITORA LTDA.
Rua São Sebastião, 199 - Petrópolis - RJ
Tel.: (24)2237-3769